Goodman's

의학 세포생물학 4판

Translated by World science publishing Co, LTD.

Printed in Korea

의학 세포생물학 4판

인쇄 | 2023년 7월 20일
발행 | 2023년 7월 30일

저자 | Steven R. Goodman
공역자 | 오억수 · 한인옥

발행인 | 신정숙
발행처 | 도서출판 월드사이언스
주소 | 서울특별시 서초구 도구로 115 (월드빌딩 3층)

등록일자 | 1988년 2월 12일
등록번호 | 제 16-1601호

전화 | (02) 581-5811~3
FAX | (02) 521-6418
URL | http://www.worldscience.co.kr
E-mail | worldscience@hanmail.net

ISBN 978-89-5881-321-7

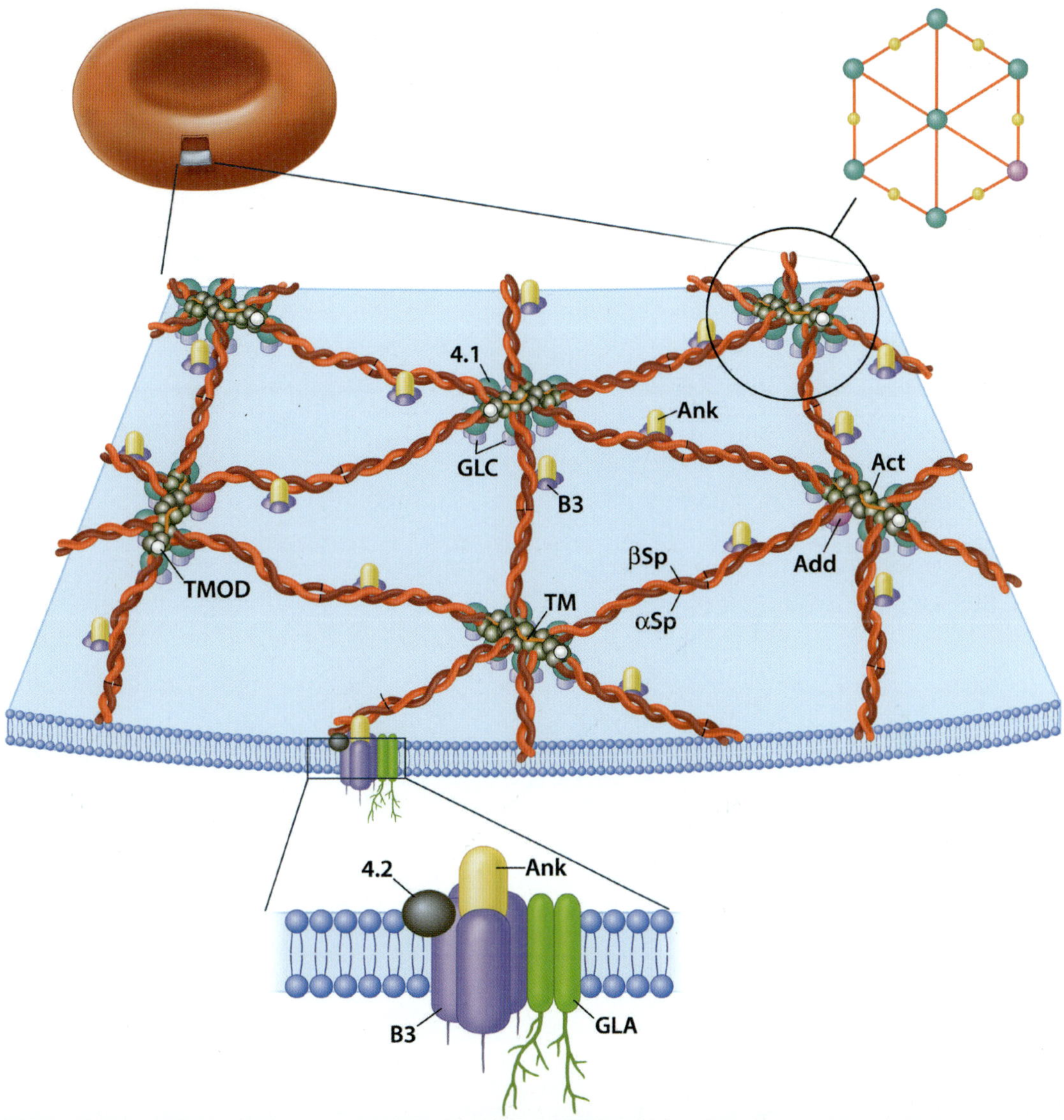

4판

Goodman's 의학 세포생물학

Steven R. Goodman, PhD

오억수 한인옥 공역

월드사이언스
worldscience.co.kr

저자 서문

굿맨(Goodman)의 의학 세포생물학(Medical Cell Biology) 제4판을 출판하게 되어 기쁘게 생각합니다. 이전 3판에서 다루었던 대중적인 주제와 접근 방식은 유지하면서, 인간과 동물의 질병과 관련된 진핵세포생물학에 대한 핵심을 간결하게 약 400페이지의 집약된 형식을 통해 제공하고자 하였습니다. 이는 기관계와 질병의 맥락에서 일반적인 세포생물학의 원리를 설명함으로써 가능하였습니다. 본 교재의 대상자는 임상 경력을 준비하는 학생(의학, 골병학, 치의학, 수의학, 간호학 및 관련 분야), 대학원생 및 미래의 보건 전문가 및 연구원인 상급 학부생입니다.

편집자는 굿맨의 의학 세포생물학 4판에서 다루는 다양한 분야의 우수한 전문가 팀을 다시 한 번 모셨습니다. 시각은 동일하게 유지했지만 제4판은 이전 판들과는 매우 다릅니다.

- 제4판에는 15개의 장으로 구성되어 있습니다.
- 미토콘드리아와 관련 질환(5장); 면역계의 세포생물학(12장); 줄기세포와 재생의학(제13장); 오믹스, 정보학 및 정밀의학(14장); 마이크로바이옴(15장) 등의 새로운 주제의 장이 있습니다.
- 새로운 저자들이 참여하였습니다. Mike Whitt 및 John Cox(4장, 세포 소기관의 구조와 기능), Taosheng Huang 및 Jesse Slone(5장, 미토콘드리아와 관련 질환), R.K. Rao(7장, 세포 접착과 세포외 기질), Leszek Kotula 및 Angelina Regua(9장, 세포내 신호전달 반응), Mohammad A. A. Ibrahim(12장, 면역계의 세포생물학), James Kang 및 Wenjing Zhang(13장, 줄기세포 및 재생의학), Rob Williams 및 Valeria Mas(14장, 오믹스, 정보학 및 정밀의학), John Cryan, Kenneth O'Riordan 및 Thomaz Bastiaanssen(15장, 마이크로바이옴).
- 2-15장의 임상 삽화는 2명의 주요 임상 연구원인 Ari VanderWalde와 Karen Johnson이 작성했습니다. 각 장에는 논의 중인 세포생물학과 임상적 관련성을 제공하는 2개의 임상 사례가 포함되어 있습니다.

우리는 의학 세포생물학 제4판을 출판에 자부심을 느낍니다. 처음 3개의 판이 전 세계 교육계에서 매우 좋은 반응을 얻었기에, 4판 또한 전 세계 교육자와 학생에게 큰 가치가 있을 것이라 생각합니다. 강의하시는 분들 모두 이 교재가 단순한 교과서를 뛰어 넘는 훌륭한 교육 도구로 생각하기를 바라며, 학생들이 이 매력적인 교재를 학습하는 동안 쉽게 읽고 즐기기를 바랍니다. 항상 그랬듯이 미래의 학생들을 위해 보다 나은 개정판을 만들 수 있도록 여러분의 조언을 환영하고 감사히 여길 것입니다. 보조 자료는 Companion 웹사이트에서 찾을 수 있습니다: https://www.elsevier.com/books-and-journals/book-companion/9780128179277

창의적이며 아름답게 집필된 굿맨의 의학세포생물학 4판의 모든 저자, 수석편집 관리자 Pat Gonzalez, 수석 수집 편집자 Tari Broderick와 엘스비어 직원들에게 감사드립니다.

스티븐 R. 굿맨, 편집자

역자 서문

인간 유전체 프로젝트로 약 32억 개의 DNA 염기쌍 서열이 밝혀지면서 세포생물학 연구에도 큰 변화가 찾아왔습니다. 약 20,000개의 단백질 암호 유전자들이 인간 유전체에서 동정됨에 따라 이들의 기능과 작용 기전을 규명하기 위한 세포생물학의 역할도 크게 확장되었습니다. 이와 함께, 생명과학 분야 연구도 기초 기전 연구에서 다양한 질병 연구와의 융합 연구로 확대되고 있습니다. 질병의 원인과 기전을 바탕으로 한 치료 전략 개발의 중요성을 고려할 때, 세포생물학은 현대 의학의 핵심 분야라고 할 수 있습니다. 이러한 의미에서 "의학 세포생물학"은 세포생물학을 기반으로 한 질병에 대한 의학적 이해에 있어서 필수적인 저서라고 생각됩니다.

"의학 세포생물학"은 세포 수준에서 암, 심장질환, 신경장애 등의 다양한 질병의 원인과 진행 기전에 대한 필수적인 지식과 이해를 바탕으로 질병의 진단과 치료에 대한 새로운 전략을 제공합니다. 따라서 "의학 세포생물학"은 의학을 전공하는 학생들에게 현대 의학과 생명과학에 대한 중요한 지식과 이해를 제공하는 기본서라고 생각합니다. 또한 기초과학을 연구하는 생명과학자들에게도 이 책은 기초과학과 의학의 융합적 이해와 더불어 세포생물학적 연구가 현대 의료와 질병에 어떻게 기여할 수 있는지를 보여주는 하나의 참고서가 될 것으로 생각합니다.

번역 과정에서 국내 독자들이 "의학 세포생물학"에 보다 쉽게 접근 가능하도록 전문 용어나 의학적인 내용을 쉽게 번역하고자 하였습니다. 언어적인 한계를 극복하기 위해 일부는 의역을 하였으며, 일부 단어는 영문를 병기하였습니다. 아무쪼록 "의학 세포생물학"을 통해 다양한 분야의 연구자들이 세포생물학적 지식을 활용하여 현대 의학과 질병 연구에 진전을 이루기를 바랍니다.

오억수/한인옥

역자 소개

- **오억수**

  이화여자대학교 생명과학과 재직

- **한인옥**

  인하대학교 의과대학 생리학 교실 재직

차례

Chapter 3. 세포골격 61

Chapter 4. 세포 소기관의 구조와 기능 107

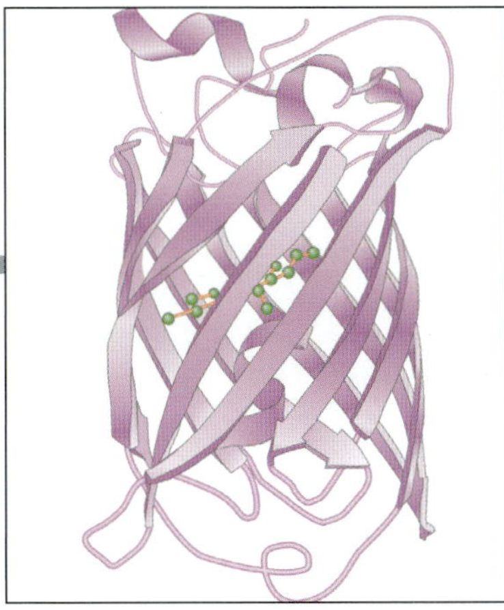

Chapter 1

세포생물학자의 도구

인간 유전체 프로젝트(Human Genome project)는 세포생물학 연구의 큰 변혁을 가져왔으며, 앞으로도 계속하여 의학 분야에 큰 영향을 미칠 것이다. 지금까지 약 20,000개의 단백질 암호 유전자들이 인간 유전체에서 동정되었다.

구조와 기능이 이미 알려진 단백질과의 아미노산 서열 상동성에 기초하여, 이 유전자 중 대략 60% 정도는 세포 내에서 그 기능을 예측할 수 있지만, 나머지 40%의 유전자의 경우에는 데이터베이스 상에서 알려진 다른 단백질과의 서열 상동성을 확인할 수 없기 때문에, 이 유전자에 의해 암호화되는 단백질의 기능에 대해서는 현재 아무것도 유추할 수 없는 상태이다. 따라서, 앞으로 해야 할 중요한 작업은 수많은 이 새로운 단백질에 대한 기능을 밝히는 일이 될 것이다.

세포는 생물의 기본적인 기능적 단위이므로, 이 프로젝트는 지금까지 새로 발견된 단백질이 세포에서 어떤 기능을 하는지를 규명하는 연구로 전환될 것이다. 그러므로, 이 프로젝트는 대부분 현대 분자생물학과 세포생물학의 강력한 실험적 도구를 사용하는 세포생물학자의 몫이 될 것이다. 본 장에서는 이러한 실험적 도구들 중 몇 가지에 대해 간단한 개요를 설명하고자 한다.

단백질 기능 연구에서 세포생물학자가 가장 먼저 제기할 수 있는 근본적인 질문 중의 하나는 바로 "그 단백질이 세포의 어느 곳에 위치하고 있는가?"일 것이다. '그 단백질이 핵에 존재하는가?' 아니면 '세포질에 존재하는가?' 또는 '그 단백질이 세포 표면 막단백질인가?' 아니면 '세포 소기관 중에 존재하는 단백질인가?' 단백질의 세포 내 위치를 규명하는 것은 그 단백질의 기능을 알아내기 위한 많은 실험에서 중요한 연구 방향을 제공한다. 따라서 이 책에서는 세포의 구조와 기능에 대해서 지속적으로 설명할 것이다.

세포는 생명의 기본 단위이다. 일반적으로 세포는 원핵생물과 진핵생물 두 종류로 나눌 수 있다. 원핵생물(진생 박테리아 및 고세균)에는 핵이 없다. 즉, 그들의 DNA는 이중막이 있는 특별한 세포 구획으로 둘러싸여 있지 않다. 반면 진핵세포에는 핵이 존재한다. 진핵세포는 원핵세포보다 훨씬 크기가 크며, 수많은 세포소기관을 가지고 있으며, 원핵생물에서 발견되지 않는 특별한 구조도 가지고 있다. 이 책에서는 미생물군집을 설명한 15장을 제외하고는 대부분 진핵세포를 중심으로 설명을 할 것이다. 일반화된 진핵세포의 구조적 특징은 그림 1-1에 나와 있다.

현미경: 세포생물학자의 최초의 연구 도구

다양한 형태의 현미경은 연구자들이 세포의 모양과 하부 구조를 조사하는 역사적으로 주요한 방법이었으며, 이를 통해 최근 수십 년 동안 세포 내 생물학적 분자의 위치와 움직임을 점점 더 많이 조사해 왔다(상자 1-1). 일반적으로 현미경은 광학현미경(light microscopy)과 전자현미경(electron microscopy, EM)의 두 종류로 구분되지만, 최근 원자력현미경(atomic force microscopy)의 출현으로 현미경의 범위는 더욱 넓어졌다. 표준 광학현미경의 해상력은 가시광선의 파장으로 인해 제한을 받으며, 이런 해상도는 몇몇 세포 소기관의 직경과 비교되는 정도이지만, 이제는 단백질과 핵산 분자를 **광학현미경**으로 볼 수 있도록 다양한 기술이 개발되었다.

이러한 새로운 기술 중에서도 핵심적인 기술은 바로 유기 형광분자나 양자 나노결정(quantum nanocrystals; "quantum

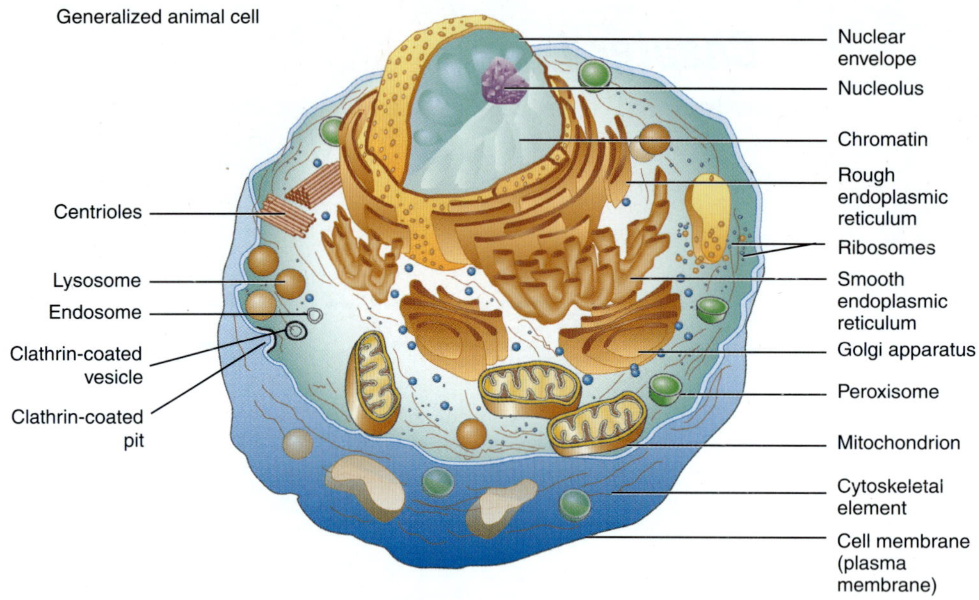

그림 1-1. 동물세포의 구조적 특징. 세포 소기관의 기능 요약. 미토콘드리아: (1) 크렙스 회로(Krebs cycle, citric acid cycle)의 장소, 산화적 인산화에 의한 ATP 생산, (2) 시토크롬 *c*(cytochrome *c*)와 같은 아폽토시스 개시 단백질을 방출. 세포골격: 미세섬유, 중간섬유, 그리고 미세소관으로 구성됨, 세포 이동과 모양을 조절. 중심소체: 미세소관 구성센터(microtubule organizing center)의 구성 성분. 원형질막: 지질 이중층과 관련 단백질로 구성. 핵: 염색질(DNA와 관련 단백질), 유전자 조절 단백질, 그리고 RNA를 합성하고 가공하는 효소를 함유. 핵소체: 리보솜 RNA의 합성과 리보솜의 조립 부위. 리보솜: 단백질 합성 부위. 조면소포체, 골지장치, 그리고 수송소낭: 막 단백질과 수송단백질의 합성과 가공. 활면소포체: 지질의 합성, 간세포에서는 해독작용. 내강: Ca^{2+} 저장고. 클라트린-피복구, 클라트린-피복 소낭, 초기와 후기 내부소체: 세포외 단백질과 라이소좀으로 보내기 위한 관련 수하물을 받는 장소. 라이소좀: 소화효소 함유. 페록시좀: 특정 지질(예, 매우 긴 사슬을 가지는 지방산들)의 β-산화를 유발. (*Freeman S.*, Biological science, *1st. ed., Upper Saddle River, NJ: Prentice Hall, 2002*로부터 변형.)

상자 1-1. 현미경의 해상도와 배율

현미경의 유용성을 정의하는 두 가지 성질은 **배율(magnification)**과 **해상력(resolution)**이다. 확대된 상(image)을 얻기 위해 광학현미경은 일련의 유리 렌즈를 사용하는 반면에, 전자현미경은 일련의 자석을 사용한다(그림 1-2).

그러나 빛(과 전자)의 파동 특성으로 인해 초점에 도달한 광파는 서로 다른 파동 행렬의 위상이 같으면 증폭되고, 위상이 다르면 상쇄되는 간섭(interference) 패턴을 형성한다. 회절(diffraction)로 알려진 이 현상으로 인해 일직선인 가장자리의 이미지는 흐릿한 평행선으로 나타나고, 한 점의 주변에는 여러 개의 동심원이 생기는 결과를 낳는다(그림 1-3).

광학 이미지의 선명도에 대한 근본적인 한계를 나타내는 '해상도 한계'는 아주 가까이 있는 두 개의 점을 두 개의 개별 점으로 분리할 수 있는 두 점 사이의 최소 거리(d)로 정의된다. 1873년, 에른스트 아베(Ernst Abbé)는 특정 광학현미경이 갖는 해상도 한계는 그 시료를 비추는 데에 사용된 **빛의 파장(wavelength of light)**에 직접 비례한다는 사실을 규명하였다. 빛의 파장이 작으면 작을수록 d 값은 더 작아지고, 확대된 상의 이미지는 더욱 선명하다. 그는 또한 해상도가 그 시스템의 다른 두 특징들에 의해서 영향을 받는다는 것을 보여주었다. 하나는 현미경 대물렌즈의 빛을 수집하는 능력이고, 다른 하나는 대물렌즈와 시료 사이의 매질(예, 공기나 오일 등)의 굴절률(refractive index)이다. 대물렌즈의 집광 능력은 그 초점거리에 따라 달라지며, 그 초점거리는 **각구경(angular aperture)** α로 나타낼 수 있는데, 여기서 α는 시료의 초점에서 대물렌즈로 들어오는 빛의 원추의 반각으로 정의된다(그림 1-4). 이러한 세 가지 매개변수는 아베에 의해 다음의 방정식으로 정량화되었다.

$$d = 0.61\lambda / n \sin \alpha,$$

여기서 d는 해상도, λ는 빛의 파장, n은 대물렌즈와 시료 사이 매질의 굴절률, α는 각구경을 나타낸다. 이 방정식의 분모 항($n \sin \alpha$)은 그 대물렌즈가 가지고 있는 개구수(numerical aperture, NA)라는 대물렌즈의 특성이다. $\sin \alpha$는 1.0에 근접하는 한계를 가지고 있고, 공기의 굴절률은 (정의에 의해) 1.0이므로, 오일을 사용하지 않은 상태에서 대물렌즈는 최대 1.0에 근접하는 개구수(예:0.95)를 갖는다. 오일을 사용하면, 오일(mineral oil)의 굴절률이 1.52이므로, 대물렌즈의 개구수는 1.5(일반적으로 1.4)에 근접한다.

따라서 최적의 조건, 즉 청색광(λ: 약 0.4 μm)의 빛을 사용하고, 1.4의 개구수를 갖는 오일을 침지한 렌즈를 사용하는 경우, 광학현미경의 해상도 한계는 약 0.2 μm가 된다. 이는 대략 리

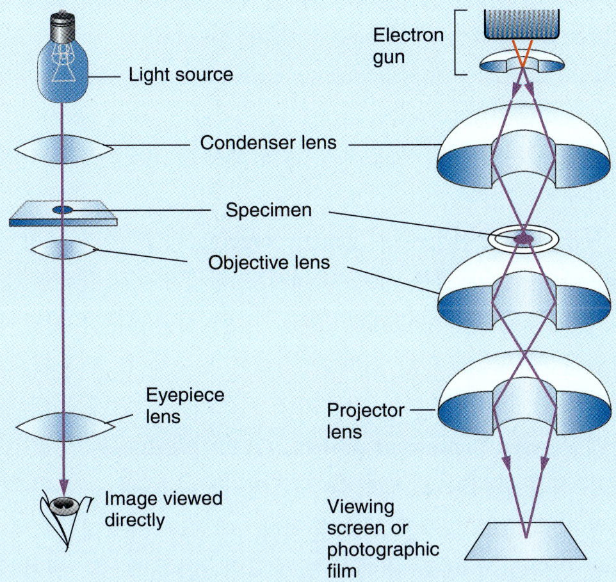

그림 1-2. 광학현미경과 투과전자현미경의 렌즈 시스템 비교. 광학현미경(왼쪽)에서 빛은 집광렌즈에 의해 시료에 모여진다. 시료의 상은 대물렌즈와 접안렌즈로 최대 1,000배까지 확대된다. 투과 전자현미경(오른쪽)에서는 자석이 콘덴서, 대물렌즈 및 접안렌즈의 기능을 대신하여 빛 대신 전자를 모아줘서 시료의 상을 최대 250,000배로 확대할 수 있다. (Alberts B, et al. *Molecular Biology of the Cell*, 4th ed. New York, NY: Garland Science, 2002로부터 변형.)

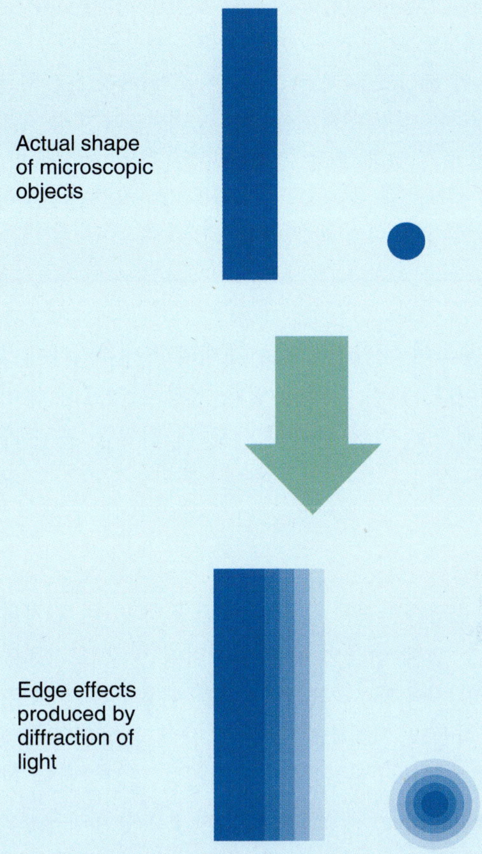

그림 1-3. 시료를 통과하는 빛은 회절되어 가장자리 효과(edge effect)를 생성한다. 빛 파장이 장벽의 가장자리 근처를 지나갈 때 빛의 파장은 비스듬한 각도로 구부러지고 퍼진다. 이러한 현상을 회절(diffraction)이라고 한다. 회절된 빛 파장의 보강 및 상쇄 간섭으로 인해 가장자리 효과를 발생한다. 이러한 가장자리 효과는 현미경의 확대를 통해 생성된 이미지의 해상도를 제한한다. (Alberts B, et al. *Molecular Biology of the Cell*, 4th ed. New York, NY: Garland Science, 2002로부터 변형)

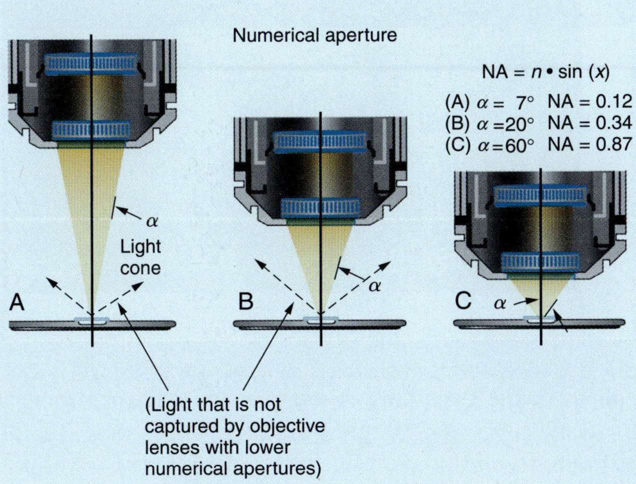

그림 1-4. 개구수(Numerical aperture, NA). 대물렌즈의 NA는 $n \sin \alpha$로 정의되며, 여기서 n은 시료와 대물렌즈 사이의 매질(공기)의 굴절률이고, 각구경(angular aperture, α)은 시료의 초점에서 대물렌즈로 입사하는 빛의 원뿔의 반각이다. 더 높은 NA 값(A, B 및 C)을 갖는 대물렌즈는 시료로부터 오는 빛을 훨씬 더 많이 모을 수 있다. (http://www.microscopyu.com/articles/formulas/formulasna.html.로부터 변형)

〈계속〉

소좀의 지름과 유사하며, 0.2 μm의 해상도 한계는 육안으로 볼 수 있는 해상도보다 약 1,000배 더 좋은 해상도이다.

0.2 μm의 해상도를 가진 최고의 광학현미경으로 획득한 이미지는 원하는 정도로 확대할 수는 있지만, 더 이상 새로운 정보를 얻을 수는 없다. 표준 광학현미경으로는 0.2 μm 이상으로 해상도를 증가시킬 수는 없으며, 획득된 이미지를 확대하면 추가적 정보가 없는 단순 확대이다.

그런데 100,000V의 가속전압을 갖는 **투과형 전자현미경**에서는 약 0.0004 nm의 파장을 갖는 전자가 생성된다. 이론상으로 전자현미경의 유효한 개구수는 0.02 정도로 작지만, 아베의 방정식을 통해 0.1 nm 정도의 분해능을 예측할 수 있다. 그러나 시료 준비 과정, 시료 두께, 빛의 대조 등과 관련된 여러 제약으로 인해 실질적인 해상도는 2 nm(20 Å) 정도이다. 이것은 광학현미경의 해상도보다 약 100배 더 좋은 해상도이다.

dots")을 사용하여 직간접적으로 개개의 거대분자에게 꼬리표를 다는 것이다. 관련 분자에 일단 형광 꼬리표가 붙여지면, 형광현미경법으로 관련 분자의 세포 내 위치를 볼 수가 있게 된다(그림 1-5).

형광현미경

많은 경우, 형광현미경은 특정 단백질의 세포 내 위치를 동정하게 하는 첫 번째 접근법이다. 단백질에 형광 꼬리표를 붙이는 데에 널리 사용되는 기술은 항체를 이용하는 것으로, 항체가 높은 정확성과 친화력으로 동족 단백질 항원과 결합하는 것에 기초하고 있다. 항체 기반의 이러한 실험방법을 **면역 표지법**(**immunolabeling**)이라고 한다(상자 1-2 항체의 구조와 기능에 대한 요약 참조). 항체는 생체 세포의 세포막을 투과하지 못하는 비교적 큰 분자이이므로, 표적 단백질의 위치를 확인하기 위해서는 항체를 사용하기 전에 세포를 고정하고 투과성을 증가시켜야 한다.

최근에는 **유전적 표지**(**genetic tagging**)라고 불리는 방법을 사용하여, **살아 있는 세포** 내에서도 형광표지된 단백질의 위치나 이동을 볼 수 있게 되었다. 이런 접근법은 유전공학적 방법을 사용하여 관련 단백질을 발현하는 플라스미드를 만들고, 그 단백질의 아미노 말단이나 카르복시 말단에 **녹색 형광 단백질**(**green fluorescent protein, GFP**)이라고 하는 형광 꼬리표를 직접 붙이거나, 테트라-시스테인(tetra-cystein)과 같은 간접적 방식으로 형광표지를 붙인다. 테트라-시스테인으로 표지된 단백질이 세포 내에서 발현되면, 연속적으로 첨가되는 붉은색이나 녹색의 이-비소 화합물인 FlAsH와 ReAsH와 같은 작은 막 투과 형광 분자들과 결합할 수 있다. **항원결정기 표지**(**epitope-tagging**)라고 부르는 또 다른 유형의 유전적 표지

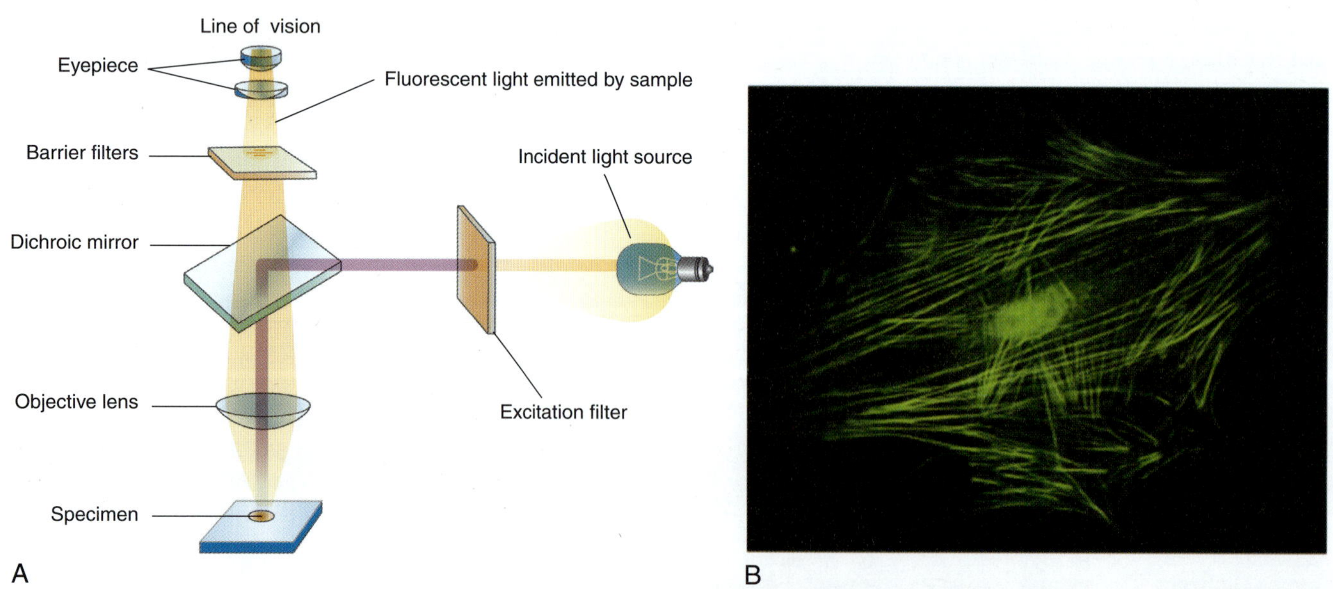

그림 1-5. 형광현미경. (A) 형광현미경의 시각적 구성. 형광 분자를 흥분시키도록 조사된 입사광은 이색성 거울(dichroic mirror)에 의해 반사된 다음 시료에 집중된다. 반면 시료에서 방출된 형광(입사광보다 긴 파장)은 이색성 거울을 통과한다. (B) 형광 표지된 항액틴 항체로 염색된 인간 피부 섬유아세포의 면역형광현미경 사진. 세포를 고정하고 투과화한 다음 플루오레신(fluorescein)이 결합된 항체와 함께 배양하였다. 결합되지 않은 항체는 관찰 전 제거하였다.(*[A] Modified from Lodish H, Berk A, Zipursky SL, Matsudaira P, Baltimore D, Darnell J.* Molecular Cell Biology, *4th ed. New York, NY: W.H. Freeman, 2000;* [*B*] *courtesy E. Lazerides.*)

상자 1-2. 항체

수용성 면역 글로불린(**soluble immunoglobulin**)이라고 알려진 항체(antibodies)는 개인을 감염시키는 병원체에 의해 발현되는 외인성 분자인 항원(antigen)에 강하게 결합하는 능력으로 면역 반응에서 중요한 역할을 담당하는 특화된 단백질이다. 항체 분자는 2개의 동일한 **중쇄**와 2개의 동일한 **경쇄**로 구성된 Y자형 단백질이다(그림 1-6). 이황화 결합으로 연결된 중쇄의 카르복실 말단의 반쪽(항체의 "꼬리")은 **Fc 도메인**이고, 끝부분을 통해서 항원에 결합하는 두 개의 팔은 **Fab 도메인**이다.

면역 글로불린은 **B-세포**(**B cell**)라고 하는 일종의 림프구에 의해 합성되어 각각의 B-세포 표면에 막단백질로 발현되는데, 이들은 **표면 면역글로불린 M**(**surface immunoglobulin M, surface IgM**)이라고 불린다. IgD라고 불리는 소량의 표면 면역글로불린 또한 B-세포에 의해 발현된다. 골수에서 매일 생성되는 수백만 개의 B-세포 각각은 독특한 결합 선택성을 가지는 면역글로불린을 만든다. 면역글로불린의 고유한 결합 선택성은 각 면역글로불린 분자의 중쇄와 경쇄의 아미노말단에 위치한 **가변서열**(*variable sequence*)이라고 하는 고유한 아미노산 서열에 의해 결정된다.

특정 B-세포가 동족 항원을 만나면, 해당 B-세포가 먼저 증식한 다음 항체를 분비하는 형질세포(plasma cell)로 분화한다. 증식하는 B-세포 중 일부는 초기에 형질 세포로 분화하고 수용성 **IgM**을 분비한다. 수용성 IgM은 5량체 분자이며 상대적으로 결합력이 약하다. 다른 형제 B 세포는 체세포 **과돌연변이**(**hypermutation**)와 **계급 전환**(**class switching**) 과정을 거쳐 나중에 분화한다. 체세포 과돌연변이 과정에서 면역글로불린 사슬의 가변 영역을 암호화하는 DNA가 선택적으로 변이되고, 결합력이 높도록 변이된 면역글로불린을 발현하는 세포가 선택된다. "계급 전환"은 초기에 모든 B-세포에서 발현된 IgM형 Fc 도메인(Fcμ)을 인코딩하는 유전자 절편이 다른 Fc 도메인을 인코딩하는 다른 유전자 절편으로 전환되는 과정을 의미한다. 각각 다른 Fc 도메인을 암호화하는 3가지 다른 유전자 절편 중 하나가 선택되어 B-세포 면역글로불린 유전자의 Fcμ 절편을 대체할 수 있기 때문에, 클래스 전환 후에 형질세포는 3가지 다른 종류의 항체 중의 하나를 분비한다. 이 세 가지 종류의 항체를 **IgG**, **IgA** 및 **IgE**라고 한다. 발현되는 항체의 종류는 감염을 일으킨 병원체에 따라서 달라진다. 예를 들어, IgE는 여러 종류의 기생충에 대응하는 가장 효과적인 항체이고, IgA는 점막 감염으로부터 보호한다. 그리고 IgG는 다양한 유형의 병원체 대응에 효과적이며, 혈액에서 가장 풍부한 면역글로불린이다. 이 4가지 항체(IgM, IgG, IgA, IgE) 각각은 Fc 도메인에 특징적인 아미노산 서열을 갖고 있어 다른 항체와 구분되며, Fc 도메인 각각은 항체가 동족 항원에 결합한 후 면역체계의 특정 기능을 활성화하는 구별되는 효과기 기능(effector function)을 가지고 있다. B-세포가 형질 세포로 분화되는 과정은 **림프절**(**lymph node**)이나 **비장**(**spleen**) 같은 **2차 림프 조직**(**secondary lymphoid tissue**)에서 일어난다.

항체에는 항원의 특정 분자 구조에 결합하는 부분이 있는데, 이를 **항원결정기**(**epitope**)라고 한다. 항원이 단백질일 때 항원결정기는 일반적으로 여러 개의 인접한 아미노산으로 구성된다. 실험동물에 외래 단백질을 주입하면 일반적으로 여러 B-세포가 자손 형질 세포의 해당 클론으로 분화되며, 형질 세포 클론 집단의 각 구성원은 주입된 항원 단백질 표면의 여러 항원결정

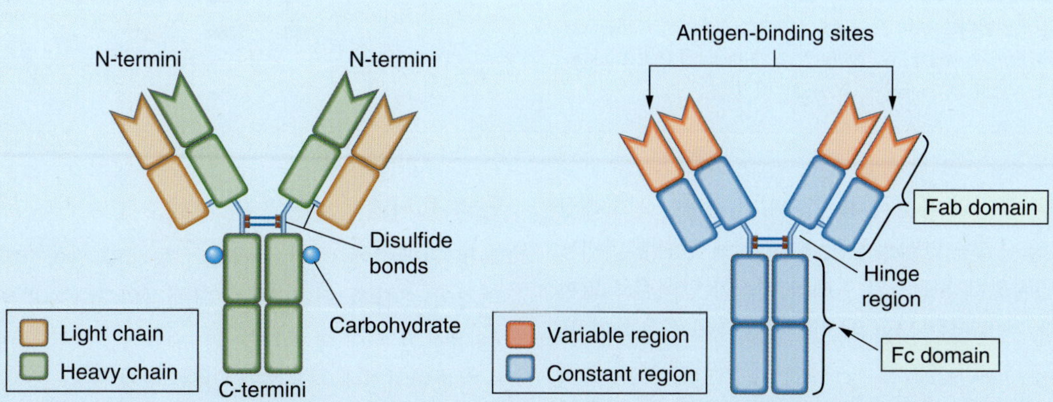

그림 1-6. 항체 분자의 구조. 항체 분자는 2개의 동일한 중쇄와 2개의 동일한 경쇄로 구성된다. 이황화 결합으로 연결된 중쇄의 카르복실 말단의 반쪽(항체의 "꼬리")은 Fc 도메인이고, 끝부분에서 항원에 결합하는 두 개의 팔은 Fab 도메인이다. 모든 면역글로불린은 탄수화물의 부착에 의해 변형되기 때문에 당단백질이라고 하는 단백질의 한 유형에 해당한다. 여기에 표시된 면역글로불린은 IgG 분자이다. 클래스 M, A 및 E 면역글로불린은 IgM 및 IgE가 더 큰 Fc 도메인을 갖는다는 점을 제외하고는 대략 유사하다. 다른 종류의 면역글로불린은 다른 부위가 당에 의해 수식되어 있다.(Modified from Parham P. *The Immune System*, 2nd ed. New York, NY: Garland Publishing, 2005로부터 변형.)

〈계속〉

기 중 하나에만 결합하는 특정 항체를 분비한다. 따라서 면역된 동물에서 채취한 혈청에는 면역을 일으키는 외래 단백질에 대한 항체 혼합물이 포함되어 있으며 이러한 혈청을 **다중클론 항혈청(polyclonal antiserum)**이라고 한다. 이 다클론 항체 혼합물은 항혈청에서 정제될 수 있으며, 웨스턴 블롯팅 및 면역형광 현미경과 같은 다양한 실험 목적에 사용할 수 있다.

그러나 많은 의학적 및 진단적 목적을 위해서는 단 하나의 항원결정기에만 결합하는 순수한 항체를 준비하는 것이 유용하다. 그러한 항체는 배양에서 무제한으로 성장시켜 한 가지 항체인 단일클론항체(monoclonal antibody)를 분비할 수 있는 형질세포를 분리해 내어 얻을 수 있다. 형질세포 또는 B-세포 전구체는 모두 제한된 증식 잠재력을 갖고 있기 때문에, 형질세포의 1차 배양(primary culture)을 통해 단일클론항체를 생산하는 것은 유용성이 제한적이다. 그러나 1차 배양된 형질세포는 골수 종양세포(myeloma cell)라고 하는 악성 림프구의 특별한 계통의 세포와 융합될 수 있다. 이러한 골수종 세포는 "불멸(immortal)", 즉 배양물에서 무한정 성장할 수 있다. 이렇게 만든 잡종세포(hybrid cell)를 하이브리도마 세포(hybridoma cells)라고 한다. 하이브리도마 세포는 B-세포/형질 세포처럼 단일클론 항체를 생성하고 동시에 골수종 모세포처럼 세포배양에서 무한정 증식한다. 이 기술의 실제 적용 과정을 보면, 먼저 마우스를 특정 항원(예를 들어, X 단백질)으로 면역화하고, 몇 번의 증폭(boost) 후에, 마우스를 희생시켜서 비장에 있는 활성화된 B-세포와 형질세포 전구체의 혼합물이 수확한다. 골수종 세포와 융합(fusion)시킨 다음, 융합되지 않은 모세포가 죽거나 사멸되는 선택 배지에서 하이브리도마 세포를 선별한 후, X 단백질을 선택적으로 인지하는 하이브리도마 콜로니를 선별 확인한다(그림 1-7).

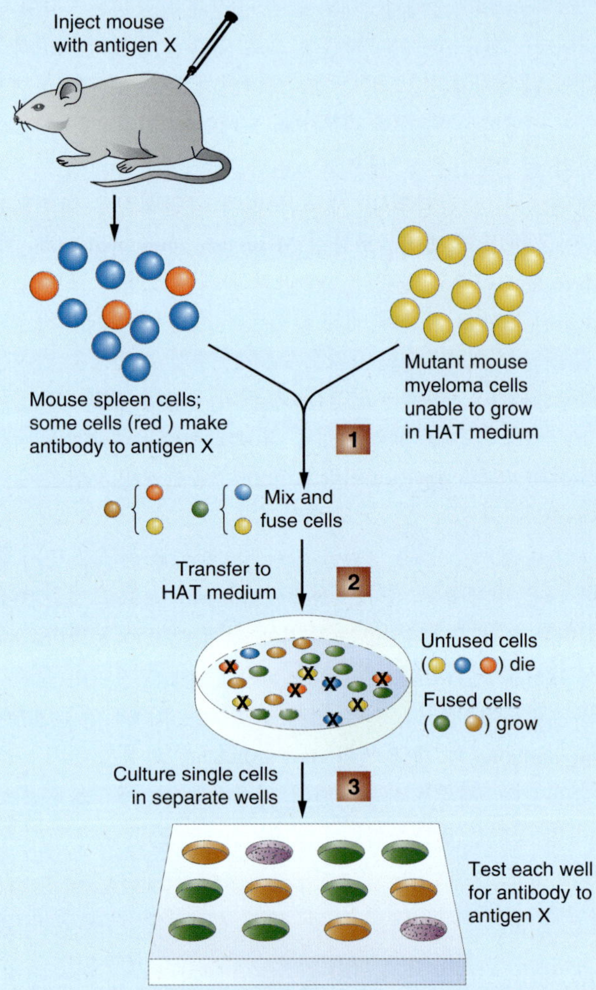

그림 1-7. 단일클론항체. (1) 골수종 세포를 면역된 마우스의 비장에서 항체를 생산하는 세포와 융합한다. (2) 융합되지 않은 모세포와 융합된 하이브리도마 세포의 혼합물을 골수종 모세포를 선택적으로 죽이는 성장 배지(HAT 배지)로 옮긴다. 융합되지 않은 마우스 비장 세포는 제한된 증식능으로 인해 자연적으로 죽는다. 반면 하이브리도마 세포는 HAT 배지에서 성장할 수 있으며, 골수종 모세포의 무제한 증식능을 가지고 있다. (3) HAT 배지에서 선별한 후, 세포를 희석하고, 개별 클론이 원하는 항체를 생산하는지 확인한다(*Lodish H, Berk A, Matsudaira P, Kaiser CA, Krieger M, Scott MP, Zipursky SL, Darnell J,* Molecular Cell Biology, *5th ed. New York, NY: W.H. Freeman, 2004*로부터 변형.)

를 고려하면 면역 표지와 유전적 표지 사이의 경계는 모호해진다. 항원결정기 표지법은 단백질 말단 중 하나에 항원성 아미노산 서열, 즉 항원결정기가 표지된 형태의 재조합 단백질로 발현시키는 방법이다. 예로서는 Myc의 항원결정기를 사용하여 표지하는 Myc 표지(Myc tag)를 들 수 있는데, 이러한 Myc 표지 단백질은 상업적으로 이용 가능한 항체를 사용할 수 있는 장점을 가진다.

먼저 면역 표지법을 상세하게 알아본 다음, GFP를 사용하는 유전적 표지법을 살펴보도록 하자.

면역 표지법

특정 단백질에 대해 선택적인 항체와 광학현미경이나 전자현미경이 조합이 되면, 특정 단백질의 세포 내 위치를 알 수 있는 유용한 도구가 된다.

형광현미경에 사용하기 위해, 형광 표지 물질(예, fluorescein)을 항체의 Fc 도메인에 화학적으로 결합시킨다. 투과전자 현미경에 사용하는 경우에는, 철이 풍부한 단백질인 페리틴(ferritin)이나 나노(nano) 금 입자와 같이 전자 밀도가 높은 물질을 표지 물질로 활용하여 항체에 결합시킨다. 이 두 기술을 각각 면역형광현미경(immunofluorescent microscopy)과 면역전자현미경(immunoelectron microscopy)이라고 한다. 그림 1-5B는 섬유아세포에서 액틴 "긴장 섬유(stress fiber)"를 시각화하기 위해 면역형광을 사용한 예를 보여주고 있다. 면역전자현미경의 예는 그림 1-17에 제시되어 있다. 그렇다면 특정 단백질에 대한 항체를 얻는 방법은 무엇일까?

항 펩티드 항체들

여기서 항체를 얻는 한 가지 방법은 관심 유전자의 단백질 생성물로부터 예상되는 아미노산 서열에 맞도록 펩티드를 화학적으로 합성하는 것이다. 그런 다음, 이 펩티드를 혈청 알부민(albumin)이나 구멍삿갓조개(keyhole limpet)의 헤모시아닌(hemocyanin) 같은 운반 단백질에 화학적으로 결합시킨 다음, 토끼와 같은 동물을 펩티드-운반 단백질 복합체로 면역화시킨다. 이 방법에는 한 가지 잠재적인 문제가 있다. 만약 단백질 산물의 특성이 완전히 규명되지 않은 새로 발견된 인간의 유전자들 중 하나를 다룬다면, 이 단백질의 3차원적 구조에 대한 정보는 없을 것이다. 결과적으로, 면역화 목적으로 선택된 특정 아미노산 서열이, 세포에서 발견되는 천연의 접혀진 단백질 표면상에 노출되어 있는지 여부를 알 수가 없다. 만일 선택된 펩티드가 접혀진 구조의 내부에 묻혀 있는 아미노산 서열에 해당된다면, 이에 대한 항체는 현미경 검사에 사용되는 고정된 세포 시료에서는 천연 단백질에 결합할 수 없게 될 것이다. 아미노 말단이나 카르복시 말단 아미노산 서열은 자연적으로 접히는 여러 단백질의 표면상에 자주 노출된다는 것이 밝혀졌으며, 이런 이유로 인해서 이 말단 서열에 해당하는 펩티드가 토끼의 면역화에 자주 선택된다. 또한, 친수성 서열은 일반적으로 접힌 단백질의 표면에서 발견되며, 그러한 서열이 관심 단백질의 예측된 아미노산 서열에서 하나 이상 식별될 수 있다면 그들 역시 면역화의 좋은 후보가 될 수 있을 것이다(상자 1-3).

이러한 일련의 고려 사항 때문에, 그 표적 단백질이 정상 구조로 되어 있는 경우, 면역형광 위치 확인 실험에서 항펩티드 항체가 항상 성공적인 것은 아니다. 하지만, **웨스턴 블로팅(western blotting)** 기술에서는 이런 항체가 종종 유용하게 사용될 수 있다(그림 1-11 참조).

항펩티드 항체의 편리한 한 가지 특징은 과량의 자유 펩티드를 이용하면 항체 결합에서 이들이 단백질과 경쟁하기 때문에 관찰된 항체-단백질 상호작용의 특이성을 제어할 수 있다는 점이다.

상자 1-3. 단백질 정제 및 특성 규명을 위한 표준 기법

단백질은 저마다 크기가 다를 뿐만 아니라, 등전점(isoelectric point)이라고 부르는 단백질의 성질에 따라 주어진 pH에서 나타내는 전체적인 전하 역시 서로 다르다. 단백질의 다른 특징(소수성, 당수식 또는 인산화와 같은 번역 후 변형, 리간드 결합 특성 등)이 정제의 기초로 사용될 수 있지만, 크기와 전하가 여러 가지 단백질 정제 및 특성 규명 기술의 기본이다.

단백질 정제를 위해 가장 널리 사용되는 기술은 액체 크로마토그래피로서, 정제하고자 하는 단백질을 포함하는 단백질 혼합물(예: 특정 염 농도를 갖는 완충 수용액의 세포 추출물)을 다공성 컬럼 위에 적층한다. 이때 컬럼은 실험 목적에 따라 다공성, 전하 또는 둘 모두의 특징을 갖는 미세한 다공성 구슬로 충전된 현탁액으로 채우고, 동일하거나 또는 유사한 용매로 평형화시킨다(그림 1-8). 그렇게 되면 사용한 용매는 컬럼을 통해 스며들며 단백질 혼합물을 이동시킨다. 다공성 구슬의 특성 및/또는 사용한 용매의 특성에 따라 다양한 단백질이 서로 다른 속도로 컬럼을 통과하면서 혼합물이 분리된다. 일반적으로 사용되는 두 가지 유형의 다공성 구슬은 크기(**젤 여과 크로마토그래피**) 또는 전하(**이온 교환 크로마토그래피**)로 단백질을 분리한다. 세 번째 유형인 친화도 **크로마토그래피(affinity chromatography)**에서는 관심 단백질이 특이적으로 결합하는 분자로 다공성 구슬을 피복(coating)할 수 있다. 예를 들어, 그 단

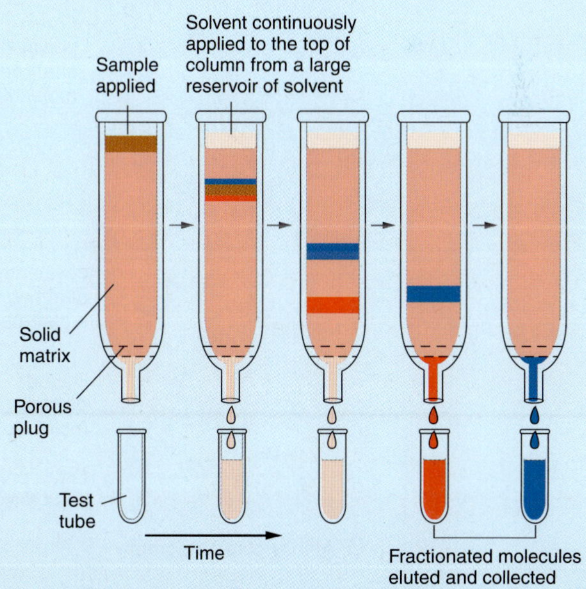

그림 1-8. 컬럼 크로마토그래피. 특정 용매로 평형화시킨 다공성 구슬을 채워 다공성 컬럼을 준비하고, 단백질 혼합물을 포함하는 시료를 컬럼 상단에 올려놓는다. 그런 다음, 시료가 컬럼을 통과하도록 세척하고, 컬럼으로부터 나온 용출액을 연속적으로 시험관에 수집한다. 컬럼에 충전된 구슬의 특성에 의해 서로 다른 성질을 갖는 단백질들이 다양한 속도로 컬럼에서 배출된다. (*Alberts B, et al.* Molecular Biology of the Cell. *New York, NY: Garland Science, 2002*로부터 변형.)

〈계속〉

백질이 효소라면 다공성 구슬은 효소가 단단히 결합하는 기질 유사체로 피복된다. 더욱 일반적인 방법으로 유전자 조작된 단백질을 정제하는 경우에는 각각 Ni^{2+}-니트릴로아세트산 및 글루타티온이 결합된 다공성 구슬에 특이적으로 결합하는 "6×히스티딘" 또는 "글루타티온 S-트랜스퍼라제"(GST)와 같은 정제용 표지를 사용하기도 한다. 이러한 세 가지 유형의 다공성 구슬이 그림 1-9에 설명되어 있다. 또 다른 경우로 다공성 구슬은 정제하고자 하는 단백질의 항체로 수식될 수 있다. 이것은 면역친화성 크로마토그래피(immuno-affinity chromatography)라고 한다.

크기와 전하에 따라 단백질을 분리하는 이러한 원리는 젤 전기영동(gel electrophoresis)을 활용한 분석기술에도 적용된다. 전기영동은 전기장을 이용하여 분자를 이동시키는 것이다. 가장 널리 사용되는 분석 기술은 나트륨 도데실 설페이트 폴리아크릴아미드 젤 전기영동(sodium dodecyl sulfate polyacrylamide gel electrophoresis, SDS-PAGE)이다. 순전하를 가진 작은 단백질은 젤 매트릭스를 통해 전극을 향해 쉽게 이동하고 반면, 더 큰 단백질은 매트릭스를 통해 더 천천히 이동하도록 원하는 정도의 다공성을 갖는 폴리아크릴아미드 젤을 만들 수 있다. 단백질의 고유 전하는 젤에서 전기영동 이동성의 기초가 될 수 있지만, 음전하를 띤 계면활성제인 SDS로 단백질을 변성시키는 것이 더 편리하다. SDS 분자에는 소수성 탄화수소 "꼬리"와 친수성, 음이온성 황산염 "머리"가 있다. SDS 분자는 폴리펩티드 사슬의 길이를 따라 밀접하게 간격을 두고 꼬리에 결합함으로써 단백질을 펼친다. 결합된 많은 SDS 분자의 음전하는 단백질의 고유 전하를 압도하여 모든 단백질에 균일한 음전하 밀도를 제

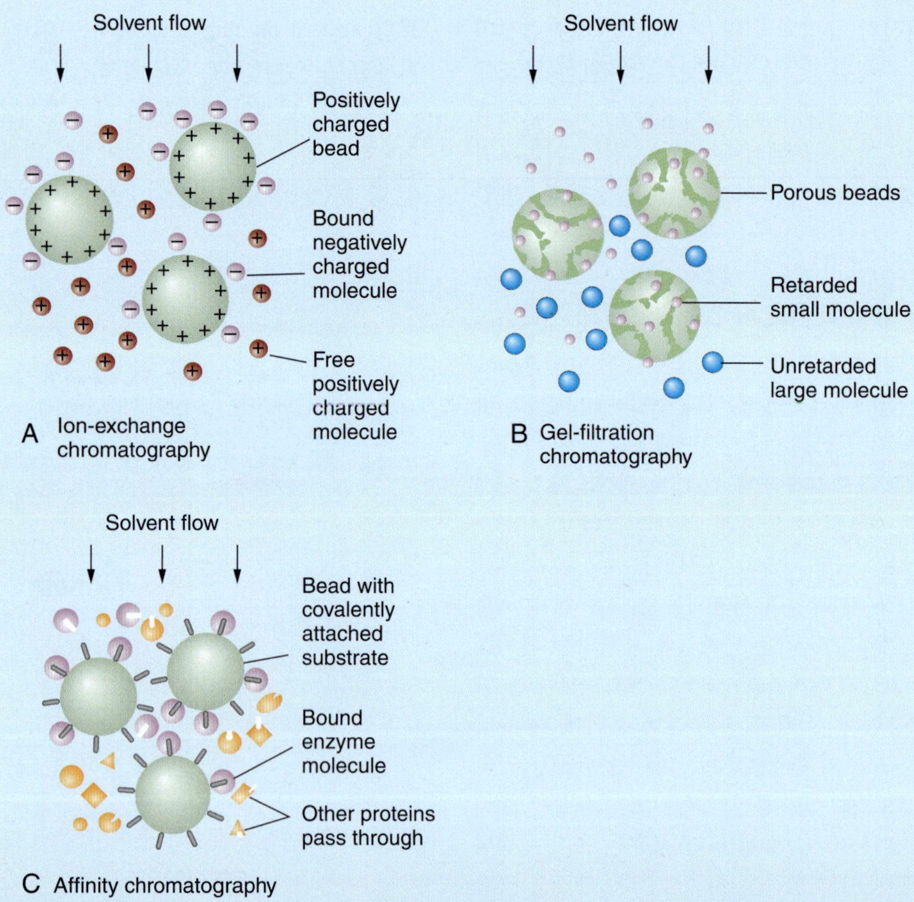

그림 1-9. 컬럼 크로마토그래피에 사용되는 세 가지 구슬의 유형. (A) 다공성 구슬은 양전하 또는 음전하를 가질 수 있다. (예를 들어, 그림에 표시된 양으로 하전된 다공성 구슬은 diethylaminoethyl기를 가지도록 수식되었으며, 이 작용기는 pH 7에서 양으로 하전된다.) pH 7 완충액에서 양전하를 가지는 단백질은 컬럼을 통해 이동한다. 반면 음전하를 띤 단백질은 다공성 구슬에 결합되고, 이후에 염의 농도 구배를 사용하여 분리될 수 있다. (B) 다공성 구슬은 정의된 크기의 작은 공동 또는 채널을 가질 수 있다. 이 채널의 구경보다 큰 단백질은 다공성 구슬 내부로 들어가지 못하고 컬럼 외부의 빈 공간을 따라 용출된다. 크기가 더 작은 단백질은 다양한 정도로 다공성 구슬 내부로 들어가 다공성 구슬를 통과하므로, 컬럼에서 용출되는 시간이 지연된다. 따라서 이 컬럼을 통해서는 크기별로 단백질이 분리된다. (C) 다공성 구슬은 정제하고자 하는 단백질에 특이적으로 결합하는 분자로 피복될 수 있다. 표시된 예에서는 특정 효소에 대한 기질 또는 기질 유사체를 보여준다. 다공성 구슬은 또한 정제하고자 하는 단백질에 대한 항체로 피복될 수 있으며, 이를 면역친화성 크로마토그래피라고 한다. (*Alberts B, et al.* Molecular Biology of the Cell, *4th ed. New York, NY: Garland Science, 2002*로부터 변형.)

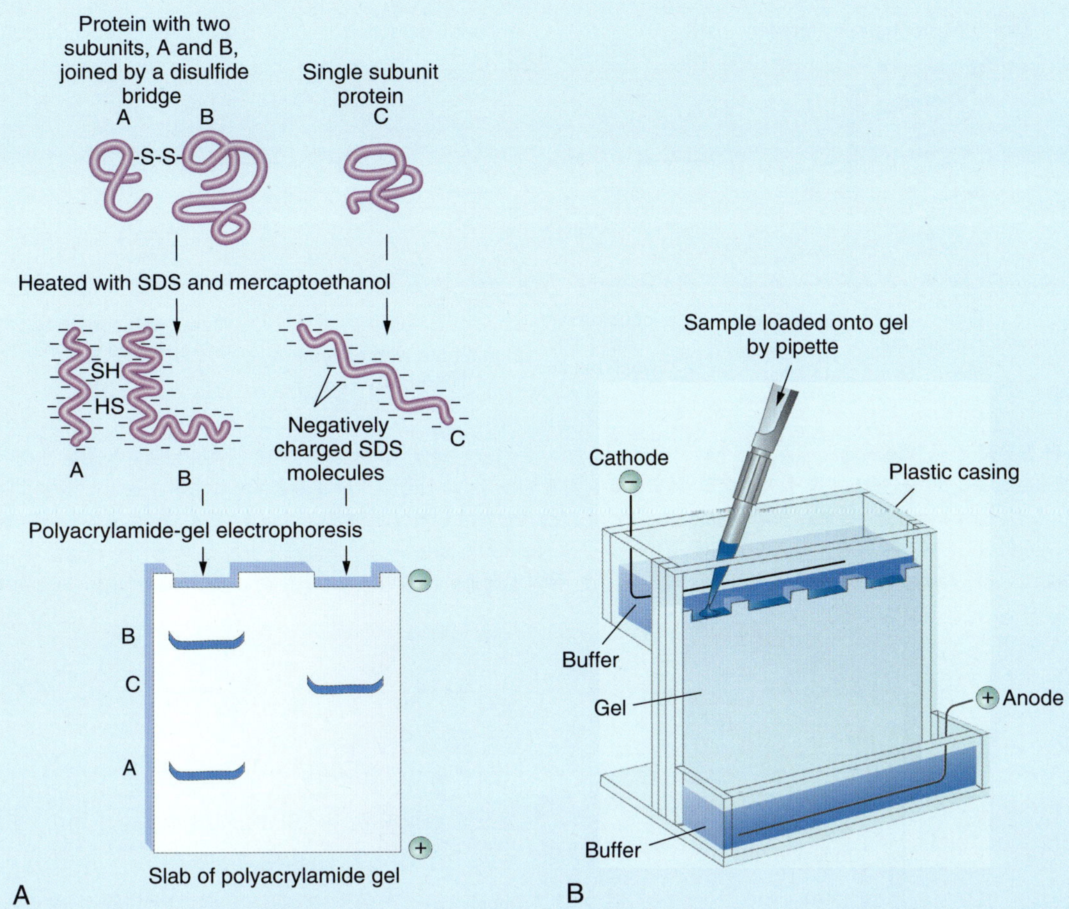

그림 1-10. SDS-폴리아크릴아미드 젤 전기영동(SDS-PAGE). (A) 시료의 단백질은 음전하를 띠고 있는 SDS로 함께 가열되어, 단백질은 구조적으로 펼쳐지고 SDS에 의해 균일한 밀도의 음전하로 덮히게 된다. 이황화 결합(S-S)은 메르캅토에탄올(mercaptoethanol)로 환원된다. (B) 폴리아크릴아미드 젤의 각 홈(well)에 시료를 넣고 전압을 걸어준다. 음전하를 띤 SDS-단백질 복합체는 양전하를 띤 양극 쪽인 젤 바닥으로 이동한다. 크기가 작은 단백질은 젤의 기공을 통해 더 쉽게 이동하지만, 큰 단백질은 늦게 이동하므로, 개별 단백질은 크기별로 분리된다. 아래쪽은 작은 단백질 그리고 위쪽은 큰 단백질이다. (*Alberts B, et al.* Molecular Biology of the Cell. *New York, NY: Garland Science, 2002*로부터 변형.)

공한다. 따라서 SDS 변성 단백질은 크기에 따라 폴리아크릴아미드 젤을 통해 다중음이온 형태로서 양극으로 이동한다. 전기영동이 끝나면 크기가 작은 단백질은 젤 바닥 근처에서 발견되고, 더 큰 단백질은 상단에서 발견된다(그림 1-10).

SDS-PAGE가 유용하게 적용되는 실험기법은 **웨스턴 블로팅(western blotting)/면역 블로팅(immunoblotting)**이다. 이 실험에서는 SDS-PAGE로 단백질 혼합물을 분리한 다음, 분리된 단백질 세트를 니트로셀룰로오스 종이와 같은 특수 종이로 옮긴다. 단백질은 니트로셀룰로오스에 강력하고 비특이적으로 흡착하므로, 단백질 세트가 흡착된 니트로셀룰로오스 종이는 계속해서 분리된 세트의 단백질 중 하나에 특이적인 항체(일차 항체)를 포함하는 용액으로 반응시킨다. 일차 항체는 관심 단백질에 결합한다. 결합되지 않은 일차 항체는 세척하여 제거하고, 일차 항체에 결합하는, 효소가 결합된 두 번째 항체(이차 항체)를 추가한다. 이차 항체에 연결된 효소(예: 알칼리 포스파타제)는 기질 분자를 유색 또는 형광물질로 전환하거나, 반응 과정의 부산물로서 빛을 방출하는 반응을 촉매한다. 이러한 방식으로 니트로셀룰로오스 시트의 일차 면역 복합체를 감지할 수 있다(그림 1-11).

단백질 혼합물(예: 전체 세포 추출물)에는 우연히 분자량이 유사하거나 심지어 동일한 많은 단백질이 있어 SDS-PAGE로는 구별할 수가 없다. 이 경우에는 더 높은 분해능을 가지는, 즉 **이차원 젤 전기영동 기술**을 사용한다(그림 1-12). 일차원 분리 과정은 **등전점 전기영동(isoelectric focusing, IEF)** 방법을 사용하여 단백질 혼합물을 개별 등전점에 따라 분리하는 것으로 시작된다(단백질의 등전점은 단백질이 순전하를 갖지 않는 pH로 정의될 수 있다. 단백질을 구성하는 많은 아미노산은 산 또는 염기로 기능하는 측쇄를 가지고 있다. 낮은 pH에서 염기성 아미노산은 양전하를 띠고, 높은 pH 값에서는 산성 아미노산이 음전하를 띠게 된다. 모든 단백질에는 양전하를 띤 아미노산의 수가 음전하를 띤 아미노산의

〈계속〉

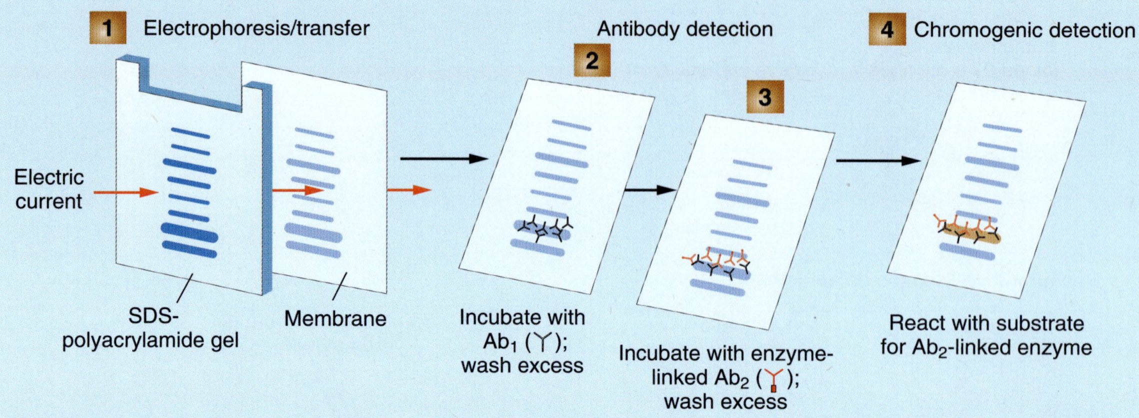

그림 1-11. 웨스턴 블롯팅. (1) 단백질을 전기영동(SDS-PAGE)으로 분리한다. 분리된 단백질 세트가 있는 젤을 젤에서 단백질이 강하게 흡착하는 특수 종이(예: 니트로셀룰로오스 종이)의 표면으로 단백질이 이동할 수 있도록 장치에 넣는다. (2) 이동 후 니트로셀룰로오스 종이는 관심 단백질에 대한 일차 항체와 함께 배양한다. (배양 전에 니트로셀룰로오스 종이의 표면은 카제인과 같은 비반응성 단백질과 함께 배양하여 니트로셀룰로오스에 대한 일차 항체의 비특이적 결합을 방지한다. 이 카제인은 항체가 시료 단백질에 결합하는 것을 방해하지는 않는다). (3) 결합되지 않은 일차 항체를 세척한 후, 효소가 결합된 이차 항체가 추가되고, 이차 항체는 일차 항체에 결합하여 (4) 검출을 위한 유색 생성물을 생성한다. (*Alberts B, et al.* Molecular Biology of the Cell. *New York, NY: Garland Science, 2002*로부터 변형.)

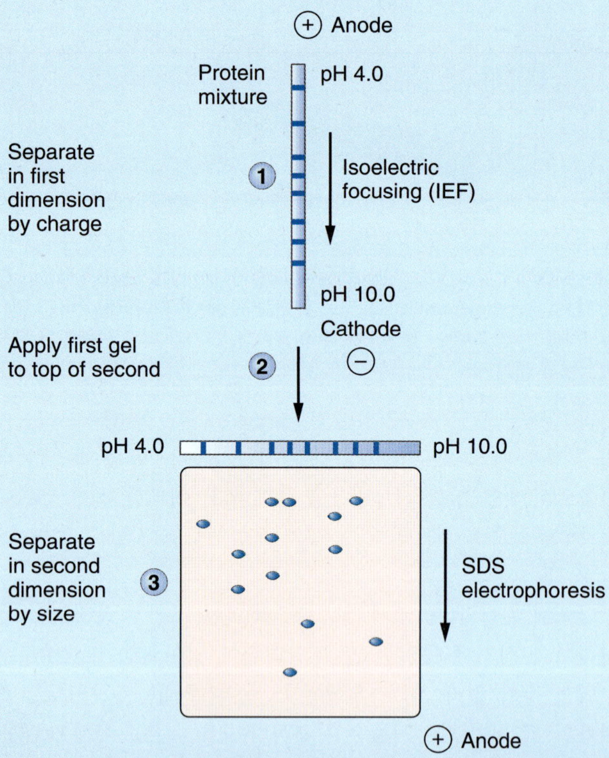

그림 1-12. 이차원 젤 전기영동 (1) 먼저 등전점 전기영동(isoelectric focusing, IEF)이라고 불리는 실험으로 고정된 pH 구배를 가진 좁은 직경의 관속의 젤에서 등전점에 따라 시료의 단백질을 분리한다. 이것이 "일차원" 분리이다. (2) 그런 다음, IEF 젤을 SDS에 담그고, SDS-PAGE를 이용한 "이차원" 분리를 위해, SDS 폴리아크릴아미드 젤 위에 놓고서 전기영동을 하면 (3) 단백질은 크기에 따라 분리된다. (*Lodish H, et al.*, Molecular Cell Biology, *5th ed. New York, NY: W.H. Freeman, 2004*로부터 변형.)

수와 같은 pH가 있고, 그 pH에서 단백질은 순전하가 없다. 이 pH가 단백질의 등전점이다.)

이차원 젤 전기영동에 사용되는 IEF를 위해서는, 먼저 8M 요소로 단백질을 완전히 변성시킨다. 그런 다음, 동일한 8M 농도의 요소와 각각 고유한 등전점을 갖는 수백 개의 작은 분자(ampholytes, 양쪽성 전해질)가 혼합된 다공성 폴리아크릴아미드 젤이 들어 있는 유리관에 시료를 넣는다. 젤에 전압이 가해지면, ampholytes는 전기장으로 이동하여 고정된 pH 구배를 형성한다. 시료의 단백질은 등전점에 해당하는 pH에 도달할 때까지 필드에서 이동하고, 이 지점에서 이동을 멈춘다. 즉, 젤의 띠처럼 모이게 된다. 모든 단백질이 개별 등전점에서 모인 후 IEF 젤을 튜브에서 꺼내어 SDS 완충액에 담근다. 그런 다음, SDS 폴리아크릴아미드 젤 위에 위치하고 SDS가 있는 상태에서 전기영동한다. 이것이 크기별로 단백질이 분리되는 두 번째 분리이다. 일차적으로 전하를 기준으로, 이차적으로 크기를 기준으로 단백질을 순차적으로 분리함으로써 복잡한 단백질 혼합물을 잘 분리할 수 있는 것이다.

총-길이 단백질에 대한 항체

합성 펩티드로 토끼를 면역시키는 것에 대한 대안으로, 온전한 단백질이나 안정한 하위 도메인(subdomain)(예, 단일 관통 막 단백질의 구 모양의 세포외기질 도메인)으로 토끼를 면역시킬 수도 있다. 전체 단백질로 면역시키는 데에는 비교적 많은 양(수십 혹은 수백 mg)의 정제된 관련 단백질이 필요한데, 여러 가지 플라스미드나 바이러스에 기초하여 구성된 **단백질-발현 벡터**(**protein-expression vector**)들을 이용하면 분리된 유전자로부터 많은 양의 단백질이 생산되도록(과발현) 할 수 있다. 암호화 서열을 발현 벡터에 삽입하면, 나중에 빠르고 효율적으로 친화도를 이용한 순수 정제가 가능하도록 카르복시 말단 "표지" 서열을 갖는 "작동 run-on" 단백질을 만들 수 있다. 일상적으로 사용되는 서열에는 "6×히스티딘(6×histidine)"과 "GST" 표지들이 있다. 그러한 표지들은 발현되는 단백질들을 빠르고 효율적으로 분리할 수 있도록 해준다.

대장균(*Escherichia coli*)은 종종 분리된 유전자의 발현에 사용되지만, 원핵생물과 진핵생물의 유전 암호의 사용 선호도(그리고 이에 따른 동족 tRNA들의 농도 차이) 때문에, 인간 유전자는 때로는 대장균에서 잘 발현되지 않는다. 더욱이, 대장균에서 과발현된 단백질은 간혹 **봉입체**(**inclusion body**)라고 하는 불용성 덩어리를 형성하며, 세균에서는 당수식(glycosylation)과 같은 번역후 변형이 일어나지 못한다. 이러한 이유 때문에, 인간 유전자는 진핵성 발현 시스템에서 발현시키는 것이 선호되는데, 높은 유도성 발현 벡터(inducible expression vector)를 이용하여 효모(yeast)에서 생산되거나, 바큘로바이러스(vaculovirus)인 *Autographa californica*를 이용하여 곤충 세포인 Sf9 세포에서 발현된다.

일단 충분한 양의 단백질이 순수분리되면, 토끼를 면역화시켜서 **다중클론 항혈청**(**polyclonal antiserum**)을 얻을 수 있으며, 다른 방법으로는, 생쥐를 면역화하여 **단일클론항체**(**monoclonal antibody**)를 생산할 수도 있다.

유전적 표지법

녹색 형광 단백질

녹색 형광 단백질(Green Fluorescent Protein, GFP)은 해파리인 *Aequorea victoria*에서 처음으로 동정되어 분리되었는데, 해파리가 흥분하였을 때 GFP는 발광 단백질인 애쿼린(acquorin)과 결합하여 녹색의 형광을 발산한다. 간단히 설명하자면, 해파리의 흥분으로 막의 Ca^{2+} 통로가 열리면, 세포질 내의 증가된 Ca^{2+}은 애쿼린 단백질을 활성화하고, 애쿼린은 이제 ATP 가수분해 작용의 에너지를 사용하여 푸른빛을 발산한다. 양자 역학적 공명에 의해, 애쿼린으로부터 나온 푸른 빛에너지는 GFP의 이웃 분자를 흥분시키고, 이 흥분된 GFP 분자는 밝은 녹색 형광을 발산한다. 그러므로, 이 생물은 흥분하면 "어두운 곳에서 녹색으로 빛난다". 흥분된 애쿼린과 GFP 사이를 오가는 공명 에너지는 자연에서 일어나는 **형광 공명 에너지 전달**(**fluorescence resonance energy transfer, FRET**) 과정의 한 예이다.

클론된 GFP 유전자는 다양한 생물과 세포 형태에서 GFP의 발현과 형광의 효율성이 최적화되도록 다양하게 개량되었다. GFP 암호화 서열을 단백질 발현 벡터에 이용하여 관심 단백질의 아미노 말단이나 카르복시 말단에 GFP 단백질이 융합되어 생산되게 하는 클로닝도 가능하다. 이제는 여러 생물에서 얻어진 다양한 GFP 단백질과 그 연관 단백질을 이용하여 형광색의 범위를 확장시킨 것도 사용할 수 있게 되었다: 푸른색(cyan)의 형광 단백질(CFP), 노란색의 형광 단백질, 그리고 붉은색의 형광 단백질이 생산된다.

GFP는 β-원통형 모양의 단백질이다(그림 1-13). 합성되어 접히고 나서 한 시간쯤 지나면, 이 단백질 내에서는 자가 촉매 작용에 의한 성숙 과정이 발생하는데, 원통 내부에서 서로 가깝게 위치하는 세린, 글리신, 티로신 곁사슬들이 산소와 함께 상호작용하여 β-원통구조 내부의 중앙 근처에 있는 α-나

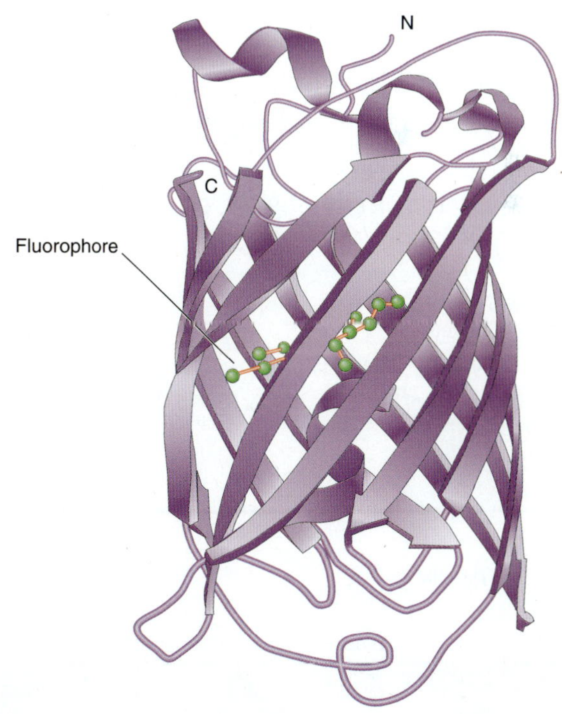

그림 1-13. 녹색 형광 단백질의 구조. GFP는 11가닥의 β-원통구조로, α-나선 부분이 원통구조 내부를 연결하고 있다. 단백질의 아미노 말단과 카르복실 말단은 자유로우며, 안정적인 β-원통구조 형성에 참여하지 않는다. 합성 및 접힘 후 약 1시간 이내에 단백질에서 자가 촉매 작용에 의한 성숙 과정이 발생해서, 원통 내부의 측쇄가 산소와 상호작용하여 β-원통구조 내부의 α-나선 부위에 공유적으로 결합된 형광발색단을 형성한다. (*Lodish H, et al.*, Molecular Cell Biology, *5th ed. New York, NY: W.H. Freeman, 2004*로부터 변형.)

선 부위에 공유적으로 결합된 형광발색단(fluorophore)을 형성한다. 따라서 생산되는 형광발색단은 형광현미경으로부터 푸른빛을 흡수하여 흥분된 다음, 녹색 형광을 방출하면서 분해된다.

GFP의 아미노 말단과 카르복시 말단은 자유로우며, β-원통 구조에 기여하지 않기 때문에, 관심 단백질의 아미노 말단이나 카르복시 말단에 GFP 도메인이 연결된 키메라 단백질(chimeric fusion protein)이 합성되도록 발현 벡터 내에 GFP 암호화 서열을 통합할 수 있다. 앞에서 언급하였듯이, GFP와 같은 형광 분자로 단백질에 유전자 표지를 하는 기술의 장점은 이 기술을 통해서 살아 있는 세포에서 관련 단백질의 세포 내 위치를 시각화할 수 있다는 것이다. 결과적으로, 단백질의 위치는 물론 해당 위치에 도달하는 경로도 관찰할 수 있다. 예를 들어, GFP-표지가 붙은 인간 면역결핍 바이러스(HIV) 단백질을 사용하여, 이 바이러스가 세포로 들어간 후 HIV 역전사 복합체가 미세소관을 통해 세포 주변에서 핵으로 이동한다는 것을 발견하였다.

FRET 기술은 살아 있는 세포 내에서 단백질 간의 상호작용을 추적하는 데에 사용될 수 있다. 이 장의 앞에서 언급하였듯이, 해파리(Aequorea)에서는, 애쿼린으로부터 나오는 푸른 빛에너지는 공명 에너지 전달의 양자 역학적 과정으로 GFP를 흥분시키는 데에 사용된다. 이러한 에너지 전달은 공여 분자와 수용 분자가 서로 가까이 있을 때만(10 nm 이내) 일어날 수 있다. 연구자들은 이 과정을 이용하여 세포 내 두 단백질이 서로 어떤 상황에서 서로 결합하는지 여부를 탐지할 수 있다. 관심 있는 두 단백질을 CFP와 GFP 같은 한 쌍의 상보적(공여체-수용체) 형광단백질로 각각 표지하고 세포 내에서 공동 발현시키기만 하면 된다. CFP는 보라색 빛에 의해 흥분하면 푸른색 형광을 방출한다. 만약 두 단백질이 세포 내에서 서로 결합하지 않으면, 보라색 광 흥분에 대해 오직 파란색 형광만 방출될 것이다; 그러나 만약 두 단백질이 서로 결합한다면, 공여체 CFP부터 나온 공명 에너지는 수용체 분자인 GFP로 표지된 파트너 분자에 의해 포획될 것이고 녹색 형광이 관찰될 것이다(그림 1-14).

형광현미경의 선명도와 해상도를 향상시키는 기술

특정 단백질의 세포 내 위치를 확인하려면 이 장의 앞부분에서 설명한 기술을 사용하여, 해당 특정 단백질이 세포 내에서 형광성으로 갖도록 만든 다음, 이전에 설명한 형광현미경 사용하여 관찰할 수 있다. 이제 포괄적으로 말하면 세포 전체에서 관심있는 형광 단백질의 다양한 하위 집단을 관찰할 수 있다. 세포 내 구조와 관련하여, 예를 들면 세포 전체에서 현미경을 위에서 아래로 초점을 맞추면 우리가 연속적으로 보는 다른 초점면에서 관심 형광 단백질의 양과 위치의 차이를 관찰할 수 있다. 그러나 여기서 문제가 발생할 수 있다. 즉, 표준 형광현미경으로 특히 두꺼운 시료를 볼 때 특정 초점면에 있는 관심 단백질의 빛은 그 위와 아래에 있는 다른 모든 형광 단백질에서 나오는 빛과 혼합된다. 이러한 빛은 이미지를 저해하는 배경 광선을 생성한다.

공초점현미경

이러한 문제점을 극복하고, 세포에서 표적 단백질의 형광 집

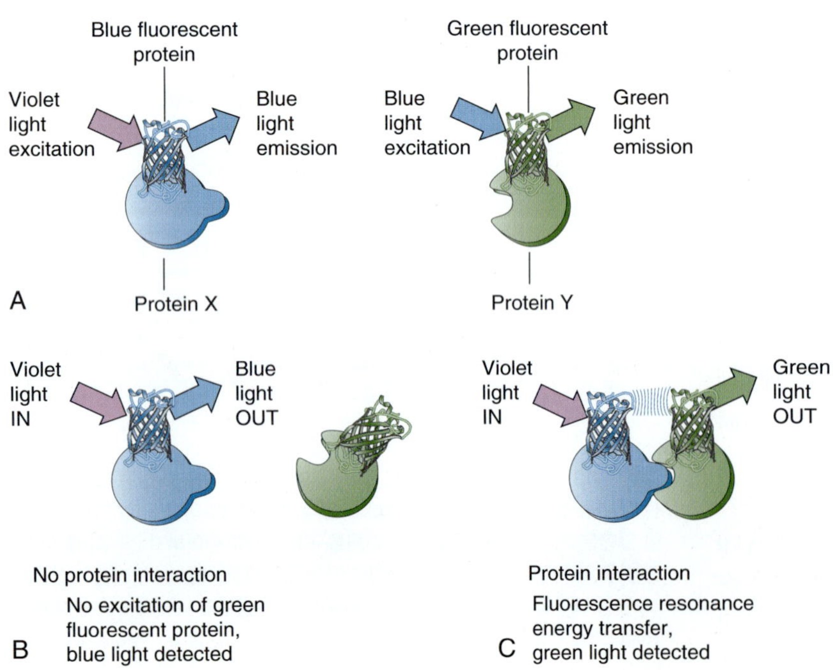

그림 1-14. 형광 공명 에너지 전달(FRET). (A) 두 가지 관심 단백질이 청색 형광 단백질(BFP, 단백질 X) 또는 GFP(단백질 Y)와 키메라 단백질로 세포에서 발현된다. 보라색광으로 BFP를 흥분시키면 BFP에 의해 파란색 형광이 방출된다. 청색광으로 GFP를 흥분시키면 녹색 형광이 방출된다. (B) 두 단백질이 세포 내부에서 서로 결합하지 않으면 보라색광 BFP 분자가 흥분되어도 단순히 파란색 형광이 나타난다. 그러나 (C) 두 단백질이 서로 결합하면 흥분된 BFP 분자와 GFP 단백질 사이의 공명 에너지를 전달할 만큼 충분히 가까워 보라색광에 의해 녹색 형광이 생성된다. (*Alberts B, et al.* Molecular Biology of the Cell, *4th ed. New York, NY: Garland Science, 2002*로부터 변형.)

단의 선명한 이미지를 가능하게 하는 한 가지 방법이 공초점현미경(Confocal Microscopy)이라고 하는 특수한 유형의 현미경을 사용하는 것이다. 이러한 현미경은 광학 방법을 사용하여 세포 내의 특정 초점 평면에서 이미지를 얻고 다른 평면으로부터 온 빛을 차단한다. 이러한 공초점현미경에는 (1) "포인트 스캐닝"("레이저 스캐닝"이라고도 함)과 (2) "회전 디스크" 공초점현미경의 두 가지 유형이 있다. 두 유형의 기본 원리는 현미경에 핀홀 구멍을 사용하는 것이다("회전 디스크" 공초점현미경의 경우 그러한 핀홀이 많이 있음). 핀홀 개구(aperture)는 세포의 초점면의 특정 위치에서 방출된 형광이 핀홀 개구에 정확하게 초점을 맞추도록 위치한다. 따라서 핀홀 구멍과 초점면의 형광 단백질은 공초점이 된다. 반면 초점면 위 또는 아래 영역에서 나오는 모든 형광은 핀홀 조리개로 들어가지 못하므로, 초점면에 있는 형광 단백질만 보이게 된다. 그렇게 되면 세포의 위에서 아래로 연속적인 많은 초점면의 이미지를 볼 수 있으므로 3차원 이미지를 구성할 수도 있다(그림 1-15).

초해상도형광현미경

상자 1-1에서 서술한 바와 같이, 광학현미경의 해상도 한계는 약 0.2 μm(200 nm)이다. 그러나 최근 몇 년 동안 형광현미경으로 훨씬 더 나은 분해능을 획득할 수 있는 기술이 개발되었으며, 이들 해상도 한계는 20 nm에 불과하다! 총체적으로 이러한 기술은 "초해상도형광현미경"을 탄생시켰다.

그러한 기술의 한 가지 예는 단일 단백질 검출 및 위치 파악을 가능하게 한 "광활성화된 국소화 현미경(photoactivated localization microscopy, **PALM**)"이다. 이와 밀접하게 관련된 기술은 확률적 광학 재구성 현미경(stochastic optical reconstruction microscopy, **STORM**)이다. 이러한 기술의 핵심

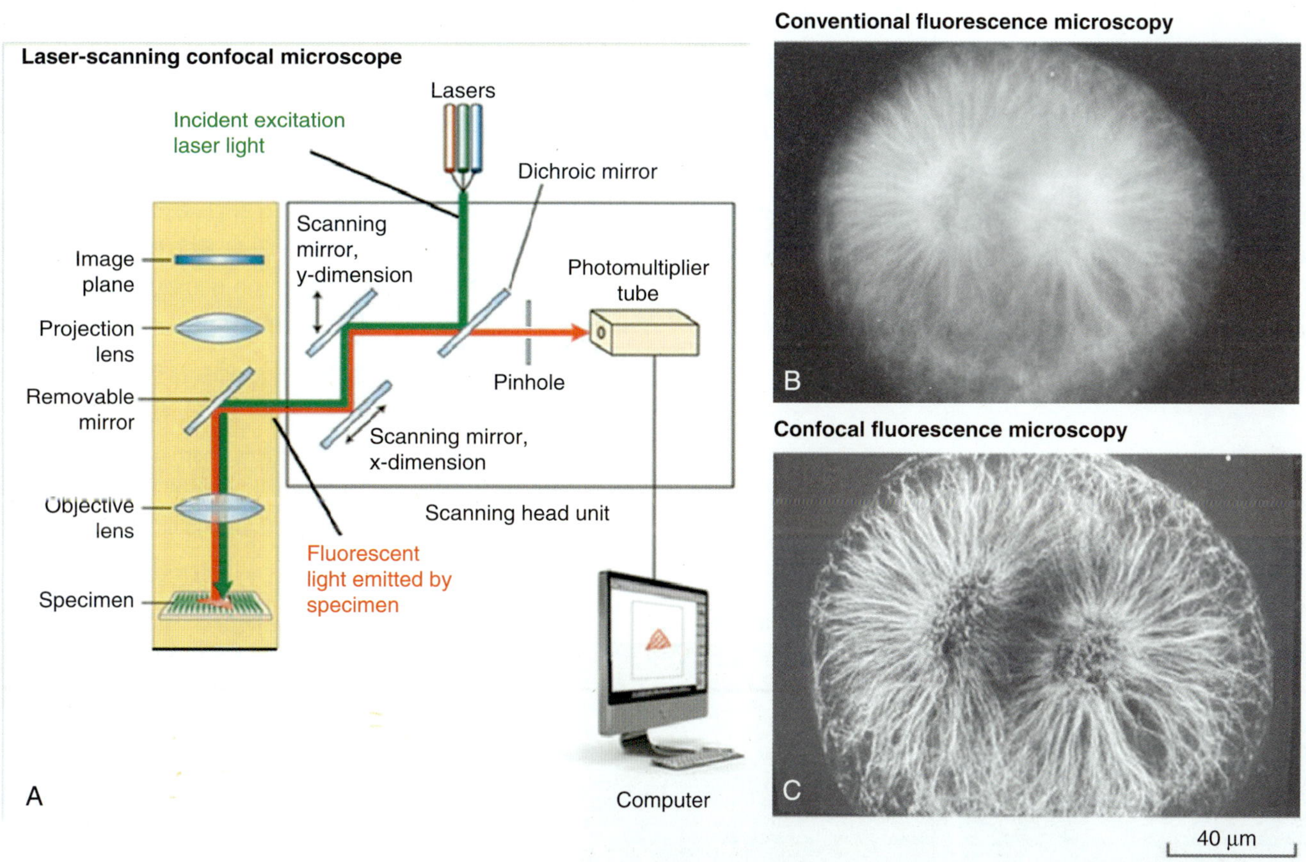

그림 1-15. 레이저 스캐닝 공초점형광현미경. (A) 레이저 스캐닝 공초점현미경의 광학 배열도. 형광 분자(녹색)를 흥분시키도록 조정된 입사 레이저 광은 이색성 거울에서 반사된 다음, 두 개의 주사거울과 대물렌즈에 의해 초점면으로 안내되어 표본의 초점면에 있는 한 지점을 조명한다. 스캐닝 거울은 빛이 표본을 래스터 방식으로 스윕하도록 앞뒤로 움직인다. 표본의 형광표지가 붙은 분자에서 방출된 형광(녹색)은 다시 보내져서 광전자 증배관에 의해 포착된다. 돌아오는 길에 형광빛은 표본의 초점면과 공초점인 핀홀을 통과해야 한다. 공초점 핀홀은 표본의 초점이 맞지 않는 초점면에서 나오는 빛을 제거한다. 광전자 증배관으로부터 온 형광 신호는 공초점 이미지를 재구성하는 컴퓨터로 전송된다. (B) 기존 형광현미경으로 관찰한 수정된 성게 알의 형광 튜불린 이미지. (C) 난자의 적도를 통과하는 초점면에서 공초점현미경으로 본 동일한 수정란. 난자가 두 개의 딸세포로 분열할 때 유사분열 방추체 장치가 명확하게 보인다. ([A] *Lodish H, Berk A, Kaiser C, Krieger M, Bretscher A, Ploegh H, Amon A, Martin C.* Molecular Cell Biology, *8th ed. New York: W.H. Freeman, 2016;* [B] *and* [C] *White J, et al. J Cell Biology 1987;105:41–48, by permission of the Rockefeller University Press*로부터 변형.)

은 돌연변이 녹색 형광 단백질(GFP)의 발견이었다. "광활성화 GFP(photoactivatable GFP, **PAGFP**)"라고 하는 이 변종 GFP는 형광을 낼 수 없지만, 413 nm 자외선으로 조명하면 활성화될 수 있다. 활성화 후 488 nm 빛으로 흥분시키면 일반적인 방식으로 형광을 방출한다.

초해상도현미경 검사를 수행하기 위해 다음과 같은 방법으로 PAGFP의 특성을 이용할 수 있다. 세포에서 관심 단백질군을 PAGFP 표지한 후에, 초점면에서 이들 단백질을 자외선으로 짧은 시간 노출시켜 흥분시킨 다음 흥분된 파장에서 방출되는 빛의 펄스를 따라간다. 이러한 상황에서 PAGFP 표지가 붙은 관심 단백질의 단일 분자에 해당하는 형광의 개별 지점을 관찰할 수 있다. 때때로 이러한 개별 형광 분자가 너무 가까이에 있으면(가시광선의 해상도 한계를 고려하면), 물론 두 단백질의 정확한 위치를 확인할 수는 없다. 그러나 프로토콜에서 단백질군에 있는 상대적으로 드문 형광 분자의 대부분은 충분히 멀리 떨어져 있어 개별적으로 흐릿한 반점으로 나타나고, 각 반점의 빛의 세기는 가우스 분포를 나타내며, 형광 단백질의 위치는 확산된 흐린 반점의 가운데가 된다. 그리고 초점면에서 이러한 정확한 형광 위치(확산점의 중심)는 디지털로 기록된다.

이 과정은 동일한 초점면에서 수백 번의 관찰 주기 동안 계속해서 반복된다. 이 많은 주기에서 이전에 확인된 단백질의 기록된 위치에서 10–20 nm 미만으로 떨어진 PAGFP 단백질의 형광점이 기록되며, 이러한 방식으로 컴퓨터로 지원된 이미지 분석은 매우 높은 해상도의 이미지(서두에서 말했듯이 수십 나노미터 해상도)를 축적하게 된다(그림 1–16).

전자현미경법

두 가지 넓은 범위의 전자현미경: 즉, **투과전자현미경(transmission EM)**과 **주사전자현미경(scanning EM)**이 있다. 먼저, **냉동전자현미경법(cryo-electron microscopy)**의 특수한 기술을 포함하는 투과전자현미경의 주제를 살펴보자.

투과전자현미경법

투과전자현미경(Transmission Electron Microscopy, TEM)은 광학현미경이 가시광선을 사용하는 방법과 유사한 방법으로 전자를 사용한다. 전자를 생산하고, 집중시켜 시료를 통과시킨 후 이 전자를 수집하는 전자현미경의 다양한 구성요소는 광학현미경의 해당 요소가 가지는 기능과 모두 관련되어 있다(그림 1–2 참조). 광원(light source) 대신에 전자원(electron source)이 있으며, 전압 차에 의해 전자는 양극 쪽으로 가속화된다. 전자현미경에서, 전자는 유리로 된 광학 렌즈에 의해 초점이 맞추어지는 것이 아니라, **자석(magnet)**에 의해 초점이 맞추어진다. 전자는 공기 분자에 의해 산란되기 때문에, 전자 궤도와 시료 그릇 둘 모두 **진공(vacuum)**으로 유지되어야 한다.

아마도 전자를 전자파보다는 입자성 물질로 생각하는 것에 훨씬 익숙하지만, 양자역학적으로, 전자는 입자(particle)는 물론 파동(wave)으로도 행동할 수 있다. 모든 파동의 경우에서처럼, 전자의 빈도(그리고 그로 인한 파장)는 그 에너지(energy)의 함수이며, 이 함수는 바꾸어 말하면 전자현미경에서 전자원으로부터 그 전자를 구동하는 가속 전압(voltage)의 함수이다. 대표적인 전자현미경은 거의 100,000V의 전압을 생산 가속하는 능력을 가져서, **원자 이하 차원의 파장들(wavelengths of subatomic dimension)**에 해당하는 에너지를 갖는 전자를 생산해낸다. 이론적으로, 이는 원자 이하의 해상력을 가능하게 하는 것이다! 하지만, 렌즈 수차(lens aberrations)와 시료 두께 같은 많은 요소로 인해 실제적인 해상력은 이것보다 훨씬 더 제한한다. 일상 조건하에서, 생물학적 시료들에 대한 전자현

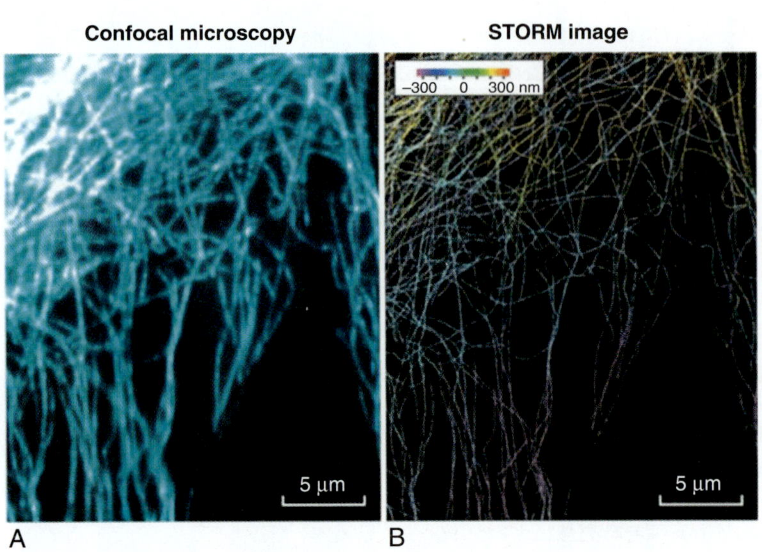

그림 1–16. 초해상도형광현미경. (A) 섬유아세포(BSC-1 세포) 주변의 형광 표지된 미세소관의 공초점 이미지. (B) 동일한 미세소관의 해당 초해상도 이미지. (*Xiaowei Zhuang: Huang et al. Science 2008;319:810–813, with permis-sion from AAAS*에서 제공.)

미경의 해상력은 약 2 nm이며, 이것은 광학현미경 해상력보다 100배 더 좋은 것이다. 바꾸어 말하면, 이 증가된 해상력은 유침 렌즈를 사용하는 광학현미경의 약 1,000배 배율에 비해, 전자현미경으로는 250,000배까지, 훨씬 더 큰 유용한 배율을 가능하게 한다.

EM 시료 그릇의 높은 진공 때문에 살아 있는 세포를 관찰할 수는 없으며, 대체로 시료 준비물을 글루타르알데히드(glutaraldehyde)와 4산화 오스뮴(osmium tetroxide)과 같은 가교 공유 결합 시약으로 고정한 다음, 탈수하고 플라스틱에 포매(embedding)한다. 전자는 약한 침투력을 가지므로, 조직이 포매되어 있는 플라스틱 블록(plastic block)으로부터 극히 얇은 절편을 깎아내기 위해 초절편기(ultramicrotome)를 사용한다. 이 초박편(두께가 약 50~100 nm)을 전자현미경으로 관찰하기 위해 작은 원형의 격자(grid)에 올려놓는다.

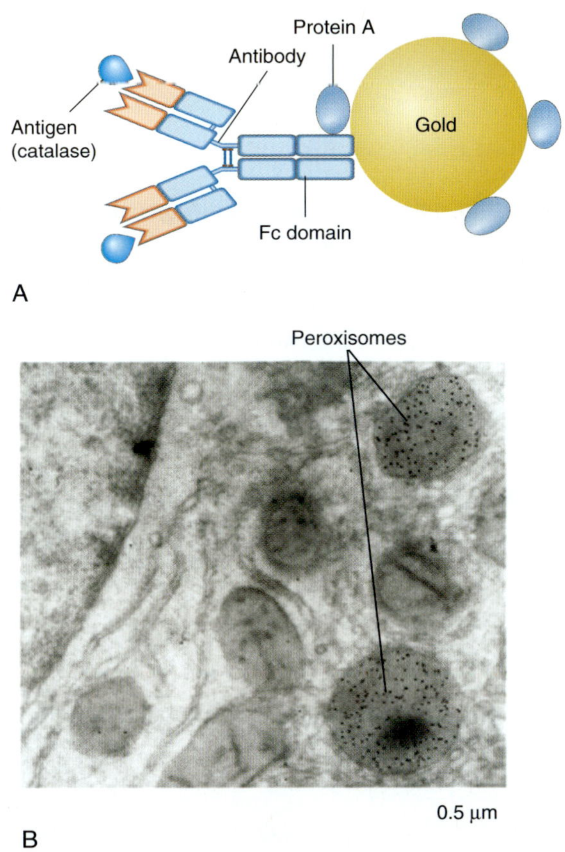

그림 1-17. 단백질 A(protein A)로 피복된 금 입자들은 전자 현미경법(EM)에 의해 항원-항체 복합체들의 위치를 찾는 데에 사용될 수 있다. [A] 단백질 A는 항체가 그 항원(여기서 보여준 예로는 카탈라아제)에 결합하는 능력에 영향을 주지 않고, 항체 분자의 Fc 영역에 특이적으로 결합하는 세균 단백질로서 또한 콜로이드 금 입자의 표면에 강하게 흡수된다. [B] 항카탈라아제 항체들을 고정된 간 조직의 절편과 함께 섞어 항온시키면, 이것들은 카탈라아제에 결합한다. 결합하지 않은 항체들을 씻어낸 후, 시료를 단백질 A와 복합체를 형성한 콜로이드성 금과 함께 섞는다. 전자 밀도가 높은 금 입자들은 결합된 카탈라아제를 가진 항체가 있는 곳마다 자리를 잡으며, 전자현미경 사진에서 검은 점들로 보인다. 카탈라아제는 오로지 페록시좀에만 위치하는 것이 분명하다. [A] *Lodish H, Berk A, Matsudaira P, Kaiser CA, Kreiger M, Scott MP, Zipursky SL, Darnell J,* Molecular Cell Biology, *5th ed., New York, NY: W.H. Freeman, 2004*로부터 변형; [B] *Geuze HF, et al., J Cell Biol 1981;89:653, Rockefeller University Press*로부터 허가.)

전자는 정상적으로 세포의 모든 부분을 골고루 잘 통과하기 때문에, 막과 세포 내 다양한 분자를 무거운 금속 원자로 염색하여 대조를 준다. 예를 들어, 고정 시약으로 사용되는 **4산화 오스뮴** 역시 막 인지질의 불포화 탄화수소에 있는 탄소-탄소 이중결합에 결합한다. 오스뮴(Osmium)은 크고 무거운 전자여서 전자를 산란시키므로, 오스뮴-염색 막 지질은 전자현미경 상에서 어둡게 보인다. 유사하게, **납(lead)**과 **우라늄 염(uranium salt)**이 다양한 세포 내 거대분자에 서로 다르게 결합하므로, EM 관찰을 위해 세포 염색에 사용된다.

지금까지 진행된 논의는 전자현미경 하에서 세포의 전체적인 구성을 어떻게 관찰할 것인가에 대한 것이었지만, 우리는 자주 특수한 분자(보통 단백질)의 세포 내 위치에 더 관심을 갖는다. 여기서 다시 그 단백질에 대한 특이 항체가 사용될 수 있는데, 이번에는 전자 밀도가 높은 것으로 표지된다. 가장 흔히 사용되는 이런 전자 산란 표지(electron scattering tag)는 **콜로이드성 금(colloidal gold)** 나노 입자를 **단백질-A(Protein-A)**라고 하는 특정 항체와 결합된 작은 단백질로 피복해 놓은 것으로서 상업적으로 이용할 수 있다(그림 1-17). 금-표지 항체는 또한 GFP, myc 표지 혹은 기타 어떤 항원 결정인자(epitope) 같은 다양한 유전적 표지로 표지된 단백질을 염색하는 데에 사용될 수도 있다.

몇 가지 경우에서, 세포 표면이나 거대분자 복합체 같은 특수한 물질에 대해 보다 입체적인 3차원 구조를 얻고 싶을 수 있다. 이를 위해 두 가지 서로 다른 투과전자현미경 기술이 사용될 수 있다. 하나는 **음성 염색(negative staining)** 기술이고, 다른 하나는 **금속 그림자 만들기(metal shadowing)** 기술이다. 음성 염색의 경우, 관찰 대상(예, 바이러스 입자)을 전자밀도가 높은 물질의 용액[우라늄 아세트산(uranyl acetate)의 5% 수용액)]에 부유시키고, 이 부유액 한 방울을 얇은 플라스틱판에 떨어뜨린 다음, 이를 EM 시료 격자에 올려놓는다. 여분의 액체는 심지로 흡수시켜 버린 후 잔여 액이 마르면, 시료의 틈 사이에 전자밀도가 높은 염색이 남아 그림 1-18A에서 보는 것과 같은 상을 만든다.

두 번째 기술인 금속 그림자 만들기는 그림 1-19에서 설명하였다. 화학적으로 고정, 동결시키거나 혹은 건조된 시료를 깨끗한 운모 비늘 종이(mica sheet) 위에 놓고 진공 그릇에 넣은 다음, 시료의 상향 각에 위치한 가열된 필라멘트로부터 증발되는 금속 원자로 시료의 표면을 피복하면, 시료에서 두드러진 모습의 한쪽 편에 대한 **금속 복제품(metal replica)**이 생

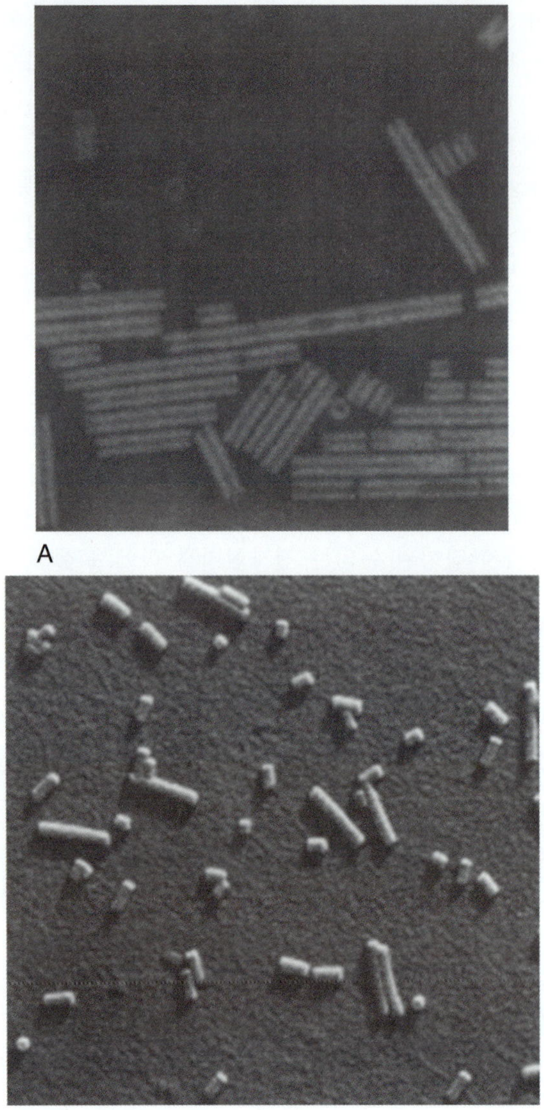

그림 1-18. 음으로 염색(negative staining)된 시료 대 금속-그림자 만들기(metal shadowing)로 만들어진 시료의 전자현미경 상. 위는 담배의 점박이 바이러스(tobacco rattle virus) 시료를 인산텅스텐 칼륨(potassium phosphotungstate)으로 음으로 염색하였고(A), 아래는 크롬(chromium)으로 그림자를 만들었다(B). (*M. K. Corbet*로부터 허가.)

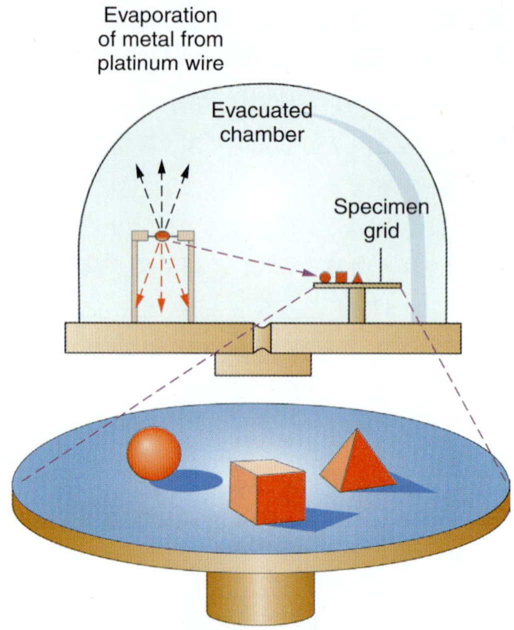

그림 1-19. 금속 그림자 만들기(metal shadowing)의 과정. 시료를 특수한 유리 종 속에 넣고서 진공 상태를 만든다. 금속 전극을 가열하여 그 전극의 표면으로부터 금속 원자들을 증발시킨다. 증발된 금속 원자들이 시료의 표면에 분무로 덮여 그림자를 만든다. (*Karp G.* Cell and Molecular Biology, *3rd ed. New York: John Willey & Sons, 2002*로부터 변형.)

긴다. 이어 전자현미경으로 관찰하면, 전자는 금속-피복 표면을 통과할 수 없지만, 그 물체의 그림자에 있음으로 해서 금속으로 피복되지 않은 시료의 지역은 통과한다. 보통 음성으로 드러나는 그 상은 모습이 뚜렷하게 3차원적이다(그림 1-18B 참조).

동결 시료와 관련된 경우들에서는(다음 절 참조), 금속 그림자를 만든 후, 시료의 전체 표면을 탄소막으로 피복시킬 수 있다. 원래 세포 물질을 제거한 후, 금속-탄소 복제물을 전자현미경으로 관찰한다. 이 기술은 **동결 파쇄법**(*freeze fracture*)이라고 하는 시료 준비법과 함께 결합하여 사용하면, 세포막 단백질 배열을 관찰하는 데에 유용하다.

동결전자현미경법

전자현미경에서 고배율로 분자 구조를 관찰하려고 할 경우 표준 고정과 포매 과정에 동반되는 시료의 탈수화 과정은 단백질의 변성과 왜곡을 초래할 수 있다. 이러한 기술적 한계에 대한 한 가지 해결책이 바로 동결전자현미경 기술이다. 이 경우 시료(종종 재물대 위의 얇은 액성 막 내의 부유액에 있는)를 액체 프로판(liquid propane; −42℃)에 넣거나 액체 헬륨(liquid helium; −273℃)으로 냉각된 금속 블록에 넣어서 빠르게 동결시킨다. 빠른 동결은 미세 결정체 얼음을 형성함으로써 큰 얼음 결정체들의 형성을 억제하므로 분자 구조들이 파괴되는 것을 방지할 수 있다. 그런 다음, 그 동결된 시료를 −160℃로 유지되는 현미경의 특수한 고정 장치에서 표본으로 만든다. 어떤 경우에는 시료 표면에서 표면의 물을 동결건조["동결 식각(freeze-etch)"]한 다음, 금속 음영 처리하여 그림 1-20에서와 같은 이미지를 생성한다.

다른 경우에, 바이러스 입자와 같은 동일한 구조가 많이 있는 경우에는, 컴퓨터 기반 평균화 기술과 여러 초점 평면의 이미지를 결합하여 단일 나노미터 해상도를 가진 단층 3차원 이미지를 생성할 수도 있다(그림 1-21). 이 기술은 그전까지는 생각지도 못했던 HIV 바이러스의 외피 돌기들에 대한 "삼각

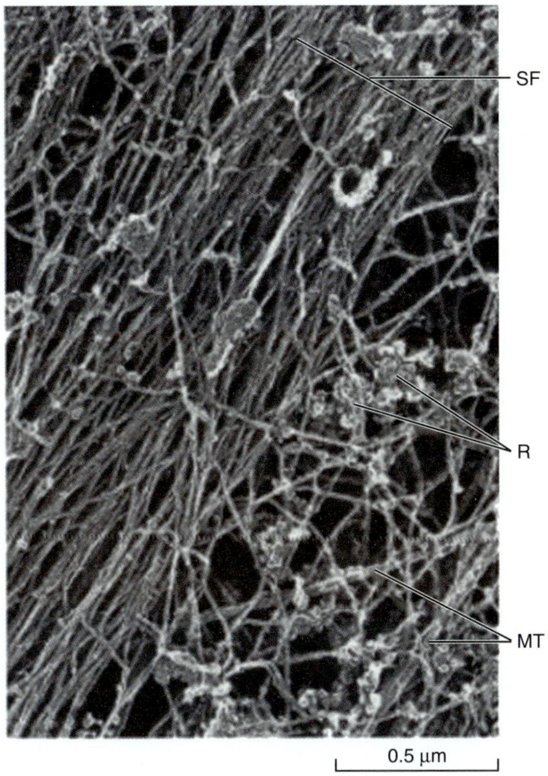

그림 1-20. 식각(deep-etching)으로 얻은 세포 골격 섬유들의 동결전자현미경 사진. 비이온성 계면활성제인 Triton X-100을 사용하여 섬유아세포를 가볍게 추출하였다. 이 Triton X-100은 표면 막을 녹여 가용성 원형질 막 단백질을 방출시키지만, 세포 골격 섬유의 구조에는 영향을 주지 않는다. 그런 다음, 추출된 세포를 빠르게 동결시키고 시료에 오목한 부분을 만들어 백금으로 그림자를 만든 후, 일반적인 투과전자현미경으로 관찰하였다. MT: 미세소관, R: 폴리-리보솜, SF: 액틴 긴장성 섬유들. (*Heuzer JE, Kirschner M, J* Cell Biol *1980:86:212, Rockefeller University Press*로부터 허가.)

대" 구조를 보여주었다(그림 1-18).

주사전자현미경법

금속-피복 시료의 표면은 또 다른 유형의 전자현미경인 주사전자현미경(Scanning Electron Microscopy, SEM)으로도 잘 관찰할 수 있다. 투과 EM에서 금속 음영이 있는 경우와는 달리, 이 경우에는 시료의 전체 표면을 금속으로 덮는다. 주사전자현미경에서 전자원과 집속자석은 전자빔의 경로에 자석이 추가로 삽입된 점을 제외하면, 기존의 투과전자현미경과 유사하다. 추가된 자석은 시료의 표면에 평행선(레스터 패턴)으로 집중되고 좁은 연필 모양의 전자빔을 스캔하도록 설계되어 있다. 금속 코팅된 시편(보통 금 또는 금-팔라듐으로 코팅됨) 표면에서 방출된 후방 산란 전자 또는 2차 전자를 수집하고 초점을 맞춰 스캔 이미지를 생성한다. 주사전자현미경의 해상력은 주사 전자빔의 직경의 함수이다. 최신 기계는 5 nm 수준의 해상도로 매우 상세한 현미경 이미지를 볼 수 있을 정도로 극히 좁은 빔을 만들 수 있다(그림 1-22).

원자력현미경

원자력현미경(Atomic Force Microscopy, AFM)은 1980년대에 개발되었으며, 세포생물학에서 점점 더 유용한 도구가 되었다. AFM의 원리는 그림 1-23에 설명되어 있다. 나노 크기의 외팔보(cantilever)/말단 구조물이 시료의 표면 위로 이동하면, 외팔보 말단의 위쪽 및 아래쪽 굴절은 위쪽 표면에 초점을 맞

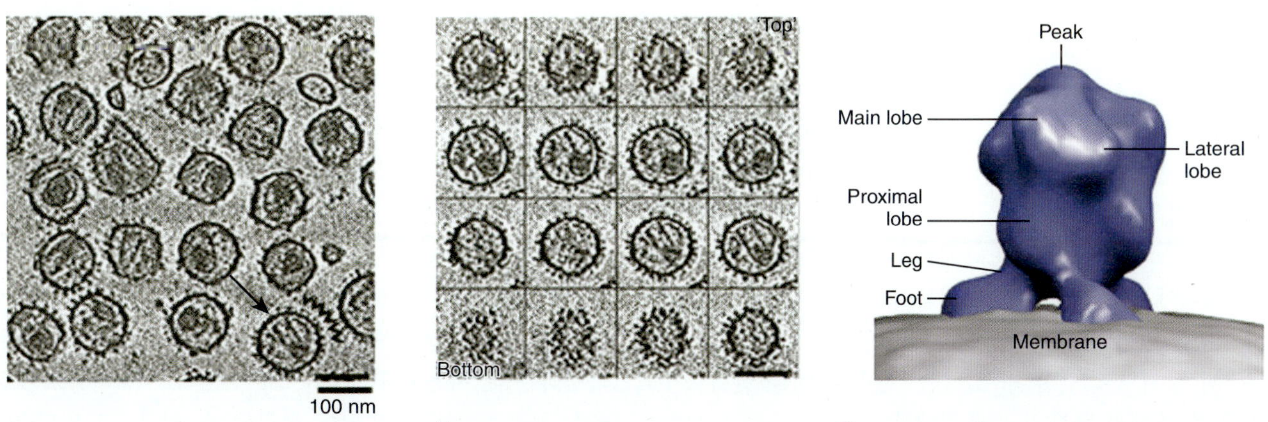

그림 1-21. 동결전자현미경법과 인간 면역결핍 바이러스(HIV)의 단층 촬영 사진. 액성 부유액에 농축시킨 바이러스(HIV 혹은 SIV)를 격자에 올려놓고 −196°C의 액체 에탄(liquid ethane)에 격자를 넣어 빠르게 동결시킨다. 그런 다음 동결된 시료를 동결전자현미경 격자 지지대에 넣고 ×43,200 배율로 관찰한다. 시료 지지대를 연속적인 각도로 기울여 연속된 상들을 얻고, 거기서 얻은 단층 사진들을 컴퓨터로 처리한다. (A) 시료 바이러스 영역; 이 영역에 보이는 바이러스는 원숭이 면역결핍 바이러스(simian immunodeficiency virus, SIV)이며, 이 바이러스는 HIV보다 더 높은 밀도의 표면 돌출 단백질을 갖는다. 단층 촬영 분석을 위해 화살표로 지적된 바이러스 입자를 선택하였다. (B) 선택된 바이러스 입자를 통하여 컴퓨터로 유도된 가로 절편(위에서 아래까지). (C) 바이러스 막 돌기 복합체의 단층 촬영 구조이며, 이 구조물은(돌기의 구형 부위인) 바이러스 gp120과[막 관통 "발(foot)"인] gp41 단백질들이 비틀린 삼발이 형태로 있는 삼량체 구조물이다. (Zhu P, et al. *Nature* 2006;441:847로부터 허가.)

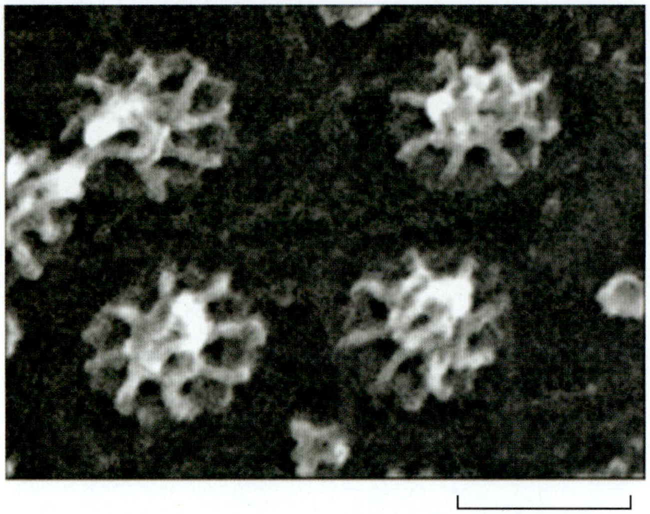

A

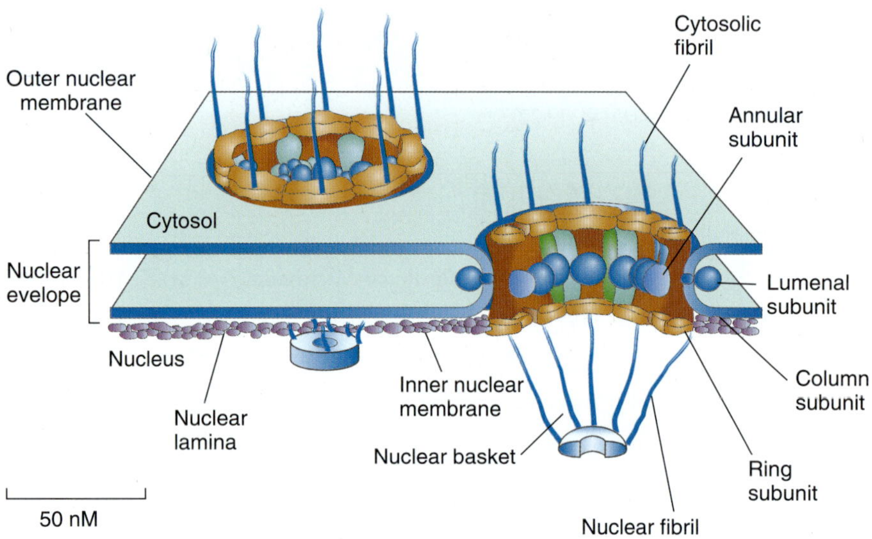

B

그림 1-22. 핵공 복합체들의 고해상도 주사전자현미경 사진. [A] 주사현미경법을 위해 순수분리된 핵막을 준비한다. 전자현미경 사진은 그 구멍의 핵 쪽에서 보이는 핵공들의 상을 보여준다. [B] 핵공의 구조에 대한 최근의 모델. ([A] *Goldberg MW, Allen TD.* J Cell Biol *1992;119:1429, Rockefeller University Press*로부터 허가. [B] *Alberts B. et al.*, Molecular Biology of the Cell, *4th ed., New York, NY: Garland Science, 2002*로부터 변형.)

춘 레이저 빔에 의해 감지된다. 나노미터 차원의 굴절이 탐지되므로, 가장 훌륭한 주사전자현미경의 것들과 비슷하거나 그 이상의 해상력을 생성한다.

AFM으로 스캔한 시료는 SEM에서와 같이 금속 도금을 하고 진공 상태에 둘 필요가 없다. 더욱이 SEM보다 유리한 점은 액성 완충액에 침적시킨 시료나 배양된 살아 있는 세포까지도 AFM 장치로 스캔할 수 있다는 것이다. 예를 들어, 이러한 방식을 통해서 (ATP의 존재 하에서) Ca^{2+}의 유무에 반응하여 핵공의 실시간 개방 및 폐쇄가 AFM에 의해 입증되었으며, 살아 있는 췌장 선세포(pancreatic acinar cells)의 정점 표면에서 융합공(fusion pore)라고 부르는 새로운 세포 표면 구조물이 확인되었다(그림 1-24).

AFM 기술의 모든 적용이 위상학적(topologic)인 것만은 아니다. 예를 들어, 시료 상에서 탐침 끝의 하향력(downward force)을 증가시키면, 단일 염색체의 특이 지역으로부터 "생검(biopsy)" 시료를 채취하는 것처럼, 나노 해부를 수행할 수도 있다(그림 1-14)!

또한, 생물리학이라고 생각할 수도 있겠지만 세포생물학적 파급효과가 있는 AFM 기술의 비위상학적 용도가 존재한다. 이 경우에서는, 외팔보 말단은 상호작용하는 힘이나 변형력을 측정하는 데 사용된다(그림 1-25). 예를 들어, 리간드 또는 반응성 분자는 외팔보 말단에 부착될 수 있다. 그 말단을 시료에 결합시킨 후, 그 끝을 들어 올리거나 그 끝이 결합된 물체를 이동시키는 데에 필요한 힘을 측정할 수 있다. 이런 종류의 실험은 모듈 단백질 도메인을 펼치는 데 필요한 힘, 렉틴-당단백질(lectin-glycoprotein) 상호작용의 강도 등과 같은 생물학적 과정에 대한 통찰력을 제공해준다.

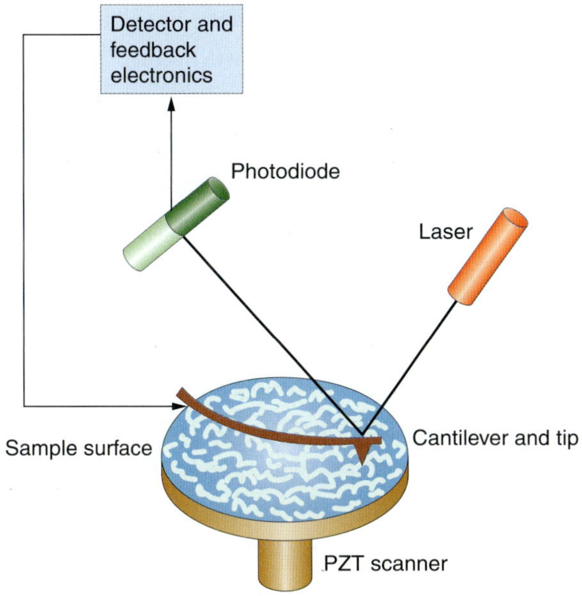

그림 1-23. 원자력 현미경. AFM에서는, 유연한 외팔보에 장착된 날카로운 말단으로 구성되어 있는 아주 작은 크기의 탐침에 의해 시료가 스캔된다. 탐침이 시료의 위를 이동하면서 생기는 굴절이, 외팔보의 끝에서 광전소자(photodiods)의 배열 위로 반사되는 레이저 빔의 이동에 의해 측정된다. (*Wikipedia article "Atomic Force Microscope," http://en.wikipedia.org/wiki/Atomic_force_microscopy*로부터 변형.)

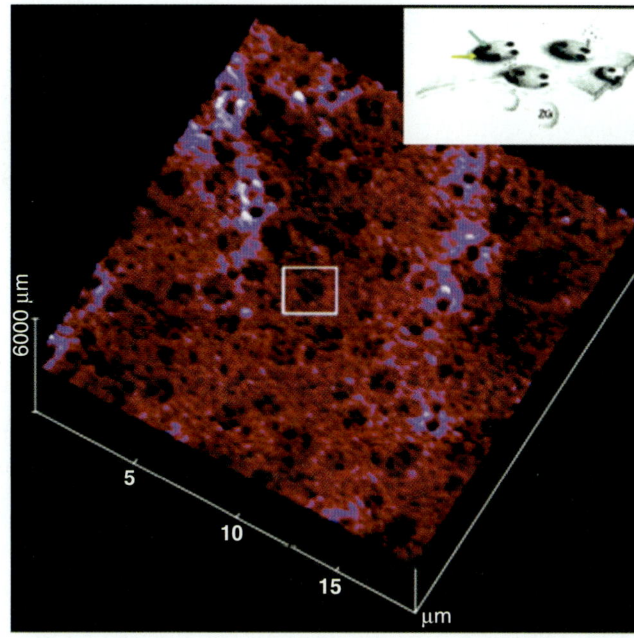

그림 1-24. 살아 있는 세포막의 융합공들에 대한 원자력현미경 이미지. 살아 있는 췌장 선 세포의 정단 원형질막을 AFM으로 주사하여 많은 구멍 구조물의 이미지를 얻었다. 구멍들은 막의 정단 표면에 영구적으로 오목한 구조물(그중 하나를 흰색 box로 나타내었음)에 위치한다. 삽입 이미지: 융합공에서 만나 융합된 분비 소낭의 모습. 폭이 100~180 nm인 융합공들(푸른색 화살표)이 오목들에 존재한다(노란색 화살표). ZG, 자이모겐(zymogen) 입자. (*Hörber J, Miles M.* Science *2003;302:1002, AAAS*로부터 허가.)

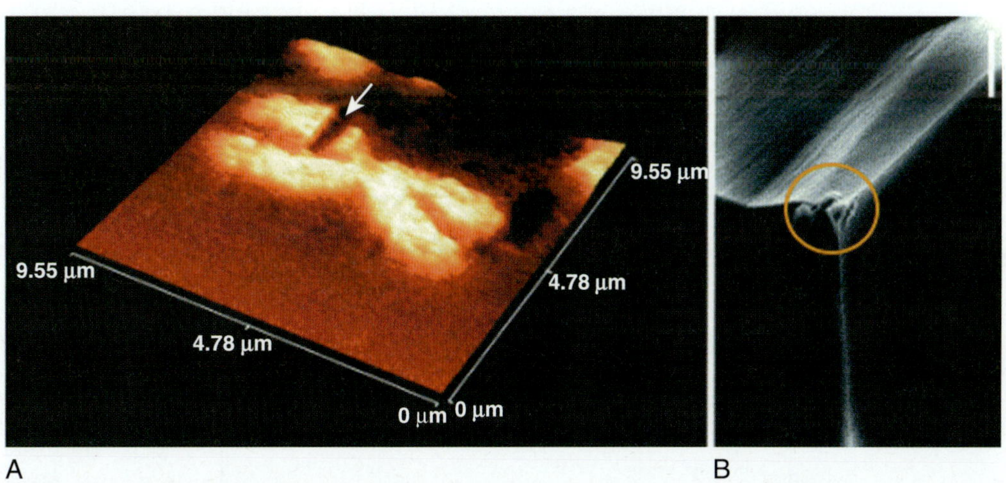

그림 1-25. 원자력현미경을 이용한 인간 염색체의 "생검". 중기 염색체를 일반적인 방법으로 현미경의 슬라이드 글라스에 펼쳐 고정하였다. 공기 중에서 말리고 탈수시킨 염색체를 우선 비접촉 방식으로 AFM에 의해 스캔하였다; (A) 절단을 위해, 선택된 염색체 상의 미리 동정된 위치에다 일정하게 아래로 적용된 17 마이크로 뉴튼의 힘으로 탐침을 끌었다. (B) (A)에서 보여준 절단에 사용된 탐침 끝의 주사전자현미경 이미지이다; 탐침의 끝에 염색체로부터 제거된 물질이 원으로 표시되어 있다. 시료 내의 DNA를 PCR(polymerase chain reaction)로 연이어 증폭시킬 수 있다. (*Fotiadis D, et al.* Micron *2002;33:385, Elsevier Science, Ltd*로부터 허가.)

세포생물학에 이용되는 다른 방법들

유전체 계획으로 입증된 새로운 유전자의 기능에 대한 연구에는 현미경법은 물론이고 그 외에도 많은 기타 기술이 필요하다. 동물 세포 배양(animal cell culture), 유세포 계측법(flow cytometry) 그리고 세포 내용물 분획법(subcellular fractionation)의 기술을 다음 절에서 알아본다.

세포 배양법

많은 세균(영양요구체, auxotroph)은 탄소원(예, 당)과 약간의 염이 들어있는 배지에서 성공적으로 성장할 수 있다. 그러나 동물(종속영양체, heterotroph)은 그들이 필요로 하는 모든 아미노산, 비타민 그리고 지질을 합성하는 능력을 처음부터 상실하였으므로, 음식물을 통해서 미리 형성된 많은 영양소를 필수로 섭취하여야 한다. 예를 들어, 포유류는 음식물에서 10종의 아미노산을 필요로 한다. 배양된 포유동물 세포는 동일한 10가지 아미노산 이외에도 장 세균이나 온전한 동물의 간에 의해 전구체로부터 정상적으로 합성되는 세 가지 기타 아미노산(cystein, gluthamine, tyrosine)도 필요로 한다. 1960년대까지, 포유류 세포에 필요한 모든 미세영양소 성장 요건(아미노산, 비타민, 염, 미량원소)이 완성되었지만, 세포 생존과 성장을 위해서는 여전히 성장 배지에 혈청을 첨가(대체로 5~10%)해 줄 필요가 있다는 사실이 발견되었다. 결국, 혈청은 다음과 같은 특정 필수 단백질과 성장인자를 제공하는 것으로 나타났다. 이런 것에는, (1) 배양접시 표면을 피복하여 세포가 부착하는 생리적 기질 역할을 하는 냉-불용성 글로불린(cold insoluble globulin, 피브로넥틴(fibronectin)의 수용성 형태)과 같은 **세포외기질 단백질(extracellular matrix protein)**, (2) 생리적 형태로 철을 제공하는 **트랜스페린(transferrin)**, 그리고 (3) 세 가지 **폴리펩티드 성장인자(polypeptide growth factor)**인 혈소판 유래 성장인자(platelet-derived growth factor, PDGF), 표피 성장인자(epidermal growth factor, EGF), 그리고 인슐린 유사 성장인자(insulin-like growth factor, IGF)이다. 이제는 완전 제한 성장 배지(complete defined growth media)를 만들기 위해 순수 분리된 형태로 혈청의 모든 필요 성분을 제공할 수 있게 되었다. 물론 이는 특정한 상황에서 사용할 수 있으나 세포의 일상적인 성장에서는 여전히 혈청을 사용한다.

배아 조직은 배양으로 키우는 세포를 얻을 수 있는 가장 좋은 세포 공급원이다; 이러한 조직은 중간엽(mesenchymal)과 상피(epithelial) 기원의 다양한 세포 유형을 포함하지만, 결합조직 섬유아세포(connective tissue fibroblast)와 유사한 중간엽 기원의 세포와 같은 한 세포 유형이 빠르게 우세해진다. 이 섬유아세포는 분화된 기관의 상피세포보다 더 빠르게 증식하므로, 곧 이웃 세포를 수적으로 압도하게 된다. 간 상피세포(liver epithelial cell) 및 유방 상피관세포(breast epithelial duct cell)와 같은 배아 또는 성체 조직으로부터 분화된 세포 유형을 연구하는 경우에는 특별한 방법을 사용해야 하며, 배양에서 장기간 성장시킨 후 이 세포의 분화된 표현형을 유지시키는 것은 쉬운 일이 아니다. 하지만, 배양된 섬유아세포는 포유류 분자생물학과 세포생물학의 기본적인 세부 사항을 탐구하는 데에 유용한 것으로 입증되었다.

세포 배양을 위한 세포를 얻기 위해 조직 공급원은 종종 킬레이트제(chelating agent)인 EDTA(ethylenediamine tetra-acetic acid)가 있는 상태에서 트립신(trypsin)이나 콜라게네이즈(collagenase) 같은 단백질분해효소가 희석된 용액으로 가볍게 처리된다. 이 과정은 세포 간의 접착을 느슨하게 하고 세

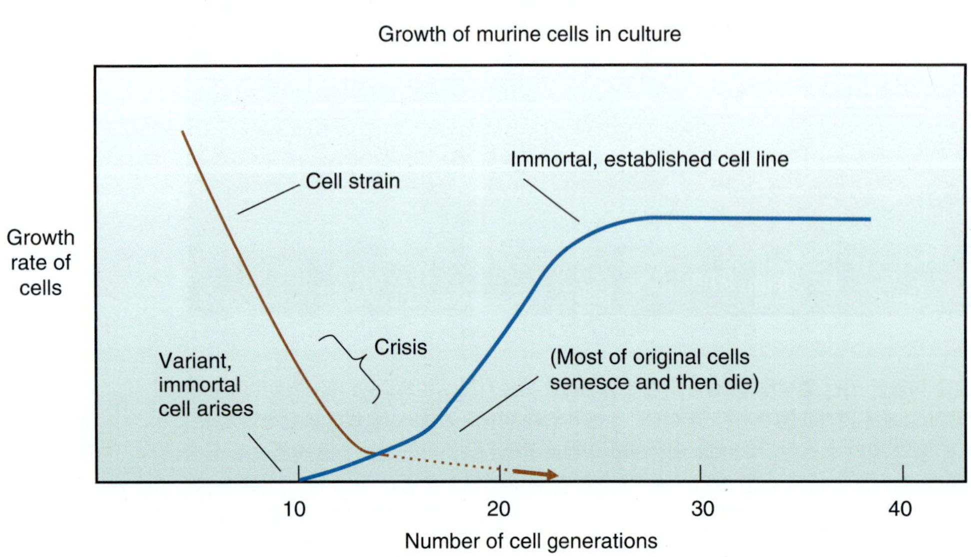

그림 1-26. 세포계통과 확립된 세포주. 쥐 세포(예, 생쥐 배아세포)는 초기에 배양에서 잘 자라며, 성장 기간 동안, 그러한 세포를 "세포계통"이라고 한다. 그러나 몇 세대 후 성장률은 떨어지며, 세포는 "위기(crisis)"로 들어가 거의 모든 세포가 노화하여 죽는다. 하지만, 간혹 배양에서 무한 성장(즉, "불멸")이 가능한 변종 세포가 생긴다. 이 변종 세포의 후손은 "하나의 확립된 세포 주"가 된다. 이 불멸화된 세포는 대체로 이수체(aneuploid)들이다. (*Todaro GJ, Green H,* J Cell Biol *1963;17:299-313*로부터 변형.)

포외기질을 분해해서 세포가 낱낱이 떨어진 세포 현탁액(cell suspension)을 만들어 준다. 세포를 성장 배지에 부유시키고서 깨끗한 유리로 된 배양접시나(더 일상적으로는) 특수 처리된 플라스틱 배양접시로 옮긴다. 옮긴 후, 세포는 접시의 바닥에 정착하여 부착되고 납작하게 펴져, 표면 위에서 주변으로 이동하며 증식하기 시작한다. 결국, 세포(섬유아세포)는 접시의 바닥 표면을 덮고 단층을 형성한다. 이 시점에서 세포의 성장과 이동은 크게 느려지거나 중단된다. 이를 **접촉 성장 억제(contact inhibition of growth)**라고 한다. 접종 후 3에서 5일 되는 시기에, 세포는 트립신 용액으로 처리하여 접시에서 다시 떼어내고, 적절한 용량(aliquot; 분주)의 세포를 새로운 성장 배지에 재부유시켜 새로운 배양접시에 재접종한다. 이러한 세포 이동 과정을 세포 배양액 **트립신 처리**(*trypsinizing*)라고 한다.

세포계통대 확립된 세포주들

동물로부터 갓 채취한 세포는 처음에는 세포배양을 통해 잘 성장 하지만, 결국에는 증식 속도가 느려지고 정지된다. 그 세포가 기원한 동물이나 그 나이에 따라, 일반적으로 20~50번의 분열 이후에 이런 일이 발생한다. 이런 현상을 **세포 노화(cellular senescence)**라고 하며, 그 이전에 증식이 느려지는 현상을 위기(crisis)라고 한다(그림 1-26). 어떤 경우, 특히 설치류 세포의 경우, 세포 배양에서 증식의 노화 제한을 벗어나 무한정 성장하는 희귀한 변종이 발생한다. 그러한 세포를 **확립된 세포주(established cell line)**라고 한다. 예를 들어, 생쥐 배아세포의 경우에서 이런 현상이 자주 발생하며, 이런 방법으로 생쥐 배아세포에서 유도된 잘 알려진 세포주는 3T3 세포주이다. 이러한 세포주는 배양에서 무한히 증식하는 능력 때문에 간혹 "불멸(immortal)"이라고 간주되기도 한다. 생쥐 3T3 세포주와 같이 자발적으로 생기는 세포주는 보통 염색체 함량에서 이상을 가지며, 전암(precancerous)의 성질을 가질 수 있다.

일차적인 인간 세포 배양의 경우에는, 위기에서 빠져나와 확립된 세포주가 형성되는 일은 절대 일어나지 않는다. 위기 이전의 인간 세포와 생쥐 세포를 보통 **세포계통(cell strain)**이라고 하며, 간혹 더욱 구어체로, "1차 세포(primary cell)"라고 부른다. 하지만, 후자의 용어는 2차 배양물을 만들기 위해 트립신을 처리하기 전 동물로부터 새롭게 채취한 세포에서 더욱 적절하게 사용된다.

세포 노화의 핵심은 **텔로미어(telomeres)**라고 부르는 반복적인 비암호화 서열이며, 진핵세포의 선형 염색체 DNA 분자들의 양 끝에서 발견된다. DNA 복제의 생화학 때문에, 말단 서열 정보는 선형 DNA 분자가 복제될 때마다 소실된다. 염색체 DNA가 복제될 때에 말단에서 짧아지는 것은 "내용이 없는 쓰레기(junk)" 텔로미어 DNA이기 때문에, 진핵세포 염색체들의 텔로미어 서열은 암호화 DNA를 보호하는 역할을 한다. 초기 배아세포와 성체의 생식세포(germ-line cell)에 있는 특정 줄기세포(stem cell)에서는 **텔로머라아제(telomerase)**라고 하는 효소가 발현되어, 세포 증식 동안 텔로미어의 길이를 유지한다. 하지만, 대부분의 체세포에서는 텔로머라아제가 발현되지 않으며, 결과적으로 세포가 그 DNA를 복제하고 분열할 때마다 텔로미어 DNA 서열은 짧아진다. 일정한 수의 세포 분열 후, 짧아진 텔로미어 DNA는 노화 프로그램을 활성화(즉, 추가 세포 증식의 중단)하는 데에 관련된 세포 기구에 의해 인식되어 세포군의 임계 크기 한계(critical size limit)에 도달한다.

정상 세포가 암세포로 전환되는 중요한 단계 중 하나는 텔로머라아제 발현의 재활성화이다. 따라서 암세포는 텔로미어의 길이를 유지할 수 있기 때문에, 그것들은 노화를 피하고 "불멸화(immortalize)"된다. 결과적으로, 암세포는 배양에서 성장하도록 적응된다면, 확립된 세포주로 성장한다. 수년 동안 정상적인 인간 세포로부터 유도된 확립된 세포주는 없었다; 이용할 수 있었던 한 가지 확립된 인간 세포주는 **HeLa 세포주(HeLa cell line)**였다. 널리 사용되는 이 세포는 1950년대에 헨리에타 랙스(Henrietta Lacks)라고 하는 한 여인의 경부암 조직으로부터 유도되었다. 정상적인 동물 세포는 기질에 부착하여 펴지면서 성장하지만[**성장을 위한 부착 필요(anchorage requirement for growth)**], HeLa 세포는 다른 암세포들로부터 확립된 세포주들처럼, 성장하는 데에 고정(anchorage) 필요성을 상실하였으며, 세균이나 효모 세포처럼 부유된 채 성장시킬 수 있다.

유세포 계측법

유세포 계측법은 세포의 크기, 입자성, 그리고 세포 결합 형광 표식자(fluorescent marker)의 강도를 기반으로 개개 세포의 수를 계산하고 분류하는 방법이다. 분석을 수행하는 데에 가장 일상적으로 사용되는 장치를 **형광-활성 세포 분류기(fluorescence-activated cell sorter, FACS)**라고 하며, 일반적인 FACS 장치의 설계 도면은 그림 1-27에 나와 있다. 이 장치에서, 세포는 일렬종대(single file)로 피복 유체(sheath liquid)를 통과시키고, 이는 다시 차례로 대충 세포 크기로 된 방울을 만드는 특이한 진동 노즐에 통과시킨다. 대부분의 방울은 세포를 함유하고 있지 않지만, 어떤 방울은 단일 세포를 가진다(세포를 가지고 있지 않거나 2개나 그 이상의 세포로 된 덩어리를 가진 방울은 탐지되어 버려진다). 세포가 노즐로 들어가기 직전에 각 세포는 모든 세포-결합 염료가 형광을 내도록 레이저 빔에 의해 조명된다. 전방으로 진행되는 빛과 옆으로 흩어지는 산란 빛 역시 측정된다. 이 측정치를 기반으로, 개개 방울

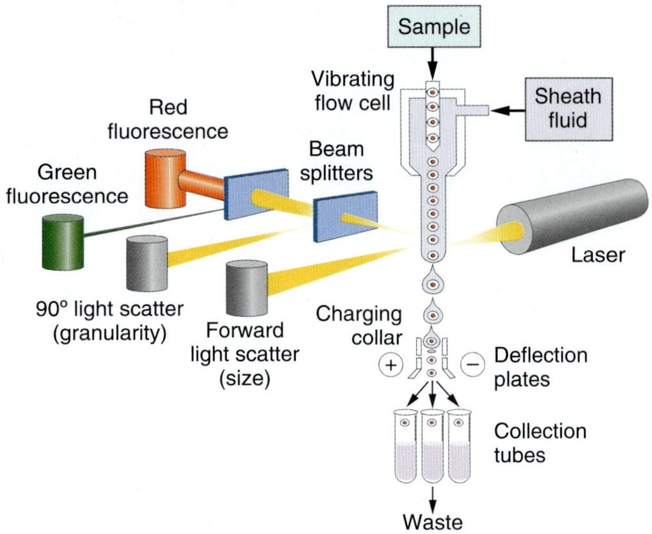

그림 1-27. 형광-활성 세포 분류기(FACS). 붉은색이나 초록색 형광 분자들로 표지되어 있고, 서로 다른 두 가지 세포 표면 단백질들(예, CD4와 CD8) 중 하나나 각각에 특이적인 항체들은 세포 집단(예, 그들의 표면에 CD4나 CD8 단백질을 함유하는 집단)을 표지하는 데에 사용된다. 표지된 세포들을 진동 공간(vibrating flow cell)으로 보내, 그곳에서 개개의 액체 방울들 내에 침투시킨다. 방울들을 레이저 빔에 의해 흥분된다. 전방으로 방사되는 레이저 빛, 옆으로 분산되는 레이저 빛, 그리고 방울로부터 오는 붉은색과 초록색 형광 빛을 측정한다. 이 측정치들에 기초하여, 개개의 방울들에 양성 (+) 전하나 음성 (–) 전하가 주어지면, 하전된 굴절판을 통해 세포의 진로를 굴절시켜서 수집하게 된다. (*Roitt IM, Brostoff J, Male D.* Immunology, *5th ed. St. Louis: Mosby Yearbook, 1998*로부터 변형).

은 전하가 없거나(즉, 빈 방울들이나 세포덩어리를 갖는 방울들) 양성 혹은 음성 전하가 주어지며, 그런 다음 강력한 전기장에 의해 굴절되어(하전되어 있지 않은 경우는 직진), 특수한 시료 수집기(sample collector)로 보낸다.

FACS 기구는 단순히 **세포 집단의 특성을 측정**(세포 계측)하거나, 세포의 하위 집단을 **분류하고 분리하는 데**(세포 분류)에 사용될 수 있다. 이전 장치에서는 단일 레이저 광원과 4개의 광 탐지기를 가지고 있었는데 각각 전방으로 산란되는 빛(세포의 크기 측정), 측면으로 분산하는 빛(세포 입도) 그리고 붉은색이나 녹색 형광을 탐지한다. 특정 표면 단백질에 대한 붉은색과 녹색 형광으로 꼬리표를 붙인 단일클론항체와 함께 사용함으로써, 이와 같은 기구는 림프구 분화 과정에서 다양한 전구체 세포 집단의 역할을 규명하는 데에 큰 역할을 하였다.

현재 2세대와 3세대 기구는 최대 3개의 레이저를 사용하며, 최대 12가지의 서로 다른 형광 색상을 기반으로 세포를 탐지하고 분류할 수 있다. FACS 분석은, 예를 들어 개별 T-세포 집단에 의한 사이토카인(cytokine) 생성, 활성화 표식자(marker)의 발현 그리고 일부 세포 하위 집단에서 세포자멸(apoptosis) 유도 연구 등에 매우 유용하다. FACS는 표면 표식자를 염색하는 데에 단일클론항체를 사용할 뿐만 아니라, 융합 후 집단에서 낮은 빈도로 존재하는 하이브리도마 세포를 분류하고 클론화하는 데도 사용할 수 있다. 이것으로 유용한 단일클론항체를 발현하지만 비분열성이라 과성장(overgrowth)으로 잃어버릴 수도 있었던 희귀한 하이브리도마 클론을 구할 수도 있다. GFP 표지된 단백질을 발현하는 것과 같은 보고(reporter) 유전자 구조물과 함께 사용하면, 그 보고 분자를 발현하는 희귀 세포를 동정할 수 있고 추가 성장과 분석을 위해 포획할 수도 있다. 유세포 계측법의 부가적인 적용은 2장에서 논의한다.

세포 내용물 분획법

세포 내용물 분획법은 세포 용해와 원심분리를 포함하는 일단의 기술이다. 이러한 기술은 지난 세기 후반에 걸쳐, 현재 세포의 내부 구조를 구성하는 것으로 알려진 모든 다양한 구획, 막 구조물, 그리고 세포 내 소기관들의 발견과 밀접하게 연관되어 있다. 이들은 또한 동시대 세포생물학자라면 늘 하는 일상적인 작업의 일부이다.

세포 용해

세포는 다양한 방법으로 용해될 수 있다. 최적의 방법은 세포나 조직의 종류와 연구자의 의도에 따라 다르다. 예를 들어, 조직배양 세포를 간단히 파괴하여 여는 한 가지 일반적인 방법은 **던스 균질기**(**Dounce homogenizer**)라고 하는 기구를 이용하는 것이다. 이것은 끝에 정밀-연마 구(precision-milled ball)를 가진 유리 막자로 구성되어 있으며, 구의 크기는 세포 부유액이 들어 있는 특별한 관에 꽉 끼게 미끌어져 들어가도록 되어 있다. 막자를 몇 번 위 아래로 움직이면 대부분의 세포들을 파괴하여 열지만 핵과 세포 내 소기관들은 그대로 남는다.

원심분리

세포 용해 후, 원심분리를 사용하여 특정 크기, 질량 또는 밀도를 기준으로 세포 균질액(cellular homogenate)의 다양한 성분을 분리할 수 있다. 대략적으로 균질액을 분획하는 데에 사용되는 한 가지 공통적인 방법은, 용해물(lysate)을 점진적으로 더 빠른 속도와 더 긴 시간으로 단계적 방식으로 원심분리하여, 각 단계마다 침전물(pelleted material)을 수집하는 것이다. 저속 회전은 깨지지 않은 세포와 핵을 침전시키고, 저속 회전으로부터 얻은 상층액(supernatant)을 좀더 높은, 중간 속도에서 그리고 장시간 동안 원심 분리하면 미토콘드리아 같은 세포 내 소기관들이 침전하며, 중간 속도에서 얻은 상층액을 더 높이 그리고 더 긴 시간 원심 분리하면 마이크로좀(microsome; ER)이나 기타 작은 소낭이 침전된다(그림 1-28). 이런 유형의 과정을 **분별 원심분리**(**differential centrifugation**)라고 한다. 분

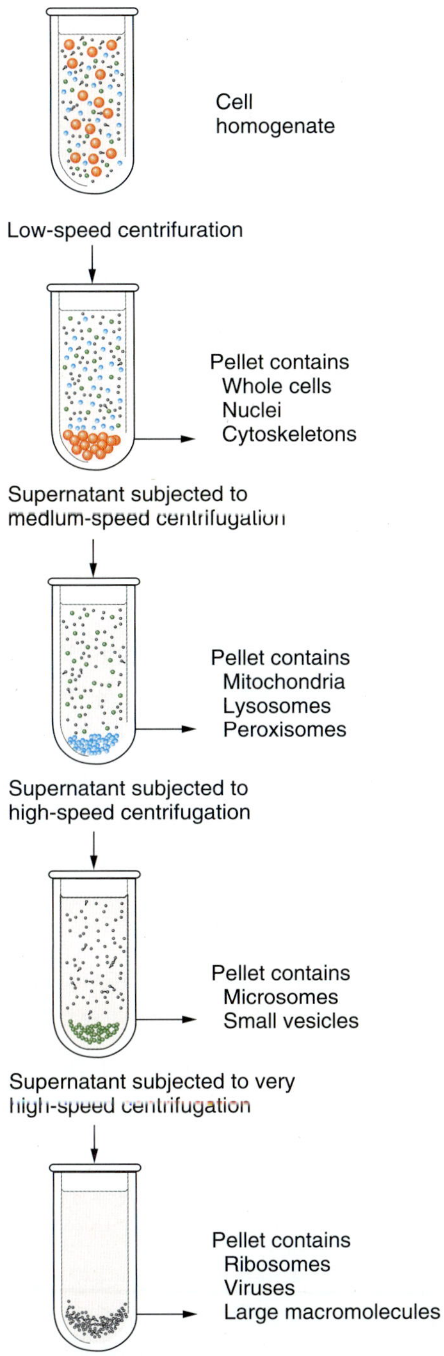

그림 1-28. 분별 원심 분리법. 세포 용해물을 원심분리관에 넣고, 초원심분리기의 로터(rotor)에 장착한다. 비교적 낮은 속도로 짧은 시간 동안(800g/10분) 원심분리하면 파괴되지 않은 세포와 핵을 침전시키기에 충분하다. 낮은 속도의 회전으로 얻은 상층액을 새로운 원심분리관으로 옮기고, 더 빠른 속도와 더 긴 시간 동안(12,000g/20분) 원심분리하면 세포 내 소기관(미토콘드리아, 라이소좀, 페록시좀)이 침전되며, 그 상층액을 더 높은 속도(50,000g/2시간)로 원심분리하면 미소체(소포체와 골지막의 작은 조각들)이 침전되고, 매우 높은 속도(300,000g/3시간)로 원심분리하면 유리 리보솜이나 바이러스 혹은 기타 큰 거대분자 복합체가 침전된다. (*Alberts B. et al.*, Molecular Biology of the Cell, *4th ed., New York, NY: Garland Science, 2002*로부터 변형.)

별 원심분리는 크기나 질량이 크게 다른 세포 내 소기관을 분리하는 데에 유용하게 적용될 수 있다. 그러나 이렇게 얻어진 침전된 물질에는 세포의 많은 기타 성분이 섞여 있다. 예를 들어, 던스 세포 균질기의 경우, 저속으로 얻은 핵 분획에는 손상되지 않은 세포 뿐만아니라 핵을 둘러싸고 있는 원형질막의 큰 조각도 포함되어 있다. 미토콘드리아 침전물은 리소좀과 페록시좀이 포함되어 있다.

두 가지 기타 원심 분리 기술; 즉, [**속도 침강법**(**velocity sedimentation**)으로도 알려져 있는] **속도 영역별 원심분리법**(**rate-zonal centrifugation**)과 [간혹 **등밀도 구배 원심분리**(**isopycnic density gradient centrifugation**)라고도 불리는 **평형 밀도 구배 원심분리법**(**equilibrium density gradient centrifugation**)에 의해 추가 정제하거나 더욱 세밀한 분획물을 얻을 수 있다. 이러한 기술은 모두 (전체 세포 용해물이나 서로 다른 원심분리에서 얻은 재부유 침전물인) 세포 물질의 분획을 설탕 같은 짙은 용질의 밀도 구배 위에 얇은 층으로 추가한다.

속도 영역별 원심분리법의 경우에서는(그림 1-29, A), 시료를 상대적으로 얕은 설탕 구배(예, 5~20% 설탕) 위에 층으로 올린 다음 적절한 속도(시료내 물질의 크기와 질량에 기반하여)로 회전시킨다; 이 경우에 세포 물질은 침전되는 대신 크기, 모양 그리고 밀도에 따라 물질을 분리하기 위해 원심분리 영역이 사용된다; 얕은 설탕 구배는 단지 대류 혼합으로 인해 가라앉는 물질이 뒤섞이지 않도록 안정화시키는 역할만을 한다. 시료 성분이 침전 속도에 따라(그러나 대개 어떤 물질이든 실제로 원심분리관의 바닥에 침전물을 형성하기 전에) 분리되며, 원심분리기를 정지시키고, 관의 바닥을 구멍을 내어 분리된 물질의 연속 분획을 평가하기 위해 수집한다. 예를 들어, 이 방법으로 리보솜과 폴리리보솜이 먼저 분리됨으로써 특징이 알려졌다. 원심분리 동안 입자가 이동하는 속도는 간혹 **스베드베리**(**Swedberg, S**)로도 표현되는 **침강 계수**(**sedimentation coefficient**)라고 하는 수로 나타낼 수 있다. S의 값은 질량과 부유밀도 및 물질 모양의 함수이다. 예를 들어, 포유동물의 크고 작은 리보솜 소단위체는 각각 60S와 40S의 침강 계수들을 갖는 반면, 전체 리보솜은 80S의 침강 계수를 갖는다.

앞서 기술한 원심분리법을 적용할 때, 물질은 거의 상대적인 질량과 크기에 따라서 분리된다. 한편, 세포 물질은 그 **부유밀도**(**buoyant density**)에 기초하여 분리될 수도 있다. 예를 들어, 다양한 단백질은 분자량이 광범위하게 다를 수 있으나, 모든 단백질은 대략 동일한 부유밀도(거의 1.3g/cm^3)를 가지는데, 탄수화물의 밀도는 약 1.6g/cm^3, RNA의 밀도는 약 2.0g/cm^3, 막 인지질의 밀도는 약 1.05g/cm^{3}이며, 인지질과 단백질로 구성된 세포막은 대략 1.2g/cm^{3}의 밀도를 가진다. 이러한 고유 분자 밀도의 차이는 **평형 밀도 구배 원심분**

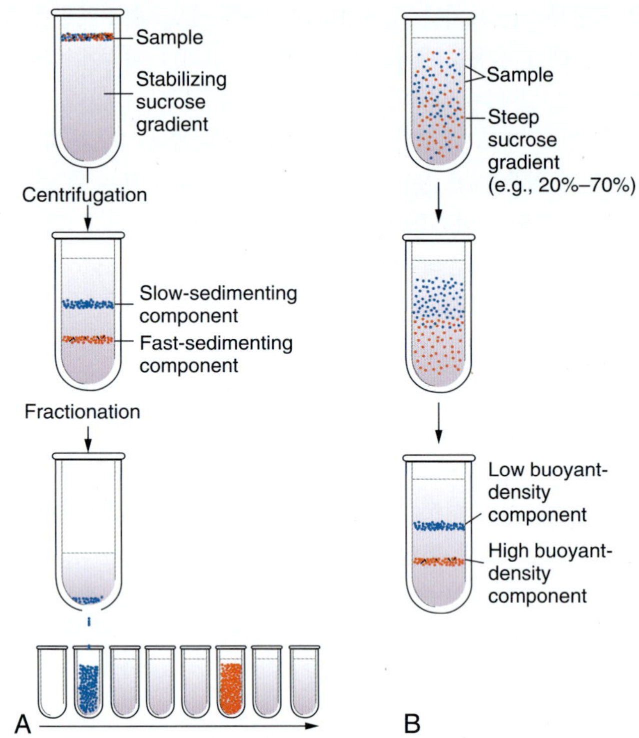

그림 1–29. 속도영역별 원심분리법 대 평형 밀도 구배 원심분리법. (A) 속도-영역별 원심분리법에서, 옅은 농도 설탕 구배의 꼭대기에 시료를 층으로 올린다. 원심분리 동안, 시료 내의 다양한 성분들이 그들의 침강계수에 기초하여 그 원심분리관의 바닥 쪽으로 이동한다. 성분이 분리된 후, 그 플라스틱 원심분리관의 바닥에 구멍을 내어 분획을 수집한다. (B) 평형 밀도 원심분리법은 그 분자 밀도에 기초하여 시료 내의 성분들을 분리시킨다. 시료를 층으로 올리거나 가파른 설탕 구배에 함께 넣어 원심분리하면, 개개 성분은 각자가 그 시료 성분의 부유밀도와 동일한 구배 밀도에 도달할 때까지 원심분리 장에서 이동한다. 이 점에서, 각 성분은 이동을 정지하고 그 구배에서 띠를 형성하며 모인다. (*Alberts B. et al*., Molecular Biology of the Cell, *4th ed., New York, NY: Garland Science, 2002*로부터 변형.)

리(equilibrium density centrifugation) 기술에 의해 다양한 세포 성분을 구별할 수 있게 해준다(그림 1–29, B). 여기에서도 마찬가지로 시료를 짙은 용질 구배층 꼭대기에 층으로 올린다. 세포막과 세포 내 소기관을 분리하기 위해, 용질을 설탕으로 하고, 대개 20~70% 설탕 구배를 사용하여 1.1에서 1.35g/cm^3 범위의 밀도를 만든다. 단백질과 핵산을 분리하기 위해서는 염화세슘(cesium chloride)으로 만든 더 높은 밀도 구배가 사용된다. 몇 시간이 넘는 원심분리 동안, 원심분리관에서 세포 성분은 그들 자신의 부유밀도와 동일한 밀도 구배점에 도달할 때까지 이동하며, 이 점에서 이동을 멈춘 후 구배의 그 평형 위치에서 판(disk)이나 "띠(band)"를 형성한다. 예를 들어, 조면 소포체 막, 활면소포체 막, 라이소좀, 미토콘드리아, 그리고 페록시좀 모두는 고유한 부력 밀도를 가지며, 이 방법으로 서로 쉽게 분리된다.

단백질체학과 유전체학의 기술들

물론 유전체 프로젝트에서 밝혀진 많은 새로운 단백질의 기능 확인은 현대 세포생물학의 유일한 과제인 것은 아니다. 세포생물학자들이 기여하고 있는 또 다른 중요한 연구 목표에는 암과 발생학적 발달에 대한 분자적 기초에 대한 더 깊은 이해, 줄기세포의 특성 및 기능에 대한 더 깊은 이해가 포함되며, 아마도 가장 엄청난 것을 들자면, 프랜시스 크릭(Francis Crick)의 말대로, "의식의 신경 상관관계"일 것이다. 이 끝이 없는 종류의 연구에서는 이 장에서 기술한 것뿐 아니라 여러 다른 기술이 필요하다. 이러한 기술 중 가장 중요한 두 가지는 **질량 분석법(mass spectrometry)**과 간혹 "유전자 칩(gene chips)"이라고도 불리는 **마이크로어레이(microarray)**기술이다. 이 두 기술은 모두 6장과 14장에서 논의한다.

이런 종류의 문제에 대한 해법에서 한 가지 중요한 구성 요소는 **시스템 생물학(Systems Biology)**이라고 부르는 하위 분야로서, 개별의 신호전달 경로와 유전적 조절 기전 사이의 모든 상호 관계를 이해하고, 세포의 전체 행동을 만들어내기 위해 통합된 전체로서 기능하는 방법에 대한 이해를 추구한다. 시스템 생물학적 태도는 이 책에서 논의되는 모든 주제에 대하여 우리가 취하는 접근방법에 필수적이다.

요약

세포생물학자들은 규명되지 않은 세포 내 단백질의 기능을 연구하는 데 사용하는 강력하고 정교한 도구를 많이 가지고 있다. 형광현미경, EM, 그리고 AFM 형태의 현미경 기술은 면역학 기술과 연계되어 사용되는 가장 강력하고 유용한 기술이다. 조직배양 기술은 단백질 발현과 분석을 위해 일정하고 균일한 세포 집단을 제공해주며, 유세포 계측법은 세포 집단을 매우 빠르고 상세하게 분석할 수 있게 해준다. 복제된 상보성 DNA 분자에 의해 암호화되는 단백질에 대한 항원결정기 표지(epitope tagging)는 효율적인 친화도 정제를 가능하게 해주는데, 특히 표준적인 세포분획 기법이나 액체 크로마토그래피와 연계되어 사용된다. 2차원 젤 전기영동법과 웨스턴 블로팅(Western blotting)은 복잡한 단백질 혼합물을 분리하고 규명하는 데에 사용할 수 있는 강력한 분석 방법이다.

Suggested Readings

Alberts B, Johnson A, Lewis J, Morgan D, Raff M, Roberts K, Walter P. In: Ways of Working With Cells. *Molecular Biology of the Cell*, New York, NY: Garland Science, 2015.

Fotiadis D, Scheuring S, Muller SA, Engel A, Muller DJ. Imaging and manipulation of biological structures with the AFM. *Micron* 2002;33:385-397.

Giepmans BNG, Adams SR, Ellisman MH, Tsien RY. The fluorescent toolbox for assessing protein location and function. *Science* 2006;312:217-224.

Harlow E, Lane D. *Using Antibodies*. A Laboratory Manual. Cold Spring Harbor, NY: Cold Spring Harbor Laboratory Press, 1999.

Hayat MA. *Principles and Techniques of Electron Microscopy*, 4th ed. Cambridge: Cambridge University Press, 2000.

Herzenberg LA, Parks D, Sahaf B, Perez O, Roederer M, Herzenberg LA. The history and future of the fluorescence activated cell sorter and flow cytometry. *Clin Chem* 2002;48:1819-1827.

Hörber JKH, Miles MJ. Scanning probe evolution in biology. *Science* 2003;302:1002–1005.

Jonkman J & Brown CM. Any Way You Slice It—A Comparison of Confocal Microscopy Techniques. *J Biomol Tech* 2015;26(2): 54-65.

Lodish H, Berk A, Kaiser C, Krieger M, Bretscher A, Ploegh H, Amon A, Martin K. In: Culturing and Visualizing Cells. *Molecular Cell Biology*, W.H. Freeman, 2016.

Schermelleh L, Heintzmann R, Leonhardt H. A guide to superresolution fluorescence microscopy. *J Cell Biol* 2019;190:165-175.

Tsien RY. The green fluorescent protein. *Annu Rev Biochem* 1998;67:509-544.

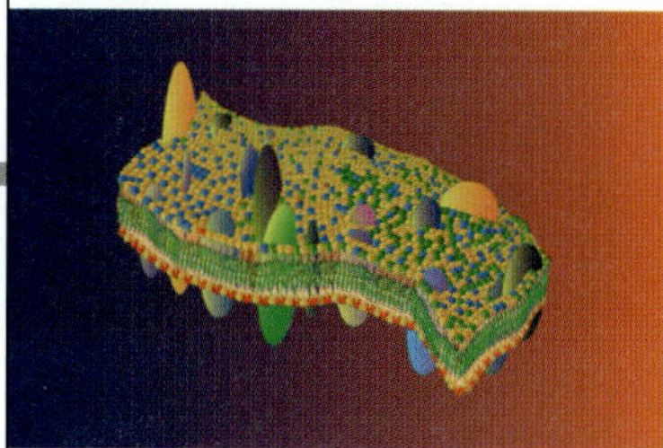

Chapter 2

세포막

생체막(biological membrane)은 지질(lipids)과 단백질(proteins)로 구성된 복잡한 혼합물이다. 이들은 다른 세포 구획들 사이의 장벽을 형성하여 외부와 내부를 경계 짓는다. 이러한 구분이 없으면 세포는 기능을 수행할 수 없을 것이며, 이처럼 적절한 막 구조와 기능은 우리가 알고 있듯이 생명에 필수적인 것이다. 지질은 양쪽에서 물 구획을 분리하기에 막의 주요 구성요소이다. 인지질(phospholipids)은 극성을 띠는 머리 그룹은 물을 향하고 탄화수소 지방산인 꼬리가 소수성의 핵을 향하도록 자발적으로 배열된다(그림 2-1).

이러한 배열을 결정하는 힘을 집합적으로 "**소수성 효과**(*hydrophobic effect*)"라고 한다. 소수성 효과는 아마도 생명체이 분자를 세포이 원형질막이나 세포 소기관들과 같은 복잡한 구조적 실체로 조직화되도록 하는 가장 중요한 단일 인자라고 주장할 수 있다. 이는 계면활성제 마이셀(micelle)의 형성이나 수용액에서 발생하는 기타 여러 현상에서도 중요하다. 만약 부엌에서 구슬 모양의 기름이 물과 분리되는 것을 본적이 있다면 당신은 소수성 효과를 목격한 것이다. 물은 수소가 부분적으로 양전하를 띠고, 산소가 부분적으로 음전하를 띠는 극성 분자이다. 물 분자의 극성 성질 때문에 물 분자는 수소결합에 의해 서로 뭉치는 경향이 있다. 수용액에 떨어진 탄화수소들이나 지질 분자들은 물 분자의 수소결합을 방해한다. 탄화수소들끼리 다시 서로 뭉치는 것은 물 분자가 수소결합을 복구함으로써 생기는 것이다.

인지질 분자는 양친매성(amphipathic)이라 불리는데, 이것은 (물을 좋아하는) 친수성 머리 그룹과 소수성(물을 싫어하는)인 지방산 사슬을 가지고 있음을 의미한다. 양친매성의 인지질을 물에 넣으면, 소수성 지방산 사슬이 구의 중심을 향하고, 극성 머리 그룹이 표면에 있는 구형의 마이셀을 형성하여 소수성 지방산 사슬을 물에서 멀리 묻어버리려고 한다. 또 다른 형태로는 두 개의 인지질 단층 또는 소엽이 물 구획을 분리하는 형태의 이중층을 형성한다(그림 2-1 참조). 궁극적으로, 이중층은 소수성 가장자리가 물과 접하지 않도록 하기 위해서 구형 소낭을 만들어야만 한다. 인지질을 물 위에 놓으면 공기-물 경계면에서 극성 머리 그룹이 물로 향하고 지방산이 공기 중에 달라 붙는 단층을 형성할 수도 있다. 네덜란드 약사였던 고터(Gorter)와 그렌델(Grendel)은 1925년에 지질이 이중층을 형성할 수 있다는 주장에서 이러한 특성을 사용하였다. 그들은 인간의 적혈구 세포막에서 지질을 추출한 다음 물 위에 올렸다. 인지질을 이동성 장벽으로 밀착시켰을때, 수면에서 인지질이 덮인 표면적은 그들이 추출했던 적혈구 막 표면적의 2배가 되었다. 이 실험을 바탕으로, 그들은 적혈구 막의 지질이 이중층으로 구성되어 있다고 결론을 내렸다.

1965년에 영국 케임브리지에 있는 농업연구위원회 동물생리학 연구소(Agricultural Research Council Institute of Animal Physiology)의 알렉 뱅햄(Alec Bangham)과 동료들은 인지질이 작은 가방으로 자가 조립될 수 있음을 보여주었다. 이 현미경적 크기의 인지질 '소포' 혹은 '리포좀(liposome)'은 수분 구획이 지질 이중층에 의해 분리되므로 세포막의 특성을 공유한다. 1974년, 코넬 대학교의 에프라임 랙커(Efraim Racker)와 월터 스퇴케니우스(Walther Stoeckenius)는 지질막에 세균로돕신(bacteriorhodopsin)과 ATPase를 도입하고, 빛으로부터 ATP를 생성할 수 있음을 보여줌으로써 생물학적 막을 모방한 단순한 (인공적인) 막을 실험실에서 생성할 수 있음을 보여주었다.

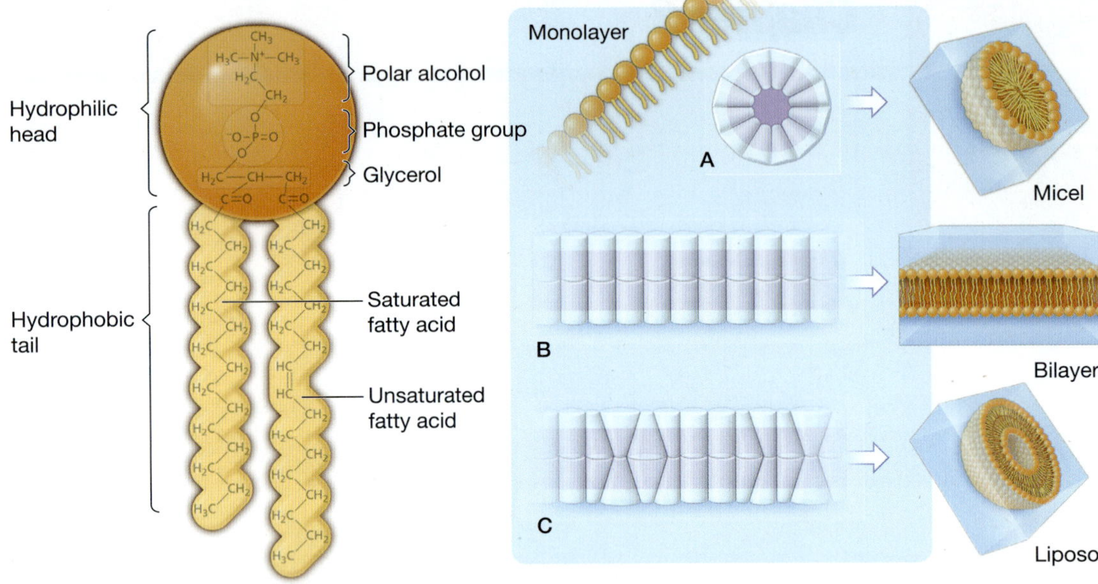

그림 2-1. 소수성 효과는 이중층의 형성과 지질의 구조적 재배열을 유도한다. 소수성 효과의 구동력은 산소 원자와 수소 원자 사이에서 수소 결합을 최대화하려는 물 분자들의 경향성이다. 물에 있는 인지질은 잠재적으로 물 덩어리의 수소 결합을 방해한다. 이것은 인지질이 마이셀, 이중층 혹은 단일층을 형성하여 비극성 꼬리가 묻히도록 한다. 어떤 지질 구조가 생기느냐는 환경은 물론 지질의 종류에 따라 다르다. 그 분자의 모양(머리 그룹의 크기와 그 곁사슬의 특징)은 지질 구조를 결정할 수 있다. (A) 계면 활성 분자처럼 전체적으로 뒤집힌 원뿔 모양인 분자는 마이셀과 같은 둥글게 튀어나온 만곡을 갖는 구조물을 형성한다. (B) 일부 인지질과 같은 원통형 모양의 지질 분자는 이중층 구조를 더 잘 형성한다. (C) 생물학적 막은 다양한 지질 분자를 포함한다. 이러한 구조의 조합이 이중층 전체 모양을 결정하고, 조성이나 분포의 변화는 이중층의 모양의 변화로 이어진다. 유사하게 이러한 모양의 변화는 지질 핵의 조성과 구성의 변화에 의해 수용될 필요가 있다.

1972년 싱거(Singer)와 니콜슨(Nicolson)은 막의 유동적 모자이크 모델(fluid mosaic model)을 제안하였다(그림 2-2). 이 모델의 기본 원리는 막 단백질이 이중층 내에 내장되어 있고, 단백질의 소수성 부분은 지질 이중층의 소수성 핵심 내에 묻혀 있으며, 단백질의 친수성 부분은 극성 머리 그룹 및 수성 환경에 노출되어 있음을 제안하였다. 이 모델에서 막 단백질은 "지질 바다 내의 빙산"이라고 상상할 수 있다. 이 이중층 모델의 기본 원칙의 대부분은 오늘날에도 그대로 남아 있다. 그러나 생체막의 구조는 훨씬 더 복잡하고 매우 역동적이며 단순한 만화로 표현하기 어려운 특성을 가진다. 그림 2-18은 양쪽에 물이 있는 지질 이중층에 내장된 하나의 막 단백질에 대한 보다 자세한 모델을 보여준다.

그림 2-1에서 볼 수 있듯이, 인지질 분자는 화학 구조에 따라 모양이 다를 수 있다. 복잡한 혼합물로 결합되면 조합된 화합물의 모양이 이중층의 최종적인 형태를 결정한다. 이중층 양쪽의 지질 조성을 변경하면 전체 구조 또한 구부러진다. 유사하게, 힘을 가해 이중층을 구부리면 이중층 구조의 분자가 재배열된다. 또한 막은 지속적으로 재구성된다. 막의 지질-지질, 단백질-단백질 및 그리고 지질-단백질 간의 상호작용은 물론 막의 양쪽에 있는 구성성분과의 상호작용이 막 구조와 기능을 결정한다. 이중층 평면에서의 이동과 이중층을 가로지르는 막 구성 요소의 이동은 매우 역동적이지만, 무작위적인 이동은 아니다. 일부 막 단백질은 자유롭게 이동할 수 있지만, 다른 단백질과 지질은 특정 지역에 뭉쳐 있어서, 이중층 평면에서 지질과 단백질 분포는 균질하지 않게 된다. 지질과 단백질 둘 모두 이중층 전체에 매우 비대칭적으로 분포되어 있다. 막의 양쪽에 존재하는 단백질 구조의 차이는 방향성을 가지는 기능을 부여한다. 지질 이중층 양쪽의 다른 분자 조성은 단백질 기능을 부여하고, 또한 필요한 세포 기능에 의해 조절되어 분자 조성이 빠르게 변화될 수 있다. 정교한 효소 시스템과 수송 활동에 의해 단백질과 지질의 조성 및 구성의 유지는 이중층의 기능에 중요한 역할을 한다. 동시에 생체막은 세포 구획을 나누어 세포의 내부와 외부를 분리시키는

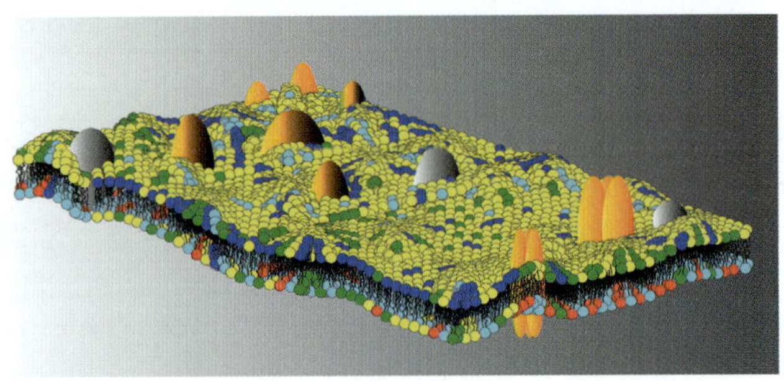

그림 2-2. 싱거와 니콜슨에 의해 제안된 생체막의 유동 모자이크 모델의 원리. 이 모델에서 구형의 내재성 막 단백질들은 인지질과 콜레스테롤의 바다에서 자유롭게 움직인다.

선택적 투과성 장벽(selective permeability barrier) 역할을 한다. 결과적으로, 세포 외액의 조성은 세포질과는 다르며, 세포질 내의 극성 분자는 소포체(ER), 골지 복합체 또는 미토콘드리아의 내강의 극성 분자와 다를 수 있다. 이러한 성질은 차례로, 지질의 구성과 조직의 동적인 변화가 막과 세포 기능에 매우 중요한 매개변수임을 나타낸다. 또한 생물학적 시스템과 관련된 지질 또는 막 연구의 어려움을 시사한다. 생체막을 형성하는 개별 지질의 분자 구조는 이미 수십 년 전에 해결되었다. 개별 단백질은 분자 생물학 기술에 의해 변형될 수도 있다. 이제 지질과 막의 기능은 크고 복잡한 분자 혼합물의 연구를 통해 평가되어야 한다.

이 장은 주로 원형질막, 막의 지질 코어, 그리고 화합물이 지질 이중층을 가로질러 이동할 수 있도록 하는 기본적인 수송 기전에 초점을 맞춘다. 이 책의 다른 장에서는 미토콘드리아 및 핵과 같은 소기관의 막을 설명한다. 이 장에서 적혈구 막은 종종 전형적인 원형질막을 설명하는 모델로 제공되며, 정상 및 비정상 적혈구 막은 모든 막의 공통적인 문제를 설명한다. 그 이유는 간단하다. 적혈구는 수집과 정제가 용이한 세포로서, 성체 적혈구는 막이 하나뿐이다. 따라서 적혈구의 원형질막은 정제하거나 다른 막과 분리할 필요가 없다. 다른 세포의 원형질막 분리는 원래 구조를 변경하기도 한다. 또한, 새로운 지질의 합성이나 다른 막 사이의 수송은 적혈구 이중층의 지질 조성을 변경하여 실험 결과를 모호하게 만든다. 적혈구 막의 특징들은 수백 개의 서로 다른 분자로 구성된 원형질막의 구조 분석, 효소 연구 및 단백질 분석을 용이하게 한다. 골수에서 막 태어난 아주 어린 적혈구인 망상적혈구(reticulocyte)는 여전히 RNA를 포함하고 있어 분자생물학 기술을 통해 세포막의 유지와 관련된 단백질을 식별할 수 있다. 골수 줄기세포에서 망상적혈구에 이르는 적혈구 전구체에 대한 연구를 통해 최종 산물인 성인 적혈구에 유전학을 연결하는 요인도 평가할 수 있다.

막의 지질

동물 세포 생체막의 지질 조성은 인지질, 콜레스테롤 그리고 당지질을 포함한다

체내 세포막과 세포 소기관 막은 40~80%의 지질을 함유하고 있다. 이러한 지질 중에서 인지질(phospholipids)이 가장 흔하다. 인간과 동물의 세포막에서 발견되는 네 가지 주요 인지질은 글리세롤(glycerol)에서 유도되는 인지질(glycerophospholipid, 글리세로인지질)인 포스파티딜콜린(phosphatidylcholine, PC), 포스파티딜세린(phosphatidylserine, PS), 그리고 포스파티딜에탄올아민(phosphatidylethanolamine, PE)과 스핑고신(sphingosine)에 기반한 인지질인 스핑고마이엘린(sphingomyelin)이다. 포스파티딜이노시톨(phosphatidylinositol, PI)이나 포스파티딘산(phosphatidic acid, PA) 같은 많은 소수 종도 막에 여럿 존재한다. 후자의 종류는 그 양이 많지 않을 수는 있으나 중요한 생리적 기능을 가진다. 이 인지질에서 극성 머리 그룹은 글리세롤이나 스핑고신 골격의 3번 탄소에 인산에스테르 결합(phosphate ester bond)으로 연결된 콜린(choline)이거나, 세린(serine), 에탄올아민(ethanolamine) 혹은 이노시톨(inositol)일 수 있다(그림 2-3).

글리세로인지질의 소수성 부분은 글리세롤 골격의 1번과 2번 탄소에 연결된 두 개의 탄화수소 지방산 사슬을 포함하거나 혹은 스핑고마이엘린의 경우처럼, 스핑고신 골격에 결합된 하나의 지방산을 가진다. 극성인 머리 그룹의 전하는 주변 매질의 성질과 pH에 기초하여 달라진다. PS는 중성 pH에서, 음성인 순전하를 갖는다. 대조적으로, PC는 중성에서 음전하(인산 그룹)와 양전하(콜린 그룹에서)를 모두 가지므로, 쌍성이온(zwitterion)으로 작용한다. 이러한 서로 다른 인지질은 그 머리 그룹이나 골격(글리세롤이나 스핑고신)에 의해서만 구분되는 것이 아니다. 이들은 또한 지방산인 아실 사슬(acyl chain)들이 글리세롤 골격에 결합하는 방식에 의해서도 차이가 나는

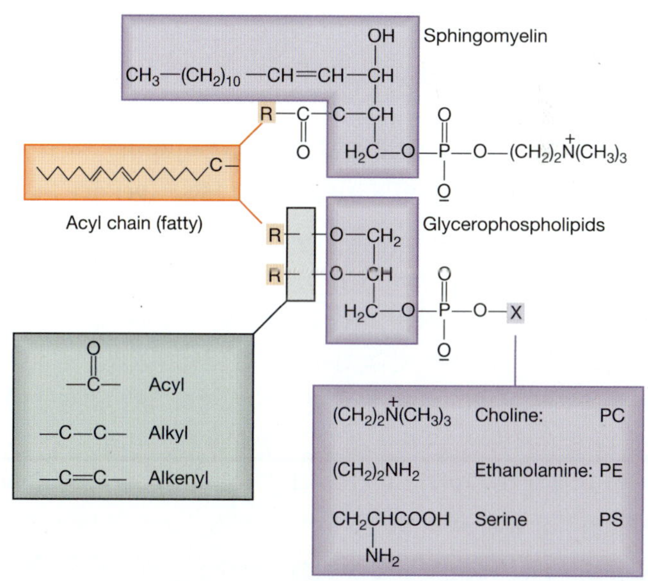

그림 2-3. 인지질의 구조. 모든 인지질은 극성인 친수성 머리 그룹과 비극성인 소수성 탄화수소 꼬리를 가진다. 글리세로인지질(Glycerophospholipid)은 글리세롤 중심 골격이 특징이다. 글리세롤의 첫 번째와 두 번째 탄소에 연결된 긴 탄소 사슬은 그 분자의 소수성 부분을 제공한다. 인산과 추가적인 머리 그룹 구조물은 그 분자의 친수성 부분을 제공한다. 스핑고마이엘린(sphingomyelin)에서 그 중심 골격은 스핑고신(sphingosine)이다. 하나의 긴-사슬 지방산이 두 번째 소수성 꼬리를 제공한다. 포스파티딜콜린(phosphatidylcholine)과 스핑고마이엘린(sphingomyelin)은 모두 콜린을 함유한 극성 머리 그룹을 가지고 있다.

데, 에테르(ether), 비닐 에테르(vinyl ether) 또는 에스테르(ester) 결합일 수 있다. 게다가, 지방산 사슬은 14~26개의 탄소 원자로 된 다양한 길이에 0~6개까지의 이중 결합을 갖는 다양한 분자일 수 있다.

포유류 원형질막에 있는 인지질의 지방산은 일반적으로 짝수개의 탄소 원자(16, 18 또는 20)를 가지고 있다. 종종 지방산 사슬 중 하나(특히 글리세로인지질의 탄소 2 위치)는 불포화 상태로 최소한 하나의 이중결합을 가지고 있다. 포화지방산(saturated fatty acid)은 직선형이고 유연한 분자인 반면, 불포화지방산(unsaturated fatty acid)은 일반적으로 하나의 cis 형의 이중결합을 가지며 이중결합의 부위에서 꺾인 형태이다. 이 지방산 꼬리는 반데르발스 힘(Van der Waals force)에 의해 서로 상호작용한다. 이 상호작용은 아실 사슬의 불포화 수준에 따라 매우 다르다. 예를 들면, 인지질이 곁가지 사슬로 2개의 팔미트산(palmitic acids; 16개의 탄소 원자, 0개의 이중결합)을 가지게 되면, 이들은 하나의 팔미트산과 하나의 올레산(oleic acid; 18개의 탄소 원자, 1개의 이중결합)을 가지는 인지질과 비교하여 훨씬 더 강하게 상호작용한다.

예상할 수 있듯이, 이러한 모든 분자 또는 "분자 종"은 화학적 및 물리화학적 특성이 다르다. 막에 존재하는 그들의 상대적인 비율이 막의 특성을 결정한다. 머리 그룹, 결합 종류 및 지방 아실 사슬의 모든 가능한 조합은 주어진 생물학적 이중층에 무작위로 분포된 수천 개의 다른 분자의 존재로 이어질 수 있지만 실제로 그렇지는 않다. 분자 종의 조성은 세포의 형태나 막의 종류에 따라 정해져 있고 특이적이다. 예를 들어, 인간 적혈구 막에 있는 인지질의 약 25%는 PC이다.

PC의 약 10% 정도는 2개의 팔미트산에 의해 이중으로 아실화되어(글리세롤의 sn-1번과 sn-2번 위치 모두에 에스테르 결합으로) 있다. 이 분자는 그림 2-4에 예로 나타나 있듯이, 2개의 팔미트산(16개의 탄소 원자들로 된 길이, 0개의 이중결합) 부분을 가지고 있다. 이 특정 분자의 상대적 양은 적혈구 수명 내내 유지되며, 여기에 생기는 양의 변화는 막의 기능에서 이상을 초래할 것이다. 인간의 적혈구에서, PC와 PS의 글리세로인지질 분자 종의 90% 이상이 디아실(diacyl) 부분의 변이를 나타낸다. 대조적으로, 글리세로인지질의 약 25%를 차지하는 PE는 sn-1 부위에 비닐 에테르(vinyl ether)를 가진 것이 거의 40%나 된다. 이 플라스마로젠(plasmalogen) 인지질 중 한 예(1-palmitenyl, 2-linoleoyl PE)가 그림 2-4에 나타나 있다. 이 두 가지 예는 특정 막에서 특정 분자의 구성이 필수적이라는 사실을 나타낼 뿐만 아니라 매우 동적인 구조에서 이들의 역할을 어떻게 정의할 수 있을지 그 복잡성을 시사하고 있다.

인지질 외에도 콜레스테롤(cholesterol) 또한 생물학적 막의 주요 성분이다(그림 2-4 참조). 콜레스테롤의 구조는 극성 수

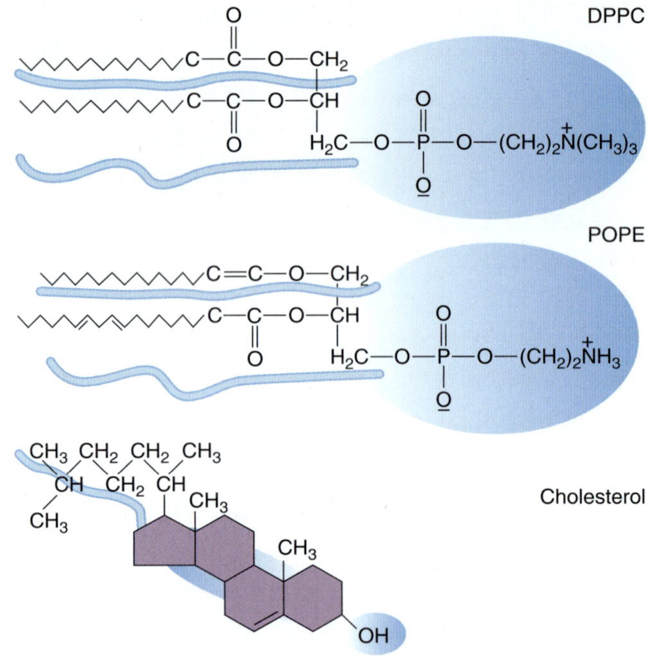

그림 2-4. 글리세로인지질의 구조. DPPC, 디-팔미토일-포스파티딜-콜린(dipalmitoylphosphatidylcholine), POPE, 1-팔미토일, 2-리놀레오일 플라스마로젠 포스파티딜-에탄올아민(1-palmitoyl, 2-linoleoyl plasmalogen phosphatidylethanolamine), 콜레스테롤.

산기(−OH)와 소수성 평면 스테로이드 고리(steroid ring)를 가지는 양친매성(amphipathic)임을 보여준다.

콜레스테롤은 막 인지질 사이에 삽입되어 극성 머리 그룹 근처에 수산기를 두며, 스테로이드 고리는 인지질의 지방산 사슬에 평행하고 막 표면에는 직각이 되도록 삽입되어 있다. 따라서 인접한 인지질의 서로 다른 아실기 간의 상호작용은 콜레스테롤에 의해서 조절된다. 이것은 막 인지질의 다양한 특성과 순수한 지질 이중층에서의 다양한 행동과 관련이 있다. 예를 들면, 디팔미토일 포스파티딜콜린(dipalmitoyl phosphatidylcholine, DPPC)은 이중층에서 이웃하는 팔미트산 사슬이 반데르발스 상호작용을 강하게 나타내므로 상온에서 고체나 젤과 같은 형태를 나타낸다. 그렇지만 팔미토일-올레일 포스파티딜콜린(palmitoyl-oleoyl-phosphatidylcholine, POPC)의 경우에는 이와 다르다. 이 경우에는 올레산 및 팔미트산으로 이루어진 지방산 사슬 사이의 상호작용이 훨씬 적고, 이들로 이루어진 지질 이중층은 상온에서 더 유동적으로 행동한다. DPPC와 POPC를 함께 혼합하면, 서로 다른 그들의 상호작용들 때문에 두 인지질 종은 북극해의 빙붕처럼 이중층에서 두 종으로 분리된다. 같은 몰 농도의 양으로 콜레스테롤을 첨가하면, 아실기 사이의 반데르발스 상호작용이 변화되므로 그러한 분리는 일어나지 않는다. 따라서 콜레스테롤이 지질 이중층에서 "종 매개체("species mediator)"로서의 중요한 기능을

수행한다고 주장할 수도 있을 것 같다.

막의 전체적인 구조를 결정하는 지질 이중층의 주요 성분의 인지질 이외에도, 많은 부수적인 지질 성분이 존재하며, 이들은 세포막의 정상적인 기능에 필수적이다. 예를 들어, 원형질막은 여러 가지의 당지질(glycolipid), 즉 당 잔기가 부착된 지질을 포함한다. 원형질막 당지질의 당 잔기들은 거의 항상 세포 밖을 향하고 있다; 즉, 이것들은 지질 이중층의 바깥층에서만 발견되는 불균등 분포를 가지고 있다. 인간과 동물 세포들에서, 당지질들은 주로 세라미드(ceramide)로부터 만들어지며 글리코스핑고지질(glycosphingolipid)이라고도 부른다. 이 지질은 1~15개의 하전되지 않은 당 잔기를 가지는 중성 당지질이거나, 한 개 또는 그 이상의 음으로 하전된 시알산(sialic acid) 당을 가지는 강글리오시드(gangliosides)일 수 있다. 당지질은 세포-세포 상호작용에서 중요하고, 세포 표면의 음전하에 기여하며, 면역 반응에서 일정 역할을 담당한다.

종합하면, 지질 이중층은 많은 지질 분자 종의 복잡한 혼합물이라는 것이 분명해질 것이다. 이러한 분자와 함께 이들이 형성하는 막은, 세포의 발생 과정 동안 여러 성분의 생합성 과정에 의해 만들어지기도 하고, 그들이 막으로 조립된 후에라도 인지질의 리모델링에 의해서 만들어질 수도 있다.

막 지질은 지속적으로 변화하며 순환한다

막 지질의 구성은 비교적 일정해 보이지만, 지질의 기능적 측면을 수용하기 위해 지속적으로 변화한다. 막 융합 과정을 통해서 세포내 흡입 작용(내포작용, endocytosis)이나 세포외 배출 작용(외포작용, exocytosis)을 통해 막으로 분리된 구획 간에 구성 요소를 교환할 수도 있다. 이러한 막 융합은 또한 ER, 골지 복합체 및 원형질막과 같은 서로 다른 막 분획 사이에서 지질 흐름을 촉진한다(그림 2-5). 이러한 과정은 지질 구성을 무작위화할 가능성이 있기 때문에, 이에 대응하기 위해 지질 구성 및 조직을 리모델링하고 복원하는 시스템이 필요하다. 막의 변화를 "감지"하고 그에 따라 구조를 복원하기 위해 작용하는 이러한 세포 체계의 정확한 특성은 잘 알려져 있지 않다.

지질 변환의 또 다른 예는 그림 2-6에서 설명하고 있는 것처럼, 모든 막에서 일어나는 산화적 변경(oxidative alteration) 및 복구(repair)이다. 살아가기 위해 산소를 사용하는 우리의 능력에는 높은 대가가 따른다. 산소는 가능할 때마다 전자를 끌어들이며, 활성산소종(ROS)에서 짝을 짓지 않은 전자는 고도로 반응성이 높으며, 다중 불포화 지방산 아실기는 ROS에 의한 공격에 취약하다. ROS는 이중결합과 반응하여, 극성 산소 부분 하나를 삽입한다. 이것은 지질 이중층

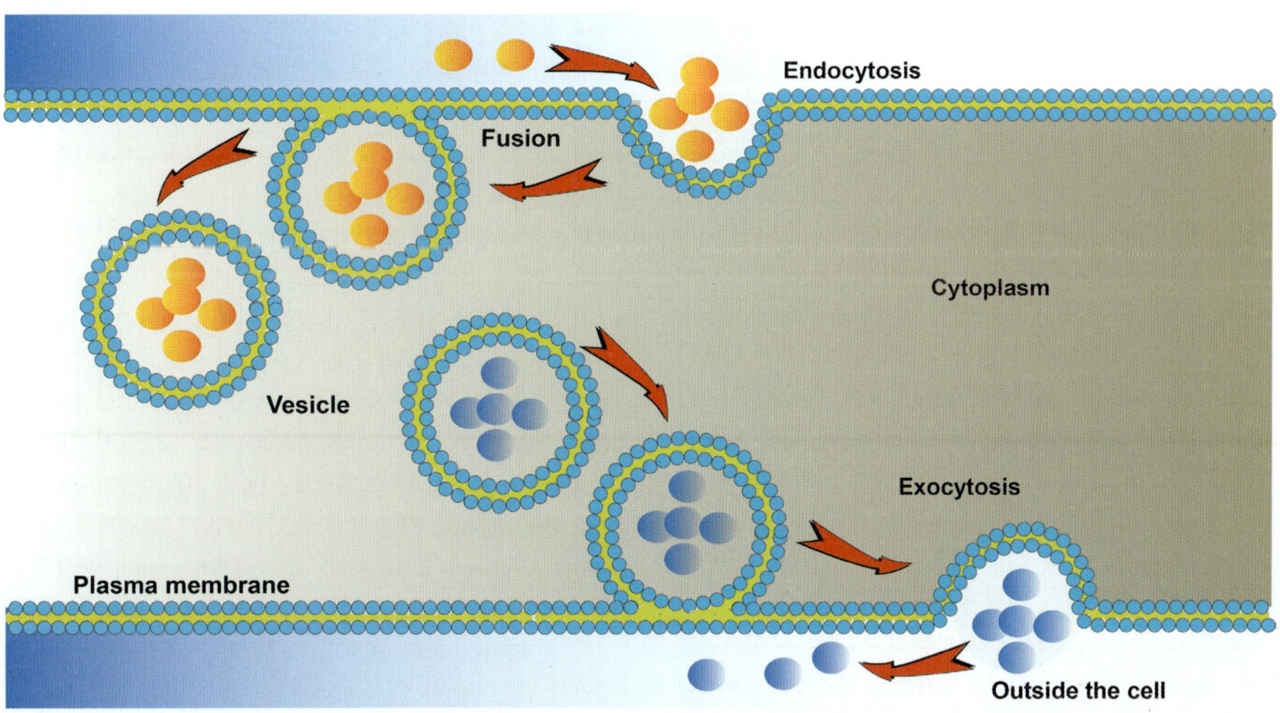

그림 2-5. 내포작용과 외포작용. 내포작용(endocytosis)이라고 하는 세포의 능동적 과정에 의해 입자와 기타 물질이 흡수된다. 원형질막은 그 지질들을 재배열하여 흡수하려는 입자를 둘러싼다. 마지막 단계에서, 막은 융합되고 닫힌다. 막에 있는 지질은 그 지질 이중층을 원래의 조성으로 회복하기 위해 리모델링되어야 한다. 이런 예 중의 하나는 소화관에서의 재흡수 과정과 혹은 식균 작용이다. 외포작용(exocytosis)은 역방향으로 진행되는 유사 과정이다. 이런 예로는 효소 및 호르몬의 분비와 신경전달 물질의 방출이 포함된다.

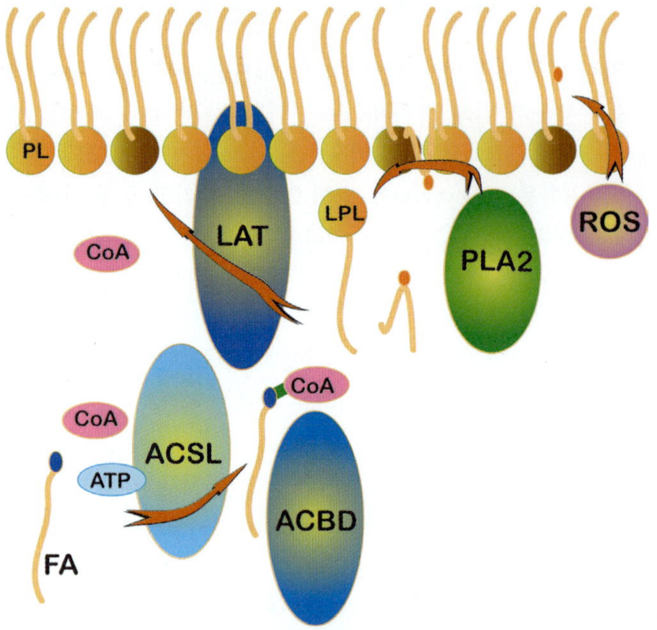

그림 2-6. 산화적으로 손상된 인지질의 복구. 활성산소종(ROS)은 인지질(PL)의 불포화 지방산을 산화시킨다. 이는 지방 아실 사슬의 극성을 변화시키고 인지질은 수상 쪽으로 기울어진다. 포스포리파제 A_2는 이러한 구조 파괴를 인지하고 인지질을 라이소인지질(lysophospholipid, LPL)로 가수분해한다. 지방산은 ATP를 사용하여 ACSL(acyl-CoA synthetase)에 의해 아실 조효소 A(FA-CoA)로 활성화된다. FA-CoA 및 LPL은 LPL 아실-CoA 아실트랜스퍼라제(LAT)에 의해 사용되어 인지질을 형성하고, CoA는 다음 주기를 위해 방출된다. 아실-CoA 결합 도메인 단백질(ACBD)과 같은 지질 결합 물질이 이 과정을 조절한다.

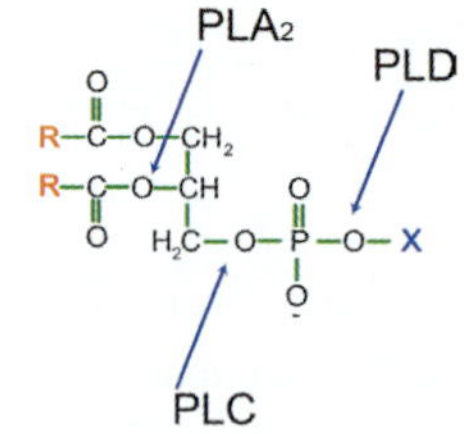

그림 2-7. 포스포리파아제는 인지질을 가수분해한다. 효소의 이름은 포스포리파아제에 의해 가수분해되는 에스테르 결합(ester bond)에 의해서 결정된다. 포스포리파아제 A_2(phospholipase A_2, PLA_2), 포스포리파아제 D(phospholipase D, PLD), 그리고 포스포리파아제 C(phospholipase C, PLC)가 나타나 있다.

의 정상적인 구성을 변화시켜 장벽 기능을 손상시킨다. 이렇게 더욱 극성화된 아실 사슬은 물이 있는 쪽으로 구부러질 것이다. 포스포리파아제(phospholipase)는 막 포장에서의 이러한 결함을 인식하여 지방산의 에스테르 결합을 절단한다(그림 2-6 참조). 이렇게 해서 생긴 자유 알코올기를 가지는 라이소인지질(lysophospholipid)은 재아실화 과정(reacylation process)을 통해 인지질로 회복되어야 한다. 지방산은 ATP를 사용하여 조효소(coenzyme A, CoA)를 카르복실기에 결합시키는 아실-CoA 합성효소(acyl-CoA synthase, ACSL)에 의해 활성화된다. 황화에스테르(thioester) 결합에 에너지가 저장된 이 아실-CoA 분자는 다른 효소인 아실 CoA-아실전이효소(acyl CoA-acyltransferase, LAT)에 의해 사용되어 지방산과 리소인지질 사이에 새로운 에스테르 결합을 생성한다.

이는 다음 주기를 위해 CoA를 방출하고 새로운 인지질을 생성한다. ROS에 의한 손상은 본질적으로 무작위적이며, 다양한 지방산 풀을 사용할 수 있고, 분자종 조성을 복원해야 하는 요구 사항이 중요한 생물학적 딜레마를 제공한다는 점을 감안할 때, 복구 주기는 매우 선택적으로 이루어져야 한다. 60년 전에 William Lands가 처음 기술한 인지질의 탈아실화/재아실화는 인지질 분자 종을 유지하거나 개조하는 데 필수적이다. 소위 "랜드 경로(Lands pathway)"는 설명된 대로 복구 공정의 일부분일 수도 있고, 기능적 필요에 따라 다른 막의 분자 종을 변경하기 위해 활성화될 수도 있다. 또한 이러한 반응에 관여하는 효소 및 이성질체의 복잡한 계열 외에도 단백질-단백질 및 단백질-지질의 상호작용이 이 복구 과정을 조절한다. 아실-CoA(acyl-CoA) 또는 라이소포스파티딜콜린(lysophosphatidylcholine, LPC)과 같은 분자는 계면활성제로 작용할 수 있으며, 막에서의 이들의 존재는 고도로 제어되어야 한다. 그림 2-6에서 볼 수 있는 아실-CoA 결합 단백질과 같은 지질 결합 단백질은 이러한 반응에서 필수적인 역할을 하며 기질과의 상호작용에 관여한다.

구조적 재배열 및 복구 과정 외에도, 막 지질은 생리 과정에서 정상적으로 대사된다. 예를 들어, 이 절에서는 포스포리파제의 작용과 에스테르 결합에 대한 작용을 검토한다. 화학적 관점에서 볼 때 지방산과 알코올(글리세롤과 같은) 사이의 결합은 단순히 물의 교환이다(그림 2-7).

이 교환을 촉매하는 포스포리파아제는 다양한 작용 위치, 크기 및 특성을 갖는 큰 패밀리 단백질들이다. 이들은 절단하는 에스테르 결합을 기준으로 그룹으로 나눌 수 있다. 그림 2-7은 몇 가지 예를 보여주고 있다. 포스포리파아제 D(phospholipase D)는 인산 부분과 머리 그룹 사이의 에스테르 결합을 절단한다. 그러므로, PC를 가수분해하면 이 반응으로 콜린(choline) 그룹이 방출되고 PA가 발생한다. 포스포리파아제 C(phospholipase C)는 글리세롤(glycerol) 골격의 세 번째 탄소를 절단하여 디아실글리세롤(diacylglycerol, DAG)을 생성한다. 이와 유사한 효소가 스핑고마이엘린(sphingomyelin)을 절단할 때는 세라미드(ceramide)가 형성된다. 포스포리파아제 A_2(phospholipase A_2, PLA_2)에 의해 두 번째 탄소에서의 가수분해는 라이소인지질(lysophospholipid)을 생성한다(그림 2-6 참조). 이 반응의 산물은 생성된 산물에 따라 생리학적으로 중요한 결과를 초래한다. PLA_2의 작용에 의해 방출되는 아라

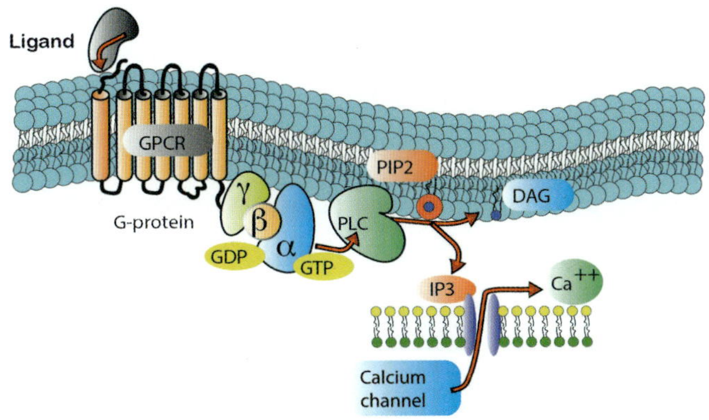

그림 2-8. G-단백질 매개 신호전달. 리간드가 막의 G-단백질 결합 수용체(GPCR)에 결합한다. 이것은 차례로 포스포리파아제 C(PLC)를 활성화하고, 이것이 다시 포스파티딜이노시톨 이인산(PIP_2)을 가수분해하여 다이아실글리세롤(DAG)과 이노시톨 삼인산(IP_3)을 만든다. IP_3는 신호전달 연쇄 반응의 일부분으로서 세포질의 칼슘을 증가시키는 작용을 한다.

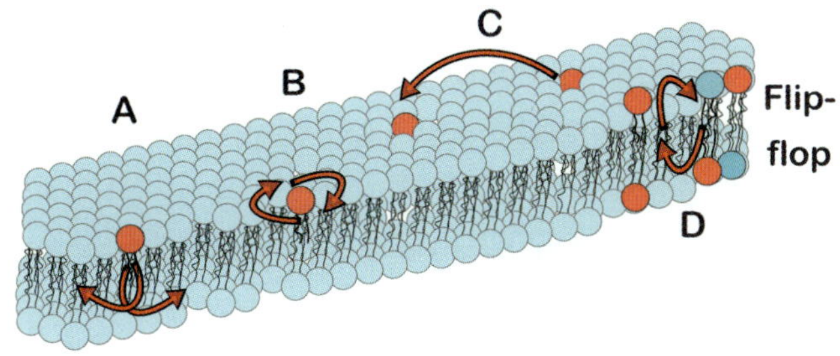

그림 2-9. 지질 이중층 내 인지질의 운동. (A) 지방 아실 꼬리는 이웃과의 결합으로 일정한 굽힘 운동을 한다. (B) 인지질은 중심축을 중심으로 빠르게 회전할 수 있다. (C) 인지질은 이중층의 평면에서 매우 빠른 속도로 이동할 수 있다. (D) 지질은 이중층을 관통 이동(재주넘기)이 가능하다.

키돈산(arachidonic acid)은 염증 반응에서 세포 신호전달 기능을 수행하는 주요 분자인 류코트리엔(leukotriene)들이나 트롬복산(thromboxane)을 합성하는 단계에서 매우 중요하다. 포스포리파아제 D(phospholipase D)에 의해 PC를 PA로의 가수분해한 후, 포스포리파제 A_2 가수분해를 하면 상처 치유를 비롯한 많은 과정에 관여하는 강력한 지질 매개체인 라이소인지질(lysophosphatidic acid, LPA)이 생성된다. 포스포리파아제 C(phospholipase C, PLC)의 작용은 DAG를 만들고, 이는 차례로 신호 전달 기능을 갖는다. 생물학적 활성을 갖는 또 다른 지질의 예는 SM의 기본 구성 요소인 세라마이드이다(그림 2-3 참조). 스핑고신 골격에 다양한 길이의 지방산 사슬이 아미드 결합으로 연결되면 구조적으로 완성된다. 스핑고미엘린은 스핑고미이엘리네이즈 C(sphingomyelinase C)에 의해 세라미드로 분해될 수 있으며, 이는 추가적으로 세라미다제에 의해 스핑고신으로 대사될 수 있다. 세라마이드는 세포 사멸, 염증, 세포 주기 정지 및 열 충격 반응을 포함한 세포 신호 전달 과정에서 2차 전달자로 작용한다. 또한 최근의 다양한 연구에서 세라마이드를 잠재적인 새로운 바이오마커로 제안하고, 암, 당뇨병, 알츠하이머병, 관상동맥 질환, 다발성 경화증 및 우울증과 같은 병리학적 상태에서 세라마이드 조절을 보고했다. 스핑고신 1-인산(sphingosine 1-phosphate)은 라이소인지질(LPA)과 구조적 유사성을 가지고 있으며, 유사하게 신호전달 경로에 관여한다. 포스파티딜이노시톨(phosphatidylinositol)의 인산화형인 PIP_2에 PLC가 작용하면, 인산화된 이노시톨인 IP_3(inositol phosphate)가 방출되며, 이 물질은 세포내 신호전달 경로의 주요 매개자로 작용한다. 지질 매개 신호전달의 한 예가 그림 2-8에 설명되어 있다.

G-단백질 결합 수용체(G-protein-coupled receptor, GPCR)는 그 분자의 세포외 부분에 리간드가 결합함으로써 작용을 한다. GPCR은 심혈관계, 호흡계, 위장관계, 신경계, 정신의학, 대사 그리고 내분비계 장애와 같은 주요 질병들의 발병 및 진행에서 중요한 역할을 하는 것으로 알려져 있다. GPCR은 그들에 결합하는 G-단백질에 의해 서로 다른 그룹으로 분류될 수 있다. 이들은 DAG와 IP_3를 포함한 생리활성 분자를 생성하는 포스포리파아제 C의 활성화를 포함한 다양한 경로를 유발한다.

종합하면, 인지질의 전환은 막의 인지질 조성과 여러 생리학적 경로를 유지하는 데 중요한 역할을 담당한다.

막 지질은 지속적으로 움직인다

지질 이중층의 복잡한 조성 외에도 막은 유동성(*fluidity*), 이동성(*mobility*) 및 패킹(*packing*)과 같은 용어로 정의되는 역동적인 시스템이라는 사실을 인식하는 것이 매우 중요하다. 막 인지질은 생물학적 막 내에서 여러 유형의 운동이 가능하다(그림 2-9). 인지질은 분자의 중심 장축을 중심으로 빠르게 회전할 수 있다(rotation). 인지질의 지방산 사슬은 유연하며, 소수성 이중층 핵심의 중심을 향해 가장 많이 구부러지면서 모든 방향으로 조금씩 흔들린다(wiggle). 인지질은 37°C에서 약 1× $10^8 cm^2/sec$의 속도로 생물학적 막을 가로질러 좌우로 이동할 수 있는데, 이는 가장 가까운 이웃 분자와 초당 10^7회 가량 자리 위치를 바꾼다는 것을 의미한다. 또한 지질은 이중층을 가로질러 이동할 수 있다(재주넘기; flip and flop). 순수한 인지질 이중층에서 단백질이 없는 경우, 이 재주넘기는 극성 부분인 머리 그룹이 무극성 층(지방산 아실 사슬)을 통과하여 이동해야 하므로 느린 과정이다. 하지만, 단백질들이 있으면 이 이동은 양방향으로 촉진될 수 있다.

막 성분의 전반적인 움직임은 종종 특정 분자나 여러 분자가 주변으로 이동하고, 흔들리고, 회전할 수 있는 방법을 설명하는 다소 모호한 용어인 유동성으로 설명된다. 이 유동성은 지질이든 단백질이든 이웃하고 있는 분자 사이의 상호 결합에 의해 좌우된다. 막 구성이 복잡하기 때문에 막 구조에서 분자의 "패킹"을 유도하는 상호 결합이 크게 다를 수 있다. 따라서 평균 운동에 대한 설명은 각 분자마다 크게 다르기 때문에 잘못된 정보를 줄 수 있다. 분자의 패킹 상태가 어떻게 운동성을 변화시킬 수 있는지를 설명하는 한 가지 예는, 앞서 설명했던 것처럼 인지질의 배열 상태를 변화시키는 콜레스테롤이 지질 분자의 측면 이동성을 느리게 하는 경향이 있다는 것을 발견한 것이었다. 인지질이 이중층의 평면에서 빠르게 이동한다는 발견에도 불구하고, 이는 무작위적인 과정이 아니다. 지질과 단백질 둘 모두, 구성에 따라 특정 지질이나 단백질이 풍부한 도메인(domain)이 막에 생기게 된다. 지질 분자는 이중층에 존재하는 단백질 구조를 수용해야 한다. 또한 특정 기능에 우호적인 지질과 단백질의 "마을(neighborhood)"이 있다. 예를 들어, 미세도메인(microdomain) 혹은 "뗏목(raft)"과 같은 마을은 신호전달과 같은 특정 생리적 과정에 관여한다(그림 2-8 참조). 서로 다른 단백질과 지질이 함께 작용할 필요가 있을 때에는 직관적인 감지에 의해 지질과 단백질이 서로 가까이 뭉치게 된다. 바꿔 말하자면, 이 도메인 조직이 파괴될 경우 생리적 과정이 제대로 진행되지 않을 것임을 뜻한다. 일반적으로, 원형질막의 뗏목에는 스핑고마이엘린, 포화 글리세롤 인지질, 그리고 콜레스테롤 같은 분자가 풍부하다. 막의 콜레스테롤 함량이 낮아지면, 이 뗏목들이 "용해(dissolved)"되는 경향이 있어 막의 기능이 변화된다. 모든 지질이 이중층뿐만 아니라 환경과도 긴밀하게 연관되어 있는 고도로 조직화된 평형 상태에 있음이 분명하다.

소수성 효과가 이 분자를 이중층 구조가 형성되는 방향으로 강제한다고 해도, 지질은 여전히 평형에 있으며, 절대적으로 "실무률(all or nothing)" 식의 분포는 하지 않는다. 지질의 특성에 따라, 그들은 이중층 사이를 이동할 수 있다. 아실 사슬이 16 탄소 원자 길이보다 더 짧아지면, 소수성은 감소하여 상당수의 분자가 상대적으로 쉽게 이중층을 떠나 수상(water-phase)을 통해 다른 막으로 교환될 수 있다. 따라서 포유동물의 혈장막은 막의 안정성이 손상될지도 모르기 때문에, 짧은 탄소 사슬을 가지는 분자종은 거의 함유하고 있지 않다. 유리지방산, 라이소인지질, 그리고 코레스테롤은 훨씬 더 쉽게 막을 떠나 다른 이중층과 교환된다. 이러한 교환은 지방 아실기를 물로부터 "보호"하고 수송 과정에서 이러한 분자를 "운반"하는 지질 결합 단백질에 의해 촉진된다. 예를 들어, 지방산 결합 단백질(알부민 포함)과 아실-CoA 결합 단백질이 있다(그림 2-6 참조). 특히, 막 사이에서 긴 사슬 인지질의 이동은 지질 수송을 위한 화물 용기인 지질 교환 단백질에 의해 촉진될 수 있다. 이들은 지질에 결합하여 소수성 부위가 물에서 멀리

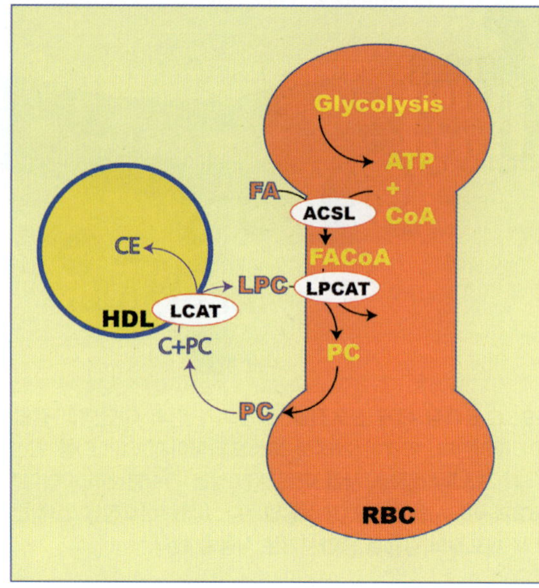

그림 2-10. 적혈구 지질 회전율 및 지단백질. LCAT는 HDL에 있는 포스파티딜콜린(PC) 및 콜레스테롤(C)을 콜레스테롤 에스테르(CE) 및 리소포스파티딜콜린(LPC)로 촉매한다. 적혈구의 LPC는 RBC 해당과정에 의해 공급되는 ATP를 소비하여 PC로 재아실화된다(그림 2-6 참조). PC는 HDL로 다시 운반되어 콜레스테롤 에스테르를 만드는 다음 주기에 사용된다.

떨어져 있도록 유지시킨다. 이 단백질 중 일부는 그들이 결합하는 지질에 매우 특이적인 반면, 다른 것은 특이성이 상대적으로 약하다. 혈액에서 약 2%의 농도에 달하는 혈청 알부민(albumin)은 다양한 지질 분자와 결합하여 수송체로서 기능할 수 있다. Lands 경로에 대한 설명에서 알 수 있듯이, 리소인지질이나 아실-CoA 같은 분자가 강력한 계면활성제 유사 물질이라는 점을 고려하는 것도 중요하다. 이들이 적절하게 결합돼서 결합되지 않은 상태가 낮은 농도로 유지되지 않으면 세포막이 "용해(dissolve)"되어 세포가 소멸된다. 지질단백질(lipoprotein)은 이름에서 알 수 있듯이 지질과 특정 단백질로 구성된 구조로서, 혈액 내의 이러한 분자를 간에서 이 분자를 필요로 하는 생체의 다른 지역까지 운반하는 기능을 한다. 이러한 경로의 변화는 원형질막을 포함한 세포의 지질 조성에 영향을 미칠 수 있다.

예를 들어, 혈액 세포는 혈장에서 지질을 지질단백질과 교환한다. 따라서 지질단백질의 변화는 혈액 세포의 막에 영향을 줄 것이다. 간에 심각한 문제가 있는 사람은 종종 지질단백질의 변화 때문에 혈구 세포막이 변화하는 특징이 있다. 혈장 지질단백질과 혈액 세포의 직접적인 상호작용은 역 콜레스테롤 수송에 중요한 고밀도 지단백질(high-density lipoprotein, HDL)의 수송 기능으로 설명되며, 이는 "나쁜" 콜레스테롤과 "좋은" 콜레스테롤의 적절한 지질 조성을 유지하기 위한 필수적인 과정으로 동맥경화증(atherosclerosis)과 연관되어 있다.

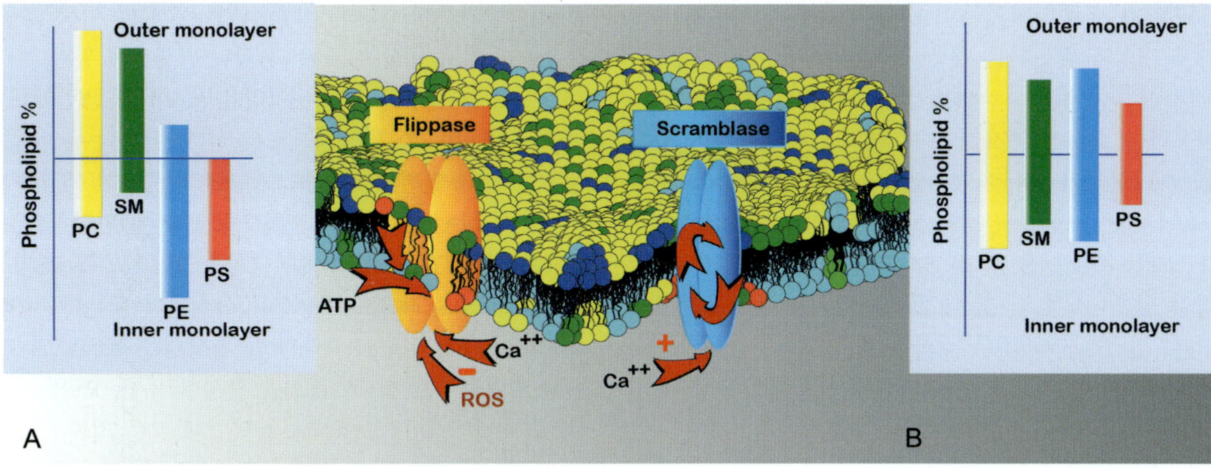

그림 2-11. 인간 적혈구 세포막의 인지질 분포. (A) 정상 분포: 콜린 함유 인지질인 포스파티딜콜린(PC) 및 스핑고미엘린(SM)은 주로 외층에서 발견되는 반면, 아미노 인지질은 주로 [포스파티딜에탄올아민(PE)] 또는 독점적으로 [포스파티딜세린(PS)] 내층에서 발견된다. (B) 뒤섞임 분포: 플립파제의 비활성화 및 뒤섞임 과정의 활성화는 그 세포 표면에 PS가 노출되도록 한다.

그림 2-10은 레시틴-콜레스테롤 아실트랜스퍼라제(LCAT)에 의해 콜레스테롤이 콜레스테롤 에스테르로 아실화됨을 보여준다. 이 효소는 HDL-PC에서 콜레스테롤로 지방산을 이동시켜 LPC를 형성하고 더 소수성인 콜레스테롤 에스테르가 HDL 입자 내부로 이동하는 결과를 초래한다. LCAT용 기질인 PC는 교체되어야 하고, LPC의 계면활성 특성이 HDL 입자를 잠재적으로 파괴할 수 있으므로 LPC도 제거되어야 한다. 적혈구는 혈액에 풍부하기 때문에 적혈구 막은 LPC가 재배치될 수 있는 최적의 장소이다. 적혈구는 포도당이 존재하는 한 해당과정을 통해 ATP를 생산하고, 앞서 설명한 Lands 경로를 사용하여 LPC에서 PC를 재아실화한다(그림 2-6). HDL에 저장된 PC가 복원되고, LCAT은 역 콜레스테롤 수송 작업을 재개할 수 있다. 따라서 적혈구가 동맥경화증과 관련된 경로에서 필수적인 역할을 한다고 주장할 수 있다. 이러한 관계는 혈장 및 적혈구에 첨가된 방사성 표지된 지방산이 HDL 콜레스테롤 에스테르의 생성으로 이어지는 과정의 확인을 통해 알 수 있다. 지질 수송과 질병의 관련성을 보여주는 또 다른 예는 고농도의 콜레스테롤이 세포의 기능에 부정적인 영향을 미친다는 사실이다. 어떤 사람은 원형질막이 애초에 상당량의 콜레스테롤을 가지고 있으므로 약간의 잉여분은 그다지 나쁘지 않다고 주장할 수 있다. 물론 작은 변화는 용인될 수 있겠지만 분명히 한계가 있으며, 이 한계를 벗어난 지질과 단백질의 상호작용은 세포에 심각한 결과를 초래할 수 있다.

지질 이중층 평면의 불균등한 분포 이외에도, 인지질은 이중층의 외층에서 내층으로 그리고 다시 외층으로 이동할 수 있다. 다시 말하지만, 이 재주넘기는 무작위적인 반응이 아니며, 이중층의 단백질에 의해 조절된다. 그림 2-11은 인간 적혈구 막에서 인지질의 정상적인 분포와 왜곡된 분포를 보여주고 있다. 콜린(choline)-함유 인지질(PC)과 스핑고마이엘린(sphingomyelin, SM)은 주로 바깥 단층에서 발견되는 반면, 아미노 인지질은 안쪽 단층에서 주로(PE) 혹은 독점적으로(PS) 발견된다(그림 2-11, A). 이러한 고도로 비대칭적인 원형질막 분포는 대부분의 포유동물 세포에서 나타나는 일반적인 특징이다. PS(그리고 PE)는 수송된 PS 한 분자당 한 분자의 Mg-ATP를 소모하는 아미노인지질 전이효소(aminophospholipid translocase) 혹은 플립파제(flippase)에 의해 외층에서 내층으로 능동적으로 수송된다. Mg-ATPase인 플립파제는 칼슘에 의해 억제될 수 있고 설프히드릴(sulfhydryl) 변형에 민감하며, 스크램블레이스는 칼슘의 존재에 의해 활성화된다.

세포가 ATP를 생성하지 못하거나, 칼슘을 배출할 수 없거나, 또는 설프히드릴 그룹의 산화적 변형에 의해 손상되면, 인지질 비대칭성이 손실된다(그림 2-11, B). 이러한 사실은 칼슘 이온 전달 물질(ionophore)인 A23187과 NEM 같은 설프히드릴 제제를 사용하여 실험적으로 신속하게 확인할 수 있다. 적혈구에 추가된 이러한 분자들은 칼슘의 투과성을 증가시키고 플립파제를 억제한다. 칼슘 펌프는 무력화되고, 세포의 ATP는 고갈되며, 스크램블레이스가 인지질 조직을 무작위적으로 분포시켜 PS가 노출된다. 외층에서 내층으로의 능동적 이동 이외에도, ATP-의존적인 능동 수송이나 또는 양방향으로 뒤섞이도록 하는 과정에 의해 지질을 내층에서 외층으로 수송할 수 있는 여러 단백질이 확인되었다. ATP-결합 카세트(ATP-binding casset, ABC)를 포함하는 수송체들은 이와 관련하여 특이한 역할을 한다. ABC 수송체 슈퍼패밀리의 주요 구성원은 지질 단백질 대사에 관여하는 다중 약물 내성(multidrug resistance, MDR) ATPase와 ABCA1이다.

MDR ATPase는 종양학자들이 종양이 종종 광범위한 여러 항암제에 내성을 갖는다는 것을 알게 되면서 처음 발견되었다. 이 내성의 이유는 종양세포가 종종 ATP 가수분해 에너지를 사용하여 소수성 분자를 세포 밖으로 내보내는 MDR ATPase를 과발현하기 때문이다. 광범위한 항암제는 소수성이므로, 효과적인 농도를 결정하기는 어렵다. 일반적으로, MDR ATPase는 간, 신장 및 장에서 발현되며, 여기서 독성물질을 각각 담즙, 소변 및 장 내강으로 퍼내는 것으로 생각된다. 따라서 간암(hepatoma)은 암화된 세포들이 광범위한 화학요법 약물에 대하여 내성을 갖기 때문에 치료하기가 상당히 어렵다.

PS가 내층으로 이동하는 것이나 PS가 노출되도록 이중층이 뒤섞이는 것은 모두 세포에서 고도로 조절된다. 뒤섞임(scrambling)이 활성화되어 있을 때라도,플립파제가 활성화되어 있는 한 PS 노출은 최소화된다. 하지만, 플립파제가 비활성화되고 이중층을 가로지르는 지질들의 뒤섞임이 진행되면, PS는 그 세포의 표면에 노출되며, 중요한 생리적 결과들이 초래한다. PS의 노출은 세포들의 인식과 제거에 중요한 개시 작용이다. 세포자멸(apoptosis) 혹은 예정된 세포사(programmed cell death)의 초기에, PS는 세포 표면에 노출된다. 대식세포는 이 비정상적인 표면을 인식하고 세포자멸 프로그램을 거친 세포를 삼켜서, 그 세포가 잠재적으로 유해한 분해산물들을 주변 환경으로 배출하기 전에 처리될 수 있도록 한다. 따라서 PS 노출은 세포자멸 개시를 나타내는 강력한 표시이다. 표면에 PS가 있는 세포에 결합하는 분자인 annexin의 결합은 자멸 세포의 일반적인 측정방법이다(그림 2-15). 그렇지만 세포 제거는 잘 조절된다면 조직 발달에서 정상적인 현상이다. 또한 발달 중인 적혈구의 많은 부분이 골수에서 나오기 전에 세포자멸을 겪는 지중해빈혈(thalassemia)의 비효율적인 적혈구 생성에서 명백하듯이 이 과정은 정상적으로 기능할 수 없는 세포를 제거한다. 지중해빈혈 환자의 적혈구 수명 감소와 함께 이러한 "적혈구 자멸(eryptosis)" 현상은 빈혈을 유발한다. 이러한 세포자멸 프로그램의 비정상적이 조절 또한 많은 문제를 유발할 수 있다. 제거되어야 하지만 인식되지 않는 세포(암세포)는 세포막이 정상처럼 보임으로써 제거되지 않게 된다.

이러한 과정에서 막 이중층을 관통하는 칼슘의 이동은 조절 과정에서 공통적인 주제로 보인다. 예를 들면, 인간 적혈구 세포에서, 능동적 칼슘 수송체인 칼슘-ATPase(calcium-ATPase)는 심한 농도 기울기에 역행하여 칼슘을 밖으로 퍼낸다(이후의 이온수송에 대한 설명 참조). 적혈구 세포 내에서 칼슘 이온 농도는 나노몰(nM) 수준으로 유지되는 반면, 혈장에서는 거의 2 mM이다. 세포에서 자연적인 원인에 의해 또는 막의 칼슘 이온 통로에 의해서 칼슘이 "누수(leaky)"되면, 칼슘 농도는 증가한다. 특히, 칼슘-ATPase가 더 이상 효율적으로 칼슘을 퍼내지 못할 때 이런 상황이 발생하게 된다. 이러한 상황은 단층들 사이의 지질 뒤섞임을 유도하고 플립파제 발현을 하향 조절하며, PS가 노출되도록 한다. 칼슘의 유입은 종종 다른 막 손상과 연결되며 산화 스트레스가 중요한 역할을 한다.

플립파제는 (산화적) 설프히드릴 변형에 민감하며, ATP의 감소는 이 ATPase에 명백한 영향을 미친다. 즉 PS가 노출되고 다시는 효율적으로 내층으로 들어가지 않는다. 따라서 (산화적으로) 손상되어 ATP와 칼슘 항상성을 유지할 수 없는 세포는 제거되어만 한다. 혈소판 활성화 동안, PS의 노출은 프로트롬비나아제(prothrombinase) 복합체 같은 지혈 인자들의 결합 부위들을 형성하기 때문에 필수적인 현상이다. 이 복합체의 단백질들은 PS 표면에서 조립되고 프로트롬빈(prothrombin)은 혈액 응고의 필수 단계인 트롬빈(thrombin)으로 절단된다. 대조적으로, 원형질막에서 PS의 무작위적이고 원치 않는 노출은 부혈전 상태(prothrombotic state)와 정상적인 지혈과정의 불균형을 초래한다(그림 2-15 참조).

머리 그룹에 기반한 인지질의 비대칭적 분포뿐 아니라, 인지질은 지방산의 아실 사슬이 기준으로도 역시 비대칭적으로 이동하고 분포한다. 내부 지질 단층은 종종 불포화도가 높은 지방 아실 사슬이 풍부하다. 또한, 이중층의 주요 성분인 콜레스테롤은 인지질과 비교하여 이중층 이동과 관련하여 다른 특성을 나타낸다. 콜레스테롤의 극성 머리 그룹은 하나의 작은 수산기이기 때문에, 콜레스테롤(인지질들과 달리)은 단백질의 존재 여부와 관계없이, 내층에서 외층으로 쉽게 뒤집힐 수 있다. 그러므로, 이중층 양쪽에 분포된 콜레스테롤은 원형질막의 형태 변화에 반응하여 이중층을 가로질러 이동할 수 있다.

아울러, 평면상의 지질의 이동(수평적 이동)이나 이중층을 가로지르는(수직 이동) 지질의 동적 이동은 특정 지역에 특정 지질 분자가 상대적으로 많이 존재하게 하여, 단백질과 지질의 상호작용에 중요한 역할을 하며, 따라서 생리적 기능에도 중요하게 작용한다. 막을 가로지르는 단백질과 인지질의 이질적 혹은 비대칭적 분포의 중요성에 대해서는 많은 세부 사항들이 조사되어야 할 필요가 있다. 그럼에도 불구하고, 이 역동적 구성의 단서는 한 가지 명료한 중요성을 시사한다: 그것은 막의 두 면이 기능적으로 구별되게 하고, 별개의 경로에 있는 단백질과 효소들이 보다 더 효율적으로 작용할 수 있는 기회를 제공한다는 점이다.

막 단백질과 지질의 상호작용은 세포 기능의 중요한 매개체이다

앞의 논의로부터, 지질의 조성 및 구성 그리고 지질-단백질 상호작용은 막의 구조와 기능, 생합성 그리고 막의 이동 등

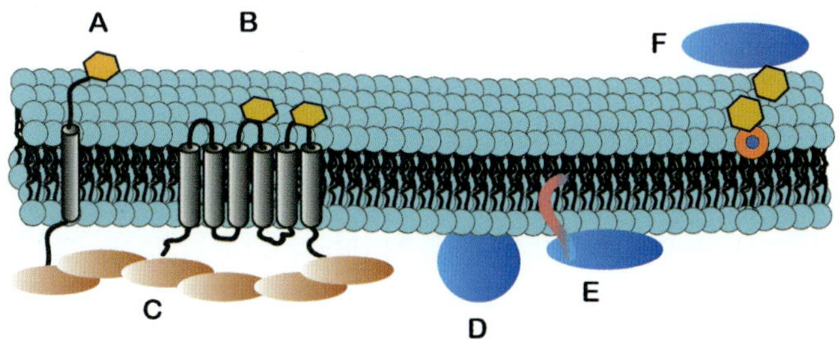

그림 2-12. 내재성 막단백질과 주변성 막단백질. 내재성 막단백질과 주변성 막단백질은 다양한 방식으로 지질 이중층과 상호작용할 수 있다. 다음의 경우가 존재한다. (A) 단일 관통형의 당화된 내재성 막단백질(단백질의 단일 α-나선형 조각이 이중층을 가로지르고 있는 점에 유의). (B) 다중 관통형의 당화된 내재성 막단백질(이런 구조는 수송체나 막 채널에서 발견됨). (C) 막 단백질은 막 골격 단백질 구조와 상호작용하여 막을 안정화시킬 수 있음. (D) 주변성 막단백질은 이온 결합에 의해 인지질의 극성 머리 그룹에 연결되어 있음. (E) 단백질 자체가 이중층으로 들어가지 않고 대신 지방산 꼬리에 공유적으로 연결된 막 단백질. (F) 단백질 자체가 이중층으로 들어가지 않고 대신 당에 의해 포스파티딜이노시톨에 공유적으로 연결된 막 단백질.

에 필수적임이 분명해졌다. 지질-단백질 상호작용은 지질 용해(lipolysis), 혈액응고(blood coagulation), 신호전달(signal transduction) 및 적절한 세포질 조성의 유지와 같은 많은 생물학적 과정의 핵심적 내용이다. 앞에서 지적한 바와 같이, 분자생물학적 및 유전적 접근은 지질 구조를 간접적으로 다룰 뿐이다. 그것들을 유지하는 단백질 기전은 지질이나 고분자 조직이 아니라 DNA에 암호화되어 있다. 그럼에도 불구하고, 유전체를 이해하는 기술의 발전을 통해 이용 가능해진 풍부한 정보는 지질-단백질 상호작용에 대한 관심을 더욱 증가시켰다.

유전체 분석을 통한 풍부한 막단백질의 발견, 지질이 갖는 많은 특정 기능의 규명, 막 단백질의 원자 구조 내 특정 부위에서 지질의 검출은, 분자적 수준에서 생체막이 어떻게 기능하는지 더 잘 이해하기 위한 세 가지 주제일 뿐이다. 막 지질 세계의 특수성과 막에 존재하는 단백질의 특수 기능 그리고 막단백질을 다루는 데 있어서의 어려움 등은 대단히 어려운 일이고 앞으로도 그럴 것이다. 그럼에도 불구하고, 이러한 상호작용이 어떻게 막들의 기능을 주도하는지에 대한 더 나은 이해는 세포의 기능을 이해하는 데 필수적이다.

단백질의 구조와 기능

지질 이중층에서 얼마나 쉽게 분리되느냐에 기초하여 내재성 막단백질(integral membrane protein)과 주변성 막단백질(peripheral membrane protein)의 두 가지 기본적인 형태의 막단백질이 구분된다. 내재성 막단백질은 지질 이중층에 매립되어 있으며, 이중층을 파괴해야만 분리할 수 있다. 이를 위해 계면활성제가 사용된다. 이러한 양친매성(amphipathic) 계면활성제는 두 물질이 혼합된 인지질-계면활성제 마이셀들을 형성하여 이중층을 파괴한다. 이 마이셀에서, 내재성 막 단백질은 소수성 영역에 의해 덮인다. 주변성 막단백질은 지질 이중층을 녹이지 않고도 막으로부터 분리될 수 있다. 일반적으로 주변성 막단백질은 수성 용액의 이온 강도나 pH를 변화시켜서, 주변성 막단백질과 인지질의 극성 머리 그룹이나 다른 막단백질과의 결합을 방해함으로써 분리한다.

다양한 형태의 내재성 막단백질과 주변성 막단백질이 존재한다(그림 2-12). 어떤 내재성 막단백질은 막을 관통하고 있고 막을 한 번만 통과한다. 이런 유형의 단백질은 일반적으로 세포 외부의 수성 환경 쪽에 전하를 띠고 극성인 아미노산을 가지는 친수성 부분을 포함한다. 이 이중층의 소수성 중심 내에서는 알파 나선(α-helix)을 형성하는 20~25개의 비극성 아미노산으로 이루어진 소수성 부분이 있으며, 수성 환경인 그 세포의 내부 쪽에 하나의 친수성 부분을 가진다.

단일 막관통 단백질의 한 예로는 적혈구 원형질막의 주요 사이알로당단백질(saialoglycoprotein)인 글라이코포린 A(glycophorin A)가 있다. 다른 단백질은 여러 개의 α-나선이 막을 여러 번 통과한다. 수송체와 이온 통로는 모두 다중 막관통 단백질의 예이다. 단일 막관통 단백질과 달리, 다중 막관통 단백질은 이중층 중심에 극성 아미노산과 전하를 가진 아미노산을 포함할 수도 있다. 이러한 극성 아미노산은, α-나선의 한쪽 면과 마주하면, 수용성의 기공 형성에 기여한다. 중요한 다중 막관통 단백질의 예는 밴드 3(Band 3)이라고 하는 적혈구 음이온 교환 단백질이다. 밴드 3은 적혈구 막을 가로질러 HCO_3^-와 Cl^-을 1:1로 맞바꿔 줌으로써 폐에서 CO_2를 방출하게 하는 데에 관여한다. 이 단백질은 α-나선이 막을 여러 번 통과하며, 세포질로 뻗어 있는 작은 친수성 COOH 말단과 긴 소수성 NH_2 말단 영역을 가진다. 그 NH_2-말단 영역은 해당과정(glycolysis)의 효소, 헤모글로빈, 그리고 밴드 3을 세포 골격에 연결시키는 지역들에 대한 결합 부위를 가진다. 밴드 3과 결합하는 탄수화물 부분은 적혈구 세포막의 바깥 표면에 있다.

특히, 모든 막관통 단백질은 내재성 막단백질이지만, 모든 내재성 막단백질이 막관통 단백질은 아니라는 것이다. 어떤 단백질은 지방산이나 인지질에 공유 결합하여 이중층에 연결된다. 그 예로는 소위 글리코실포스파티딜이노시톨(glycosylphosphatidylinositol, GPI) 고정 단백질이 있다. 이 단백질은 당 사슬에 연결되고, 차례로 아실 사슬이 막의 소수성 중심에 있는(모든 인지질과 마찬가지로) PI에 연결된다. 이런 종류의 단백질 예는 아세틸콜린(acetylcholine)의 분해에 필수적인 효소인 아세틸콜린에스터라아제(acetylcholinesterase)이다(그림 2-26 참조). 단백질 자체는 이중층 바깥에 있지만 인지질에 의해 이중층에 강하게 연결되어 있는 이러한 구조는 이들 단백질이 다른 단백질보다 상대적으로 높은 이동성을 갖도록 해준다. 친수성 환경 쪽으로 튀어나와 있는 큰 머리 그룹으로 인해, 그 이동성은 지질보다 낮을 수는 있지만, 이중층에 묻혀 있는 아미노산을 갖는 단백질보다는 훨씬 빠르다. 그러므로, 어떤 수용체나 효소처럼 빠르게 이동해야만 하는 단백질에서 이러한 구조를 기대하는 것이 논리적이다. 주변성 막단백질은 내재성 막단백질(또는 다른 주변성 막단백질)과의 이온 상호작용에 의해 또는 인지질의 극성 머리 그룹과의 상호작용에 의해 막 표면에 부착될 수 있다. 많은 단백질은 또한 이중층의 소수성 부분과의 상호작용을 증가시키기 위해 지방산을 사용한다. 이러한 지방산은 주로 미리스트산(myristic acid, 14 탄소 길이)이나 팔미트산(palmitic acid, 16 탄소 길이)이며, 아미노산 부분에 공유 결합되어 막에 결합하기 위한 닻의 역할을 한다. 이러한 단백질의 전사후 변형은 아실화된 단백질의 적절한 기능에 필수적이며, 중요한 대사 경로와 여러 단백질의 긴밀한 상호작용에도 필수적이다. 예를 들어, N-미리스토일트랜스퍼라제(NMT)는 14개 탄소 사슬을 글리신 잔기로 이동시키는 아실화 반응을 촉진한다. 그 과정은 아실-CoA가 NMT의 기질이기 때문에 Lands 경로(그림 2-6)에 대해 설명한 것과 유사하게 시작된다. LAT가 아실-CoA에서 리소인지질로 지방산 아실기를 전달하는 것과 유사하게(그림 2-6), NMT는 미리스토일-CoA의 티올 결합 에너지를 사용하여 미리스토일-CoA에서 14개의 탄소를 단백질로 전달한다. 흥미롭게도, 이 반응에서 14개 탄소 사슬이 기질로서 선호되어야 하지만 NMT의 기질 특이성은 부족하다. 정제된 상태에서, NMT는 미리스트산 이외의 아실-CoA와 결합은 하지만 이들을 잘 전달하지는 않는다. 그 결과, C_{14}-CoA보다 훨씬 농도가 높은 acyl-CoA 종이 NMT의 활성 부위의 비특이적으로 결합하여 단백질 아실화 주기를 차단하기도 한다. 이러한 경우, ACBD(acyl-CoA binding domain protein family)가 NMT에 특이성을 제공하고, 미리스톨화 과정을 촉진시키는 필수적인 역할을 한다. ACBD6은 NMT와 결합하고 C_{14}-CoA의 사용을 조절함으로써, C_{14}-CoA가 농도가 적음에도 불구하고 단백질의 변형(미리스토일화)을 유도시키는 우선적인 기질이 된다.

막과 단백질의 결합은 고도로 조절된다. 지질과 유사하게, 막단백질은 막 평면 내에서 측면 이동이 가능하다. 단백질 측면 이동성은 '광표백 후 형광 회복(fluorescence recovery after photobleaching, FRAP)' 실험에 의해 정량적으로 측정될 수 있다. FRAP 연구에서 막 표면 단백질은 형광으로 표지된다. 집속된 레이저 빔이 원형질막의 선택된 작은 영역을 광표백하여 해당 지점에서 형광을 감소시킨다. 시간이 지남에 따라 표백되지 않은 부분의 표지된 표면 분자들이 광표백된 지역으로 확산되므로 광표백된 영역의 형광은 복원된다. 광표백된 지점의 복원되는 정도는 내재성 막단백질의 이동 비율에 비례하기 때문에, 형광의 복원 속도를 통해 내재성 막단백질의 확산계수(diffusion coefficient)를 계산할 수 있다. 이 접근법을 통해 인공적인 지질 소포체 내에 존재하는 내재성 막단백질이 10^{-9}~10^{-10} cm^2/sec의 속도로 확산되는 반면, 생물학적 막에서는 10^{-10}~10^{-12} cm^2/sec의 속도로 확산된다는 사실을 확인하였다. 생물학적 막에서 더 느린 이동이 나타나는 것은 단백질-단백질 그리고 지질-단백질 상호작용들 때문이다. 한 가지 예는 적혈구 막의 음이온 수송체인 밴드 3이다. 이 분자 대부분은 막 내에서 좌우로 이동할 수는 없지만, 이 분자가 정제되어 인공적인 지질 소포체 내에 배치되면 빠르게 이동한다. 그 이유는 밴드 3 분자가 세포질 막 표면의 막 골격(membrane skeleton)과의 상호 결합에 의해 제한되기 때문이다. 따라서 밴드 3은 움직일 수는 있지만 막 골격과의 상호 결합으로 인해 측면 이동성이 제한된다. 앞서 제시되었던 GPI 고정 단백질은 빠르게 움직이지만, 다른 단백질과 "충돌"하면서 움직임이 느려진다. 막 지질과 유사하게 이동함에도 불구하고, 막 단백질은 이중층 평면에 무작위로 분포되지 않는다. 기능에 따라 특정 영역으로 집중 분포된다. 내재성 막단백질 또한 지질과 유사하게 막 내에서 축을 따라 회전할 수 있지만, 지질과 달리 한쪽 층에서 다른 층으로의 이동이 극히 제한되어 절대적인 비대칭성을 갖는다.

주변성 막단백질인 스펙트린은 항상 적혈구막의 내부 세포질층과 연결되어 있다. 글라이코포린 A(glycophorin A)의 NH_2 말단 영역은 항상 적혈구 외부에 있고 COOH 말단 영역은 세포질 내부에 있다. 당 지질(glycolipid)과 유사하게, 당단백질의 탄수화물 부분은 생체막을 가로질러 비대칭 분포를 갖는다. 수식된 설탕 잔기는 거의 대부분이 막 외부에서 발견된다. 작은 단백질 중심에 결합된 올리고당인 글리코사미노글리칸(glycosaminoglycan)뿐만 아니라, 당지질 및 당단백질의 탄수화물 부분은 전자 현미경에 의해 관찰되는 원형질막 외부 표면의 "**글리코칼릭스(glycocalyx)**"라고 하는 두툼한 코트를 형성한다. 1970년 마르티네즈(Martinez)와 팔라모(Palamo)가 발견한 원형질막 표면의 이 글리코칼릭스는 세포-세포 간 소통과 세포 간 접착에 기여한다.

세포막에서의 변화가 겸상세포 빈혈증을 유발한다

인간에 영향을 미치는 한 가지 질병이 지난 5,000~10,000년 동안 아프리카 종족에서 잘 알려져 있었다. 1910년, 시카고에 기반을 둔 의사였던 제임스 B. 헤릭(James B. Herrick)은 "심각한 빈혈 환자에게서 특이하게 길쭉한 낫 모양의 붉은 입자"가 발견된다는 기술을 남겼다. 이것은 서양 의학에서 겸상적혈구병(SCD)이라는 이름이 부여되었지만, 이러한 "겸상 적혈구"

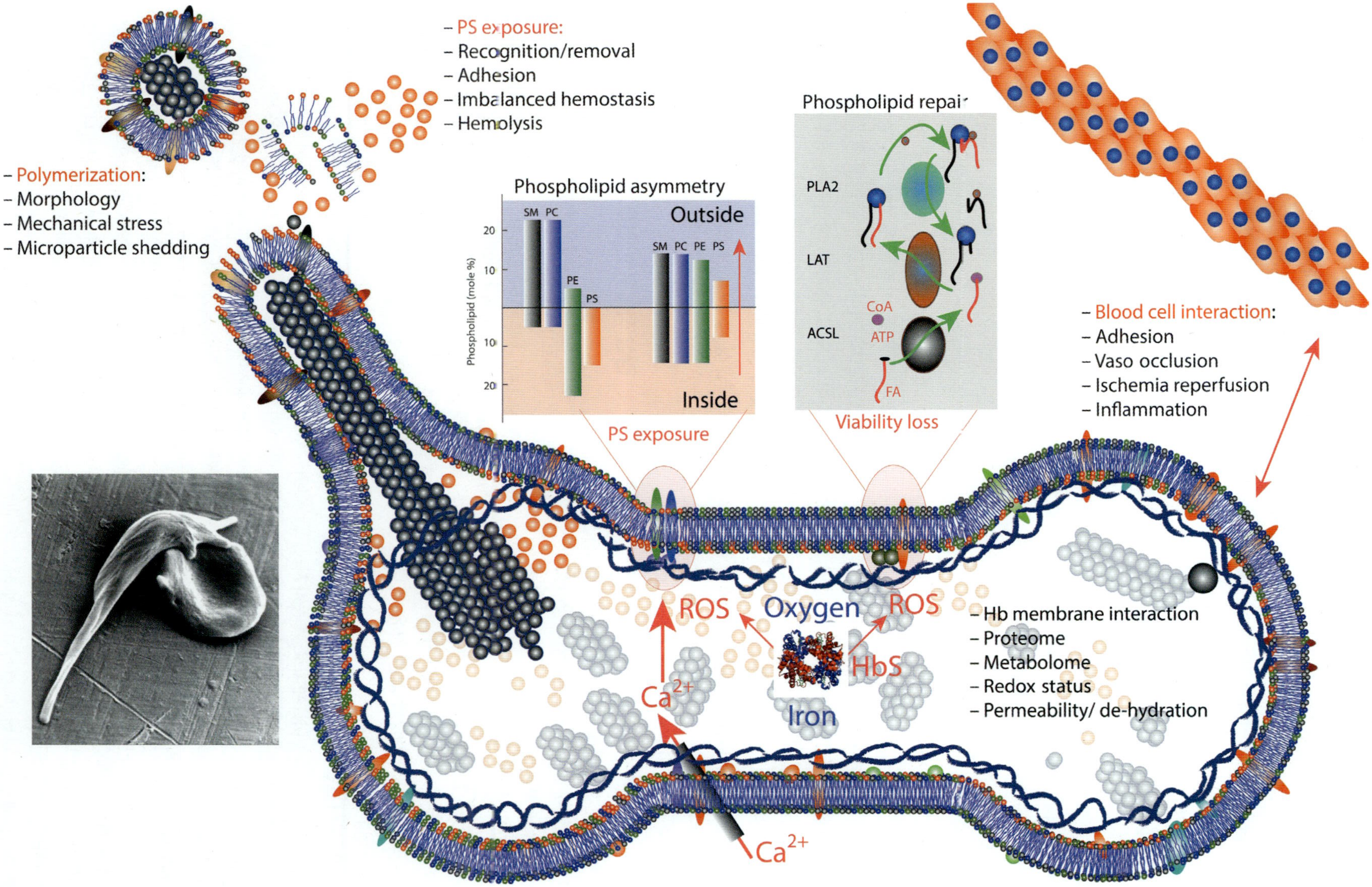

그림 2-13. 헤모글로빈 S 및 막의 변화. 낮은 산소압에서 겸상 헤모글로빈의 중합은 적혈구 형태를 변화시키고, 지질 이중층을 막 골격에서 분리하며, 막에 물리적인 스트레스를 가한다. 그 결과 PS를 노출시킨 미세입자(microparticle)의 분리를 초래한다. 겸상 헤모글로빈의 불안정한 특성은 산화 스트레스를 증가시키고, 대사체와 프로테옴을 변경하며, 세포질의 산화 환원 상태를 변경하고, 막 지질과 단백질을 손상시킨다. 산화된 지질은 그림 2-11과 같이 복구된다. 이러한 복구 시스템에 관련된 단백질이 손상되면 복구 상의 장애가 발생하고 막의 유지 기능이 상실되며, 겸상적혈구막이 유착, 혈관 폐색, 허혈 재관류 및 염증 과정에서 중심적인 역할을 하게된다. 세포질 칼슘 및 산화적 스트레스의 증가는 인지질 비대칭의 소실을 포함하는 자멸 세포에 나타나는 원형질막의 형성을 초래한다. PS 노출은 겸상적혈구의 인식 및 제거, 유착 증가, 불균형 지혈 및 용혈을 초래한다. 이러한 모든 과정은 겸상적혈구 병을 특징짓는 혈관병증에 기여한다.

의 존재에 대한 근본적인 분자적 기전이 규명되기까지 또 다시 40년이 걸렸다. 1940년대 후반, 라이너스 폴링(Linus Pauling)은 단백질 분리 기술을 완성하고, 겸상적혈구 환자로부터 채취한 헤모글로빈이 정상적인 헤모글로빈과는 다른 이동성을 가진다는 것을 증명할 수 있었다. 1949년 사이언스(Science) 잡지에 게재된 폴링의 논문 "겸상 적혈구 빈혈증(Sickle cell): 분자 질병(molecular disease)"은 오늘날 우리에게 친숙한 분자 의학(molecular medicine)의 기틀을 마련했다. 폴링은 비정상 단백질과 질병 사이의 직접적 연계를 처음으로 제안했다. 수년 후, 왓슨(Watson)과 크릭(Crick)에 의해 DNA 구조가 발견된 후, 16번 염색체의 β-글로빈 유전자좌의 한 코돈(codon)에서 A가 T로 바뀐 단순한 점 돌연변이가 β-글로빈의 6번째에 위치한 글루탐산을 발린으로 바뀌게 한다는 것이 밝혀졌다. 이 단순한 돌연변이는 특히 겸상 유전자를 가진 부모로부터 유전되는 경우 동형 접합 상태(SS)에서 헤모글로빈의 비정상적 행동을 초래한다. 그림 2-13은 겸상 적혈구의 생존 가능성에 대한 단순 점 돌연변이의 영향을 요약한다.

헤모글로빈 S는 저산소 상태에서 중합되어 헤릭이 설명한 "낫 모양"으로 되어 막에서 높은 물리적인 충격을 주게 된다. 이러한 변화는 막 물질(미세소포, 일명 막 먼지 membrane dust)의 소실 및 막 구조의 변경을 유발하는 물리적인 충격으로 작용한다. 산소 운반체로서의 기능을 허용하기 위해 정상 적혈구는 ROS 공격에 대응할 수 있도록 슈퍼옥사이드 디스뮤타제(superoxide dismutase), 카탈라제(catalase), 글루타티온(glutathione) 및 비타민 E와 같은 화합물로 잘 무장되어 있다. 세포의 적절한 산화환원 상태를 유지하기 위한 이러한 항산화 시스템에도 불구하고, 세포의 손상은 늘 발생하고 이에 대한 복구시스템 또한 마련되어 있다. 그 한 예가 그림 2-6에 설명되어 있다. 순환계에 들어 온 후 성인 적혈구는 새로운 단백질이나 지질을 만드는 능력이 부족하므로, 이러한 항산화 시스템은 중요하다. 그러나 적혈구 대사(해당과정)는 자유 라디칼 공격에 대응하기 위해 에너지를 제공하고 손상이 발생할 경우에는 복구 과정에 필요한 연료를 공급한다. 그럼에도 불구하고, 약 120일이 지나면 세포는 더 이상 제대로 기능하지 못하고 순환에서 제거되며, 골수에서 만들어진 신선한 적혈구로 대체된다. 적혈구의 생성과 제거의 이러한 일정한 순환은 적합한 혈액 기능에 필수적이다. 겸상 적혈구에서 비정상적인 헤모글로빈은 ROS의 형성을 증가시켜 막에 스트레스를 준다.

막에 대한 기계적 및 산화적 스트레스는 모두 정상적인 막 구조의 손실을 초래하고 정상 적혈구보다 훨씬 더 일찍 세포자멸 같은 과정을 개시하여, 조기 인식 및 제거로 이어진다. 빠른 제거와 충분한 양의 새로운 적혈구 생성하지 못하는 골수의 무능력으로 인한 불균형은 환자에서 빈혈로 이어진다. 빈혈도 명백한 문제이지만, SCD 환자의 적혈구 막의 변경은 다른 혈액 세포 및 내피와의 결합 증가, 전혈전 상태(prothrombotic state), 순환계에서 헤모글로빈과 헴(heme)의 방출, 미세혈관 구조의 차단으로 인해 혈관폐쇄 위기, 뇌졸중 유사 현상, 신장 손상 및 그에 따른 허혈/재관류 및 높은 염증 상태 등 많은 임상적 문제를 초래한다. 고도로 조직화된 제거 과정이 손상된 막을 가진 이러한 세포를 충분히 신속하게 제거할 수 없다는 것은 질병에서 중요한 역할을 한다.

위의 그림과 같이, PS가 노출된 막의 불균형은 항상성 붕괴로 이어진다. 또한 PS 노출은 이러한 세포를 염증 매개체 분비 포스포리파제 A_2($sPLA_2$)에 의한 막 가수분해에 취약하게 만든다. 이것은 차례로 혈관 내 용혈을 초래한다. 순환계에서 헤모글로빈과 헴의 방출은 염증 상태를 악화시킨다. 낫 모양과 적혈구 내피의 결합은 혈관 폐쇄, 통증 위기 및 허혈 재관류 손상으로 이어진다. 이러한 현상이 골수의 미세혈관에서 발생하면 자멸 세포와 괴사 세포가 순환계에 들어갈 수 있고, 생체에서 염증이 극도로 증가한 패혈증의 경우와 같이, 자멸 물질 및 괴사 물질은 $sPLA_2$에 의해 가수분해되고, 분해산물은 폐의 혈관층에 결합한다. 이는 차례로 폐가 체액으로 채워지는 치명적인 "급성 흉부(acute chest)" 증후군으로 이어지는데, 분명히 심각한 의학적 상태이다(임상 사례 2-1).

임상 사례 2-1 겸상 적혈구 빈혈증

웬델 워싱턴(Wendell Washington)은 6월 2일 "전신 통증(excruciating total body pain)"으로 새크라멘토 시립 병원(Sacramento City Hospital)에 입원한 17세 흑인 소년이었다. 그는 고등학교를 수석으로 졸업하였고, 졸업을 축하할 겸 현충일 휴일에 타호 호수(Lake Tahoe)로 학우들과 주말여행 중이었다. 날씨는 계절에 맞지 않게 따뜻했다. 여행 도중, 그는 많은 양의 물을 마셨음에도 불구하고 열이 났고 이상하게 갈증이 심해졌다. 늦은 오후가 되자, 모든 관절들이 아프기 시작했으며, 그는 학교 간호사 겸 도우미에게 진통제를 부탁했다. 고통스런 기침까지 발생했다. 밤 10시경, 그는 매우 불편해졌고 걱정이 되어 병원에 데려가 달라고 요청하였다. 그가 매우 심각하게 아프다는 것을 눈치 챈 간호사는 즉시 산소 호흡장치가 구비된 앰뷸런스 수송을 요청했으며, 웬델을 비교적 더 가까운 르노 병원(Reno hospital)이 아닌 새크라멘토 병원에 데려가도록 주선하였다. 응급실에 접수할 때 웬델은 분명 급성 고통이 있는 탈수 증상의 야윈 흑인 10대로 보였다. 그는 고통을 호소하면서, 다리, 늑골, 그리고 복부에 참을 수 없는 통증이 있다고 말했다. 모르핀 황산염(morphine sulfate) 5 mg을 정맥 주사한 후에야 웬델은 검사를 받을 수가 있었다. 그의 혈압은 110/60 mmHg이었으며, 맥박은 144로 규칙적이었고, 호흡은 24회, 그리고 체온은 41.2℃였다. 신체검사 결과 관련 소견들은, 건조하고 창백한 점막들, 그의 오른쪽 상부의 폐 부위 대부분에서 나타나는 탁성 수포음, 그리고 양쪽 다리가 모두 아프다는 것이었다. 그는 또한 복부 검사를 받았지만, 잡히는 덩어리나 따로 아픈 지점은 없었다. 간이나 비장 모두 촉진이 불가능했으며, 타진(percussion)에 의한 비장 탁음은 없었다. 급히 찍은 한 장의 흉부 사진은 오른쪽 상부와 중부 엽에서 광범위한 폐렴이 있음을 확인시켜 주었고, 어렵게 얻어낸 가래 샘플은 그람 양성 쌍구균들(diplococci)을 보여주었다. 즉각적인 혈액 분석 결과, 92%의 호중구, 8.6g/dL의 헤모글로빈 수준(정상 = 14−18g/dL) 및 $21,000 \times 10^9$/L의 혈소판 수와 함께 백혈구 수가 $21,000 \times 10^9$/L(정상 범위 = $4,000-11,000 \times 10^9$/L)이었다. 혈액 도말 검사는 호중구에서 밴드 호중구(band neutrophils) 및 돌레 소체(Dohle body)의 높은 백분율을 보여주었으며, 적혈구에서 기형적혈구증(poikilocytosis) 및 대소구 부동증(anisocytosis)이 보였다. 망상적혈구는 적혈구의 8%를 구성하고, 적혈구의 10%는 공기 건조 도말에서 낫 모양이었다. 아주 소량의 소변 샘플은 1.010의 비중과 광범위한 현미경적 혈뇨를 보였다. 웬델에게 고용량 산소 마스크와 수분 보충을 위한 수액의 정맥 주사가 공급되었다. 그는 폐렴구균, 황색포도상구균 및 마이코플라스마에 대한 경험적 적용 범위와 함께 세균성 폐렴으로 추정되는 것에 대하여 정맥 항생제를 즉시 시작했다. 혈액 4단위의 타이핑과 매칭을 위해 검체를 혈액은행에 보냈으며, 그는 즉시 수혈을 받았다. 그의 통증은 아편류 진통제의 호흡 억제 효과를 피하기 위해 케토로락(비마약성 진통제)으로 치료되었다. 이어 웬델의 엄마에게서 얻은 이력에 따르면 그는 겸상 적혈구 빈혈증을 가진 그녀의 여섯 자녀 중 둘째라는 것이 밝혀졌다. 이전에 그는, 성장하면서 경한 통증 위기로 1년에 한 번 정도만 입원을 했던 가벼운 문제들만 가지고 있었다. 그는 통증 위기 사이에 아편제를 필요로 하지 않았으며, 하이드록시우레아 같은 사전 예방 약물을 복용하지 않았다. 그는 학교에서 체육 활동은 제한받았지만, 공부도 잘했고 반 친구들에 의한 평가도 좋았다.

겸상 적혈구 빈혈증(Sickle Cell Anemia)의 세포생물학과 진단 및 치료

폴링(Pauling)의 혁신적인 생화학 이래로, 겸상 적혈구 빈혈증은 전형적인 분자 질환(molecular disease)으로 인식되었다. 돌연변이의 동형 유전 베타글로빈 유전자(SS)는 겸상적혈구 환자의 삶의 질을 극적으로 저하시킨다. 폴링이 정의한 단백질 특성의 변화와 적혈구가 산소가 화학적으로 결합되는 배지에 노출될 때 헤모글로빈 중합체의 형성은 겸상적혈구에 대한 조기 진단 테스트가 가능하도록 하였다. 1960년대 후반에 Black Panthers는 오클랜드의 길모퉁이에서 겸상 적혈구병 검사를 지원했고, 1972년에는 겸상 적혈구법이 법으로 서명되었다. 동형접합 형태로 약 100,000명의 미국인과 전 세계적으로 더 많은 사람들에게 영향을 미치는 이 질병에 대한 인식은 영향을 받는 개인에게 큰 차이를 만들었다. 신생아 선별검사는 미국에서 태어나는 모든 아이가 겸상 유전자를 가지고 있는지 확인하는 것으로, 다른 나라에서도 비슷한 노력이 진행되고 있다. 이를 통해 조기 조절이 가능하고 그에 따른 적절한 의료 서비스로 환자에게 큰 변화를 가져왔다.

동형접합 SS 질환을 나타내는 PCR 시험에 의해 입증된 바와 같이, 웬델은 그의 이형접합성 부모부터 비정상적인 겸상 글로빈 유전자를 물려받는 불운을 겪었다. 따라서 앞서 지적한 바와 같이, 그는 적혈구에서 산소에 의해 유발된 변화에 취약했고 그로 인한 많은 2차 문제를 겪었다. 여기에는 낮은 산소 장력 상태의 영역에 존재하는 미세혈관계에 적혈구의 포획, 이 포획이 뼈에서 무산소증을 유발할 때 발생하는 극심한 고통의 위기, 췌장의 점진적인 경색 현상과 그로 인한 면역학적 결손, 그리고 소변을 농축하는 능력을 사라지게 만드는 신장 유두(renal papillae)의 경색이 포함된다. 이러한 변화는 차례로 환자를 탈수에 과민하게 만들고, 이로 인해 헤모글로빈 중합이 증가된다. 일부 심한 경우에는 아마도 2차적인 막의 점도 증가로 인해 뇌경색 및 누적된 뇌손상 경향이 발생한다. 얄궂게도 낮은 산소 장력과 탈수는 모두 생체 내 겸상화 가능성을 증가시킨다. 타호 호수의 높은 고도와 더운 날씨 및 웬델의 발열로 인한 탈수 현상이 그의 겸상화 위기를 유발했다. 겸상 적혈구에 의한 폐혈관 폐쇄와 경색된 뼈에 의해 방출되는 지방 색전의 조합은 생명을 위협하는 저산소증을 나타내는 급성흉부증후군을 초래했다. 관류가 잘 되지 않는 폐는 기저의 면역 결핍과 결합되어 세균성 병원체에 의해 폐가 2차 감염될 수 있었다. 감염은 그의 저산소증 상태를 악화시켜, 치명적인 저산소증-겸상하-저산소증의 악순환 고리를 만들었던 것이다. 다행히 간호사의 현명한 판단으로 웬델은 더 낮은 고도의 응급실로 신속하게 보내져서 생명을 구할 수 있었다.

SCD 환자를 직접적으로 치료하기 위해 의사가 사용할 수 있는 도구는 제한적이다. 감염, 염증, 불균형 지혈 및 급성 발작의 통증을 대처하는 노력 외에도 치료에는 수혈 및 겸상화를 낮추기 위한 노력이 포함된다. 환자가 유도하는 항체 반응의 결과로 이용 가능한 일치 혈액 단위가 감소하기 때문에 수혈은 만성 치료로 제한된다. 또한 정기적으로 수혈을 받는 환자의 경우, 철의 과부하를 주의 깊게 관찰하고 철 킬레이트로 조절해야 한다. 급성 위기에서 수혈은 잠재적으로 유용하다. 수산화요소(Hydroxyurea)는 헤모글로빈 스위치를 역전시켜 베타글로빈에 비해 감마글로빈을 상향 조절하며, 그 결과로 태아 헤모글로빈의 증가는 겸상화를 감소시키므로 지난 수십 년간 널리 사용되었다. 비교적 효과적이지만 모든 환자가 똑같이 반응하는 것은 아니며 부작용도 있을 수 있다. 다른 항겸상화제는 현재 개발 중이며 그 가능성을 보여주고 있다. 유전적 질환의 잠재적 치료법은 유전자 치료(골수 이식을 통해 가능)이며, 여러 접근법이 일상적으로 사용되거나 임상시험 중에 있다. 골수줄기세포를 교체하면 유전적 질환을 잠재적으로 치료할 수 있지만, 그것은 여전히 주요한 임상 절차이고, 현대 서양의학의 치료 혜택을 받지 못하는 대부분의 환자에게 제한적으로 이용 가능하다. 다른 멀미 방지제들이 현재 개발 중에 있으며 가능성을 보여주고 있다. 유전자 질환의 잠재적 치료법은 (골수 이식을 통해 가능) 유전자 치료이며, 여러 접근법이 일상적으로 사용되거나 임상시험에서 사용되고 있다. 골수줄기세포를 대체하는 것은 유전적인 장애를 잠재적으로 치료할 수 있지만, 그것은 여전히 주요한 임상 절차이며, 현대 서양의학 치료 외의 대부분 환자들에게 제한적으로 이용 가능할 수 있다.

겸상 유전자가 인간 집단에 왜 존재하는지를 이해하기 위해서는, 이형접합 상태(AS)의 겸상 글로빈이 말라리아가 유행하는 지역에서 더 나은 생존을 제공한다는 점에 주목하는 것이 중요하다. 세포막은 박테리아, 바이러스, 원생동물을 포함한 세포 내 기생충의 출입문이다. 세포 안에서, 그들은 증식을 위해 숙주를 이용한다. 그 예로는 클라미디아 트라코마티스(Chlamydia trachomatis, 세균), 뎅기열(dengue, 바이러스), 말라리아(malaria, 원생동물) 등이 있다. 이 세 가지 전염원은 지구 상의 인간 집단의 건강에 큰 문제를 일으키는 원인이다. 기생충이라는 이름에서 예상할 수 있듯이, 그들은 숙주 체계를 이용하여 증식한다. 숙주의 이러한 도움에는 그들의 지질 이중층의 형성에 대한 도움도 포함된다. 그들의 지질은 독특할 수 있지만, 숙주 세포의 단백질은 지질 이중층의 형성을 지원하며, 앞서 논의된 유사한 경로를 사용하여 기생충 단백질에 지질을 수식한다.

인간 유전체에 대한 압력과 결과적인 돌연변이 사이의 연관성은 대부분의 열대지방에서 유행하고 있고 여전히 세계에서 가장 중요한 전염병 중 하나인 말라리아에 의해 잘 드러난다. 매년 약 3억 명의 말라리아 환자가 발생하여, 100만 명이 사망하는데, 대부분이 아프리카 어린이들이다. 감염된 개인의 기능에 심각한 영향을 미치기 때문에, 보건상의 문제뿐만 아니라, 이 질병의 경제적 영향 또한 매우 크다. 사하라 이남의 아프리카에 있는 감염성 아노펠린(anopheline) 모기에 물리면 플라스모디움 팔시파룸(Plasmodium falciparum)의 포자충이 주입된다. 기생충은 간으로 이동하여 간세포를 침투하고, 1~2주 후에 메로조이트(merozoites)가 방출되며, 적혈구가 그들의 침투 대상이 된다(그림 2-14). 면역 체계로부터 숨을 수 있는 적혈구 내에서 기생충은 여러 단계로 증식한다. 그것은 고리 형태, 성숙한 영양체(trophozoites) 및 다핵 분열체(multinucleated schizonts)를 형성하고, 며칠 후에 적혈구가 파열되어 더 많은 메로조이트를 방출하면 차례로 또 다른 적혈구로 침투한다.

적혈구의 감염 단계는 말라리아에 대한 모든 임상적 측면

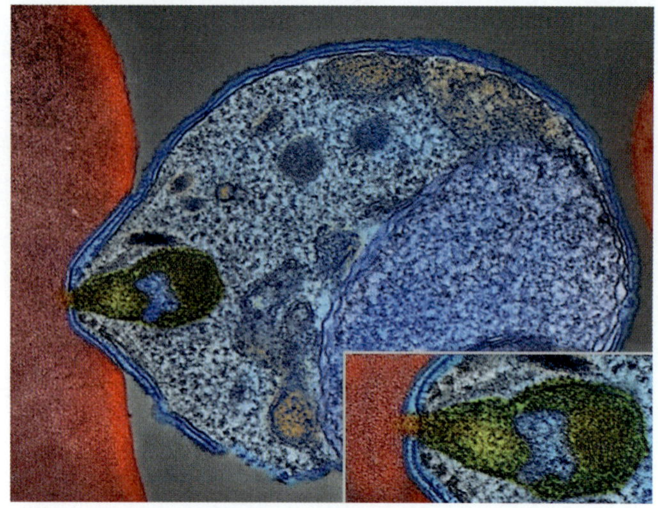

그림 2-14. 인간 적혈구에 부착된 말라리아 기생충(오른쪽, 파란색)의 착색된 전자현미경 사진. 삽입된 부분은 더 높은 배율로 부착 지점의 세부 사항을 보여준다. 이 부착점은 기생충이 적혈구막을 관통하고 면역 체계로부터 숨기 위한 세포 내부의 서식처를 찾는 데 사용된다.

의 원인이 된다. 적혈구 침투 및 파열이 반복되면서, 오한, 발열, 두통, 피로, 기타 비특이적 증상이 나타나며, 심각한 말라리아 장기 기능 장애를 일으키게 된다. 일부 기생충은 배우자 세포(gametocytes)로 발전하여 모기가 혈액을 먹는 동안 흡수될 수 있다. 그들은 모기 안에서 새로운 전염성 포자충으로 발전한다. 이것은 기생충, 매개체(모기)와 피해자 사이의 복잡한 생활주기처럼 보이지만, 매우 효과적이며, 말라리아는 인간의 재앙이었다. 말라리아 기생충의 삶의 일부가 적혈구 내부에 있기 때문에, 말라리아 기생충의 생존 능력을 감소시키는 인간에게 유익한 많은 돌연변이가 발생하여, 말라리아가 특정 지역만 높게 유지되고 있다. 말라리아 기생충의 관점에서 볼 때, 면역 체계로부터 적혈구 내부에 숨는 것은 매우 중요하다. 적혈구 막의 변화는 기생충이 백혈구에 침입하여 숨는 것을 더 어렵게 만든다. 세포 내에서 기생충은 증식과 생존을 위한 조건을 필요로 하며, 세포질 조건의 변화는 기생충의 생존에 영향을 미칠 수 있다. 또한, 숙주(적혈구)는 계획된 기생충 성숙 주기가 완료되기 전에 용혈되어서는 안 된다. 따라서 생명 주기의 이 부분을 방해하는 것이 무엇이든 기생충에게는 나쁘지만 인간에게는 유익하다.

안소니 엘리슨(Anthony Allison)은 1949년 대학 탐사에서 말라리아가 훨씬 덜 만연한 고원지대와는 대조적으로 케냐 해안과 빅토리아 호수 근처에 사는 인간 집단에서 겸상 적혈구 이형접합체(AS)의 빈도가 높다는 사실에 주목했다. 이것은 말라리아가 풍토병인 지역에서 적혈구 돌연변이가 인간에게 유리하다는 그의 가설로 이어졌다. 이것은 헤모글로빈 돌연변이(HbS, HbC, HbE, HbD 및 지중해빈혈), 막의 변형(구형 혈구

증 및 난소적혈구증), 특정 혈액형 항원(Duffy) 또는 대사 변화(G6PD 결핍 및 피르브산 키나아제 결핍증) 등을 통해 가설의 정확성과 유전적 변화 여부가 입증되었다. 이러한 변화는 모두 기생충의 삶을 더 어렵게 만들어서 감염된 개인에게 이점을 제공한다는 사실에 뿌리를 두고 있다. 이러한 말라리아와 관련된 적혈구 이상에 의해 영향을 받는 개인의 수는 놀랄 정도로 많다. 이형접합체 형태(AS)의 겸상 적혈구 돌연변이는 전 세계적으로 3억 명 이상의 사람들에게 영향을 미치는 것으로 생각된다. 이러한 수치는 지중해빈혈 같은 다른 적혈구 이상을 더하면 혼미할 정도로 전 세계 건강에 미치는 영향은 막대하다. 겸상 돌연변이는 아프리카에서만 발견되는 것이 아니라, 중동과 인도에서도 SCD가 명백히 존재하며 유럽에서도 겸상 유전자가 발견된다는 점에 주목하는 것이 중요하다. 게다가, 이러한 유전자들의 조합은 예상치 못한 결과를 초래할 수 있다. 예를 들어, 동남아시아에서 유행하는 HbE와 베타 지중해빈혈은 그 자체로는 임상적으로 큰 영향을 미치지 않을 수 있다. 그러나 HbE-베타-thal 조합은 부모 중 한 사람에게서 유전될 때 수혈 의존으로 이어질 수 있는 적혈구 장애이다. 현재 DNA의 평가는 유전병의 진단에 중요한 역할을 하고 있으며, 최근에는 DNA 분석의 발달로 이러한 인간 돌연변이의 이력을 연구할 수 있게 되었다. 기원전 1380년부터 기원후 425년까지 매장된 90개의 미라를 분석한 결과, 나일강 삼각주에 살았던 사람들의 가계와 그들이 옮긴 질병을 정의할 수 있는 신뢰할 수 있는 결과가 나왔다. 투탕카멘은 3,000여 년 전인 기원전 1332년에 이집트의 파라오가 되었다. 그는 10년의 짧은 기간 동안 통치했고 19세의 나이로 사망했다. 그의 몸에 말라리아가 있다는 것이 확인되었다. 법의학적 증거에 따르면, 젊은 왕은 SCD를 앓았고 합병증으로 사망했을 가능성이 높다. 검증이 된다면 투탕카멘 왕은 분자적 수준에서 확인된 최초의 겸상 적혈구 환자가 될 것이다.

말라리아 기생충은 다양한 형태로 나타나며, 이러한 다양한 말라리아 종의 전 지구적 분포는 적혈구막 변화에 따라 결정된다. 예를 들어, *P. vivax*는 *P. falciparum*이 발견되는 아프리카와 비교하여 주로 동남아시아에서 훨씬 더 널리 퍼져 있다. *P. vivax*에 대한 수용체인 Duffy 혈액군은 아프리카 혈통의 사람에게는 없기 때문에 *P. vivax*에 대한 저항성이 있다. 이것은 표적 세포의 감염원에 대한 수용체가 없기 때문에 감염원에 대한 선천적 내성의 잘 알려진 예가 되었다. 말라리아 보호 돌연변이가 있는 인간에게 "유익한"이라는 용어는 느슨하게 사용되지만, 말라리아에 대한 보호 수준을 제공하는 돌연변이에도 비용이 발생할 수 있다는 점에 유의하는 것이 중요하다. 앞서 설명한 HbE와 beta-thal의 조합이 한 예이다. 또한 전 세계적으로 3억 명이 넘는 사람들이 겸상 유전자(AS)를 보유하면 말라리아에 대항하는 이점을 제공할 수는 있지만, 개인이 면역되게 하거나 완전히 보호하도록 만들지는 않는다. AS 개인의 겸상화 현상은 드물지만, 산소 농도가 감소하고 겸상 유전자 사본이 하나라도 적혈구가 겸상이 되게 하는 경향을 촉진할 수 있는 더 높은 고도에서는 발생할 수 있다. 앞에서 설명한 바와 같이, 동형 접합체 형태에서 겸상 유전자(SS)의 유전은 파괴적이다. 현대 의료가 부족한 많은 국가에서 SCD 환자의 생존율은 극도로 낮다(임상 사례 2-2).

임상 사례 2-2 말라리아

미국 태생의 26세 남성인 헨리는 1주일 이상 진행성 호흡곤란과 발열은 물론, 2일 간의 황달을 앓은 병력을 가지고 있다. 그는 학회 발표가 있기 3일 전에 바이러스성 증후군이라는 진단을 받았다. 그는 서아프리카 베냉에서 2달간 머물다가 3주 전에 돌아왔다. 여행 전 황열병 예방접종을 받았고, 미국으로 돌아올 때까지 말라리아 예방약을 제공받았으며, 모기향과 모기장 사용을 권고받았다. 신체검사에서 경미한 황달, 중증 정도의 호흡곤란, 확산성 폐균열(diffuse pulmonary crackle)을 보인다. 그의 활력징후(vital sign)는 분당 33번의 호흡수, 주변 공기를 호흡하면서 87%의 산소 포화도, 39.8°C의 온도를 포함했다. 비정상적인 혈액검사 결과로는 혈액 속 혈구의 용적률(hematocrit) 32.2%, 혈소판 수 78/mm^3, 총 빌리루빈 수치 4.2mg/dL, 크레아티닌 수치 2.2mg/dL였다. 의사는 Giemsa 염색을 바탕으로 혈액에 2%로 추정되는 기생충과 함께 *P. falciparum*의 수많은 고리 형태가 존재함을 판명했다. 그는 즉시 입원했고, 감염병 상담사는 미국 질병통제예방센터(CDC)에 연락하고서 치료를 위해 항말라리아 의약품 아르테수네이트(artesunate)를 정맥주사로 맞을 것으로 권장했다. 참고로 헨리는 같이 여행을 했던 25세의 흑인 남성 친구인 아담과 함께 의사를 방문했다. 아담은 베냉에서 모기에 여러 번 물렸고, 모기장 아래에서 잠을 자지 않았으며, 항말라리아제를 복용한 적도 없었던 것을 기억했다. 그러나 아담은 헨리에게 영향을 미치는 어떠한 증상도 나타나지 않았다. 상담에서 아담은 겸상 적혈구병(SS)을 앓고 있는 여동생이 있음을 밝혔다. 아담 자신은 겸상 유전자(AS)를 가지고 있지만, 여동생과 달리 그의 이형접합 상태로서 전형적인 겸상 적혈구병 증상을 일으키지 않았다.

말라리아의 세포생물학과 진단 및 치료

모든 모기 매개 질병과 마찬가지로, 매개체의 통제는 감염을 예방하는 데 효과적이며, 적절하게 진단된다면 치료는 매우 효과적일 수 있다. 베냉을 방문하기 전, 헨리는 황열병 예방접종을 받았고, 말라리아 예방약을 받았으며, 모기장을 가져왔다. 하지만 시골을 방문하면서, 그는 매일 밤 모기장 그물 밑에서 잠을 자는 것을 엄격하게 지키지 않았고, 부분적으로는 "이상한 환상"을 가지고 있어서, 마땅히 복용해야만 하는 예방약을 복용하는 것을 "잊어버렸다". 말라리아가 유행하는 지역을 여행한 경험이 있는 모든 열이 있는 환자에게서 말라리아를 고려하는 것이 중요하지만, 미국 의사들은 그렇게 하지 않는 경우가 많다. 여행에서 돌아온 미국인들에게서 매년 수천 건의 말라리아 발병이 진단되고, 이 중 약 5-10%가 중증의 말라리아 기준을 충족하는 것으로 추정된다. 헨리의 친구 아담도 모기에 물렸을지 모르지만, 만약 그렇다고 한다면, 그 경우 기생충들은 분명히 제자리를 잡지 못했을 것이다. 따라서 헨리는 운이 좋게도 그의 의사가 이것을 선택 사항으로 알고, 그의 혈액에서 말라리아에 대한 증거를 찾기 위해 간단한 현미경 평가를 사용하였다. 아르테미시닌(artemisinin)과 퀴닌(quinine) 치료는 효과적이었다. 이 화합물은 적혈구 내부의 기생충에 필수적인 특정 경로에서 각각 단기 및 장기 모두에 작용한다. 기생충이 증식하면 헤모글로빈을 주요 에너지원으로 사용하고서 독성 헤모글로빈 분해산물을 "헤모조인(hemozoin)"에 농축하는데, 이는 현미경으로 기생충의 음식 액포에 작은 검은 구덩이로 볼 수 있다. 이 경로를 방해하는 화합물(퀴닌) 또는 헤모조인에 있는 철과의 반응을 통해 산화제 스트레스의 생성을 유발하는 화합물(아르테미시닌)은 기생충을 죽음으로 몰 수 있다. 1960년대에 처음 기술된 칭하오수(Qinghaosu)는 *Artemisia annua*(일명 개똥쑥 또는 sweet Annie)에서 정제된 화합물의 중국 이름이다. 이 식물은 한약재의 주성분으로 해열(항말라리아) 차를 만드는 데 사용되었다. 아르테미시닌 유도체(아르테수네이트, 아르테메테르 및 아르테모틸)는 WHO에서 항말라리아제로 권장하는 화합물의 중요한 부류가 되었다. 이들의 효과에 대한 완전한 이해는 부족하지만, 화합물은 과산화물 그룹(이중 산소)이 있는 큰 고리 구조를 포함하고 있으며, 그 활성은 기생충의 음식 액포에서 자유 라디칼 생성 및 기생충 칼슘 ATPase 억제함으로써 기생충을 죽음으로 유도한다.

광학기술의 이용과 생체막 연구의 발달: 광학현미경과 유세포 분석법

오랜 기간 동안 수많은 기술이 막 연구를 위해 개발되었다. 단백질, 지질, 혹은 당 성분들은 특정 세포를 규명하기 위해서, 그리고 서로 다른 막 구성성분의 기능을 연구하기 위해 표지(labeled)될 수 있다. 극도로 작은 이 물체를 보기 위해 요즈음 사용되는 광학기술은 세포생물학의 한 선구자에 의해 약 300년 전에 현미경법이 개발되면서 시작된 것이다. 안톤 반 레벤후크(Antony van Leeuwenhoek, 1632-1723)는 네덜란드 델프트(Delft)의 상인이었다. 그는 고등교육이나 대학 학위가 없었고, 모국어인 네덜란드 말 이외의 다른 언어를 알지도 못하였다. 그러나 1716년 6월 12일 한 편지에서 그는 다음과 같이 기술하였다.

"내가 오랫동안 해왔던 나의 일은, 지금 내가 듣고 있는 이 칭찬을 얻기 위해 했던 것이 아니라, 내 안에 남보다 좀 더 많이 존재한다고 생각되는 지식에 대한 갈망 때문이었다고 할 수 있습니다. 그리고 내가 어떤 놀라운 것을 발견할 때마다 그 발견을 기록해서 똑똑한 사람이 그로부터 정보를 얻을 수 있도록 하는 것이 내 의무라고 생각했기 때문입니다."

종종 그가 현미경을 만들었다고 생각되기도 하지만, 그는 현미경을 "발명(invent)"한 것이 아니라, 단순하지만 강력한 "확대경(magnifying glasse)"을 이용하여 물체의 확대율(배율)을 상당히 증가시킬 수 있었다. 중요한 것은 그가 자신이 관찰한 것을 자세히 기술하고 그에 대해 의견을 나누었다는 점이다. 그는 세균(bacteria), 자유 생활을 하거나 기생 생활을 하는 원생동물(protist), 혈구 세포, 정자 세포, 현미경적 크기인 선충(nematode)과 윤형 동물(rotifer, 담륜충), 그리고 다른 많은 것을 발견하고서 이에 대한 기술을 남겼다. 그의 연구는 널리 배포되어 현미경적 생물계 전반을 과학계에 알리는 역할을 했다.

오늘날, 광학현미경 기술은 전자현미경, 형광현미경, 그리고 다른 많은 기술과 연계되어 세포로부터 정보를 도출한다. 또한 제1장에서 설명한 바와 같이, 세포생물학 연구 과제, 특히 생체막 연구는 수천 개의 세포의 막 특성을 신속하게 평가할 수 있는 유세포 분석법(flow cytometry)을 사용한다. 1980년대 이래로, 유세포 분석기들은 방 하나를 족히 채울만한 복잡한 기계로부터 세포생물학에 사용되는 데스크톱 컴퓨터 수준의 기계로 발전했다. 현미경과 마찬가지로, 이 기술은 단 하나의 세포들에 대한 분석을 가능하게 한다. 현미경과는 대조적으로, 수백만 개의 세포들이 짧은 시간 내에 분석된다. 이것은 세포 집단에 대한 귀중한 정보나, 그 세포 집단에서의 희귀한 사건들에 대한 정보를 알려준다. 수집된 많은 데이터의 평가뿐만 아니라 실시간으로 방대한 데이터 흐름과 분석에는 상당한 컴퓨팅 능력이 필요하며, 현재 상용화된 컴퓨터에서 쉽게 수행할 수 있다.

컴퓨터 기술의 급속한 발전은 또한 각 유세포 분석 "이벤트" 또는 세포의 규칙적인 그림을 생성하는 "이미지 유세포 분석"으로 이어졌다. 유세포의 "이벤트"는 서로 다른 각도에서 감지된 빛의 양을 측정하여 감지기에 기록되고, 사진을 만드는 카메라에 의해 공유되며, 제1장에서 설명한 바와 같이 형광 표지 검침자(항체 또는 염료 등)의 존재와 함께 수만 장의 사진으로 분석될 수 있다. 그림 2-15는 저산소에 노출된 겸상 적혈구 환자의 혈액 샘플에 대한 형태학적 평가를 보여준다. 그림 2-15A의 점 도표는 혈액이 저산소에 노출된 후에

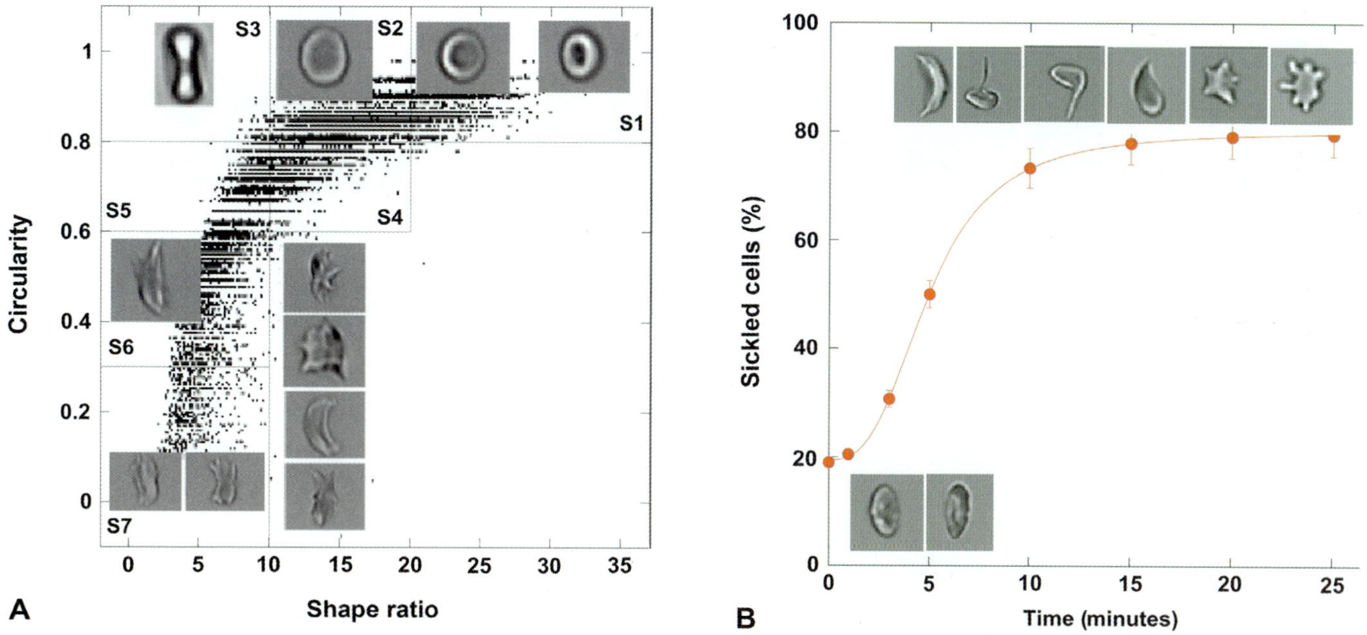

그림 2-15. 이미지 유세포 분석 및 겸상 세포 역학. (A) 적혈구는 한 줄로 플로우 셀(Flow cell)로 들어간다. 고해상도 현미경은 플로우 셀의 각 "이벤트"에 대한 상세한 bright-field, dark-field 및 형광 이미지와 강도를 생성한다. 전형적인 유세포 분석 결과가 점도표로 제시되어 있다. "둥근 정도(circularity)" 및 "모양 비율(shape ratio)"과 같은 픽셀 분석 알고리즘을 사용하여 적혈구의 형태를 특성화할 수도 있다. 각 "점"은 이미지를 나타내며, 예가 표시된다. 표시된 S1 과 S2 영역은 정상적인 적혈구 모양 이미지를 보여준다. 표시된 S5와 및 S6 영역은 심하게 왜곡된(겸형) 세포를 보여준다. (B) 1% 산소에 노출된 겸상 혈액. 각 시점에서 10,000번의 이벤트가 이미지 유세포 분석으로 분석되고, 비정상적인 모양(겸상) 세포의 비율이 계산된다. 곡선 맞춤은 시간과 겸상 세포 형태 변화의 S자형 상관성을 제공하는데, 이는 낮은 산소에 노출된 겸상 혈액내 겸상 세포의 동적 변화를 제공한다.

형태학적 변화와 구성 집단의 기이한 모양의 형성을 보여준다. 그림에서 점으로 식별된 각 사건(그림)은 픽셀 분석 알고리즘에 의해 분석되어 정상 또는 비정상적으로 정의될 수 있다.

그림 2-15B는 1% 산소에 노출되었을 때 시간에 따른 혈액의 변화를 보여준다. 이것은 폐에 있는 20%의 산소와 비교하여 주변부에서 발생하는 산소 장력의 근사치이다. 실내 공기(시간 0)에서 환자로부터 채혈된 혈액에서 비정상적인 형태를 가지는 세포의 백분율을 나타낸다. 이들은 소위 비가역적 겸상 적혈구라고 하는 세포로서, 순환계에서 저산소 스트레스를 겪은 후에 양면이 오목한 정상적인 모양으로 되돌릴 수 없고, 비정상적인 적혈구를 인식하는 신체의 시스템에 의해 제거되지 않은 세포이다.

시간이 지나면, 저산소 상태에서 비정상적인 세포의 비율이 최대치로 증가한다. 표시된 예에서, 세포 집단의 80%는 20분 후에 "병들게" 된다. 주의할 점은 정상적인 모양의 세포의 20%가 내부에 고분자가 없다는 것을 의미하지는 않는다. 그것은 단순히 고분자의 모양이 변형되지 않았음을 보여준다. 공기에 노출되면 형태가 즉시 시작 값으로 되돌아간다. 이 겸상 동역학 실험의 결과는 환자마다 다르며 임상 증상이나 치료 효과와 연계하는 데 사용될 수 있다. 그림 2-15와 2-16은 유세포 분석이 원형질막 지질 구조와 움직임을 측정하는 데에도 사용할 수 있음을 보여준다. 그림 2-16은 표면에 PS가 있는 세포에 결합하는 탐침인 형광 다이아넥신(diannexin)으로 표지된 세포를 보여준다. PS가 순환계의 적혈구 표면에 노출되면, 이들은 활성화된 혈소판과 유사하게 작용하여 프로트롬빈 복합체가 형성되는 표면을 제공한다(그림 2-16). 프로트롬빈은 단편 1.2(F1.2)의 방출에 따라 트롬빈이 된다. 겸상 적혈구 환자의 혈장에서 F1.2의 수치는 PS에 노출된 RBC의 수와 상관관계가 있는데(그림 2-16, C), 이는 변경된 RBC 막이 이 환자의 혈전 상태와 관련이 있으며, 이는 또한 PS를 세포 외층에서 내층으로 이동하는 능력의 소실과 관련이 있음을 시사한다.

세포막은 세포 내외 환경의 뚜렷한 차이를 유지하는 선택적 투과 장벽이다

막 구조의 측면에서 논의한 것처럼, 이제 원형질막의 몇 가지 기능에 대해 살펴보자. 막이 세포의 외부와 내부를 분리하고 있기 때문에, 이 장벽을 가로지르는 분자나 이온들의 이동은 중요하다. 이 절에서는 서로 다른 수송 방법, 즉 확산(diffusion), 삼투작용(osmosis) 그리고 능동 수송(active transport)에 대해 검토해 보겠다. 내포작용(endocytosis)과 외포작용(exocytosis) 같은 다른 수송 방법 역시 가능하다(그림 2-5 참조).

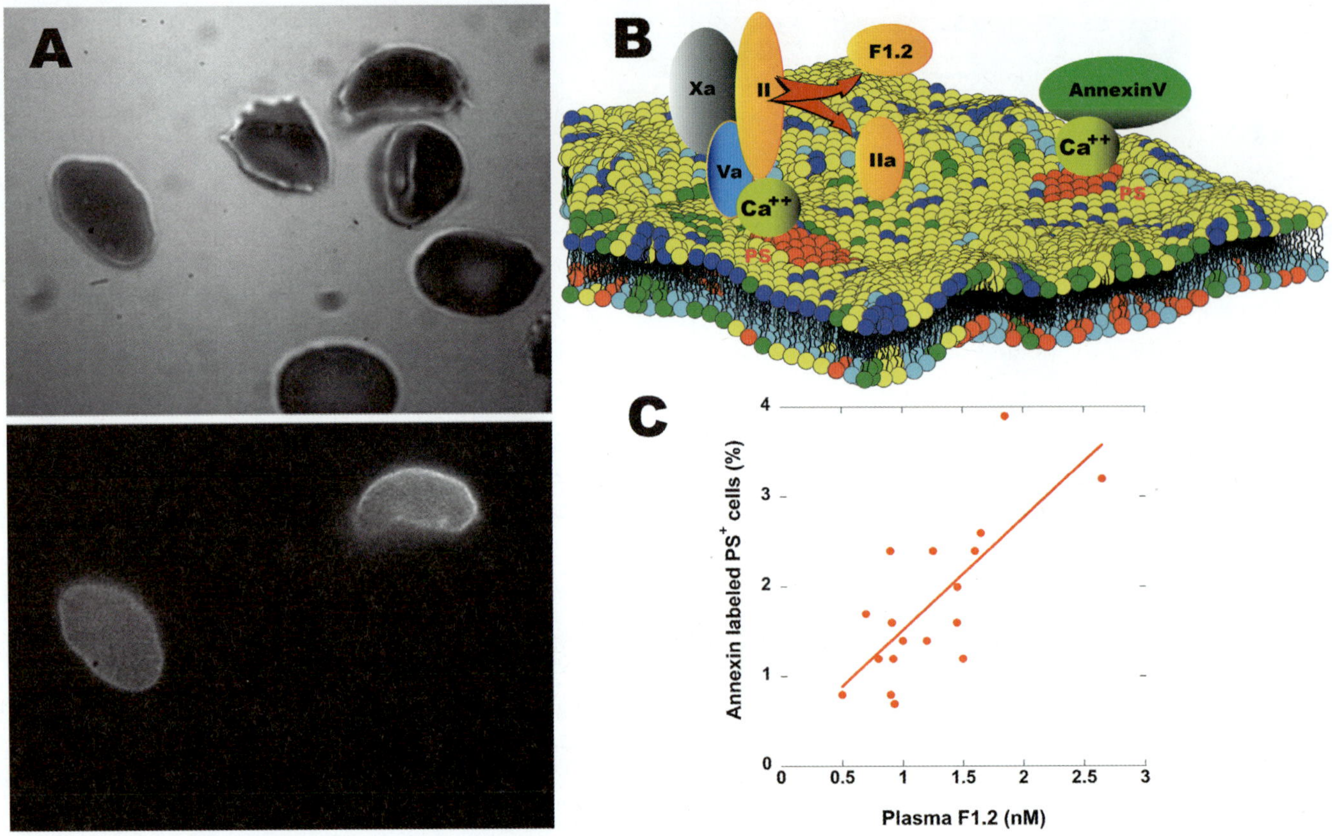

그림 2-16. (A) 형광 아넥신 V(annexin V)와 함께 배양된 겸상 세포의 예. 상단 현미경 사진은 정상 빛에서, 하단 사진은 형광 빛에서 찍은 것이다. 일부 세포들은 형광으로 표지된 아넥신 V들과 결합한다. 아넥신 V는 칼슘 존재 하에서 세포 표면의 포스파티딜세린(PS)과 결합한다. (B) 형광 아넥신 V의 두 프로트롬비나제 복합체는 칼슘이 있는 상태에서 세포 표면의 PS에 결합한다. (C) 환자의 혈장에서 단편 1.2(F1.2)의 수준과 관련하여 유세포 분석법에 의해 측정된 PS를 노출한 적혈구의 백분율. 혈소판에 대한 PS 노출은 응고 인자가 부착되고 프로트롬빈이 절단되어 트롬빈과 F1.2를 방출하는 표면을 제공하기 때문에, 지혈 시스템의 정상적인 작용에 필수적이다. 충분히 빠르게 제거되지 않은 PS 노출 적혈구는 정상 경로의 불균형을 초래하며, 실제로 PS 노출 적혈구는 이러한 환자의 혈전 상태와 관련이 있다.

전하를 띠지 않은 작은 분자는 단순 확산에 의해 지질 이중층을 통과할 수 있다(그림 2-17, A). 예를 들어, O_2, CO_2 그리고 N_2 같은 작은 기체 분자와, 에탄올, 글리세롤 그리고 요소(urea) 같은 전하를 띠지 않은 작은 극성 분자는, 마치 용액이나 기체 용매에 녹은 물질의 입자가 지속적인 무작위적 이동(브라운 운동)을 하는 것처럼, 지질 이중층을 가로질러 그 농도 기울기에 따라 낮은 쪽으로 단순하게 확산할 수 있다. 이들은 용액 전체에 그 농도가 균일해질 때까지 고농도의 지역에서 저농도의 지역으로 퍼지는 경향이 있다. 만일 고입자 농도의 지역과 저입자 농도의 지역이 투과성 막에 의해 분리되어 있다면, 입자가 양방향으로 이동하지만 높은 농도 쪽에 더 많은 입자가 있기 때문에, 높은 농도 쪽에서 낮은 농도 쪽으로 막의 양쪽 농도가 같아질 때까지 순이동(net flux)이 발생할 것이다. 입자는 이중층을 가로질러 계속 이동할 것이지만, 더 이상의 순확산(net diffusion)은 일어나지 않는다.

만약 작은 분자가 세포 외부 농도(C_o)가 세포 내부 농도(C_i)보다 높은 상태($C_o > C_i$)로 존재하고, 분자는 투과하지만 용매는 투과하지 못하는 막에 의해 두 용액이 나누어져 있을 때, 픽(Fick)의 확산 제1 법칙은 확산의 순비율이 $J = -DA\ dc/dx$라고 설명한다. 확산 속도는 막의 표면적(A), 막을 가로지르는 농도 기울기 dc/dx, 그리고 분자가 막을 투과할 수 있는 속도인 확산 계수(diffusion coefficient, D)에 비례한다. 중요하게도 이 방정식은 두 구획(내부 및 외부)들 사이에서의 입자 이동을 설명하며, 이 방정식에서 음의 기호인 것은 확산이 더 높은 농도에 더 낮은 농도를 향하는 방향이 양의 값이기 때문이다. 생물학적 막을 통한 분자의 확산을 고려할 때는 이중층 막을 외부 수성 구획과 내부 수성 구획 사이를 이동하는 입자에 따라 달라지는 "일정 크기"의 구획으로 고려해야만 한다. 이러한 점은 확산 분자의 지질 용해도를 생각하면 명백해진다. 특정 분자에 대한 원형질막의 투과성은 분배 계수(partition coefficient, 지질 이중층 안팎으로의 이동)에 따라 증가한다. 따라서 이동은 세 개의 저장 공간 또는 구획 사이에서 발생한다. 생물학적 막을 통해 확산되는 물질의 경우, 이중층의 외부 표면에서의 농도는 b가 분배 계수를 나타낼 때 bC_o가 되

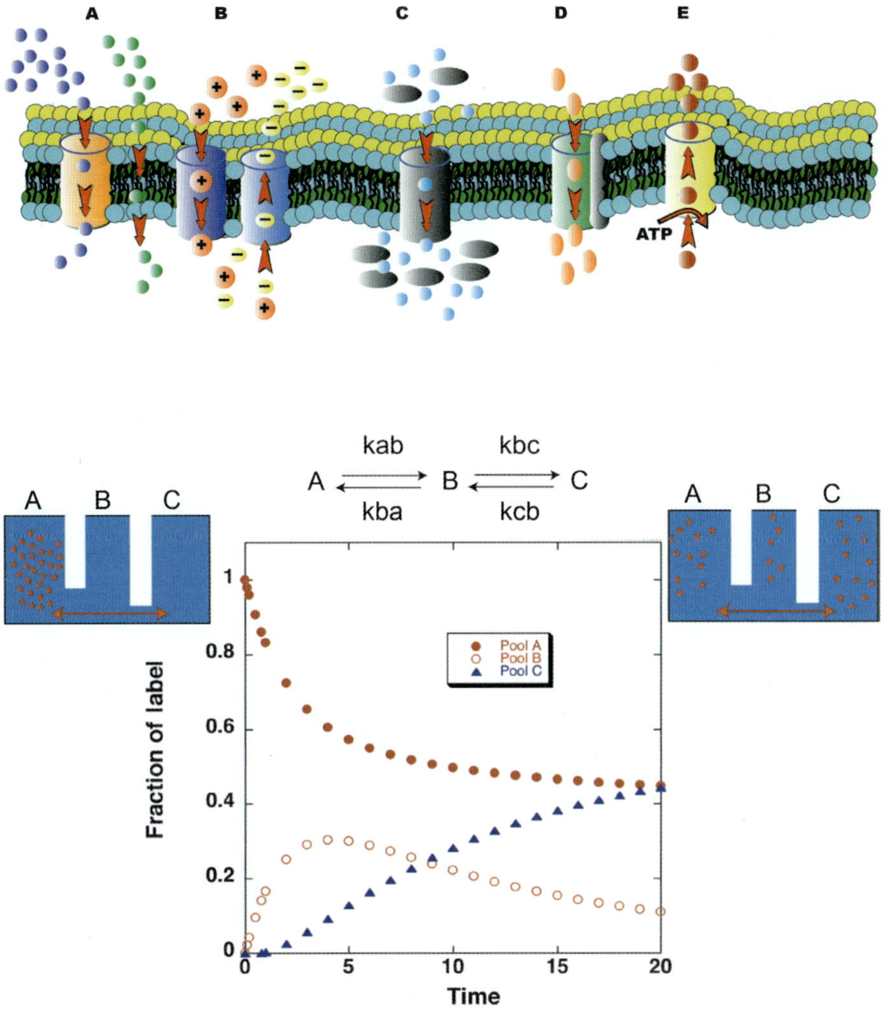

그림 2-17. 생물학적 막을 통한 수송의 예. (A) 농도 기울기에 의해 구동되는 작은 친수성 또는 소수성 입자의 확산. (B) 전압 기울기에 의해 구동되는 친수성 또는 하전 입자의 확산. (C) 삼투, 불투과성 화합물의 농도 기울기에 의해 구동되는 용질의 확산. (D) 촉진 확산. (E) 농도 기울기에 대한 능동 수송. (B) 세 구획 A, B, C 사이의 확산. 다른 구획 사이의 확산을 추적하기 위해 0시간에 표식자가 첨가된다. 시간이 지나면 처음과 비교하여 A 구획에 존재하는 표식자의 비율이 감소한다. 유사하게 다른 두 구획의 농도는 구획 사이의 이동에 따라 조절되는 속도 상수(kab, kba, kbc 및 kcb)에 의해 정의된 시간에 따라 변화된다. kab>kbc인 경우, B 구획의 표식자는 C 구획으로 이동함에 따라 증가했다가 감소한다. 표식자는 양방향으로 이동하며 평형 상태에서는 순 흐름이 발생하지 않는다. 구획의 크기는 평형 상태에서 각 표식자의 농도에서 차감될 수 있으며, 속도는 시간 곡선으로부터 차감될 수 있다.

며, 내부 표면에서의 농도는 bC_i와 같다. 막 내의 농도 기울기는 $dc/dx = b(C_o - C_i)/dx$이다. 지질 용해도가 높은 물질일수록 분배 계수 b가 커지며, 따라서 막 내의 유효 농도 기울기가 더 커진다. 생물학적 막을 가로지르는 농도 기울기를 Fick의 방정식에 대입하면 그 결과는 $J = Db/dx * A(C_o - C_i)$가 되며, Db/dx는 투과도 계수(permeability coefficient) 혹은 P라고도 한다. 막 횡단 거리에 대한 투과성은 dx이다. 따라서 생물학적 막에 적용된 Fick의 방정식은 $J = -PA(C_o - C_i)$로 단순화되고 전하를 띠지 않는 작은 분자에 적용된다. 생체막을 통한 전하를 띤 분자의 확산은 농도 기울기뿐만 아니라 막 전위에 의해서도 결정된다. 즉, 막을 가로지르는 작은 전하 분자의 이동은 단순히 화학적 기울기(chemical gradient)뿐만 아니라, 전기화학적 기울기(electrochemical gradient)와도 관련이 있다.

막을 통한 이러한 움직임을 설명하는 또 다른 방법은 확산 과정에서 막이 제3의 구획 또는 저장 공간이라는 것이다. 그 "크기"는 이중층의 크기와 해당 구획에 있는 화합물의 친화력에 따라 달라진다. 그림 2-17의 하단 섹션에서 볼 수 있듯이, 화합물은 "세" 구획들 사이에서 평형에 도달한다. A 구획에 화합물이 추가된다. 상수 "k"는 구획 A, B, C 사이의 이동 속도를 나타낸다. 입자는 계속해서 양방향으로 이동하지만 농도는 평형을 이룰 것이다. 예를 들어, 방사성 표지된 분자를 한 구획에 추가함으로써, 그 운명에 따라 특정 화합물에 대한 확산 속도와 상대적 저장 공간 크기에 대한 정보를 얻을 수 있다.

막을 통한 물의 이동은 삼투작용을 기반으로 한다

막을 가로지르는 물의 이동은 오랫동안 이해하기가 어려웠다. 일반적으로 막이 존재하는 이유는 두 수용성 구획을 분리시키는 것이고, 막이 형성되는 것도 소수성 효과에 의해 작동하는 것이다(그림 2-1 참조). 물이 지질 이중층을 가로질러 이동할 수 있는 방법을 이해하는 데 있어서의 중요한 발전은 아쿠아포린(aquaporin)의 발견으로 이루어졌으며(그림 2-18), 이 발견으로 피터 에이그리(Peter Agre)는 이온 통로를 연구한 로데릭 맥(Roderic Mack)과 함께 2003년 노벨 화학상을 공동 수상하였다.

아쿠아포린은 세포의 수분 함량을 조절하는 데 중요한 역

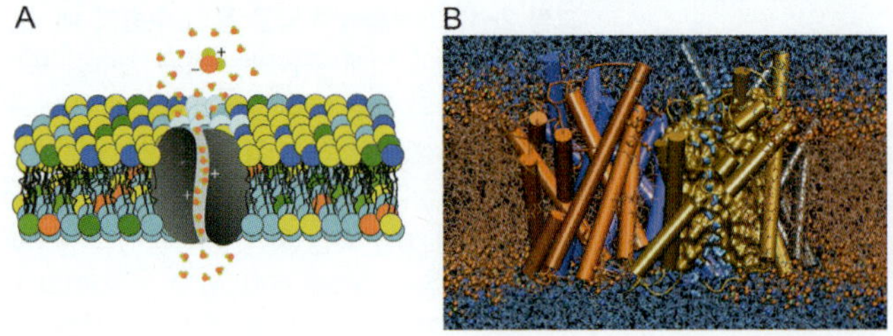

그림 2-18. 물 통로인 아쿠아포린에 의해 촉진되는 막을 통한 물의 이동. (A) 물 통로는 물이 이중층의 무극성 영역을 통해 빠르게 이동할 수 있도록 한다. (B) 아쿠아포린에 대한 보다 자세한 묘사(www.ks.uiuc.edu/Research/aquaporins).

할을 하는 막의 물 통로이다. 이들은 세균, 식물 그리고 포유동물을 포함하여 모든 생물계에 널리 분포한다. 신성 요붕증(nephrogenic diabetes insipidus)이나 선천성 백내장(congenital cataracts)과 같은 여러 질병들은 이 통로들의 기능 장애와 관련이 있다. 아쿠아포린은 세포막에서 4량체를 형성하여 막을 가로질러 물을 수송하며, 간혹 작은 용질들의 수송을 촉진한다. 흥미롭고 매우 역설적이게도, 이 물 구멍은 양성자와 같이 전하를 띠는 화학종들에 대해서는 완전히 불투과성이다. 양성자들은 보통 물 상태에서 쉽게 이동하므로, 이것은 매우 역설적이다. 이러한 놀라운 특성은 막의 전기 화학적 전위를 보존하는 데 중요하다.

삼투작용(osmosis)은 용질 농도가 낮은 구획에서 용질 농도가 높은 구획으로 막을 가로지르는 물의 흐름이다. 반투막(물 투과성)이 염 농도가 낮은 용액과 염 농도가 높은 용액을 분리할 때 물은 농도를 평형화하기 위한 방향으로 이동한다. 물이 들어가지 못하게 한 구획에 가해야 하는 압력의 크기를 삼투압(osmotic pressure)이라고 한다. 어떤 용액의 삼투압은 용액 속에 존재하는 입자들의 수에 따라 달라진다. 그러므로, 이를 **총괄성(colligative property)**이라고도 한다. 이것은 입자들의 실제 수에 따라 달라지므로, 이온화의 정도 또한 고려되어야 한다. 삼투압을 계산하는 데 있어, NaCl 한 분자는 2개의 입자들을 생성하는 반면, Na_2SO_4는 3개의 입자들을 생성한다. 반트호프(Van't Hoff)의 법칙에 따라 삼투압 = $iRTc$. 여기서 i = 용질 분자의 해리로 형성된 이온들의 수, R = 이상 기체 상수, T = 절대온도(K로 측정되는), c = 몰랄(molal) 혹은 몰(molar) 농도이다. NaCl 같은 용질의 생리학적 농도에서 삼투압에 대해 실험적으로 얻어지는 값은 반트호프의 법칙에 기초한 이론적 값과는 다르다. 그러므로, **삼투 계수(osmotic coefficient, ϕ)**라고도 하는 보정 인자가 반트호프 공식에 삽입되어, 삼투압(π) = $\phi \times iRTc$이다. 인자 ϕ는 용액이 점차로 희석되면서 1의 값에 접근한다. 방정식에서 $\phi \times ic$는 리터당 삼투압 단위(Osm/L)로 **오스몰 농도(osmolar concentration)**라고 한다.

생리식염수(154-mM NaCl, ϕ = 0.93)의 삼투압(37°C)을 계산하면, $\pi = (0.93) \times (2) \times (8.2 \times 10^{-2}) \times (310\text{K}) \times (0.154) = 7.28$ atm이 된다. 이 용액의 오스몰 농도를 계산하면, $\phi \times ic = (0.93) \times (2) \times (0.154) = 0.286$ Osm/L 또는 286 mOsm이므로 대략 몰 농도의 2배이다. 용액들을 비교할 때, 저삼투성(hypoosmotic), 고삼투성(hyperosmotic), 등삼투성(isoosmotic)으로 정의하거나 또는 저장성(hypotonic), 등장성(isotonic), 고장성(hypertonic)으로 정의할 수 있다. 두 용액들의 삼투압이 같으면, 이것들을 등삼투성 용액들(isoosmotic solutions)이라고 한다. 상대적으로 삼투압이 낮은 용액은 저삼투압이고 삼투압이 높을 때 고삼투압이다. 물은 세포막의 아쿠아포린 물 통로를 통해 빠르게 이동하며, 삼투의 원동력은 막을 가로질러 등삼투성을 유지시키려는 것이다. 그러므로, 막의 한쪽 편에서 NaCl 농도가 낮아지면, 물은 다른 쪽 편으로 빠르게 이동하여 그 평형을 회복한다.

적혈구는 거의 완벽한 삼투압 측정기로 행동하기 때문에 세포의 삼투압 특성을 논의할 때 유용하다. 혈장에서 인간 적혈구는 정상적인 모양과 부피를 가지고 있다(그림 2-19). 세포질

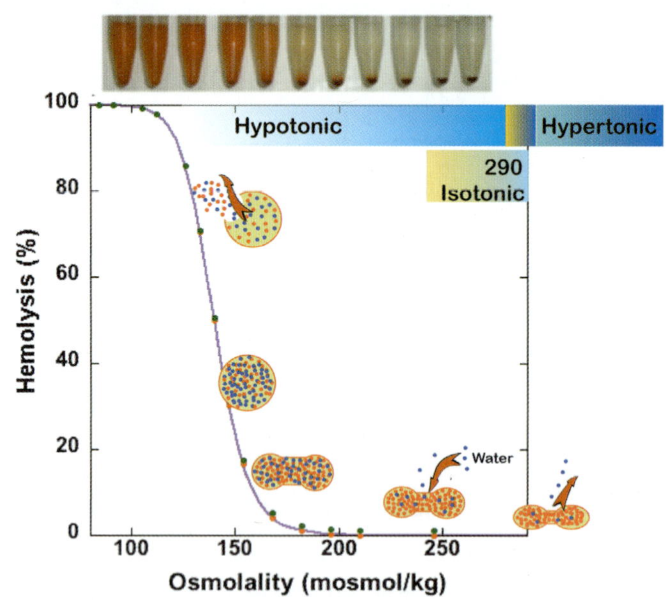

그림 2-19. 삼투압계로서의 적혈구 세포. 적혈구 세포를 등장성 완충액(290 mOsm)에 넣으면, 이 세포들은 정상 부피를 가진다. 주변 배양액의 긴장도(tonicity)가 고장성으로 증가하고, 세포가 수축할 때 물은 세포를 떠난다. 긴장성의 감소는 물의 유입으로 세포의 팽창을 일으켜서 그들의 모양을 전형적인 양면 오목 모양에서 구형으로 바꾼다. 막의 표면적은 제한되어 있으므로, 더 많은 물이 세포질로 들어가면서 더 낮은 긴장성을 보상하기 위해 세포 내부의 압력은 증가한다. 집단의 세포가 파열(용혈)되기 시작하고 헤모글로빈이 세포를 떠난다. 위의 그림은 원심분리 후 샘플을 보여준다. 상층액에는 삼투압 농도가 감소함에 따라 더 많은 헤모글로빈이 포함된다. 150 mOsm에서 세포의 약 50%가 용혈되는데, 이 과정은 주변 배지의 긴장성이 더 낮을 때는 빠르게 100%의 용혈로 진행한다.

삼투압을 생성하는 적혈구 세포 내 물질에는 헤모글로빈, K^+, 유기 인산염 및 Cl이 있다. 전체적으로, 적혈구 세포의 세포질 긴장성(tonicity)은 286 mOsm이다; 그러므로, 배지는 세포의 정상적인 부피를 유지하기 위해 37°C에서 286 mOsm과 동일한 삼투농도와 7.28 atm의 삼투압을 가지고 있어야 한다. 혈장이 286-mOsm NaCl로 교체되어도 등장 조건은 유지된다. NaCl 농도가 증가하면(고장성), 물은 세포질을 떠나고 적혈구는 수축한다. NaCl이 감소하면(저장성) 물이 세포로 들어오고 세포가 부풀어 오른다. 분명히, 이 팽창은 한계가 있다. 세포는 그 형태를 원반 모양에서 구형으로 변화시키고, 적혈구가 원래 부피의 1.4배에 도달하면 막이 증가하는 압력을 감당하지 못해 파열되어 헤모글로빈 및 기타 세포질 성분을 방출한다.

특정 세포 집단의 모든 세포가 동일한 행동을 하는 것은 아니다. 어떤 세포는 더 일찍 임계 부피에 도달하고(높은 삼투압에서), 다른 세포는 파열 전에 나중에 (더 낮은 삼투압에서) 그 임계 부피에 도달한다. 삼투압 농도와 용혈 작용 사이의 관계를 삼투 취약 곡선(osmotic fragility curve)라고 하며, 그림 2-19에 나타내었다. 내부와 외부 사이의 이온의 균형을 유지하는 펌프의 변경은 세포의 팽창 또는 수축에 영향을 미친다.

도넌 효과와 물 이동 사이의 관계

세포는 세포막을 통과하여 확산할 수 없는 단백질이나 RNA 같은 음으로 하전된 많은 이온을 세포질에 포함하고 있다. 그 불투과성 음이온은 도넌(Donnan)과 깁스(Gibbs)가 예측했던 대로 투과성 이온의 재분배를 유발한다(그림 2-20). 두 구획 A와 B는 반투과성 막에 의해 분리되어 있다. 양쪽 구획 모두 NaCl을 가지고 있다. 구획 A는 막을 통하여 확산할 수 없는 순 음전하의 단백질을 가지고 있다.

구획 A와 구획 B에서 양이온과 음이온의 총농도는 동일하다. 처음에 Cl^-는 구획 A에서보다 B에서 더 높은 농도일 것이다. 막이 Cl^-에 투과성이기 때문에, 이것은 화학적 기울기를 따라 구획 A로 이동할 것이다. Na^+은 Cl^-를 따라 A 구획으로 이동하여 A쪽의 전기적 중립성을 유지시킬 것이다. 이런 일들이 일어난 후에는, 입자들의 농도가 구획 B에서보다 구획 A에서 더 높아지게 될 것이다. 동일한 원자가를 갖는 단일 양이온들이나 음이온들에 대해, 평형상태일 때 반투과성 막 양쪽에서 그들의 분포는 도넌 방정식(Donnan equation)인 $[Na]_A[Cl]_A = [Na]_B[Cl]_B$으로 나타낼 수 있다. 평형상태일 때 구획 A에서 입자들의 총수가 구획 B에서보다 더 커지므로, 물은 구획 A로 흐를 것이다. 동일한 이유로, 도넌 효과(Donnan effect)는 물을 세포 내로 들어오게 하지만, Na/K-ATPase에 의해 이온들을 바깥쪽으로 능동적으로 퍼내어 균형이 이루어진다.

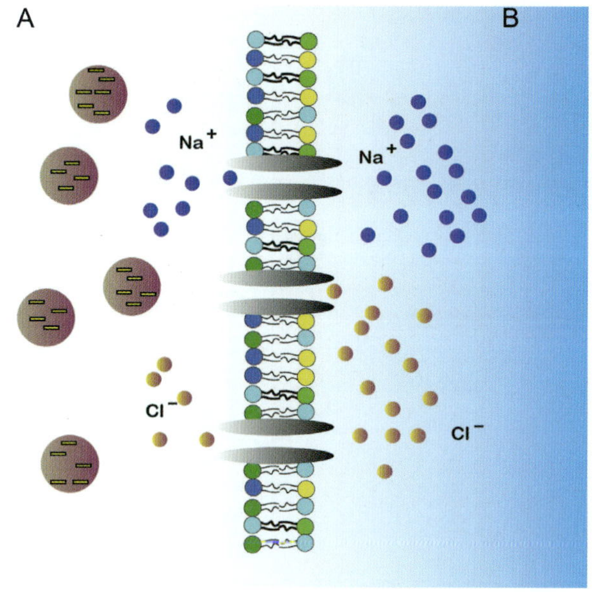

그림 2-20. 도넌 효과. 반투과성 막은 Na^+와 Cl^-의 확산은 허용하지만, 음전하를 띤 단백질은 확산시키지 않는다. 처음에는, 챔버 A와 B에 동일한 수의 양이온들과 음이온들이 있다. 이는 Cl^-이 비투과성 단백질의 음전하의 균형을 맞추기 위해 A보다 B에서 훨씬 더 농도가 높다는 것을 의미한다. 시간이 지나면서, Cl^-은 농도 기울기를 따라 B에서 A로 흘러간다. 전기적 중성을 유지하기 위해, Na^+ 역시 B에서 A로 이동한다. 하지만 이것이 챔버 B보다 챔버 A에서 더 높은 삼투 농도를 생성하므로, 물은 B에서 A로 이동한다.

촉진 수송

확산(diffusion)과 삼투작용(osmosis)은 두 가지 모두 생체막을 가로지르는 수동수송(passive transport)이 성질을 띠며, 앞에서 설명한 기전들에 의해 통제된다. 하지만, 많은 분자들은 매우 낮은 투과도 계수(permeability coefficient, P)를 보일 수도 있다; 따라서 그들은 세포의 기능을 유지하는 데 필요한 것보다 더 느리게 확산한다. 그러므로, 이 과정에는 촉진이 필요하다. 분자는 **촉진 확산(facilitated diffusion)**이라고 하는 과정 때문에 픽(Fick)의 방정식으로 예측되는 것보다 훨씬 더 빠르게 생물학적 막을 통과할 수 있다. 막 관통 단백질이 이 과정에서 필수 역할을 한다. 일례로, 대사 과정(해당 분해)에 필수적인 적혈구 세포 내부로의 포도당의 흡수를 생각해 보자. 약 5 mM의 혈장 내 포도당 농도는 적혈구 내의 포도당 농도보다 훨씬 높다. 하지만 포도당은 크기 때문에 지질 이중층을 통하여 단순히 확산될 수가 없다(그림 2-21). 포도당은 구조 변화를 통해 통과를 허용하는 포도당 수송체(glucose transporter)나 투과효소(permease)와 결합함으로써 농도 기울기를 따라 적혈구 막을 가로질러 빠르게 이동한다. 그림 2-21B에서 알 수 있듯이,

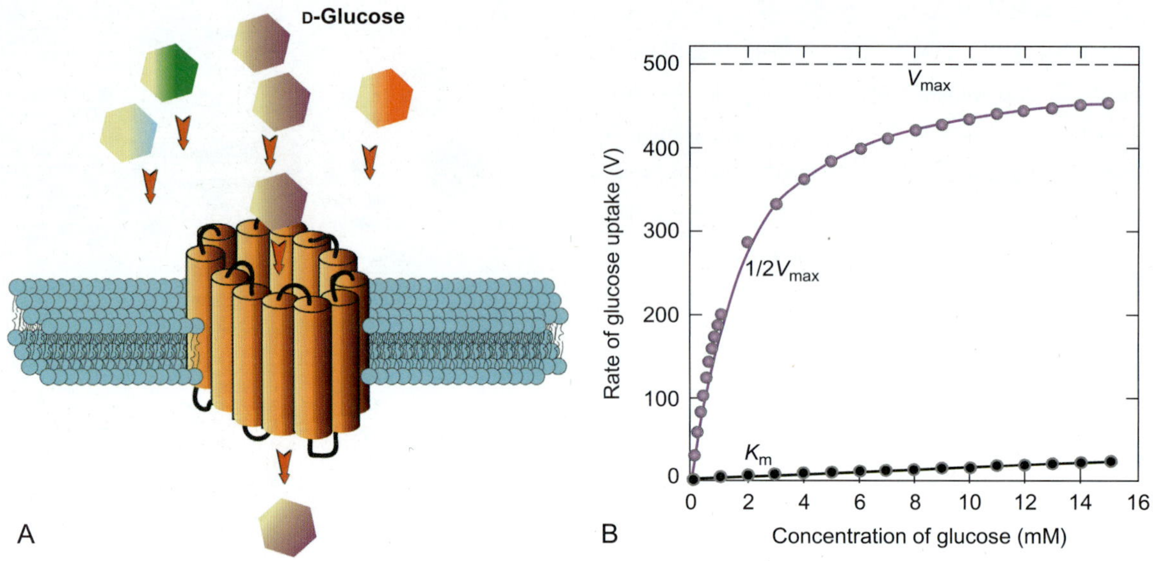

그림 2-21. 적혈구로의 포도당 수송: 촉진 확산. (A) 포도당 투과효소에 의한 포도당 수송. (B) 포도당은 지질 이중층(검은색 선)을 통한 단순 확산으로 예측되는 것보다 훨씬 빠른 속도로 농도 기울기를 따라 적혈구로 이동한다. 포도당 흡수율 대 외부 포도당 농도에 대한 그래프는 쌍곡선(빨간색 선)이다. 속도는 최대 속도(V_{max})에 도달할 때까지 외부 포도당 농도와 함께 증가한다. K_m은 최대 속도의 절반에 도달하는 외부 포도당의 농도다.

포도당의 흡수율은 포화 상태가 될 수 있다. 포도당 농도가 높으면, 모든 적혈구 포도당 수송체들이 사용되므로, 최대 속도(V_{max})에 도달하게 된다. K_m은 흡수율이 $V = 1/2V_{max}$일 때의 포도당의 농도이다. 이것은 수송체에 결합하는 포도당의 친화도(affinity)를 나타낸다.

예를 들어, D-포도당에 대한 K_m은 1.5 mM인 반면, 입체이성질체인 L-포도당의 K_m은 3,000 mM 이상이다. 이것은 단순 확산과는 달리, 촉진 확산이 고도로 (입체 구조에) 특이적임을 설명하는 것이다. 포도당 수송체는 D-포도당에 결합하지만, L-포도당에는 매우 약하게 결합하여 D 형태에 대한 특이성을 보여준다.

D-포도당과 구조가 유사한 기타 6탄당은 포도당 수송체에 의해 수송될 수는 있으나, 더 큰 K_m 값을 갖는다. 예를 들어, D-만노오스(D-mannose)와 D-갈락토오스(D-galactose)의 K_m 값은 각각 20 mM과 30 mM이다. 이러한 당은 D-포도당이 적혈구로 흡수되는 것을 경쟁적으로 억제할 수 있다. 그림 2-21B의 그래프는 효소 활성에 대한 미카엘리스-멘텐(Michaelis-Menton) 방정식 $V = V_{max}/(1+K_m/C)$와 잘 맞는데, 여기서 C는 그 기질의 농도이다. 수송체는 효소는 아니지만 효소와 유사한 기능을 수행한다. 효소가 하는 것처럼, 화학적으로 기질을 전환하는 대신에, 수송체는 생물학적 막을 가로질러 포화되는 방식으로 기질을 이동시킨다. 포도당 수송체는 12개의 α-나선형(α-helix) 막 관통 부분을 가지는 다중 막관통 단백질이다(그림 2-12 참조). 다중 막관통 단백질은 단일 막관통 단백질보다 이중층 핵심부 내에 극성(polar) 아미노산의 비율이 더 높다. 포도당 수송체의 세포외 도메인에 D-포도당이 결합하면, 단백질의 구조적 변화를 일으키는 것으로 생각되며, 이것이 이중층 핵심부 내의 극성 아미노산이 포도당의 수산기와 수소결합을 가능하도록 하여 단백질의 결합을 촉진하고, 농도 기울기를 따른 포도당 이동을 촉진시키는 것으로 생각된다. 촉진 확산은 외부 에너지원을 필요로하지 않기 때문에 때때로 수동 확산(passive diffusion)이라고도 부른다. D-포도당은 단순히 그 농도 기울기에 따라 이동한다.

능동 수송

이온에 대한 원형질막의 능동 수송과 선택적 투과성은 세포질뿐 아니라 포유동물의 세포를 둘러싸고 있는 세포 외액의 이온 조성에 큰 차이를 만든다. 예를 들어, Na^+의 농도는 세포의 내부보다 외부에서 10~20배 더 높은 농도로 유지되는 반면에, K^+은 세포 내부에서 20~40배 더 높은 농도로 유지된다. 혈장 내 칼슘 농도는 약 2 mM인 반면, 적혈구 내에서는, 에너지(ATP)를 사용하여 세포로부터 칼슘을 배출하는 펌프에 의해 나노몰(nanomole) 수준의 농도로 유지된다. 유사하게, 효소 Na/K-ATPase는 ATP 가수분해 에너지를 사용해서 전기화학적 기울기에 역행하여 세포로부터 3개의 Na^+을 퍼내고, 2개의 K^+을 농도 기울기에 역행하여 세포질로 들여온다(그림 2-22).

1차 능동 수송(primary active transport)의 중요한 예가 되는 Na/K-ATPase는 ATP 가수분해 에너지를 이용하여 전기화학적 기울기에 역행하는 방향으로 막을 가로질러 분자들을 직

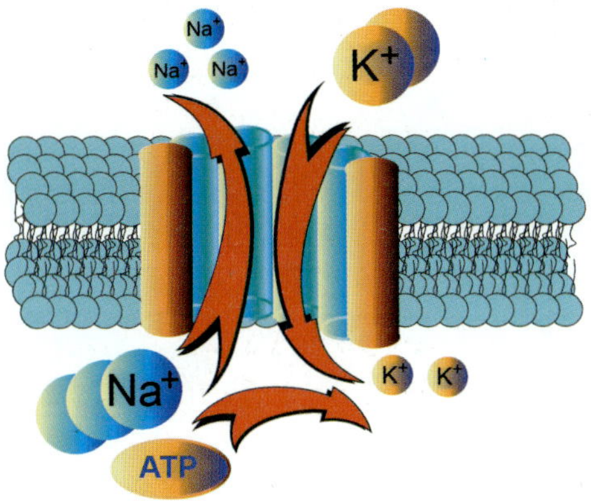

그림 2-22. **Na/K-ATPase는 전기 발생 펌프이다.** ATP가 ADP와 무기 인산염으로 가수분해하여 3개의 Na^+ 이온을 세포 밖으로, 2개의 K^+ 이온을 세포질로 이동시킨다.

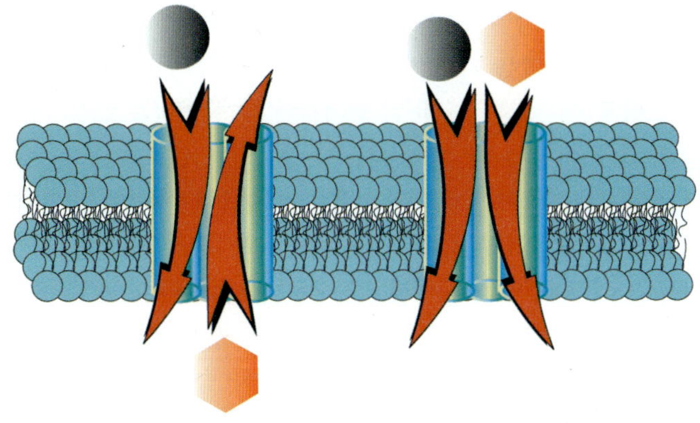

그림 2-23. **연계 수송.** 생물학적 막을 통한 한 분자의 수송은 수송체 단백질에 의해 또 다른 분자의 이동으로 연결될 수 있다. 두 분자의 이동 방향이 동일하면 이 수송을 공수송(symport)이라고 한다. 그 분자들이 반대 방향으로 이동하면 역수송(antiport)이라고 한다.

접 이동시킨다. 포유동물의 Na/K-ATPase에서 α-소단위의 세포외 도메인은, 2개의 K^+과 억제물질인 와베인(ouabain, 강심제 배당체인 디지탈리스와 관련된 화합물)에 대한 결합 부위들을 가지고 있다. 세포질 도메인은 3개의 Na^+ 이온 결합 부위, ATP 결합 부위 및 하나의 인산화 부위를 가진다. α-소단위는 하나의 아스파르트산(aspartate) 잔기에서 ATP에 의해 자가 인산화되어(autophosphorylated), Na/K-ATPase를 K^+을 수송하는 형태에서 Na^+을 수송하는 형태로 변형시킨다. 막의 표면에 K^+이 결합하면 α-소단위로부터 인산기 가수분해 작용이 촉진된다. 인산기의 분리는 그 수송체를 K^+을 우선적으로 수송하는 형태로 다시 전환시킨다. ATP의 가수분해 작용에 의해 3개의 Na^+들이 퍼내지고 2개의 K^+들이 들어오는 것은 여러 가지 면에서 중요하다. 첫째, Na/K-ATPase는 매 주기마다, 막의 바깥 표면으로 하나의 순 양전하를 내보내므로, 소량이지만 막 전위에 기여하기 때문에 전기 발생적(electrogenic)이다. 둘째, ATP 가수분해의 각 주기에서 3개의 삼투 입자가 퍼내지는 반면, 2개의 삼투 입자만 내부로 이동한다. 이것은 세포 내의 큰 불투과성 음이온에 의해 발생하는 세포의 팽창으로 상쇄된다. 유사한 ATPase가 세포로부터 Ca^{2+}을 퍼내거나 근육의 근소포체(sarcoplasmic reticulum)로 퍼들이거나, 혹은 양성자를 위의 내강으로 퍼낸다. 이들은 인산화된 아스파르트산 주변에 거의 동일한 서열을 가지고 있기 때문에, P-형 ATPase(P class of ATPase)라고 부른다. 유사하게, 플립파제는 수송되는 PS 분자당 하나의 ATP를 가수분해해서 그 농도기울기에 역행하여 지질을 이동시킨다(그림 2-11 참조).

2차 능동 수송

전기화학적 기울기에 따른 Na^+의 이동은 그 농도 기울기에 역행하는 다른 분자들의 이동과 연계될 수 있다. Na^+의 전기화학적 기울기가 Na/K-ATPase에 의해 유지되므로, 이를 **2차 능동 수송(secondary active transport)**이라고 한다. 수송되는 분자와 공동 수송되는 분자는 동일한 방향으로 이동할 수 있는데, 이를 **공수송(symport)**라고 한다. 또한 막을 가로질러 반대 방향으로 이동할 수도 있는데, 이를 **역수송(antiport)**이라고 한다(그림 2-23).

이러한 공동 수송을 설명하는 한 가지 예는 음식물로부터 포도당과 아미노산이 흡수되는 것이다. 포도당은 나트륨과의

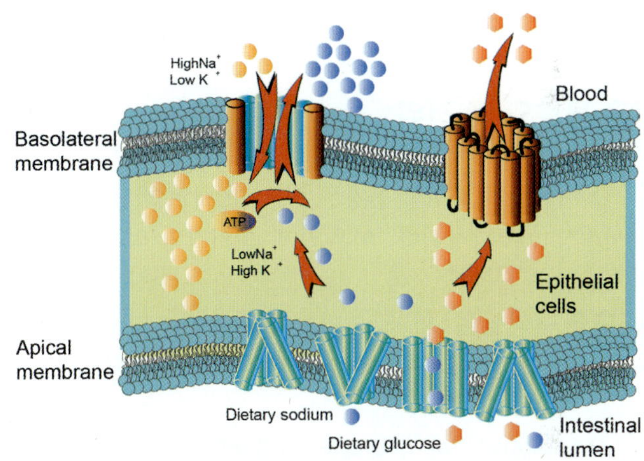

그림 2-24. **장 상피세포 안팎으로의 포도당 수송.** 포도당은 포도당-Na^+ 공수송체(glucose-Na^+ symport transporter)에 의해 장 상피세포의 정단막을 통해 장 내강으로부터 장 상피세포로 들어온다. 포도당 Na^+ 공수송체의 외부 영역들에 Na^+ 한 분자와 포도당 한 분자가 각기 결합하면, 그 수송체에 형태 변화가 일어난다. 그 형태 변화로 Na^+과 포도당이 세포질로 수송될 수 있는 통로가 형성된다. 그런 다음, 공수송 단백질은 원래 형태로 되돌아간다. Na^+들은 기저측막에 위치하는 Na/K ATPase에 의해 그 세포로부터 도로 퍼내진다. 포도당은 기저측막에 위치하는 투과효소에 의한 촉진 확산으로 그 세포를 빠져나간다.

동시수송에 의해 농도 기울기에 역행하여 장 내강에서 장 상피세포로 정단막을 가로질러 수송된다(그림 2-24).

또 다른 예는 심장 근육 수축에서 중요한 역할을 하는 나트륨과 칼슘 이온의 역수송이다. Ca^{2+}이 심장 근육으로 흡수되면 수축을 유발한다. 축적된 Ca^{2+}은 역수송 단백질에 의해 심장근 세포 밖으로 이동되며, 이는 전기화학적 기울기를 따라 심장근 세포로 이동하는 Na^+의 동시적 수송에 의해 동력을 얻는다. 여기서도 Na^+의 전기화학적 기울기는 Na/K-ATPase에 의해 유지된다; 그러므로, 이것은 2차 능동 수송의 또 다른 예이다. 딕옥신(Digoxin, Crystodigin 및 Lanoxin)과 와베인(ouabain) 같은 약물은 심장근 수축의 힘을 증가시킨다. 이 약물들은 Na/K-ATPase를 억제하여 세포 내 Na^+을 증가시킨다. 이로써 Na^+ 전기화학적 기울기가 사라지고, Na^+-Ca^{2+} 역수송이 억제된다. 이것은 세포 내 Ca^{2+}을 증가시키며, 결과적으로 심장 수축을 더 강하게 만든다.

이온 통로와 막 전위

인지질 이중층의 소수성 환경은 수용액에서 수화된 이온에 대해 사실상 비투과성이다. 이온은 막 인지질의 비극성 탄화수소 지방산 사슬들과 섞이지 않으므로, 단순 확산으로는 지질 이중층을 통과할 수 없다. 퍼미아제(permease) 단백질은 이온과 기타 소수성 물질을 막 너머로 수송할 수 있지만, 다른 방식으로 매우 효율적으로 작용하는 또 한 부류의 주요 수송 단백질이 존재한다. 이 수송체는 지질 이중층을 관통하는 수성 이온 통로를 형성한다. 이온 통로는 에너지 소비 없이 높은 속도로 막을 가로지르는 이온의 유출입을 허용한다는 점에서 수송 단백질과는 생리적으로 구별된다. 퍼미아제-매개 수송은 최대 10^5ions/sec로 작동하는 반면, 이온 통로를 통해서는 100~1,000배로 더 빠르게 유출입이 생긴다. 이것이 신경자극 및 근육 수축에서의 빠른 신호전달 뿐만 아니라 비흥분성 세포에 공통적인 많은 생물학적 반응을 중개한다.

한 가지 중요한 원칙은 이온 통로가 세포막을 가로지르는 이온의 속도를 결정하기는 하지만, 이온 흐름의 방향은 결정하지 않는다는 점이다. 통로를 통한 비이온성 용질의 이동은 그 막을 가로지르는 농도 기울기에 의해서만 결정되는 것으로, 엄격하게 수동적이다. 한 이온에 대하여, 이온 이동의 방향은 막을 가로지르는 화학적 농도 기울기(chemical concentration gradient)와 전위차(electrical potential gradient)에 따라 달라진다.

이온 통로의 개념은 150년 되었다. 하지만 1960년대에 와서야 기본적인 성질에 관한 더 나은 이해가 얻어졌다. 중요한 돌파구는 막을 **이온공(ionophore)**이라고 불리는 작은 소수

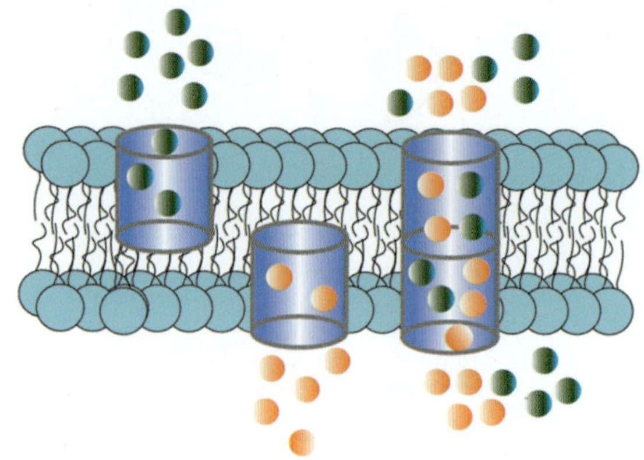

그림 2-25. 그라미시딘 A에 의해 형성되는 나선 구조와 막관통 통로의 구조. 2개의 그라미시딘 A 펩티드들이 나란히 이량체를 형성하여 지질 이중층을 관통한다.

성 단백질로 처리하여 이온 통로를 인위적으로 세포막에 끼워 넣을 수 있다는 사실의 발견으로부터 얻어졌다. 주로 여러 가지 곰팡이에 의해 만들어지는 이온공은 항생제로 이용되어 왔지만, 더 많은 물질이 세포 생물학자의 중요한 도구가 되었다. 세포질 칼슘을 증가시켜 인지질 뒤섞임을 활성화시키면 인지질 비대칭이 사라지도록 유도할 수 있다. 이것은 그림 2-11과 관련하여 설명한 대로, 실험실에서 세포를 칼슘 이온공인 A23187로 처리하면 가능하다. 이 화합물을 막에 첨가하면 칼슘에 대한 투과성이 고도로 높아진다. 일반적으로 ATP를 소비하여 능동적으로 칼슘을 퍼내서 세포 내 칼슘을 정상적으로 낮게 유지시키는 칼슘 펌프는, 이 이온공이 지질 이중층을 가로질러 거의 확산 속도에 가깝도록 칼슘을 평형화시킴으로써 완벽하게 압도당한다. 이러한 조건에서 ATP는 고갈되고, Mg-ATPase는 작동을 멈추며, 칼슘에 의해 유도되는 막의 뒤섞임이 PS를 노출시킨다. 실험실에서 이 접근법을 사용하면 세포가 적절한 Ca^{2+} 항상성 또는 ATP 수준을 유지할 수 없고, 세포자멸 프로그램이 시작되는 상황을 모방한다. 이러한 과정은 플립파제의 산화적 손상을 모방하는 NEM과 같은 설프히드릴 시약을 사용함으로써 더욱 악화될 수 있다.

또 다른 예로, 그라미시딘 A(gramicidin A)는 15개의 아미노산을 가진 직선형 폴리펩티드로, 다른 모든 이온공처럼 인지질 이중층과 쉽게 섞일 수 있다. 이 이온공이 막에 삽입되면, 특이한 α-나선이 형성된다. 그 분자 내의 D형과 L형의 아미노산 잔기가 서로 교대로 존재하여, 펩티드 결합 내의 극성(친수성)인 카르보닐기의 산소 원자와 아미드기의 질소가 나선의 비어 있는 중심으로 향하게 해서 통로 구멍의 벽을 형성하게 한다. 소수성 아미노산 곁사슬은 그 나선으로부터 바깥쪽으로 방사형으로 퍼져 주변 지질에 이온공을 고정시킨다(그림 2-25).

그라미시딘 A의 두 나선 분자는 끝과 끝으로 나란히 연결돼서 인지질을 완전히 관통하게 하는 것으로 생각된다. 이러

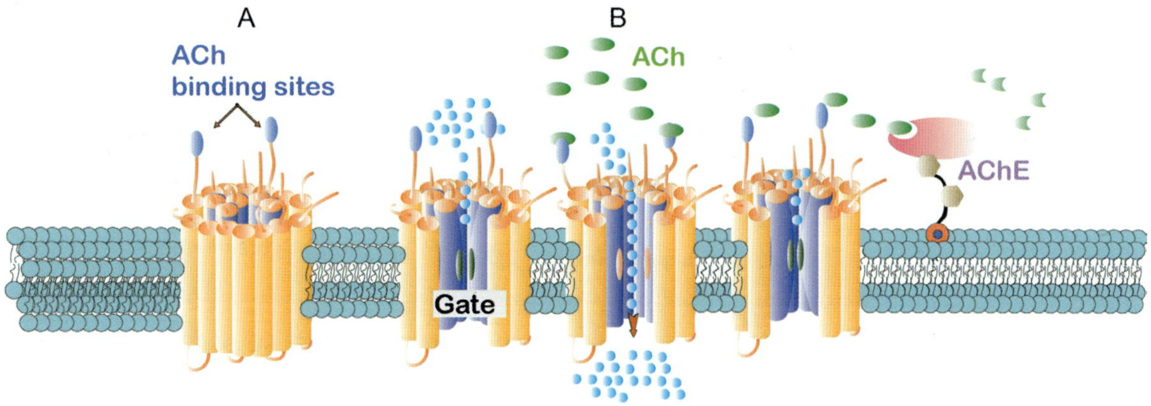

그림 2-26. 아세틸콜린 수용체의 모형. (A) 수용체의 5량체 구성은 리간드-개폐형 이온 통로 패밀리의 여러 구성원에서 나타나는 전형적인 특징이다. 소단위 중 2개는 동일하고 3개는 서로 다르다; 2개의 α 소단위 각각은 아세틸콜린에 대한 세포외 결합 부위를 가진다. (B) 아세틸콜린 개폐형-이온 채널의 세 가지 형태적 구조. ACh가 없으면 게이트가 닫힌다. ACh가 방출되고, 두 개의 아세틸콜린 분자가 결합하면 단백질 구조가 변경되어 채널 구멍이 열린다. 그러나 그 효과는 일시적이다. 채널 구멍은 수용체 부위에 아세틸콜린이 결합한 상태로 곧 닫힌다. 아세틸콜린이 수용체에서 분리되면 채널은 닫히지만, 여전히 수용적인 형태이며, ACh는 기질 분해를 위해 매우 빠르게 이동하는 GPI 고정 단백질인 아세틸콜린에스테라제(AChE)에 의해서 신속히 분해된다.

한 단순 통로로 구분된 막을 가로지르는 다양한 이온 종의 이동 속도가 다르다는 사실은, 그라미시딘이 형성한 구멍이 음이온보다는 작은 양이온을 선호하고, 이온들이 이 단일 구멍을 통해 관통하기 위해서는 많은 동물성 막 통로를 지날 때와 마찬가지로 부분적인 탈수가 필수적임을 제시해준다.

포유동물 세포에 의해 발현되는 통로-형성 단백질 역시 막에서 나선을 형성하기는 하지만, 이들은 그라미시딘 A와 같은 이온공과는 본질적으로 다르다. 진핵세포에서 막-관통 단백질은 L-아미노산으로만 구성되어 있기 때문에, 그 α-나선에는 중심 구멍이 결여되어 있다. 그 폴리펩티드 골격의 카르보닐 산소와 아마이드의 질소는 서로 수소 결합을 하고 있으며, 따라서 물과의 상호작용이 배제된다. 결과적으로, 이 α-나선은 자연적으로 소수성이며, 지질 이중층과의 결합에 매우 적합하다. 친수성 아미노산 잔기는 수성 통로를 향하도록 하고 소수성 잔기는 지질 이중층을 향하도록 배열하여 여러 개의 막관통 영역을 형성함으로써, 그림 2-26에 설명된 것처럼 아세틸콜린(acetylcholine) 수용체 통로를 만들 수 있다. 이러한 통로는 신경 말단과 근육 세포막의 인접한 돌출부 사이의 시냅스(synapse)라고 하는 특수 접합부에서 발견된다. 자극된 신경 말단에서 방출된 아세틸콜린(ACh)은 시냅스의 틈새로 확산되어, 근육세포에서 아세틸콜린 수용체 통로 단백질의 외부 부위에 결합하는 신경전달 물질 분자로서 역할을 한다. 2개의 아세틸콜린 분자가 α-소단위체에 결합하면 구조 변화를 유발하여, 통로가 다시 닫히기 전까지 아세틸콜린에 결합된 채로 약 0.001초의 짧은 시간 동안 통로가 열린 상태를 유지하게 한다. 통로가 닫히면 아세틸콜린(ACh)은 통로에서 분리되어 결합되지 않은 상태로 돌아간다. 이 시점에서, 시냅스 후 막에 존재하는 GPI 고정 단백질인 **아세틸콜린에스테라아제(AChE)**가 아세틸콜린을 가수분해하여 신호전달을 종료하고, 방출된 콜린은 시냅스 전 뉴런에 의해 다시 흡수되며, 콜린아세틸트랜스퍼라제(choline acetyltransferase)에 의해 아세틸-CoA와 결합하여 ACh으로 합성되어 다음 작용을 준비한다. ACh의 신속한 분해는 지속적인 ACh 작용을 방지하기 위해 필수적이며, AChE의 각 분자는 초당 약 25,000개의 ACh 분자를 분해하여, 확산에 의해 허용되는 기질의 한계에 근접할 정도로 AChE는 매우 높은 촉매 활성을 갖는다. GPI 연결로 인해 이중층 평면에서 빠르게 움직이는 AChE의 능력은 신속한 배치를 더욱 용이하게 한다.

오늘날까지 많은 다른 이온 통로가 보고되었다. 이러한 통로들은 종종 세포외 공간과 세포질로 돌출된 친수성 부분이 양옆으로 있는 여러 α-나선형 막 통과 영역을 포함하는 당단백질이다. 이러한 통로를 통한 높은 이온의 흐름을 감안할 때, 투과성 상태를 조절하는 것이 막을 가로지르는 적절한 이온 균형을 유지하기 위해 중요할 것으로 보인다. 실제로, 이온 통로는 일반적으로 짧지만 안정적인 열린 상태와 안정적인 닫힌 상태를 포함하여, 두 가지 이상의 형태로 존재한다.

다양한 유형의 자극이 이온 통로의 개폐 또는 **게이팅(gating)**을 조절할 수 있다. 빠르게 개폐되는 이온 통로의 세 가지 주요 유형과 천천히 개폐되는 네 번째 유형인 간극 연접(gap junction)이 구별될 수 있다(그림 2-27). **전압 개폐형** 통로(**voltage gated** channel)들은 신경과 근육에서 장거리로 전기적 충격을 전파하는 역할을 담당하며, 특히 휴지 상태의 세포막을 가로질러 존재하는 전기장에서의 변화에 특이적으로 반응하여 열린다. **리간드 개폐형** 이온 통로(**ligand gated** ion channel)들은

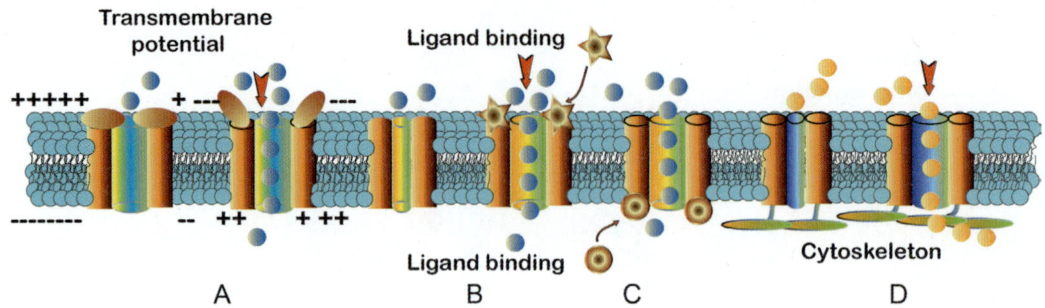

그림 2-27. 여러 가지 개폐 기전들에 의해 작동하는 이온 통로. 이온 통로는 그들을 여는 신호에 따라 구분된다. (A) 전압-개폐형 통로는 막 관통 전압의 편차를 요구한다. 리간드-개폐형 수용체는 특정 리간드의 결합에 반응하는데, (B) 외부 신경전달 물질 분자나 (C) 뉴클레오티드 또는 이온 같은 내부 매개체가 리간드로 작용한다. (D) 물리적으로 개폐되는 통로는 세포 골격 필라멘트에 의해 통로 단백질과 연결되어 있는 세포막의 움직임을 감지한다. 각 실행 분자는 통로를 열어 막을 통한 이온의 유출입을 일으키는 다른 자리 입체성(allosteric) 변화를 일으킨다.

전압의 변화에는 둔감하지만, 화학적 리간드의 비공유적이고 가역적인 결합에 의해 열리게 된다. 이런 물질들에는 수용체의 세포외 영역에 결합하는 신경전달 물질들이나 약물들이 포함된다.

이와는 달리, 세포 내의 2차 신호전달자나 통로의 세포질 영역과 상호작용하는 효소 또한 통로 구조의 상태에 영향을 미칠 수 있다. 리간드-개폐형 이온 통로는 서로 다른 신경세포 사이, 신경세포와 근세포 사이 혹은 신경세포와 분비선 세포 사이에서 시냅스를 가로질러 빠르게 소통할 수 있게 한다. 몇 가지 세포 종은 기계적인 변형에 의해 개구부가 제어되는 **물리적 개폐형** 이온 통로(**mechanically gated** ion channel)를 가지고 있다. 4번째 부류의 이온 통로인, **간극 연접(gap junction)**은 세포 외 공간을 통과하지 않고 이웃의 인접 세포 사이로 이온이 이동할 수 있게 한다. 간극 연접은 빠르게 개폐되지는 않지만, Ca^{2+}과 양성자의 세포 내 농도 변화에 반응하여 열리고 닫힌다. 리간드-개폐형 부류의 한 가지 예는 그림 2-26에서 볼 수 있듯이, 아세틸콜린(acetylcholine)에 의해 개폐되는 골격근 세포의 통로이다. 다른 곳에서는 아세틸콜린 이외의 많은 다른 신경전달 물질이 주로 신경전달 물질-개폐형 이온 통로에 결합하여 작용한다. 일반적으로 이러한 리간드 각각은 열렸을 때 특정 이온에 선택적으로 투과성이 있는 자신만의 특정 이온 통로 수용체를 가진다.

포유류 세포막의 이온 통로는 세포막을 흐르는 이온들의 형태에 선택적이다. 신경근 접합부의 아세틸콜린 수용체는 음이온이 아닌 작은 양이온(K^+, Na^+, Ca^{2+})에 대해 투과성이다. 다른 통로는 K^+이나 Na^+ 혹은 Ca^{2+} 등의 단일 양이온에만 투과성이 있다. 유사하게, Cl^-에만 투과성인 통로가 동정되었다. 예를 들어, 전압-개폐형 K^+ 통로는 너무 작아서 Ca^{2+}를 통과시킬 수 없다. 흥미롭게도, Na^+은 더 작은 이온임에도 불구하고, 이 통로는 Na^+ 보다 K^+에 100배 더 큰 선택성을 보인다. 용액 내에서 양이온의 수화는 중요한 역할을 하는 것 같다. Na^+은 이온 직경에서 K^+보다 더 작기 때문에, 그 전하 밀도와 전기장은 더 강하다. 그렇기 때문에, Na^+은 K^+에 비하여 주변의 물 분자와 더 강하게 상호작용한다. 이것은 이동성을 감소시키고, 정전기적으로 결합된 물 분자의 더 큰 껍질은 수화된 Na^+가 더 작은 직경의 K^+ 통로를 투과할 수 없도록 더 큰 "가상"의 직경을 만든다. 이온 통로는 신경세포와 근육세포의 전기적 신호전달의 역할로 가장 자주 인식되었지만, 어느 정도는 다른 기능을 매개하기 위해 모든 세포에도 존재한다. 투과성 이온에 대한 세포막의 선택성은 다양한 형태의 이온 통로가 상대적 비율에 따라 다르다. 하나의 신경세포는 최대 4개의 서로 다른 이온-선택성 통로를 가질 수 있다. 신경세포와 비신경세포 유형 중 가장 일반적인 이온 통로는 특이한 개폐 자극이 필요하지 않는 **K^+ 누출 통로(K^+ leak channel)**라고 불리는 것이다. 이 통로는 신체의 모든 세포가 원형질막을 가로지르는 전압차인 **막 전위(membrane potential)**를 유지하도록 해준다.

막 전위는 막 양쪽의 전하 차이에 의해 발생한다

세포는 세포질에서 양이온보다 약간 더 많은 음이온을 유지하며, 세포외액에는 음이온보다 양이온이 더 많도록 유지시킨다(그림 2-28A). 소수성 지질 이중층을 가진 막은 이온 전류 전도가 낮고, 원형질막을 가로지르는 막 관통 전압은 전기 축전기와 유사하다. 결과적으로, 막의 세포질 쪽을 따라 발생하는 음전하의 축적은 이중층의 바깥쪽에서 양으로 하전된 이온을 끌어당긴다. 막(5.0 nm)에서 발생하는 전압 기울기는 거의 200,000V/cm이다. 그러므로 막전위와 막 관통 이온 기울기는 많은 생물적 과정을 구동시키는 전기적인 힘을 제공한다.

막 전위 V_m은 $V_m = V_i - V_o$로 정의되는데, 여기서 V_i는 세포 내부의 전압이고, V_o는 세포 밖의 전압이다. V_o는 임의적으로

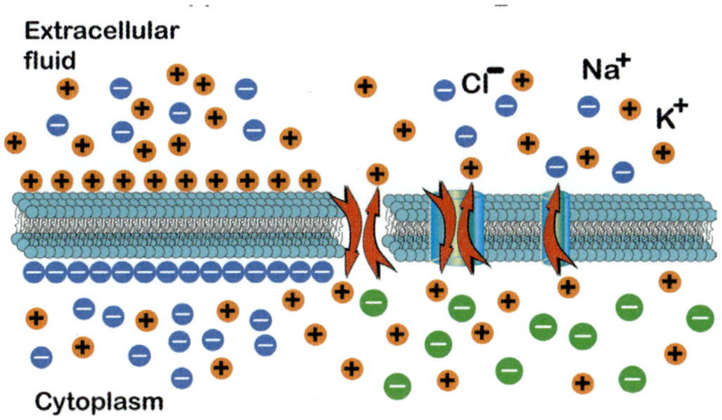

그림 2-28. 세포막을 가로지르는 전하의 분리는 막전위를 형성한다. (A) 막 내부에서의 순 초과 음전하와 그에 부응하는 막 외부의 순 초과 양전하는 불투과성 지질 이중층을 가로질러 유지되는 막 전위차를 형성한다. 막 양쪽에서의 전하는 얇은 층(두께 1 nm)에 집중되어 있으며, 그 세포 내 전체 이온 중에서 매우 작은 분율로 형성된다. (B) 반대로 작용하는 힘이 원형질막을 통한 K^+ 유입을 조절한다. 막 전위는 주로 4개의 이온 종, 즉, K^+, Na^+, Cl^- 그리고 아미노산과 기타 대사물질 같은 유기 음이온 (–)을 기반으로 한다. K^+에만 투과성인 세포에서 초래되는 막전위는 세포로부터 농도 기울기에 따른 K^+의 수동적 확산에 의존한다. 만약 그 상태로 방치하게 되면, K^+ 유출은 그 세포에서 과도한 음전하(유기 음이온들이 과잉 균형)를 생성하고, 전기 구동력이 반대 방향으로 K^+를 이동시키지 않는 한, $[K^+]_o$가 축적되도록 할 것이다. 이들 서로 반대되는 힘들이 서로 균형을 이룰 때 평형이 이루어진다.

0에 설정되고, V_m은 교란되지 않은 휴지기(resting) 상태의 전압이므로, 세포는 세포질의 약간의 음성 순이온 전하의 결과로서 음성을 띠게 된다. 막 전위는 일차적으로 4가지 이온 종에 의해 형성된다. 이들은 K^+, Na^+, Cl^- 그리고 아미노산과 기타 대사산물 같은 유기 음이온(A^-)이다. 이들 중 Na^+와 Cl^-은 세포외액에 농축되어 있는 반면, K^+과 A^-은 세포 내에서 우세하다. 세포에서 Na/K-ATPase에 의한 Na^+의 능동적인 유출은 발생할 수 있는 물의 유입을 막아 그 세포질의 삼투적 균형을 유지시킨다. 세포로부터 3개의 Na^+를 퍼내는 것에 대한 대가로서, 2개의 K^+이 세포질 내로 들어가서 원형질막을 투과할 수 없는 유기 음이온의 균형을 잡아준다.

신경세포나 근육세포의 막에는 많은 Na^+ 통로가 있다. 하지만, 이들은 휴지기 상태에서는 닫혀 있다. 그러므로, Na/K-ATPase에 의해 퍼내진 Na^+은 급격한 농도 기울기를 따라 쉽게 세포로 들어올 수가 없다. 단지 출입문이 없는 K^+ 누출 통로만이 열린 채로 있다. 결과적으로, K^+는 급격한 농도 기울기를 따라 외부 방향으로 확산하고자 하는 힘과 세포질의 K^+를 잡아당기는 유기 음이온의 인력에 의해 생성된 내부 방향의 전기적 힘이 균형을 이룰 때까지, K^+ 누출 채널을 통해 농도 기울기를 따라 세포 밖으로 수동적으로 누출되는 경향이 있다(그림 2-28, B 참조).

종합적으로, 특정 이온에 대한 농도 기울기(concentration gradient)와 전압 기울기(voltage gradient)는 그 막 통로를 통한 특정 이온의 이동을 구동하는 순전기화학적 기울기(net electrochemical gradient)를 결정한다. 이러한 힘들이 균형을 이룰 때, 전기화학적 기울기는 0이 되고, 그 막을 가로지르는 이온의 순흐름은 일어나지 않는다. 세포의 내부와 외부 이온 농도가 주어진다면, 이러한 평형을 이루는 데에 필요한 전압인 **평형전위(equilibrium potential)**를, 네른스트 방정식(Nernst equation)으로 계산할 수가 있다. K^+에 대한 경우는 다음과 같다:

$$E_k = RT/ZF^* \ln [K^+]_o/[K^+]_i$$

여기서 E_K는 K^+의 평형전위 값이고, R은 기체 상수(2 calmol^{-1}K^{-1}), T는 절대온도 K, F는 패러데이 상수(2.3×10^4cal V^{-1}mol^{-1}), 그리고 $[K^+]_o$와 $[K^+]_i$는 각각 그 세포의 바깥과 안쪽 K^+의 농도이다. 전하 (Z) = +1은 K^+ 같은 1가 양이온에 대한 전하이며, 37℃에서 RT/ZF는 27 mV이다. 포유류 조직에서 $[K^+]_o$와 $[K^+]_i$의 대표적인 값을 사용하면, 그 방정식은 E_k = −96 mV가 된다.

막을 가로지르는 다른 어떤 이온 종에 대한 평형전위도 유사하게 계산할 수 있다. 궁극적으로, 세포의 휴지막 전위(V_R)는 특정 이온에 대한 막의 투과성과 세포 내외의 농도에 의해 결정된다. 골드만 방정식(Goldman equation)은 농도와 투과성(P)으로 결정되는 서로 다른 이온들의 유출입 기여도의 총합이다.

$$VR = RT / F$$
$$* \ln P_k[K^+]_o + P_{Na} [Na^+]_o + P_{Cl} [Cl^-]_i / Pk[K^+]_i$$
$$+ P_{Na}[Na^+]_i + P_{Cl} [Cl^-]_o$$

개별 이온들의 기여도들에 기초하여, 이 방정식을 크게 단순화시킬 수 있다. Ca^{2+}은 유의성 있게 기여하지 않기 때문에 배제시킨다. 염소는 개폐되지 않는 Cl^- 통로를 통하여 막을 가로질러 평형을 유지하지만, 대부분은 비투과성인 세포 내 음이온들을 균형 잡기 위해 세포 외액에 남아 있다. 즉, 한 이온에 대한 투과성이 다른 이온에 대한 투과성을 훨씬 능가하는 경우($P_K \gg P_{Cl}$, P_{Na}), 골드만 방정식은 해당 이온에 대한 네른스트 방정식으로 축소된다. 세포가 휴지기 상태에 있을 때, 열려 있는 K^+ 누출 통로의 비율이 Na^+ 통로들보다 높아서, 그 세포는 Na^+에 대해서보다는 K^+에 훨씬 더 투과성이 높다. V_R에서 Na^+ 유입의 기여도는 최소이며, V_R에서 포유동물 세포들은 −80∼−90 mV일때 균형이 얻어지며, 이 값은 E_K에는 가깝고 E_{Na}에는 멀리 떨어진 값이다.

종합하면, 막에 다중 이온 선택성 통로를 가지는 신경세포나 근육세포의 경우, V_R은 각 확산성 이온 종(K^+, Na^+, Cl^+)의 막에 대한 투과성과, 세포 내/부 및 외부 농도에 의해 영향을 받는다. 예를 들어, 막에 출입구가 없는 K^+ 누출 통로만 있는

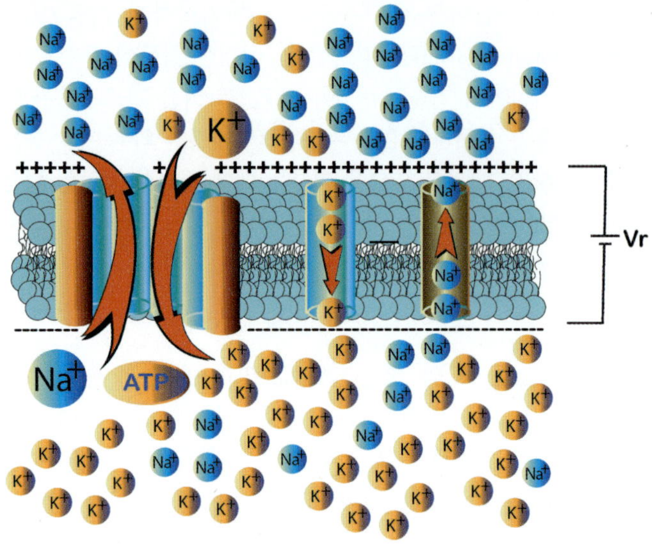

그림 2-29. 수동적 유출입과 능동적 유출입은 휴지막 전위를 유지시킨다. 휴지 상태에 있는 세포는 수동적 확산에 의해 형성되는 Na^+의 유출과 K^+의 유입이 Na/K-ATPase에 의해 이 이온들을 서로 반대 방향으로 능동 수송하는 것에 의해 균형이 잡히는 정상 상태(steady state)를 유지시킨다.

교세포(glial cell)를 생각해 보자. V_R은 본질적으로 E_K와 같아진다. 그림 2-29에서 설명한 것처럼, 신경 교세포 막에서 몇 개의 Na^+ 통로들이 열리면 어떤 일이 일어날까?

Na^+은 세포 내부 보다 외부에 더 농축되어 있기 때문에, 열린 Na^+ 통로를 통해 세포 내로 수동적으로 흘러들어 올 것이다. Na/K-ATPase와 E_K에 의해 생성되는 약간의 전기 음성적 막 전위(−96 mV)인 유인성 전기력 또한 세포 내로 Na^+을 끌어들일 것이다. 후자의 크기는 네른스트 방정식으로 계산할 수 있다. 즉, E_{Na} = +67 mV이다. 이것은 E_K가 단독으로 만든 Vr(−96 mV)에서 E_{Na}가 163 mV나 멀리 떨어져 있음을 말하여 준다. 결국, 전기적인 힘과 화학적인 힘 모두 동일하게 세포 내부 방향으로 작용하여 Na^+을 세포로 진입하도록 구동하는 강한 전기화학적 기울기를 형성한다. 그러면 Na^+의 유입은 그 세포를 탈분극시키게 된다; 즉, 그 세포의 외부에 비해 세포 내부를 덜 전기 음성적으로 만들어 막을 가로지르는 전하의 분리를 감소시킨다. 실제로, 신경세포의 원형질막을 가로지르는 K^+의 유출과 더 적은 Na^+의 유입이 제어되지 않고 계속된다면, 두 이온에 대한 막관통 기울기가 결국에는 소멸될 것이다. 왜냐하면, $[K^+]_i$은 급락하고 $[Na^+]_i$는 점차 증가하기 때문이다. 따라서 V_R도 줄어든다. 이 효과를 억제하는 것이 Na/K-ATPase이며, 2개의 K^+ 이온을 퍼들일 때마다 3개의 Na^+ 이온을 세포로부터 계속 퍼냄으로써 V_R을 일정하게 유지시킨다. 세포 밖으로 양전하의 순이동이 있기 때문에, 그 펌프는 **전기 발생적(electrogenic)**이라고 불리며, 세포막 내부에 약간의 초과 음전하를 만든다. 그러므로, 단순 확산에

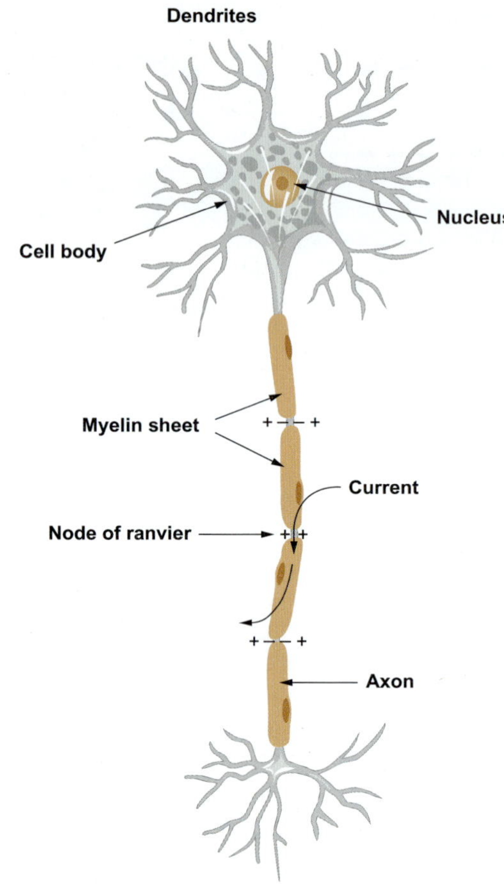

그림 2-30. 전형적인 신경세포. 수상돌기들로부터 들어오는 국소 전위는 세포체에서 수렴되어 축삭에 도달한다. 일반적으로 축삭 둔덕(axonal hillock)이라고 하는 지역에서 개시되는 활동 전위는 그 축삭의 길이를 따라 전파되고, 말단 가지에서 신경 분비가 발생하도록 하는 일련의 반응들이 시작되게 한다.

의해 발생하는 수동적인 통로-중개 이온의 유출입은 에너지를 요구하는 능동적인 유출입에 의해 균형이 유지된다. 두 과정 사이의 정상상태(steady state)는 막을 가로지르는 순이온 유출입이 0일 때 도달되며, 이를 휴지막 전위(resting membrane potential)라고 정의한다.

이온에 대한 세포의 막 투과성을 증가시키는 어떤 교란이든 그것은 그 이온에 대한 평형전위의 방향으로 Vr에서 막 전위를 멀어지도록 변화시킨다. 이러한 일시적인 Vr로부터의 편차들과 이를 유발하는 개폐 이온 통로들의 개방은, 신경세포를 따라 전달되는 정보 및 신경세포들 사이의 정보 전달, 그리고 신경에서 근육으로 정보를 전달하는 전기적 신호의 기초가 된다.

신경세포들은 수동적으로 퍼지는 국소 전위(passively spreading local potential)와 자가 전파되는 활동 전위(self-propagated action potential)를 생성하여 그 길이를 따라 신호를 전달한다. 국소 전위는 세포막이 자극을 받아 휴지 상태일 때보다 어떤 이온에 대한 투과성이 증가될 때 생성된다. Na^+의 유입으로, 세포막을 가로지르는 전압 차가 감소되면, 그 신호

를 **탈분극**(**depolarizing**)이라고 말한다. 대신에, 어떤 신경세포들에서 증가된 Cl^- 유입은 전압차를 증가시켜 휴지 상태에 비해 상대적으로 더 **과분극화**된다(**hyperpolarize**). 전류가 열린 막 통로들을 통해서 신경세포로 들어오면, 신경세포 고유의 특성에 따라 멀리 혹은 가까운 거리의 모든 방향으로 확산된다. 이온이 개폐되지 않는 K^+ 누출 통로에 의해 세포를 떠나면서 전압 신호는 진입 부위에서 멀어짐에 따라 급격히 감소한다. 탈분극의 파동이 퍼져 나가는 데 있어서의 이런 빠른 감소는 수상돌기(dendrite)라고 하는 비교적 짧은 입력 섬유들을 따라 세포체 쪽으로 전기적 신호를 나르기에는 충분하다. 하지만, 그런 신호는 훨씬 더 긴 구조물인 축삭(axon)을 따라 세포를 떠나기 전에 소멸될 것이다(그림 2–30).

활동 전위는 축삭 둔덕에서 개시된다

"신경 자극(nerve impulse)"은 대부분의 뉴런에서 국소 전위로 수상돌기를 통하여 세포체 쪽으로 이동하며, 세포체 쪽에서부터 그 축삭을 따라 **활동 전위**(**action potentials**)로서 멀리 전파된다. 활동 전위는 일반적으로 세포체에서 축삭이 나오는 막 분절인 **축삭 둔덕**(**axon hillock**)이라고 하는 부분에서 시작된다.

이 지역에서 전기 신호는 활동 전위를 개시시키기에 충분한 밀도로 존재하는 전압-계폐형 Na^+ 통로를 만나게 된다. 적절한 전류 부하가 걸리게 되면, 그 축삭에서 몇 개의 국부 전압-개폐형 Na^+통로가 열려, 급격한 전기화학적 기울기에 따라 소량의 Na^+이 그 축삭으로 들어가게 된다. 증가된 세포 내 Na^+은 그 세포를 더욱 탈분극시켜 더 많은 전압-민간성 통로가 열리게 해서 더 많은 Na^+의 유입을 초래한다. 탈분극에 대한 이 점진적인 자가-증폭 기전은 막전위(V_R)가 포유동물 근육세포와 신경세포에서 약 −90 mV에서 약 −50 mV로 변하면 한계에 도달하는데, 이때에는 Na^+의 평형 전위(E_{Na})에 가깝게 도달한다.

전류는 축삭의 길이를 따라 세로 방향으로 확산된다. 이러한 방식으로, 국부적인 탈분극으로 시작된 것이 역치에 도달하면 인접한 막 분절에서 새로운 활동 전위가 생성된다.

동일한 막 부분이 원래의 휴지 전위로 돌아오게 하는 데는 두 가지 기전이 관여한다. 첫째, 전압-개폐형 Na^+ 통로는 탈분극된 막에서 열린 상태로는 형태적으로 불인정하기 때문에 빠르게 닫힌다. 일단 다시 닫히면, 그 통로는 막의 재분극 이후까지 불활성 상태로 유지된다. 유사하게, 아세틸콜린 수용체에서 설명하였듯이(그림 2–26 참조), 전압-개폐형 Na^+ 통로는 세 가지 서로 다른 형태, 즉 닫혀 있으나 활성인 상태, 열린 상태, 그리고 닫혀 있으나 불활성인 상태로 존재할 수 있다. 이 경우에, 리간드가 아닌 전압이 반응에 소집된 통로의 형태 전환이 일어나도록 한다(그림 2–31).

활동 전위의 소멸에 기여하는 두 번째 기전은 전압-민감

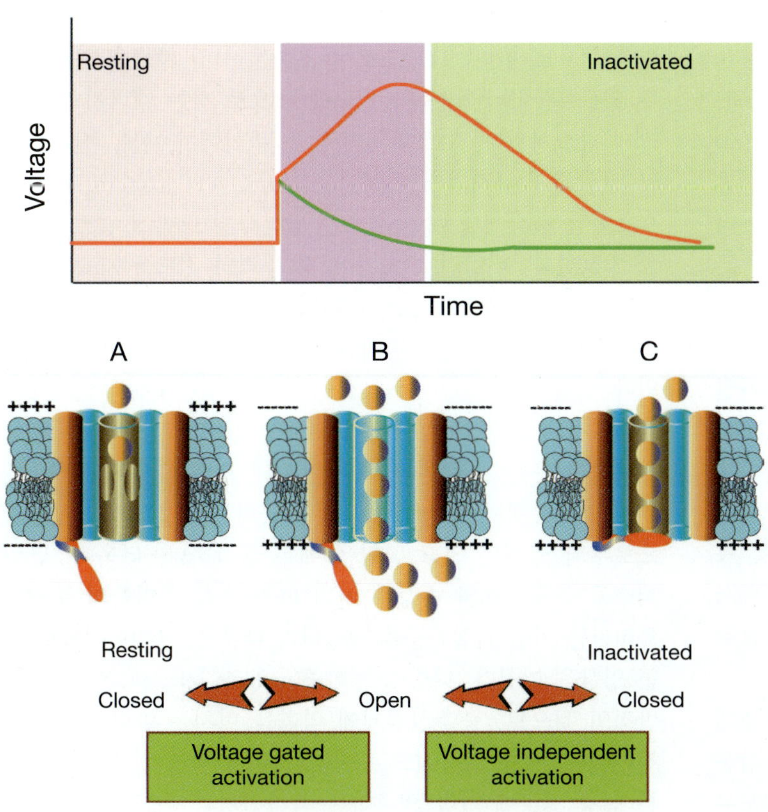

그림 2–31. 전압-개폐형 Na^+ 통로의 세 가지 형태적 상태. (A) 짧은 전류 파동에 반응하여, 포유동물 신경세포막이 약 −50 mV의 역치로 탈분극 되면(빨간색 곡선), 그 통로 단백질의 안쪽 면에 의해 만들어진 활성화 문(activation gate)이 열려 전압-개폐형 Na^+ 통로가 열린다. (B) 이온의 흐름이 발생하고 막 전위가 증가한다(빨간색 곡선). 열린 상태는 준 안정적이며 그 통로 단백질의 세포질 부분에 의해 제공되는 별개의 불활성화 개폐 기전에 의해 빠르게 불활성화된다. (C) +50 mV의 최대치에 도달한 후, Na^+ 통로들은 불활성화되고, 비개폐형 K^+ 누출 통로들을 통한 K^+의 유출이 줄어들지 않기 때문에, 막전위는 휴지 상태로 감소한다. Na^+ 통로들이 닫혀 있고 활성화될 수 있는 상태로 되돌아올 때까지 또 다른 활동 전위는 생길 수가 없다. 전압-개폐형 Na^+ 통로들 없이는, 전류 자극에 의해 유발되는 적당한 탈분극은 즉시 감소하기 시작할 것이다(초록색 곡선).

성 K^+ 통로의 열림이다. 이 통로는 전압-개폐형 Na^+ 통로보다 탈분극에 좀 더 느리게 반응하며 활동 전위가 정점에 가까워질 때까지 열리지 않는다. −50 mV의 막 전위에서는, 세포 내에서 K^+ 유출에 대한 강력한 전기화학적 기울기가 만들어져서 전압-민감성 K^+ 통로들이 열리면서 방출된다. 결과적으로, 갑작스런 양전하의 손실은 더 빠르게 그 세포를 재분극시킨다. 이제 전압-개폐형 Na^+ 통로들이 열리고, 전압-민감성 K^+ 통로들은 비개폐평 K^+ 누출을 강력하게 돕는다. K^+ 평형 전위 쪽으로 막 전위가 회복되면 전압-개폐형 K^+ 통로가 닫히고 불활성화되었던 Na^+ 통로들이 그 활성을 회복한다. 그러므로, 활동 전위의 소멸과 막 재분극의 가속화에 의해, 전압-개폐형 K+ 통로들은 동일한 부위에서 또 하나의 활동 전위가 발화할 수 있게 되기 전 불응기(refractory period)(〈0.001초)의 길이가 줄어든다. 그러므로, 활동 전위는 일시적인 탈분극 파동이 척추동물에서 축삭의 종류에 따라 1~100 ms까지 범위의 속도로 축삭 말단을 향하여 달려가면서 자가 전파된다. 활동 전위의 실무율 성질(all-or-none nature)은 적절한 신호가 비교적 먼 거리를 진행하는 동안 유지되어야 하는 문제를 해결해준다. 그러나 케이블 텔레비전 신호, 인터넷 4 또는 5G 연결, 혹은 전기 송전선 망처럼, 축삭의 추가적인 성질들이 이러한 신경 자극의 진행 효율성을 결정한다.

축삭의 막의 한 지점에서 다음 지점으로 활동 전위가 전파되면서, 그 축삭 내에서는 국소 전류가 확산하여 이웃 지역들을 역치값으로 탈분극시킨다. 이런 일이 발생하는 유효 거리는 모든 전류 흐름에 적용되는 동일한 원리에 의해 결정된다. 이 경우에서 중요한 변수들은, 축삭 세포질의 내부 저항(r_i)과, 열린 통로들을 통하여 탈출하는 전류(K^+)에 대한 막 저항(r_m)이다. r_i의 감소나 r_m의 증가는 모두 축삭 내에서 더 큰 전류들이 더 먼 거리를 흐르게 하여, 인접한 막의 전기 용량을 더 빠른 속도로 충전시킨다. 결과적으로, 단순히 축삭 직경을 두 배로 증가시키면(r_i 감소), 신경 자극의 전도 속도를 크게 높일 수 있다. 축삭의 둘레가 두 배가 되고, 그로 인해 마디당 열린 이온 통로들의 수로 인해 감소하더라도, r_m은 4배 증가된 축삭의 단면적으로 보상되며, 이는 r_i를 4배 감소시킨다. 축삭 직경 확장의 순효과는 활동 전위의 전파 속도를 증가시키는 것이다. 오징어에서 진화된 거대축삭에서는 이러한 빠른 신호 전달이 잘 작동하지만, 인간에서 그러기 위해서는 나무통 크기의 척수가 필요할 것이기 때문에 불가능하다. 척추동물에서는 **미엘린 수초(myelin sheath)**로 여러 축삭들을 절연시킴으로써 에너지와 공간을 상당히 절약하게 되었다.

미엘린의 형성과 유지는 두 교세포; 즉, 중추신경계에 존재하는 희소돌기 교세포(oligodendrocyte)와 말초신경계에서 상응하는 세포인 슈반 세포(Schwann cells)가 담당한다. 이 세포는 막대한 양의 납작한 원형질막을 생산하고 동심원 방식으로 그 축삭 주위를 둘러싸서 최대 200겹 두께의 생화학적으로 특수화된 수초(sheath)를 형성한다. 수초를 형성하는 모든 슈반 세포는 하나의 축삭을 둘러싸서 분절마디(internode)로 불리는 수초 분절들을 형성하는데, 이들은 축삭 길이의 약 1 mm를 차지하고 있다. 대조적으로, 희소돌기 교세포는 그 세포체로부터 가지들이 뻗어 나오며 납작한 세포막이 늘어나 40개까지의 서로 다른 축삭을 덮는다.

극도로 높은 지질대 단백질의 비율과 여러 층으로 쌓아 올린 미엘린 막은 높은 막관통 저항(r_m)을 초래함으로써, 그 축삭의 전기적 특징을 크게 향상시킨다. 미엘린의 한 분절마디와 다음 분절마디 사이는 길이 0.5 mm에서 20 mm까지의 다양한 축삭 영역이 있으며, 이를 **랑비에 결절(nodes of Ranvier)**이라고 한다(그림 2-29 참조). 전압-개폐형 Na^+ 통로를 포함하여 거의 모든 막 통로는 수초화된 축삭을 따라 랑비에 결절에 국한되어 분포한다. 랑비에 결절에서 Na^+ 통로를 통하여 축삭으로 유입되는 전류는 증가된 r_m이 전류의 누출을 최소화하기 때문에, 수초화되지 않은 축삭에서 발생하는 것보다 더 큰 효율로 전파된다.

더욱이, 수초화되지 않은 축삭에서는 그 전체 길이를 따라 막의 양쪽에 반대 전하가 축적하게 된다. 수초화된 축삭에서는 이런 상황이 랑비에 결절로만 국한된다. 수초화된 축삭은 더 낮은 전기 용량을 가지기 때문에, 막 관통 전압을 활동 전위에 필요한 역치값까지 줄이기 위해 더 적은 수의 양전하 유입을 필요로 한다. 그러므로 수초화는 신경 자극을 가속화할 수 있을 뿐 아니라, 축삭 전도에 필요로 하는 에너지의 양도 크게 감소시킨다. 수초화되지 않은 축삭에서, 섬유 전체에서 막 전위를 회복시키기 위해서는 Na/K ATPase가 필요하다. 수초화된 축삭에서 이런 필요는 탈분극된 랑비에 결절들에서만 발생한다. 미엘린 수초가 신경 충격의 전도를 가속화시켜주기 때문에, 미엘린 수초나 미엘린-생산 세포들을 망가뜨리는 질병이나 독극물은 명백한 신경학적 문제들을 일으킬 수 있다.

미엘린 수초가 벗겨진 축삭들은 충격을 느리게, 혹은 전혀 전도하지 못한다. 슈반 세포와는 달리 희소돌기 교세포는 대부분의 상황에서 충분히 재생되지 못하므로, 뇌와 척수 손상으로부터 생기는 전도 결함은 매우 심각하다. 더욱이, 단일 희소돌기 교세포의 손상은 여러 다른 축삭 마디들의 주변을 둘러싸는 미엘린 절간들을 형성하기 때문에, 생리학적으로 더 큰 영향을 미친다. 다발성 경화증(multiple sclerosis)은 가장 일반적인 것으로, 중추신경계에 영향을 미치는 탈수초 질환의 전형이다. 보통 임상적으로 나타나는 이 질병의 증상들은 빠른 신경 전달에 가장 의존하는 감각신경과 운동신경의 기능

장애의 결과로 나타나는 것이다.

요약

막은 세포와 세포 소기관의 경계를 형성한다. 이들은 외부로부터 내부를 분리하고 DNA, RNA, 단백질 및 다른 분자나 이온을 구획화시킨다. 막이 없었다면, 우리가 알고 있는 것과 같은 생명은 존재가 불가능했을 것이다. 종종 보호 세포벽으로 둘러싸이는 원핵세포의 원형질막은 단일 세포질 구획을 감싸고 있다. 지질과 구획으로 분리된 독립체의 형성이 세포 생명을 발달시키는 최초의 구조를 제공했다고 주장되어 왔다. 종종 세포벽으로 둘러싸인 원핵생물의 세포막은 단일 세포질 구획을 둘러싸고 있다. 진핵세포는 외부 경계를 결정하는 원형질막으로 둘러싸여 있다. 진핵세포 내부에는 핵, 미토콘드리아, 라이소좀, 과산화소체, 골지체 그리고 ER을 포함한 세포 소기관이 있으며, 이들은 모두 특정 기능을 수행할 수 있도록 막에 의해 경계가 지워져 있다. 다세포 생물에서, 세포는 특정 기능을 개발하기 위해 분화한다. 포유동물 세포는 그들이 형성하는 조직(예, 심장, 콩팥, 간)에 따라 달라진다. 또한, 어떤 조직 내에서는 그 기능에 따라 매우 다른 세포를 발견할 수 있다.

인간의 모든 세포는 동일한 수정란의 후손이며, DNA에 저장되어 있는 동일한 유전정보를 갖고서 만들어졌다. 각 조직에서 각 세포의 특징을 결정하는 유전자 발현의 차이 또한 각 막의 특징을 결정한다. 원형질막이나 세포 소기관의 막은 각각 그 기능이 다르지만, 기본 구조는 유사하다. 이들 모두는 물을 함유하는 구획 사이에서 장벽을 형성하며, 투과시키는 화합물에 대한 특이성을 가진다. 그러므로, 하나의 세포가 신경세포이든 신장세포이든 간에 세포막의 기본 구조는 유사하지만, 생물학적 막을 형성하는 지질이나 단백질의 실제 조성은 그 막의 특정 기능에 따라 크게 달라진다. 이러한 막의 구성과 조직의 차이는 서로 다른 세포 유형에 전형적인 구조와 모양을 부여하고, 다른 세포와 소통하게 하며, 막을 가로질러 특정 이온, 단백질, 그리고 기타 화합물을 수송할 수 있게 한다.

이 장에서는 어지러울 정도로 다양한 특성과 기능을 가진 모든 포유동물 세포에서, 막의 기능에 대한 기초를 형성하는 세포막의 여러 특징에 대해 알아보았다.

Suggested Readings

de Kruijff B. Biomembranes. *Biochim Biophys Acta* 2004;1666(1–2):1–290.

Embury S, Hebbel R, Mohandas N, Steinberg M, eds. *Sickle CellDisease, Basic Principles and Clinical Practice*. New York: Raven Press; 1994.

Hoffman R, Benz JE, Shattil S, Furie B, Cohen H, Silberstein L,McGlave P. *Hematology, Basic Principles and Practice*. New York: Elsevier; 2005.

Shah S. *The Fever, How Malaria Has Ruled Humankind for 500,000Years*. New York: Sarah Crichton Books, Farrar, Straus and Giroux; 2018.

Shapiro H. *Practical Flow Cytometry*. New York: Wiley-Liss; 2005.

Singer SJ, Nicolson GL. The fluid mosaic model of the structure of cell membranes. *Science* 1972;175:720–731.

Tanford C. *The Hydrophobic Effect*. New York: John Wiley & Sons;1980.

Yeagle P, ed. *The Structure of Biological Membranes*. London: CRCPress; 1992.

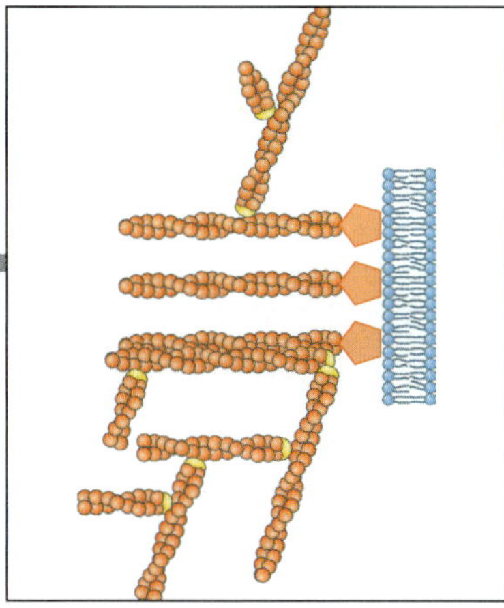

Chapter 3

세포골격

진핵세포의 흥미로운 한 가지 특징은 그 추출물을 추출하는 방법에 따라서 세포 소기관이 없는 세포질 함유 추출물이 세포의 형태를 대략적으로 유지하고, 심지어 이동하거나 수축하는 수 있는 능력을 갖는다는 것이다. 세포질에 의한 이러한 구조는 **세포골격**(**cytoskeleton**)이라고 하는 세포질을 가로지르는 단백질 섬유로 이루어진 복잡한 그물망에 의해 유지된다. 세포골격은 단순히 구조적 온전함을 제공하는 세포의 수동적 특징이 아니다. 그것은 세포 전체의 움직임, 세포 모양의 변화, 근육세포의 수축을 담당하는 역동적인 구조이다. 또한 세포질에서 세포 소기관을 한 곳에서 또 다른 곳으로 이동시키는 수단이기도 하다. 최근 연구는 세포골격이, 세포질을 통해 자유롭게 확산하는 것으로 생각되었던 단백질과 리보핵산(RNA)이 특정 위치에 있도록 결합자리를 제공하는 세포질의 주 형성자(master organizer)라는 증거를 제공했다.

놀랍게도, 세포골격의 많은 활동은 **액틴 섬유**(**actin filament**), **미세소관**(**microtubule**), 그리고 **중간섬유**(**intermediate filament, IF**)의 세 가지 주요 단백질의 조립형에 의존한다. 각 유형의 섬유나 미세소관은 단백질 단량체의 특이적 결합으로 형성된다. 세포골격 구조의 역동적인 측면은 조립체의 길이, 세포 내에서의 그들의 위치, 그리고 단백질 복합체와 세포 소기관 및 세포막이 섬유와 미세소관을 따라 결합하게 되는 특이적 부위를 제어하는 보조 단백질에 의해 발생한다. 그러므로, 단백질 섬유와 미세소관이 세포골격을 결정하지만, 보조 단백질이나 조절 단백질의 참여는 그들의 다양한 활동을 수행하게 한다.

이 장에서는 액틴 섬유에 대한 검토를 시작으로, 개개의 세포골격 조립체와 단백질의 상호작용으로 구축된 구조물에 대하여 논의한다. 먼저, 잘 알려진 근육세포 수축에서의 역할을 시작으로, 비근육세포에서 형성된 막 골격 복합체와 구조에 대한 그들의 참여가 설명된다. 세포 운동성에 대한 논의를 통하여, 세포골격의 서로 다른 성분이 어떻게 하나의 필수 세포 기능을 유도하는 통합된 망으로서 함께 작용하는지를 생각해 볼 것이다. 마지막으로, 세포골격을 만드는 중간섬유와 미세소관 구성 요소에 대해서도 설명한다.

미세섬유

액틴에 기초한 세포골격 구조는 근육 조직에서 최초로 기술되었다.

골격근에서 처음으로 분리된 액틴(actin)은 원래 근육 조직에서만 발견되는 단백질로 생각되었었다. 하지만, 액틴은 모든 세포의 구성성분이며, 비근육 세포에서도 총단백질의 5~30%를 차지한다. 액틴은 비록 모든 진핵세포에 존재하지만, 비근육세포에서 분리되는 액틴은 골격근에서 발견되는 것과는 다르다. 인간과 동물 세포에서 6개의 서로 다른 액틴 동위형 단백질(isoform)이 발견되었다; 즉, 골격근에서의 α-골격형(α-skeletal), 심장근에서의 α-심장형(α-cardiac), 혈관계의 평활근에서 발견되는 α-관형(α-vascular), 내장의 평활근에서 나타나는 γ-장형(γ-enteric), 그리고 비근육세포에 우세하게 존재하는 β-세포질형(β-cytoplasmic)과 γ-세포질형(γ-cytoplasmic) 등이 알려져 있다. 액틴은 매우 잘 보존된 단백질로, 서로 다른 형태 사이의 아미노산 서열이 80% 이상 동일하다. 아미노산 서열의 주요 차이는 각 액틴형의 NH_2 말단에서 발생하며, 액틴 단량체가 섬유로 중합되는 속도에 거의 영향을 미치지는 않지만 특정한 액틴 결합 단백질이나 조절 단백질과의 결합에 필수적이다(이 부분에 대해서는 이 장의 뒷부분의 자세한 설명을 참고할 것).

모든 세포에서 액틴 기반의 세포골격 구조에 공통적으로 나타나는 다른 많은 단백질 성분 또한 근육 조직으로부터 처음 분리되었다. 근육에서 이 단백질은 매우 규칙적으로 구성되어 있어, 근육 세포의 특수화된 수축 기구를 형성한다. 그러므로, 비근육세포에서의 액틴 기반 구조에 대한 이해의 기초 작업으로써 먼저 근육세포에서 액틴섬유와 그 관련 단백질의 역할을 검토해 보자.

골격근은 근육 섬유 다발에서 형성된다

전체 수준에서 분자 수준까지 골격근의 조직이 그림 3-1에 나와 있다. 골격근은 길이가 수 cm에 달하는 긴 원통형의 다핵세포로 구성되어 있다. 개별 근육 섬유(muscle fiber)는 근육에 혈액을 공급하는 모세혈관 망을 가지고 있는 **근 내막(endomysium)**이라는 섬세하고, 느슨한 결합조직으로 둘러싸여 있다. 개별 근육 섬유의 다발은 함께 모여 근속(muscle fasciculus)을 형성하며, 이것은 결합조직의 한 층인 **근초(perimysium)**로 둘러져 있다. 근속이 모여 두껍고, 강인한 결합조직층인 **근 외막(epimysium)**으로 덮여 있는 특정 근육 조직을 형성한다. 근육 조직의 3개의 결합조직층에는 콜라겐(collagen)과 엘라스틴(elastin) 섬유가 포함되며, 이들의 두께는 서로 다르다. 골격근은 보통 골격이나 뼈에 붙어 있는 힘줄(tendon)에 부착하여 신체의 특정 움직임을 유발한다.

골격근의 기능적 단위는 근절이다

각 골격근 세포(skeletal muscle cell) 혹은 근섬유(myofiber; muscle fiber)는 규칙적으로 잘 정렬된 많은 **근원섬유(myofibril)** 다발을 가지고 있다. 골격근에서 특징적인 줄무늬 혹은 가로무늬 모습이 나타나는 것은 근원섬유 내의 각 섬유(filament)가 고도로 조직화되어 배열되기 때문이다. 현미경을 통해 볼 때, 골격근은 구조와 기능의 관계를 보여주는 가장 좋은 생물학적 예이다. 광학현미경과 전자현미경으로 관찰한 골격근의 세로단면은 질서정연한 띠무늬 양상(banding pattern)을 보여준다(그림 3-2). 이들을 **A-대(A-band)**, **I-대(I-band)**, 그리고 **Z-막(Z disk)** 혹은 **Z-선(Z line)**이라고 한다.

A-대는 근섬유의 어두운 염색 영역으로, 미오신 II(myosin II) 단백질로 구성된 굵은 필라멘트와 얇은 필라멘트가 겹치는 부분을 포함한다. 밝게 염색되는 지역인 I-대는 가는 필라멘트를 가지고 있으며, 그 주된 단백질 성분은 액틴이다. Z-선은 I-대를 이등분하는 어두운 선으로 나타난다. 골격근의 전자현미경 사진에서, 어둡게 염색되는 A-대는 H-대(H band)와 M-선(M line)이라고 하는 뚜렷하게 구별되는 지역을 가지고 있는 것으로 관찰된다. H-대는 A-대의 중심지역 내에서 더 밝게 염색되는 부분으로, 어둡게 염색되는 M-선에 의해 이등분된다. A-대의 이 지역은 미오신 굵은 필라멘트가 조립되는 곳이다.

하나의 완전한 A-대와 인접한 2개의 I-대의 절반으로 구성되는, 두 Z-판 사이의 근원섬유 마디를 **근절(sarcomere)**이라고 한다. 근절은 근원섬유의 기능적 수축 단위이다. 미오신 굵은 필라멘트는 A-대가 나타나도록 하며, 그 근절의 두 Z-판으로부터 같은 거리에 있다. 근절의 가는 필라멘트는 Z-판에 연결되어 있고, 밝게 염색되는 I-대 지역을 지나 부분적으로 A-대로 확장되며, 여기서 미오신 굵은 필라멘트와 맞물리게 된다. Z-판은 근절의 가는 필라멘트를 고정하는 역할을 한다. 근절의 서로 다른 부분에 대한 절단면은 굵은 필라멘트와 가는 필라멘트의 조직에 관한 추가적인 정보를 제공한다(그림 3-1 참고). I-대의 절단면은 육각형 양상으로 배열된 가는 필라멘트만을 보여준다. A-대의 H-대 영역을 통한 절단면은 굵은 필라멘트만을 보여주는 반면, A-대의 M-선 영역을 통한 절단면은 양극성 미오신 굵은 필라멘트들의 조립으로 나타나는 꼬여진 섬유의 망을 보여준다. 가는 필라멘트가 미오신 굵은 필라멘트와 맞물리는 A-대의 마디는 각각의 굵은 필라멘트가 6개의 가는 필라멘트로 둘러싸여 있음을 보여준다. 굵은 필라멘트와 가는 필라멘트의 이러한 배열은 근절의 필수적인 구조적 특징이며, 수축하는 동안 필라멘트의 활주(sliding)에 필요하다.

가는 필라멘트는 액틴, 트로포미오신, 트로포닌, 트로포모듈린 단백질로 구성된다

모든 진핵세포는 액틴 단백질 중합체인 직경 7~8 nm 섬유를 가지고 있는데, 이들을 미세섬유(microfilament)라고 한다, 섬유형(filamentous) 액틴, 또는 F-액틴(F-actin)이라고 부르는 이 섬유는 상대 분자량(Mr)이 43,000(43 kDa)인 G-액틴(G-actin)이라고 하는 구형 액틴(globular actin) 단량체의 중합으로 만들어진다. 하나의 F-액틴 미세섬유는 G-액틴 단량체로 이루어진 사슬 2개가 나선형으로 뒤얽힌 사슬로 나타나며, 이 나선은 37 nm 거리 혹은 14개의 G-액틴마다 완전히 한 바퀴 회전하여 만들어진다(그림 3-3).

각 G-액틴 단량체가 액틴 섬유에 중합되기 위해서는 결합된 ATP 분자를 가지고 있어야 한다. ATP 가수분해 작용은 액틴 단량체에서는 느리지만, 단량체가 일단 액틴 섬유로 통합되면 크게 가속화된다. 만약 ATP와 Mg^{2+}(혹은 생리적 염 농

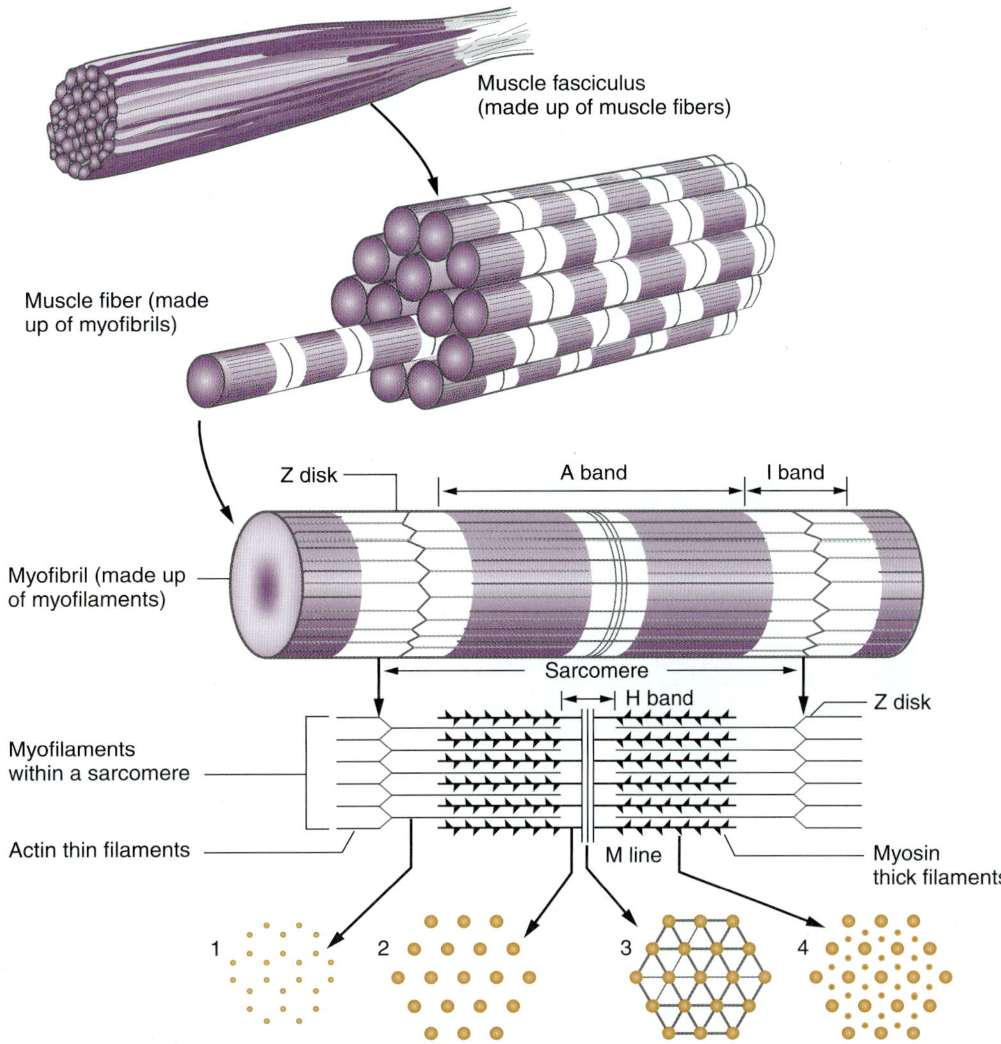

그림 3-1. 골격근의 구성. 골격근은 근속(fasciculus)이라고 하는 근섬유 다발의 묶음으로 되어 있다. 각 근속은 근육 조직의 세포인 길고 다핵인 근섬유(muscle fiber)의 한 다발이다. 근육 세포 내에는 미오신 II 필라멘트(굵은 필라멘트)와 액틴 필라멘트(가는 필라멘트)가 고도로 조직화된 배열로 이루어진 근원섬유(myofibril)가 있다. 근원섬유의 고도로 조직화된 구성이 골격근의 줄무늬 모양의 기초이다. 근원섬유는 골격근의 기능적 단위인 근절(sarcomere)로 구성되고, 이것은 Z-판에서 다음 Z-판으로 뻗어 있다. 액틴 가는 필라멘트는 Z-판에서 근절의 중심 쪽(약하게 염색되는 I-대)으로 연장되고, 미오신 굵은 단섬유(짙게 염색되는 A-대)와 맞물려 있다. Z-판 근처 근절의 세로 절단면은 ~8 nm의 액틴 가는 필라멘트를 보여주는 반면(1), A-대 지역에서의 절단면은 각 ~15 nm 두께의 단섬유가 6개의 액틴 가는 필라멘트의 6각형 배열로 둘러싸여있다(4). H-대라고 하는 A-대 마디 중심 근처의 근절 절편은 미오신 두꺼운 필라멘트의 구성을 보여주는 반면(2), H-대의 중심 절편은 M-선을 형성하기 위해 굵은 필라멘트의 조립에 참여하는 섬유망을 보여준다(3). (*Bloom W. Fawcett DW,* A Text Book of Histology, *10th ed. Philadelphia: WB Saunders, 1975*로부터 변형.)

도들)이 충분히 높은 농도의 G-액틴에 첨가되면, 자발적으로 F-액틴으로 중합될 수도 있다. 이런 중합은 몇 가지 단계로 일어난다(그림 3-4). 첫 번째는 지연 단계(lag phase)로서, 3개의 G-액틴 단량체가 액틴 삼량체(actin trimer)를 형성한다. 이 삼량체는 그 다음 중합 단계(polymerization phase) 동안 G-액틴 단량체가 액틴 섬유로 중합되기 위한 씨앗이나 핵 역할을 한다. 마지막으로, 정상 상태 단계(steady-state)에 도달하며, 그 동안 G-액틴 단량체가 섬유에 첨가되는 속도는 이 단량체가 섬유를 떠나는 속도와 같아진다. 액틴 미세섬유는 빠르게 성장하는 플러스 (+) 말단과 느리게 성장하는 마이너스 (–) 말단의 극성(polarity)을 가진다. 액틴 섬유의 각 말단에는 G-액틴의 임계 농도가 존재하며, 이 농도에서 해당 말단에 첨가되는 속도는 동일한 말단으로부터 단량체가 제거되는 속도와 일치한다. 플러스 말단에서 이러한 G-액틴 농도는 대략 1 μM이고, 마이너스 말단에서는 8 μM이다. 따라서 ATP와 Mg^{2+}이 존재하고 G-액틴의 농도가 1~8 μM 사이라면, 러닝머신(treadmill)처럼, 플러스 말단에서는 액틴이 계속 첨가되고 마이너스 말단에서는 계속 탈락하게 된다. 만일 이 시스템에 에너지 공급이 필요 없다면 영구기관이 될 것이지만, 이는 열역학적으로 불가능하다. 하지만, 각 G-액틴 단량체가 그 액틴

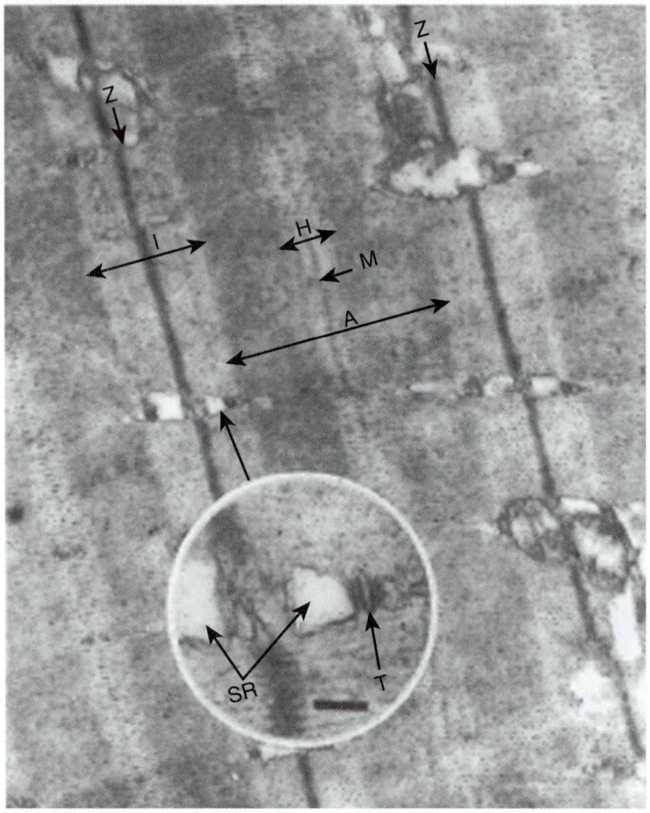

그림 3-2. **골격근의 전자현미경 사진.** 골격근 세포의 종단면은 근섬유로 만들어진 규칙적인 교차 줄무늬 양상을 보여준다. 이 낮은 배율의 전자현미경 사진에서 볼 수 있듯이, 골격근 세포는 평행하게 정렬된 많은 근원섬유를 가지고 있다. 이 반복되는 구조에서, 근절의 Z-판을 쉽게 식별할 수 있다. 근절의 A, I, 그리고 H-대와 M-선을 위한 눈금막대는 0.3 μm이다. 삽입 그림은 근형질 세망(SR)의 말단 주머니와 여기에 결합된 T-소관(T)을 보여준다. (*Dr. Phillip Fields*로부터 허가.)

섬유에 첨가된 직후에는 ATP가 ADP로 분해되고 무기 인산이 방출된다. 이것은 몇 가지 흥미로운 의문을 제기한다. 첫째로, 근육세포나 비근육세포 모두 세포질 내 액틴의 농도는 100 μM 이상이며, 이것은 (플러스 말단과 마이너스 말단에 대한 임계 농도를 훨씬 넘는 것이기 때문에) 신체 세포 내의 거의 모든 액틴이 섬유성 액틴으로 있음을 시사한다. 하지만, 대부분의 세포는 G-단량체 저장고를 유지하는 기전을 가지고 있다. 왜 이런 일이 일어날 수 있을까? 두 번째 의문은 액틴이 첨가되고 탈락하는 러닝머신 현상이 실제로 살아 있는 세포에서도 일어나는가 하는 것이다. 그에 대한 대답은 '그렇다'이다. 이에 대해서는 이 장의 후반에 논의할 것이다.

비록 F-액틴이 골격근의 가는 필라멘트에서 우세한 단백질이긴 하지만, 이 섬유는 다른 단백질, 즉 트로포미오신(tropomyosin), 트로포닌(troponin), 그리고 트로포모듈린(tropomodulin) 등도 가지고 있다(그림 3-5). 트로포미오신은 긴 막대 모양의 분자(~41 nm 길이)로, 미오신과의 유사성, 특히 막대 모양 꼬리의 유사성 때문에 그렇게 불린다. 트로포미오신은 2개의 동일한 소단위의 이량체로 형성된다. 개별 소단위의 폴리펩티드는 α-나선형이고, 2개의 α-나선형 사슬이 꼬인 코일로 서로 감겨서 단단한 막대 모양의 분자를 형성한다. 트로포미오신은 액틴 섬유의 길이를 따라 결합하는데, 나선형 F-액틴 분자의 홈을 덮어 섬유를 안정화시키고 단단하게 한다.

골격근의 가는 필라멘트에서 또 하나의 중요한 부속 단백질은 트로포닌(troponin)이다. 트로포닌은 트로포닌 T(TnT), 트로포닌 I(TnI), 그리고 트로포닌 C(TnC)의 세 가지 폴리펩티드

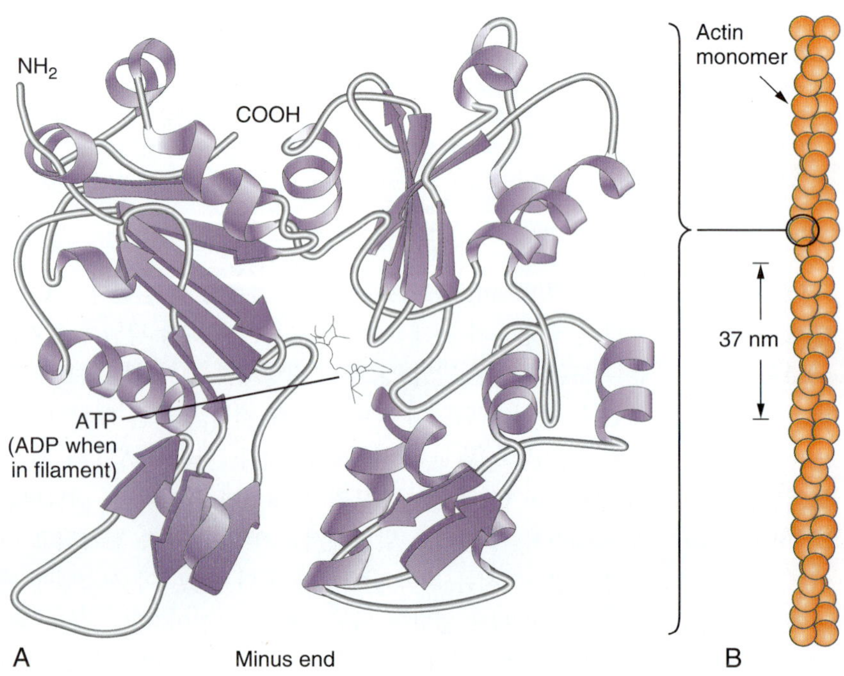

그림 3-3. **구형(G) 액틴과 섬유상(F) 액틴의 구조.** (A) G-액틴은 4개의 구조적 도메인을 가지고 있는 43 kDa의 단량체이다. ATP와 ADP는 G-액틴의 1번과 3번 영역으로 나뉘는 홈 내에 결합한다. (B) F-액틴은 G-액틴 단량체(구형)의 중합으로 구성된 나선형 필라멘트이다. 이 필라멘트는 매 14개의 G-액틴 단량체마다 또는 37 nm 마다 나선형으로 완전히 한 바퀴를 돈다.

들로 이루어진 복합체이다. 이 폴리펩티드는 트로포닌 복합체 내에서의 분명한 기능에 따라 그렇게 명명되었다. 즉, TnT는 트로포미오신과의 결합, TnI는 칼슘에 의한 수축 조절 억제 역할, 그리고 TnC는 칼슘 결합 활성을 갖는다. 트로포닌 복합체는 I와 C 소단위가 구형의 머리 지역을 형성하고, T 폴리펩티드는 긴 꼬리 영역을 형성하여 신장되어 있다. T 소단위

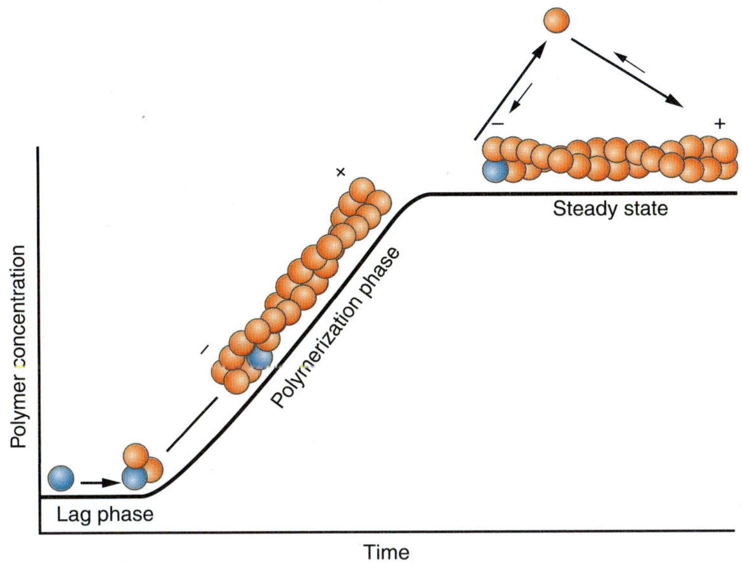

그림 3-4. 구형 액틴의 중합. 액틴의 중합은 세 단계로 일어난다: (1) 액틴 3량체로 핵 형성 부위가 만들어지는 지연 단계(lag phase); (2) 중합 단계(polymerization phase)로서, 이 기간 동안 G-액틴 단량체가 액틴 필라멘트의 (+) 말단에 우선적으로 첨가된다; (3) 정상 상태(steady state)로서, 여기서는 액틴 단량체가 (–) 말단에서 제거되는 것과 같은 속도로 (+) 말단에 첨가된다.

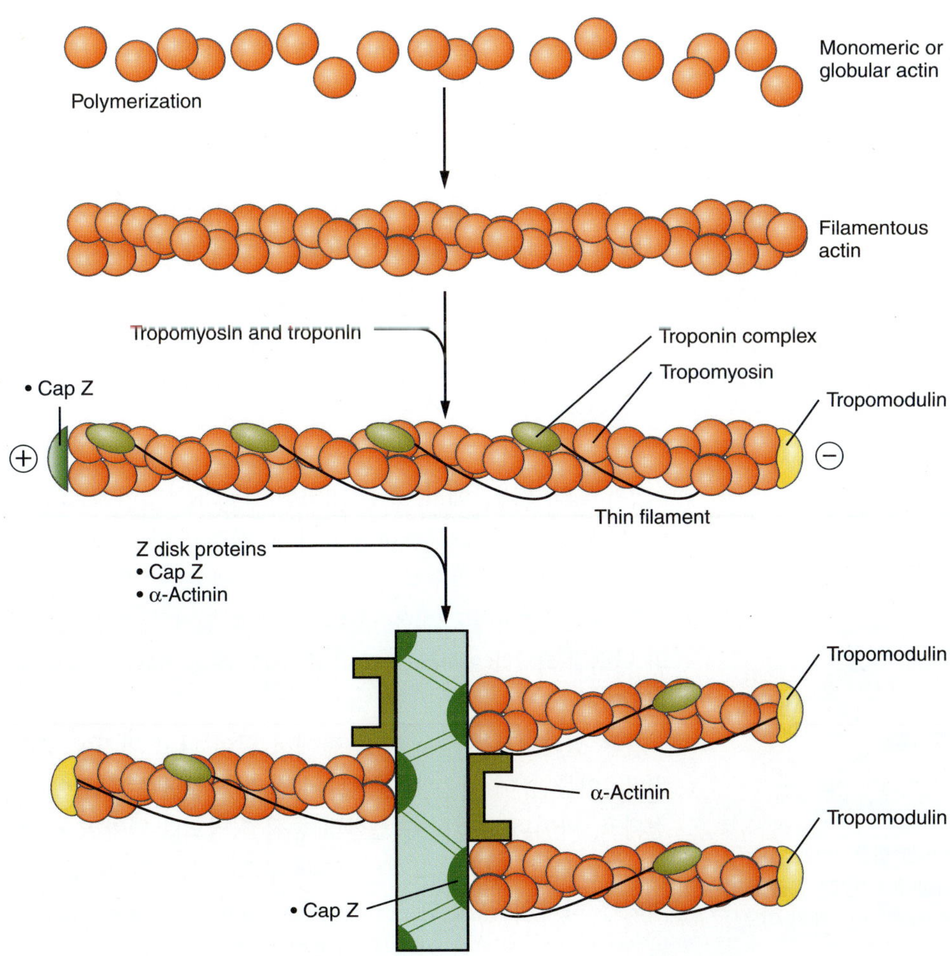

그림 3-5. 액틴 가는 필라멘트들의 형성과 근절에서의 배열. 구형 액틴 단량체는 머리에서 꼬리까지 결합을 통해 중합하여 나선형 필라멘트 형태의 액틴(F-액틴)을 만든다. 가는 필라멘트는 F-액틴 필라멘트와 액틴 필라멘트의 홈을 따라 늘어선 막대 모양의 트로포미오신(tropomyosin)과 트로포닌(troponin) 폴리펩타이드 복합체의 특정 결합으로 만들어진다. 근절에서, 가는 필라멘트는 주로 덮개 Z(cap Z)와 α-액티닌(α-actinin) 같은 결합 단백질과의 상호작용을 통하여 Z-판에 고정되어 있다. Z-판의 정확한 구조는 아직 알려져 있지 않다; 이 그림에서 보여준 단백질 상호작용은 분리된 덮개 Z와 α-액티닌 단백질의 시험관 활성을 기반으로 한 것이다. 설명한 바와 같이, Z-판 단백질의 특정 단백질 상호작용은 가는 필라멘트의 (+) 말단을 고정시켜서, 근절에서 액틴 가는 필라멘트의 극성을 유지시킨다. 마이너스 말단은 트로포모듈린(tropmodulin)으로 덮혀 있다.

로 형성된 꼬리 영역은 트로포미오신과 결합하며, 이것이 그 복합체가 액틴 가는 필라멘트에 자리잡게 하는 것으로 생각된다. 액틴 섬유에서 매 7개의 액틴 단량체마다 1개의 트로포닌 복합체가 있으므로, T 소단위와 트로포미오신 분자와의 특이적 결합에 의한 트로포닌 복합체의 위치는 수축을 조절하는 능력에 중요하다.

트로포모듈린(tropomodulin)은 43 kDa의 구형 단백질로, 트로포미오신에 결합하여 액틴 섬유의 마이너스 말단을 덮음으로써 근절 내 액틴 가는 필라멘트의 길이를 조절한다.

굵은 필라멘트는 미오신으로 구성되어 있다

미오신(myosin) 또한 근육세포에서 처음 발견되었지만, 현재는 비근육세포에도 두루 존재하는 성분으로 알려져 있다. 골격근을 포함한 대부분의 세포에서 발견되는 주요 미오신의 형태는 2개의 구형 머리 혹은 운동 영역을 포함하므로 **미오신 II(myosin II)**라고 한다. 미오신 II는 대략 460 kDa의 분자량을 가지며, 분자량이 200 kDa인 2개의 동일한 중쇄(heavy chain)가 꼬인 코일 형태의 나선형 꼬리와 2개의 구형 머리를 형성한다(그림 3-6).

코일형 나선이 형성되기 위해서, 미오신의 중쇄는 7개의 아미노산으로 이루어진 반복 서열(a, b, c, d, e, f, g, a, b, c, d, e, f, g)를 가져야 한다. a와 d의 위치에는 소수성 아미노산이 있다. α-나선은 3.5개의 아미노산마다 완전히 한 바퀴를 돌기 때문에, 이러한 반복은 나선 주위를 천천히 도는 소수성 띠를 형성한다. 수용성 환경으로부터 이 소수성 띠를 감추기 위해, 2개의 α-나선이 서로 감겨서 꼬인 코일 형태가 된다. 미오신 분자는 또한 분자량이 20 kDa와 18 kDa인 두 쌍의 경쇄(light chain)를 가지고 있다. 이 경쇄는 미오신 머리와 결합된 상태로 발견된다. 정제된 미오신을 효소 파파인(papain)을 이용하여 단백질 가수분해하면, 구형 머리(SF1 단편이라고 함)가 미오신 꼬리로부터 분리된다(그림 3-6 참조). 이 미오신 꼬리를 생리적 이온 강도와 pH 조건에 두면, 골격근에서 발견되는 것과 비슷한 굵은 필라멘트를 자발적으로 형성한다. SF1 머리는 근육 수축에 필요한 미오신의 모든 ATPase 활성을 가진다. 정제된 머리를 미리 형성된 F-액틴에 첨가하고서 전자현미경으로 관찰하면, SF1 단편은 모두 한 방향을 가리키는 화살촉처럼 보인다. 화살촉의 뾰족한 끝은 그 섬유의 마이너스, 혹은 느리게-성장하는 말단으로 향하고 있고, 가시 돋친 말단은 플러스, 혹은 빠르게-성장하는 말단을 향하고 있다(그림 3-7).

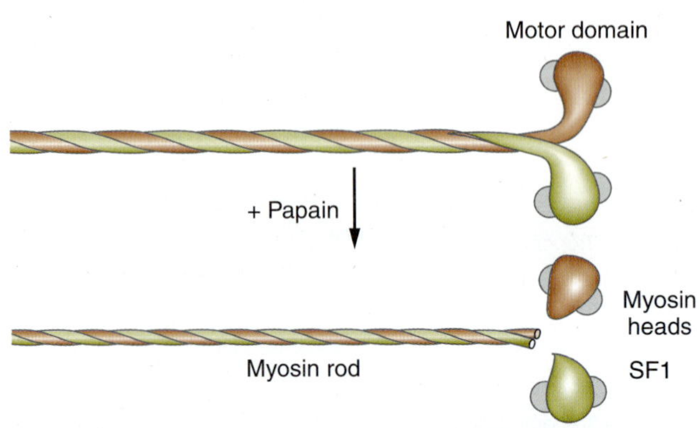

그림 3-6. 미오신 II의 구조와 파파인(papain)에 의한 절단. 미오신 II는 2개의 구형 머리를 가진 150 nm 길이의 섬유질 단백질이다. 미오신 II를 단백질 가수분해효소인 파파인으로 처리하면, 미오신 막대로부터 2개의 미오신 머리 또는 SF1 단편이 분리된다.

미오신 SF1 조각과 액틴 섬유 상호작용에서 나타나는 극성(그림 3-7 참조)은 근육 수축에 중요하다. 미오신 II의 단백질 가수분해로 생성된 분리되어진 꼬리 영역이 자발적으로 응집되었던 것에서 알 수 있듯이, 굵은 필라멘트의 형성은 미오신 분자의 꼬리 영역 혹은 막대 부분으로부터 발생한다. 미오신 II 중쇄 이량체의 결합은 막대 모양 꼬리의 소수성 상호작용에 기인한 것이며, 필라멘트의 형성은 꼬인 미오신 II 꼬리 영역 사이의 상호작용에 의존한다. 근육에서는 300~400개의 미오신 II 이량체로 구성된 막대 모양 섬유성 꼬리가 서로 쌓여서 양 극성을 갖는 15 nm 굵기의 섬유를 형성한다. 미오신 II 꼬리 부분의 이러한 연합에 의해서 미오신 II 꼬리들의 역평행 배열로 구성되는 가장 중심 영역을 가지는 필라멘트 형성을 초래한다(그림 3-8).

구형 미오신 II 머리 마디는 14 nm의 거리마다 반복적인 나선형 배열의 말단 영역에서 필라멘트로부터 돌출되어 있다. 그러면 굵은 필라멘트는 고차원적 구조를 나타낸다. 그들은 구형 머리 부분의 배열에 의해 결정되는 극성이 중앙 영역의 양쪽에서 서로 반대로 되어 있어 정중앙에서는 대칭을 이룬다.

부속 단백질이 근섬유 구조를 유지한다

척추동물의 골격근에서, 굵은 필라멘트와 가는 필라멘트의 구조적 방향성은 수축하는 데 중요하다. 따라서 이 구조의 유지는 근육의 기능에 필수적이다. 굵은 필라멘트 및 가는 필라멘트와 상호작용하며 근섬유 구조의 유지를 담당하는 중요한 여러 단백질(그러나 아마도 반드시 필수적인 것은 아님)이 이제 확인되었다.

가는 필라멘트는 근절의 Z-판에서 끝이 나고 거기에 고정된다. 이를 통해 가는 필라멘트의 플러스 말단은 Z-판에 고정되고, 마이너스 말단은 근절의 중심 지역으로 뻗어 있게 된다. 그러므로, 인접한 2개의 Z-판 구조물 사이의 거리로 정의되는 하나의 **근절 단위(sarcomere unit)**는 각 Z-판으로부터 뻗어 나와 근절의 가운데 지역의 양쪽에서 반대 극성을 나

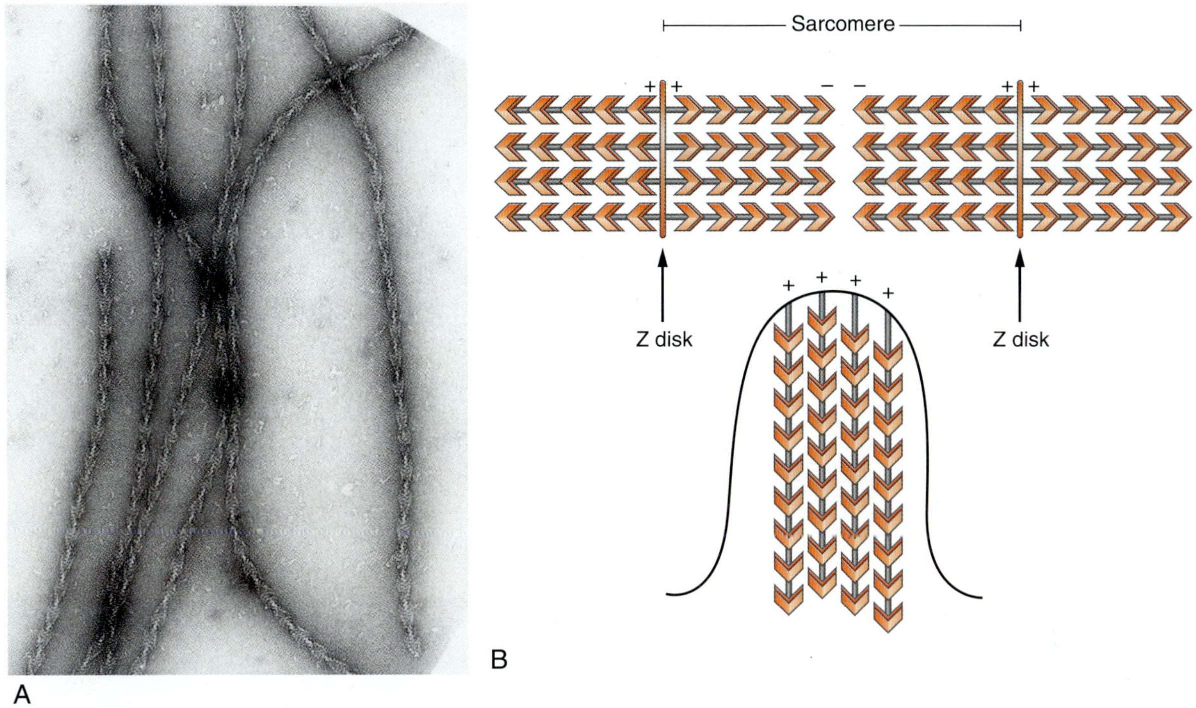

그림 3–7. 미오신 SF1 분절을 표지하면 액틴 필라멘트의 극성을 관찰할 수 있다. (A) 이것은 결합된 미오신 SF1 단편이 있는 시험관 내에서 형성된 액틴 필라멘트의 전자현미경 사진이다. 미오신 단편은 액틴 필라멘트에 결합하여 극성을 보여준다. 미오신 머리는 모두 화살촉 모양으로 보이는 액틴 필라멘트의 마이너스 말단을 가리키며, 꼬리 말단은 플러스 방향으로 향해 있다. (B) 근절에서 화살꼬리 혹은 플러스 말단은 Z-판에 부착되어 있다. 액틴 필라멘트가 원형질막의 세포질 표면에 결합되면, 막과 연결되는 부분은 플러스 말단이다. 여기서 보여주는 예는 미세 융모 끝에 액틴 필라멘트가 부착된 것이다. (*University of Massachusetts Roger Craig* 박사 제공)

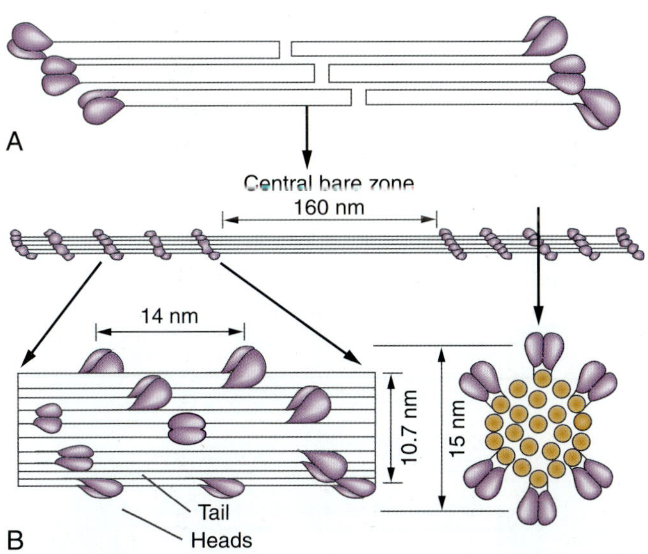

그림 3–8. 미오신 굵은 필라멘트의 형성. (A) 굵은 필라멘트의 형성은 미오신 II 분자의 막대 모양 꼬리 영역이 말단과 말단끼리 결합함으로써 시작된다. (B) 이것은 미오신 II 꼬리 영역으로 구성되는 160 nm 길이의 중심 지역에 의해 나뉘어진 양쪽 끝에 구형 머리가 있는 양극성의 굵은 필라멘트 형성을 초래한다. 필라멘트의 말단에는 미오신 구형 머리 영역이 14 nm 간격으로 직경 10.7 nm의 중심핵으로부터 돌출되어 있다. 연속적인 미오신 머리는 근절의 인접한 가는 필라멘트에 접촉하기 위해 6줄의 미오신 머리 영역을 포함하는 필라멘트를 형성하는 근섬유 주위를 회전한다.

타내는 액틴 필라멘트를 포함한다. 덮개 Z는 액틴 섬유의 플러스 말단에 선택적으로 결합하는 2개의 소단위로 된 단백질(분자량이 32,000과 36,000)로서, 가는 필라멘트가 Z-판에 정박하도록 돕는 단백질 중 하나이다. 덮개 Z(Cap Z)는 액틴 필라멘트의 빠른 성장 말단, 혹은 플러스 말단에 결합하기 때문에, F-액틴의 성장과 해중합을 막아 근원섬유의 필라멘트가 매우 안정한 구조가 되도록 하는 것으로 생각된다. 또한, 덮개 Z가 Z-판에 위치하는 것은 아마도 Z-판의 다른 단백질들과의 상호작용을 통해 가는 필라멘트의 고정을 도울 수도 있음을 시사한다(그림 3–5 참조). Z-판의 주요 성분은 2개의 동일한 소단위(분자량 190,000)로 구성된 섬유질 단백질인 α-액티닌(α-actinin)이다. α-액티닌의 NH_2 말단 영역은 액틴 섬유에 결합하여 가교 역할을 하는 다른 세포골격 단백질(주로 스펙트린 슈퍼유전자 군의 구성원)의 NH_2 말단 영역과 매우 유사하다. α-액티닌의 NH_2 말단 영역은 이 단백질이 액틴 필라멘트의 측면에 단단히 결합하여 Z-판에서 인접한 가는 필라멘트를 다발로 형성될 수 있게 한다. Z-판의 정확한 구조는 알려져 있지 않지만, 현재까지의 증거에 따르면, Z-판에 인접한 두 근절에서 시작되는 두 세트의 반대 극성의 중첩된 액틴 필라멘트를 포함하고 있으며, 가는 필라멘트는 덮개 Z와 α-액

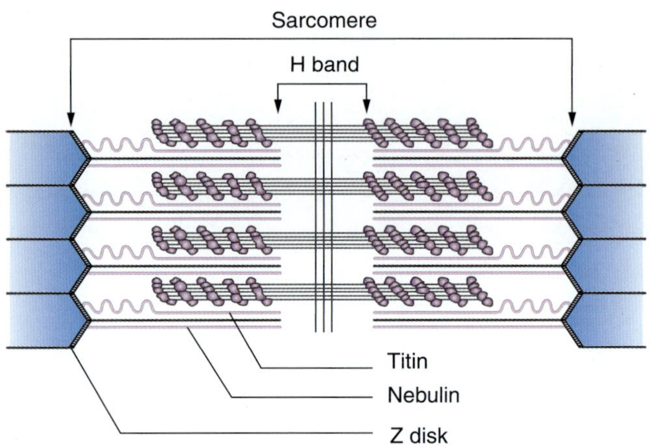

그림 3-9. 타이틴과 네뷸린: 골격근 근절의 부속 단백질. 근절 내에서 타이틴과 네뷸린 단백질의 위치를 표시하였다. 탄성을 가지며 미오신 굵은 필라멘트를 Z-판에 결합시키는 큰 단백질인 타이틴은 근절에서 굵은 필라멘트의 위치를 유지하는 데에 도움을 준다. Z-판에 고정되어 있는 큰 섬유질 단백질인 네뷸린은 액틴 가는 필라멘트 가까이에 자리 잡고 있다. 가는 필라멘트와 네뷸린 섬유의 밀접한 상호작용은 근절에서 네뷸린이 액틴 필라멘트의 구성을 도와주는 역할을 함을 시사한다.

티닌 같은 단백질과의 상호작용에 의해 판 구조에 고정되어 있음을 시사한다. 앞에서 언급하였듯이, 43 kDa의 단백질인 트로포모듈린은 액틴 필라멘트의 마이너스 쪽 느린 성장 말단에 결합하여 필라멘트 길이를 조절한다.

골격근에는, 근섬유의 상대적 위치를 유지하고 중합된 필라멘트의 길이를 조절하는 기전이 있다. 타이틴(titin)과 네뷸린(nebulin)이라는 두 가지 단백질이 이러한 기능에서 중요한 것으로 보인다(그림 3-9). 큰 섬유질 단백질인 타이틴은 Z-판에 굵은 필라멘트를 연결시켜 주는 것으로 보인다. 타이틴은 오늘날까지 알려진 가장 큰 단백질(~3.5백만 달톤)이며, 기다랗게 늘어진 면역 글로불린 유사 영역(immunoglobulin-like domain)을 가지고 있다. 이것은 근절 구조 내에서 미오신 굵은 필라멘트가 중앙에 오도록 유지시켜 주는 기능을 한다. 또한 타이틴은 필라멘트들이 적절한 방향을 유지하도록 탄성 밴드로서 작용하여, 근수축 동안 근절의 구조적 뒤틀림을 억제하기도 한다. 또 다른 큰 섬유질 단백질인 네뷸린(nebulin)은 Z-판으로부터 가는 필라멘트의 마이너스 말단으로 뻗어 있는 기다란 비신장성(inextensible) 필라멘트를 형성한다. 네뷸린은 35개의 아미노산 서열로 되어 있는 반복적인 액틴 결합 모티프를 가진다. 그들의 정확한 길이 그리고 액틴 필라멘트와의 반복적인 결합에 의해서, 네뷸린 섬유는 가는 필라멘트로 중합되는 액틴 단량체의 수를 조절할 수 있으며, 근 수축 동안 가는 필라멘트가 규칙적인 구조를 형성하도록 도와준다.

근 수축은 근절에서 굵은 필라멘트와 가는 필라멘트의 상호적 미끄러짐을 수반한다

수축 중인 근육과 휴식 중인 근육에서, 근절과 A-대 및 I-대의 길이에 대한 측정은 근 수축의 기전을 확고히 마련해 주었다. 액틴 가는 필라멘트와 미오신 굵은 필라멘트의 활주(sliding)는 근절 단위 내에서 서로를 지나가게 한다. 이러한 측정은 개별 필라멘트의 길이가 근육이 수축함에 따라 변하지 않는다는 것을 증명해주었다. 그렇지만, 수축된 근육에서 인접한 두 Z-판 사이의 거리는 이완된 근육에서보다 짧아진다. 수축된 근육에서 근절의 길이가 감소할 때, I-대 영역은 짧아지는 반면, A-대의 길이는 변하지 않는 상태로 유지된다(그림 3-10).

굵은 필라멘트와 가는 필라멘트의 길이가 변하지 않기 때문에, I-대의 길이 변화는 가는 필라멘트가 굵은 필라멘트를 스쳐 지나가야만 일어날 수 있다. 그러므로, 굵은 필라멘트와 가는 필라멘트가 근절의 중심선(M-선으로 정의됨)에 대해 서로 반대의 극성을 가지는 것은, 수축이 일어나는 동안 Z-판

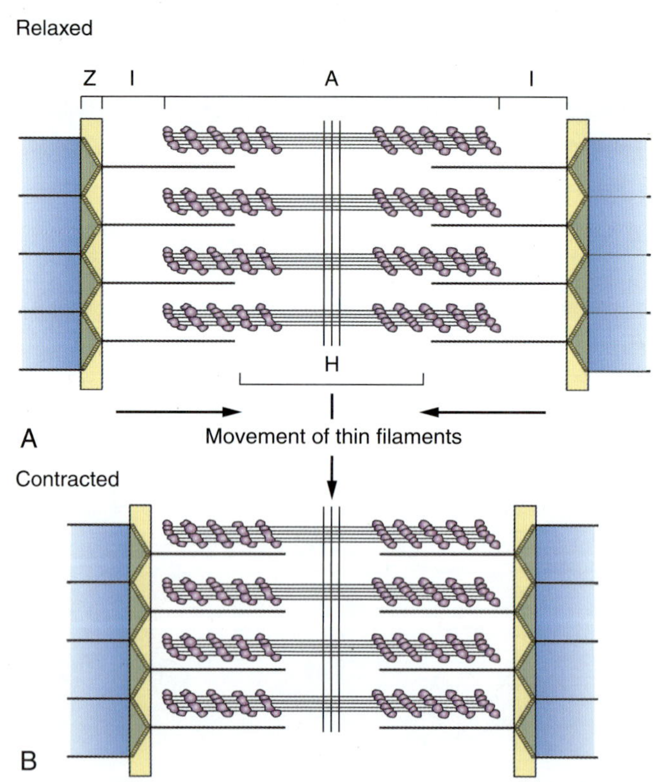

그림 3-10. 근육 수축의 활주 필라멘트 모델. 근육 수축은 근절에서 근 필라멘트들이 서로 미끄러지는 활주(sliding)에 의해 발생한다. (A) 이완된 근육에서는 가는 필라멘트가 미오신 굵은 필라멘트와 완전히 겹치지 않으며, I 밴드가 뚜렷하다. (B) 수축이 일어나면서, 가는 필라멘트는 근절의 중앙 쪽으로 이동하는데, 이들이 Z-판에 고정되어 있기 때문에, 그 이동은 근절을 짧아지게 한다. 가는 필라멘트의 활주는 양극성 미오신 굵은 필라멘트의 구형 머리 영역과 접촉함으로써 촉진된다.

에 부착된 가는 액틴 필라멘트가 굵은 미오신 필라멘트를 지나 근절의 중심을 향해 움직이는 활주에 의해 근절의 단축이 유발되게 되는 것이다. **활주 필라멘트 모델(sliding filament model)**이라고 불리는 이 근 수축 모델은 1954년에 처음 제시되었으며, 근수축의 분자 기전에 대한 이해로 이어졌다.

가는 필라멘트와의 가교 상호작용을 위해서는 ATP 가수분해가 필요하다

골격근의 수축은 가는 필라멘트와 미오신 II 머리 그룹의 상호작용을 요구한다. 이러한 상호작용은 고에너지 분자인 ATP의 결합과 미오신 II의 구형 머리 영역의 ATPase 활성에 의한 ATP의 가수분해에 의해 조절된다. 미오신 II와 액틴 사이의 ATP 구동적 상호작용이 그림 3-11에 설명되어 있다.

미오신 II 머리가 한 분자의 ATP와 결합하면, 미오신-액틴 상호작용이 약해진다. 가는 필라멘트에 붙어 있던 미오신 II 머리 그룹의 분리가 발생한다(1단계). ATP가 ADP와 Pi로 분해되면, 분자의 유연한 연결 부위에 의해 구조 변화가 촉진된 "활성화된" 미오신 II 머리가 생성되어 미오신 II 머리가 인접한 가는 액틴 필라멘트와 수직이 된다(2단계). ADP와 Pi는 미오신 II의 머리에 결합된 채로 남아 있고, ATP 가수분해에 의해 방출된 에너지는 미오신 II 머리 그룹의 회전으로 인해 변형된 결합에 저장되기 때문에, 이 두 단계 사이의 전환은 가역적이다. 활성화된 미오신 II 분자는 이웃한 액틴 소단위체와 만나는데, 이 결합은 Pi의 방출을 유도하고, 이로 인해 미오신-액틴 상호작용이 강해진다(3 단계). 이 강한 결합은 미오신 II 머리의 구조적 변화를 일으켜서 고정된 미오신 II 필라멘트에 대해 액틴 필라멘트를 잡아당기는 "동력 행위(power stroke; 동력 행정)"가 발생하여 결국 근수축이 일어난다(4 단계). 이 과정으로 소위 '강성 복합체(rigor complex)'가 생기는데, 액틴-미오신 연결이 단단해지고(inflexible), 굵은 필라멘트와 가는 필라멘트들이 서로 지나쳐 움직일 수 없게 된다. 만약 근육에서 사용할 수 있는 ATP가 없으면(예, 사망 후), 근육은 이 단단한 미오신-액틴 상호작용 때문에 경직된 채로 남게 될 것이다. 이런 상황을 '**사후 경직(rigor mortis)**'이라고 한다. 정상적인 상황에서는 한 분자의 ATP가 결합되어 있던 ADP를 대체하므로, 액틴 필라멘트가 미오신 머리 그룹에서 방출되어 근육을 효과적으로 이완시키고 주기의 1단계로 되돌아 간다. 그러면, 새로 결합된 ATP의 가수분해로 미오신-액틴 상호작용의 다음 단계를 위해 근육이 준비된다.

미오신-액틴 상호작용의 각 주기는 액틴 가는 필라멘트를 약 10 nm 이동시킬 수 있다. 온전한 근육 섬유가 빠른 속도로 수축하기 위해서는, 필라멘트의 협동적인 움직임을 제공하는 다수의 미오신 II 머리의 상호작용과 이 상호작용을 조절하는 기전의 조화가 필수적이다. 굵은 필라멘트 각각은 다수

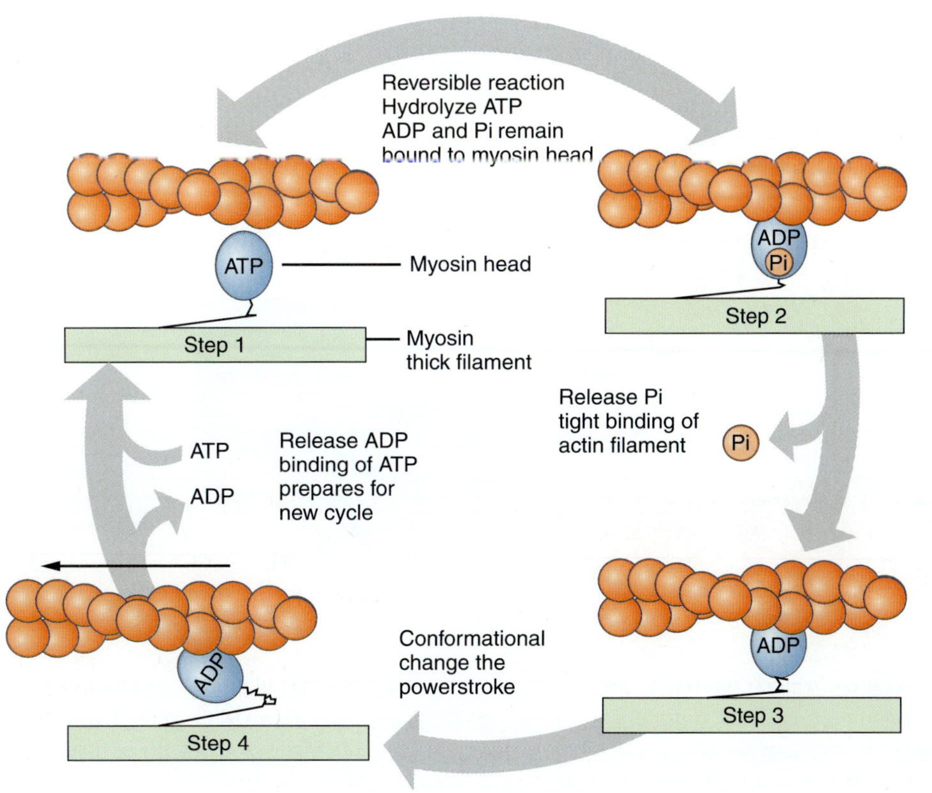

그림 3-11. 수축 과정 동안의 ATP-구동 미오신-액틴 상호 작용에 대한 설명. 미오신 머리에 ATP가 결합하면 액틴 필라멘트로부터 미오신이 떨어진다(1단계). ATP가 ADP와 Pi로 가수분해되면 미오신 머리가 액틴 필라멘트에 접촉할 수 있게 된다(2단계). 미오신이 먼저 액틴 필라멘트에 붙으면 Pi가 방출되고 액틴 필라멘트와 단단히 결합한다(3단계). 이 단단한 결합으로 미오신 머리에 형태 변화가 일어나 액틴 필라멘트를 반대 방향으로 잡아당기는 움직임(power stroke)을 일으킨다(4단계). 이 형태 변화는 ADP의 방출을 수반한다. ATP가 다시 결합하면 액틴 필라멘트가 떨어지고 미오신의 머리는 또 하나의 주기를 준비하는 위치로 돌아간다.

의 미오신 II 막대 영역이 모여서 형성된 것으로, 형성된 양극성 필라멘트는 필라멘트의 양측에 대략 300~400개의 머리가 나선 형태로 돌출되어 있다. 이런 배열은 굵은 필라멘트와 가는 필라멘트가 다수의 접촉(**가교 상호작용—cross bridge interaction**—이라함)을 제공한다. 가는 필라멘트의 길이를 따라 미오신-액틴 주기에서 다양한 지점에 미오신 II 가교가 생길 것이고(그림 3-11 참조), 가교 결합된 액틴 접촉점이 모두 종합적으로 작용함으로써, 굵은 필라멘트에 대한 가는 필라멘트의 자연스럽고 빠른 이동이 가능해진다. 각각의 미오신 머리 그룹은 초당 약 5번의 주기로 작동하며, 미오신 굵은 필라멘트와 액틴 가는 필라멘트는 서로 비껴가도록 밀어서 ~15 μm/sec의 속도로 움직이도록 한다. 근절들은 약 20밀리 초에 약 10% 정도의 단축이 가능하다.

근육 섬유의 전체 그룹에서 필라멘트의 활주를 효과적으로 조정하여 기계적인 작업을 생성할 수 있는 근육 수축을 유도하기 위해서는, 세포수준에서 미오신 II 머리 가교의 상호작용이 칼슘의 일시적 증가를 통해 조절된다. 근육 수축에 대한 이러한 칼슘 기반의 조절은, 가는 필라멘트 위의 트로포닌-트로포미오신 복합체(troponin-tropomyosin complex)에 의한 미오신-액틴 상호작용의 차단을 칼슘이 극복하도록 도와줌으로써 발생한다. 이러한 조절에 관여하는 특이적 상호작용은 다음 절에서 논의하도록 하자.

골격근 수축의 칼슘 조절은 트로포닌과 트로포미오신에 의해 매개된다

미오신이 정제된 액틴으로부터 만들어진 단섬유와 혼합될 때, 미오신 ATPase의 활성은 이 반응에 첨가한 칼슘과 무관하게 최대 활성으로 자극된다. 만약 액틴, 트로포미오신, 그리고 트로포닌을 포함하고 있는 가는 필라멘트가 정제된 미오신에 첨가되면, 미오신 ATPase 활성의 자극은 전적으로 칼슘의 존재에 따라 달라진다. 이 반응에서 ATP의 칼슘 의존성 가수분해가 일어나는 이유는 가는 필라멘트 상의 트로포미오신과 트로포닌의 위치에 의해 액틴-미오신 상호작용의 억제가 풀리기 때문이다(그림 3-12).

막대형 트로포미오신 분자 하나는 7개의 액틴 단량체와 접촉하면서 F-액틴 나선의 홈을 덮고 있다. 각 트로포미오신 분자의 특정 위치에는 TnT, TnI, TnC의 세가지 폴리펩티드로 구성된 트로포닌 복합체(troponin complex)가 결합되어 있다. 길쭉한 TnT 분자(M_r 37,000)는 트로포미오신의 COOH 말단 지역에 결합하여 TnI와 TnC를 트로포미오신에 연결시킨다. TnI(M_r 22,000)는 액틴뿐만 아니라 TnT에 결합하고 트로포미오신과 협동하여 F-액틴의 형태를 미오신 머리 그룹과 약하게 상호작용하는 형태로 변화되도록 한다. 이런 약한 상호작용은 미오신의 ATPase를 활성화시킬 수 없다. TnC(M_r 20,000) 소단위는 TnI와 함께 트로포닌 복합체의 구형 영역을 만든다. TnC는 칼슘 결합 소단위로서, 세포 내 칼슘 수용체 단백질인 칼모듈린(calmodulin)과 유사한 기능 및 구조를 갖고 있다. TnC의 4개 칼슘 결합 부위가 모두 이온과 결합하면, 미오신

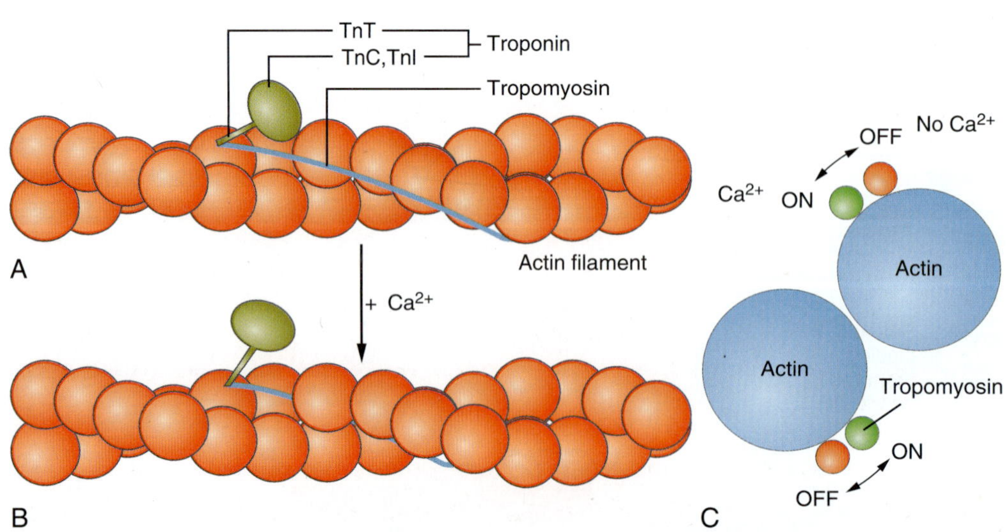

그림 3-12. 근수축에서 Ca^{2+}에 의해 매개되는 트로포닌과 트로포미오신 필라멘트의 이동. (A) 이완된 근육에서, 트로포미오신 필라멘트는 액틴 필라멘트를 따라 7개의 액틴 단량체의 외부 영역에 결합되어 있다. 트로포닌 복합체는 막대 모양의 트로포닌 T(TnT) 폴리펩티드에 의해 트로포미오신과 결합한다. (B) Ca^{2+} 존재 하에서, 트로포닌 C(TnC)는 Ca^{2+}과 결합하여, 트로포닌의 구형 영역[TnC와 troponinI(TnI)]을 트로포미오신 필라멘트로부터 이동시킨다. (C) 이 이동으로 트로포미오신은 나선 액틴 필라멘트의 홈 내부로 더 깊게 자리를 옮겨, 미오신 머리가 액틴 단량체의 노출된 부위에 접촉할 수 있게 한다.

ATPase의 액틴 활성화에 대한 TnI 트로포미오신의 저해가 풀리고, 이로써 근섬유의 수축이 가능해진다. TnC에 의한 칼슘의 결합은 트로포미오신이 액틴 나선의 중앙 쪽으로 움직이도록 하는데, 이 때문에 액틴 단위체의 일부 영역이 노출되어 미오신 머리 그룹과의 결합이 이루어져 미오신의 ATPase 활성화가 발생하게 한다. ATP의 가수분해 작용으로 가교 상호작용이 주기적으로 일어나고 필라멘트가 활주한다. F-액틴의 미오신-활성화 부위는 근원섬유의 활성 상태가 아닌 휴식 상태에서, 트로포닌-트로포미오신 복합체에 의해 차단된다. 그러므로 골격근의 수축은 세포 내 칼슘 이온의 농도에 의해 조절된다.

골격근의 세포내 칼슘은 특수 막 구획인 근형질 세망에 의해 조절된다

휴지 또는 이완 상태에서 골격근 세포의 칼슘 이온 농도는 낮다. 따라서 근육의 수축과 이완이 주기적으로 나타나기 위해서는 내부의 칼슘 이온 농도를 조절하는 기전이 존재해야만 한다. 더욱이 일을 할 수 있도록 하는 근육의 협동적 수축은 모든 구성 근섬유와 그들의 근원섬유가 모두 동시에 수축하는지 여부에 달려 있다. 따라서 수축을 위해서는 근원섬유의 전체 길이를 따라 필요한 칼슘 이온 농도의 급격한 변화가 유지될 수 있는 기전이 존재해야만 하며, 이것은 확산이 아닌 다른 기전이어야 한다. 왜냐하면, 확산은 골격근 세포에서의 근원섬유의 동시적 수축을 일으키기에는 너무 느리기 때문이다. 근육세포 전반에 걸쳐 일정한 방식으로 칼슘을 전달하기 위해서 이 세포의 소포체(endoplasmic reticulum, ER)로부터 유래한 특수한 막성 소관 망(membrane bound tubule system)이 존재한다.

골격근의 전자현미경 사진은 근원섬유를 둘러싸고 있는 근형질 세망(sarcoplasmic reticulum, SR)이라고 하는 평활막 연결을 보여준다. SR은 각 근원섬유의 A-대 바깥 지역들을 둘러싸는 막으로 제한된 세관과 주머니(cisternae)의 연결로 형성되어 있다(그림 3-13). 또한 SR은 말단 낭(terminal sac) 혹은 말단 주머니(terminal cisternae)이라고 불리는 좀 더 규칙적인 구조를 형성하는데, 이는 각 개별 근원섬유의 A-I 연결 부위를 둘러싸고 있는 막성 연결 통로이다. 말단 주머니는 근섬유막(근초, sarcolemma; 근 세포의 원형질막)이 미세하게 함입되어 형성된 특수한 채널—**횡주세관(transverse tubules**, t-tubule)이라고 불림—과 아주 가까이 위치한다. 횡주세관은 근처 근원섬유로부터 나온 말단 주머니와 연계하여 삼중 구조(triad structure)를 형성한다(그림 3-13 참조). 이 구조물은 외부 자극(예, 신경세포로부터의 신호)을 근육 수축과 연계시키는 데에 중요하다.

SR은 전체 근육 부피의 1~5%를 차지하는 막성 구획을 형성하고, 근 세포질과 근 섬유로부터 칼슘 이온을 격리시켜 저장하는 저장고로서 역할을 한다. 칼슘 이온 농도 유지의 역할을 위해, SR 막은 칼슘 이온을 세포질에서 SR 내강으로 퍼들이는 Ca^{2+}-ATPase 단백질을 포함하여 많은 칼슘 수송 단백질을 가지고 있다. 칼슘 펌프의 ATPase 활성으로 가수분해되는 ATP 1몰당, 2몰의 칼슘이 SR 내강으로 격리된다. 이러한 능동수송 기전은 휴지 근육에서의 낮은 칼슘 이온 농도의 유지에 관여한다. 저장된 칼슘은 활동 전위가 그 근섬유막을 따라 전파되면서 SR에서 근 세포질로 방출된다.

Ca^{2+}의 방출을 자극하는 활동 전위는 t-세관(t-tubule)을 통하여 전파된다. 디하이드로피리딘-민감성 수용체(dihydropyridine-sensitive receptor, DHSR)라고 하는 t-세관 막에 위치한, 전압-민감성 단백질 센서가 활동 전위(action potential)를 감지하여 이것을 SR의 칼슘 통로인 **라이아노딘 수용체(ryanodine receptor)**와의 직접적인 상호작용을 통해 SR로 전달한다. 이러한 단백질, 즉 DHAR과 라이아노딘 수용체는 다

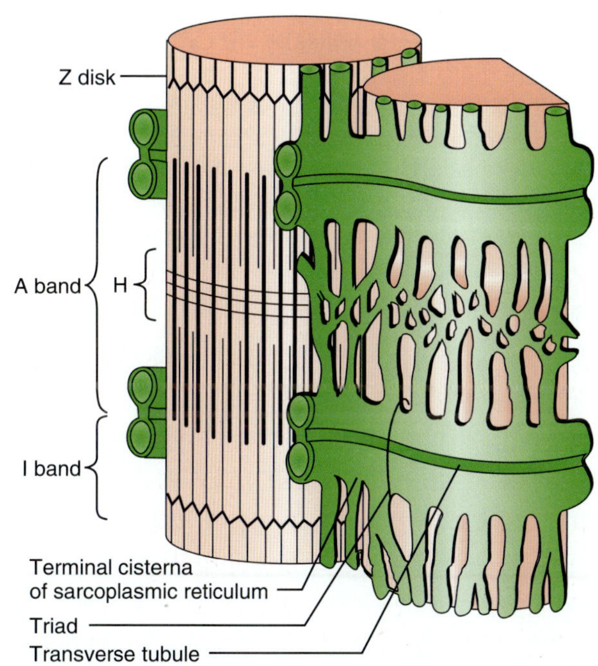

그림 3-13. 근형질 세망과 횡주세관 망의 구성을 보여주는 골격근 섬유 도해. SR은 근육에서 Ca^{2+}을 저장하는 특수한 활면 소포체(ER)이다. SR은 근섬유를 둘러싸는 막성 소관 망을 형성한다. 근절의 A-I 밴드 연접에서, SR은 "말단 주머니(terminal cisternae)"라고 부르는 보다 더 규칙적인 통로를 형성한다. 2개의 말단 주머니는 근섬유막이 특이하게 함입되어 있는 제2의 소관계인 t-소관에 의해 분리되어 있다. 이들 세 가지 막-결합 소관은 "트리아드(triad)"로 알려진 구조를 형성한다; t-소관은 근절의 A-I 연접 지역에서 SR 말단 주머니의 양쪽 측면에 위치한다. (*Cormack DH.* Ham's Histology, *9th ed. Philadelphia: JB Lippincott, 1987*로부터 변형.)

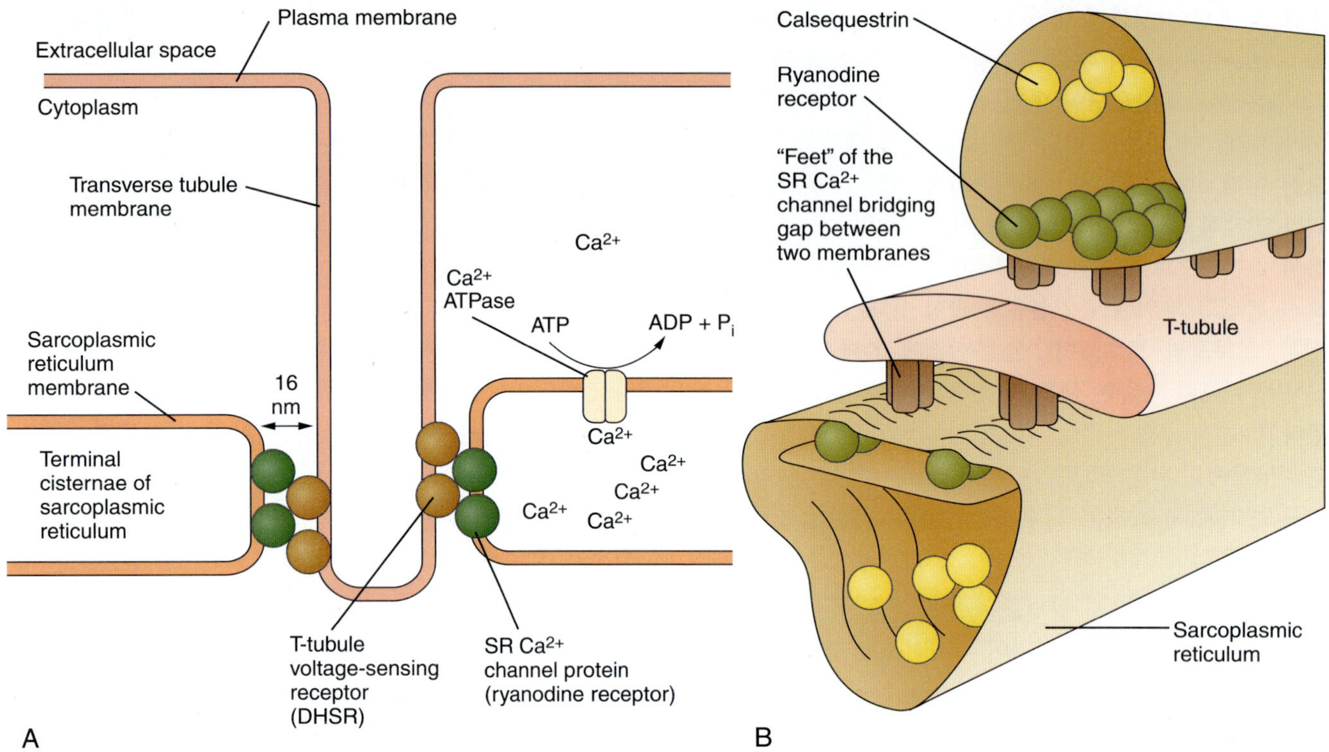

그림 3-14. 근육에서 근형질 세망(SR)에 의한 Ca^{2+} 이온 조절 모델. (A) t-소관과 SR의 말단 주머니의 결합에 대한 설명. SR의 Ca^{2+} 통로가 t-소관의 전압-민감성 Ca^{2+} 통로와 직접 접촉되어 있다. 탈분극되면, t-소관의 전압 민감성 단백질(DHSR)이 형태 변화를 일으키는데, SR Ca^{2+} 통로와 밀접하게 결합되어 있기 때문에 SR 통로를 열게 하고 세포질로 Ca^{2+}을 방출시킨다. 이 Ca^{2+} 방출은 DHSR과 SR의 Ca^{2+} 통로인 라이아노딘(ryanodine) 수용체가 직접적으로 상호작용하므로 지연되지 않고 일어난다. 세포질의 Ca^{2+}은 SR 막의 Ca^{2+}-ATPase 펌프에 의해 SR의 내강으로 되돌아간다. (B) t-소관과 SR 말단 주머니의 결합을 보여주는 그림. t-소관과 SR 말단 주머니(cisternae)는 매우 근접해 있다; SR 통로 단백질의 "발(feet)"이 t-소관과 SR 막 사이의 틈을 연결하는 것으로 보인다. SR의 내강 안에는 안으로 들어온 Ca^{2+}들과 약하게 결합하여 유리 Ca^{2+}의 유효 내부 농도를 낮추는 칼시퀘스트린(calsequestrin) 단백질이 있다. ([A] *Agnew WS.* Nature *1988;344:299-303*로부터 변형. [B] *Eisenberg BR*, Eisenberg RS. *Gen Physiol 1982;79:1-17*로부터 변형.)

른 세포에서 발견되는 소위 IP_3(inositol 1,4,5-triphosphate) 수용체 경로라고 불리는 내부 저장고로부터의 칼슘 이온 방출에 관여하는 단백질과 기능이 유사하다(9장에서 설명). 근육에서 이 단백질에 의해 형성되는 그 큰 복합체는, 전자현미경에서 보았을 때 SR 상의 "발(feet)"이라고 불리기도 한다(그림 3-14). 그 순효과는 활동 전위의 전달에 의해 칼슘 이온이 주기적으로 근 세포질로 폭발적 방출이 일어나게 하는 것이다. 방출된 칼슘은 가는 필라멘트 상의 트로포닌 복합체의 결합하여 수축을 자극한다. 수축 후에는 칼슘이 Ca^{2+}-ATPase에 의해 SR 내강으로 능동적으로 수송되어, 근육을 이완된 상태로 되돌아가게 한다(그림 3-14 참조).

SR 내강에는 안으로 들어온 칼슘 이온에 결합하여 저장하는 기능을 하는 단백질이 있다(그림 3-14 참조). 가장 잘 알려진 예는 칼시퀘스트린(calsequestrin)이다. 칼시퀘스트린에 의한 Ca^{2+}의 결합 친화도는 낮지만, 이 단백질 각 분자는 40에서 43개의 Ca^{2+} 이온과 결합한다. 그러므로, 칼시퀘스트린은 유사한 성질을 갖는 다른 단백질과 함께 작용하여 SR 내강의 칼슘 농도를 (용액에 모든 Ca^{2+}이 유리되어 있다면) 20~30 mM에서 약 0.5 mM까지 효과적으로 감소시킨다. SR 내강에서 Ca^{2+}이 결합형으로 존재하는 결과로, 막의 Ca^{2+} 펌프가 거슬러 작용해야 하는 농도 기울기가 크게 감소된다.

세 가지 유형의 근육조직이 존재한다

앞 절에서는 골격근에서 발견되는 수축 장치에 초점을 두었다. 척추동물에는 두 가지 다른 유형의 근육이 더 존재한다. 심장근은 심장의 벽을 구성하며, 또한 심장에 이웃하는 주요 혈관 벽에서도 발견된다. 평활근은 신체에서 속이 비어 있는 장(예, 내장) 및 대부분의 혈관에서 발견된다. 3종류의 근육은 모두 활주 필라멘트 기전에 의한 수축을 위해 액틴-미오신 구조를 사용한다. 하지만, 서로 다른 근육 세포에서는 수축 장치의 구조적 조직화나 수축의 조절에 몇 가지 근본적인 차이가 존재한다.

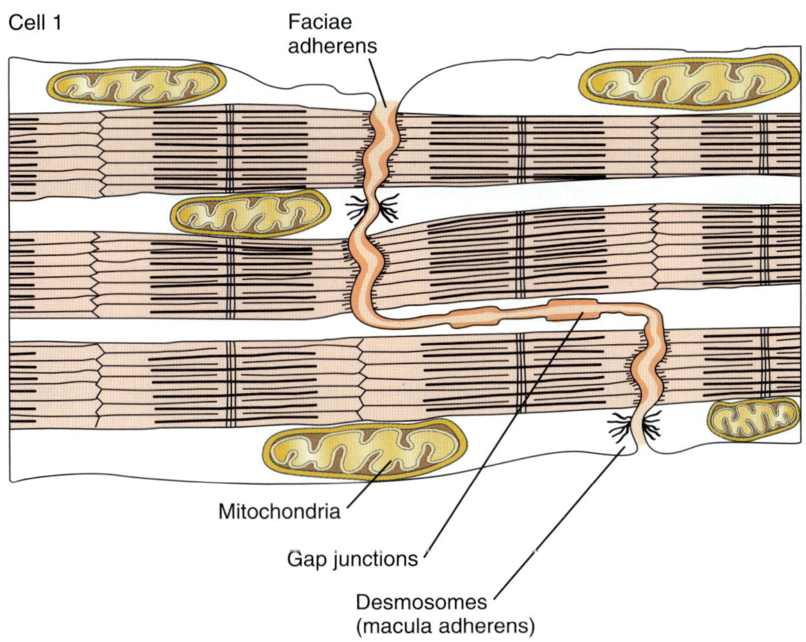

그림 3-15. 두 심장근 세포들 사이의 개재판 도해. 개재판(intercalated disk)은 심장근 세포가 서로 끼워 맞춰져 연결되도록 하는 계단식 구조물이다. 이 구조물의 횡단면에는 세포를 서로 붙잡고 있는 데스모좀과, Z-판 구조물에 이웃 세포로부터 가는 액틴 필라멘트를 고정시키는 기능을 하는 부착판(fasciae adherens)인 연접 복합체가 있다. 개재판의 종단면에는 간극 연접(gap junction)이 있다. 이 연접 복합체는 이웃 세포가 전기적으로 연결되도록 세포 사이의 통신을 가능하게 해준다.

심근 조직: 개별 세포들이 쌓여 만들어진 줄무늬 근육

심장 조직은 골격근처럼, 광학현미경 하에서 교차 줄무늬를 나타내는 긴 섬유들로 구성되어 있다. 심장근의 줄무늬 모양은 수축 장치에서 액틴과 미오신 필라멘트들이 매우 조직적으로 배열되기 때문에 나타나는 것이다. 심장근은 줄무늬 골격근과 그 모습이 유사해 보이지만, 두 가지 조직학적 기준들에 의해 구분될 수 있다.

첫 번째 기준은 세포 내 핵의 위치이다. 골격근에서, 핵은 그 세포의 근섬유막 바로 아래에 있는 세포 주변에 위치하지만, 심장근의 핵은 그 세포의 중심 지역에서 발견된다. 따라서 심장근 세포들은 그 핵을 둘러싸는 비어 있거나 투명한 지대인 핵 주변 공간(perinuclear space)을 가지는데, 이는 근 필라멘트들이 핵 구획 주변을 우회하여 배열되기 때문에 발생한다.

골격근과 심장근을 구별하는 두 번째 기준은, 심장근에서는 어둡게 염색되는 판 구조인 **개재판(intercalated disk)**이 나타난다는 것이다. 이들은 하나의 심장근 세포를 다른 것과 분리시키는 특수한 연접 복합체이다. 따라서 개개 세포들이 융합하여 하나의 다핵 섬유를 형성하는 골격근과는 달리, 심장근 섬유는 단일 세포가 배열되어 만들어진다. 광학현미경 수준에서 나타나는 개재판 구조는 일직선으로 한 세포로 다른 세포간의 경계를 만드는 것처럼 보이지만, 전자현미경으로 이 구조물을 관찰하면 세포-세포 연접의 일부분은 수평이고 일부는 수직으로 되어 있어, 불규칙한 계단형 경로를 하고 있음을 보여준다. 그러므로, 개개의 심장근 세포들은 서로 간에 깍지를 끼는 방법으로 심장근 섬유를 형성한다(그림 3-15). 세포-세포 접촉의 이러한 배열은 심장근 섬유가 혈액을 퍼낼 수 있는 속이 빈 기관을 효과적으로 구축할 수 있도록 직선 섬유와 가지를 뻗는 섬유를 모두 가질 수 있게 한다.

개재판의 서로 다른 지역은 특수한 연접 복합체를 포함하고 있다(그림 3-15 참조). 개재판의 가로(혹은 섬유 배열과 수직) 절단면에는 두 가지의 연접 복합체가 존재한다. 첫 번째 것은 **데스모좀(desmosome)**으로, 이것은 더러 **반점 접착(macular adherens)**이라고도 한다. 이 연접은 이웃하는 심장근 세포를 서로 잡고 있는 "점 용접"으로 기능한다. 원형질막의 이 지역에는 **부착 근막(fascia adherens)**이라고 하는 두 번째 종류의 기능성 복합체가 있으며, 이것은 이웃하는 세포의 가는 필라멘트에 접속해서 이것을 굵은 필라멘트에 붙여 유지시키는 기능을 한다(아래 참조). 개재판이 길게(근섬유와 같은 방향으로) 놓인 지역에는 **간극 연접(gap junctions)**이라고 하는 (때로는 nexus라고도 하는) 연접 접촉이 있다. 이 접촉은 심장근 세포가 세포질의 작은 용질을 교환하게 한다. 간극 연접 접촉은 심장근 세포 사이에서 수축의 동시화(synchronization of contraction)가 발생하도록 세포를 전기적으로 연결시킨다.

퍼킨지 섬유(Purkinje fiber) 같은 심장 내의 어떤 근육 세포는 전기적 충격을 전달하기 특화되어 있다. 이 세포는 각 심실에 하나씩 2개의 가지를 형성하는 다발로 나누어진다. 조직학적으로, 이 세포는 주변의 심장근 세포보다 더 크고 모양이 불규칙하다. 퍼킨지 세포는 큰 글리코겐 침전물을 가지고 있으며, 그 주변에는 더 작은 근섬유 다발을 가지고 있다. 이 특별한 전도 섬유는 전기적 충격을 마지막으로 심근층에 퍼지도록 하는 데 관여한다.

심장근의 수축 장치는 골격근의 것과 유사하다

심장근의 줄무늬 모습은 수축 장치를 구성하는 가는 필라멘트와 굵은 필라멘트의 배열에 의해 생긴다. 심장근의 전자현미경 사진은 골격근에서 관찰되는 것과 유사한 근원섬유의 띠무늬(banding pattern)를 보여준다. 골격근과 마찬가지로, 이 띠들은 A-대, I-대 그리고 Z-판 등으로 불린다. 어둡게 염색되는 A-대는 미오신으로 구성된 굵은 필라멘트과 중첩된 가는 필라멘트를 포함하는 근 필라멘트 영역이다. I-대는 가는 필라멘트만 가지며, 액틴 필라멘트가 고정되어 있는 Z-판에 이등분되어 있다. 골격근 세포들과 비교하면, 심장근 세포의 근 필라멘트의 구조에서 한 가지 눈에 띄는 차이점은 개재판 지역에서 일부 액틴 가는 필라멘트가 종결된다는 것이다(그림 3-16).

개재판의 가로 마디 지역의 부착 근막(fascia adherens)은 액틴 필라멘트들을 그 세포 주변에 고정시키는 기능을 한다. 이 연접 복합체가 어떻게 액틴 가는 필라멘트들에 결합하여 정렬시키는지 분자적인 세부사항들은 알려져 있지 않지만, 이 복합체들은 Z-판처럼 기능하며, 각각의 굵은 필라멘트 주위를 둘러싸는 6개의 액틴 필라멘트들의 정확한 배열을 유지시킨다.

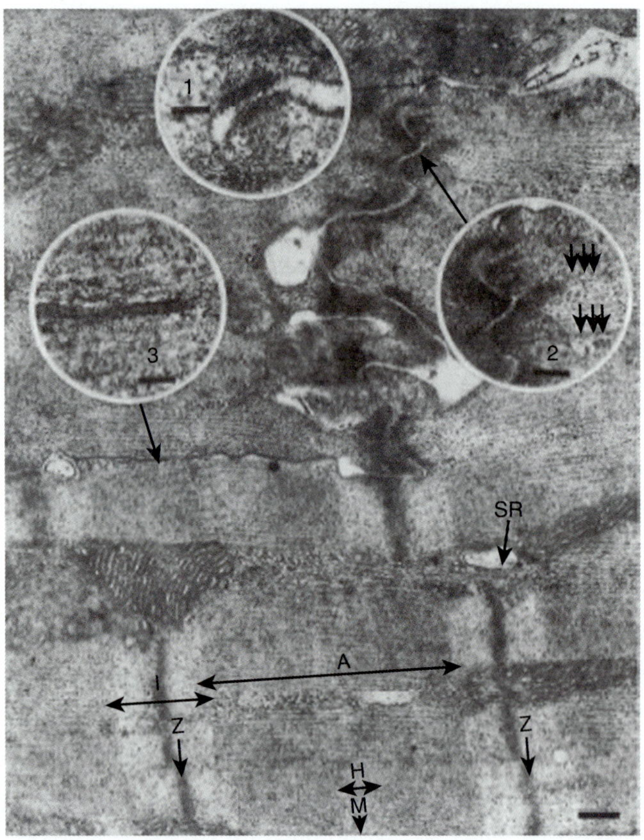

그림 3-16. 심장근의 전자현미경 사진. 심장근 세포의 이 전자현미경 사진은 근절에 있는 근원섬유들의 규칙적인 배열을 보여주고 있다. 이 배열에서는, 근절 구조의 Z-판, A, I, 그리고 H-대, 그리고 M-선을 쉽게 관찰할 수 있다. 삽입된 그림은 개재판의 고배율 연접 구획들을 보여준다: (1) 부착반점(macula adherens) 혹은 데스모좀(desmosomes), (2) 부착판(fasciae adherens), (3) 간극 연접(gap junction) 등이다. 가는 필라멘트들은 부착판 복합체에서 끝나 있다. 눈금막대 = 0.2 μm, (삽입 그림에서) 0.05 μm. (Dr. Phillip Fields로부터 허가를 얻음.)

심장근의 굵은 필라멘트는 골격근에서 발견되는 것과 유사한 소단위 구조를 갖는 심장형 미오신 II의 동위형 단백질로 만들어진다. 심장형 미오신 II는 분자량이 약 200,000(M_r)인 2개의 중쇄를 갖는다. 이들은 막대형 꼬리 영역으로 결합되어 있고, NH_2 말단이 둥글게 구형 머리 영역을 만든다. 4개의 경쇄들이 있는데, 분자량 18,000과 20,000의 두 쌍이며, 각 세트에서 하나의 폴리펩티드가 분자의 각 머리 영역에 결합되어 있다. 심장 미오신 II의 구형 머리 영역과 결합되어 있는 것은, 가교 형성과 수축에서 기능하는 액틴에 의해 활성화되는 ATPase이다. 하지만, 심장근에서 발현되는 미오신의 동위형 단백질들은 골격근에서의 것들보다 더 낮은 ATPase 활성을 갖는다. 가족성 심근 비대증(familial hypertrophic cardiomyopathy)은 심장의 β-미오신(머리 영역 혹은 운동 영역)의 결함이나 미오신 경쇄, 트로포닌 혹은 트로포미오신에서의 결함 때문에 발생한다. 이 질병은 1,000명당 2명꼴로 영향을 미치며, 임상적 결과로는 심장 비대 및 부정맥이 나타난다.

심장근의 가는 필라멘트는 액틴, 트로포미오신 그리고 트로포닌으로 구성된다. 이 단백질들은 골격근에서 발견되는 것과 동일한 복합체를 형성하기는 하지만, 골격근에서 발견되는 것들과는 다른 폴리펩티드들이다. 즉, 심장-특이적 동위형 단백질들이다. 심장근의 가는 필라멘트들은 골격근에서 논의된 것과 동일한 화학량론(stoichiometry)과 구조를 나타낸다. 이와 같이, 심장근에서도 하나의 굵은 필라멘트 주위를 6개의 가는 필라멘트들이 둘러싼 배열을 하고 있으며, 심장근에서의 수축이나 가교 형성 역시 가는 필라멘트의 트로포닌-트로포미오신 복합체에 의한 Ca^{2+}에 따라 조절된다. 심장의 α-액틴에서의 결함은 가족성 확장성 심근병증(familial dilated cardiomyopathy)을 유발한다. 확장성 심근병증을 가진 환자는 좌/우 수축 펌프 기능의 결함으로 인해 심장 확장과 심근 비대를 초래하여 조기 심부전이 유발된다.

평활근 세포는 근절을 가지지 않는다

평활근은 다양한 개별 세포들로 구성된다. 이들은 작은 혈관벽에 있는 20 μm 길이의 세포들부터 소장에서 발견되는 길이 200~300 μm의 세포에 이르기까지 그 크기가 매우 다양하다. 평활근 세포는 방추형 모양이 특징이다. 세포는 가운데가 가장 두껍고 양 말단은 차차 가늘어진다. 평활근은 세포-세포 소통이나 물리적 연결의 부위로서 작용하는 다양한 연접 접촉들(예, 간격 연접)에 의해 서로 연결되어 얇은 세포 시트로 구성된다. 평활근의 세포는 결합 조직 기질의 합성과 축적이 활

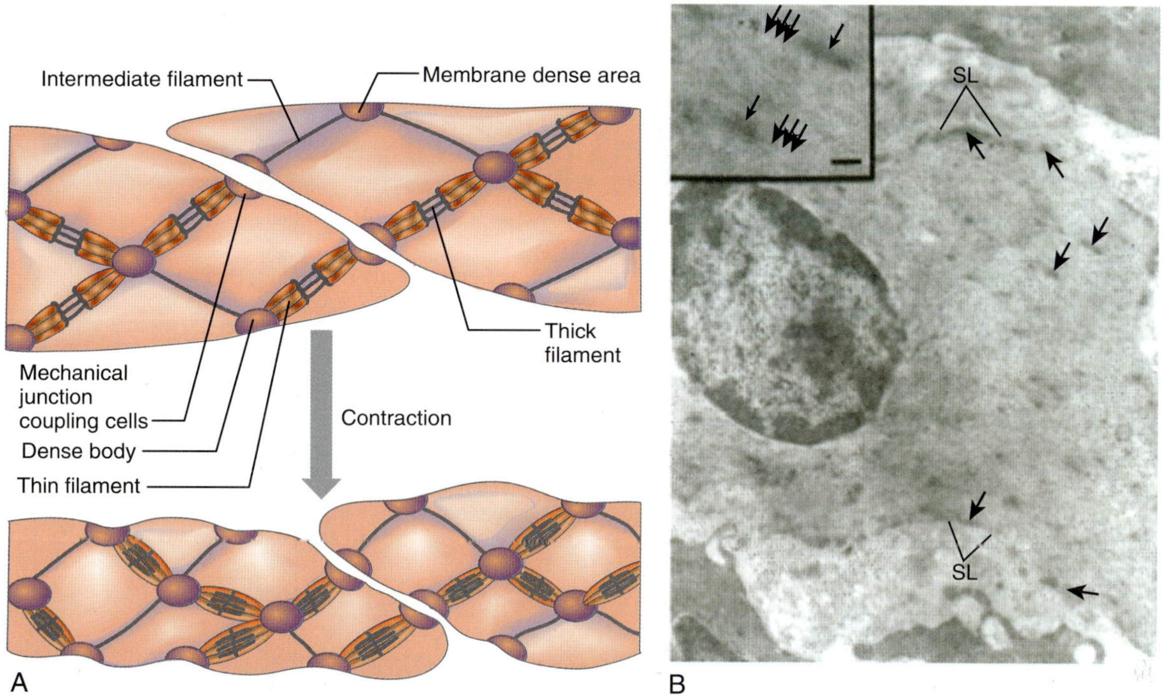

그림 3-17. 평활근에서 세포골격 및 근 필라멘트 요소들의 구성. (A) 평활근 세포는 가로무늬근에서의 잘 조직화된 구성과는 다른, 작은 수축성 성분들을 가지고 있다. 수많은 액틴 가는 필라멘트들은 평활근 세포질 내의 조밀체(dense bodies)에 정박되어 있으며, 이것들은 가로무늬근의 Z-판과 동등한 기능을 한다. 데스민(Desmin)과 비멘틴(vimentin) 중간 섬유들은 그 세포의 조밀체와 세포골격 사이에서 연결고리들을 형성한다. 이 연결고리들은 수축에 중요하며, 원형질막을 내측으로 잡아당겨 세포의 모양을 변화시킨다. (B) 평활근 세포의 이 전자현미경 사진에서, 조밀체들이 세포 전체와 근섬유막(SL) 부근에서 관찰된다. 더 높은 배율에서(삽입 그림) 근 필라멘트들(작은 화살표)이 조밀체(큰 화살표)로부터 나오는 것이 관찰된다. 눈금 막대 = 0.29 pm. *B: Dr. Philip Fields*의 허가).

발하고, 이 기질들은 세포를 매립하는 역할을 하고, 속이 빈 내장의 팽창을 제한하는 작용을 한다.

평활근 세포는 고도로 정렬되어 있는 굵은 필라멘트나 가는 필라멘트 배열을 갖지 않으며, 따라서 줄무늬가 나타나지 않는다. 평활근의 전자현미경 사진에서는 많은 수의 어둡게 염색되는 영역이 보이는데, **조밀체(dense body)**라고 알려져 있는 이 부분은 전 세포질에 걸쳐 발견된다. 조밀체의 주요 단백질 성분은 액틴 결합 단백질인 α-액티닌(α-actinin)으로, 이는 골격근의 Z-판과 동일한 기능을 하고 있음을 시사한다. 실제로, 액틴 가는 필라멘트들은 조밀체들에 고정된 채로 발견된다. 중간 섬유(IF) 그룹에 속하는 두 단백질인 데스민(desmin)과 비멘틴(vimentin)들은 평활근 세포들에서 높은 수준으로 발현된다. 이 단백질들로부터 형성되는 필라멘트들은 이 세포들에서는 매우 뚜렷하며, 그 세포들에서 조밀체와 세포골격 망 사이를 연결하는 작용을 하는 것으로 보인다. 이런 연결은 조밀체의 위치를 유지시켜서(그림 3-17), 원형질막을 안쪽으로 잡아당겨 세포를 움직일 수 있도록 함으로써 수축을 돕는다.

평활근의 수축 기구는 액틴과 미오신을 포함한다

액틴과 미오신은 평활근 세포들로부터 분리될 수 있고, 이 단백질들은 시험관 내에서 수축을 위한 활주 필라멘트 기전을 보여준다. 하지만, 평활근에서 수축의 조절은 가로무늬근(striated muscle)에서 관찰되는 것과는 매우 다른 경로를 따른다. 평활근과 가로무늬근의 가는 필라멘트들은 칼슘 조절 단백질인 트로포닌(troponin)이 평활근에는 없다는 것을 제외하면 유사한 구조를 가진다. 액틴과 트로포미오신의 세포 내 함량은 가로무늬근에서보다 평활근에서(약 2배) 더 많다. 이것은, 가로무늬근에 비해 감소되어 있는 평활근에서의 미오신 함량과 더불어, 평활근에서 가는 필라멘트 대 굵은 필라멘트의 비율(12:1)이 가로무늬근에서 관찰되는 것(6:1)보다 훨씬 크게 만든다.

평활근은 세포의 장축을 따라 정렬되어 있는 수많은 가는 필라멘트들을 가지고 있다. 이 가는 필라멘트는 세포질의 어두운 부분(조밀체)들에 매립되어 있으며, 그 부착점들에 대해 동일한 극성을 보인다. 가는 필라멘트는 조밀체 쪽의 (+) 말단과 세포질 쪽으로 뻗는 (−) 말단을 가지고 있다. 그러므로, 평활근의 가는 필라멘트는 가로무늬근에서 발견되는 것처럼 고도로 조직화되어 있지는 않지만, 이들의 가는 필라멘트의 극성은 미오신 가교 주기에 의한 수축이 조밀체들을 서로 잡아당길 수 있는 방식으로 되어 있다. 이것은 평활근의 수축에

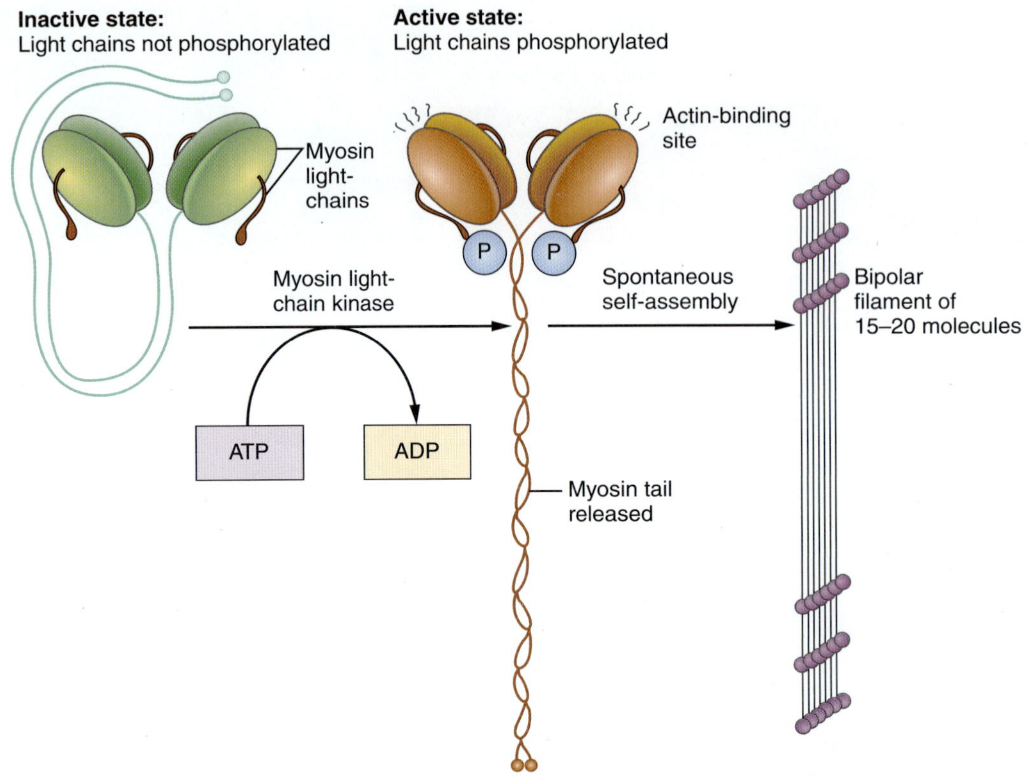

그림 3-18. 평활근의 미오신 굵은 필라멘트 조립 모델. 평활근 세포에서 분리된 탈인산화된 미오신은 불활성 상태에 있으며, 구형 머리 영역과 결합하는 꼬리 영역의 형태 때문에 쉽게 굵은 필라멘트를 형성하지 않는다. 미오신의 18 kDa 경쇄의 인산화는 두 가지 효과들을 갖는다: 즉, 미오신 머리 형태에서 변화를 일으켜서 액틴-결합 부위를 노출시키고, 그 불활성 형태로부터 미오신 꼬리를 분리시켜서 미오신 분자들이 양극성 굵은 필라멘트들로 조립되게 한다. (*Alberts B, Bray D, Lewis J, et al.* Molecular Biology of the Cell, *2nd ed. New York: Garland Publishing, 1989*로부터 변형.)

필수적인데, 이런 잡아당김이 원형질막을 안쪽으로 당기게 되고, 세포의 모양 변화를 일으켜서 힘이 생성도록 하기 때문이다. 여러 개의 연결된 세포들에서 생기는 모양의 변화는 평활근 수축의 힘을 만들 수 있다.

평활근에서 분리된 미오신은 가로무늬근에서 분리한 것과는 다른 성질을 갖는다. 골격근과 유사하게, 평활근의 미오신은 2개의 중쇄과 4개의 경쇄로 구성되어 있다. 미오신의 경쇄의 2개의 폴리펩티드는 평활근 미오신의 구형의 각 머리 영역에 하나씩 결합되어 있다. 하지만, 평활근 미오신은 특별한 조건 하에서만 필라멘트를 형성한다. 평활근 세포에서 추출한 미오신을 탈인산화시키면, 완전히 용해되어 수용성인 채로 남는다. 침강 분석법들과 전자현미경법으로 수용성 미오신을 분석해 보면, 탈인산화된 미오신은 조밀한 단위로 접혀서 꼬리 영역이 구형 머리 영역을 향하여 뻗어 있음을 알 수 있다. 이런 형태는, 그 분리된 미오신이 굵은 필라멘트들을 만들지 못하도록 하며, 액틴에 의해 활성화되는 ATPase 활성도 본질적으로 차단된다. 미오신 경쇄 인산화효소(myosin light chain kinase, MLCK)에 의해, 18 kDa의 평활근 미오신 경쇄가 인산화되면, 꼬리 부분이 머리 마디로부터 분리된다(그림 3-18). 그 결과, 분리된 미오신 꼬리들은 양극성의 굵은 필라멘트들을 형성할 수 있다. 더욱이, 양극성 필라멘트를 형성하도록 하는 꼬리 영역의 분리는 (가교를 형성하게 하여) 머리 영역의 ATPase도 활성화시킨다.

평활근의 수축은 미오신에 기반한 칼슘 이온 조절 기전에 의해 발생한다

평활근 세포는 가로무늬근의 가는 필라멘트에서 발견되는 Ca^{2+} 조절 단백질인 트로포닌을 가지고 있지 않다. 그럼에도 불구하고 평활근 수축이 일어나기 위해서는 세포 내 Ca^{2+} 농도가 μM 수준으로 증가해야 한다. 평활근 수축의 Ca^{2+} 조절은 미오신 분자의 인산화 상태 변화에 의해 발생한다. 따라서 평활근 수축의 조절은 미오신에 기반하고 있다고 설명된다. 자극을 받으면, 평활근 세포질에서 Ca^{2+} 농도가 증가하고, 방출된 Ca^{2+}은 일단 Ca^{2+}-결합 단백질인 칼모듈린을 만난다. 칼모듈린은 모든 세포에 존재하며, **조정 단백질(modulator protein)**이라고도 한다. 칼모듈린 분자는 효소 활성이 결핍되어 있으나 Ca^{2+}에 결합하면 효과를 발휘하며, Ca^{2+}-칼모듈린 복합체는 다른 단백질들과 결합하여 그 활성을 조절할 수 있

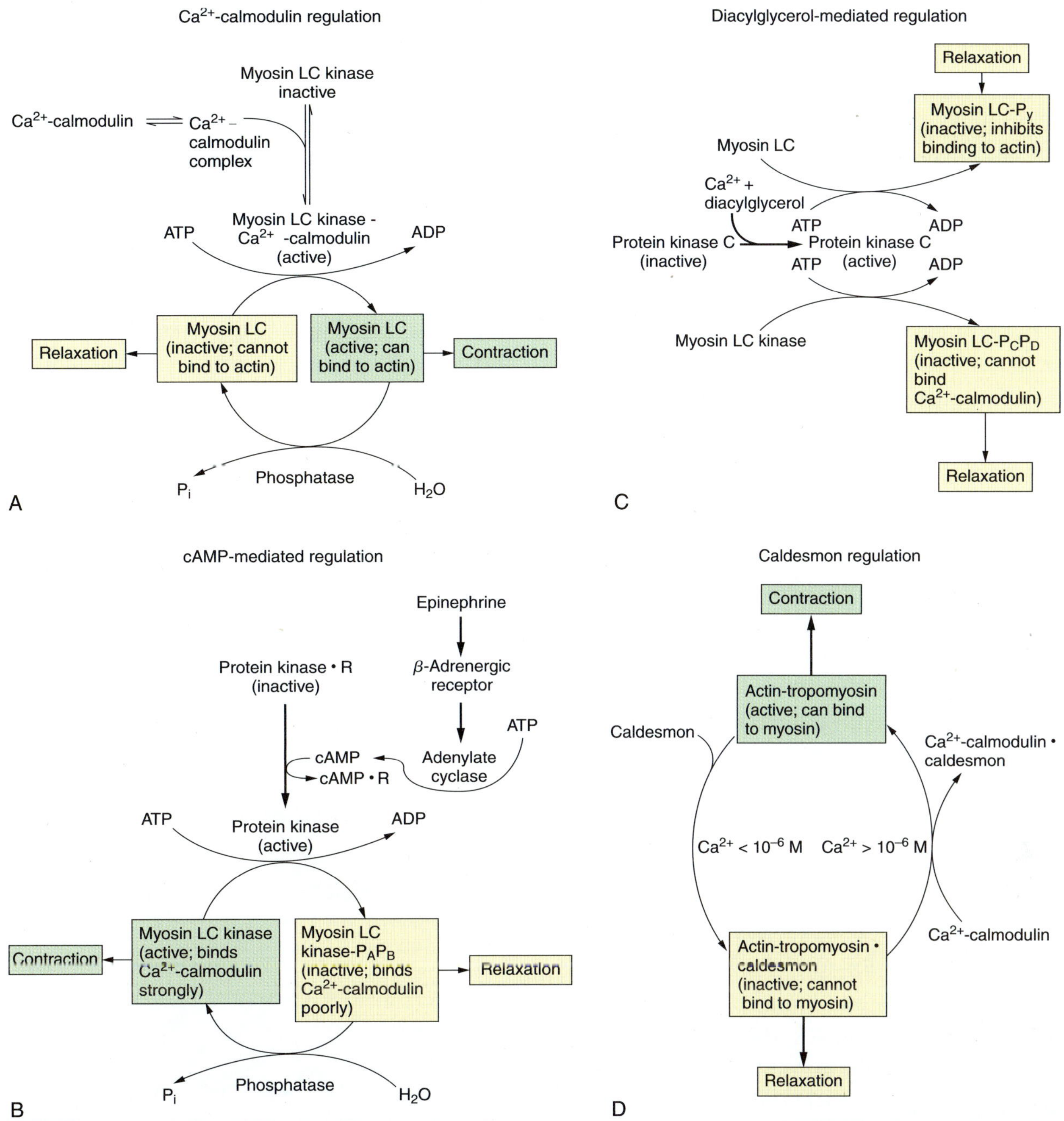

그림 3–19. 평활근의 수축과 이완을 조절하는 기전. (A) Ca^{2+}-칼모듈린에 의한 조절: 세포 내 Ca^{2+}이 상승하면, 과량의 Ca^{2+}은 칼모듈린에 의해 결합하고, Ca^{2+}-칼모듈린 복합체는 미오신 경쇄(LC) 키나아제에 결합하여 이를 활성화시킨다. 활성화된 키나아제는 수축을 유도하는 X 부위에서 미오신의 조절성 LC를 인산화한다. 세포 내 Ca^{2+} 농도가 10^{-7} M 이하로 떨어지면, 미오신 LC 키나아제로부터 Ca^{2+}-칼모듈린 복합체가 해리되어 불활성화된다. 이런 조건들하에서는, Ca^{2+} 의존적 활성화를 나타내지 않는 미오신 LC 포스파타제(phosphatase)가 미오신을 탈인산화시켜 이완시킨다. (B) cAMP에 의한 조절: 에피네프린 같은 카테콜아민(catecholamine)에 의한 β-아드레날린성 수용체는 아데닐 고리화효소(adenylate cyclase)를 자극하여 세포 내 cAMP 농도를 상승시킨다. 이것이 그 분자의 칼모듈린-결합 영역 근처의 A와 B 부위에서 미오신 LC 키나아제를 인산화시키는 cAMP-의존성 단백질 키나아제를 자극한다. 그러면 미오신 LC 키나아제가 칼모듈린에 대한 친화성을 낮춰 불활성화되며, 미오신의 조절성 경쇄를 인산화시키지 않게 되고 이완을 유발시킨다. 미오신 LC 키나아제의 탈인산화는 수축을 위한 Ca^{2+}-칼모듈린 결합 능력을 회복한다. (C) 다이아실글리세롤(DAG) 매개성 조절: DAG과 Ca^{2+}은 cAMP-의존성 키나아제(부위 C와 D)의 것들과는 다른 부위에서 미오신 LC 키나아제를 인산화하는 단백질 키나아제 C(PKC)의 활성을 자극한다. 또한, PKC는 미오신 LC 키나아제와는 다른 위치에서 미오신의 조절성 LC를 인산화한다. 이 반응들은 모두 단백질들을 불활성화시켜 이완시킨다. (D) 칼데스몬의 조절: 낮은 Ca^{2+} 농도($<10^{-6}$ M)에서, 칼데스몬은 트로포미오신과 액틴에 결합하여 미오신의 결합을 저해함으로써, 근육을 이완된 상태로 유지시킨다. 세포 내 Ca^{2+} 농도가 상승하면, Ca^{2+}은 칼모듈린에 의해 결합하고 Ca^{2+}-칼모듈린 복합체가 칼데스몬과 결합하여 액틴 필라멘트로부터 그것을 방출시켜 수축을 가능하게 한다. (*Adelstein RS, Eisenberg E.* Annu Rev Biochem *1980;49:92-125; Rasmussen H, Takuwa Y, Park S. FASEB J 1983;1:177-185*로부터 변형.)

다. 칼모듈린에 의해 조절되는 이러한 단백질 중의 하나는 평활근의 미오신 경쇄 인산화효소(SmMLCK)이다. Ca^{2+}-칼모듈린이 없으면, SmMLCK는 불활성 상태로 존재한다. Ca^{2+}-칼모듈린이 결합한 후, SmMLCK는 활성화되어 평활근 미오신에 존재하는 18kDa의 조절성 경쇄를 인산화시킨다(그림 3-19).

이 인산화는 미오신 II가 굵은 필라멘트들로 조립되게 하여 평활근의 굵은 필라멘트들이 가는 필라멘트들과 가교를 형성할 수 있도록 한다. 그러므로, 미오신 경쇄의 인산화는 평활근에서 가교의 형성과 수축 주기 형성에 절대적인 필수 반응이다. 이완하는 동안에는 Ca^{2+} 농도가 감소하고, 순 탈인산화가 발생한다. 세포 내 Ca^{2+} 농도의 감소는 (Ca^{2+}-칼모듈린 결합 과정의 역반응으로) SmMLCK를 불활성화시킨다. 미오신 경쇄를 탈인산화시키는 필수 탈인산효소(phosphatse)들의 조절 활성은 알려져 있지 않다.

평활근 수축은 여러 단계에서 조절된다

평활근 수축은 신경 충격과 호르몬 충격 같은 여러 원인들에 의해 자극을 받을 수 있기 때문에, 다수의 기전들에 의해 조절될 수 있다. 이들에는 cAMP(cyclic adenosine monophosphate), DAG(diacylglycerol) 그리고 단백질인 칼데스몬(caldesmon)에 의한 조절이 포함된다(그림 3-19 참조). 이러한 경로 각각은 음성 조절 효과를 가진다; 즉, 이들은 평활근을 이완 상태로 유지하는 역할을 한다. 예를 들어, 평활근 세포에서 β-아드레날린성 수용체(β-adrenergic receptor)의 활성화는 세포 내 cAMP의 양을 증가시키고, 이는 다시 cAMP 의존성 단백질 키나아제(cAMP-dependent protein kinase)를 활성화한다. 평활근에서 cAMP-의존성 단백질 키나아제의 표적 중의 하나는 SmMLCK이고, MLCK의 인산화는 Ca^{2+}-칼모듈린 복합체에 대한 키나아제의 친화력을 낮추는 결과를 초래한다. 결국, SmMLCK는 미오신을 인산화하지 않으며, 미오신(과 평활근)은 이완된 채 남아있게 된다. 다른 호르몬들은 단백질 키나아제 C(protein kinase C)를 활성화해서 평활근을 이완시키며, 이것은 Ca^{2+}과 1,2-DAG(1,2-diacylglycerol)에 의해 매개된다. 단백질 키나아제 C의 활성화로 SmMLCK가 인산화되며, 이것을 불활성 상태로 남아 있게 한다.

호르몬에 의한 수축 조절뿐만 아니라, 평활근 세포들은 액틴 가는 필라멘트들과 상호작용하여 수축에 영향을 주는 Ca^{2+}-결합 단백질들을 가지고 있다. 칼데스몬(caldesmon)은 기다란 칼모듈린-결합 단백질이다. Ca^{2+}이 없으면, 칼데스몬은 평활근의 액틴 필라멘트들에 결합하여 액틴과 미오신의 결합 능력을 제한한다. Ca^{2+} 농도가 증가하면, Ca^{2+}-칼모듈린 복합체는 칼데스몬과 결합하여 가는 필라멘트들로부터 그 단백질을 방출시킨다. 그러므로, Ca^{2+}-칼모듈린 복합체는 미오신 머리 그룹의 인산화에 영향을 주어 평활근에서 수축을 조절하는 한편, 이에 더해, 액틴 가는 액틴 필라멘트 상의 칼데스몬 억제를 풀어 평활근 수축을 조절한다. Ca^{2+}-칼모듈린에 의한 이런 이중 조절에 의해서 세포는 수축의 기간과 빈도를 조절할 수 있다.

액틴-미오신 수축 기구는 비근육성 세포에서도 발견된다

비근육세포에서, 액틴/미오신 비율은 약 100:1이다. 굵은 필라멘트와 미세필라멘트가 세포질 내에서 형성되지만, 이들은 중합되지 않은 미오신과 G-액틴(구형 액틴)의 저장량과 평형을 이루고 있다. 비록 비근육성 굵은 필라멘트가 골격근의 것보다 짧고, 미오신과 액틴 필라멘트가 골격근에서 발견되는 것처럼 고도로 조직화된 배열을 하지는 않지만, 비근육세포에서도 수축에 관여한다. 그림 3-20에 두 가지 예를 보였다.

유사분열의 마지막 단계인 말기 동안, 분열구(cleavage

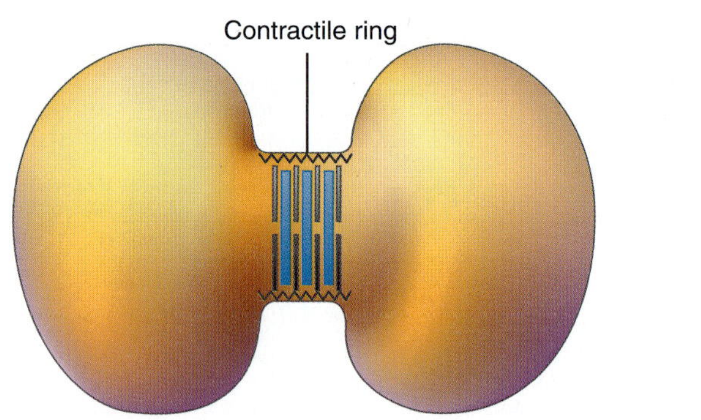

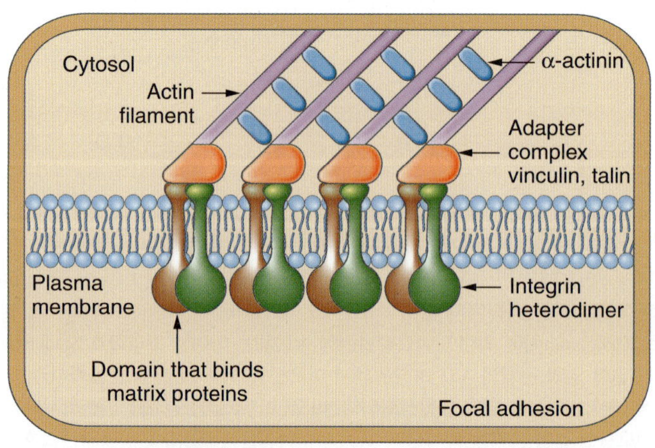

그림 3-20. 비근육성 액틴과 미오신도 수축 기능을 갖는다. 비근육성 액틴과 미오신의 수축 기능에 대한 두 가지 예를 나타내었다. 액틴과 미오신의 조립으로 세포의 중앙을 끌어당겨 세포 분열을 유도하는 수축환이 만들어진다(위). 초점 접촉들에서 원형질막과 결합하는 긴장섬유들(아래)은 액토미오신의 수축 활성에 의해 기질-부착 섬유아세포들을 납작하게 만든다.

furrow)의 세포질 막 표면에서 수축환(contractile ring)이 형성된다. 이 수축환은 (허리 주위를 꽉 조여 당기는 허리띠처럼) 수축하여, 두 세포들을 떼어놓는 틈을 만든다. 말기 직전, 분열구가 될 부위에서는 액틴 필라멘트들이 만들어지기 시작한다. 또한 같은 부위에서 유리 미오신이 중합되기 시작하고, 액틴과 액틴-결합 단백질인 α-액티닌과 함께 수축환을 형성한다. 원형질막에 부착되어 있는 액틴 필라멘트들은 혼합된 극성을 가지고 있기 때문에, 짧은 미오신 필라멘트들은 ATP 가수분해 에너지를 사용하여 분리되는 세포들을 아령 모양으로 끌어당기는 수축을 일으킬 수 있다. 세포 분열 후, 액틴과 미오신 필라멘트들은 빠르게 탈중합된다.

비근육성 수축의 두 번째 예는 섬유아세포 내에서 형성되는 긴장섬유(stress fiber)에 의해 원형질막이 당겨지는 것이다. 섬유아세포는 몸 기관들을 둘러싸고 있는 많은 결체 조직 전반에서 세포외 기질 단백질을 합성하고 접촉하는 세포이다. 조직배양 접시에서나 몸의 결체조직 내에서 섬유아세포의 원형질막은 **초점접촉(focal contact)** 혹은 **부착 반점(adhesion plaques)**이라고 하는 부위에서 세포외 기질 단백질과 접촉한다. 이 접촉 부위에서, 인테그린(integrin) 군의 내재성 막관통 단백질이 세포 바깥 표면에서 피브로넥틴(fibronectin) 같은 세포외 기질 단백질과 결합한다; 이런 결합은 원형질막을 바깥쪽으로 끌어당긴다. 인테그린은 여러 동위형들을 포함하는 α와 β 소단위들로부터 형성되는 이질 이량체이며, 그 독특한 조합이 다양한 세포외 기질 단백질과 결합하는 특이성을 결정한다. 섬유아세포는 세포막 표면에서 동일한 인테그린이 **긴장 섬유(stress fibers)**라고 하는 액틴 다발들과 결합되어 있기 때문에 (바닥에서) 떨어지지 않는다. 긴장 섬유들은 나란히 배열되어 함께 묶여 있는 혼합된 극성의 꺽지 껴진 액틴 다발들을 가지고 있다. 긴장 섬유들은 (+) 말단의 덮개 단백질(capping protein)은 물론, **탈린(talin)**과 **빈큘린(vinculin)**이라고 하는 어댑터 단백질(adapter protein)들을 통하여 인테그린에 결합한다. 다시 말하자면, 기질에 부착되어 있지 않는 섬유아세포 쪽 (+) 말단 덮개 단백질에는 물론, 초점 접촉에서 원형질막 맞은편에 결합하는 것은 액틴 다발의 (+) 말단이다. 이 긴장 섬유는 또한 짧은 미오신 필라멘트도 가지고 있으며, 이것들은 액틴 다발에서 수축력을 발휘한다. 이것은 결과적으로 원형질막을 안쪽으로 잡아당기게 되지만, 그것은 세포외 기질이 바깥쪽에서 잡아당기는 힘에 반대로 작용하므로, 결국 배양 시 섬유아세포를 납작하게 만든다. 긴장섬유는 섬유아세포가 세포외 기질에 접착하는 것에 반응하여 빠르게 조립되며, 세포들이 떨어지게 되면 빠르게 탈중합된다. 액틴 다발들의 탈중합은 세포를 둥글게 만든다. 세 번째 예는 상피세포의 밀착 연접 아래에 특징적으로 나타나는 부착대(adhesion belt)와 결합하는 액틴과 미오신 필라멘트이다. 상피세포층에서 이웃하는 세포는 유보모룰린(uvomorulin) 혹은 E-캐드헤린(E-cadherin)이라고 하는 Ca^{2+}-의존성 막관통 단백질에 의해 15~20 nm 떨어져 있다. 유보모룰린은 또한 액틴-결합 단백질들인 α-액티닌과 빈큘린을 통하여 세포막 표면 주위에서 부착대를 형성하는 액틴 필라멘트들의 측면에도 결합한다. 미오신 필라멘트들과 이 원형 주변의 F-액틴이 수축하여, 인간 발생에서 중요한 과정, 즉 상피세포들이 관(tube)들로 접히는 것을 중개한다. 인간의 발생 동안, 신경관에서의 이런 수축은 정단부 협착(apical narrowing)을 일으키고, 이것은 판을 굴려 말아 신경관(neural tube)을 형성시킨다.

미오신 슈퍼유전자 군의 구성원이 세포질 내 액틴 트랙을 이용한 수송 소낭 이동을 담당한다

이제 우리는 매우 많은 미오신들이 존재하고 있음을 알고 있다. 인간의 유전체는 40개의 미오신 유전자들을 갖고 있다. 이 미오신 유전자들이 모두 공통적으로 가지고 있는 것은 잘 보존된 운동 영역이지만, 그 꼬리 영역들은 매우 다양하며 미오신 기능의 다양성을 부여한다. 네 가지 미오신들(I, II, V 그리고 VI)에 대해 살펴보면 이해에 도움이 될 것이다(그림 3-21).

수축에 관여하는 근육 미오신(myosin II)의 발견 이후, 다음으로 미오신 I도 밝혀졌다. 이 미오신 I은 단 하나의 운동성 머리 그룹과 하나의 짧은 꼬리를 가지고 있기 때문에 그렇게 명명되었다. 미오신 I은 ATP 가수분해를 에너지원으로 하여 액틴 가는 필라멘트를 따라 (+) 말단 쪽으로 걷는(움직이는) 능력을 가진다. 그렇게 함으로써, 세포질을 통하여 소낭 짐꾸러미를 수송할 수 있어 세포 내부의 조직을 확립하는 데 도움을 준다. 이후 더 많은 미오신들이 발견되었고, 발견 순서대로 명명되었다(현재까지 III에서 XVIII). 미오신 V는 두 개

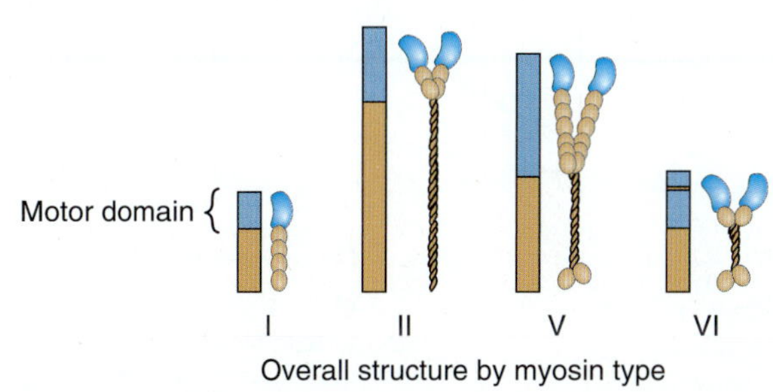

그림 3-21. 미오신 군 구성원의 종류. 미오신 I, II, V, 그리고 VI의 영역 구조를 보여준다. 모두 파란색으로 표시된 공통의 N-말단 운동 영역과, 서로 다른 기능들을 갖게 하는 붉은색으로 표시된 가변성의 C-말단 영역을 가진다. (–) 말단 쪽으로 이동하는 미오신 VI를 제외한 모든 미오신들은 (+) 말단 쪽으로 이동한다. 이것은 운동 영역(흰색으로 표시) 구조에서 생긴 작은 변화(아미노산 서열 변화) 때문이다.

의 머리를 가지고 있으며, 소낭과 세포 소기관 수송에 관여한다. 미오신 VI는 운동 영역의 보존된 일부의 서열이 소실되어 액틴 필라멘트의 (−) 말단으로 이동할 수 있는 유일한 미오신군이다. 이동 방향과 꼬리 영역들의 다양성으로 인해 여러 가지 다른 수하물을 세포질 전반을 통하여 액틴 트랙을 따라 이동시킬 수 있다.

F-액틴 다발은 상피세포의 미세융모에 대한 구조적 지지를 한다

신체의 표면, 내부 장기, 체강, 그리고 여러 도관을 덮고 있는 상피조직(epithelial tissue)은 세포의 정단 표면에 미세융모(microvillus)라고 하는 수많은 손가락형 돌기들을 가진 흡수세포를 가지고 있다. 이 미세융모는 상피세포의 정단 원형질막 표면적을 증가시켜 중요한 영양소들을 더 많이 흡수하게 한다. 대략적인 길이가 1 μm이고, 너비가 80 nm인 미세융모는 모양을 유지하고 직립 위치를 유지하기 위해서 안정적인 세포골격 비계(cytoskeletal scaffolding)를 필요로 한다. 미세융모와 평행으로 배열되고 원형질막의 세포질 쪽 표면에 부착되어 있는 20~30개 다발의 액틴 필라멘트들이, 안정적이고 고도화된 핵심축을 형성하여 이들의 비계로 작용한다(그림 3-22).

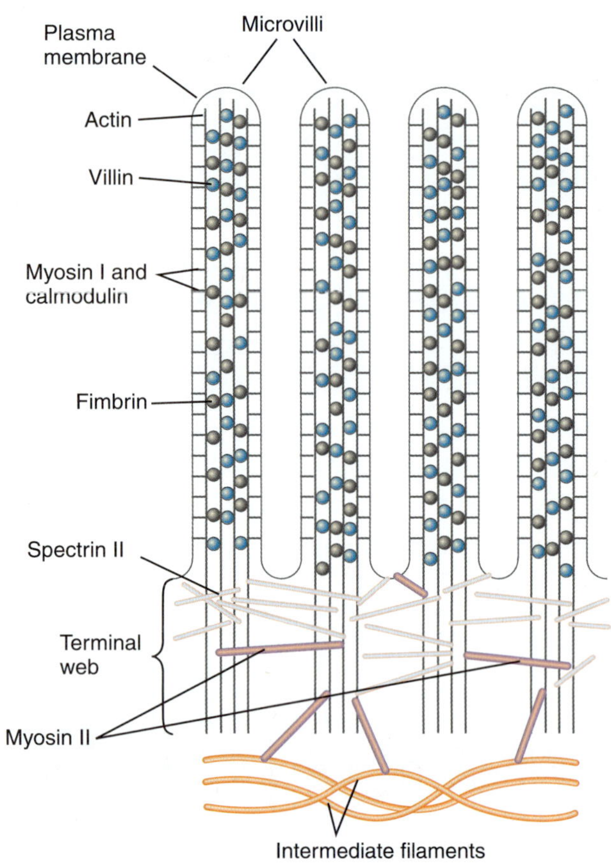

그림 3-22. 액틴 필라멘트 다발은 미세융모 내에서 구조적 기능을 담당한다. 액틴 다발은 미세융모의 꼭대기에 액틴의 (+) 말단을 부착시킨다. 액틴 필라멘트들은 빌린과 핌브린 단백질에 의해 다발화되며, 이 다발들은 미오신 I 및 칼모듈린과 결합하여 미세융모 원형질막의 옆 벽에 붙는다. 말단 망 내에서, 비적혈구성 스펙트린(spectrin II)과 미오신 II는 이웃하는 액틴 다발을 서로 연결하고 중간섬유에 결합시킨다.

액틴 필라멘트들은 핌브린(fimbrin)과 빌린(villin)이라 불리는 두 가지 단백질에 의해 다발로 묶인다. 이러한 액틴-다발형성 단백질(actin-bundling protein)들은 F-액틴에 대해 두 개의 결합 부위를 가지는 것이 특징이다. 이들이 액틴 필라멘트들의 옆면에 나선형 계단식으로 결합함으로써, 필라멘트들을 평행한 다발로 묶는다. 빌린은 흥미로운 두 번째 기능을 가진다: 즉, Ca^{2+} 농도가 10^{-6} M보다 높으면, 빌린은 액틴 절단 단백질(actin-severing protein)이 된다. (이 부류의 단백질들은 이 장의 뒤에서 논의한다.) 액틴 다발은 밝혀지지 않은 단백질들에 의해 (+) 말단이 미세융모 원형질막 끝에 접착되어 있다. 미세융모 원형질막의 측면에 대한 액틴 다발의 부착은 칼모듈린과 미오신 I(minimyosin)을 포함하고 있는 복합체에 의해 이루어진다. 미세융모 액틴 필라멘트의 핵심 다발은 세포의 정단부 원형질막의 표면 바로 아래 지역에서 끝나는데, 상피세포의 이 지역은 액틴 필라멘트, 액틴-결합 단백질들, 그리고 중간섬유들(IFs)을 포함하고 있는 그물망을 포함하고 있기 때문에 말단부 섬유망(terminal web)이라고 불린다. 액틴 가교-단백질(actin cross-linking protein)인 스펙트린 II(spectrin II)(혹은 비적혈구성 스펙트린)와 짧은 미오신 필라멘트는 근처의 액틴 핵심 다발과 수직으로 놓이면서 결합되어 있다. 스펙트린 II와 미오신에 대한 이러한 핵심 다발의 부착은 미세융모들이 똑바로 서도록 지지하는 역할을 하는 것으로 생각된다. 스펙트린 II는 액틴 핵심 다발을 IFs에도 교차 결합시킨다.

피질부 세포질의 젤-졸 상태 변화는 액틴의 동적 상태에 의해 조절된다

인간과 동물 세포의 세포질은 유사 가소성 젤(gel) 특성을 갖는 지역과 졸(sol) 상태로 액화하는 지역을 가지고 있다. 세포질의 젤-졸 상태의 전환은 세포의 모양을 변화시키고 이동을 조절하는 데에 필수적이다. 세포질 내의 젤-졸 전환은 액틴과 액틴-결합 단백질과의 상호작용에 의해 조절된다.

예를 들어, 원형질막 바로 아래의 피질부 세포질(cortical cytoplasm)에는 세포질의 이 지역으로부터 세포 소기관을 밀어내는 액틴 필라멘트들로 구성된 조밀한 3차원 기질이 존재한다. 긴 액틴 필라멘트는 자가 결합하여 매우 점성이 높은 용액을 형성하는 경향이 있다. 하지만, 피질 세포질에서 이 액

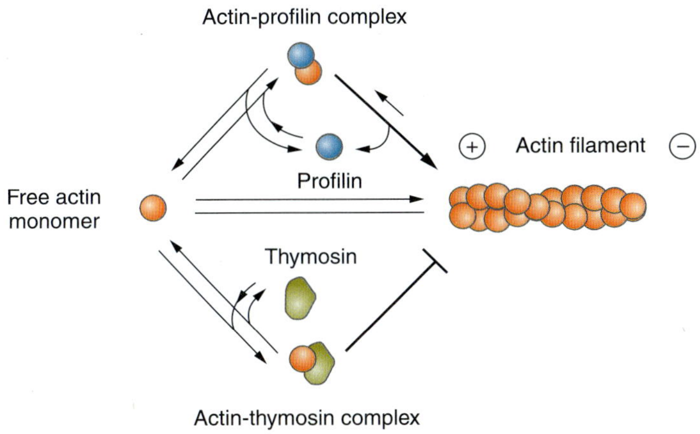

그림 3-23. 액틴의 중합과 탈중합의 역동성에서 타이모신과 프로필린의 역할. 타이모신과 프로필린에 의한 액틴과의 상호 작용들을 요약하였다.

틴 필라멘트들은, 길고 섬유상인 액틴-가교 결합 단백질들에 의해 3차원 망으로 가교 결합되어 있다. 가장 널리 알려져 있는 두 가지 액틴-가교 단백질은 스펙트린 II(nonerythroid spectrin)와 필라민(filamin)이며, 이들은 모두 그 말단들에 두 개의 잘 분리된 액틴-결합 부위들을 가지는 긴 섬유상 단백질들이다. 경우에 따라서는 피질 세포질 지역이 액화되어야 필요가 있다. 예를 들어, 대식세포가 박테리아 세포와 접촉하면, 피질의 액틴망은 국부적으로 해체되어 그 세포 표면이 그 박테리아를 삼키도록 재구성될 수 있어야 한다. 이것은 세포질의 Ca^{2+} 농도가 국부적으로 10^{-6} M로 증가하여 이루어지는데, 이런 정도의 농도는 **젤솔린(gelsolin)**이라고 하는 Ca^{2+}-민감성 액틴-절단 단백질을 자극하여 액틴 필라멘트들이 짧은 원섬유들(protofilaments)로 잘리도록 한다. 이 과정에서, 젤솔린 분자는 잘리는 액틴 필라멘트들의 (+) 말단에 결합하여 모자를 씌워 덮는다. 젤솔린은 PIP_2(phosphoinositol 4,5-bisphosphate)와의 결합에 의해 액틴 필라멘트들의 (+) 말단으로부터 제거된다. (이에 대해서는 후에 '액틴 변화의 조절 부분'에서 다시 논의한다.)

이것과는 다른 기전에 의해 액틴 필라멘트를 절단하도록 하는 또 다른 단백질은 코필린(cofilin)이다. 코필린은 **액틴 탈중합 인자**(*actin depolymerizing factor*)라고 불리는 단백질 군의 구성원이다. 코필린은 G-액틴 및 액틴 필라멘트의 측면에 결합하여 나선을 조임으로써 회전력을 증가시킨다. 결과적으로, 이렇게 생긴 더 긴장된 액틴 필라멘트들은 기계적 자극에 의해 쉽게 끊어져서 새로운 (+) 말단이 생겨나 액틴 성장을 위한 핵으로 사용된다.

비록 비근육세포들 내의 액틴 농도는 F-액틴의 (+) 말단과 (−) 말단의 임계 농도보다 훨씬 큰 50~200 μM이지만, 대부분의 세포에서 액틴은 50% 만이 중합된 형태로 존재한다. 비근육세포 내의 액틴은 변화하기 쉬운 역동적 상태로 있어서, 필요에 따라 중합과 탈중합을 일으킨다. 비근육세포 내에 G-액틴 저장고가 생기는 이유는 타이모신(thymosin) 군에 속하는 작은 액틴-결합 단백질 그룹 때문이다. 타이모신 $β_4$는 G-액틴에 결합하는 5 kDa 단백질이다. 타이모신과 결합한 G-액틴은 가수분해되거나 그 ATP를 교환할 수 없으므로, F-액틴의 (+) 말단이나 (−) 말단에 결합할 수 없다. 예를 들어, 이동성 세포의 앞 가장자리에서 액틴의 빠른 중합이 필요할 때라면, 활성화된 프로필린(profilin)이 G-액틴과 결합하기 위해 타이모신과 경쟁하게 된다. 프로필린-액틴 복합체(profilin-actin complex)가 된 후에는 액틴 필라멘트의 (+) 말단에 결합했다가 프로필린만 분리된다. 프로필린은 G-actin의 ATP-결합 틈의 반대편, 두 번째와 네 번째 영역들에 결합한다. 프로필린이 결합하면 G-액틴에서 형태 변화가 일어나 그 틈 지역이 더 크게 벌어지고 더 빠른 ATP-ADP 교환이 일어난다. 국소적으로 ATP가 결합한 G-액틴이 방출됨으로써 그 지역에서 빠른 중합이 촉진된다. 프로필린은 인산화와 이노시톨 인지질(inositol phospholipid)들과의 결합으로 활성화된다. 그림 3-23은 타이모신과 프로필린 기능을 요약해 놓은 것이다.

세포 운동성은 액틴 역학의 협동적 변화를 요구한다

세포의 움직임 또는 **세포 운동성(cell motility)**은 인간의 발생 과정에 필수적이다. 배아 발생(embryogenesis) 동안 많은 세포들이 이동한다. 이동성 축삭의 앞 가장자리에서 성장추(growth cone)는 시냅스 표적을 향해 이동하며, 대식세포와 호중구는 감염 부위 쪽으로 이동하고, 섬유아세포는 결합 조직을 관통하여 이동한다. 세포 이동은 또한 암 생물학에서도 중요하다. 암세포는 원발성 종양 부위로부터 기어 나와 이웃 조직들로 침투하여 혈관으로 들어갈 수 있다. 따라서 세포가 어떻게 이동하는지를 이해하는 것은 중요하다. 세포 이동의 단계들은 앞 가장자리에서 원형질막의 돌출, 기질에 부착, 액틴 필라멘트의 장력 및 세포 뒷부분의 수축으로 이루어진다(그림 3-24).

원형질막의 돌기는 판상 돌기인 접착용 세포족(lamellipodia)

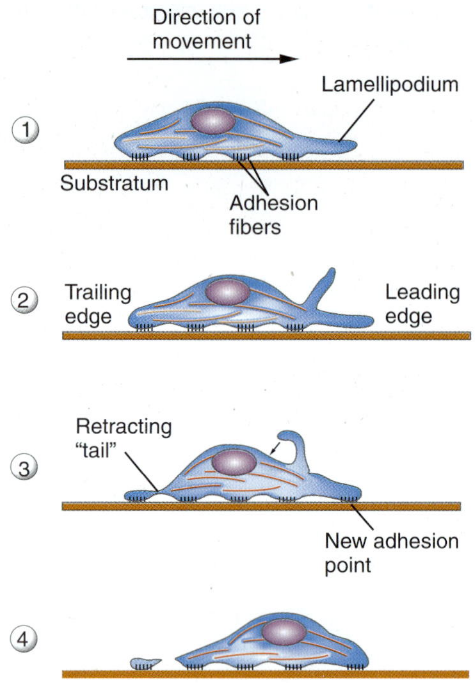

그림 3-24. 세포 이동의 단계들. (1) 왼쪽 세포가 오른쪽으로 이동 중이다. 세포는 먼저 원형질막을 납작하고 종잇장 같은 돌기로 확장시킨다[접착용 세포족(lamellipodia). (2) 그런 다음, 이 돌기는 기질에 붙거나 세포체 쪽으로 이동한다. (3) 다음으로 이 돌출부는 기질에 붙어 초점 접촉에 액틴 필라멘트를 부착시키는 부위들을 형성한다. (4) 액틴 필라멘트들에서 나머지 꼬리 지역을 뒤로 남긴 채 장력이 세포를 앞으로 끌어당긴다.

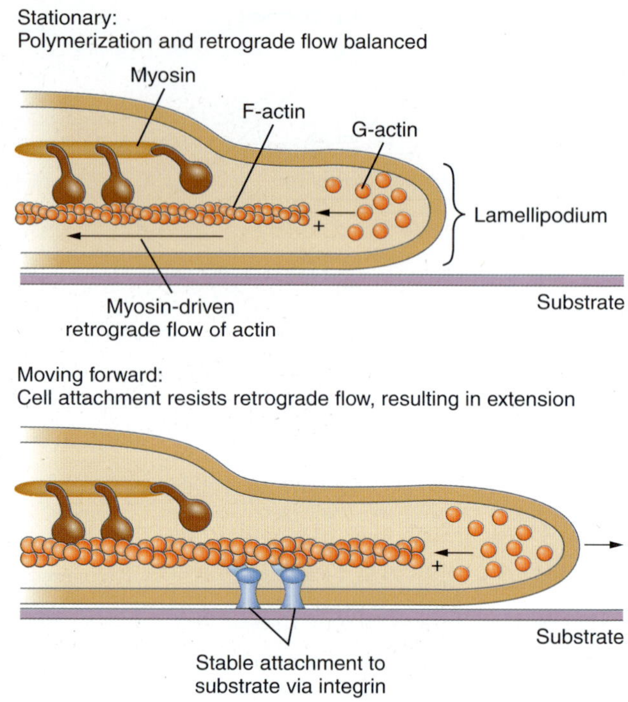

그림 3-25. 이동성 세포의 돌출은 세포 앞 가장자리의 액틴 중합과 후미 방향으로 액틴 필라멘트들의 역행 흐름의 균형에 기초하여 형성된다. (*Becker et al.* The world of the cell, *6th ed*, *Pearson*, *Benjamin Cummings*, *2006* 으로부터 변형.)

과 세포의 앞쪽 가장자리에 뾰족하고 좁은 돌기인 사상 위족(filopodia) 혹은 미소돌출사(microspikes)를 포함한다. 접착용 세포족과 사상 위족에서는 두 가지 과정이 발생한다. 막과 결합하여 앞으로 밀어내는 (+) 말단의 액틴 필라멘트에서 생기는 빠른 중합과 미오신 II에 기반한 수축 과정에 의해 그 세포의 후미 쪽으로 액틴 필라멘트의 역방향 흐름이 생기는 것이다. (+) 말단에서의 중합이 역방향 흐름보다 빨라지면, 세포는 앞으로 이동하게 된다. 두 과정이 균형을 유지하면, 세포는 정지해 있다(그림 3-25).

접착용 세포족(lamellipodium)은 그 (+) 말단이 원형질막에 연결된 분지형(branched) 액틴 필라멘트를 가지고 있다. 원형질막 세포질 쪽 표면과의 결합은 포르민(formin)이라고 하는 단백질 군을 통하여 이루어진다. 포르민들은 두 개의 액틴-결합 도메인을 가지고 있으므로 새로운 액틴 단량체가 첨가되면서 (+) 말단 쪽으로 이동하는 동안 액틴 필라멘트에 부착된 채 남아 있을 수 있다. 액틴 필라멘트의 분지현상은 Arp 2/3 핵형성 복합체(Arp 2/3 nucleating complex)로 인한 현상이다. 이 복합체는 액틴과 비교하였을 때 45%의 서열 동일성을 가지는 2개의 액틴 연관 단백질들(Arp 2와 3)과 5개의 기타 더 작은 단백질들, 그리고 핵형성-촉진 인자를 포함한다. Arp 2/3 핵형성 복합체는 기존 액틴 필라멘트의 (−) 말단의 옆면에 결합하여 새로운 액틴 필라멘트의 (+) 말단 성장 핵을 만들 수 있다. Arp 2/3 복합체에 의해 형성되는 가지는 원래 필라멘트에 대해 70°의 각을 이룬다. 그러므로, 그 접착용 세포족은 원형질막을 바깥쪽으로 밀어내는 액틴 (+) 말단들과 함께 분지된 액틴 망에 의해 앞으로 나가게 된다(그림 3-26).

반대로, 사상 위족(filopodium)은 다발을 이루는 평행한 액틴들에 의해 형성되는데, 그들의 (+) 말단은 사상 위족 끝과 결합하여 중합이 발생한다. 사상 위족 내의 액틴 필라멘트들의 다발 형성은 페이신(fascin)이라고 불리는 단백질들에 의해 일어난다. 그 결과 세포가 앞으로 이동할 때 더듬이로 작용하는 딱딱한 미소돌출사가 된다.

접착용 세포족은 이제 인테그린이 그 세포 외부의 세포외기질 단백질 그리고 세포질 쪽에서는 링커나 어댑터 단백질과 상호작용함으로써 표면에 부착하여야 한다. 이들 링커 단백질들(linker proteins; talin, vinculin, α-actinin)은 액틴 필라멘트들을 앞에서 설명한 초점 접촉 부위에 부착시킨다.

세포 이동의 또 다른 방식은 아메바 운동(amoeboid movement)이다. 이런 형태의 운동은 아메바, 점균류 그리고 백혈구에 의해 이용된다. 아메바 운동에서, 세포는 위족(pseudopodia, 그리스어로 '가짜 발'이라는 뜻)을 뻗는다. 이 이동

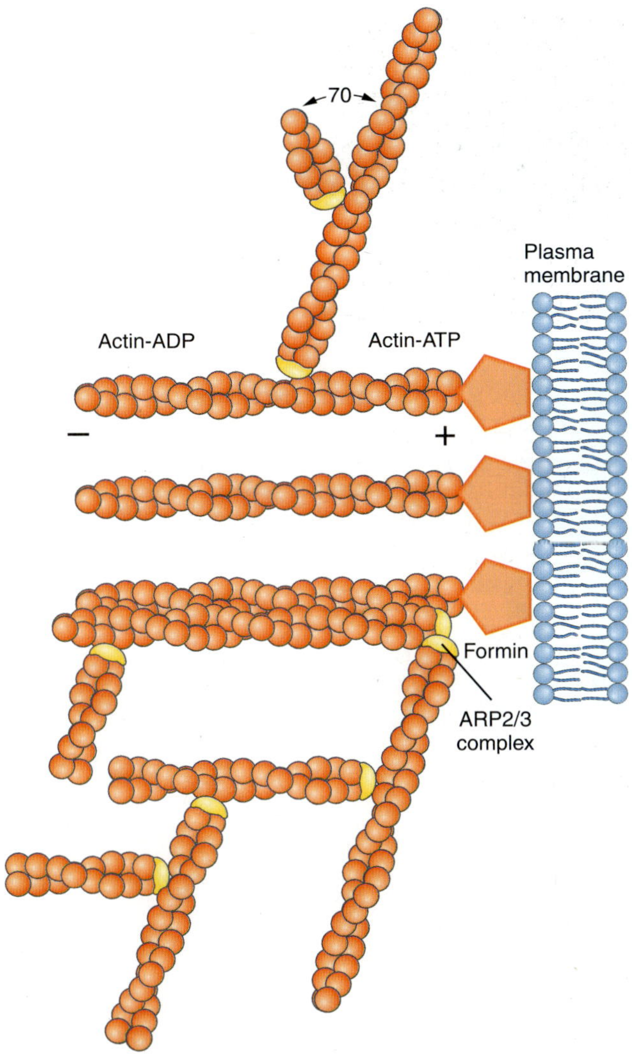

그림 3-26. 접착용 세포족에서 액틴 필라멘트의 중합, 분지화 및 막 결합에 미치는 포르민과 Arp 2/3의 역할

의 기초는 세포질 주변에서 두껍고 젤라틴성인 액틴-가교 결합이 있는 외형질(ectoplasm; 세포막 쪽 세포질)이 세균이 감염된 액상 방향으로 전환되는 것이다. 중성구의 표면에는 낮은 수준의 N-포르밀화 펩티드들(N-formylated peptides)을 추적하게 하는 수용체가 존재한다. 진핵생물과 달리 원핵생물은 N 말단에 포르밀화 메티오닌을 가진 단백질들을 생산하기 때문에, 이런 펩티드들은 오직 세균에서만 유래될 수 있다. 이런 작용에 의해, 중성구 표면의 수용체들은 이 백혈구 세포들을 세균 감염 방향으로 이동하게 해 준다.

액틴-관련 기능의 저해물질들

다양한 곰팡이들에서 분비되는 화학물질인 사이토칼라신(cytochalasin)은 세포 이동을 차단한다. 사이토칼라신은 미세필라멘트(미세섬유)의 (+) 말단에 결합하여 더 이상의 중합을 막음으로써, 세포 이동, 식세포 작용, 미세섬유에 기초한 소기관이나 소낭들의 수송, 그리고 접착성 세포족과 미소돌출사의 생성을 막는다. 바다 해면으로부터 추출되는 란트렁큘린(lantrunculin)은 액틴 단위체에 결합하여 안정화시키며, 그 결과 액틴 필라멘트들이 모두 탈중합된다. 란트렁큘린은 사이토칼라신들처럼, 액틴에 기초한 기능들에 영향을 미친다. 독버섯 *Amanita phalloides*에서 분리된 알칼로이드인 Phalloidin은 미세섬유를 안정화시키고, 액체 상태의 내형질(endoplasm; 세포 안쪽의 세포질)이 돌출 방향으로 가는 것을 방지한다. 그 후 내형질은 굳어서 외형질로 되고, 그에 의해 위족의 끝이 위가소성 젤(pseudoplastic gel)로 전환된다. 이 일련의 젤화-액화-젤화-액화(gel-sol-gel-sol) 상호 전환이 그 세포를 앞으로 나아가게 한다. 한편, 세포 후미에서는 젤화-액화 상호 전환으로 세포 후면이 수축된다. 국소적인 칼슘 농도 증가에 의해 젤솔린(gelsolin)에 의한 액틴 필라멘트들의 절단이 발생하고, 젤 상태에서 액화 상태로의 전환이 발생한다. 액화 상태에서 젤화로의 역전환은 액틴의 중합과 가교 결합에 의해 발생한다.

신체와 배아의 세포는 방향성 운동을 보여준다. 이 방향성 이동은 세포 표면에 의해 인식되는 확산성 분자를 기반으로 한다. 이 확산성 분자는 세포가 특별한 방향성 신호 쪽으로 이동하는지 아니면 반대로 이동하는지에 따라 화학유인물질(chemoattractant) 혹은 화학반발제(chemorepellant)로 불린다. 화학적 농도 기울기에 기반한 이동 과정을 화학주성(chemotaxis)이라고 한다. 주화성의 예는 탈중합을 향한 호중구의 이동이다. 이러한 화학 물질들 역시 세포 이동을 차단하는데, 이것은 세포 이동에 액틴 필라멘트의 조립과 해체 둘 모두 필요함을 가리키는 것이다.

액틴-결합 단백질들

액틴과 결합하는 다양한 단백질들의 기능을 그림 3-27과 표 3-1에 요약하였다. 지금까지는 세포 내의 세포질에서 발생하는 액틴의 조립에 대해 논의하였다. 이제는 액틴 필라멘트가 세포막의 세포질 표면에 결합하는 두 가지 기전들을 생각해 보려고 한다. 먼저 **ERM 군**(ezrin, radixin, moesin)를 통한 결합과 **스펙트린 막 골격(spectrin membrane skeleton)**에서 발견되는 결합에 대해 논의한다.

ERM 군은 세포질 쪽 세포막 표면과 액틴의 연결을 중재한다

단백질 4.1-연관 단백질들인 ERM 군(ezrin, radixin, moesin)은 여러 형태의 세포에서 액틴 필라멘트를 세포질막에 부착시

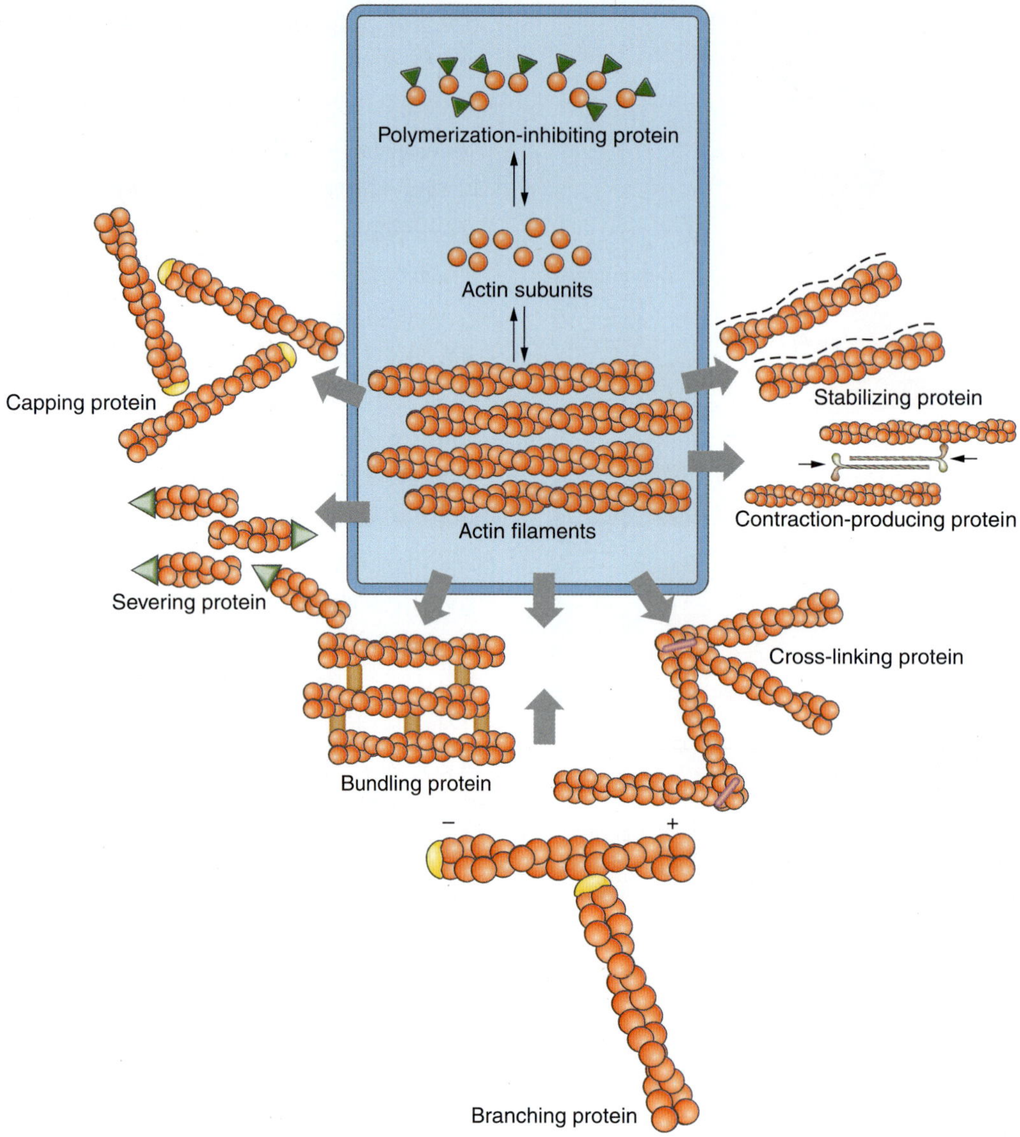

그림 3–27. 액틴-결합 단백질들의 다양한 역할들. 다양한 액틴-결합 단백질들이 세포 내의 액틴 조직화를 조절하는 여러 가지 방법들을 요약하였다. (*Windell CC, Pfenninger KH*. Essential Cell Biology, *Baltimore: Williams & Wilkins, 1990*로부터 변형)

표 3–1. 액틴-결합 단백질들

Protein	Protein
Tropomyosin	Stabilizes filaments
Fimbrin, α-actinin, villin	Bundles filaments
Formin, Arp 2/3	Nucleates polymerization and forms branches
Filamin	Cross-links filaments
Spectrin I/II	Cross-links filaments in membrane skeleton
Gelsolin	Fragments filaments
Myosin II	Slides filaments in muscle
Myosin I	Moves vesicles on filaments
Cap Z	Caps plus ends of filaments
Profilin, thymosin	Binds actin monomers

킨다. 활성화된 ERM 단백질들의 C-말단 영역은 이미 형성되어 있는 액틴 필라멘트의 옆면에 결합하고, N-말단 영역은 CD44(hyaluronan 수용체)와 같은 막관통 단백질의 세포질 영역에 결합한다(그림 3–28).

멀린(merlin)이라고 불리는 ERM 단백질의 결함은 신경섬유종(neurofibromatosis)이라고 하는 인간의 유전 질환을 일으키며, 자율신경계와 신경계 일부들에서 다수의 악성 종양들이 생기도록 한다. ERM 상호작용은 인산화 또는 PIP_2에 대한 결합에 의해 조절된다.

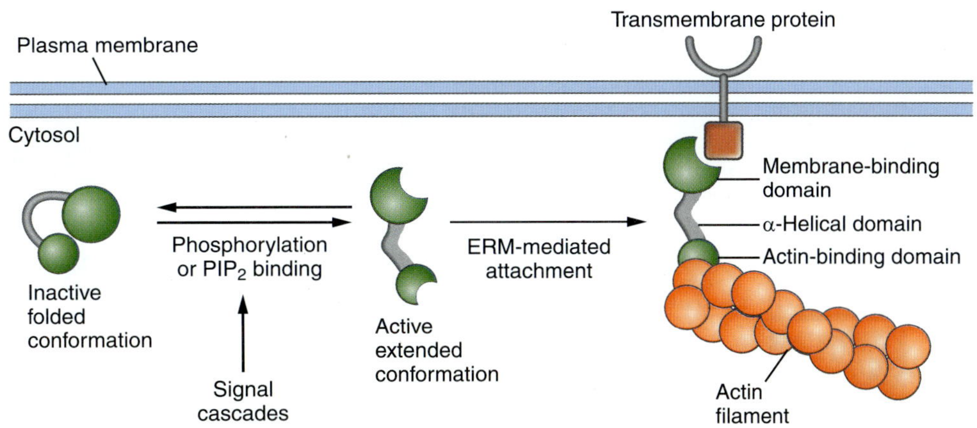

그림 3-28. ERM 단백질은 액틴 필라멘트의 (+) 말단을 원형질막에 연결하는 역할을 한다. 접혀진 불활성 상태의 ERM 단백질은 액틴 필라멘트의 (+) 말단이나 CD44와 같은 막관통 단백질의 세포질 영역과 결합할 수 없다. 하지만, 이 단백질이 인산화되거나 PIP_2와 결합하여 활성화되면, ERM 단백질은 막관통 단백질 및 액틴 필라멘트에 결합하게 된다.

스펙트린 막 골격

적혈구에서 처음 설명되었지만, 현재는 비적혈구 세포의 편재 구성 요소로 알려진 스펙트린 막 골격(spectrin memebrane cytoskeleton)은 세포의 모양과 막 안정성을 유지하고, 생물학적 막 내에서 막관통 단백질의 측면 이동성(lateral motility)과 위치를 제어하는 데 필수적인 성분이다.

적혈구의 스펙트린 막 골격의 구조와 기능은 자세히 알려져 있다

스펙트린 막 골격은 포유류 적혈구에서 처음 밝혀졌으며, 지금도 적혈구에서 가장 잘 이해되어 있다. 인간 적혈구의 스펙트린 막 골격은 적혈구의 양면이 오목한 모양을 유지하고, 탄력성과 유연성의 성질을 부여하며, 원형질막을 안정화시켜 주고, 내재성 막 단백질의 측면 이동성을 조절한다. 이것은, 양쪽이 오목한 직경 8 μm인 적혈구들이 폭 2 μm의 작은 모세혈관을 통과할 때 마다 지속적으로 변형되어야만 한다는 점에서 매우 중요한 특성이다.

적혈구 골격의 주요 단백질은 **스펙트린**, **액틴** 그리고 **단백질 4.1(protein 4.1)**이다. 단백질 4.1은 SDS-PAGE(sodium dodecyl sulfate-polyacrylamide gel electrophoresis) 상의 이동성에 기초하여 붙여진 이름이다. 적혈구 스펙트린은 약 280 kDa(α)과 260 kDa(β)인 2개의 큰 소단위들로 구성되어 있다. 가장 단순한 형태의 스펙트린은 역평행한 αβ 이종이량체(heterodimer)이다; 그러나 적혈구 막의 세포질 쪽 표면에는 두 개의 이종이량체들이 머리 대 머리 상호작용을 통해 결합한 $(\alpha\beta)_2$ 형태의 사량체(tetramer)이다. 스펙트린 사량체의 각 말단은 액틴 결합 부위를 하나씩 가지고 있으며, 적혈구 스펙트린은 액틴 필라멘트를 서로 가교 결합시켜 세포질막의 세포질 쪽 표면을 덮는 2차 구조의 망(meshwork)을 형성한다.

이 액틴 필라멘트는 짧아서 대략 14개 액틴 단량체 길이(~33nm)가 된다. 따라서 그들은 **액틴 원섬유(actin protofilament)**로 불린다. 액틴 원섬유는 **트로포미오신(tropomyosin)**에 의해 안정화되고, (−) 말단은 **트로포모듈린(tropomudulin)**에 의해 덮개가 씌워지며, 하나의 원섬유가 6개의 스펙트린 사량체와 결합하여 육각형 배열을 형성한다. 이러한 스펙트린-F-액틴 복합체는 단백질 4.1과 아듀신(adducin; 이들도 스펙트린 사량체의 말단에 결합한다)에 의해 안정화된다. 스펙트린 골격은 두 가지 유형의 연결에 의해 이중층에 부착된다. 앤키린(ankyrin)이라 불리는 주변성 단백질은 이형이량체의 역접 말단 쪽으로 스펙트린 β 소단위에 결합하여 스펙트린을 밴드 3(band 3)의 세포질 쪽 NH_2 말단 영역에 연결시킨다. 스펙트린-액틴 상호작용의 안정화에 더하여, 단백질 4.1은 글라이코포린(glycophorin) 군의 한 구성원과 결합하여, 이중층에 붙는 연결고리로 작용한다. 그림 3-29에 막 골격의 구조를 보여주었다.

가장 신장된 형태의 스펙트린 사량체의 길이는 200 nm이다. 대부분의 α 및 β 소단위의 길이에서 발견되고 있고, 나중에 자세히 설명하는 유연한 힌지(hinge) 영역으로 분리된 스펙트린 반복 단위에 의해서 스펙트린 사량체는 50-60 nm까지 압축될 수 있다. 이것이 적혈구의 막 골격을 제공하며, 이를 통해 RBC가 120일 동안 순환계를 순환할 수 있도록 탄력성과 유연성의 특성을 제공한다. 스펙트럼 반복에 대해서는 뒤에서 설명한다.

A 키나아제(A kinase)와 C 키나아제(C kinase)에 의한 단백질 4.1과 아듀신(adducin)의 인산화는 스펙트린-4.1-액틴과 스

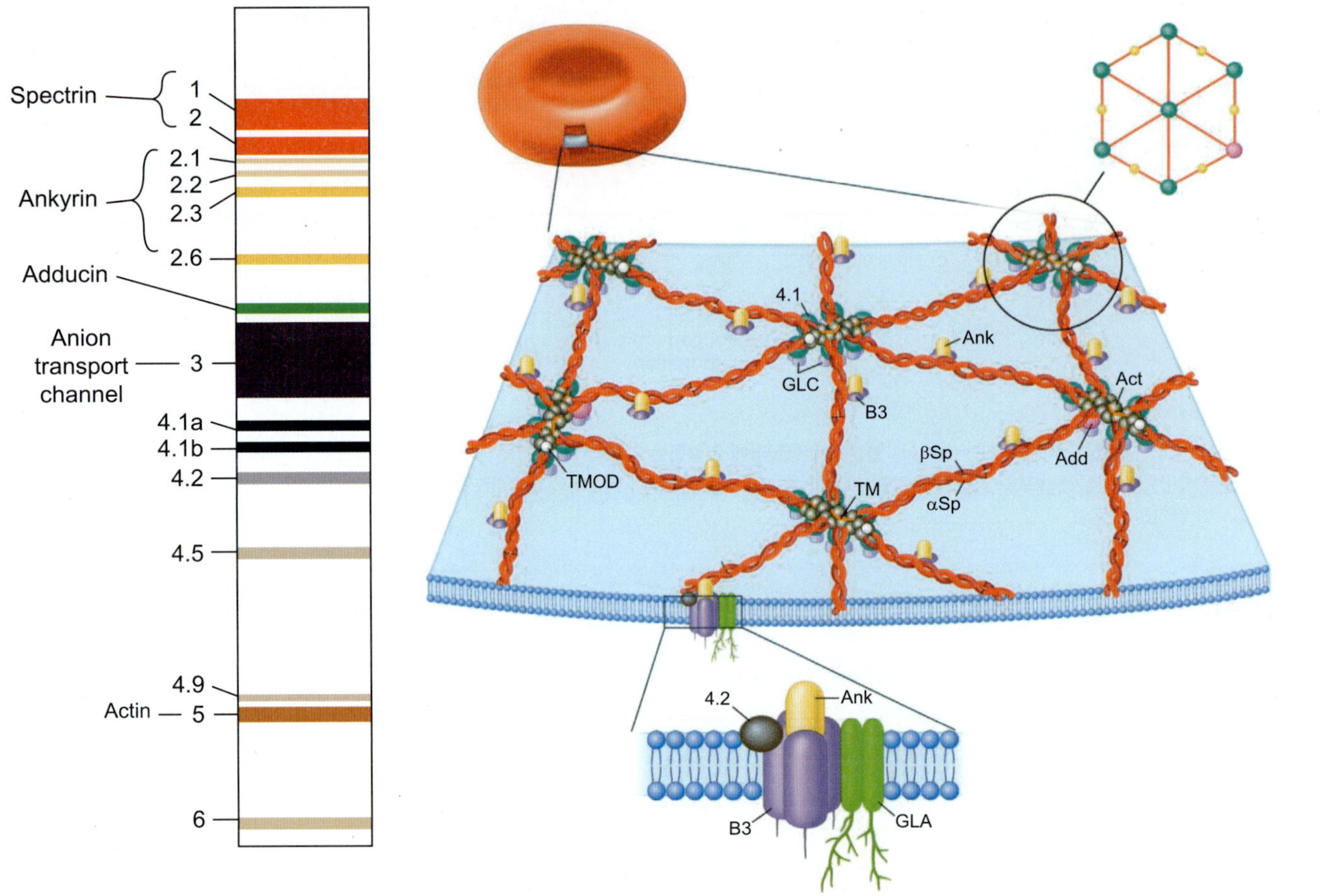

그림 3-29. 적혈구 스펙트린 막 골격에서 단백질의 상호작용. 이 그림은 왼쪽의 SDS-PAGE 상에 분리된 적혈구 단백질의 색깔에 맞추어, 적혈구 원형질막의 세포질 표면을 보여준다. 이 그림에 표시된 스펙트린 막 골격은 적혈구에 모양, 탄력성 및 변형 가능성을 제공한다. 또한 이중층에 구조적 안정성을 제공하고, 막 관통 단백질의 측면 이동성을 제어한다. 스펙트린 사량체는 13~14개의 G-액틴(Act) 단량체, 트로포미오신(TM) 및 트로포모듈린(TMOD)으로 구성된 짧은 액틴 원섬유(프로토필라멘트)를 포함하는 액틴 조립을 가교 결합하여, 음성 염색 및 전자현미경 검사 시 확장된 막 골격은 육각형 배열로 나타난다. 스펙트린과 액틴 필라멘트의 상호작용은 베타 스펙트린(βSp)의 꼬리에 단백질 4.1(4.2)과 아듀신(Add)의 결합에 의해 강화된다. 이를 수평적 상호작용이라 한다. 스펙트린은 단백질 4.2(4.1) 및 글리코포린 A(GLA)도 포함하는 밴드 3(B3) 복합체와 차례로 결합하는 안키린(Ank)과 βSp의 결합에 의해 막과 결합한다. 스펙트린의 꼬리는 글리코포린 C(GLC)에 차례로 결합하는 4.1과의 상호작용을 통해 막과 연결된다. (*Goodman SR, Zagon IS.* Brain Res Bul *1984;13:813-832 and Liu SC, Derick LH, Palek J. J Cell Biol 1987;104:527-536*로부터 변형.)

펙트린-아듀신-액틴의 3자 복합체 형성을 하향 조절(down-regulate)한다. 최근 굿맨(Goodman)과 그의 동료들은, α-스펙트린이 E2/E3 유비퀴틴 연계 활성(ubiquitin conjugating and ligating activity)을 가진다는 것을 증명했는데, 이러한 활성은 다양한 기타 표적 단백질들은 물론, 그 사량체의 꼬리 지역 근처에서 자신을 유비퀴틴화할 수 있다. α-스펙트린의 C 말단 꼬리 지역 유비퀴틴화 또한 스펙트린-4.1-액틴과 스펙트린-아듀신-액틴 3자 복합체들의 친화도를 하향 조절한다. 나중에 논의하겠지만, 이것은 겸상 적혈구 빈혈증 환자의 적혈구에서 중요하게 되며, 그런 환자들에서 스펙트린의 유비퀴틴화 수준은 상당히 감소된다.

스펙트린 막 골격은 양면 오목한 적혈구의 모양 형성에 관여하므로, 이 단백질들의 유전적 결함은 적혈구들의 비정상적 모양, 불안정성 및 혈액에서 비정상적인 수명을 유발한다. 유전적 구상 적혈구증(hereditary spherocytosis, HS)은 백인 집단들에 흔한 용혈성 빈혈증으로서, 이들의 적혈구는 구형이며 부서지기 쉽다(그림 3-30). 일반적으로 우성의 HS를 가지는 모든 환자는 때로는 앤키린이나 밴드 3 혹은 그 둘 모두에서의 유전적 결함 때문에, 스펙트린 함량에서 경-중증 정도의 감소를 보인다. 소수의 HS 환자들은 단백질 4.1에 결합할 수 없으므로, 안정한 스펙트린-4.1-액틴 복합체를 형성할 수 없는 결손형 스펙트린 분자를 가지고 있다. 적혈구 세포들이 타원형이고 깨지기 쉬운 유전성 타원형 적혈구증(hereditary elliptocytosis)에서 가장 흔한 결함은 사량체를 형성할 수 없는

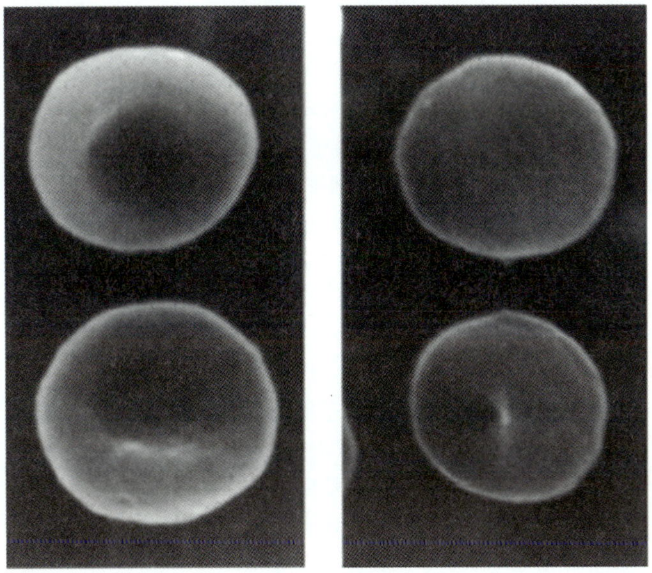

그림 3-30. 정상 적혈구와 유전성 구상 적혈구증(HS)의 적혈구 세포들에 대한 주사전자현미경사진. (A) 정상 표본으로부터 얻은 양면 오목형 적혈구 세포. (B) HS 표본으로부터 얻은 구상 적혈구(spherocyte)와 기공 구상 적혈구(stomatospherocyte). (*Goodman SR, Schiffer K.* Am J Physiol *1983;244:C134-144*로부터 허가.)

스펙트린 이량체이다.

겸상 적혈구 빈혈증에서 일차적인 유전적 결함은 헤모글로빈 분자에 있다. 일련의 겸상 적혈구들은 헤모글로빈 S가 탈중합된 경우에도 조밀한 비가역의 겸상 적혈구로 고정되며, 이것이 혈관 폐쇄 및 겸상 세포 위기(sickle cell crisis)를 일으키는 주요 인자이다. 비가역적으로 낫 모양이 된 겸상 세포의 분자적 원인들은 다음과 같다. (1) β 액틴에서 번역후 변형이 일어나서 이황화 결합이 형성되어 액틴 필라멘트의 탈중합이 느려지고, (2) 스펙트린의 유비퀴틴화가 감소하여 스펙트린-4.1-액틴과 스펙트린-아듀신-액틴 등의 3자 복합체의 분해가 느려지는 것이다. 그 결과 모양을 변경할 수 없는 세포로 이어지는 "고정된" 막 골격이 생성된다(그림 3-31, 임상 증례 3-1).

임상 증례 3-1 유전성 구상 적혈구증

안토니(Anthony)는 막연한 복통으로 정기적으로 보건 교사를 방문하는 10살의 5학년 소년이다. 그는 메스꺼움이나 구토가 없었으므로, 보건 교사는 대부분 그를 안심시키고서 수업으로 돌려보냈다. 지난 월요일 안토니가 복통을 호소할 당시, 보건

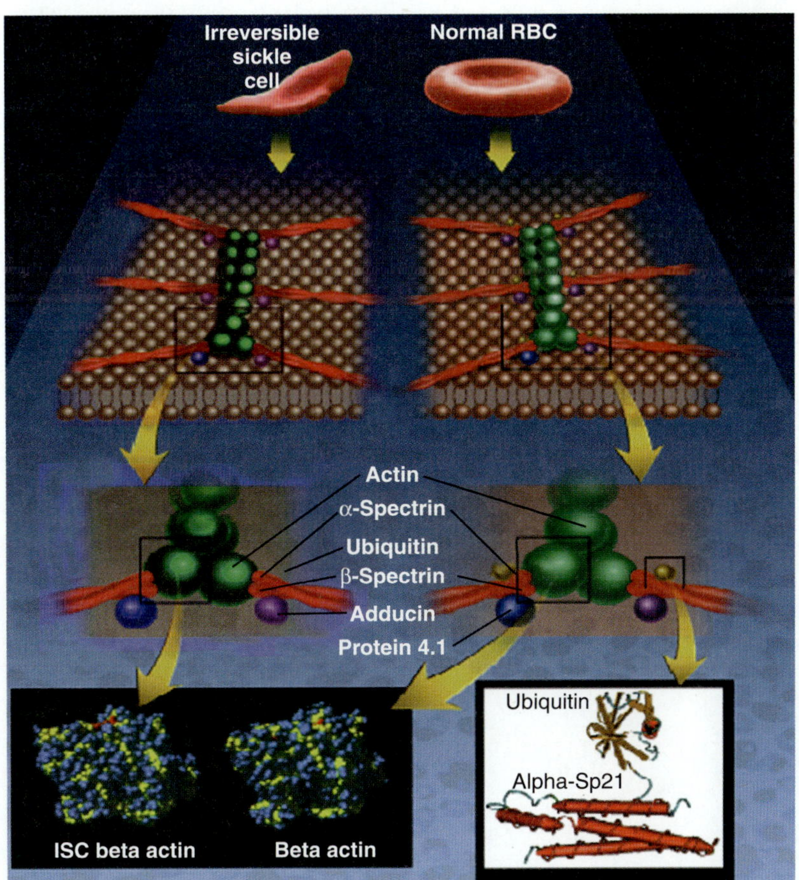

그림 3-31. 비가역 겸상 세포(ISC)의 분자적 기초. ISC와 그 막 골격이 재구성될 수 없는 것은 액틴 원섬유들이 해체될 수 없고(초록색 단량체들로 어둡게 표시) α-스펙트린의 유비퀴틴화가 결핍되어 spectrin-4.1-actin과 spectrin-adducin-actin 삼량체 복합체들(붉은색 스펙트린 꼬리부를 어둡게 하여 나타냄)이 단단히 결합하기 때문이다(*Goodman* SR, Cell Mol Biol *2004;50;53-58*로부터 허가).

교사는 그의 눈이 약간 노랗게 보이는 것을 보고 부모에게 전화를 걸었다. 그의 어머니는 소아과 의사를 만나기 위해 그를 데려갔다.

내원 당시 안토니는 주로 왼쪽 배에 국부적인 경미한 복통을 호소했다. 더 나아지거나 더 나빠지는 것 같지는 않았다. 그는 메스꺼움이나 구토가 없었고 최근의 질병에 대해 불평하지 않았다. 그의 어머니는 안토니가 신생아였을 때 황달이 있었지만, 며칠 후에 해결되었고 추가로 필요한 후속 조치 없이 퇴원했다고 알려주었다. 그녀는 또한 만성 빈혈의 병력이 있으며, 어렸을 때부터 철분 보충제를 섭취했다고 언급했다. Anthony의 할아버지는 어머니가 어렸을 때 쓸개를 제거한 후 합병증으로 사망했다.

검사상 아주 약간의 공막 황달이 있었다. 안토니의 복부는 약간 부드러웠고 비장은 갈비뼈의 아래로 손가락 너비 2개 두께로 쉽게 만져졌다.

의사는 혈액검사 실시를 요청했고, 그 결과 10.2의 헤모글로빈 수준(정상 미만), 40g/dL의 평균 미립자 헤모글로빈 농도(높음), 약간 낮은 평균 미립자 부피, 16%의 망상 적혈구, 정상 백혈구 및 혈소판 수가 확인되었다. 실험실은 또한 혈액 도말에서 여러 개의 구상 적혈구를 보고했다. 소아과 의사가 슬라이드를 검토했을 때 정상적인 적혈구와 관련된 중앙의 투명한 부분이 없는 작은 적혈구를 많이 발견했다. 혈청 화학 반응은 총 빌리루빈 5.2(상승)를 제외하고는 정상이었지만, 각 분획은(direct fraction) 정상 범위의 극단에 있었다. 간 기능 검사는 정상 범위 내에 있었다. 젖산 탈수소효소 수치는 높았고 합토글로빈(haptoglobin) 수치는 없었다. 쿰스 검사(Coom's test; 항글로불린 검사)는 음성이었다.

이러한 결과에 따라서, 의사는 안토니 혈액에 대한 추가 삼투 반응 검사를 요청했다. 그 결과는 0.5g% 식염수에서 적혈구의 50% 이상이 용혈되어 삼투 취약성 곡선(osmotic fragility curve)이 눈에 띄게 오른쪽으로 이동한 것을 보여주었다.

그후 안토니는 유전성 구상 적혈구증의 추정 진단을 받아 소아 혈액 전문의에게 의뢰되었다.

유전성 구상 적혈구증(Spherocytosis)의 세포생물학, 진단 및 치료

유전성 구상 적혈구증(HS)은 상염색체 우성 용혈성 질병으로 혈구 파괴를 유발한다. 북미 백인 인구에서 가장 흔한 용혈성 장애이다. 이 질병은 적혈구의 모양을 변화시키는 막 단백질과 관련된 유전자의 돌연변이로 인해 발생한다. 정상 유전자는 적혈구의 여분의 지질막을 생성하여 궁극적으로 적혈구가 좁은 모세혈관을 통과할 수 있도록 변형되게 한다. 만약 돌연변이로 인해 이 여분의 지질막이 소실되면, 적혈구는 표면적을 잃고 더 둥글어지며, 덜 변형되게 된다. 따라서 구형 세포라고 한다. 정상 적혈구는 양면이 오목한 원반으로 나타나지만, 구상 세포는 구형이다. 현미경으로 보면 구상 세포가 더 작게 보이며 정상적인 적혈구에 나타나는 중앙의 창백한 부분이 없다. 이렇게 보이는 이유는 정상 적혈구의 중앙에 있는 더 얇은 영역과 연관되기 때문이다.

둥근 모양과 변형성 부족은 궁극적으로 모세혈관을 통과할 수 없게 함으로써 적혈구가 더 쉽게 파열되도록 하고, 미세순환에서 비정상적인 적혈구를 걸러내는 기능을 하는 비장으로 전달됨에 따라 이 적혈구의 제거가 증가된다. 정상적으로 막을 지지하고 안정화시키는, 적혈구의 막 골격을 구성하는 어떤 단백질에서 든 이들 유전자에서 생긴 유전적 손상은 막 손실의 원인이 된다. 관련된 유전자(ANK1, SPTB, SPTA, SLC4A1 및 EPB42)에 따라 HS는 5가지 하위 유형으로 분리될 수 있으며, 모두 막 크기 손실, 감소된 표면적 및 구상 세포 형성을 유발한다. 시험관에서는 세포들이 완벽한 삼투측정기로 작용하며, 감소된 막은 저장성 염 용액에서 발생하는 부풀어 오름을 견디지 못하기 때문에, 증가된 삼투 취약성에 의해 막 손상이 있음이 쉽게 증명될 수 있다. 이 장애는 모든 연령에서 나타날 수 있지만, 증상은 대개 출생 직후에 발생하며 황달과 빈혈을 포함한다. 불완전침투율(incomplete genetic penetrance)로 인해 질병의 중증도는 무증상 환자에서부터 사망에 이르는 심각한 용혈에 이르기까지 매우 다양할 수 있다.

안토니처럼 고연령의 어린이의 경우에는 혈액 도말에서 구형의 적혈구를 관찰할 수 있고, 피로와 빈혈이 증상에 포함되는 경우가 많다. 황달과 비장 비대는 덜 일반적이다. 때때로 적혈구 파괴로 인해 유출된 비접합 빌리루빈 때문에 착색된 담석(빌리루빈으로 구성됨)이 발생할 수 있다. 이것은 안토니의 할아버지의 사망으로 이어진 담낭염의 원인이었을 것이다.

HS를 유발하는 유전적 결함에 대한 치료법은 없다. 따라서 치료는 증상을 최소화하고 합병증을 예방하는 방향으로 진행된다. 증가된 적혈구 생산을 따라잡기 위해 필요한 엽산 요구량의 증가 때문에 엽산의 보충은 종종 적절한 대처이다. 골수 기능을 교란시키는 동시 감염(파보바이러스와 같은)이 없는 한, 만성적인 이유로 필요하지 않으면 수혈은 일반적으로 필요하지 않다. 유증상의 색소 담석 환자에서는 담낭절제술을 시행할 수 있다. 심한 용혈이 있는 환자의 경우 비장절제술이 필요할 수 있으며, 이는 종종 빈혈을 개선한다. 중요하게도, HS 환자에게는 특정 활동 제한이 없지만, 매우 큰 비장을 가진 환자의 경우, 접촉이 필요한 스포츠 중에는 비장 파열 위험이 약간 증가할 수 있다.

안토니의 복부 증상과 새로운 황달 때문에 그의 부모는 비장절제술을 받기로 결정했다. 그는 수술 전에 캡슐화된 유기체에 대한 예방접종을 받았다. 회복 후 안토니는 더 이상 복통에 대해 불평하지 않았으며, 그의 헤모글로빈은 12.5에서 안정화되었다.

스펙트린은 비적혈구 세포에서도 일반적인 세포 구성성분이다

1981년까지, 스펙트린과 막 골격은 단지 적혈구에서만 발견되는 것으로 생각되었다. 그 해에, 굿맨과 그 동료들은 스펙트린-관련 분자들이 비적혈구 세포에서도 존재하는 성분들임을 입증하였다. 1986년, 신경세포처럼 특정한 경우에는 동일한 세포에 여러 종류의 스펙트린 동위형(iosform)이 존재한다는 사실이 첫 번째로 증명되었다. 다양한 뉴런에서, 스펙트린의 적혈구 동위형이 체세포, 수상돌기 및 시냅스 후 말단에서 발견되었으며, 비적혈구 동위형이 축삭과 시냅스 전 말단에서 발견되었다. 이러한 동위형은 뇌 스펙트린 240/235(비적혈구 동위형) 및 뇌 스펙트린 240/235E(적혈구 동위형)로 불렸다. 오늘날, 이러한 동위형은 αSpIIΣ1/βSpIIΣ1(비적혈구 스펙트린 동위형) 및 αSpIΣ1/βSpIΣ2(적혈구 스펙트린 동위형)로 불린다.

전자현미경 분해능 수준에서는 원형질막의 세포질 표면뿐만 아니라 모든 세포 소기관 막(핵외피, 소포체, 미토콘드리아 등)의 세포질 표면에서도 스펙트린 동위형이 관찰되었다. 스펙트린 동위형은 또한 세포질에서 세포골격 성분(액틴 필라멘트, 중간 필라멘트 및 미세소관)을 서로 연결하거나 또는 이들을 막 표면에 연결하였다. 뇌 스펙트린 240/235(αSpIIΣ1/βSpIIΣ1)는 원형질막, 세포골격 구조 및 작은 구형 시냅스 소포와 관련된 시냅스 전 말단에 있는 반면, 스펙트린 240/235E(αSpIΩ1/βSpIΩ2)는 원형질막, 미토콘드리아, 세포골격 성분, 시냅스후 밀도(postsynaptic density)와 관련된 시냅스 후 말단에서 발견된다.

오늘날, 우리는 인간에서 두 개의 α-스펙트린 유전자, 즉 적혈구계 스펙트린(αSpI)의 유전자인 SPAT1과 비적혈구계 스펙트린(αSpII) 유전자인 SPTAN1이 있다는 것을 알고 있다. 또한 적혈구계(βSpI) 및 비적혈구계(βSpII, βSpIII, βSpIV 및 βSpV) 스펙트린 동위형을 암호화하는 5개의 β-스펙트린 유전자, 즉 SPTB, SPTBN1, SPTBN2, SPTBN4 및 SPTBN5가 있다. 표 3-2는 7개의 스펙트린 유전자와 그 산물에 대한 단백질 명명법, 문헌 명칭, 분자량, 인간 유전자 기호, 인간 염색체 유전자좌를 나타낸다. 스펙트린 유전자의 교체 스플라이싱 형태는 기호 Σ로 표시된 동위형을 생성한다. 비적혈구계 스펙트린의 일반적인 대체 이름은 포드린(fodrin)이다.

스펙트린 유전자 군의 기능

스펙트린 군의 구성원은 원형질막과 모든 세포 소기관 막의 세포질에 접한 표면에서 발견되는데, 세포골격 구조와 상호작용하고 서로 간의 결합 또는 막 표면에 가교 결합하는 세포질에서 그리고 DNA 복구에 중요한 기능을 담당하며, 핵을 세포질 신호전달 경로에 연결하는 핵에서 발견된다. 스펙트린은 수많은 세포 구조상에 위치하고 세포 전체에서 중요한 역할을 하는 것으로 보이기 때문에, 굿맨과 그의 동료들은 알려진 모든 단백질의 상호작용과 스펙트린 동위형의 위치를 도출하기 위하여 수많은 데이터베이스를 조사했다. 그 결과 스펙트린 동위형의 단백질 기능을 더 잘 이해할 수 있도록 스펙트린의 상호작용과 위치를 편집한 "스펙트리놈"(그림 3-32)이 구성되었다.

스펙트린 군의 동위형은 막 골격 기능 외에도 ER에서 골지 소포체-매개 수송, 신호전달 경로(인슐린 수용체, RAF/MAP kinase cascade, Ras guanyl-nucleotide exchange, SOS-매개, SMAD 경로 등), 축삭 유도 및 시냅스 전 원형질막의 활성 영역과의 시냅스 소포체 결합, NCAM 및 LCAM을 통한 세포-세포 간 부착, DNA 복구 등에 기능하며, 텔로미어 구조 유지 및 핵골격의 중요한 구성 요소이다.

스펙트린, α-액티닌 및 디스트로핀은 스펙트린 슈퍼유전자 군을 형성한다

7개의 모든 스펙트린 유전자 군의 완전한 염기서열이 확인되었다. α와 β 소단위들은 모두 대략 106개의 아미노산들로 구성된 세 번의 나선 반복 단위들을 포함하며, 이 단위들은 그

표 3-2. 스펙트린 단백질

Spectrin Protein Nomenclature	Names in Literature	Molecular Weight	Human Gene Symbol	Human Chromosome
αSpIΣ1	α Erythrocyte spectrin	280 kDa	SPTA1	1q23.1
αSpIIΣ1,2,3,4	Nonerythroid α-spectrin, α spectrin II, α fodrin	280 kDa for Σ1	SPTAN1	9q34.11
βSpIΣ1	β Erythrocyte spectrin	246 kDa	SPTB	14q23.3
βSpIΣ2	β Erythroid spectrin	268 kDa	–	–
βSpIIΣ1,2	Nonerythroid β-spectrin, β-spectrin II, β fodrin	275 kDa for Σ1	SPTBN1	2p16.2
βSpIIIΣ1	–	271 kDa	SPTBN2	11q13.2
βSpIVΣ1,2,3,4,5	–	288 kDa for Σ1	SPTBN4	19q13.13
βSpVΣ1	–	417 kDa	SPTBN5	15q21

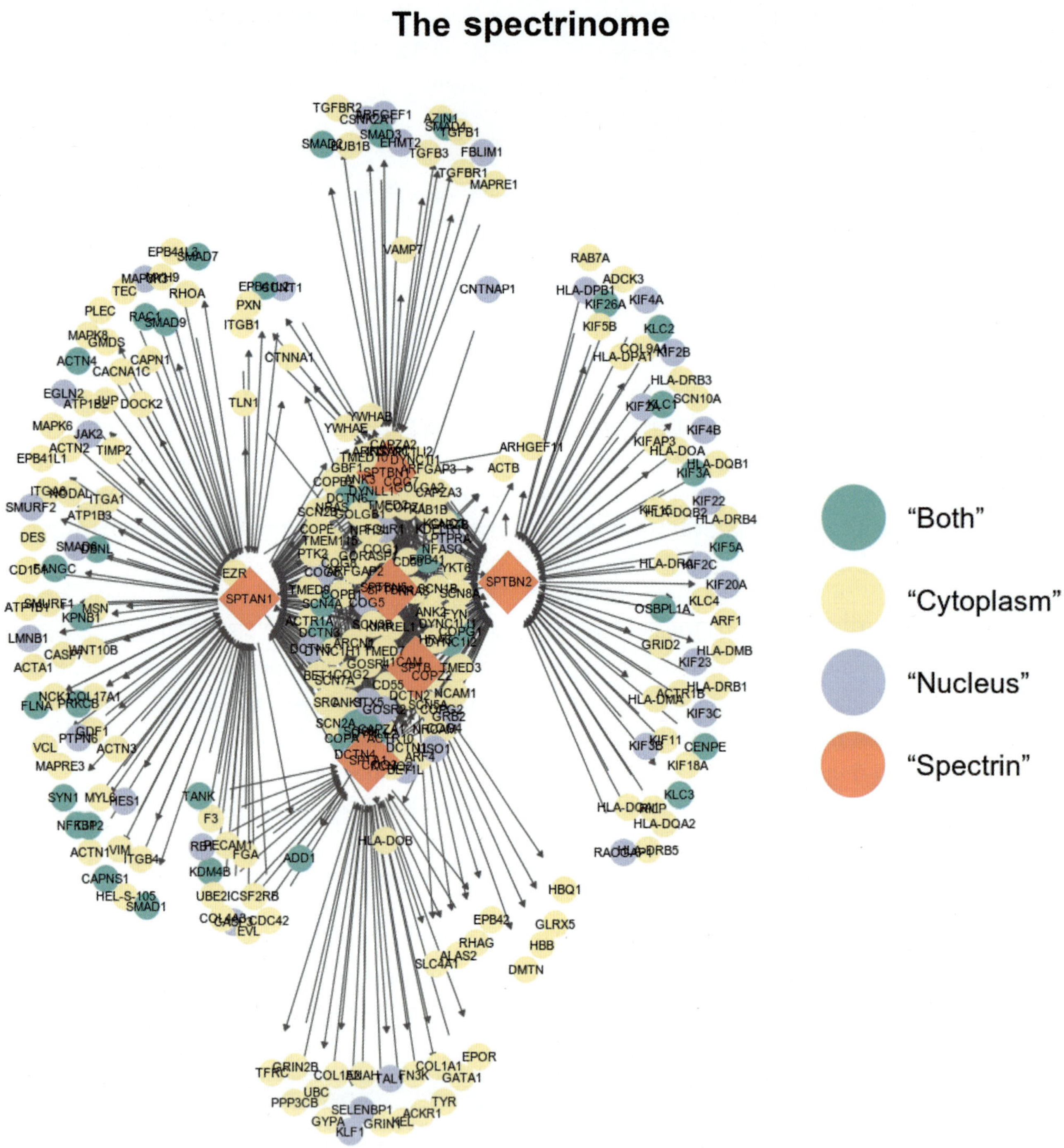

그림 3-32. "스펙트리놈". 이 그림은 7개의 모든 동위형 소단위(SPTA1, SPTAN1, SPTB, SPTBN1, SPTBN2, SPTBN4 및 SPTBN5)에 대한 1차 스펙트리놈 조합을 나타낸다. 가운데 고리에 존재하는 단백질은 대부분 스펙트린 동소형과 공통적인 상호작용을 하는 반면, 외부 고리에 존재하는 단백질은 특유의 상호작용을 포함한다. (*Goodman SR, Johnson D, Youngentob SL*, Kakhniashvili D. Exp Biol Med *2019*로부터 허가)

서열 전반을 통하여 유연한 비나선형 지역들에 의해 분리되어 있다. 이 반복들은 거의 20~40%의 서열 상동성을 가진다. 흥미롭게도, α-와 β-스펙트린 I과 II의 NH_2 및 COOH 말단은 그 전형적인 반복 구조를 갖지 않는다. 더군다나, β-소단위 NH_2 말단의 140개 아미노산 줄기는 스펙트린의 액틴-결합 영역을 나타낸다는 것이 증명되었다(그림 3-33).

적혈구계 및 비적혈구계 스펙트린은 α와 β 서열 전반을 통하여 60%만 서열 상동성을 가지는 반면에, 액틴-결합 영역에서는 90% 이상의 서열 상동성을 갖는다. 일종의 액틴 다발 형성 단백질인 α-액티닌(α-actinin)과 DMD(Duchenne's

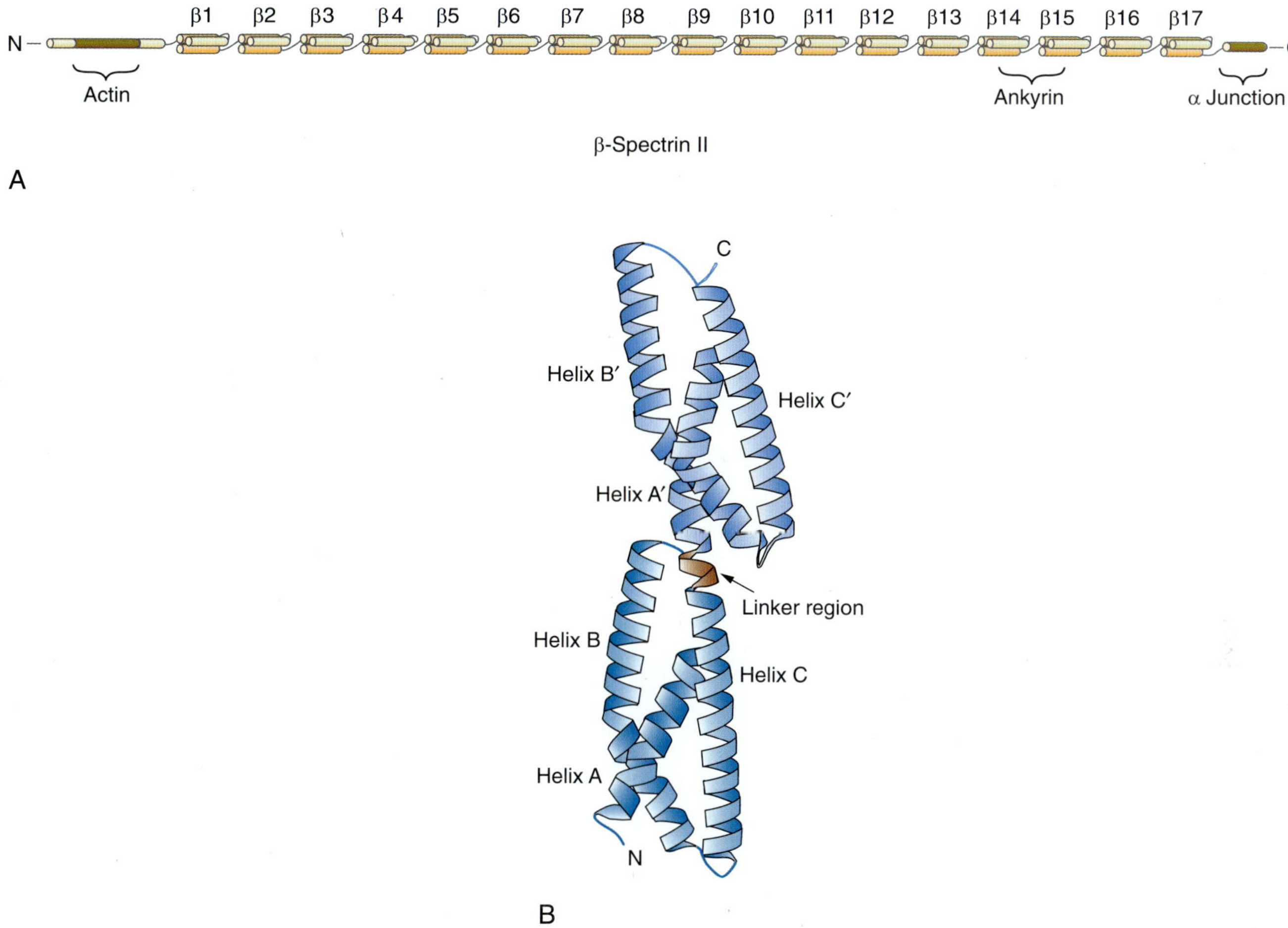

그림 3-33. β-스펙트린 II의 구조. (A) 스펙트린 슈퍼 유전자 군 구성원의 예로 β-스펙트린 II가 제시되었다. β-스펙트린 II는 NH_2 말단에 비나선 액틴-결합 영역을 가진다. 유연한 연결 지역들에 의해 분리되어 있는 17개의 3중-나선 스펙트린 반복 부분들이 있다. COOH 말단은 α-스펙트린 소단위와의 결합에 관여하는 비나선 지역을 가진다. (B) 3중 나선구조 반복의 자세한 구조를 나타내었다. ([A] *Ma Y, Zimmer WE, Riederer BM, et al.* Mol Brain Res *1993;18:87-99, by permission*로부터 허가.)

muscular dystrophy)에서 소실되는 디스트로핀(dystrophin)은 스펙트린과 매우 연관성이 높은 서열을 가진다. 190 kDa의 이량체인 α-액티닌은 동일한 2개의 역평행 소단위로 구성되어 있다. 디스트로핀은 800 kDa의 동형이량체(homodimer)로서, 2개의 역평행한 400 kDa 소단위들을 가진다. α-액티닌과 디스트로핀은 둘 모두, 스펙트린 반복서열과 약 10~20%의 상동성을 갖는 스펙트린-3중-나선 반복 소단위들을 포함한다. 두 단백질은 모두 NH_2 말단에 비나선 영역을 포함하고 있으며, β-스펙트린의 액틴-결합 도메인과 60~80%의 상동성을 나타낸다. 이러한 발견은 디스트로핀의 기능과 DMD의 원인을 규명하는 데에 중요하게 작용했다. 스펙트린 내 액틴-결합 도메인과의 서열 상동성 때문에, 디스트로핀이 골격근에서 원형질막에 액틴 필라멘트를 고정시키는 기능이 제안되었고, 그 이후에 입증되었다. 스펙트린, α-액티닌 그리고 디스트로핀에서 발견되는 공통 구조는 이들이 공통 조상 유전자의 후손들이라는 개념을 유도하였으며, 현재 스펙트린 슈퍼 유전자 군(임상 증례 3-2)으로 불리고 있다.

임상 증례 3-2 근이영양증

최근까지 정상적으로 건강하던 12세 소년 마이클(Michael)은, 계단을 오르내리는 데 어려움을 호소하기 시작했다. 그는 정형외과 의사에게 바닥에 앉았을 때 일어서기가 힘들고 손을 사용하여 "몸을 일으켜야"하며 종아리 근육이 종종 "팽팽하게" 느껴진다고 말했다. 그는 또한 의사에게 문제 없이 학교를 잘 다니고는 있지만, 특별히 운동량이 많은 것은 아니라고 말했다. 그의 어머니는 마이클의 아버지 쪽 가족은 건강하고, 그녀와 그녀의 자매들은 의학적 문제가 없지만, 어머니의 남동생은 휠체어에 의지하였고, 40대 초반에 심장마비로 사망했다고 말했다.

신체 검사에서 의사는 양측 종아리 근육이 상당히 커진 것을 확인했다. 마이클은 사두근 근육(quadriceps muscle)에 5개 중 4

개를 가지고 있지만 상지(upper extremity)에는 눈에 띄는 약점이 없었다. 그의 가슴 근육과 이두박근은 다소 발달이 덜 된 것으로 보였다.

실험실 검사에서는 아미노 전이효소(ALT 및 AST)가 약간 증가하였지만, 감마-글루타밀 전이효소(GGT)는 정상이었다. 혈청 크레아틴 인산화효소 수치는 정상 상한치의 5배 이상이었다. 정형외과 의사는 사두근육의 생검을 수행했다. 조직 병리학에서는 경미한 근육 섬유화와 드물게 조직 괴사가 관찰되었다. 디스트로핀 발현에 대한 면역조직화학은 근섬유의 불완전한 주변과 얼룩덜룩한 염색만을 보여주었다.

혈액 샘플을 보내서, X 염색체 상의 디스트로핀 유전자의 3번 엑손 결실을 확인하기 위한 돌연변이 분석을 수행하였다.

근이영양증(Muscular dystrophy)의 세포생물학, 진단 및 치료

마이클은 더 심각한 듀시엔형(Duchenne) 근이영양증(DMD)과 관련된 베커 근이영양증(Becker muscular dystrophy, BMD)을 가지고 있다. 두 질병 모두 근육 약화를 유발하지만, DMD가 조기에 진단되고 빠르게 진행되는 반면, BMD는 청소년기 또는 성인기에 진단될 수 있으며 종종 더 가벼운 임상 경과를 보인다. 근 쇠약은 처음에는 근위부 근육에 선택적으로 영향을 미치므로 환자는 달리기, 점프하기, 계단 오르기에서 어려움을 겪는다. 종종 바닥에서 일어나는 것도 손으로 지탱하여야만(Gower's sign으로 알려짐) 가능하다. 근위부 근육 약화를 보상하기 위한 근육 비대로 인해 종아리 확대도 관찰될 수 있다. 크레아틴 인산화효소는 근육 파괴를 나타내는 질병 경과 초기 단계에서 거의 균일하게 상승한다. 아미노전이효소도 증가되는데, 이는 간의 이상을 초래하기보다는 근육 파괴로 나타낸다.

DMD와 BMD는 모두 디스트로핀 생성을 담당하는 X 염색체의 유전적 이상에 의해 발생한다. 디스트로핀은 근육 섬유의 원형질막의 세포질 면에 존재하는 거대한 단백질로, 큰 당단백질 복합체의 일부로 기능한다. 정상의 디스트로핀은 근육 섬유를 감싸서 당단백질 복합체의 분해를 방지하는 관형 외피를 지지하고 강화한다. DMD의 경우처럼, 디스트로핀이 없거나 BMD에서와 같이 디스트로핀이 감소할 때, 당단백질 복합체는 단백질분해효소에 의해 분해되고, 이로 인해 근육 섬유가 퇴화되어 근력이 약화된다. 유전의 X-연관성 때문에 여자아이는 거의 영향을 받지 않으며, 남자아이는 정상 표현형을 나타내는 어머니로부터 질병을 물려받는다.

DMD 환자는 거의 보편적으로 12세까지 휠체어에 의존하지만, BMD 환자는 대개 10대 후반까지 그리고 일반적으로 성인이 될 때까지 걸을 수도 있다. DMD는 지적 장애 및 근육 수축과 관련이 있지만, BMD에서처럼 흔하지 않다. 두 질병 모두 일반적으로 심근경색으로 인해 섬유화가 일어나며, 궁극적으로 심부전이나 심전도 이상과 관련이 있다.

코르티코스테로이드는 DMD의 주요 치료제로, 운동 기능, 힘, 폐 기능을 향상시키며, 심근증의 발병을 지연시킬 수 있다. 그러나 스테로이드를 장기간 사용하면 면역억제가 일어나 진행성 척추측만증 및 폐 기능장애와 함께 폐렴 위험을 초래할 수 있다. BMD 환자들은 종종 질병 과정 후반까지 스테로이드 처방을 회피할 수 있다. 부분적인 디스트로핀 유전자를 함유한 바이러스 벡터를 사용하는 유전자 치료법이나 미오스타틴을 불활성화시키는 치료법을 포함한 새로운 치료법이 개발되고 있으며, 다양한 임상시험 단계에 있다. DMD나 BMD를 가진 모든 환자들은 물리치료를 받아야 한다. 정기적인 심장 감시와 약리학적 예방 치료가 종종 권장된다. DMD에서 폐 합병증은 종종 치명적이며, 호흡기 관리는 치료의 중요한 구성요소이다. 두 가지 유형의 이영양증은 지속적으로 진행된다. DMD 환자는 보통 20대나 30대에 폐 합병증으로 사망한다. BMD의 가장 흔한 사인은 심장질환이며, 종종 40대 중후반까지 생존한다.

액틴 역동성의 조절

우리는 앞에서 적혈구 막 골격 내에서 스펙트린과 액틴 사이의 접촉이 단백질 4.1과 아듀신의 인산화 및 스펙트린의 유비퀴틴화에 의해 조절된다고 설명했었다. 세포골격을 가지고 있는 세포들 내에서의 액틴 역동성 조절은 훨씬 더 복잡하다.

8장에서 논의되겠지만, 포스파티딜 이노시톨(phosphatidyl inositol)과 그 유도체들이 세포 신호전달 과정에 관여한다. 여러 개의 활성화된 키나아제들이 포스파티딜 이노시톨을 PIP_2로 전환시킨다. 그러면 PIP_2는 액틴 미세섬유의 중합, 탈중합, 액틴-결합 단백질들과의 부착, 그리고 젤솔린에 의한 절단 등에서 핵심 조절자로 작용한다. PIP_2는 원형질막의 세포질 표면에서 프로필린(profilin)과 결합하여 액틴과의 결합을 방해한다. 신호에 의해 활성화된 포스포리파아제 C(phospholipase C)에 의해 PIP_2가 가수분해되면, 막으로부터 프로필린이 방출되어 G-액틴과 결합한다. 이 프로필린이 ADP-ATP 교환을 촉진하여 G-액틴이 F-액틴으로 중합되게 한다(그림 3-34).

액틴 필라멘트들을 자르는 젤솔린과 코필린(cofilin)은 모두 PIP_2에 의해 저해된다. 일단 이들 단백질로부터 PIP_2가 방출되거나 가수분해되면, 필라멘트가 절단되어 이용 가능한 (+) 말단의 수가 증가하므로 액틴 중합이 촉진된다.

WASP(Wiskott-Aldridge syndrome protein; WASP는 낮은 혈소판과 백혈구 수치가 특징인 유전성 면역계 질병이다)와 Scar(혹은 WAVE)는 Arp 2/3와 결합하고, 이것을 활성화시켜 액틴 중합을 촉진한다. WASP과 Scar은 또한 PIP_2와 Rho 계열 단백질에도 결합한다.

Rho 단백질 군에는 Cdc 42, Rac 그리고 Rho가 있으며, 이들은 단량체의 G-단백질들이다. 이러한 GTPase는 활성인 GTP-결합형과 불활성인 GDP-결합형 사이를 왕복한다. Cdc

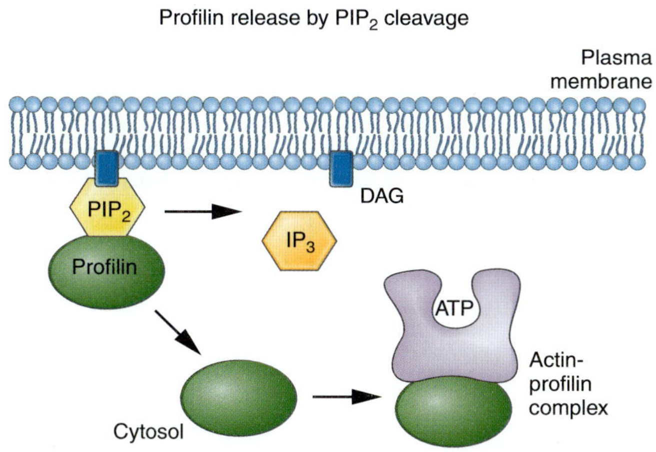

그림 3-34. PIP_2에 의한 프로필린-액틴(profilin-actin) 상호작용의 조절.

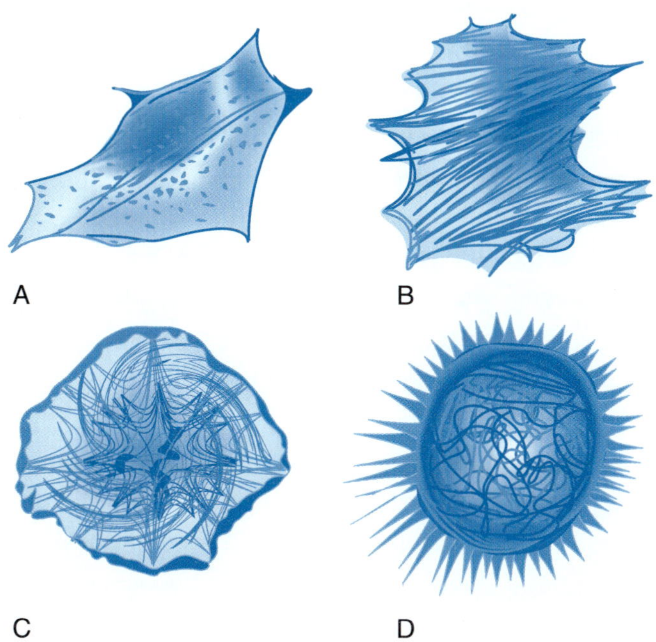

그림 3-35. 섬유아세포의 액틴 조직화에 미치는 Rho 단백질 군 활성화의 효과.

42의 활성화는 Scar의 활성화를 유도하여 ARP 2/3 복합체와 결합하도록 해서 빠른 액틴 중합과 다발 형성을 유도한다. 이로써 사상위족(filopodia)과 미소돌출사(microspikes)가 형성된다. Rac의 활성화는 WASP 및 PI(4)P 5-키나아제의 활성화를 일으켜서, 접착용 세포족(lamellipodia)과 막 주름(ruffle)들이 생기게 한다. 이 키나아제는 F-액틴의 (+) 말단에서 덮개(cap)를 제거하는 PIP_2를 생성시켜서 중합이 일어나도록 한다. Rho의 활성화는 미오신 II 굵은 필라멘트들과 함께, 초점 접촉들과 상호작용하는 긴장섬유들을 형성시켜서 액틴 필라멘트들의 다발 형성을 촉진한다. Rho는 ROCK(Rho kinase)를 활성화시키고, 이것은 미오신 II 경쇄를 인산화한다. 이 인산화는 미오신 머리들이 액틴 필라멘트들과 결합하도록 자극하여 수축을 일으킨다. 따라서 Rho 계열의 GTPase는 액틴의 형태를 조절하고 액틴 기반의 세포 이동성 조절에 중요하다. Rac, Rho, 그리고 Cdc 42이 섬유아세포에 미치는 영향을 그림 3-35에 보여주었다.

세포골격의 세포 신호 전달 참여

앞서 언급했듯이, 세포골격은 세포 대사에서 역동적인 역할을 한다. 우리는 Rho 계열의 신호전달 인자의 작용을 통해 액틴 골격 구성 요소들이 활성화되는 과정을 살펴보았다. 최근 연구에 따르면, 액틴과 스펙트린 세포골격 네트워크는 앞서 설명한 세포 모양을 포함하여 세포의 활동에 영향을 주는 세포 내 신호 전달에 직접적이고 능동적인 참여자가 될 수 있으며, 질병을 유발할 수 있는 세포 대사의 극적인 변화를 초래할 수도 있다. 세포골격 구성 요소가 세포 신호 전달에 직접 참여하는 가장 잘 알려진 두 가지 예는 G-액틴과 F-액틴-결합 단백질을 통한 유전자 발현을 조절하는 액틴 필라멘트와 세포에서 단백질의 순환을 조절할 수 있는 유비퀴틴 리가제 활성을 포함하는 적혈구계 스펙트린의 α-소단위체이다.

심장 근육 세포에서 특이적으로 발현되는 단백질인 마이오카딘(myocardin)은 심장의 정상적 발달에 절대적으로 필요하다. 이는 혈청 반응 인자(SRF)라고 하는 알려진 전사 활성화 단백질과의 결합을 통해(6장에 자세히 설명되어 있음) 작동한다. 심근 이외의 중간엽 세포에는 마이오카딘과 매우 유사한 단백질인 MRTF(myocardin-related transcription factor) A와 B가 발현된다. Rho 키나아제를 통한 세포 액틴 기반 세포골격의 활성화(그림 3-35)는 혈청 반응 인자(SRF) 조절 유전자의 활성 증가를 동반한다는 것이 입증되었다. 또한 Rho에 의해 자극된 세포의 MRTF A/B가 세포질에서 핵으로 이동하여 SRF 유전자 활성화에 참여하는 것으로 관찰되었다. MRTF A/B는 세포질 G-액틴에 결합하는 것으로 밝혀졌으며, Rho 키나아제 신호전달로부터 G-액틴이 자극되어 필라멘트를 형성할 때, MRTF A/B는 G-액틴 단량체에서 방출되어 핵으로 이동하고, SRF와 상호작용하여 특정 유전자의 전사를 자극한다. 따라서 Rho 신호 전달 캐스케이드는 액틴 필라멘트의 형성뿐만 아니라 세포골격을 유지하기 위해 자극된 세포의 유전자 발현에도 영향을 미치며, 또한 MRTF는 G-액틴 결합을 통해 세포질에 고정되어 있기 때문에, 세포골격은 세포 신호 전달에 직접 참여하는 것으로 볼 수 있다.

앞에서 논의된 바와 같이, 스펙트린은 동일하지 않은 α-와 β-소단위로 구성된 이량체이다. 이는 스펙트린 막 골격의 닻의 기능을 하며, 세포의 모양과 세포의 내부 기능에도 관여한다. 이는 세포 요구에 따라 스펙트린이 접히거나 압축되도록 하는 유연한 영역으로 분리된 106개 아미노산의 반복 도메인에 의해 형성된다. β-스펙트린의 액틴 결합 분절은 겸상적혈구병에서 막을 고정하는 데 중요한 결정 요인인 것으로 입증되었다(그림 3-31). 최근에 Goodman과 동료들은 적혈구계 스펙트린의 α-소단위체가 유비퀴틴화 경로에서도 기능함을 입증했다. α-스펙트린의 카르복실 말단 부분은 짧은 유비퀴틴 펩티드(4장에서 설명)를 자신과 다른 단백질로 전달하는 효소 활성을 가지고 있는 것으로 밝혀졌다. 이 유비퀴틴화 효소 활성은 단백질 분해 및 단백질-단백질 상호작용 조절에 대한 중요한 신호이다. 따라서 스펙트린은 단백질 대사를 유도하고 단백질 상호작용을 조절하는 세포 신호 전달에 직접 참여한다.

이것은 세포골격 단백질이 세포 모양을 형성하고 유지하는 세포 구조의 정적인 구성원일 뿐만 아니라, 세포 항상성의 변화를 이끄는 세포 신호 전달에서 매우 활동적인 구성성분임을 나타내는 가장 잘 알려진 예이다. 앞으로 더 많은 세포 구조와 기능의 연결이 발견될 것이다.

중간섬유들

중간섬유(intermediate filament, IF)는 직경이 10 nm로, 미세필라멘트(microfilament)와 미오신 굵은 필라멘트 사이 혹은 미세섬유와 미세소관(microtubule) 사이의 굵기를 나타낸다. 이 밧줄과 같은 섬유들의 기능을 결정하는 데 많은 작업이 요구되기는 하지만, 이들의 역할은 주로 구조적인 것으로 보인다; 즉, IFs의 일차적 기능은 세포에 주어지는 기계적 스트레스에 대해 저항성을 제공하는 것이다. 골격근 내의 IF들은 인접한 근원섬유의 Z-판에 서로 연결되어 있다. 축삭돌기 내의 신경단섬유(neurofilament)들은 이 길고 가느다란 돌기들이 끊어지지 않도록 구조적으로 지지해주며, 발생 과정 동안 축삭돌기의 안쪽 지름이 증가함에 따라 그 숫자도 늘어난다. 상피 세포들에서의 IF는 반점 데스모좀들을 연결시켜 상피막을 안정화시킨다.

다양한 세포에서의 이질적인 단백질 그룹이 중간섬유를 형성한다

IF를 구성하는 단백질 단량체는 몇 가지 중요한 면들에서 미세섬유나 미세소관의 성분과는 차이가 있다(이 장의 뒷부분 설명 참조). 다양한 인간과 동물의 세포에서 IF는 이질적인 단백질 그룹으로 구성되어 있지만, 미세섬유는 언제나 액틴으로 구성되며, 미세소관 역시 항상 튜불린(tubulin)으로 구성된다. 그리고 G-액틴이나 튜불린은 구형의 단백질인 데 비해 IF 소단위들은 섬유상 단백질이다. 거의 모든 IF 소단위들은 다양한 세포들 내에서 안정한 IFs로 통합되는 반면, 동일한 세포에서도 액틴이나 튜불린은 상당한 양이 비중합 형태로 존재한다. IF의 중합에는 ATP나 GTP 가수분해 형태의 에너지가 필요하지 않다. IF는 극성을 가지지는 않지만, 미세섬유나 미세소관은 (+) 말단과 (−) 말단을 가진다. IF는 다양한 종류의 이질적 소단위들로 이루어진다(표 3-3).

상피세포에서 발견되는 케라틴 섬유(keratin filament)는 언제나 동일한 수의 산성 사이토케라틴(cytokeratin; type I)과 중성의 염기성 사이토케라틴(type II) 소단위를 포함하고 있다. 인간의 표피성 수포 박리증(epidermolysis bullosa simplex)이라고 하는 유전병은 표피(epidermis)의 기저 세포(basal cels)에서 발현되는 케라틴 유전자에서 생긴 돌연변이 때문에 발생한다. 이런 세포들에서는 정상적인 케라틴 섬유망이 파괴되고, 이런 케라틴 유전자 돌연변이들에 영향을 받은 사람들은 기계적 손상에 매우 민감해진다; 가벼운 비틀림 조차도 이 세포층을 파괴할 수 있으므로 피부에 물집(blistering)이 생기게 된다.

비멘틴(vimentin), 데스민(desmin), 신경교 섬유질 산성 단백질(glial fibrillary acidic protein, GFAP), 그리고 신경 단섬유 경쇄(neurofilament light chain, NF_L)는 동질중합체(homopolymer)인 IF들을 형성할 수 있지만, 하나의 세포에 이들이 같이 있으면 (예를 들어, 근육세포들이나 신경교세포들) 이들은 혼성 중합체(copolymer)를 형성한다. 그러나 하나의 상피세포 내에서 사이토케라틴들이 비멘틴과 함께 발현될 수 있다면, 이들은 혼성 중합되지 않고, 대신 독립된 IF들을 형성한다. 축삭(axon)과 수상돌기(dendrite) 내에서는, NF_L(신경단섬유 경쇄), NF_M(신경단섬유 중간 사슬), 그리고 NF_H(신경단섬유 중쇄)들이 혼성 중합되어 신경단섬유들을 형성한다. IF 단백질의 세포형 특이성은 병리학적 측면에서 유용한데, 연구자들은 형광을 띤 IF-

표 3-3. 인간 세포의 중간섬유

Intermediate Filament	Subunits (M_r)	Cell Type
Keratin filaments	Type I acidic keratins Type II neutral/basic keratins (40 – 65 kDa)	Epithelial cells
Neurofilaments	NF_L (70 kDa) NF_M (140 kDa) NF_H (210 kDa)	Neurons
Vimentin-containing filaments	Vimentin (55 kDa) Vimentin + glial fibrillary acidic protein (50 kDa) Vimentin + desmin (51 kDa)	Fibroblasts Glial cells Muscle cells
Nuclear lamina	Lamins A, B, and C (65–75 kDa)	All nucleated cells

NF_L, neurofilament light chain; *NF_M*, neurofilament medium chain; *NF_H*, neurofilament heavy chain.

형태-특이적인 단일 클론 항체들을 이용하여 전이된 암세포가 어느 조직에서 기원한 것인지를 결정한다. 핵막하층(nuclear lamina)은 IF 연관 단백질인 라민 A(lamin A), 라민 B(lamin B), 그리고 라민 C(lamin C)로 구성된다. 이 단백질들과 이들이 핵의 내막에 만드는 사각 격자에 대해서는 5장의 핵을 다루는 절에서 논의한다.

이러한 이질적인 단백질들이 어떻게 모두 중간섬유를 형성할 수 있을까?

분자량이 40~210 kDa에 걸친 다양한 IF 그룹의 단백질들이 모두 중간섬유를 형성할 수 있는 능력이 있다는 것은 실로 놀라운 일이다. 이들의 일반적인 형태에 관한 분자적 기반이 그림 3-36에 나타나 있다.

모든 IF 단백질들은 다양한 크기의 소단위 특이적 NH_2 말단, 약 310개의 아미노산으로 이루어진 상동성의 중앙 α-나선 지역(3개의 비나선형 틈들을 포함하여), 그리고 다양한 크기의 소단위 특이적인 COOH 말단부를 가진다. 상동성을 나타내는 310개 아미노산의 α-나선 부분만이 10-nm 중간섬유의 핵심 부분이다. 핵심 부분에서 뻗어 나온 다양한 부분들은 다른 세포골격 구조물과 IF들을 가교 결합시키는 역할을 한다. IF의 형성에 있어서, 첫 번째 단계는 두 단위체의 310-아미노산 α-나선 지역들이 서로 꼬여 평행한 꼬인 코일 형태를 만드는 것이다. 다음은 2개의 이량체들이 옆으로 나란히 역평행하게 연결되어 사량체를 만든다. 그 사량체들이 역평행한 구조를 가지고 있기 때문에, IF들은 극성을 가지지 않는다. IF 사량체들은 8개의 사량체들(32개의 단위체들)이 될 때까지 옆으로 엇갈려서 나란히 놓여 측면 결합을 함으로써, IF로 된 벽을 만든다. 8개의 사량체들이 꼬여 밧줄 같은 구조의 IF를 형성한다.

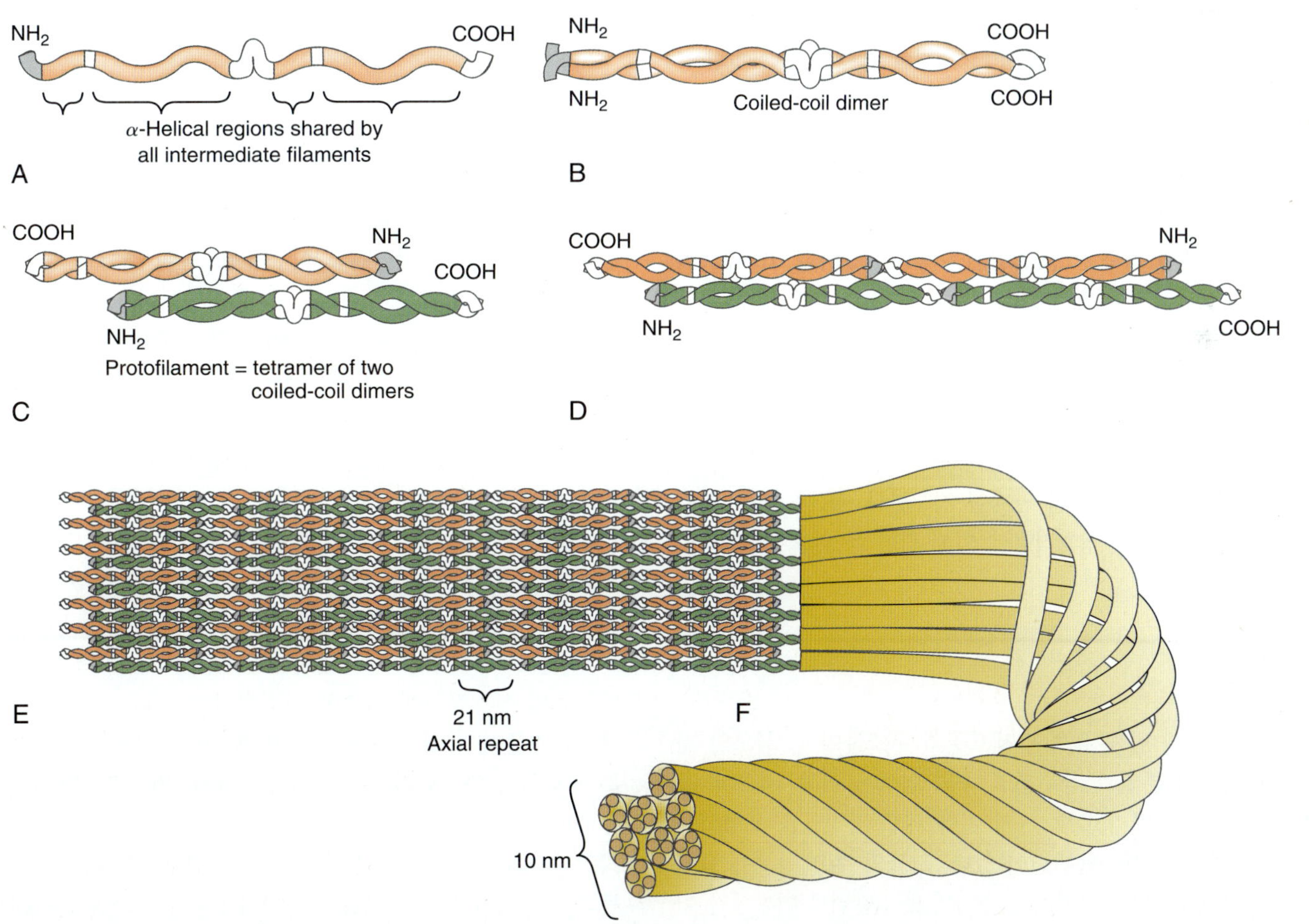

그림 3-36. 중간섬유들(IFs)의 조립. (A) IF 단량체들. (B) 2개의 단량체들이 평행으로 꼬인 코일 이량체를 형성한다. (C) 2개의 이량체들은 옆에서 옆으로 결합하여 역평행한 사량체를 형성한다. (D) 사량체를 형성하는 2개의 이량체들은 서로 어슷하게 놓여, 고차원 구조를 형성하게 한다. (E) 사량체들은 나선 배열로 8개의 사량체(원섬유) 너비까지 계속 결합한다. (F) 중간 섬유들은 더 길어지고 밧줄 구조로 감긴다. (*Alberts B, Bray D, Lewis J, et al,* Molecular Biology of the Cell, *3rd ed. New York: Garland Publishing, 1994*로부터 변형.)

미세섬유들은 액틴-결합 단백질을 가지고 있어서, 다른 세포골격 구조와 상호작용을 하고 있고, 미세소관-결합 단백질들(microtubule assocated proteins, MAPs)은 미세소관에서 이와 비슷한 기능을 한다. 중간섬유의 경우에도 마찬가지로 특징적인 가교 연결 단백질들이 존재하는데, 필라그린(filaggrin) 단백질은 케라틴 필라멘트를 다발로 만들고, 플렉틴(plectin)은 비멘틴-포함 IF를 다발로 묶으며, 신경단섬유들은 미세소관이나 미세섬유뿐만 아니라 스스로도 서로 다발을 이룬다. NF 무거운 소단위와 중간 소단위의 변이가 있는 COOH-말단 영역들은 신경 단섬유들을 서로 다발로 묶어 축삭과 수상돌기에 안정한 핵심 구조를 만들어준다.

이 IF 결합의 중요성은 플렉틴에 돌연변이를 가지는 사람들에서 잘 드러난다. 그런 돌연변이의 결과로서, 표피성 수포 박리증, 근이영양증(muscular dystrophy), 그리고 신경 퇴행(neurodegeneration) 표현형들이 복합된 인간 질병이 초래된다.

세포분열 후기의 세포에서, IF는 일반적으로 핵 주변에서 촘촘한 그물조직을 형성하고, 세포막을 향해 물결 모양으로 펼쳐진다. 만약 후기 세포의 미세소관들을 콜히친(colchicine; ColBenemid)이나 디머콜히친(demecolchicine; Colcemid)으로 탈중합시키면 IF들은 핵 주변에서 붕괴된다. IF들은 분명히 미세소관들과 고도로 통합되어 있다. 스펙트린 II에 대한 항체를 섬유아세포에 미세주입하면, 미세소관이나 미세섬유로 된 긴장 섬유에 대한 명백한 영향이 없음에도 불구하고, IF 네트워크가 핵 주위에서 붕괴된다. 이것은 스펙트린 II가 IF를 다른 세포골격 구조에 연결시키는 데에도 중요한 역할을 할 수 있음을 시사한다. 실제로, 면역 전자현미경 사진은 상피세포의 말단 망 내부와 포유동물 뉴런의 축삭 및 수상돌기 내부에서 이러한 스펙트린 II의 역할을 입증해 주었다. 앞서 설명한 모든 연구들은 IF와 핵막의 연계를 시사한다. 또한, IF는 앤키린 및 스펙트린과의 상호작용에 의해 원형질막에도 부착된다.

미세소관

미세소관은 튜불린 중합체이다

미세소관은 세 번째 유형의 세포골격 구조물이며, 섬모와 편모 운동, 유사분열과 감수분열 중의 염색체 이동, 세포내 소낭 수송, 분비 그리고 몇 가지 기타 세포 과정들을 포함하는 다양한 세포 현상들과 관련이 있다. 그들의 주요 성분은 단백질인 튜불린으로, 동일하지 않은 α와 β-소단위로 이루어진 이형이량체(heterodimer)이며, 각 소단위들은 50 kDa 가량의 분자량을 가진다. 그리고 몇 가지 다른 단백질들이 미세소관들과 결합하며, 이 부속 단백질들이 미세소관에 기초한 운동성의 많은 특징이 나타나게 한다. MAPs은 이 절의 후반에 설명

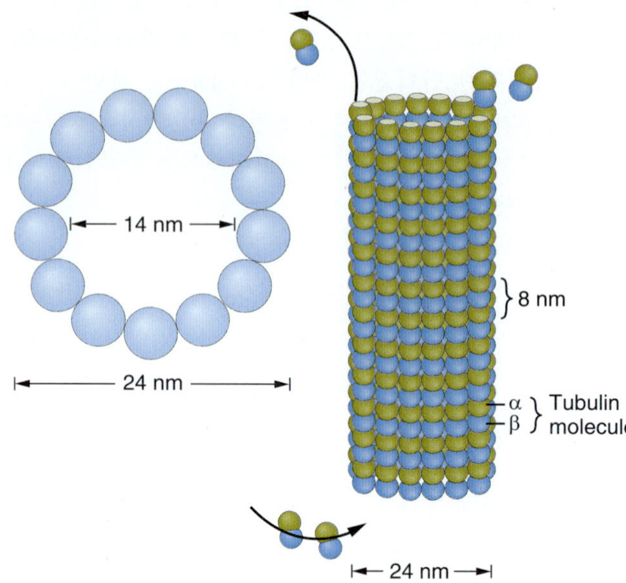

그림 3-37. 세포질 미세소관의 형태. 횡단면과 종단의 미세소관을 보여준 도식적인 그림.

될 것이다. 전자현미경을 통해 관찰하면, 외부 직경이 24 nm인 속이 빈 원통 구조물로 보인다. 이것을 가로로 절단해 보면, 각 미세소관의 벽은 13개의 튜불린 이량체로 구성된 것처럼 보이는데, 이것은 튜불린 소단위들로 이루어진 13개의 원섬유(protofilament)들을 나타낸다. 미세소관이 조립될 때, 튜불린 분자들은 자라나는 미세소관 쪽에 첨가되어 13개의 원섬유를 형성한다. 각 원섬유는 그 길이를 따라 α-와 β-소단위들이 교대로 배열되도록 조립되어, 미세소관이 고유의 극성을 갖도록 한다. 각 원섬유에서, 튜불린의 α-소단위들은 모두 느리게 자라는 (−) 말단을 향하고 있다. β-소단위들은 모두 (+) 말단을 향한다(그림 3-37).

튜불린은 현재까지 알려져 있는 가장 잘 보존된 단백질 중 하나이다. 현재 이것의 의미는 불분명하지만, 튜불린 분자 내에 여러 필수적인 기능을 가지는 하부 영역들이 존재하기 때문일 것으로 추정된다. 튜불린들은 미세소관 조립 중에 소단위들의 상호작용에 필요한 영역뿐만 아니라, GTP 결합이나 MAP들과의 상호작용 그리고 몇 가지 약물들과 결합하는 영역들을 포함한다. 콜히친(colchicine), 빈블라스틴 황산염(vinblastine sulfate; Velban), 노코다졸(nocodazole) 그리고 파클리탁셀(paclitaxel; Taxol) 등의 튜불린 결합성 약제들은 미세관들의 정상적인 역동적 행동들을 망가뜨린다. 적절한 미세소관 작용이 방추체 형성과 세포분열에 필수적이므로, 미세소관 저해제들은 암의 화학치료에 흔히 사용된다.

미세소관의 신속한 조립과 해체를 거친다

세포질 미세소관은 빠른 조립과 해체가 가능한 불안정한 구조물이다. 이러한 특징은 미세소관의 많은 기능에 중요하다. 예를 들어, 세포질 미세소관은 그 세포가 유사분열에 들어가면서 빠르게 분해되어야 한다. 마찬가지로, 해체된 미세소관은 유사분열 방추의 조립을 위해 재형성되어야만 한다. 유사분열 동안 세포에 의해 분해되는 방추 미세소관의 능력은 또한 염색체의 분리에 필수적인 것으로 보인다. 만약 분열 중인 세포들이 미세소관의 분해를 막은 약물인 택솔(Taxol)의 존재 하에 배양된다면, 염색체의 분리가 차단된다. 미세소관 세포골격이 빠르게 재구성되는 능력 역시 세포의 이동이나 세포 극성의 확립 같은 다른 여러 세포 사건들에 중요할 수 있다.

액틴 필라멘트와 유사하게, 성장하는 미세소관은 고유의 구조적 극성을 가진다. 이러한 극성은 미세소관 중합체에서 튜불린 소단위의 방향 때문에 발생한다. 성장하는 미세소관을 시험관 내에서 분석하면, 소단위들은 다른 쪽 말단보다(마이너스 말단) 늘어나는 중합체의 한쪽 말단(플러스 말단)에 더 빠르게 첨가된다(그림 3-38).

그러나 세포 내부에서는 중심체 복합체(centrosome complex)와의 결합 때문에 미세소관의 (−) 말단이 덮여(capped) 있다; 그러므로, (+) 말단에서 일어나는 사건들만 고려될 것이다. 미세소관의 역학에 관한 현재의 아이디어들은, 미세소관 조립 중 튜불린 소단위에 의한 GTP의 결합과 곧이어 발생하는 GDP로의 가수분해에 초점이 맞춰져 있다(그림 3-38 참조).

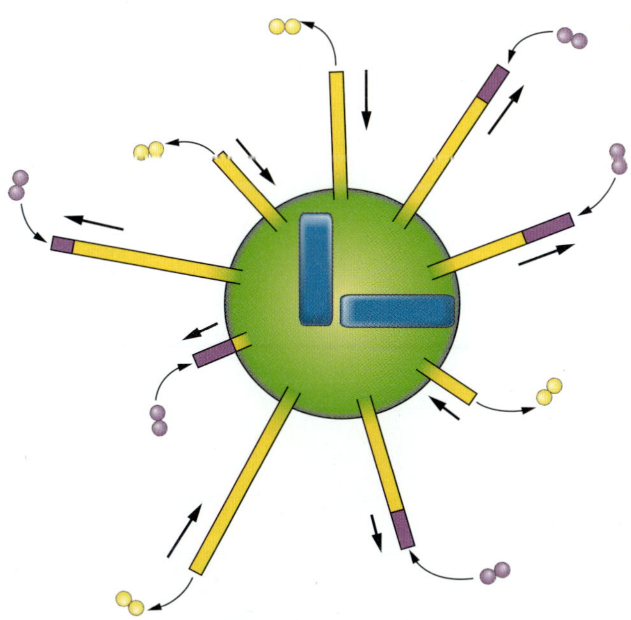

그림 3-38. 미세소관들의 역동적 불안정성. 역동적 불안정성을 보여주는 도식적인 그림. 미세소관의 GDP-튜불린 지역은 노란색으로 보여 주었으며, GTP-튜불린 미세소관 덮개 부분은 보라색으로 표시하였다. 중심체로부터 조립되고 있는 미세소관들은 GTP-덮개를 가지는 반면, 분해되는 것들은 GDP-튜불린만을 가진다.

튜불린 이량체가 늘어나고 있는 미세소관 중합체에 첨가되려면, 튜불린 α와 β-소단위들이 각기 GTP와 결합해야만 한다. 그 GTP 결합 형태의 튜뷸린(GTP-튜불린)은 미세소관의 성장하는 말단에 첨가될 수 있고, 첨가된 후 언젠가는 β-소단위와 결합된 GTP가 GDP로 가수분해된다. 이런 작용으로 인해 결과적으로 미세소관의 말단에 소량의 GTP-튜불린이나 또는 GDP-튜불린 덮개(cap)가 나타나게 하고, 미세소관의 나머지 부분들은 GDP-튜불린으로 구성되게 된다.

미세소관이 빠르게 자라는 한, 튜불린 소단위들은 그 뉴클레오티드가 가수분해될 수 있는 것보다 더 빠르게 소관에 첨가될 것이고, GTP-덮개는 온전히 남아 있을 것이다. 이것은 튜불린 소단위체들이 GDP-소관들에 결합하는 것보다 GTP-덮개 구조를 가진 미세소관에 더 효과적으로 첨가되기 때문에 중요하다. 만약 미세소관 조립 속도가 느려지면, GTP 가수분해 속도가 이것을 따라잡을 수 있어서 GTP-덮개가 소실되게 되고, 미세소관 중합체는 전 길이에 걸쳐 GDP-튜불린으로 구성된다. GDP-덮개가 씌워진 미세소관들은 불안정하여 미세소관 말단으로부터 GDP-튜불린 소단위들을 잃어버리는 경향이 있고, 이것이 미세소관을 짧아지게 한다. 더욱이, 이 분실의 속도는 너무 빨라서 미세소관이 급속히 붕괴되어 일종의 재앙(catastrophe)이라고 언급된다. GTP-튜불린 가수분해 작용이 GTP-튜불린 첨가보다 더 느려지게 되면, 그 미세소관은 성장을 재개할 수 있고, 이를 "복원(rescue)"이라고 부른다. 미세소관들의 이런 형성과 재앙적 분해를 **역동적 불안정성(dynamic instability)**이라고 한다. 역동적 불안정성은 세포가 어떻게 그 미세소관 세포골격을 빠르게 인식할 수 있는지를 부분적으로 설명해 준다.

중심체는 (−) 말단의 덧씌움 작용으로 미세소관 형성 센터(MTOC)로서의 기능을 수행한다

세포질 전반에 걸쳐 아무렇게나 중합 핵을 구성하여 방향을 잡는 것처럼 보이는 다른 세포골격 필라멘트들과는 달리, 세포질 미세소관들은 모두 중심체 복합체(centrosome complex)에 의해 핵을 구성한다. 배양된 세포를 항-튜불린 면역형광현미경법을 위해 고정 처리하면, 미세소관들이 세포의 핵 근처에서부터 시작되어 세포질 전체로 방사형으로 뻗어 나가 일종의 별 모양 배열이 관찰된다(그림 3-39).

그 별 모양 미세소관 배열의 중심점은 중심체(centrosome)이다. 중심체는 초미세 구조로, 한 쌍의 중심립(centriole)과 그 중심립을 둘러싸고 있는 **중심체 주변 물질**(*pericentriolar material*)이라고 하는 부정형의 오스뮴 친화성 구름(osmiophilic

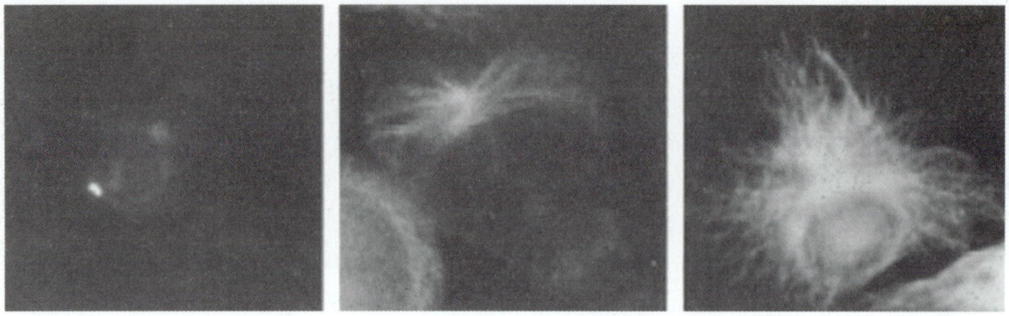

A B C

그림 3-39. 중심체는 세포 내 미세소관의 핵을 형성한다. 배양된 포유동물 세포의 항 튜불린 면역 형광 염색은 중심체가 미세소관 형성의 중심임을 보여준다. (A) 모든 미세소관이 분해되도록 포유동물 세포를 실험적으로 처리하였다. 미세소관만을 가지고 있는 중심체만 식별할 수 있다. (B) 실험적 처리를 없애면, 미세소관의 별 모양 배열이 중심체 밖으로 형성되기 시작했다. (C) 시간이 지남에 따라, 미세소관들은 궁극적으로 세포질을 채울 때까지 성장하였다(*R. Balczon* 제공).

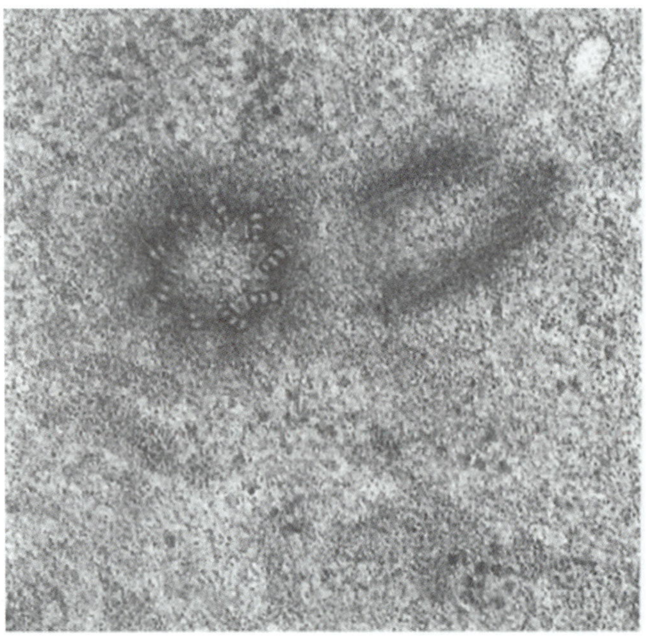

A

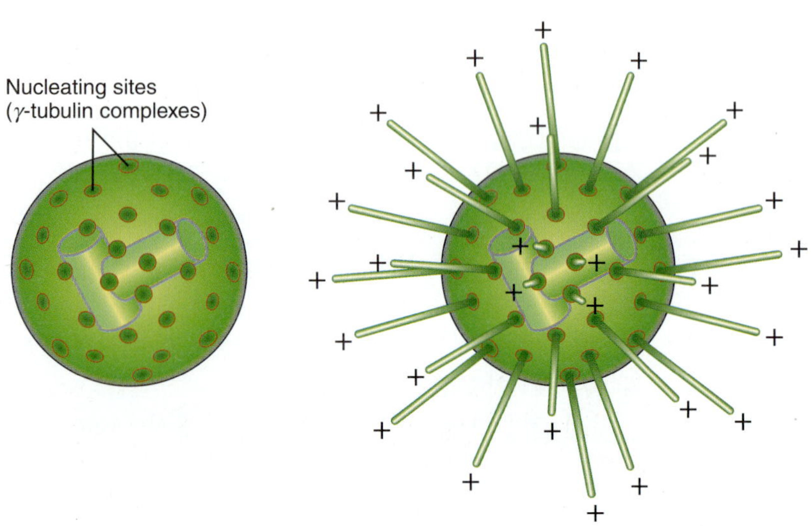

B

그림 3-40. 중심체 복합체의 형태. (A) 중심체 복합체의 전자현미경 사진. 중심립 쌍 내의 각 중심립들이 서로 직각으로 위치한다. 중심립은 9개의 짧은 3중 미세소관들로 구성되어 있으며, 약하게 염색되는 중심립 주변 물질로 둘러싸여 있다. (B) γ-튜불린 환 복합체는 중심체로부터 미세소관 중합 핵을 형성한다. ([A] *R. Balczon* 제공)

cloud)으로 구성되어 있다(그림 3-40). 그 중심립 쌍에서 각 중심립들은 서로 수직 방향으로 놓이고, 각 중심립은 3개로 된 9개의 짧은 미세소관들(길이가 0.4~0.5 μm)로 구성되어 있다.

실험적 분석은 중심체 복합체의 미세소관 중합핵 형성 능력이 중심립 쌍에 있는 것이 아니라 중심체 주변 물질 내에 있는 것임을 보여준다. 미세소관 결정핵을 형성하는 중심체 성분은 중심체 주변 물질 내에서 발견되는 **γ-튜불린 고리 복합체**(**γ-tubulin ring complex**)이다.

γ-튜불린 고리 복합체는 γ-튜불린과 여러 보조 단백질로 구성된다. γ-튜불린은 중심체 주변 물질에 위치하는 특이적으로 국한된 단백질들로, 튜불린 군의 일원들이다. γ-튜불린은 중심체 내에서 미세소관이 형성되도록 핵형성 복합체(nucleation complex)를 형성한다는 것이 입증되어 있다. 더욱이, 중심체 내의 γ-튜불린은 미세소관의 (-) 말단에 결합하여, 그 미세소관에 덮개(cap)를 형성한다. 이는 모든 조립과 해체 현상들이 미세소관들의 (+) 말단들에서 일어남을 의미하는 것이다. 또한, 미세소관 (-) 말단의 덮개 형성은 세포 내에서 미세소관이 어떻게 형성되는지를 설명해준다. 액틴 미세섬유처럼, 미세소관에도 조립 말단(혹은 플러스 말단)과 해체 말단(혹은 마이너스 말단)이 있다. 시험관 내에서, 미세소관들은 튜불린의 농도가 조립 말단에서 훨씬 빠르게 추가되어 해체 말단에서 튜불린 단위체들이 떨어져 나가는 것을 능가할 정도로 높아야만 조립된다. 분명히 세포 내의 튜불린 농도는 이런 자발적 조립이 일어나는 데 필요한 임계 농도 이하이다. 그러므로, 세포질에 유리되어 있는 미세소관들의 (-) 말단에서 튜불린이 손실되는 속도는 튜불린 소단위들이 (+) 말단에 첨가되는 속도를 초과할 수도 있다. 결국, 미세소관들은 세포질에서 자유롭게 형성될 수 없으며 중심체에 의해 핵이 형성되어야만 한다. 중심체는 미세소관의 (-) 말단에 덮개를 씌워둠으로써, 세포질의 튜불린 농도가 너무 낮아 자발적으로 미세소관 조립을 할 수 없는 수준에서 유지되어도 세포 기능이 가능할 수 있도록 해준다. 튜뷸린 수치가 매우 낮기 때문에, 생리적 조건들 하의 세포에서 형성될 수 있는 유일한 미세소관은 중심체와의 결합에 의해 (-) 말단에 덮개가 씌워진 미세소관이다.

세포질 내 미세소관의 형성은 조절될 수 있다

역동적 불안정성을 고려할 때 생각할 수 있는 세포질의 특징은 미세소관들의 빠른 순환으로 세포질이 끊임없이 변한다는 것이다. 어떤 순간에도, 많은 미세소관들이 빠르게 성장하기는 하지만 다른 것들은 급격히 해체된다. 실제로, 어느 정도는 사실인 것이, 세포질 미세소관들의 평균 수명은 약 10분이다. 하지만 세포는 세포질 미세소관들을 안정화하는 몇 가지 기전들을 가지고 있으므로, 미세소관들은 기대되는 것보다 더 오랜 기간 동안 존재할 수 있다.

세포가 미세소관을 안정화하는 데에 사용할 수 있는 한 가지 전략은 (+) 말단에 덮개를 씌우는 것이다. 세포질 미세소관은 중심체에 의해 (-) 말단이 덮개로 덧 씌워지기 때문에, 만약 (+) 말단도 덧 씌워진다면, 해체될 수 있는 유리 말단이 없을 것이다. 사실, 이 기전은 유사분열 방추사 조립 동안 세포에 의해 사용된다. 세포가 유사분열로 들어가면서, 중심체들에 붙어 있지 않은 수많은 미세소관들이 형성되기 시작한다. 대부분의 이 미세소관들은 역동적 불안정성 때문에 빠르게 해체된다. 하지만, 성장하는 미세소관들 중 일부는 유사분열 염색체들의 동원체 지역들과 접촉하여 동원체 단백질들에 의해 (+) 말단에 덮개 구조가 씌워진다. 이런 미세소관 덧씌움은 이들을 선택적으로 안정화시키며, 방추체 형성 과정의 중요한 사건이다. 다른 분자의 변형이나 생화학적 변형이 세포질 미세소관의 안정성을 증가시킬 수 있다. 미세소관 행동에서 이런 변화는, 튜불린의 번역 후 변형이나 몇몇 MAPs과 미세소관의 상호작용에 의해 일어날 수 있다. 세포 미세소관에서 주된 번역 후 변형은, 세포에 존재하는 티로신 제거효소(detyrosinating enzyme)에 의해 α-튜불린 소단위의 COOH 말단에서 티로신을 제거하는 것이다. 이러한 탈티로신화는 튜불린이 미세소관에 통합되어 세포질 미세소관들을 안정화시키거나 성숙화시킨 후에 일어난다. 하지만, 탈티로신화는 미세소관 운동역학에 직접적인 효과를 가지지는 않는다; 티로신화되어 있거나 탈티로신화 된 튜불린을 사용하여 시험관에서 만들어지는 미세소관들을 비교하면, 본질적인 안정성에서 차이가 나타나지 않는다. 그러므로, 탈티로신화는 미세소관들에 부수적인 단백질의 결합을 유도하는 신호로서 작용할 수도 있다는 생각을 할 수 있으며, 이것이 탈티로신화된 세포질 미세소관들에서 관찰되는 증가된 안정성을 초래할 것이다. 탈티로신화 된 미세소관이 해체될 때는, 세포질 효소가 티로신을 α-튜불린 폴리펩티드의 COOH 말단에 다시 결합시키는 데에 관여한다. 튜불린과 MAPs의 상호작용은 또한 미세소관의 행동에서 상당한 변형을 초래한다. 세포 균질액들로부터 미세소관을 분리하는 동안 미세소관에 결합하여 미세소관과 함께 동시에 정제되는 것이 MAP 단백질이다. MAPs의 개별 형태는 세포 종류에 따라 다양한 것 같다. 하지만, MAP 기능에 대한 많은 정보는 신경조직으로부터 분리된 것을 연구함으로써 얻어진 것이다. 신경세포에서는 두 가지 주요 부류의 MAP이 밝혀져 있다: 200~300 kDa 단백질로 구성되는 작은 군인 **고분자량 MAP**(**high M, MAPs**)과 40~60 kDa의 폴리펩티드인 **타우 단백질**(**tau proteins**)이다. 실험적 분석은 이들 단백질이 튜불린 단량체에 결합하여 미세소관 핵형성을 보조한다는 것을 입증해 주었다. 또한, 이들은 신경 축삭과 기타 특정 세포 부위에

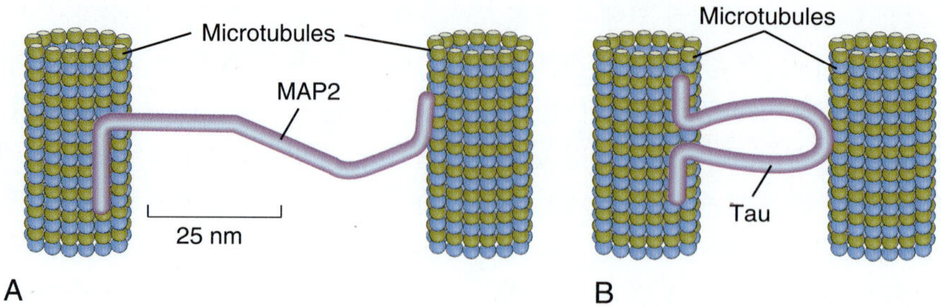

그림 3-41. 고분자량의 미세소관-결합 단백질 MAP(A)과 타우(B) 묶임 미세소관. MAP2는 타우보다 긴 교차-결합 영역을 가지기 때문에, 더 단단한 미세소관 다발을 만든다.

서 나타나는 미세소관 형태의 특징인 미세소관의 다발 형성에도 관여하는 것 같다(그림 3-41).

다른 종류의 MAP들 역시 미세소관의 길이와 중합 속도를 조절할 수 있다. 자유 튜불린 이량체 저장고를 세포 내에서 발견할 수 있는 이유 중 하나는, 튜불린 이량체에 결합하여 이들이 미세소관에 통합되는 것을 막는 **스타트민(stathmin)** 때문이다. 스타트민-튜불린 결합은 스타트민 인산화에 의해 분해된다. **카타닌(Katanin)**은 미세소관-절단 단백질로서, 미세소관-형성 중심(microtubule-organizing center)에서 미세소관을 분리한다. 카타닌의 절단 활성은 ATP 의존적이며, 이들의 작용으로 방출된 미세소관의 빠른 탈중합이 발생하게 된다.

미세소관은 세포 내 소낭 및 세포 소기관 수송에 관여한다

미세소관의 중요한 기능 중의 하나는 세포 소기관들과 소낭의 세포 내 수송이다. 미세소관 세포골격이 이 역할을 수행하기 위해서는, 미세소관이 그러한 이동 행동이 일어나게 하는 힘을 발생시킬 수 있는 수단이 있어야 한다. 실험적 분석을 통해, 이러한 힘의 생성에 관여하는 것으로 보이는 ATPase의 정제와 동정이 가능했다.

세포질 수송에 중요한 것으로 보이는 두 가지 미세소관-의존성 ATPase 군들이 동정되었다. 이 군들 중 하나는 키네신(kinesin)과 키네신-연관 단백질들(kinesin-related proteins, KRPs)이다. 오징어의 축삭으로부터 분리되었던 원래의 키네신은 미세소관의 (−) 말단이나 중심체로부터 (+) 말단의 멀리 있는 쪽으로 미세소관을 따라 소낭을 이동시키는 데에 관여하는 큰 다중의 소단위 단백질이다. 이것은 세포질 내의 깊은 곳으로부터 소낭을 수송할 수 있도록 해주는데, 골지 장치에서 발아에 의해 만들어진 소낭을 분비가 일어날 수 있는 세포 피질로 수송해준다. 신경세포에서, 키네신은 세포체에서 축삭의 시냅스 전 말단 방향으로 수하물을 수송한다.

우리는 이제 유일한 공통점이 보존된 운동 영역(motor domain)인 많은 키네신들과 KRPs의 군들이 있음을 알고 있다. 원래의 키네신은 운동 영역이 N-말단에 가까이 있는 2개의 중쇄와 2개의 경쇄를 가진다. 그 구조는 미오신 II와 현저

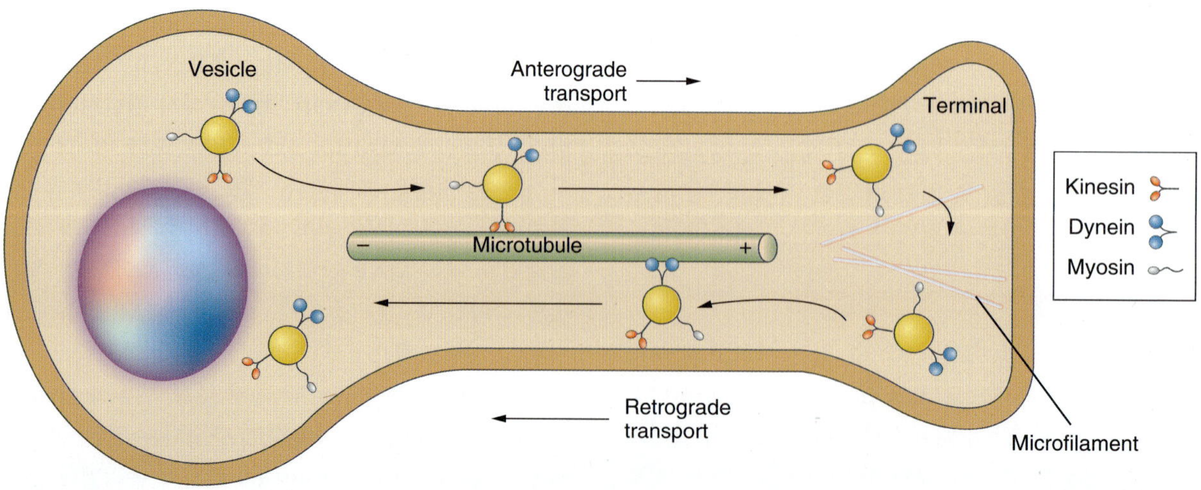

그림 3-42. 미세소관 트랙 상에서의 소낭 수송. 소낭이 미세소관-의존성 ATPase에 의해 세포질 미세소관을 따라 어떻게 수송될 수 있는지를 보여주는 그림. 미세소관은 정해진 (+)말단과 (−)말단을 갖는 극성 구조물이다. 소낭은 키네신 군의 어떤 일원들에 의해 전방(미세소관의 − 말단에서 + 말단)으로 수송되는 것으로 생각된다. 소낭과 세포 소기관은 디네인과 기타 키네신-연관 단백질에 의해 역방향(미세소관의 +에서 − 말단으로)으로 이동되는 것으로 생각된다.

하게 유사하다. N-말단 혹은 그 근처에 운동 영역을 가지고 있는 키네신이나 KRPs 구성원들은 소낭을 미세소관의 (+) 말단 쪽으로 이동시킨다(예, KIF 1B). 운동 영역이 C-말단 가까이에 있는 키네신과 KRPs 군 일원들은 수하물을 미세소관의 (−) 말단 쪽으로 이동시킨다(예, KIF C2). KIF2는 운동 영역이 중쇄의 중심 쪽에 있는 특이한 키네신 군의 일원이며, 미세소관을 따라 이동할 수가 없다. 그 대신, 카타스트로핀(catastrophin)들로 불리는 이 군은 미세소관의 말단에 결합하여 역동적 불안정성을 자극한다. KIF 1B는 미세소관의 (+) 말단 쪽으로 수하물을 이동시키는 단량체 키네신 군의 일원이다(그림 3-42).

세포 이동성 반응에 관여하는 기타 효소 군은 섬모 효소인 디네인(dynein)의 세포질 형이다. 세포질 디네인은 구조물들을 미세소관을 따라 (+) 말단에서 (−) 말단으로 이동시키는 고분자량 다단위 단백질 복합체이다(그림 3-43). 미세소관은 많은 형태의 세포 이동에서 비교적 수동적인 역할을 하는데, 이들의 능동적 역할은 미세소관-의존성 ATPases에 의해 수행되는 것으로 보인다. 이것을 시각화할 수 있는 좋은 비유는 기차 철도를 생각해 보는 것일 수 있다: 미세소관들은 철로로 작용하고, 소낭 수하물을 이동시키는 운동력은 키네신이나 디네인 같은 ATPase들에 의해 생성된다.

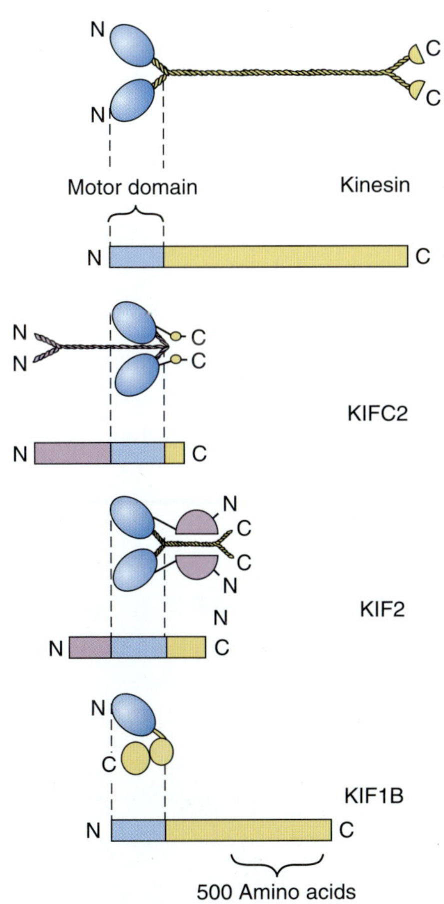

그림 3-43. 키네신과 키네신-연관 단백질.

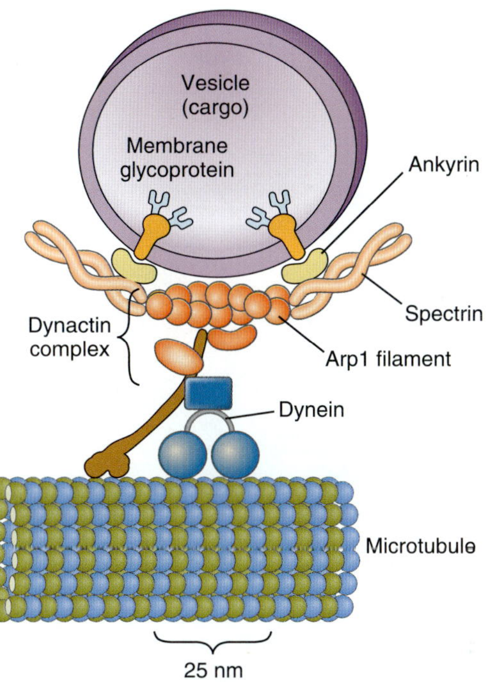

그림 3-44. 디낵틴 복합체는 짐꾸러미를 세포질 디네인에 결합시킨다. 디네인 꼬리 지역은 부속 단백질들에 의해 Arp 1 필라멘트에 부착된다. 이 필라멘트는 앤키린(ankyrin)에 의해 짐꾸러미에 연결되어 있는 스펙트린(spectrin) 막 골격 내에서 액틴 원섬유와 결합되어 있다.

수하물은 어떻게 키네신이나 디네인에 결합할까? 막-결합 운동 수용체(membrane-associated motor receptors, MAMRs)가 키네신 군 구성원의 꼬리와 상호작용한다. MAMR의 한 예는 아밀로이드 전구체 단백질(amyloid precursor protein, APP)이다. APP의 비정상적인 처리는 알츠하이머 병(Altzheimer's disease)과 연관되어 왔다. 세포질 디네인은 디낵틴 복합체(dynactin complex)를 통하여 막 소낭과 결합한다(그림 3-44).

섬모와 편모는 미세소관으로 구성된 특화된 소기관이다

섬모와 편모는 여러 다른 세포 유형의 표면으로부터 돌출되어 있는 특수화된 세포 부속기관이다. 섬모는 기도와 난관 내벽을 덮고 있는 상피세포 정단 표면에 많이 존재한다. 기도에서, 섬모들은 호흡기와 비강 통로로부터 점액을 청소하는 데에 관여하는 반면, 난관 내벽을 덮고 있는 섬모는 난자를 자궁 쪽으로 이동시키는 데에 관여한다. 인간의 세포들에서 편모가 있는 주요 세포는 정충(spermatozoon)이다. 성숙한 정자세포에서, 채찍 모양으로 움직이는 편모는 정충이 헤엄칠 수 있는 힘을 제공한다. 섬모와 편모의 초미세 구조는 유사하다. 이 세포 소기관의 중심에는 섬모와 편모가 휠 수 있게 하

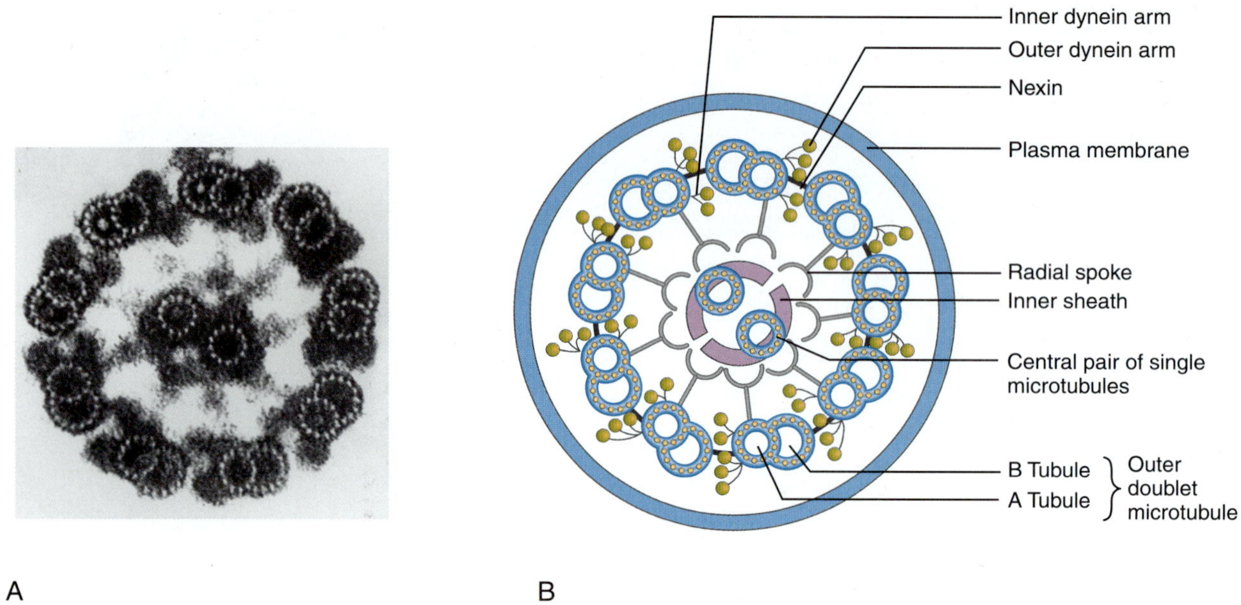

그림 3-45. 축사(axoneme) 내 미세소관의 9+2 배열과 부속 단백질. (A) 축사에서 미세 소관의 9+2 구조를 보여주는 전자현미경 사진. (B) 축사에서 단백질의 배열을 보여주는 도해. ([A] *Dr. W.L, Dentler* 제공; [B] *Alberts B, Bray D, Lewis J, et al.* Molecular biology of the Cell, *2nd ed. New York: Garland Publishing, 1989*로부터 변형.)

는 미세소관과 다양한 단백질로 구성된 복잡한 구조물인 축사(axoneme)가 있다. 단면으로 볼 때, 축사 미세소관은 독특한 9+2 배열로 정렬되어 있다(그림 3-45).

"9+2"란 말은 축사를 구성하는 미세소관들의 방향과 위치를 말한다. 축사에는 2개의 완전한 중앙 미세소관들(중심 쌍)이 9개의 이중 미세소관들로 된 원으로 둘러싸여 있다. 바깥쪽에 배열되어 있는 이중체들은 13개의 원섬유들로 구성되어 있는 하나의 완전한 미세소관(A 소관)과 11개의 원섬유들로 구성되어 있는 불완전한 미세소관(B 소관)으로 구성되어 있다. B 소관은 A 소관 벽 일부를 공유한다. 미세소관들의 9+2 배열은 축사를 가로질러 섬모나 편모의 기저에 위치하는 **기저체(basal body)**라고 부르는 특수한 중심립들로부터 섬모나 편모의 정점 근처까지 바깥으로 뻗어 있다.

미세소관 외에도 축사에는 몇 가지 다른 중요한 단백질들을 발견할 수가 있다. 이러한 부속 단백질들은 정상적인 섬모 기능에 절대적으로 필요하다. 각 이중체의 A 소관에서 2개의 단백질성 팔들이 이웃하는 이중체의 B 소관으로 뻗어 있다(그림 3-44 참조). 이 팔들은 사실, 섬모와 편모 운동에 관여하는 ATPase 효소인 디네인이다. 또한 인접한 이중체의 A 소관과 B 소관 사이로 뻗어 있는 또 다른 연결부 역시 넥신(nexin)이라고 하는 단백질로 되어 있다. 이것은 인접한 이중체들을 서로 연결시킨다. 마지막으로, 방사형 살(radial spoke)이 각 이중체의 A 소관을 밀어내며 뻗어 있고, 미세소관 중심 쌍 주변을 둘러싸고 있는 전자 밀도가 높은 주변과 접촉하면서, 이중체 미세소관들을 중심 쌍에 연결시킨다. 디네인 팔, 넥신 연결고리, 그리고 방사살 단백질은 축사의 전체 길이를 따라 주기적으로 존재한다. 이러한 주된 단백질 이외에도, 수많은 다른 소수의 단백질들이 축사에 존재한다.

축사 미세소관은 안정적이다

대부분의 세포 미세소관들은 빠르게 조립되거나 해체될 수 있는 불안정한 구조물들이다. 하지만, 축사 미세소관들은 분해에 저항하는 안정된 구조물이다. 이러한 증가된 안정성에 기여할 수 있는 축사 미세소관 변형들 중의 하나는 α-튜불린 소단위의 라이신(lysine) 잔기가 효소에 의해 아세틸화되는 것이다. 빠르게 순환되는 세포질 미세소관은 아세틸화되어 있지 않다. 탈티로신화(detyrosinated)된 튜불린처럼, 시험관 내에서 아세틸화된 튜불린은 변형되지 않은 튜불린과 유사한 운동 행동을 보이는데, 이것은 축사 α-튜불린 소단위의 아세틸화가 미세소관 벽에 결합하여 축사 소관을 안정화시키는 다른 단백질을 위한 신호 역할을 할 수 있음을 시사한다.

미세소관 활주는 축사의 움직임으로 나타난다

축사는 여러 원료로부터 쉽게 분리할 수 있다. 세포로부터 섬모나 편모를 잘라내고, 축사의 주변을 둘러싸고 있는 잔여 원형질막을 제거한 후, 순한 계면활성제를 함유하는 완충액으로 축사들을 추출하면 된다. 분리한 정충 편모의 축사들을 ATP가 함유된 완충액에 두면, 축사들이 비교적 정상적인 방법으로

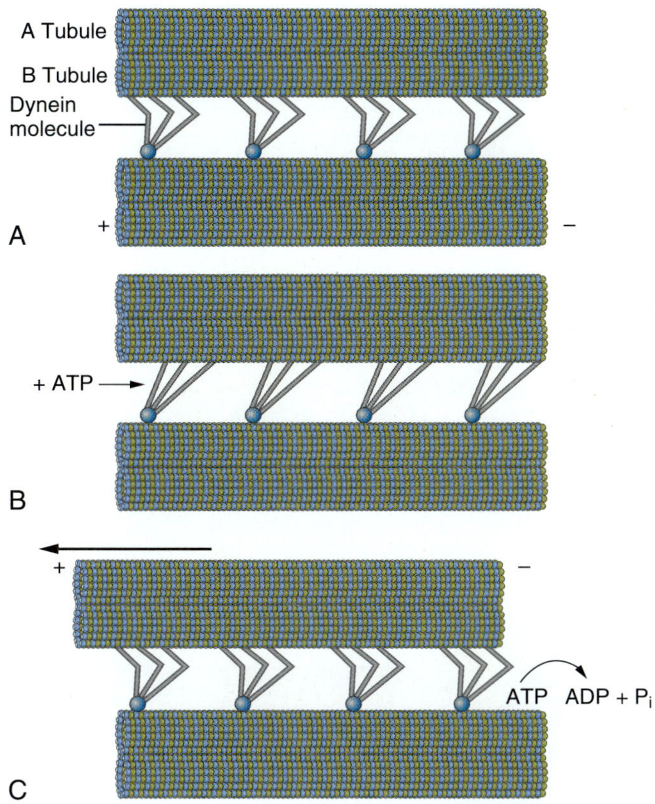

그림 3-46. 디네인 가교 형성 주기는 섬모와 편모의 굽힘 반응을 유도한다. (A) ATPase인 디네인의 구조에서 ATP의 결합이 어떻게 형태 변화를 일으키는지를 보여주는 개요도. (B) ATP가 결합하면 미세소관 쌍의 이웃 소관 벽으로부터 디네인이 떨어졌다가, 그 미세소관 쌍의 길이를 따라 더 먼 곳에서 그 동일한 미세소관 쌍에 다시 부착한다. (C) ATP가 ADP로 가수분해되면 두 미세소관 쌍이 서로 지나치며 미끄러지는 힘을 발생시킨다. 생체에서, 미세소관 쌍의 상대적 활주는 넥신 가교들과 방사살 단백질들에 의해 굽힘 반응으로 전환된다.

채찍운동을 지속한다; 그러므로, 섬모와 편모 운동에 필요한 모든 정보는 축사의 구조 자체에 들어 있다. 생화학적, 유전학적 연구들은 축사 운동의 기전을 밝히기 위해 사용되어 왔다.

분리된 축사를 단백질 가수분해효소로 처리하면, 넥신 가교들과 방사살들이 선택적으로 분해되는 한편, 미세소관들과 디네인 팔들은 손상되지 않은 상태로 남게 된다. 단백질 가수분해효소로 처리된 이러한 축사들을 ATP와 함께 두면, 축사는 원래 길이의 9배까지 길어진다. 현미경 분석은 이것이 9개의 바깥쪽 미세소관 쌍들이 능동적으로 서로 지나가며 활주하기 때문임을 보여주었다. 이렇게 처리된 축사가 가교 결합과 방사살들을 가지지 않는다는 것은 디네인 팔들이 축사 운동을 일으키는 ATPase라는 것을 시사한다. 더욱이, 이 결과는 넥신과 방사살 단백질이 디네인의 활성을 섬모와 편모 운동을 일으키는 굽힘으로 전환시킬 수 있음을 시사한다. 확실히, 이것은 사실이다. 분리한 축사를 낮은 염으로 추출하면, 디네인 팔은 방출되는 반면, 미세소관, 넥신 가교, 그리고 방사살 단백질은 온전하게 남아 있다. 그렇게 추출된 축사들은 ATP를 첨가하여도 채찍운동을 하지 않는다. 하지만, ATP를 디네인 팔을 가지고 있는 염 추출물에 첨가하면, ATP가 능동적으로 가수분해된다. 그러므로, 섬모와 편모 활성에 대해 다음과 같은 기전을 제시할 수 있다(그림 3-46).

ATP의 존재 하에서, 디네인은 구조 변화를 일으킨다. 이런 변화의 효과로, 이웃하는 미세소관 이중체 쌍의 B 소관으로부터 디네인 팔이 떨어졌다가, 그 이중체 쌍의 더 아래쪽에 다시 붙는다. 또 하나의 ATP가 그 디네인 팔에 결합하면 이 주기가 반복된다. 하지만, 이렇게 미세소관 벽의 길이를 따라 발생하는 디네인 팔의 아래를 향한 "걸음걸이(walking)"는 넥신 가교들과 방사살에 의해 저지를 당하므로 축사 내 미세소관끼리의 활주에 의해 축사가 길어지지 못한다. 즉, 이 두 구조물은 이웃하는 미세소관 쌍들의 활주운동(sliding)을 굽힘 운동(bending motion)으로 전환시킨다. 어떤 경우에도, 섬모와 편모의 채찍 운동이 일어나기 위해서는 축사의 한 지역에 있는 디네인 팔은 활성화되어 있어야 하는 한편, 다른 지역들에 있는 디네인 팔은 이완되어 있어야 하기 때문에, 그런 복잡한 경로는 정확하게 조절되어야 한다.

축사 단백질들을 암호화하는 유전자들 중 하나에서 생긴 돌연변이가 몇 가지 인간 질병들을 초래한다. 예상할 수 있는 바와 같이, 그러한 조건을 가진 남성은 그 정자가 비운동성이기 때문에 불임이다. 또한, 이러한 조건 중 하나를 가진 환자는 기도 섬모가 기관지와 비강 통로로부터 점액을 제대로 청소할 수 없기 때문에 만성 기도 질병을 나타낸다.

미세소관과 운동 단백질이 유사분열 방추의 기능을 담당한다

유사분열과 분열 방추체에 대해서는 10장에서 세포주기와 관련하여 논의하겠다. 여기서는, 유사분열 방추체(mitotic spindle)의 적절한 기능을 위한 미세소관, MAPs 그리고 운동 단백질들의 역할에 대해 논의하여 보자. 유사분열이 시작되면, 중심체와 염색체가 복제되며, 세포분열의 전기 동안 핵이 분해되고, 염색체가 응축된 다음, 염색체가 분리된다. 간기의 미세소관은 재앙적 탈중합 증가와 감소된 회복 반응 때문에 해체된다. 결국, 새로이 응축된 염색체들과 결합하는 (+) 말단을 갖는 새로운 미세소관들이 형성된다. 전중기에서, 두 중심체로부터 성장하는 새로이 형성된 미세소관들이 응축된 염색체들의 동원체 부근의 방추사부착점에 부착하여, 미세소관 배열의 중심으로 염색체들이 이동한다. 두 중심체로부터 성장하는 미세소관은 반대 극성을 가지거나 또는 극성이 역평행하다. 중기에 염색체는 이 역평행한 미세소관들의 중앙에 정렬한다. 두 번째 부류의 미세소관은 방추체의 중심에 겹쳐지게 되는

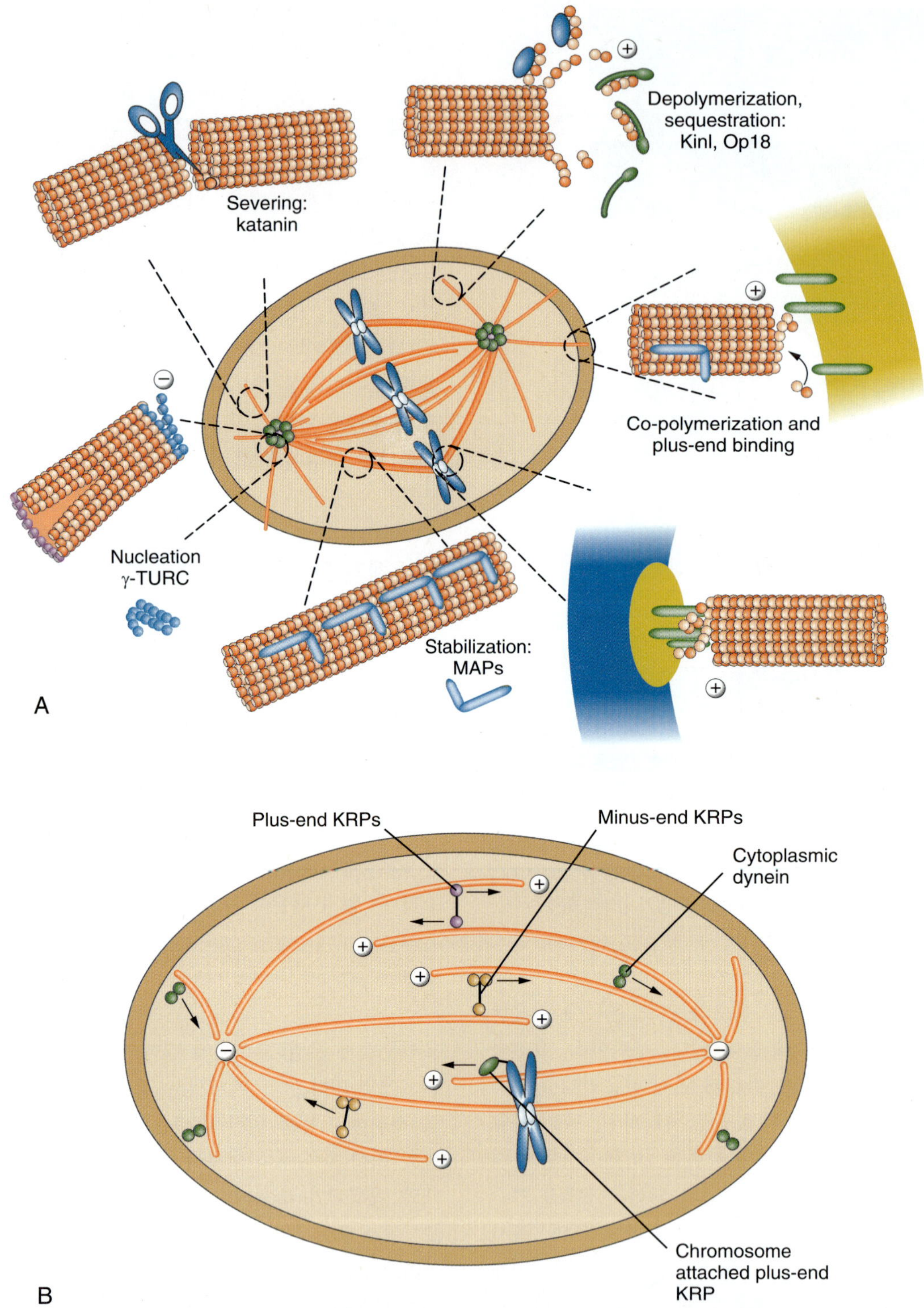

그림 3-47. 유사분열에서 미세소관, 미세소관-결합 단백질 및 운동 단백질의 역할. (A) 유사 분열 방추체 미세소관의 동력학에서 다양한 부류의 MAPs의 역할. (B) 유사분열에서 다양한 부류의 키네신-관련 단백질과 세포질 디네인의 역할. (*Gadde, S. and Heald, R.* Current Biology *2004;14:R797-R805*로부터 변형.)

양극 사이의 미세소관(극간 미세소관, interpolar microtubules)이고, 세 번째 부류는 방추사부착점이나 극간 미세소관들로부터 멀어지는 중심체 혹은 방추극으로부터 중합되는 성상체 미세소관(astral microtubule)이다. 후기 A에 자매 염색(분)체들이 분리되어 방추사 극 쪽으로 이동하고, 후기 B에는 중앙 방추체의 형성과 함께 방추체 극이 더 멀리 분리된다. 마지막으로, 말기에 세포질 분열이 일어나고 핵막이 재형성된다.

그림 3-47에서 보듯이, 앞서 설명한 과정들에서 미세소관

들, MAPs 그리고 운동 단백질들의 역할이 이해되기 시작하고 있다. 이 장의 앞부분에서 설명하였듯이, 미세소관들은 γ-튜불린 고리 복합체로부터 성장해서, (+) 말단에 GTP 덮개가 존재하면 재앙적 분해가 다시 회복되는 반면, (+) 말단이 GDP 덮개를 가지고 있으면 재앙적 분해를 겪는다. KRP 군의 구성원인 카타스트로핀(KinI 같은)은, 재앙적 분해를 촉진하는 반면; MAP-2와 타우 단백질(tau protein)과 같은 MAP은 미세소관을 안정화시킨다. EB1과 CLIP 170 같은 말단-결합 MAP은 APC와 CLASP라고 하는 단백질과 결합하여 미세소관을 동원체 및 세포막에 부착시키는 것으로 생각된다. 카타닌(katanin; 이전 논의 참조)은 미세소관을 절단하여 새로운 GDP-덮개가 씌워진 말단을 만들어, 중심체로부터 미세소관을 방출시킨다. 스타트민/Op18(Stathmin/Op18)은 튜불린 이량체들에 결합하여 GTP 가수분해를 촉진함으로써 중합되지 않은 튜불린 저장고를 유지시킨다. 그림 3-47B에서 나타나 있는 것처럼, 운동 단백질은 유사분열 과정들에서 몇 가지 중요한 역할을 담당한다. 사량체의 (+) 말단 키네신 군 구성원들(BimC와 Eg5 군)은 반대 극성의 미세소관에 결합하여, 방추체 극을 분리시킨다. (-) 말단 KRP는 미세소관을 가교 결합시켜 방추체 극에 성상체 미세소관의 (-) 말단을 집중시킨다. 염색체에 부착되는 (+) 말단 KRP는 미세소관을 염색체에 부착시켜 염색체를 중기 판으로 이동시키는 데 관여한다. (-) 말단 세포질 디네인은 "공급자(feeder)"로 작용하여 미세소관을 방추체 극 쪽으로 이동시키는데, 이쪽에서는 "절단기(chipper)"인 KinI 군 구성원에게 밀어 넣어주면 미세소관의 (+) 말단은 팩맨(Pacman) 방식으로 KinI 군 구성원에 의해 씹혀 분해된다. 세포질 디네인은 또한 방추사부착점 미세소관을 절단기를 향해 (+) 말단 방향으로 이동시키는 것으로 생각된다. 많은 참여 분자들이 더 밝혀져야 하겠지만, 우리는 이제 유사분열에서 나타나는 세부적 운동을 만들어 내기 위해 미세소관 역동성, MAPs 그리고 운동 단백질이 어떻게 함께 일을 하는지를 알아내기 시작했다.

요약

세포골격은 수축, 세포 운동, 세포질을 통한 세포 소기관 및 소낭의 이동, 세포질 분열, 세포질의 세포 내 조직 확립, 세포 극성의 확립, 그리고 세포 항상성과 생존에 필수적인 많은 기능에 관여한다. 세 가지의 기초 구조물을 통해 이 같은 일들을 수행하게 된다: 액틴으로 구성된 직경 7~8 nm의 미세필라멘트(미세섬유), 세포-특이적 조성을 나타내는 10 nm의 IFs, 그리고 튜불린 이량체로 구성된 외부 직경 24 nm의 미세소관이 그들이다. 세포골격은 길이나 중합의 상태 그리고 가교-결합의 수준을 조절하는 단백질들의 영향을 받는 세 가지 주요 필라멘트들과 소관들이 참여하는 역동적인 구조물들이다. 미오신 군의 일원들은 방향 특이적으로 액틴 미세섬유를 따라 소낭을 이동시키는 반면, 키네신/KRP와 디네인 군의 일원들은 미세소관 트랙들을 따라 수하물을 이동시키며, 유사분열 방추체의 형성과 기능에 필수적인 역할을 한다. 이 두 가지 형태의 이동은 모두 ATP 가수분해 작용을 필요로 한다. 미오신 머리와 액틴 미세섬유의 상호작용으로 일어나는 수축 역시 ATP 가수분해 작용으로부터 에너지가 얻는다.

막 골격은 적혈구에서 처음으로 설명되었으며, 여기서 세포 양면의 오목한 형태를 유지하고 그 세포에 탄력성과 유연성을 제공한다. 현재 스펙트린은 모든 진핵세포에 존재하는 것으로 알려져 있으며, 이들 막 골격은 막 수송, DNA 보수, 내부 저장고로부터 Ca^{2+}의 방출, 그리고 시냅스 전달을 조절하는 등 다양한 역할을 한다.

Suggested Readings

Bornens M. Centrosome composition and microtubule anchoring mechanisms. *Curr Opin Cell Biol* 2002;14:25–34.

Endow SA. Kinesin motors as molecular machines. *BioEssays* 2003;25:1212–1219.

Etienne-Manneville S, Hall A. Rho GTPases in cell biology. *Nature* 2002;420:629–635.

Gadde S, Heald R. Mechanisms and molecules of the mitotic spindle. *Curr Biol* 2004;14:R797.

Goodman SR, Johnson D, Youngentob SL, Kakhniashvili D. The spectrinome:

the interaction of a scaffold protein creating nuclear and cytoplasmic connectivity and function. *Exp Biol Med (Maywood)* 2019;244:1273–1302.

Gundersen GG, Gomes ER, Wen Y. Cortical control of microtubule stability and polarization. *Curr Opin Cell Biol* 2004;16:1–7.

Herrmann H, Aebi U. Intermediate filaments and their associates: multitalented structural elements specifying cytoarchitecture and cytodynamics. *Curr Opin Cell Biol* 2000;12:79.

Hsu YJ, Goodman SR. Spectrin and ubiquitination: a review. *Cell Mol Biol* 2005;(Suppl. 51):OL801–OL807.

Pollard TD, Borisy GG. Cellular motility driven by assembly and disassembly of actin filaments. *Cell* 2003;112:453–455.

Spudich JA. The myosin swinging cross-bridge model. *Nat Rev Mol Cell Biol* 2001;2:387–392.

Yin HL, Janmey PA. Phosphoinositide regulation of the actin cytoskeleton. *Annu Rev Physiol* 2003;65:761–789.

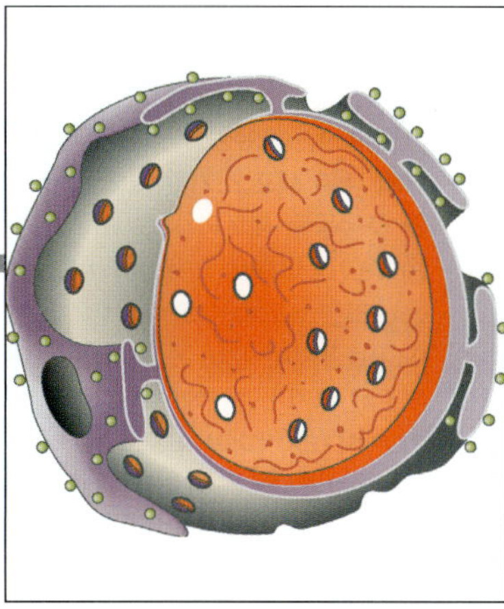

Chapter 4

세포 소기관의 구조와 기능

이 책에서 중점적으로 다루는 진핵생물인 포유류의 세포는 10~60 μm 범위의 크기를 갖고 있으며, 세포 기능에 필수적인 복잡한 막으로 둘러싸인 세포 내 소기관을 갖고 있다. 그림 4-1은 세포를 둘러싸고 있는 원형질막을 포함하여, 전형적인 포유동물의 세포 내 소기관에 대한 개요를 보여주고 있다.

인체에서 대부분의 세포는 고형 기관의 일부이며, 특화된 원형질막을 가지고 있어서 인접한 세포들과 접촉하고 있다. 이러한 전문화는 자유롭게 혼합되지 않는 서로 다른 단백질과 지질 조성을 갖는 뚜렷하게 구별되는 두 가지 형태의 원형질막을 생성한다. 일반적으로 원형질막의 한쪽 면은 장의 내강과 같은 빈 공간(강, cavity)을 향하고 있으며, 이를 정단막(apical membrane)이라고 부른다. 미세융모(microvilli)라고 하는 돌기는 정단 표면에서 내강 공간으로 뻗는다. 옆쪽의 이웃 세포들과 접해 있는 원형질막과 정단면의 반대쪽에 있는 물질들을 향해 있는 원형질막은 기저측막(basolaterial membrane)이라고 부른다. 세포들 사이의 특화된 연접들은 정단막과 기저측막에서 단백질과 지질이 연접을 넘어 확산되어 섞이는 것을 막아준다. 고형 기관의 세포들은 형태가 대칭이 아니기 때문에, 이를 극성화된(polarized) 세포라 한다. 반대로, 고형 기관의 일부가 아닌 적혈구 세포와 림프구 세포의 경우는 오직 한 종류의 원형질막만을 가지며, 극성화되어 있지 않다.

핵막(nuclear membrane)은 내막(inner membrane)과 외막(outer membrane)의 뚜렷하게 구별되는 2개의 지질 이중층을 갖는다(그림 4-2와 4-3 참조). 여기에는 핵공(nuclear pore)이라고 하는 핵의 내부 핵질(nucleoplasm)을 세포질(cytoplasm)과 연결하는 통로 형태의 특화된 구조물이 있다. 바깥의 핵막은 세포에서 가장 큰 표면적을 갖는 막인 소포체(ER)와 연결되어 있다. ER에는 두 가지 종류가 있다: 즉, 조면소포체(RER)와 활면소포체(SER)이다. 두 가지 ER들은 서로 다른 기능을 갖는다(이후의 설명 참조).

골지체(골지 복합체, Golgi complex)는 평평한 주머니 형태의 막 층(cisternae)으로 구성되어 있다. 이러한 막 층에는 ER로부터 새로이 합성된 단백질과 지질을 받는 시스-골지 망(cis-Golgi network, CGN)이라고 하는 형성면(forming face) 그리고 모든 종류의 거대분자를 분해하는 다양한 효소를 가지는 라이소좀(lysosome, 분해소체)과 원형질막으로 수하물을 전달하는 전달면(trans face)를 가지고 있다.

ER에서 분비 경로의 바깥쪽 구획으로의 막 이동뿐만 아니라, 원형질막으로부터 내포작용 소포(endocytic vesicle) 형성을 통해 세포 내부로 들어온 세포 밖의 물질들은 초기 내부소체(early endosome)와 후기 내부소체(late emdosome)을 거쳐 라이소좀이나 세포 내의 다른 막 구획으로 전달되기도 한다. 앞에서 설명한 막으로 둘러싸인 소기관은 막 유통의 경로들에 의해 서로 연계되는데, 하나의 막 구획에서 형성되고 그 경로의 다음 구획과 융합되는 막 소포 또는 막 세관을 포함하는 막 흐름 경로에 의해 연결된다. 대부분의 단백질과 지질은 먼저 ER 막에 통합되고 Golgi 복합체로 이동한 다음 원형질막, 내부소체, 그리고 라이소좀으로 이동한다.

ER에서 나와 원형질막 쪽으로의 막 운송을 **전방수송**(*anterograde transport*)이라고 한다. **역수송**(*retrograde transport*)이라고 불리는 반대 방향으로의 막 운송도 역시 발생하는데, 전방 수송에 의해 제거되는 막 성분들을 회수하여 항상성을 유지시킨다. 서로 다른 소기관들은 서로 다른 기능을 가지고 있기 때문에, 이들이 각자 그 기능들을 유지하는 데에 필요

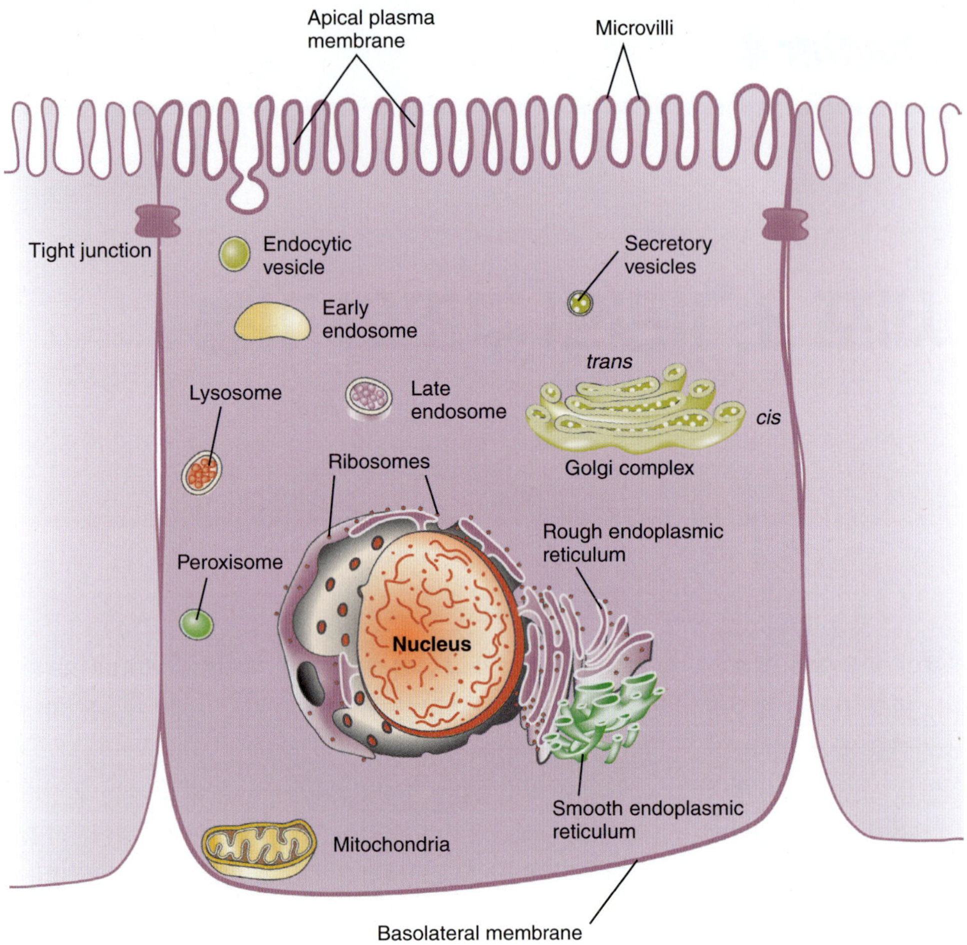

그림 4-1. 포유동물 세포의 원형질막과 내부 세포 소기관 개요. 전형적인 포유동물 세포의 세포 내 소기관은 핵(이중막으로 의해 둘러싸여 있음), 조면소포체(RER), 활면소포체(SER), 골지체, 분비 소낭, 다양한 내부소체, 라이소좀, 페록시좀, 그리고 미토콘드리아(내막과 외막 포함)를 포함하고 있다. 이 개요는 단순한 극성화 세포를 보여주고 있는데, 정단막과 기저측막, 그리고 이들을 분리시키고 있는 밀착연접들이 나타나 있다. 여기에 나타내지 않은 세포들 사이의 다른 연접 구조들은 7장에 논의되어 있다.

한 단백질과 지질 조성은 서로 다르다. 왕성한 전방수송과 역수송의 막 운송에도 불구하고, 그 고유한 조성들이 어떻게 유지되는지는 아직도 잘 알려져 있지 않다. 흥미롭게도, 포유동물 세포의 두 소기관인 미토콘드리아(mitochondria)와 페록시좀(peroxisomes)은 이런 막 유통 경로들의 정차 역들이 아니며, 단백질과 지질을 수송하는 특수한 기전들이 존재한다.

전형적인 포유동물 세포는 약 20,000-30,000개의 서로 다른 단백질들을 만들며, 이 단백질들의 1/2~2/3 가량이 합성된 후 세포질에 남는다. 세포질에 머물지 않는 단백질들은 분비 도중에 ER 막을 통과하거나 막에 걸쳐 있는 단백질이 될 수 있다. 또는 일련의 단백질 그룹은 핵, 미토콘드리아 및 퍼옥시솜을 포함한 다른 세포내 구획으로 수송되기 위해 번역 후 수식된다. 단백질 내에 암호화된 분류 신호(sorting signal, 표 4-1)는 세포의 분류 기계가 읽는 "우편 번호" 역할을 하여 단백질을 올바른 세포 목적지로 전달한다. 세포 단백질 분류의 오류로 이어지는 돌연변이는 세포 소기관 생물학에 대한 이해가 없이는 이해할 수 없는 다양한 병리학적 상태를 유발할 수 있다. 이 장의 나머지 부분에서는 핵에서 시작하여 세포 소기관을 연결하는 막 흐름에 따라 ER로 그리고 바깥쪽으로 이동하는 세포 소기관의 구조와 기능을 알아보자.

핵

대부분 포유류 세포에서 가장 큰 세포 소기관은 핵막(*nuclear envelope*)이라고 하는 이중의 막으로 둘러싸인 핵(nucleus)이다(그림 4-2). 핵막 내의 핵질(nucleoplasm)은 그 세포의 DNA(미토콘드리아의 DNA는 제외)를 포함하고 있다. 핵은 또한 광학현미경으로 쉽게 볼 수 있는 하나 이상의 핵소체(nucleolus)를 포함하며, 이들은 리보솜 RNA(rRNA)가 합성되어 리보솜으로 조립되기 시작하는 위치이다. 핵질은 또한 염색질 결합을 위한 비계(scaffold)를 제공할 수도 있는 핵 기질(nuclear matrix)이라고 하는 섬유상 망을 가진다는 증거가 있다. DNA 합성(복제)과 RNA의 합성(전사) 작용은 핵에서 일어난다(자세한 내용은 6장 참조).

핵 내막은 핵질과 마주하고 있으며, 라민(lamin)이라고 하는 섬유상 단백질로 만들어지는 망인 그 아래의 핵막하층(nuclear lamina)과 접촉하고 있다. 핵막하층은 핵막의 모양을 지지하며 유사분열 시 핵막 분해의 주요 인자이다. 유사분

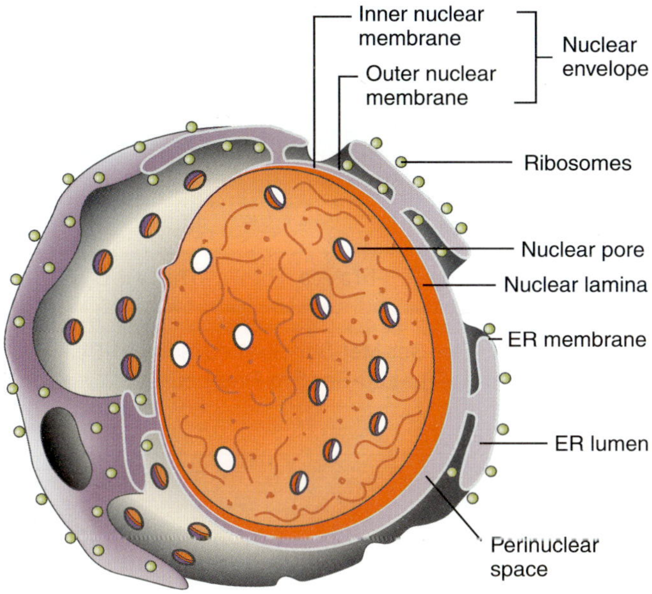

그림 4-2. 핵막과 세포 구조와의 관계. 도식은 핵 구획을 둘러싼 이중막을 보여주고 있다. 내부 핵막은 핵막하층(nuclear lamina)이라는 섬유상 단백질들의 망으로 덮여 있다. 외부 핵막은 소포체(ER)의 막과 연결되어 있다. 외부 핵막에는 종종 여기에 붙어 있는 리보솜들을 가지는데, 이들은 활발하게 단백질을 합성하고 있어서, 이 단백질들이 우선 내부 핵막과 외부 핵막의 사이 공간인 핵막강으로 들어가게 된다. 이 공간은 ER의 내강과 연결되어 있다. 핵막의 이중막 구조는 세포질과 핵질 사이의 물질 통과를 조절하는 통로인 구멍을 가진다.

열 동안 핵막은 해체되어, 염색체들을 분열된 딸세포들로 나눌 수 있도록 방출시켰다가 그 후 재조립하여 핵을 재형성한다. 핵막강(perinuclear space, 핵막간 공간)이 핵의 내막과 외막 사이에 존재한다; 거의 모든 세포들에서 이 공간은 폭이 약 20~40 nm이다. 외막은 ER 막과 연속되어 있어서 핵막강은 ER 내강(lumen)의 연장이라고 할 수 있다. 핵 외막과 RER의 표면은 결합된 리보좀을 포함하며, 이는 ER을 통해 막 결합 단백질 및 분비 단백질을 번역하고, ER 막을 통해 이동시킨다. 핵막은 외막과 내막이 서로 융합하여 형성한 구멍인 핵공을 가지고 있다(그림 4-2). 핵에서 만들어진 rRNA, 운반 RNA(transfer RNA, tRNA), 그리고 전령 RNA(messenger RNA, mRNA)는 세포질로 보내지고, 세포질에서 만들어지는 단백질은 다시 핵으로 들어와야 한다. 이러한 양방향의 수송은 핵공을 통해 일어난다(양방향 수송과 핵의 기능에 대한 자세한 설명은 6장 참조).

소포체

활면소포체(smooth ER, SER)와 조면소포체(rough ER, RER)는 모두 포유동물 세포들에서 가장 큰 막 체계인 소포체(endoplasmic reticulum, ER)를 형성한다(그림 4-3). SER과

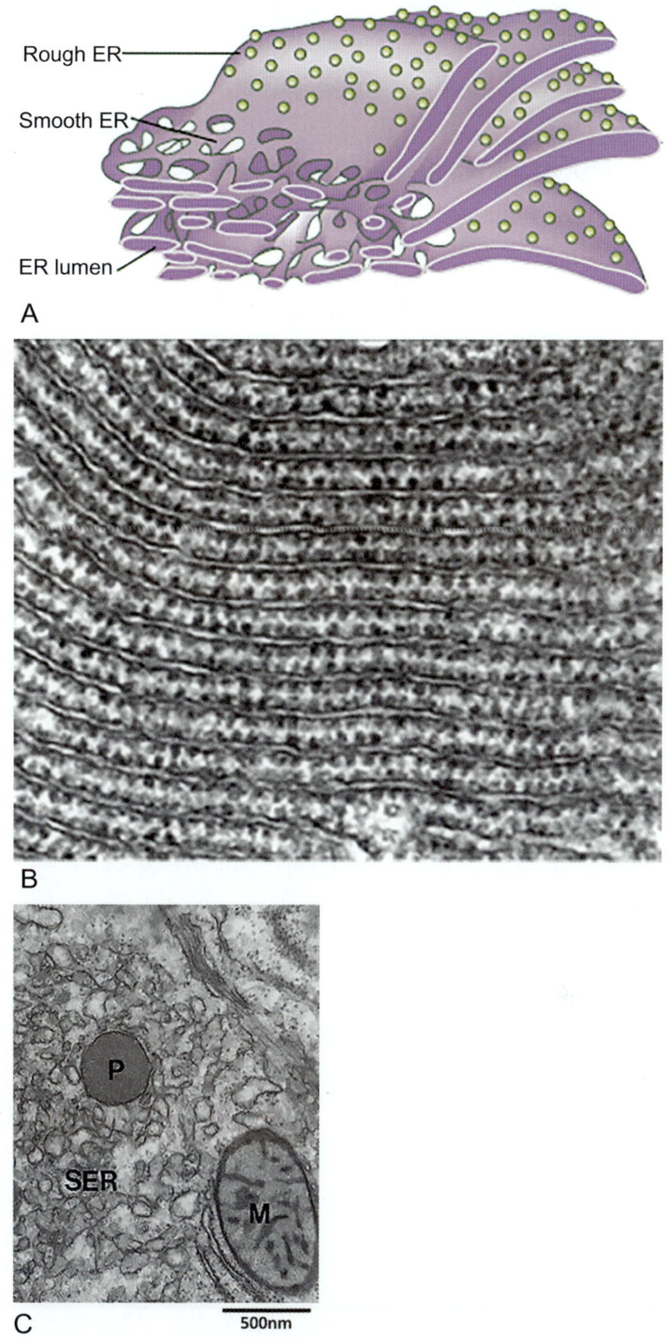

그림 4-3. 조면소포체(RER)와 활면소포체(SER)의 구조. (A). 조면소포체는 세포질 표면에 리보솜이 붙어 있는 평평한 주머니들이 나란히 쌓여서 형성된다. 내강 공간은 20~30 nm이다. 활면소포체는 리보솜이 붙어 있지 않고, 종종 30~60 nm 직경의 막으로 형성된 관으로 보이며, 조면소포체와 연결되어 있어서 이 두 소포체들의 막은 동일한 내강 공간을 공유한다. (B) 누에의 실크 샘에 있는 분비 세포 RER의 전자현미경 사진. (C) 쥐 간세포의 활면소포체의 전자현미경 사진. P는 퍼록시좀을 나타내고 M은 미토콘드리아를 나타낸다. ([B] *From Shibata Y, Voeltz GK, Rapoport TA. Rough sheets and smooth tubules.* Cell *2006;126(3):435-439.* [C] *Modified from Steegmaier M, Oorschot V, Klumperman J, Scheller RH. Syntaxin 17 is abundant in steroidogenic cells and implicated in smooth endoplasmic reticulum membrane dynamics.* Mol Biol Cell *2000;11(8):2719-2731*로부터 변형.)

표 4-1. 일반적인 몇 가지 신호 서열

Function of Signal Sequence	Example of Signal Sequence
Import into nucleus	-Pro-Pro-Lys-Lys-Lys-Arg-Lys-Val-
Export from nucleus	-Met-Glu-Glu-Leu-Ser-Gln-Ala-Leu-Ala-Ser-Ser-Phe-
Import into mitochondria	$^{+}H_3N$-Met-Leu-Ser-Leu-Arg-Gln-Ser-Ile-Arg-Phe-Phe-Lys-Pro-Ala-Thr-Arg-Thr-Leu-Cys-Ser-Ser-Arg-Tyr-Leu-Leu-
Import into plastid	$^{+}H_3N$-Met-Val-Ala-Met-Ala-Met-Ala-Ser-Leu-Gln-Ser-Ser-Met-Ser-Ser-Leu-Ser-Leu-Ser-Ser-Asn-Ser-Phe-Leu-Gly-Gln-Pro-Leu-Ser-Pro-Ile-Thr-Leu-Ser-Pro-Phe-Leu-Gln-Gly-
Import into peroxisomes	-Ser-Lys-Leu-COO^-
Import into ER	$^{+}H_3N$-Met-Met-Ser-Phe-Val-Ser-Leu-Leu-Leu-Val-Gly-Ile-Leu-Phe-Trp-Ala-Thr-Glu-Ala-Glu-Gln-Leu-Thr-Lys-Cys-Glu-Val-Phe-Gln-
Return to ER	-Lys-Asp-Glu-Leu-COO^-

Some characteristic features of the different classes of signal sequences are highlighted in color. Where they are known to be important for the function of the signal sequence, positively charged amino acids are shown in red and negatively charged amino acids are shown in green. Similarly, important hydrophobic amino acids are shown in orange and important hydroxylated amino acids are shown in blue. $^{+}H_3N$ indicates the N-terminus of a protein; COO^- indicates the C-terminus.

RER로 둘러 싸여있는 내강 공간이 분리되어 있지 않지만, 두 막들은 그럼에도 불구하고 형태학적으로나 기능적으로 뚜렷하게 구별된다. RER은 분비 단백질과 내재성 막단백질의 합성에 종사하는 리보솜이 붙어 있으며, 이 결합형 리보솜들 때문에 전자현미경 사진에서 RER의 표면이 거칠어 보인다(그림 4-3, B). SER은 전자현미경 하에서 뚜렷한 표면 특징 없이 작은 관(tubule)이나 단면 소포로 자주 관찰된다(그림 4-3, C).

활면소포체

활면소포체(SER)는 다양한 기능을 가지고 있으며, 이런 기능들은 종종 증가된 SER 활성을 필요로 하는 특정 세포 유형에서 두드러진다. SER의 일반적인 네 가지 기능은 글리코겐(glycogen)으로부터의 포도당 분리, 칼슘의 저장, 약물 해독 작용, 지질의 생합성이다. 포도당은 특히 포도당 항상성에 중요한 역할을 하는 간에서 SER 가까이에 중합체인 글리코겐으로 저장된다. 글리코겐 분해로 생성된 글루코스-6-인산은 간과 신장에서 주로 발현되는 SER-결합 효소인 글루코스-6-포스파타제에 의해 탈인산화된다. 글리코겐 대사에 영향을 주는 약 10여 가지의 질병들 중 하나인 제1형 글리코겐 저장 질환(type 1 glycogen storage disease; Von Gierke 질병)은 포도당-6-인산 포스파타제의 유전적 결핍이 그 원인이다. 이 질병을 가진 환자들은 글리코겐을 저장할 수는 있으나 그것을 분해시킬 수 없어서, 시간이 지나면서 글리코겐 축적으로 인해 간 비대증이 나타난다. 이 질병은 만성 저혈당, 비정상적 성장을 일으키며, 자주 치명적이다.

SER은 세포 내 칼슘의 저장고이다. 칼슘은 능동수송에 의해 SER로 유입되며, 호르몬 신호들에 반응하여 방출된다. 이것은 특히 근세포들에서 중요한데, 여기서는 SER이 매우 두드러져서 근소포체(sarcoplasmic reticulum)라고 하는 특별한 이름이 붙어 있다. 칼슘은 세포 표면 수용체에 결합하는 신경전달 물질(neurotransmitter)에 의해 개시되는 신호전달 경로들에 반응하여 방출된다.

시토크롬(Cytochrome) P450은 SER의 막에 존재하는 효소군으로서, 산소와 NADPH(nicotine amide adenine dinucleotide phosphate)를 사용하여 스테로이드와 약물을 포함하는 광범위한 기질들을 수산화시킨다(hydroxylate). 수산화는 종종 소수성 약물들의 수용성을 증가시켜, 체내에서 제거를 촉진하므로, 특정 시토크롬 P450 효소들은 서로 다른 약물들에 반응하여 발현이 증가된다. 이러한 상향-조절은 SER 막의 극적인 팽창을 일으킬 만큼 강력할 수 있다. 예를 들어, 만성 바비투르산염(barbiturate)의 사용은 해독작용을 하는 시토크롬 P450 효소의 유도로 인해 SER이 확장된다. 약물의 비활성화가 증가되면, 동일한 효과를 얻기 위해서 더 많은 양의 바비투르산염이 필요하게 된다. 이것은 약물 중독자들에서 나타나는 중독의 소용돌이 일부이다. 폴리사이클릭 아릴 하이드로카본(polycyclic aryl hydrocarbon)과 같은 발암물질 역시 SER-결합

시토크롬 P450 효소에 의해 수산화되며, 이것이 종종 이들의 발암 활성을 증가시킨다.

포유동물 세포에서 인지질(phospholipid), 세라미드(ceramide), 그리고 스테롤(sterol)은 보통 SER의 세포질 쪽 면에 존재하는 SER 효소들에 의해 주로 합성된다. 예외적으로 미토콘드리아는 특정 인지질을 합성하며, 페록시좀은 콜레스테롤과 몇 가지 기타 지질들을 생합성한다. 인지질 생합성의 첫 단계는 지방산 아실 조효소 A(fatty acyl CoA) 두 분자를 글리세롤(glycerol)과 중합시켜 포스파티드산(phosphatidic acid)을 만드는 것이다(그림 4-4). 지방산 아실 CoA 각 분자는 독립적으로 첨가되므로, 세포는 글리세롤의 1번과 2번 위치에 에스테르화되는 지방산의 종류를 조절할 수 있다. 세포질의 유리 지방산들은 보통 지방산 결합 단백질과 결합하여 지방산 아실-CoA 유도체로 전환되는데, 이들은 활면소포체의 세포질면 막에 있는 아실 전이효소(acyltransferase)의 기질들이다. 포스파타제는 포스파티드 산으로부터 인산기를 제거하여 디아실글리세롤(diacylglycerol)을 만들며, 극성인 머리에는 시티딘-디포스포에탄올아민(cytidine-diphosphoethanolamine, CDP-ethalolamine)이나 시티딘-디포스포콜린(cytidine diphosphocholine, CDP-choline)이 첨가된다(그림 4-4 참조).

두 지질 단층들 사이에 특정 인지질이 분포하려면, 인지질은 ER의 세포질쪽 지질층에서 조립된 다음 이중층의 다른 쪽 절반으로 이동되어야 한다. 한쪽 단층에서 다른 쪽 단층으로 인지질들의 자발적인 뒤집힘(flipping)은 지극히 느리며, 플리페이즈(flippase)라는 단백질이 특정 지질의 이러한 이동을 촉매한다. 인지질들은 종종 이중층의 두 절반에 비대칭적으로 분포한다; 예를 들어, 포스파티딜콜린(phosphatidylcholine)과 스핑고마이엘린(sphingomyelin)은 ER 막의 내강면에 주로 존재하는 반면, 포스파티딜에탄올아민(phosphatidylethanolamine)과 포스파티딜세린(phosphatidylserine)은 주로 세포질 면에 위치한다. 서로 다른 막에서 관찰되는 이러한 지질 비대칭의 다양성을 달성하기 위해 이 뒤집힘 과정이 어떻게 조절되는지는 2장에 서술되어 있다.

포스포스핑고리피드(phosphosphingolipid)와 글리코스핑고리피드(glycosphingolipid)의 전구체인 세라미드(ceramide)는 세린과 팔미토일 CoA(palmitoyl CoA)로부터 ER에서 합성된다. 인

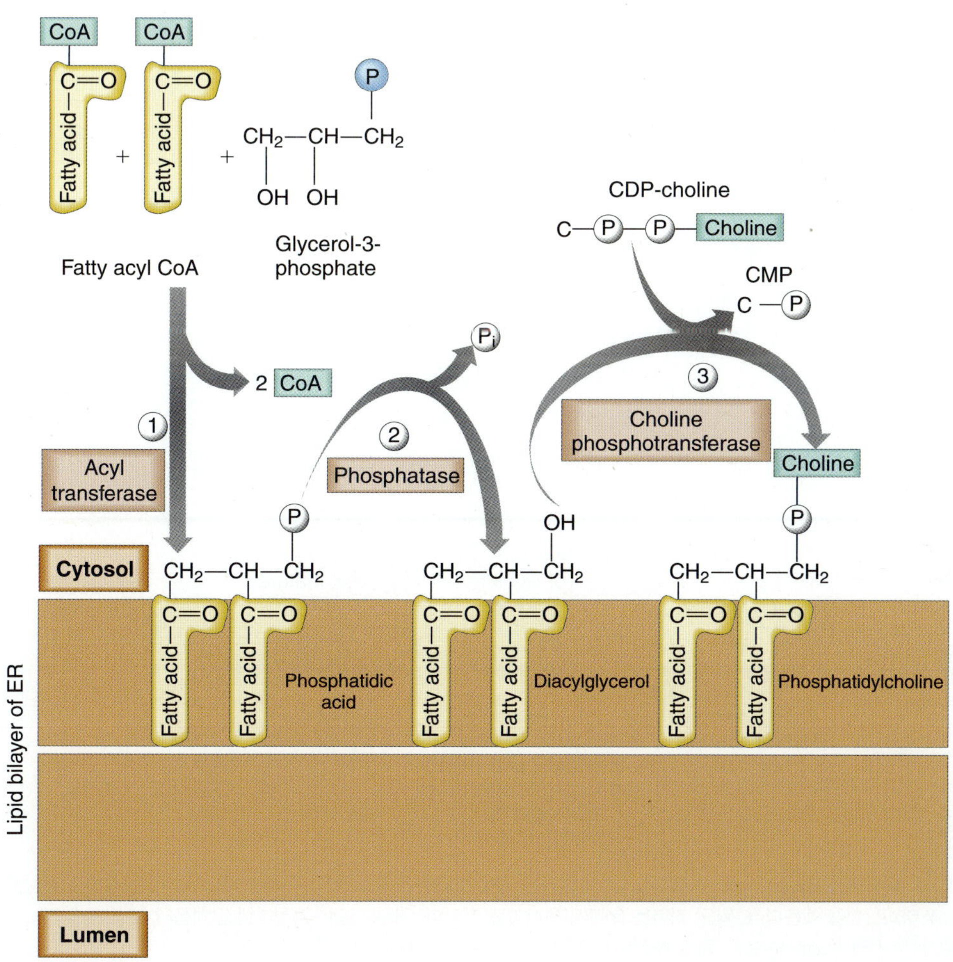

그림 4-4. 활면소포체에서의 인지질 합성. 이 그림은 지방산 아실-조효소 A(acyl-coenzyme A, acyl-CoA), 글리세롤-3-인산(glycerol-3-phosphate), 그리고 시티딘-이인산콜린(cytidine-diphosphocholine, CDP-choline)으로부터 포스파티딜콜린(phosphatidylcholine)이 합성되는 경로를 보여주고 있다.

지질 또한 ER에서 만들어진다. 갱글리오시드(ganglioside) 같은 글리코스핑고리피드들은 세라미드가 골지체에 도달할 때 만들어지고, 골지 내강면에서 글리코실 전이효소(glycosyl transferase)에 의해 당 수식(glycosylated)된다. 글리코스핑고리피드는 세포내막의 세포외(세포막의 세포외면과 동일) 쪽에서만 발견되며, 이는 이런 유형의 지질에 대한 플리페이즈들이 존재하지 않음을 예상하게 한다.

콜레스테롤(cholesterol) 생합성에서 가장 중요한 단계인 메발론산(mevalonate)의 생성은 SER의 내재성 막단백질인 HMG-CoA 환원효소(HMG-CoA reductase; 3-hydroxy-3-methylglutaryl-CoA reductase)에 의해 촉매된다. 콜레스테롤을 대사적으로 변형시키는 것은 물론 콜레스테롤을 만드는 과정에 관여하는 다른 효소들 역시 ER에 존재한다. 콜레스테롤은 처음에는 ER의 세포질 면에서 만들어지지만, 막의 양쪽에서 발견되며, 콜레스테롤 플리페이즈(cholesterol flippase)들이 그들의 뒤집힘을 촉매한다고 증명되었다.

많은 지질들이 이중층의 두 절반들에 비대칭적으로 배열되어 있을 뿐만 아니라, 대부분 막들은 고유한 지질 조성을 유지한다. 예를 들어, 포유동물 세포의 ER은 일반적으로 50%나 그 이상이 포스파티딜콜린이며, 스핑고마이엘린과 콜레스테롤은 10% 미만이다. 대조적으로, 원형질막은 25% 이하의 포스파티딜콜린과 20% 이상의 스핑고마이엘린 및 콜레스테롤을 가진다. 그러므로, 어떤 지질이 일단 ER에 통합되면, 다른 막으로 수송되어야 할 뿐만 아니라, 최종 목적지 막의 특징적인 조성 또한 유지되어야 한다. 지질은 소낭-중개 수송(vesicle-mediated transport)과 비소낭 중개 수송에 의해 구획 사이에서 수송될 수 있지만, 특정 막 구획의 지질 구성을 제어하는 메커니즘은 아직 불분명하다.

조면소포체

조면소포체(RER)는 분비 단백질과 막단백질(포유동물 세포들에서 미토콘드리아와 페록시좀 단백질은 제외)이 처음으로 막을 통과하거나 막으로 들어가는 장소이다. RER은 리보솜과 협력하여 세포에서 합성되는 모든 단백질들로부터 분비 단백질과 막단백질을 선별하여 RER로 보내는 기구를 가지고 있다. 이 과정에서 RER에 리보솜들이 결합하게 되며, 이 때문에 RER의 전자현미경 상이 거친 모습으로 나타난다(그림 4-3, B). RER의 여러 다른 기능은 분비 단백질과 막단백질의 가공과 관련된 것이다. 여기에는 당화(glycosylation), 단백질 접힘(folding), 단백질의 품질 관리(quality control) 및 이런 관리 표준을 통과하지 못한 단백질들의 분해(degradation) 등이 포함된다.

조면소포체 막을 가로질러 분비 단백질의 이동은 신호를 필요로 한다

1970년대에, 세포생물학자들은 성숙되어 분비된 단백질이 그 합성에 필요한 리보솜들, tRNA, mRNA 그리고 모든 기타 인자들을 가지고 있는 시험관 내의 비세포 단백질 생합성계에서 합성됐을 때보다 약간 더 작은 분자량을 가진다는 것을 알았다. 이러한 분자량의 차이는 분비 과정 동안 분비 단백질의 N-말단에서 성숙 단백질을 만들기 위해 잘려나가는 여분의 아미노산들이 존재하기 때문임을 알 수 있었다. 전자현미경법과 생화학적 실험들로부터 나온 증거들은 분비 단백질이 세포 외부로 가는 도중에 RER의 내강으로 들어간다는 것을 보여주었고, 그 여분의 아미노산은 다른 모든 단백질들로부터 분비 단백질을 선택하고 어떻게든 이를 RER로 가도록 한다는 제안이 나오게 되었다. 이것을 신호가설(signal hypothesis)이라고 하며, N-말단에 존재하는 여분의 아미노산들을 신호 펩티드(signal peptide) 혹은 신호 서열(signal sequence)이라고 한다. 서로 다른 단백질들의 신호 서열을 비교할 때 몇 가지 공통 특징들이 발견된다(그림 4-5).

N-말단 신호 서열들의 전체 길이는 일반적으로 16~30개

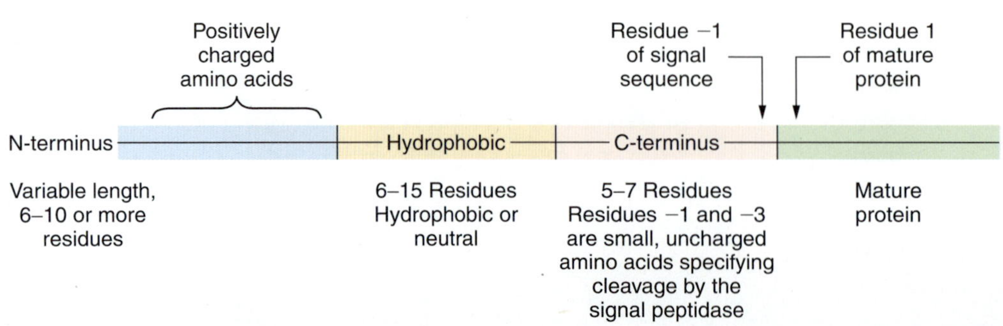

그림 4-5. 신호 서열의 특징. 신호 서열은 일반적으로 세 가지 기능성 지역을 가지고 있다. N-말단은 길이가 다양하며 C-말단 쪽에는 양으로 하전된 아미노산들을 포함한다. 중간 지역은 6~15개의 소수성 또는 중성의 아미노산을 갖는다. C-말단 지역은 5~7개의 잔기를 가지며, 위치 −1과 −3(성숙한 단백질의 첫 번째 아미노산 잔기가 +1)에는 신호 펩티다아제에 의한 가수분해로 신호 서열 분해에 중요한 작고, 하전되지 않은 아미노산들이 자리한다.

아미노산이며, 이러한 펩티드는 N-말단에 1개 이상의 양성 아미노산을 포함하고 있고, 그 뒤에 연속적인 소수성 잔기 부분이 뒤따른다. 특정 아미노 서열이 아니라, 이러한 핵심 서열의 소수성이 분비 기구에 의한 신호 서열의 인식에 필요한 것이다. 소수성 서열 뒤의 영역은 또한 신호 펩티다아제로 하여금 가수분해 반응에 의해 분비 단백질들로부터 신호 서열을 제거하도록 지시한다.

신호 가설은 RER 막을 가로지르는 분비 단백질의 수송을 재구성하도록 한 비세포 분석(cell free analysis system)에서 검증되었다. 분비 단백질에 대한 mRNA와 리보솜을 비롯하여 그것을 번역하는 데 필요한 다른 모든 성분들을 섞은 혼합물을 세포질(즉, 리보솜은 RER에 결합된 것이 아니라 세포질로부터 얻은 것이다)로부터 분리하였다. 그리고 세포를 균질화시켜(homogenate; 파괴하여 섞음) 얻은 손상되지 않은 작은 소낭인 마이크로좀(microsome)을 첨가하였다. 이러한 실험적 설계가

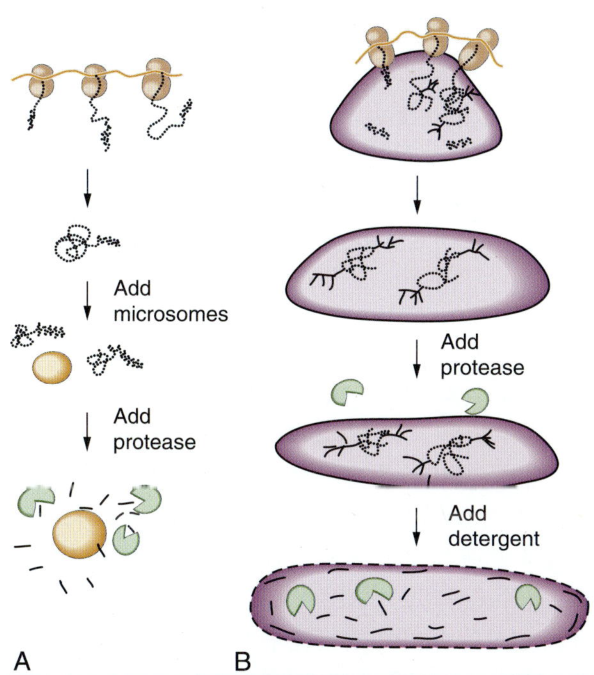

그림 4-6. 비세포계 단백질 합성 분석에 의한 신호 가설의 검증. (A) 분비 단백질에 대한 전령 RNA(mRNA)는 비세포계에서 번역된다. 번역 후 마이크로좀(RER로부터 유도된 소낭들)이 첨가되면, 그 단백질은 그 소낭으로 들어가지 않으며, 신호 서열은 그대로 온전히 남아 있고, 탄수화물은 단백질에 첨가되지 않는다. 단백질 분해효소(protease)가 첨가되면, 그 단백질은 마이크로좀에 의해서 보호되지 않기 때문에 분해된다. (B) 분비 단백질의 mRNA는 마이크로좀의 존재 하에서 번역된다. 단백질을 만드는 리보솜은 마이크로좀과 결합하여 그 단백질을 소낭 내부로 번역하여 들여보낸다. 그 단백질을 분석해 보면 신호 서열이 절단되었고 N-결합 당수식이 되어 있다. 단백질 분해효소가 첨가되면, 그 단백질은 마이크로좀 내에 갇혀 있기 때문에 분해되지 않는다. 하지만, 계면활성제를 첨가하여 막을 파괴하면, 단백질 분해효소와 단백질이 접촉할 수 있게 되어 단백질 분해가 발생한다. (*Lodish H, Berk A, Matsudaira P, et al.* Molecular Cell Biology, *5th ed. New York, W. H. Freeman and Company 2004*로부터 변형.)

그림 4-6에 설명되어 있다.

마이크로좀이 없는 상태에서 단백질이 합성되었을 때는 신호 서열을 가지고 있었으나 당화되지는 않았다. 단백질 합성 후에 마이크로좀을 첨가하면, 그 단백질은 신호 서열이 절단되지 않은 채 마이크로좀 외부에 그대로 남아 있었고, 탄수화물도 첨가되지 않았다. 마이크로좀 외부에 있는 단백질의 존재는 그 단백질을 분해하는 효소를 첨가함으로써 입증할 수 있었다. 하지만, 그 단백질이 합성되는 것과 같은 시기에 마이크로좀이 존재하였을 때는, 신호 서열은 절단되었고, 단백질이 당 수식되었으며, 완성된 그 단백질이 그 마이크로좀 내부로 들어갔다. 이런 사실은 마이크로좀으로 들어가지 못하는 단백질 분해효소를 첨가했을 때 분해되지 않고 보호되는 것으로부터 유추된 것이다. 계면활성제를 이용하여 마이크로좀의 막을 용해시키면 내부의 단백질이 노출되어 단백질 분해효소에 의해 분해되었다.

이런 실험의 결과들과 기타 여러 가지 결과들은 다음과 같은 특징을 가지는 모델로 통합되었다: (1) 새로운 아미노산들이 그 단백질로 중합되는 동안 분비 단백질은 번역과 동시에 ER 막을 가로질러 수송된다(효모에서처럼 예외가 있다). (2) 신호 서열은 단백질 합성이 완료되기에 앞서 수송 과정 중에 절단되어 떨어져 나간다. (3) 특정 형태의 탄수화물들은 RER의 내강 면에서 번역과 동시에 자라나고 있는 폴리펩티드에 첨가된다. (4) 세포질의 수용액 부분에서 존재하고 있던 리보솜들은 분비되는 단백질들의 합성과 수송에도 관여하는데, 이것은 세포질 단백질의 합성에 필요한 리보솜과 분비 단백질에 필요한 리보좀이 서로 다른 두 가지 형태가 아니라는 사실을 시사한다.

분비 단백질은 그 합성이 완료되기 전에 RER 막을 통과하기 시작하기 때문에, 분비 단백질의 합성에 참여하고 있는 리보솜들을 RER로 불러 모으는 기전이 있어야만 한다. 분비 단백질의 비세포계 합성에 대한 연속적인 생화학적 연구는, 이 비세포 시스템에 첨가되었을 때 세포질 단백질이 아닌 분비 단백질만의 신장을 정지시키는 수용성 인자를 찾아냈다. 분비 단백질을 만드는 리보솜과 세포질 단백질을 만드는 리보솜을 구분할 수 있는 유일한 특징이 분비 단백질의 신호 서열이었기 때문에, 그 수용성 인자는 신호 인식 입자(signal recognition particle, SRP)라고 불렸다. 진핵생물에서 SRP는 6개의 단백질과 300개 뉴클레오타이드의 7S RNA 분자로 구성되어 있고, 신호 서열이 큰 리보솜 소단위에서 나와 리보솜과 결합하여 번역을 정지시킨다. 정지된 번역은 리보솜/SRP 복합체가 RER과 결합하고 분비 단백질이 ER로 이동하면 해소된다. SRP의 발견은 RER에서 SRP 수용체를 찾는 동기가 되었다.

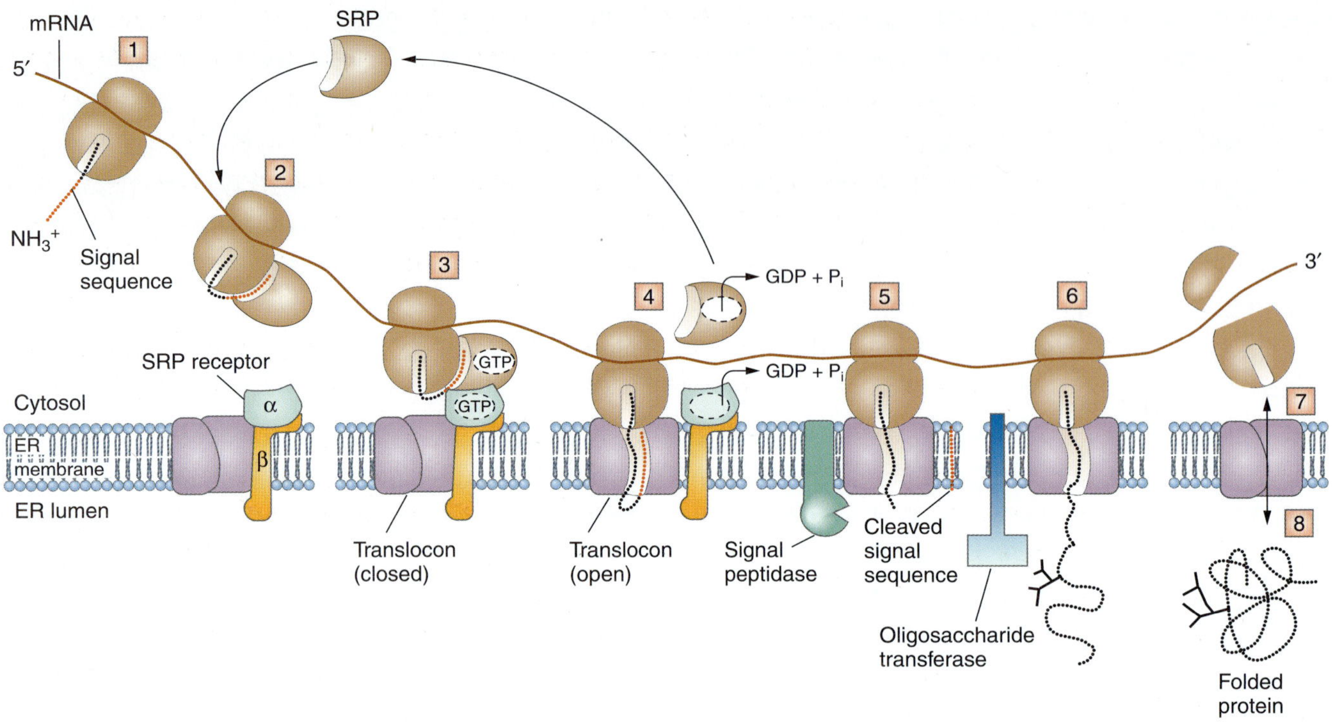

그림 4-7. 소포체(ER) 막을 가로지르는 분비 단백질의 이동 모델. 리보솜으로부터 신호 서열이 출현하면, 신호 인식 입자(SRP)는 그 소수성 신호 서열(빨간색)에 결합한다. 이로 인해 SRP/리보솜 복합체가 SRP와 그 수용체 사이의 상호작용을 통해 조면소포체 상의 SRP 수용체에 결합할 때까지 그 분비 단백질이 더 이상 신장되지 못하도록 일시적으로 지체가 발생한다. GTP 가수분해는 SRP를 그 복합체에서 분리하며, 이제 또 다른 표적 리보솜을 RER로 표적화할 수 있게 된다. 단백질의 신장이 다시 시작되고 그 펩티드는 세포질 쪽에서 N-말단으로 고리를 형성하면서 트랜스로콘으로 삽입된다. 신장이 진행되면서, 그 고리는 내강 쪽으로 늘어나고 신호 펩티다아제는 신호 서열을 자른다. 신장이 계속되면서, 올리고당 전이효소(oligosaccharide transferase)가 미리 조립된 N-결합 올리고당을 적절한 방식으로 Asn 잔기들에 공유결합으로 첨가한다. (Lodish H, Berk A, Matsudaira P, et al. Molecular Cell Biology, 5th ed. New York: W. H. freeman and Company 2004에서 수정됨.)

발견된 수용체는 ER 막에 걸쳐 있는 하나의 소단위가 있는 이종이량체이다(그림 4-7). SRP는 SRP 수용체에 결합하여 SRP/리보솜 복합체를 트랜스로콘(translocon) 또는 Sec61 복합체로 가져오는데, 이들은 ER 막에서 개폐가 고도로 조절되는 단백질 기공을 형성한다. SRP 및 SRP 수용체의 소단위에 의한 GTP 가수분해는 리보솜과 트랜스로콘과 결합하는 합성된 초기 폴리펩타이드의 방출을 초래한다. 초기 폴리펩타이드와 트랜스로콘의 결합은 트랜스로콘의 개방을 자극하고, 초기 폴리펩타이드의 지속적인 합성은 트랜스로콘의 수성 통로로의 삽입을 초래한다. 트랜스로콘의 이러한 개폐의 조절은, 지속적으로 열린 상태인 경우, 발생할 수 있는 Ca^{2+}와 같은 불투과성 이온에 대한 누출을 방지함으로써, 이온 불투과성을 유지할 수 있게 한다. 이 장의 뒷부분에서 논의하겠지만, 트랜스로콘은 또한 옆면 방향으로도 문이 있어서 막단백질의 특정 서열이 트랜스로콘의 수성 통로에서 이중층으로 옆으로 이동할 수 있게 한다.

ER 막을 통한 분비 단백질들의 이동을 요약한 모델은 그림 4-7에 설명하였다. 세포질의 리보솜으로부터 나오자마자, 분비 단백질의 신호 서열은 SRP와 결합한다. 초기 폴리펩티드의 신장은 리보솜 복합체가 SRP 수용체를 통하여 ER에 결합할 때까지 중지된다. 초기의 사슬이 트랜스로콘의 통로로 옮겨지고, 그 신호 서열은 N-말단이 세포질 쪽에 있는 채로 고리가 되어 트랜스로콘 내로 삽입된다. 이 과정에서 GTP가 GDP로 가수분해되고, SRP는 세포질로 방출되어 또 다른 신호 서열 인식의 주기에 참여한다. 신호 서열은 단백질 합성이 완료되기 전에 신호 펩티다아제(signal peptidase)에 의해 제거되고, 트랜스로콘의 측면으로부터 최종적으로 분해되는 장소인 이중층으로 방출된다. 폴리펩티드 사슬의 지속적인 합성은 절단된 단백질의 N-말단을 RER의 내강 안으로 더 들어가도록 밀어 넣는다. 또한 합성된 단백질은 신장되는 중에 일부 아스파라긴 잔기에 미리 형성된 다당류가 첨가되어 당 수식되는데, 이에 대해서는 이 장의 뒤에서 좀 더 자세하게 설명된다. 신호 가설과 함께, 단백질들이 어떻게 막으로 표적화되며, 또 막을 가로질러 건너게 되는지에 대한 통찰들은 세포생물학과 의학에 큰 영향을 주었으며, 이 분야에 큰 공헌을 했던 귄터 블로벨 박사(Dr. Günter Blobel)는 1999년에 노벨 생리의학상을 수상했다.

단백질이 막으로 삽입되려면 이동-중지 정박 서열이 필요하다

2장에 설명한 것처럼, 단일-막관통 내재성 막단백질은 소수성이나 중성 아미노산들을 주로 함유하는 막관통 α-나선에 의해 지질 이중층에 정박되어 있다. 단일-막관통 막단백질은 N-말단을 그 내강 쪽으로 두고, C-말단을 그 막의 세포질 쪽으로 두거나 이와 반대로 방향을 잡을 수 있다. 막관통 영역들이 어떻게 그 막으로 들어갈까? 신호 가설을 확장해 보면 대답을 얻을 수 있다.

N-말단 신호 서열과 이어지는 연속적인 소수성 잔기 서열(막 관통 정박서열)을 포함하는 단백질은 앞서 설명한 기전에 의해 트랜스로콘으로 표적화된다. 단백질이 트랜스로콘을 통해 이동함에 따라 연속적인 소수성 잔기 서열은 결국 리보솜에서 나와 트랜스로콘으로 들어간다. 만약 트랜스로콘을 통한 전달이 이 지점에서 중단되고 트랜스로콘이 측면으로 열리면, 소수성 잔기가 이중층으로 이동하고 막관통 α-나선을 형성하여 단백질을 고정할 수 있다. 소수성인 막 정박 서열이 트랜스로콘을 통과할 때에 이동이 정지되기 때문에, 이런 유형의 막관통 서열을 이동-중지 정박 서열(stop-transfer anchor sequence)이라고 한다. 마이크로좀의 존재 하에서 수행된 모형 막단백질의 합성에 대한 비세포 시스템 연구들은, N-말단은 ER 내강에 있고 C-말단은 세포질 쪽에 있는 단일-막관통 막단백질을 생산하는 데 있어, 신호 가설의 이 단순한 확대가 옳다는 것을 시사한다. 그러므로, 내강에는 N-말단을 그리고, 세포질에는 C-말단을 가지는 단일 막관통 단백질을 결정하는 두 가지 특징은 바로 N-말단의 잘려질 수 있는 신호 서열과 내부의 이동-중지 정박 서열이다. 이런 특징들을 갖는 막 단백질을 제I형 내재성 막단백질(type I integral membrane protein)이라고 한다(그림 4-8A).

그러나 그 방향이 I형 단백질과 반대인 단백질은 어떨까? 이 수수께끼는 막관통 영역이 스스로 SRP에 인식되는 신호

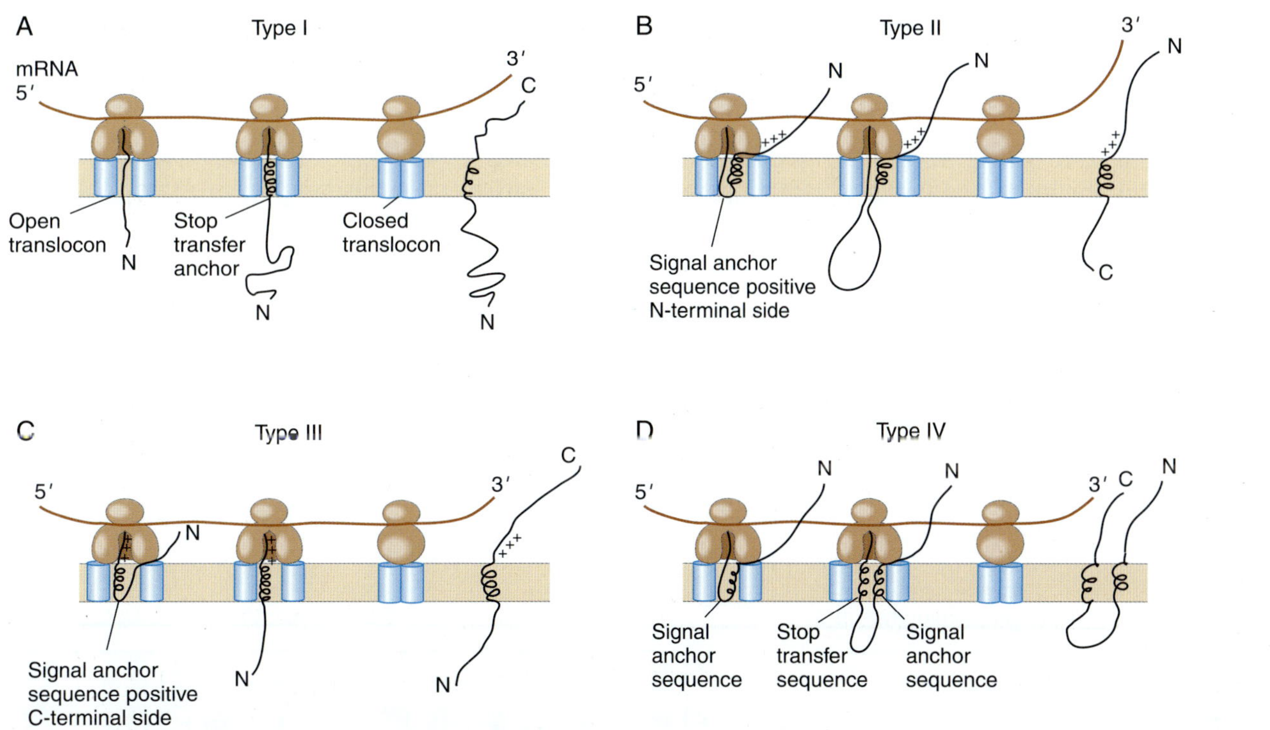

그림 4-8. 제 I, II, III, IV형 막단백질. (A) 제I형 단백질은 리보솜을 조면소포체(RER)로 이동시키는 전형적인 N-말단 소수성 신호 서열을 가지고 있다. 단백질의 신장은 N-말단이 RER의 내강으로 이동되는 결과를 가져온다. 이동-중지 정박 서열(stop-transfer anchor)이라고 하는 두 번째 소수성 지역이 트랜스로콘에 들어가면, 그 단백질의 이동은 중지되며, 그 단백질의 나머지 부분은 막의 세포질 쪽으로 신장된다. 이동 중지(stop-transfer) 서열은 그 트랜스로콘을 옆으로 열리게 하여, 그 단백질을 지질 이중층으로 방출시켜서 소수성 막관통 영역에 의해 정박되는 내재성 막단백질을 만든다. (B와 C) 제II형과 제III형 단백질은 N-말단 신호 서열을 가지고 있지 않다; 대신, 결국 막을 관통할 내부 소수성 영역을 가지는데, 이것은 신호 서열(신호 인식 입자인 SRP와 결합)과 막 정박 서열 두 가지 기능을 담당한다. (B) 제II형 단백질은 정박 서열의 N-말단 쪽에 양으로 하전된 아미노산들이 밀집되어 있으며, 신호 정박 서열이 마치 정상적인 신호 서열인 것처럼 고리로 막에 삽입된다. 결국 단백질의 N-말단이 세포질 쪽에 있게 된다. (C) 제III형 단백질은 양으로 하전된 덩어리가 그 신호 정박 서열의 C-말단 쪽에 있으며, 이것은 막에서 단백질의 방향을 변경한다. (D) 제IV형 단백질은 여러 개의 막관통 영역을 가지는데, 이들은 신호 정박서열(signal-anchor)과 이동-중지 서열(stop-transfer sequence)이 교대로 배열된 것이다. 여기에는 2개의 막관통 영역이 표시되었지만, 이 기전은 10개 이상의 막관통 영역을 가진 단백질을 만들기 위한 삽입 기전에도 활용 가능하다.

서열로 작용하여, 분비 단백질이 사용하는 것과 동일한 기구에 의해 그 막단백질을 RER로 표적화할 수 있음을 인식하면 풀릴 수 있다. 유일한 차이점은 막관통 영역에는 신호 펩티다아제에 의해 신호 서열을 자르도록 지시하는 아미노산 서열을 포함하지 않아서 막관통 영역은 잘리지 않는다는 것이다. 이러한 유형의 내재성 막단백질은 N-말단 신호 서열을 가지지는 않지만, 내부에 신호 서열의 목적을 수행하는 소수성의 막관통 영역을 가진다. 막관통 영역의 N-말단 쪽에는 하나 이상의 양으로 하전된 잔기가 포함되어 있다. 리보솜으로부터 막 관통 영역이 출현하면, SRP가 그 복합체에 결합하고, SRP 수용체를 통하여 RER로 표적화시킨다. 막관통 영역의 양으로 하전된 N-말단 쪽은 세포질에 머물고, 단백질 고리들은 트랜스로콘 안으로 들어가는데, 이것은 전형적인 신호 서열을 포함하고 있는 단백질과 똑같다. 결과적으로, 리보솜들로부터 이미 나와 있는 단백질의 N-말단은 세포질 쪽에 머무르게 된다. 단백질이 신장되면서, C-말단은 결국 리보솜으로부터 나와 트랜스로콘을 통하여 완전히 빠져나간다. 트랜스로콘이 옆으로 열리고 그 단백질은 세포질에 N-말단을, ER의 내강에 C-말단을 둔 채 이중층 안으로 움직인다. 이런 기전에 의해 막으로 들어가는 내재성 막단백질은 제II형 단백질(type II proteins)로 불리며, N-말단 신호 서열은 없지만 내부의 막관통 영역을 가지고 있어서, 이것이 신호 서열로서의 기능과 막 정박 기능 두 가지를 담당한다. 따라서 II형 단백질들은 신호 정박 서열(signal anchor sequence)을 갖는다고 언급된다(그림 4–8B 참조).

제III형 단백질은 제II형 단백질처럼, 신호 정박 서열을 가지지만 N-말단 신호 서열은 가지지 않으며, 그 방향은 내강 쪽 N-말단과 세포질 쪽 C-말단으로 되어 있는데, 이것은 제II형 막단백질과 반대이다. 연구자들이 주목했던 한 가지 구조적 차이는 단일-정박 서열의 N-말단 근처에서 보통 발견되는 양전하들의 더미가 거기에는 없었으며, 대신에 신호 정박 서열의 C-말단 쪽에 인접한 양전하들의 더미가 있었다는 것이다. 아직은 잘 이해되어 있지 않은 기전에 의해, 양으로 하전된 막의 정박 서열 쪽이 세포질에 머무르는 강력한 경향성을 가지는 것으로 보이는데, 아마도 내부의 막 전위가 음성이어서 양전하들을 끌어당기기 때문인 것 같다. 제III형 막 단백질은 처음에는 고리로 트랜스로콘에 삽입되는데, 정박 서열의 C-말단 쪽은 세포질에 머물고 N-말단 쪽이 통과하지만, 이미 완성된 그 펩티드의 N-말단 부분이 막을 통해 걸려 있는 상태이다. 신장이 진행되면서, 그 단백질의 C-말단 부분이 합성되고 세포질에 머문다(그림 4–8C 참조).

많은 단백질들이 2회에서 10회 이상 여러 번 막을 관통하며, 이들을 다중-막관통 단백질(multipass membrane proteins) 혹은 제IV형 내재성 막단백질(type IV integral membrane protein)

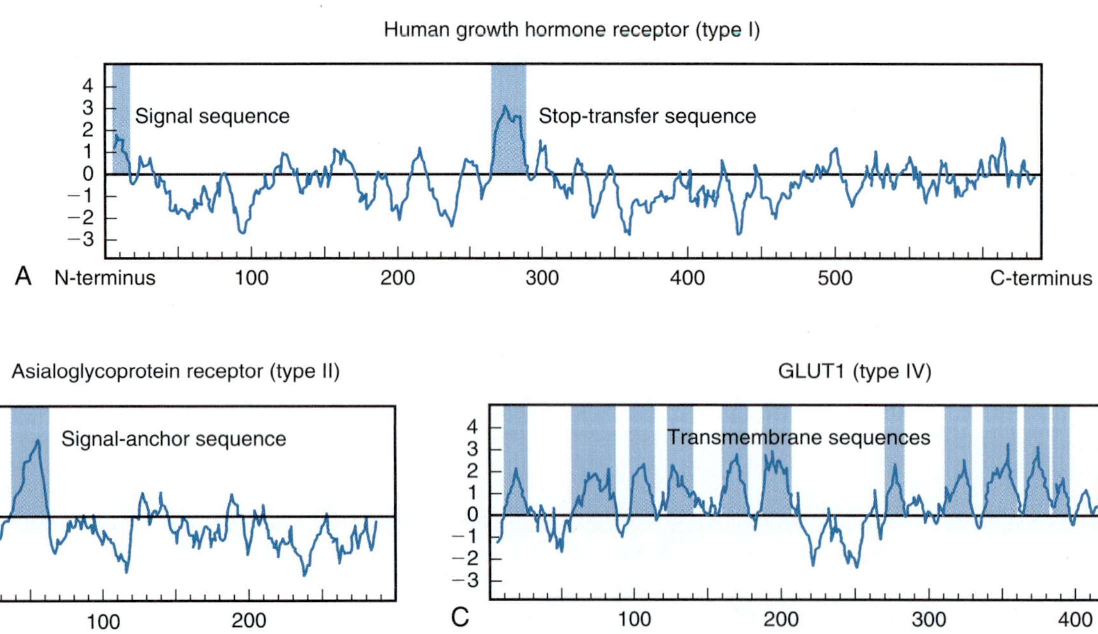

그림 4–9. 소수성 분석 프로파일로 내재성 막단백질 내의 위상학적 서열을 식별할 수 있다. 한 단백질의 길이를 따라 인접한 20개 아미노산들로 구성된 각 마디의 총 소수성 정도를 점으로 찍어 소수성 프로파일을 만든다. 양의 값은 상대적으로 그 단백질의 소수성 부위를 가리키고, 음의 값은 상대적으로 그 단백질의 극성 부위를 가리킨다. 제I형(A), 제II형(B) 및 제IV형(C) 막 관통단백질의 개연성이 있는 위상학적 서열은 파란색으로 강조 표시되었다. GLUT1(C) 같은 다중 관통 막단백질들(제IV형)에 대한 예상의 위상학적 구조는 생화학적 접근 방식을 사용하여 확인해야 한다. (*Lodish H, Berk A, Matsudaira P, et al.* Molecular Cell Biology, *5th ed. New York: W. H. Freeman and Company 2004*에서 변형)

이라고 한다. 이러한 단백질들의 삽입과 방향은 제I, II, 그리고 III 형 막단백질 기전들의 조합으로 이해될 수 있다. 예를 들어, 어떤 단백질이 2개의 막관통 영역을 가지고 있고, 첫 번째는 소수성 서열의 N-말단에 인접한 양전하를 갖는 전형적인 제II형 신호 정박서열이라고 가정해 보자(그림 4-8D). 그 단백질은 처음에는 세포질에 N-말단이 있는 제II형 단백질처럼 삽입되고, 두 번째 막관통 영역이 트랜스로콘에 도달할 때까지 신장이 진행될 것이다. 그들은 구멍으로 들어가 이동-중지 서열(stop-transfer sequence)로 작용하고, 트랜스로콘은 측면으로 열려 2개의 막관통 영역들이 모두 지질 이중층으로 방출된다. 결국 그 단백질은 N-말단과 C-말단들을 둘 다 세포질 쪽에 존재하게 된다. 만약 이 단백질에 세 번째의 막관통 영역이 있다면, 합성이 진행되기 위해 리보솜이 RER에서 떨어지지 않고 또 다른 SRP를 필요로 하지 않더라도, 이것은 트랜스로콘으로 들어가서 막관통 영역으로 작용한다는 점에서 이동-개시 정박 서열(start-transfer anchor sequence)과 같다고 할 수 있다. 제IV형 단백질에서 이어지는 모든 막관통 영역들의 방향은 첫 번째 영역에 의해서 결정되며, 나머지 다른 영역은 각각 반대 방향으로 계속해서 막을 통과한다. 그러므로, 첫 번째 영역이 N-말단 쪽을 세포질에 두고 C-말단 쪽을 내강에 두도록 막을 가로지른다면, 다음 막관통 영역은 내강에 N-말단을, 세포질에 C-말단을 가지는 식이 된다. 아미노산 서열들이 주어지면, 대부분 막 단백질에 대한 합리적인 형태를 추론할 수 있다. 이것은 인간 유전체 서열이 이용 가능해지고, 기능을 모르는 어떤 단백질의 형태가 예측되어 기능에 대한 단서를 제공할 수 있다는 점을 감안할 때 의학에서 특히 중요하다. 1차 아미노산 서열을 사용하여 소수성 곡선(hydropathy plot)을 만들면 그 단백질의 형태 유추가 훨씬 수월해진다(그림 4-9).

이 곡선에서, 각 아미노산에는 소수성에 비례한 값이 할당된다. 일반적으로 그 값은 아미노 말단부터 시작하는 10~20개의 인접한 잔기들로 이루어진 창(window)에서 합산되며, 그 합은 서열창의 중간지점에 위치하는 곡선의 한 지점이다. 그런 다음, 창을 하나의 잔기씩 C-말단으로 이동시키면서 다시 소수성 값을 계산하기를 반복한다. C-말단에 도달할 때까지 한 번에 하나의 아미노산씩 창을 이동시키는 과정을 반복하면, 길이에 대한 창 내의 잔기들에 대한 소수성 곡선이 얻어진다. 양성 소수성 영역은 일반적으로 N-말단 신호 서열 또는 막 관통 영역일 수 있는 소수성 잔기의 연속 서열을 식별해준다. 소수성 서열의 N-말단이나 C-말단 쪽에서 전하를 조사하는 것을 추가하면, 그 단백질의 형태(topology, 위상학)를 예상할 수 있다. 다중의 막관통 영역과 복잡한 형태로 되어 있는 단백질들에 대해서는 제시된 형태들을 확인하기 위해 구조적 연구가 더 필요하다.

어떤 막단백질들은 공유결합된 지질들에 의해 이중층에 정박된다

여러 부류의 단백질들은 합성 후에, 막 이중층에 삽입되어 단백질을 막에 고정시키는 역할을 하는 소수성 지질[지방산이나 제라닐(geranyl) 그룹 혹은 파네실(farnesyl) 그룹 같은 소수성 분자]을 부착하기 위해 공유결합에 의해 변형된다. 이 부류의 많은 단백질들은 세포질에서 합성되고, 지질이 공유 결합으로 첨가되며, 소수성 서열이 막의 세포질 쪽에 삽입된다. 이 기전에 의해 막에 부착되는 단백질들은 돌연변이가 되면 암을 유발하는 원발암 유전자(protooncogene)들이므로, 의학과 매우 관련이 높다. 예를 들어, 소형 GTP-결합 단백질인 Ras에서의 돌연변이는 종종 인간에서 암을 유발하며, 활성 Ras는 공유결합된 지질을 갖고 있어 원형질막에 정박된다. Ras의 활성은 정박 과정에 따라 달라지기 때문에, 지질 닻(lipid anchor)의 공유결합 첨가를 촉매하는 효소들은 화학요법의 잠재적 표적으로 집중적으로 연구되어 왔다.

지질-정박 막단백질의 또 다른 부류는 복합 지질인 글리코실포스파티딜이노시톨(glycosylphosphatidylinositol, GPI)을 가지고 있다. 이 지질 닻은 특정 내재성 막단백질에 추가된다. 합성된 초기 단백질은 막관통 정박서열의 N-말단에서 절단되고 GPI에 공유결합으로 부착된다(그림 4-10). GPI-정박 단백질들은 ER의 내강 쪽에 있기 때문에, 원형질막으로 수송된 후에는 세포 바깥 표면에 나타난다.

분비 단백질과 막단백질의 당 수식은 소포체에서 시작된다

많은 분비 단백질들과 내재성 막단백질들은, 트랜스로콘에서 나오자마자 사진에 조립된 올리고당 단위가 이 단백질들의 아스파라긴 잔기(Asn)에 전달됨으로써, 번역과 동시에 당 수식된다(그림 4-10). 이 반응은 올리고당 단백질 전이효소(oligosaccharide protein transferase)에 의해 촉매되며, 이러한 유형의 당 수식을 N-결합형(*N-linked*)이라고 하는데, 이는 그 결합이 아스파라긴(Asn)의 아미드(amide) 그룹에 존재하는 질소(N)를 통하여 일어나기 때문이다. 당 수식된 모든 Asn 잔기들은 삼펩티드(tripeptide) 서열인 아스파라긴(asparagine)-X-세린(또는 threonine)에서 나타난다. 여기서 X는 임의의 아미노산을 나타낸다. 이 삼펩티드 서열은 당 수식에 필요하지만, 단백질들에 존재하는 이런 삼펩티드들이 항상 당 수식된 Asn을 가지는 것은 아니기 때문에, 충분조건은 아니다. 분지형의 이 올리고당(그림 4-11)은 돌리콜(dolichol)이라고 불리는 커다란 소수성 폴리이소프렌 지질(polyisoprenoid lipid)에 뉴클레오티드로 활성화된 단당류들이 한 번에 하나씩 첨가되는 방식으로 사전 조립된다.

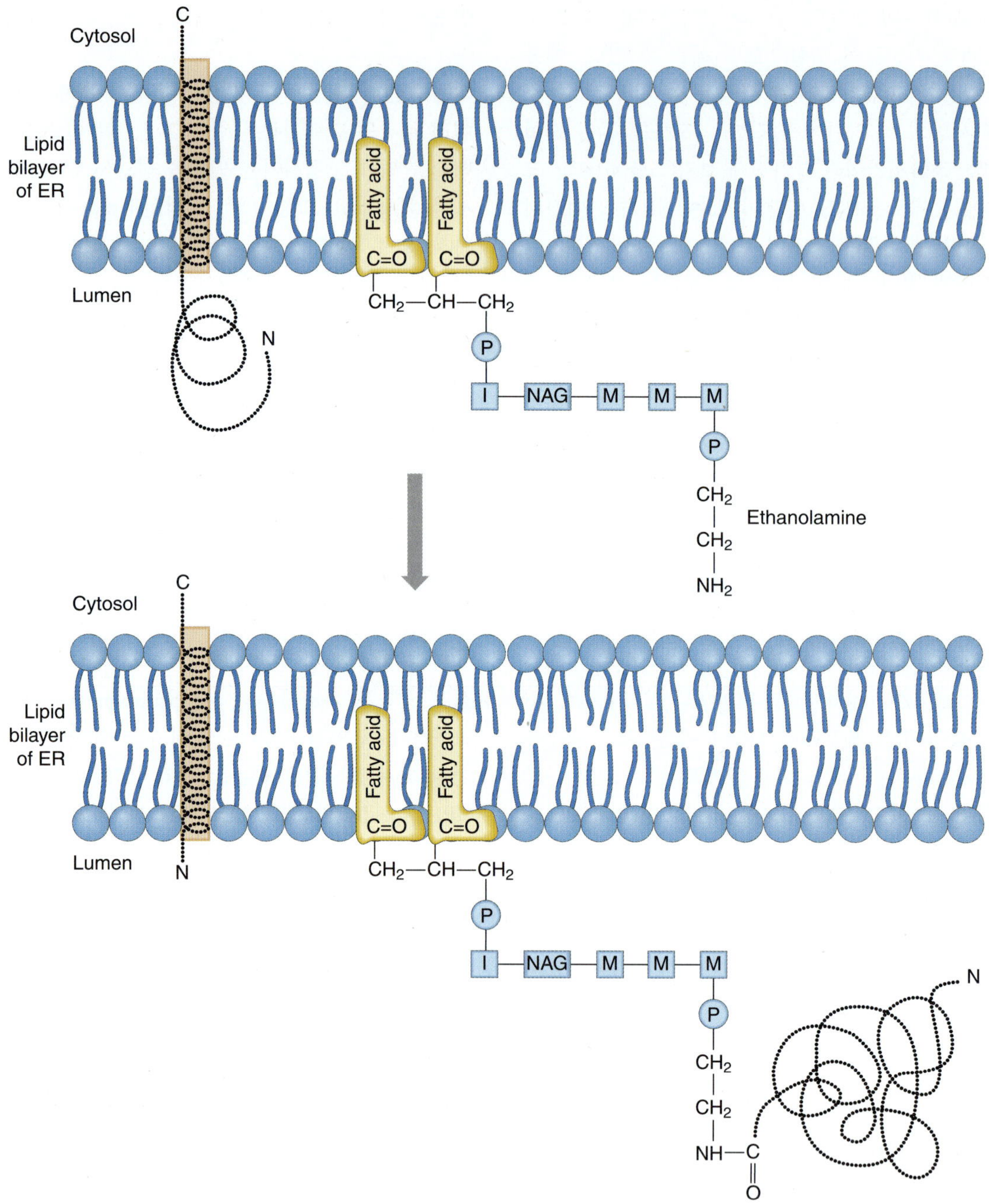

그림 4-10. 글리코실포스파티딜이노시톨(GPI)-정박형 막단백질의 형성. 소포체 (ER)의 내강에 있는 단백질 내분해효소(endoprotease)는 C-말단 막관통 영역으로부터 그 단백질을 잘라내고, 여기서 나온 단백질의 새로운 C-말단을 GPI의 에탄올아민(ethanolamine) 부분에 있는 아민기에 부착시킨다.

이 분지형 올리고당에서 3개의 포도당 잔기와 1개의 만노오스(mannose) 잔기는 RER에서 제거된다. N-결합성 올리고당은 골지체에서 더욱 다듬어지고, 다른 당들이 첨가된다. 단백질의 N-결합성 올리고당은 복잡하고 때로는 중복되는 기능들을 갖는 것으로 보인다. 한 가지 기능은 단백질의 구조를 안정화시키는 것인데, 부분적으로는 당의 물에 대한 친화성 때문에 단백질의 당 수식된 영역이 매우 수용성으로 변환되는 것과 관련이 있다. N-결합성 올리고당은 종종 다른 단백질에 의해 인식되어 단백질-단백질 상호작용에 대한 분자적 기전을 제공한다. 예를 들어, 세포 표면에 존재하는 특정 세포-부착 단백질은 세포를 다른 세포에 부착시키는 것을 돕는 당-결합 영역을 가지고 있다. 또한, 골지체에서 N-결합성 올리고당의 만노오스 잔기의 인산화는 라이소좀의 효소들을 라이소좀으로 표적화하는 신호를 제공한다(자세한 논의는 추후 설명).

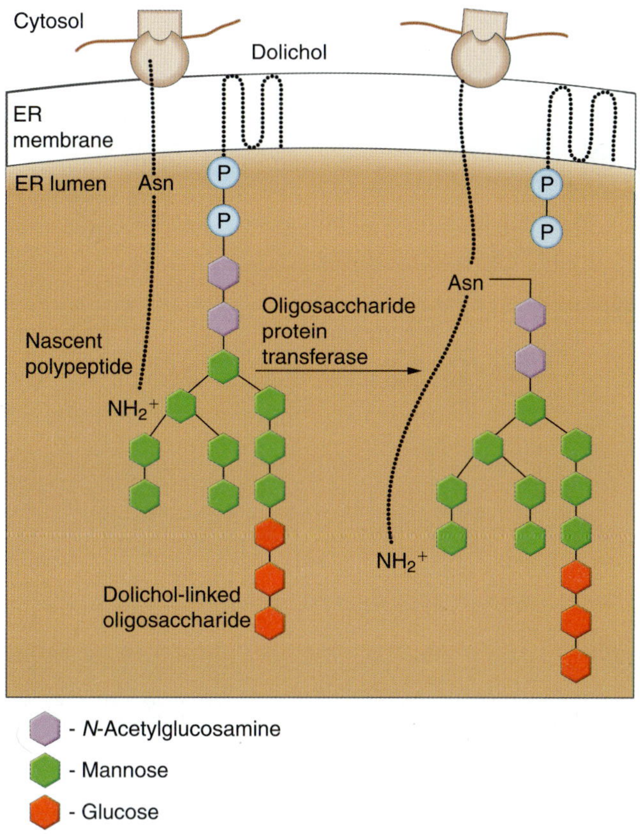

그림 4-11. 조면소포체 내에서의 N-결합성 당 수식. N-결합 당 수식의 초기 단계에서, 올리고당은 돌리콜(dolichol)이라 불리는 운반자에 미리 조립되어 있다. 돌리콜은 커다란 지방족 탄화수소로서 말단의 수산기가 인산화되어 있다. 그 올리고당은 단당류들이 한 번에 하나씩 첨가되면서 조립된다. 흥미롭게도, 대부분의 이러한 조립은 막의 세포질 쪽에서 일어나며, 그 후 그 올리고당은 모두 돌리콜에 부착된 채로 막의 내강면을 따라 이동한다(이 초기 단계들은 보여주지 않았다). 올바른 서열 내의 아스파라긴(Asn) 잔기가 일단 트랜스로콘에 나타나면, 효소인 올리고당 단백질 전이효소(oligosaccharide protein transferase)가 번역과 동시에 올리고당을 그 단백질에 부착시킨다.

소포체에서의 단백질 접힘과 품질 관리

단백질이 최종 3차원 구조로 접히는 모든 정보는 그 아미노산 서열에 포함되어 있지만, 접히는 속도는 생물학적 시간 수준에서는 너무 느린 경우가 많다. 그러므로, 다른 단백질들 접힘을 촉매하도록 하는 단백질이 진화되어 왔다. 샤페론(chaperone)이라고 불리는 접힘 촉매제의 한 부류는 세포질에서 유리 리보솜으로부터 단백질이 합성되어 나오면 초기에 빠른 접힘을 촉진한다. 따라서, 분비 단백질과 막단백질이 트랜스로콘으로부터 빠져나오면 번역과 동시에 그 단백질의 접힘을 돕는 샤페론이 RER 내에 존재한다는 것은 놀라운 일이 아니다. 최근 연구는 RER 내에서 단백질의 접힘을 용이하게 하고, 잘못 접힌 단백질들은 RER 내에 지체시켜 골지 장치로 수송되지 못하게 하며, 적절하게 접힐 수 없는 단백질을 제거하는 품질 관리 기구를 규명하였다.

ER의 내강 내에는 다양한 방식으로 단백질 접힘을 촉진하는 샤페론들이 많이 존재한다. 중쇄(heavy chain) 결합 단백질(binding protein)을 뜻하는 BiP는, 항체의 중쇄의 결합 파트너로서 처음 발견되었으며, 현재는 대부분 단백질들이 트랜스로콘으로부터 빠져나오면 그 단백질의 소수성 펩티드 서열과 ATP-의존성 방식으로 결합하는 것으로 이해되고 있다. 그 결과 소수성 잔기들을 차단하여 그들이 물로부터 보호되는 단백질의 내부로 접히도록 돕는 것이다. 세포막의 외부 표면에 있는 분비 단백질과 막단백질은 단백질의 시스테인 잔기들 사이에 이황화 결합을 가지고 있어 세포 외부의 다양한 환경에 노출되는 단백질들을 안정화하도록 돕는다. 분비되는 단백질에서 이황화 결합이 빠르고 정확하게 형성되도록 하기 위해, **단백질 이황화 이성질화효소**(*protein disulfide isomerase*)라고 하는 또 한 종류의 샤페론은 시스테인 잔기들의 설프히드릴(sulhydryl)기를 이황화 결합(disulfide bond)으로 연결시키는 산화-환원 반응을 촉진한다.

단백질이 트랜스로콘으로부터 빠져나오면서, 접힘을 돕기 위해 BiP가 결합하고 N-결합 당 수식이 일어난다(그림 4-12). 합성이 완료되면, 당 수식화된 그 단백질은 칼레티큘린(Calreticulin)과 칼넥신(calnexin)이 관여하는 2차 품질 관리 과정에 넘겨진다. 단일 막관통 단백질인 칼넥신과 수용성 단백질인 칼레티큘린은 하나의 포도당 잔기를 가지고 있는 N-결합 올리고당에 결합하는 렉틴(lectin; 당-결합 단백질)이다. 칼넥신/칼레티큘린의 역할은 그림 4-12에 설명되어 있다. N-결합성 올리고당의 첫 번째 2개 포도당 잔기들은 글루코시다아제(glucosidase I)에 의해 다듬어진다. 그런 다음 칼넥신/칼레티큘린은 단일 포도당 잔기를 포함하는 N-결합성 올리고당에 결합하고, 이황화 결합 형성을 촉진하는 이황화 이성질화효소인 ERp97과 협조하여 접힘을 돕는다. 정상적인 구조를 획득하고 칼넥신/칼레티큘린에서 방출된 단백질은 글루코시다아제에 의해 마지막 포도당 잔기가 제거되고, ER을 떠나는 수송 소포로 포장되도록 하는 특정 만노스 잔기의 제거 과정을 겪는다. 그러나 마지막 포도당 잔기의 제거 후에도 적절하게 접혀지지 않은 단백질은 다시 또 하나의 포도당 잔기가 첨가되고, 칼렉신/칼레티큘린의 도움을 받아 또 한번의 접힘과정을 통해서 정상적인 구조를 획득하게 된다.

샤페론들의 최선의 노력들에도 불구하고, 단백질이 적절하게 접힐 수가 없을 때에는 두 가지 기타 경로들이 작용하게 된다. 한 경로는 ER-협조적 분해(ER-association degradation, ERAD)이다. 이 시스템은 포도당이 제거되었지만 부적절하게 접힌 단백질을 식별하고, 그 단백질을 세포질로 내보내는 역전위 통로(retrotranslocation channel)로 보낸다. AAA 군의 세포질 ATPase에 의존하는 이 역전위 과정 동안, 잘못 접

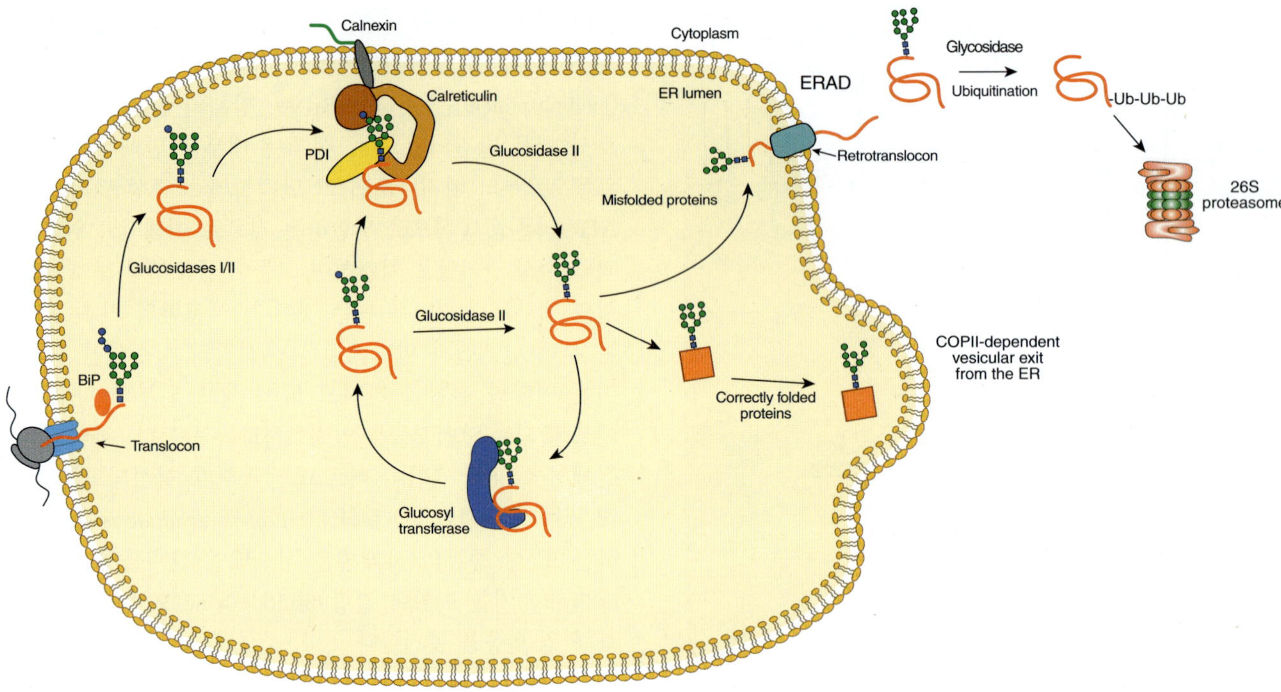

그림 4-12. 소포체 내의 칼넥신과 단백질의 품질관리. 단백질이 트랜스로콘으로부터 빠져나올 때, 그들은 동시 번역적으로 N-결합형 당 수식을 획득한다. 또한 BiP는 새로 합성되는 단백질에 결합하여 단백질 접힘을 보조한다. N-결합형 당 수식을 획득한 단백질의 N-결합형 올리고당은 초기에 3개의 말단 포도당 잔기를 갖는다. 이 포도당 잔기 중 2개는 글리코시다아제(glycosidase)에 의해 제거된다. 칼넥신과 칼레티큘린은 하나의 포도당 잔기를 가지고 있는 N-결합형 올리고당에 결합하고, 이 황화물 이성질화효소(PDI)와 협력하여 단백질의 접힘을 추가로 돕는다. 올바르게 접힌 단백질은 방출되고, 마지막의 포도당 잔기와 만노스 잔기가 제거되며, 단백질은 COPII-의존적 방식으로 형성된 소낭으로 ER을 빠져 나온다(자세한 내용은 이 장의 뒷부분에서 설명). 하지만, 단백질이 제대로 접혀 있지 않으면, 글루코실 전이효소(glucosyltransferase)는 포도당 잔기 하나를 다시 부착시키고, 이렇게 형성된 단일 당 수식 단백질은 칼넥신/칼레티큘린 도움의 접힘 과정을 한 번 더 겪게 된다. 안정적인 접힌 형태를 달성할 수 없는 단백질은 소포체-협조적 분해 경로(ERAD)로 전달된다. 잘못 접힌 단백질은 역전위 통로로 전달되어 세포질로 내보내지고, 단백질은 탈당화되고 유비퀴틴화된다. 그 다음 유비퀴틴화된 단백질은 프로테아좀(proteosome)에 의해 분해된다. (*Adams et al.* Protein J *2019;3:317-329*에서 변형)

힌 단백질은 ER 막의 세포질 쪽에서 탈당화 및 유비퀴틴화(ubiquitination)를 겪는다. 이렇게 유비퀴틴화된 단백질은 분해를 위해 프로테아좀(proteasome)에 전달된다. N-결합형 당 변형을 포함하지 않는 잘못 접힌 분비 단백질은 역전위 통로로 전달되어 프로테아좀 의존적 분해를 위해 세포질로 내보내진다. 잘못 접혔거나 접히지 않은 단백질이 ER의 내강에 많아지게 되면, 두 번째 경로가 추가 샤페론의 합성을 유도하고 ERAD에 관여하는 단백질의 양을 증가시켜 과도한 부적절하게 접힌 단백질을 제거한다. 이러한 2차 경로는 비접힘 단백질 반응(unfolded protein response, UPR)이라고 불리며, 샤페론 기능과 ERAD에 관여하는 단백질들을 암호화하는 유전자의 발현을 증가시키는 기전들로 구성되어 있다.

세포는 RER에서의 품질관리에 왜 그렇게 많은 자원을 투자할까? 부적절하게 접힌 단백질은 항상 소수성 아미노산 서열들을 물에 노출시키며, 이는 잘못된 형태의 단백질들이 서로 뭉치게 함으로써 결국 그 소수성 면들이 물로부터 가려지도록 작용한다. 이러한 덩어리들은 상당히 커질 수 있으며, 접힌 단백질들마저 펼쳐지게 유도함으로써 다른 단백질들까지 이 덩어리 안으로 모이게 할 수 있다. 따라서 접히지 않은 단백질들은 이미 접힌 단백질들의 펼쳐짐을 가속화시키는 촉매가 될 수 있는 것이다. 만약 이런 덩어리들이 ER을 떠나면, 이들은 세포 내의 다른 위치에 있는 기존 단백질들의 작용을 심각하게 방해할 수 있다. 게다가, 펼쳐진 단백질들은 그 단백질이 세포 외부에 노출될 경우, 원하지 않는 자가면역 반응을 유발하는 새로운 항원 부위들을 면역계에 제시한다. RER에서의 품질관리가 가지는 의학적 중요성은 RER에서의 부적절한 단백질 접힘과 직간접적으로 관련된 알려진 질병이 35가지 이상이라는 점에서 더욱 강조된다. 그 중에는 CFTR 염화물 수송체의 돌연변이로 인해 발생하는 낭소성 섬유증(cystic fibrosis)이 있다. CFTR에서 가장 흔한 돌연변이는 ER에서 접힘을 방지하는 단백질에서 하나의 잔기의 결실(F508 결실 돌연변이)이다. 잘못 접힌 단백질은 세포질로 역전위되어 분해된다. F508 결실 돌연변이를 가지고 있는 그 단백질이 어떻게든 바르게 접히기만 하면, 그것은 세포막으로 전달되어 정상적인 염소 수송체로 기능할 수 있다. 이와 같은 관찰로 ER에서의 단백질 접힘을 향상시키는 약물을 개발하기 위한 많은 노력이 개시되었다(임상 증례 4-1).

임상 증례 4-1 낭포성 섬유증

피터(Peter)는 13세 소년으로 공립에서 사립 고교로 전학하기 전 신체검사를 받았다. 그는 매우 말랐으며, 본래 나이보다 어려 보였고 만성적으로 아파 보였다. 초기 검사에서 폐 전반에 걸친 이상한 호흡음(rale)이 들렸으며, 오른쪽 중간엽에서는 거친 건성 수포음(rhonchi)이, 왼쪽 아래 부분에서는 무기폐(atelectasis)로 의심되는 부위가 발견되었다. 이런 발견에 놀란 학교의 의사는 피터와 그 부모들에게 더 자세한 내용을 요구했다.

피터는 만삭의 정상 체중 영아였으나, 출생 후 대변을 보지 못해 곧 병원으로 되돌아갔다. 다행스럽게도, 3일 간의 정맥 주사를 통한 수분 보충에 의해 그는 정상적인 위장관 기능을 되찾기 시작했고, 집으로 돌아올 수 있었다. 이후 그는 성장이 더디긴 했지만, 그의 부모는 피터가 5세가 되어 학교에 다닐 때까지 특별한 문제를 발견하지 못했다. 그 시기에 피터는 처음으로 폐렴에 걸리는 일이 있었으며, 인플루엔자균(Hemophilus influenza)에 대한 항생제 치료가 필요했다. 그 이후 그는 일 년에 2~3차례 반복적으로 폐렴에 걸렸다. 그때마다 두꺼운 녹색 가래를 동반한 심한 기침 발작이 있었다고 한다. 객담을 배양한 결과 다양한 생물들이 발견되었으며, 그는 종종 경구용 광범위 항생제를 경구 투약하여 치료했다. 불행히도, 최근에 이루어진 2번의 배양에서는 슈도모나스(pseudomonas) 변이체들이 우세하게 관찰되었다.

그의 폐 문제와 더불어, 피터는 최근 식사 후 오른쪽 상복부에서 통증을 느끼기 시작했고, 경정맥담당조영술(intravenous cholecystogram) 결과 담석들이 있었고 담낭염이 의심되었다. 게다가, 거의 동시에 대변이 만들어지기는 하지만 종종 퍼져서 변기에 둥둥 떠다닌다는 것을 알게 되었다. 이런 정보들을 얻자마자, 의사는 피터의 겨드랑이 땀샘 분비물 시료를 소량 채취하였다.

낭포성 섬유증(Cystic Fibrosis)의 세포생물학, 진단 그리고 치료

피터는 낭포성 섬유증(CF)을 앓고 있었다. 이것은 낭포성 섬유증 막통과 전도 조절자(cystic fibrosis transmembrane conductance regulator, CFTR)라고 불리는 단백질의 돌연변이에 기인한 것이다. CFTR은 염소 이온 통로로서, 7번 염색체 상의 유전자에 의해 암호화되는 12회 막통과 영역을 가진다. 낭포성 섬유증 환자의 2/3 이상이 CFTR의 508번 잔기인 페닐알라닌(phenylalanine) 하나가 결실되어 있다. 이 단일 잔기의 손실은 그 단백질을 불안정하게 만들어, RER에서 느리게 접히고 소포체에서 지체되어 이 장에서 설명된 ERAD 경로에 의해 분해되는 결과를 초래한다. 흥미롭게도, 결함을 발현하는 배양 세포의 온도를 낮추거나 그 세포들에 특정 화학적 샤페론을 첨가하면, 올바르게 접힌 CFTR의 양이 증가하고, 그 접혀진 돌연변이 단백질은 염소 수송에서 정상적으로 작동하게 된다. 이런 관찰은 CFTR 접힘을 촉진하는 약물들을 발견하려는 주요 연구 노력을 촉발시켰다.

CFTR은 상피세포 막을 가로지르는 염소이온(그리고 물)의 수송을 조절한다. 이 단백질이 목적지 막으로 도달하지 못할 때 여러 가지 생리학적 문제들이 발생한다. 문제들로는, 폐에서 분비되는 점액 분비물의 수화가 부적절하기 때문에 환자가 세균 감염에 특히 취약하다; 유아의 대변에 수분 공급이 부족하기 때문에, 출생시 태아성 장폐색증(meconium ileus)이 생기거나 이후에 병적인 변비가 발생한다; 자궁 경부의 점액이 짙어져 여성의 생식 능력을 제한할 수 있다; 부속 위장관에서 수분의 분비와 염소의 분비가 부적절하므로 담석증과 담낭염(cholecystitis)이 발생하고, 외분비성인 췌장이 과도하게 건조되는 현상이 발생한다. 생리학적으로는 좀 덜 중요할지 몰라도 가장 편리하게 진단에 사용할 수 있는 현상으로서, 땀샘 상피가 염소를 적절히 재흡수하지 못함에 따라 땀의 염소량이 현격히 증가한다.

피터의 땀 시료는 110mEq/L의 염소량을 나타냈으며, 이것으로 진단이 확정되었다. 의학적 치료는 질병의 진행성을 지연시킬 수 있다. 기도 청소와 특정 항생제 치료가 일시적으로는 그의 폐 문제를 도울 수 있을 것이다. 경구용 리파아제(lipase) 치료는 그의 대변을 정상화시킬 수도 있고, 담낭 절제(cholecystectomy)는 더 이상의 담즙 문제를 피할 수 있게 해줄 수 있다. 어떤 경우에는 폐 이식을 고려할 수도 있다. 현재 사용 가능한 두 가지 약물(ivacaftor 및 lumacaftor)은 특정 돌연변이 대립유전자의 기능을 향상시켜 폐에 점액 축적을 줄이고 다른 증상을 개선할 수 있다. 그럼에도 불구하고, 불행하게도 점진적이고 영구적인 여러 기관들의 손상이 궁극적으로 발생하며, CF 환자의 평균 기대 수명은 40세 미만이다.

소포체로부터의 이동: 소낭 수송 체계

ER, 골지 장치, 라이소좀, 원형질막 그리고 다양한 내부소체(endosome)들은 모두 하나의 세포 소기관의 막이 다른 소기관으로 이동하는 소낭 운송 경로(vesicular traffic pathway)들에 의해 연계되어 있다. 소낭은 기원이 되는 막에서 형성되고, 그 수용체 막으로 이동하고 융합하여, 선택된 지질, 단백질 그리고 그 소낭의 내강 내용물들을 목적지 세포 소기관으로 전달한다. 소낭 운송에 관여하는 모든 막은 소낭으로 실을 짐들을 정확하게 고르고, 소낭을 싹틔워, 정확한 막으로 표적화하여 융합시키도록 해야만 한다. 그리고 마지막으로 원래의 기원했던 막으로 되돌아와서, 소낭의 형성과 융합에 사용되었던 막의 그 구성성분들이 다른 소낭 운송에 재사용될 수 있게 해야 한다. 소낭 운송(vesicular trafficking)의 분자적 기전은 막마다 조금씩 다르지만, 물리적인 유사성을 찾을 수 있다. 대부분의 소낭 운송 경로에서 발견되는 공통적인 기능의 개요를 제시하고, 이어서 ER에서 골지로의 소낭 운송에 대한 특이적인 세부사항들을 살펴보자.

소낭 발생, 표적화 그리고 융합의 개요

수하물의 선별에는 특이적인 껍질(피복)이 필요하다

수하물 선별은 소낭이 싹터 나올 막의 세포질 쪽에 있는 단백질 지지체들이 조립되면서 시작된다(그림 4-13). 이 비계(scaffold)는 전자현미경법에 의해 관찰되는 피복(coat)이라고 불리는 구조의 한 부분이며, 서로 다른 소기관들에는 서로 다른 피복 단백질들이 존재한다. 이 피복은 종종 두 층의 단백질을 포함하는데, 막과 가까운 안쪽 층의 단백질은 어댑터(*adaptor*)라고 불리며, 특수한 내재성 막단백질들과 상호작용한다. 그 막관통 단백질은 그 자체가 다른 막구획으로 가는 수하물일 수 있고, 막의 내강면에 결합 부위를 가지고 있는 막관통 수용체 단백질일 수도 있는데, 이들은 수용성 단백질들과 결합한다. 따라서 그 수용성 단백질들은 소낭이 생겨날 막의 내강쪽 면에 농축된다. 수하물 막단백질은 그 피복의 어댑터 단백질 상에 존재하는 결합 부위에 의해 인식될 수 있는 구조적 특징을 가지고 있다. **분류 신호**(*sorting signal*)라고 불리는 이러한 구조적 특징은 여러 수하물 형태에 공통적으로 나타나는 아미노산 연속 부위(amino acid stretch)일 수도 있지만, 단백질의 3차 구조에 따라 조금씩 다를 수 있다. 세포질 쪽에서 피복의 어댑터에 결합하는 막단백질과 내강 면에서 수용성 단백질에 결합하는 막단백질은, 수용성 단백질의 분류 신호와 상호작용할 결합 부위가 추가적으로 필요하며, 이들 신호 중 몇 가지가 알려져 있다.

한 소기관 막의 세포질 쪽에 피복이 어떻게 형성되는가? 공통적인 주제는 먼저 소형 GTP-결합 단백질을 그 막의 세포질 면에 소집하는 것이다. 서로 다른 막은 서로 다른 GTP-결합 단백질을 사용하지만, GTP가 GDP로 교환되는 것에 의해 소집이 시작된다. 이것은 이미 막과 연계되어 있던 구아닌 뉴클레오티드 교환 인자(guanine nucleotide exchange factor, GEF)에 의해 촉매되며, GTP-결합 단백질이 막에 결합되도록 한다. GTP-결합 단백질들은 세포질에 용해되어 있을 때에는 그 단백질 내부에 소수성 나선 부분이 파묻혀 있지만, GTP-결합에

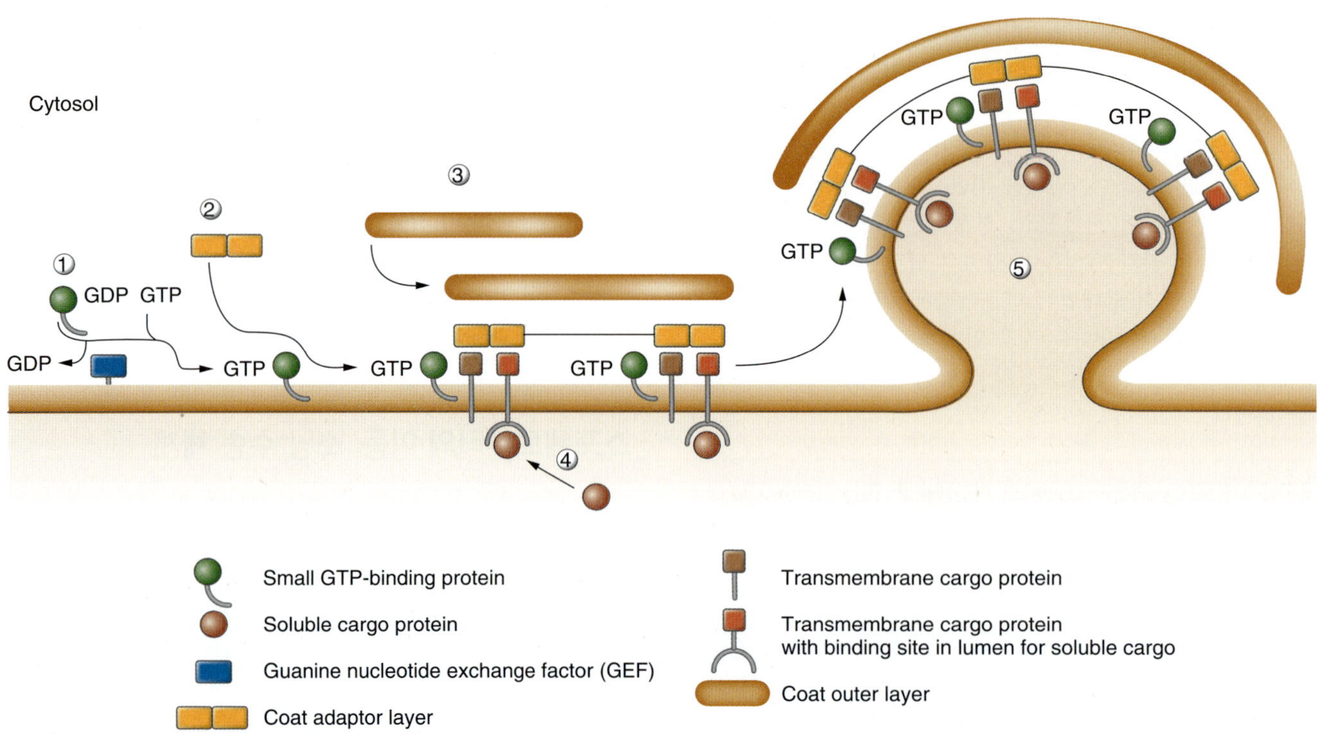

그림 4-13. 소낭 피복화, 수하물 소집 그리고 소낭 생성의 초기 단계를 보여주는 일반적 모델. (1) 막에 있는 구아노신 뉴클레오티드 교환 인자(GEF)에 의한 GDP와 GTP의 치환은 세포질의 소형 GTP-결합 단백질을 막으로의 소집을 촉진한다. GTP의 결합은 GTP-결합 단백질의 소수성 부위를 노출시켜 막으로 정박시킨다. (2, 3) 활성화된 GTP-결합 단백질은 수용성 피복 성분들과 상호작용하여, 이들을 막으로 소집한다. 그 피복에는 일반적으로 어댑터층과 외층의 두 부분이 있다. (4) 어댑터 층은 분류 신호로 기능하는 아미노산 서열을 가진 단백질 모티프를 제시하는 막관통 단백질에 결합한다. 막관통 단백질의 일부는 그 막의 내강 쪽에 수용성 내강 단백질들에 결합하는 영역을 가지고 있어서, 그 수용성 단백질이 소낭이 형성될 막 부위에 결합된다. (5) 외층은 축적되어 평평한 이중층을 소낭으로 변형시킨다. 그 소낭은 결국 싹으로 돋아나고, 외피는 소형 GTP-결합 단백질에 결합된 GTP가 GDP로 가수분해되면서 해체된다(표시되지 않음).

의해 노출되고 막의 내부로 삽입되어 GTP-결합 단백질을 막에 정박시킨다. 그 후 정박된 GTP-결합 단백질은 피복 성분들과 상호작용하여 피복 형성 과정을 개시하도록 한다. 그림 4-13은 피복 단백질과 수하물 선별에 대한 일반적 모형을 보여주고 있다.

소낭 생성

소낭을 형성하기 위해, 부모 막은 높은 곡률 반경으로 변형되어야만 한다. 일반적으로, 피복의 단백질 성분 또는 피복과 결합하는 다른 단백질들은 막과 결합하여 소낭을 형성하는 데 협력하는 것으로 생각된다. 일단 소낭이 부모 막에서 분리되면, 피복 단백질 복합체들은 해체되어 소낭 막의 세포질 면에 표적화와 융합 기능에 필요한 단백질들이 접근할 수 있도록 해준다. 가장 잘 이해되어 있는 모델에서는, 처음에 막으로 소집된 GTP-결합 단백질에 의한 GTP의 가수분해가 피복 해체의 신호로 작용한다. 피복 성분들과 GDP 상태의 GTP-결합 단백질들은 세포질로 방출되어 소낭 형성의 다른 회전에 사용될 수 있다.

소낭의 표적화와 융합

일단 형성된 소낭은 목적지 막으로 이동하여 융합하고, 그 소낭 막은 표적 막과 결합하여 소낭의 수용성 내용물이 목적지 세포 소기관의 내강(안쪽) 성분들과 혼합된다. 단백질과 지질이 잘못된 막으로 배달되는 것은 치명적일 수 있기 때문에, 소낭의 표적화와 융합은 매우 정확하게 일어나야 한다. 표적화와 융합에는 소낭 이동, 소낭 부착 그리고 소낭 융합의 세 가지 일반적 단계가 존재한다. 효모와 같이 작은 세포에서 소낭은 주로 확산에 의해 이동하는 것으로 생각된다. 그러나 커다란 포유동물 세포에서 소낭은 종종 미세소관과 같은 세포골격의 궤도를 따라 이동한다. 소낭을 미세소관에 결합시키는 단백질이 알려져 있으며, 미세소관을 따라 이동하는 데 필요한 운동 단백질이 방향성 있는 소낭의 이동을 유도한다는 확실한 증거가 발견되었다(3장의 논의 참조).

일단 표적 막에 가까워지면, 그 소낭과 표적 막의 초기 상호작용은 일종의 묶음 반응(tethering)이다. 이때 소낭을 막에 묶을 수 있도록 하는 충분히 긴 길이의 단백질들이 조립된다. 서로 다른 막 사이에서의 소낭 수송에는 서로 다른 묶음 인자(tethering factor)가 사용되지만, 대부분은 최소한 부분적으로는 *Rab* 단백질이라고 하는 소형 GTP-결합 단백질(small GTP-binding protein)에 의해 조절되는 것으로 보인다. Rab 단백질은 Rab GTP-분해효소 활성화 단백질(Rab GTPase activating protein)들과 GEF에 의해 조절되는 전형적인 GTP/GDP 주기를 사용한다. GDP 상태에서, Rab 단백질은 세포질의 안내 단백질(escort protein)과 복합체를 이루고, 활성화되면, 이들은 소수성 지질 정박체에 공유적으로 결합됨으로써 싹트기가 시작될 막으로 삽입되는데, 거기에서 싹터 나올 소낭 내에 포함된다. 70종 이상의 Rab 단백질들이 포유동물 세포에 의해 암호화되며, 고유한 Rab 단백질이 각각의 서로 다른 소낭 표적화에 참여하는 것으로 보이기 때문에, 적어도 부분적으로는, Rab 단백질이 소낭 표적화의 특이성에 기여한다는 생각이 나오게 되었다. 뚜렷하게 구별되는 Rab 단백질은 또한 서로 다른 조직들에서 서로 차등적으로 발현된다. Rab 단백질의 결함으로부터 초래되는 몇 가지 질병 증후군들이 알려져 있다. 예를 들어, 안과 질환인 맥락막 위축증(choroideremia)은 일반적으로 세포질에서 Rab27a의 GDP-결합형에 부착하는 안내 단백질의 결함에 의해 발생한다.

소낭의 융합은 v-SNARES와 t-SNARES의 두 가지 유형인 SNARES라고 불리는 내재성 막단백질에 의해 매개된다(v는 소낭을 뜻하고, t는 표적을 뜻한다). 소낭이 생기기 시작할 때는 모든 소낭이 v-SNARE를 막에 가지고 있으며, 이들은 세포질 영역에 표적 막에 있는 관련 t-SNARE 단백질에 대한 결합 부위를 갖고 있다. 비록 이들이 비슷하면서도 변이를 가지지만, 일반적으로 소낭에는 단일 v-SNARE 그룹이 존재하고 표적 막에는 세 가지 서로 다른 t-SNARES가 존재한다. SNARES가 상호작용할 때, 각각의 단백질들은 양친매성인 α-나선을 하나씩 사용하여 매우 안정한 꼬인 나선 구조를 만든다. 이것은 하나의 나선 주위에 4개의 나선이 둘러싸고 있는 구조로, 마치 밧줄의 가닥과 유사하다. 이 상호작용의 힘이 소포의 세포질 면과 표적 막을 가깝게 접촉시켜 융합을 촉진하는 것으로 믿어진다. 그림 4-14에 소포 묶임과 융합에 대한 일반적인 모델을 나타내었나.

이 융합 모델을 뒷받침하는 증거에는 다양한 v-와 t-SNARE 조합이 지질 소포에서 통합되고, 그 소포들의 융합 능력을 측정한 연구들이 포함된다. 융합 활성은 살아 있는 세포에서 동족 쌍으로 알려진 v-SNARE와 t-SNARE 조합일 때 최대로 나타났다.

v-SNARES의 재사용

막이 융합된 후에는, v-SNARES가 원래 막으로 재활용되고 새로운 소낭 융합 반응을 지원할 수 있도록 안정적인 v-와 t-SNARE 복합체를 해체시키기 위한 기구가 있어야 한다. SNARE 복합체는 AAA 계열의 ATP 분해효소(ATPase)인 NSF라는 단백질에 의해 해체된다. NSF는 원래 골지막 사이에서 소낭 수송을 재구성한 분석에서 소낭 융합에 필요한 수용성 단백질로 발견되었다. NSF는 단백질에서 시스테인 잔기의 자유 티올기(thiol group)에 결합하는 시약인 N-에틸말

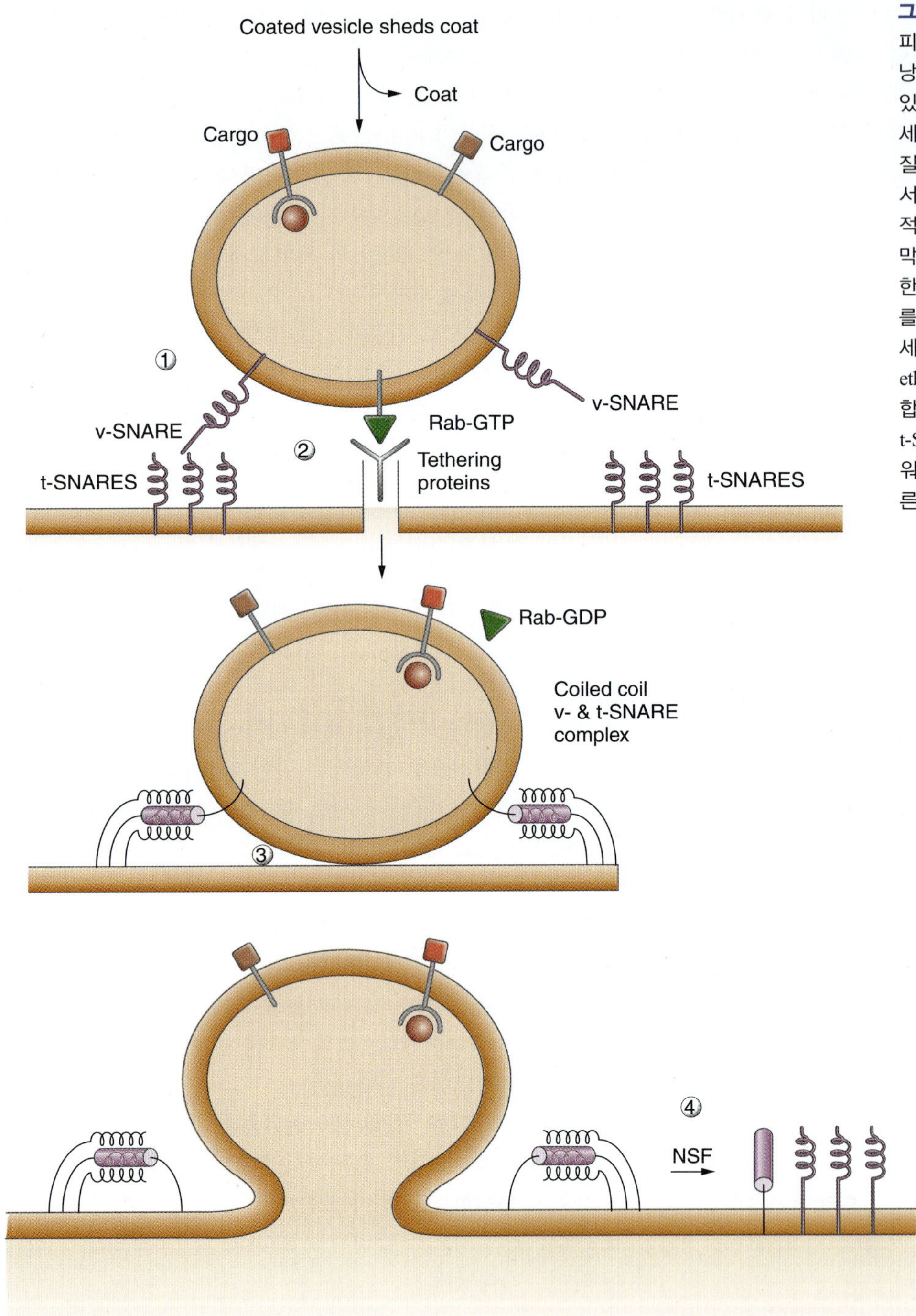

그림 4-14. 소낭 묶기와 융합. (1) 피복 소낭은 그 피복을 벗고 막으로 이동한다. 수하물뿐 아니라, 소낭에는 소낭 형성 시에 소집된 v-SNARE가 들어 있다. 활성 GTP 결합형의 Rab 단백질도 그 소낭의 세포질 면으로 소집된다. (2) 그 소낭은 Rab 단백질과 묶음 단백질 복합체가 관여하는 묶기 단계에서 표적 막에 안착한다. (3) 소낭의 v-SNARE는 표적 막의 3개의 t-SNARE들과 강하게 결합하여, 두 막의 세포질 면을 서로 가까이 끌어당겨 융합하게 한다. 이 과정의 어느 시점에서 Rab 단백질은 GTP를 GDP로 가수 분해하여 불활성 GDP-결합 형태로 세포질로 해리된다. (4) 융합이 완성된 후, NSF(N-ethylmaleimide sensitive factor)는 다른 단백질과 연합하여 ATP를 가수분해하는 과정으로 v-SNARE와 t-SNARE 복합체를 분해하여 분리시킨다. 자유로워진 v-SNARE는 원래의 막으로 되돌아가서 또 다른 소낭 수송 과정에 참여한다.

레이마이드 (N-ethylmaleimide)에 의한 저해에 민감하기 때문에 N-에틸말레이마이드 감수성 인자(N-ethylmaleimide sensitive factor, NSF)라고 명명되었다. 이제 NSF는 v-와 t-SNARE 복합체를 해체하여 새로운 소낭 표적화 및 융합 반응이 가능하게 하는 것으로 생각된다.

소포체에서 골지체로의 소낭 수송과 COPII-피복 소낭

ER에서 골지체로 수하물을 운반하는 소낭들은 전이 ER(transitional ER)이라고 하는 RER의 특수화된 지역에서 형성된다. 전이 ER 부위는 전자현미경으로 식별할 수 있으며, 리보솜이 결합되지 않은 섬 부분들로 RER 막 전반에 널리 분산되어 있다. ER에서 골지로의 수송에 사용되는 피복 단백질을

COPII라고 하며, 여기서 COP는 피복 단백질(coat protein)을 뜻한다. 소낭 형성의 일반적인 모델에서 설명하였듯이, Sar1이라고 하는 소형 GTP-결합 단백질이 COPII를 막으로 소집하는 데에 사용된다. Sar1은 세포질에서 GDP에 결합되어 있고 GTP와 GDP의 교환에 의해 활성화된다. 이 과정은 전이 ER에서 발견되는 막결합 GEF 단백질인 Sec12에 의해 촉매된다. Sar1의 N-말단에 있는 소수성 나선은 GTP 결합에 의해 노출되고 정박용 닻이 되어 막으로 삽입된다. 이제 Sar1-GTP 분자는 Sec23과 Sec24 단백질을 포함하고 있는 이량체의(dimeric) 단백질 복합체에 결합하는데, 이 구조는 COPII 피복 단백질 복합체의 연결층(adaptor layer)이다. 단백질 Sec13/Sec31로 구성된 피복 복합체의 두 번째 층이 이후에 Sar1/Sec23/Sec24 구조물에 결합한다. Sar1과 Sec23/Sec24는 모두 막단백질 수하물의 세포질 영역에 있는 분류 신호와 상호작용한다. 포유류 Sec24는 2개의 뚜렷한 수하물-결합 부위들을 포함하고 있으며, 이들은 수하물 단백질의 세포질 영역에서 발견되는 특정한 아미노산 서열들과 상호작용한다. Sec24의 한 부위는 **이산성 신호**(*diacidic signal*)라고 불리는 Asp-X-Glu(X는 임의의 아미노산) 서열을 포함하고 있는 단백질들 뿐만 아니라 다른 분류 신호들과도 상호작용한다. Sec24의 두 번째 부위는 다른 분류 신호를 가진 수하물 단백질과 결합한다.

ER 분류 신호는 미묘할 수 있어서 해석하기가 쉽지 않다. 예를 들어, Sec23/Sec24에 대한 특정 수하물 단백질의 결합은 다수의 소단위들을 포함하고 있는 그 단백질의 다량체화(oligomerization)에 따라 달라진다. 다른 경우에 수하물 단백질은 안내 단백질과 결합하여 방출 신호(export signal)를 노출하여야만 한다. 안내 단백질의 한 부류는 ERGIC 53으로서, 방출 단백질에 있는 N-결합성 올리고당의 만노오스(mannose) 잔기와 상호작용한다. ERGIC 53의 돌연변이가 발생하면, 응고인자 V와 VIII이 COPII 소낭으로 효율적으로 들어가지 못해, 출혈 장애를 일으키는 상염색체 열성 인간 증후군이 발생한다. ER의 방출 분류 신호(ER export sorting signal)에 대한 연구로부터 나온 한 가지 개념은, 그들의 출현은 단백질이 올바르게 접혀졌는가에 따라 다르다는 것이다; 즉, 품질 관리가 특정 단백질이 ER을 떠날 소낭에 포함되도록 올바른 신호를 드러낼지를 결정하는 중요한 변수이다.

COPII 소낭 시스템에서 Sar1은 스스로 양친매성 나선을 막에 삽입시킴으로써 소낭이 생기도록 막의 변형을 유발한다. Sar1에 의해 유도된 막 곡률은 Sec23/Sec24 복합체와의 결합에 의해 안정화된다. 일단 소낭이 부모 막에서 분리되면, 피복 단백질 복합체들이 분리되는데, 이것은 Sar1-GTP에서 GTP가 가수분해에 의해 시작되고, COPII 피복 성분들이 방출된다.

포유동물 세포에서 피복이 없는 COPII 소낭들이 ER의 전이부 근처에 서로 뭉쳐 있는 것으로 보이는데, 이 지역에서는 형태학적으로 혼합된 소낭와 세관을 포함하는 더 큰 구획을 만들기 위해 형성되고 서로 융합된다. 소낭들이 비슷한 다른 소낭과 융합하는 것을 **동형 융합**(*homotypic fusion*)이라고 하며, 막 운송의 다른 예들에서도 발생한다. 이 특정 융합 단계는 GTP-결합 단백질인 Rab1을 사용하며, GTP 결합에 의해 활성화되면 p115라고 불리는 꼬인 코일 단백질을 매듭 일부로 불러들인다. 동형 융합을 위해서는 각 소낭이 v-SNARES와 t-SNARES를 모두 포함해야 한다. ER의 전이부 근처에서 발생하는 COPII 소낭의 동형 융합에 의해 형성되는 구획을 **소낭 세관 구획**(*vesicular tubular compartment*, VTC)이라고 한다. SNEARS를 전이부 ER로 되돌려 보내기 위해, 역행하는 재순환 소낭들이 전이 ER에 가까이 있는 VTC로부터 생길 수 있다면 효과적일 것이며, 재순환이 COPI이라고 불리는 단백질 복합체로 덮인 다른 형태의 소낭에 의해 매개된다는 증거들도 있다(COPI은 이 장의 뒷부분에서 좀 더 자세히 논의하였다). VTC가 점점 커지면 미세소관에 결합하여 골지체의 시스(cis) 영역으로 덩어리째 이동한다.

COPII 경로의 세부사항은 효모 유전학, 생체 내 연구와 정제된 성분들로 소낭 형성의 시험관 내 재구성 연구의 조합에 의해 해결되었다. 이 경로와 막 운송의 다른 경로에 관여하는 많은 단백질은 효모에서의 돌연변이에 의해 처음으로 확인되었고, 이후에 포유류 세포에서도 발견되었다. 이는 비포유류 유기체에서의 연구가 인간의 세포생물학과 질병에 대한 이해에 어떻게 적용될 수 있는지를 보여주는 예이다.

골지 장치

골지 장치(Golgi apparatus)의 구조와 형태는 그림 4-15에 설명되어 있다. ER로부터 VTC가 도착하는 형성면(forming face)을 시스 골지망(*cis*-Golgi network, CGN)이라고 한다. 분비 물질은 시스 면에 도착하여 중앙골지(medial Golgi)와 트랜스 골지 더미(*trans* Golgi stack)들을 거쳐 진행하여 트랜스 골지망(*trans*-Golgi network, TGN)에 도달하고, 여기서 분류되고 다음 목적지인 원형질막이나 다른 내부소체로 분배된다. 골지체(골지 복합체)를 통과하는 단백질은 골지에 상주하는 효소에 의해 여러 가지 형태의 공유적 변형을 거친다. 골지 장치의 주요 기능 중 하나는 골지 더미를 통과하는 동안 N-결합성 올리고당이 변형하는 것이다. 또한 일부 단백질은 골지체를 통과하면서 O-결합형 탄수화물을 획득한다. 골지체의 가장 말단인 TGN에서 일부 단백질들은 황화(sulfated)되기도 하고, 또 어떤 단백질들은 성숙 과정의 일부로서 조절된 단백질 분해 과정을 겪는다. 골지체를 통과하면서 발생하는 다양한 변형들은 다음 절에 설명되어 있다.

골지 장치에서의 단백질 당 수식과 공유결합에 의한 변형

N-결합형 당 변형이 있는 합성 초기 단백질을 ER 출발 소낭(ER export vesicle)으로 포장하려면 N-결합형 당 처리 과정이 필요하다(그림 4-12). 골지 장치에 도달하면 N-결합형 당의 추가 절단이 발생하고, 서로 다른 골지 하부 구획들에서 N-아세틸글루코사민, 갈락토오스(galactose), 푸코오스(fucose) 그리고 N-아세틸뉴라민 산(N-acetylneuraminic acid) 등의 다양한 올리고당 분지들이 추가된다(그림 4-16). *N*-아세틸뉴라민 산(sialic acid, 시알산이라고도 함)은 많은 N-결합성 당에 첨가되는 마지막 변형이며, 이 변형은 TGN에서 첨가된다. CGN에서는 라이소좀 효소를 위한 특수한 N-결합성 탄수화물 변형이 발생하는데, 6번 위치의 하나 이상의 만노오스 잔기의 인산화가 일어난다. 만노오스-6-인산(mannose-6-phosphate)은 나중에 수용체에 의해 인지되는데, 이 만노스 6-인산 수용체는 다른 모든 수용성 분비 단백질들로부터 라이소좀 효소들을 선택하여 이들을 라이소좀으로 보낸다(자세한 설명은 뒤의 내용 참조).

두 번째 형태의 탄수화물 변형 역시 골지체에서 일어나는

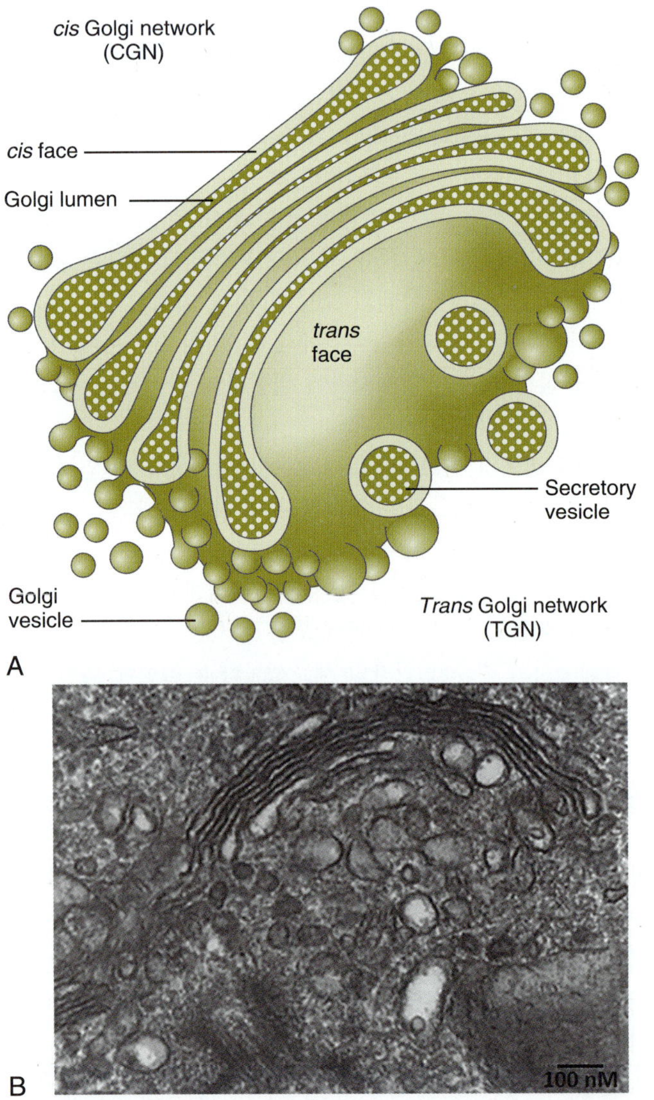

그림 4-15. 골지체의 구조. (A) 골지체는 납작한 주머니(cisternae) 더미들을 가지고 있다. 이 주머니들은 작은 소낭들이 싹트는 부풀어진 가장자리들을 가진다. 골지의 형성 면 혹은 시스 면은 시스-골지망(*cis*-Golgi network, CGN)이며, 소포체(ER)로부터 수하물을 받는다. 골지의 유출 면 혹은 트랜스 면은 트랜스-골지망(trans-Golgi metwork, TGN)이며, 여기서 소낭과 수하물이 다른 막 구획으로 배달되기 위해 출발한다. (B) 인간 백혈구에서 납작한 주머니 더미를 보여주는 골지 장치의 전자현미경 사진. ([B] *https://en.wikipedia.org/wiki/File:Human_leukocyte,_showing_golgi_-_TEM.jpg*에서 변형)

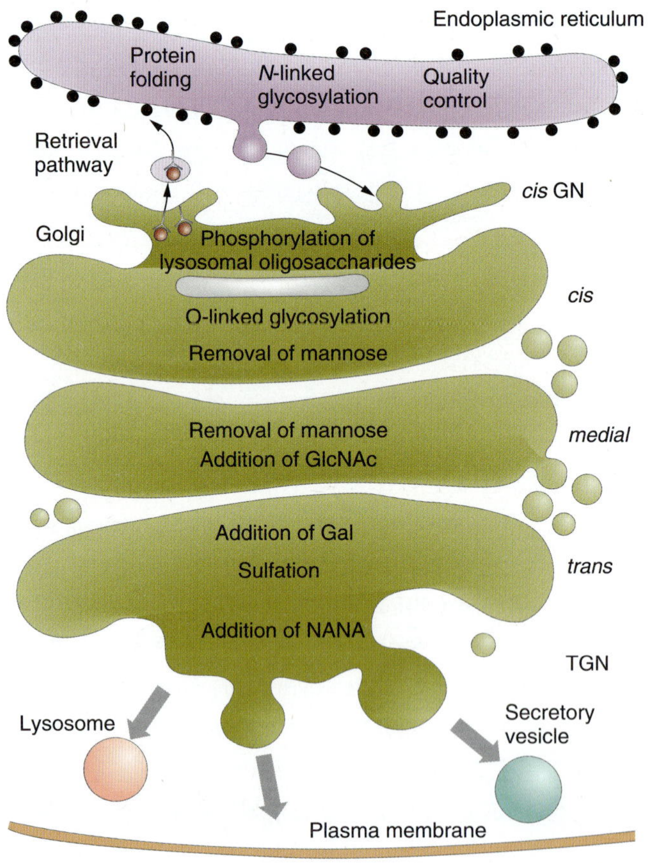

그림 4-16. 분비경로에서 구획화된 기능들의 개요. 조면소포체에서 단백질 접힘, N-결합형 당 수식, 그리고 품질검사가 시작된다. 시스 골지망(CGN)에서는 라이소좀 효소들의 만노오스 인산화, O-결합형 당 수식, 그리고 N-결합형 올리고당들의 가공이 시작된다. 추가적인 탄수화물 가공과 N-, O-결합형 올리고당에 대한 단당류 첨가는 트랜스 골지망(TGN)에서는 물론, 중간-골지 주머니와 트랜스-골지 주머니에서 일어난다. 단백질의 티로신 잔기에서의 황화(sulfation)는 TGN에서 일어난다.

데, 단백질에 O-결합형 올리고당 사슬(O-linked oligosaccharide chain)을 첨가하는 것이다. O-결합형 탄수화물은 세린(serine)이나 트레오닌(threonine)의 수산기(hydroxy group)에 존재하는 산소를 통해 단백질이 결합하므로,이 'O-결합형'으로 불린다. O-결합형 올리고당은 UDP에 의해 활성화된 단당류들이 한 번에 하나씩 추가되어 만들어지는데, 이 과정은 글리코실 전이효소(glycosyl transferase)에 의해 촉매된다. 단백질에 따라 소수의 탄수화물 잔기가 붙거나 많은 수의 O-결합형 탄수화물 잔기들이 추가될 수 있다.

TGN에서는 특정 단백질의 티로신(tyrosine) 잔기의 황화(sulfation)가 일어난다. 또한 TGN이나 분비 소낭에서는 일부 분비성 단백질의 단백질 절단이 발생하며, 이 절단 과정은 종종 단백질이 완전히 활성화되기 위해 필요하다. 이러한 유형의 단백질 절단 처리는 분비성 폴리펩티드 호르몬(예, 인슐린)에서 공통적이 현상이며, 그 호르몬이 세포에서 분비될 준비가 될 때까지 활성형이 되지 않도록 하는 한 가지 방법이다.

골지체를 통한 역수송

ER에서 골지, 그리고 더 멀리 이동하는 여러 막 운송면에서는, 골지막에서 ER로의 역방향 소낭 수송(retrograde vesicular transport)도 활발하게 일어난다. 이러한 역방향 운송의 기능 중의 하나는 전방향 수송(anterograde traffic)에 관여한 SNARES를 ER로 다시 되돌려 보내는 것이다. 아마도 명백하지는 않지만, 역방향 수송의 또 다른 중요 이유는 탈출한 ER 단백질들을 다시 ER로 되돌려 보내는 것이다. 이러한 수송의 필요성은 ER에서 골지로의 전방향 수송 규모가 상당히 커서 ER 상주 단백질들이 의도치 않게 COPII 전방향 소낭에 포함될 수 있기 때문에 발생한다. 이러한 ER 상주 단백질은 역방향 수송에 의해 ER로 되돌려 보내는 효과적인 기전이 없다면 다량으로 소실될 것이다. 이 역방향 수송에 의해 두 가지 유형의 단백질이 반환된다. 수용성 ER-상주 단백질은 전방향 수송을 위한 COPII-피복 소낭이 생길 때 소낭 내 액체에 포함될 수 있고, ER-거주 내재성 막단백질들 역시 우연히 새로 생긴 소낭 막에 포함될 수 있다. 수용성 단백질과 막 단백질은 서로 다른 역방향 분류 신호를 포함하며, 이것은 이들이 인식되어 역방향 소낭에 포함되도록 한다. 수용성 단백질은 C-말단에 서열 KDEL(혹은 관련 서열)을 가지고 있는 반면, 내재성 막단백질은 C-말단에 서열 KKXX(혹은 관련 서열, 표 4-1)를 가지고 있다. 이러한 분류 신호들은 서로 다른 ER 수용성 단백질과 ER 막단백질의 아미노산 서열을 비교함으로써 발견되었다. 역방향으로의 분류 신호로 기능하는 서열은 DNA 수준에서 이 신호를 ER 상주 단백질이 아닌 다른 단백질에 옮겨 봄으로써 밝혀졌다. 생성된 잡종 단백질은 역방향 재활용 경로에 의해 매우 효과적으로 포획되어 되돌아오기 때문에 ER에 축적되었다.

역방향 소낭 수송의 기전은 이 장의 앞 부분에서 설명한 소낭 수송의 일반적인 모델을 따른다(그림 4-13과 4-14 참조). COPI(coat protein I)이라고 하는 역방향 수송 소낭에 사용되는 피복은 **코토머**(*coatomer*)라고 하는 7개 폴리펩티드들로 구성된다. 코토머 단위체들은 Arf1이라고 하는 GTP-결합 단백질에 의해 세포질에서 골지 막으로 소집된다. Arf1은 GEF에 의해 활성화되면, 골지 막으로 삽입되어 COPI 피복이 형성하기 위해 코토머의 결합을 시작한다. COPII 소낭과 유사하게, COPI 복합체에는 분류 신호와 상호작용하는 내부 층(inner layer)과, 피복을 안정화시키는 비계 구조를 만드는 외부 층(outer layer)의 두 층이 있다. 내부 층은 수하물과 결합하는 부위들을 갖고 있다. 특정 부위가 KKXX 모티프에 직접 결합하기 때문에, 이 모티프를 포함하는 단백질들을 새로 생기는 소낭에 농축시킨다. KDEL 신호를 가지는 내강 단백질은 KDEL 수용체라고 하는 막 관통 단백질에 의해 인식된다. 이 수용체에는 KDEL 신호에 결합하는 내강 영역과 COPI 피복에 결합하는 세포질 영역을 가지고 있어서 KDEL 신호가 있는 내강 단백질을 COPI 소낭이 형성될 부위에 농축시킨다. 소낭이 형성된 후 그 피복은 분리되며, 그 소낭은 묶음 인자와 SNARES를 사용하여 표적 막과 융합한다. COPI-피복 소낭의 두 가지 일반적인 표적 막은 선행 골지 더미와 ER의 막이다. 그러므로, COPI-피복 소낭은 물질을 역방향으로 수송할 수 있는데, 트랜스에서 시스 방향의 한 더미에서 다음 더미로 움직여, 결국엔 골지의 시스 더미에서 ER로 운반한다. 이 COPI-의존성 경로 외에도, 의학적으로 중요한 박테리아 독소(예: 내장균의 병원성 균주에 의해 생성된 시가 독소, Shiga toxin)가 분비 경로의 초기 구획으로 전달되기 때문에 발견된 적어도 하나의 COPI 독립적인 역방향 수송 경로가 있다.

골지체를 통한 전방수송

골지체를 통한 전방향 수송에 대한 두 가지 기본 모델은 소낭 수송 모델과 막주머니(cisternae) 성숙 모델이다(그림 4-17에서 비교). 소낭 수송 모델은 각 골지막 막주머니가 시스 면에서 이웃 막주머니로부터 전방향으로 수송되는 COPI-의존적 소낭을 받은 다음, 해당 수하물을 다시 새로운 소낭으로 포장하여 인접하는 트랜스 면으로 수화물을 전달하는 영구적인 구조라고 제안한다. COPI-의존적인 역방향 수송은 SNARES와 기타 물질을 재활용하기 위해 선행 막주머니로 역방향으로 재순환시킨다. 반대로 막주머니 성숙 모델은 수화물이 골지의 시스 면의 막주머니로 들어가고 상주 단백질이 있는 전체 막주머니가 골지체의 트랜스 면으로 이동함을 제안한다. 막주머니 성

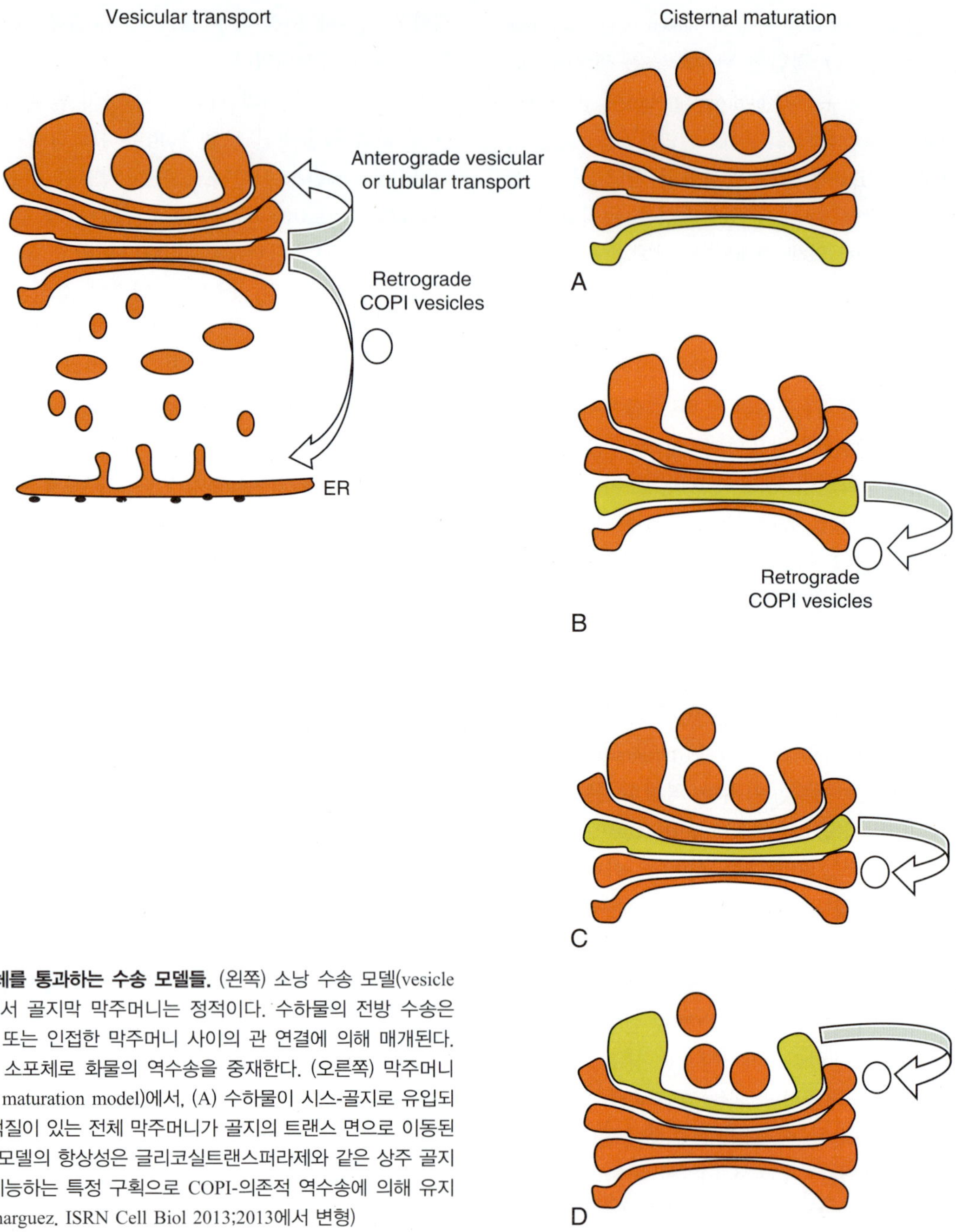

그림 4-17. 골지체를 통과하는 수송 모델들. (왼쪽) 소낭 수송 모델(vesicle transport model)에서 골지막 막주머니는 정적이다. 수하물의 전방 수송은 COPI-의존성 소낭 또는 인접한 막주머니 사이의 관 연결에 의해 매개된다. COPI-피복 소낭은 소포체로 화물의 역수송을 중재한다. (오른쪽) 막주머니 성숙 모델(cisternal maturation model)에서, (A) 수하물이 시스-골지로 유입되고, (B-D) 상주 단백질이 있는 전체 막주머니가 골지의 트랜스 면으로 이동된다. 막주머니 성숙 모델의 항상성은 글리코실트랜스퍼라제와 같은 상주 골지 단백질을 그들이 기능하는 특정 구획으로 COPI-의존적 역수송에 의해 유지된다.(Martinez-Manarguez. ISRN Cell Biol 2013;2013에서 변형)

숙 모델의 항상성은 글리코실트랜스퍼라제를 포함한 골지 상주 단백질이, 골지체의 트랜스 면으로부터 그들이 기능하는 특정 구획으로 COPI 의존적으로 회수되고 역방향으로 이동함으로써 유지된다.

1990년대 후반까지, 소낭 수송 모델은 거의 도전을 받지 않았다. 하지만, 실험 결과들에 따르면 COPI-피복 소낭들은 주로 역방향으로 수하물을 수송하였다. 또한, 물고기의 비늘이나 커다란 콜라겐 복합체 같은 일부 수화물은 너무 커서 작은 전방향 수송 소낭에는 맞지 않았다. 그러나 이러한 대형 수하물은 시스 면에서 트랜스 면으로 진행되는 동안 개별 막주머니 내에서 골지체를 통하여 이동할 수 있다. 골지체를 통한 수하물 이동에 대한 연구는 여전히 활발히 연구되는 분야이며, 앞서 설명한 두 모델 모두 골지체를 통한 화물의 전방향 수송에 기여했을 가능성이 있다.

골지체에서의 방출

TGN으로부터 전 방향으로의 방출에는 세 가지 일반적인 경로가 존재한다(그림 4-18에 요약): TGN으로부터 원형질막

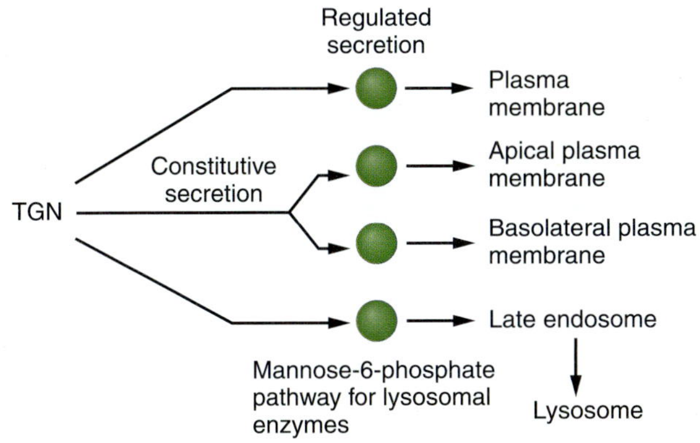

그림 4-18. 트랜스-골지망(TGN)에서 수송의 개요. TGN을 떠나는 물질에는 세 가지 주요 경로가 있다. 원형질막으로 향하는 수하물의 조절된 분비, 원형질막으로 향하는 수하물의 지속적 분비, 그리고 리소좀 효소를 후기 내부소체로 전달하기 위한 만노스 6-인산 경로이다. 극성화된 세포에서 원형질막으로의 분비는 원형질막의 정단막 또는 기저측막 도메인에 수하물 및 소낭을 표적화하는 것도 포함한다.

으로 끊임없이 물질 수송을 담당하는 지속적 분비 소낭들(constitutive secretory vesicles); 원형질막으로 갈 물질을 모아서 가지고 있지만 특정 신호가 올 때까지 원형질막과의 융합이 보류되는 조절성 분비 소낭들(regulated secretory vesicles); 그리고 라이소좀의 효소(lysosomal enzyme)들을 가지고 있어서 후기 내부소체나 라이소좀들로 가게 될 소낭들이다.

지속적 분비(Constitutive Secretion)와 조절적 분비(Regulated Secretion)

소낭은 끊임없이 TGN을 떠나 원형질막의 세포질 쪽 면과 융합하여, 집안을 보살피는 기능(housekeeping function)으로 지질과 막단백질을 보충한다. 여러 증거들은 다양한 기전이 이 지속적 분비 경로에서 수화물 선택 및 소낭 생성에 기여한다는 사실을 시사한다. 또한 소낭과 막성 세관 모두 TGN에서 원형질막으로 수화물을 운반하는 데 관여한다는 증거도 존재한다. 이 지속적 분비 경로의 경우, 구조적으로 뚜렷하게 다른 두 가지 원형질막들인 정단막과 기저측막을 가지고 있는 극성화된 세포에서는 추가적인 복잡성을 나타낸다. 극성화된 상피 세포의 정단막과 기저측막으로 향하는 수화물은 서로 다른 분류 신호를 가지고 있지만, TGN에서 정단막과 기저측막으로 수송되는 수화물을 포함하는 소낭의 생성을 지시하는 피복 단백질은 아직 알려져 있지 않다. TGN에서 생성된 후, 정단막 및 기저측막으로 전달되는 수화물을 포함하는 소낭은 원형질막으로 전달되기 전에 별개의 내부소체 구획을 가로지르기 위해서 고유한 SNARE 복합체를 활용한다. 간세포에서는 일부 단백질이 먼저 기저측막으로 수송된 다음, 세포 통과 배출(transcytosis)이라고 불리는 과정에 의해, 기저측막에서 정단막으로 가는 특정 물질들을 수송하는 내포 소낭(endocytic vesicle)으로 분류되어 들어간다.

조절적 분비 소낭은 세포가 적절한 자극을 받을 때까지 소낭에 저장될 단백질을 모아둔다. 췌장의 β-세포에 의한 인슐린 분비는 혈당이 상승할 때까지 인슐린이 소낭 내에 머물러 있게 되는 조절적 분비의 잘 특화된 예라고 할 수 있다. 혈당 수치가 높아지면 췌장 β-세포에서 발생하는 ATP의 증가는 결국 인슐린을 함유한 소낭과 원형질막의 융합을 유도하는 일련의 과정을 개시한다. 조절성 분비 소낭으로의 수화물의 표적화는 TGN에서 소낭이 형성될 위치에서 선택적으로 응집하는 수화물의 능력에 의존하는 것으로 보인다. 이러한 응집체는 동일한 소낭에 들어갈 여러 가지 형태의 단백질들을 포함할 수 있다. TGN에서 소낭이 생성되면 분비성 소낭이 성숙됨에 따라 수화물은 계속 농축될 수 있다.

만노오스-6-인산 신호에 의한 라이소좀 효소들의 표적화

라이소좀은 자연적으로 발생하는 생체 거대분자들을 분해할 수 있는 다양한 종류의 수용성 가수분해효소들을 포함하고 있다. 라이소좀의 가수분해효소들은 절단 가능한 N-말단 신호서열을 포함하고, 번역과 동시에 RER의 내강으로 들어가서 N-결합성 올리고당으로 수식되며, 접힘을 거치면서 시스 골지체로 수송된다. 시스 골지체에서 라이소좀 효소에 결합된 N-결합성 올리고당의 만노오스 잔기는 인산화되고, 이러한 변형은 다른 분비 단백질 중에서 라이소좀 효소를 선택하고 그들을 라이소좀으로 수송시키는 기전을 제공한다. 이 경로의 발견은 기초과학과 임상과학 사이의 시너지 효과가 세포생물학의 발전으로 이어질 수 있다는 것을 보여주는 좋은 예이다. I-세포 질환(봉입체질환, inclusion body disease, I-cell disease) 환자는 라이소좀으로 보내져야 할 다양한 라이소좀 분해효소들을 외부로 분비한다. 너무나 많은 효소들이 영향을 받기 때문에, 연구자들은 이 질병의 원인이 라이소좀 가수분해를 올바른 세포 소기관으로 표적화하기 위해 세포가 사용하는 기본 경로에 있음을 알았다. I-세포 질환 환자로부터 분비된 라이소좀 효소를 정상 배양 세포의 배지에 첨가했을 때, I-세포 라이소좀 효소는 정상 세포에 들어가지 않았다. 하지만, 정상 세포의 라이소좀 효소들을 정상 세포 또는 I-세포의 배지에 첨가하였을 때 두 세포 유형에서 모두 흡수되었다. 이것은 건강한 개인들로부터 얻은 라이소좀 효소와 I-세포 질환 환자의 라이소좀 효소 사이에는 구조적 차이가 있다는 단서를 제공하였다. 차이점은 I-세포 질환 환자로부터 분리된 효소에서는 정상적인 리소좀 효소에서 발견되는 N-결합 당의 만노스 잔기의 인산기가 존재하지 않는 것으로 나타났다.

후속 연구에서는 TGN에서 분류 신호인 만노오스-6-인산

(mannose-6-phosphate)을 포함하고 있는 라이소좀 효소들과 결합하는 막관통 단백질인 만노오스-6-인산 수용체(mannose-6-phosphate receptor)를 확인하였다. 이들 사이의 결합은 TGN에서 발견되는 pH 6.4에서는 강하지만, 라이소좀에서 발견되는 산성 pH에서는 약하여, 라이소좀 효소에 대한 수용체가 어떻게 결합하고, 다른 구획에서 어떻게 방출하는지에 대한 중요한 단서를 제공하였다. 만노오스 잔기에에 대한 인산기의 첨가는 두 단계 반응들로 일어나는데, 여기에서는 효소인 N-아세틸글루코사민 인산 전이효소(N-acetylglucosamine phosphotransferase)에 의해 UDP 활성 단당류로부터 N-아세틸글루코사민 인산(N-acetylglucosamine phosphate)이 6번 위치의 만노오스로 전달된다. 이어 N-아세틸글루코사민이 절단되고 만노오스에는 인산기만 남게 된다(그림 4-19). I-세포 질환 환자의 경우, 인산 전이효소가 결핍되어 결과적으로 많은 리소좀 가수분해효소가 리소좀으로 전달되지 않고 분비된다. 리소좀 가수분해효소에는 시스 골지체의 인산 전이효소를 인식하는 공통 아미노산 서열이 없는데, 이는 올바르게 접힌 리소좀 효소에서 발견되는 공통 3차 구조가 이러한 변형이 일어나도록 지시한다는 것을 암시한다.

TGN으로부터 라이소좀으로 이동되는 분해효소들의 수송 경로는 그림 4-20에 설명되어 있다. 만노오스-6-인산 표지를 가지고 있는 라이소좀 효소는 다른 분비 단백질들과 함께 TGN의 내강에 도착한다. TGN에서 pH는 약간 산성이지만 만노오스-6-인산 수용체가 라이소좀 효소에 결합하기에는 충분하므로, 이들을 TGN으로부터 생성되는 소낭에 모을 수 있다. 소낭의 생성(vesicle budding)에는 앞서 논의한 피복 단백질들의 전형적인 특징을 갖는 클라트린(clathrin)이라고 하는 피복 단백질 복합체를 사용한다. 클라트린 피복과 막의 초기 결합은 소형 GTP-결합 단백질인 Arf1에 의존한다. Arf1는 COPI 피복과 골지막의 결합에서도 사용되었음을 기억할 것이다. 서로 다른 피복들이 서로 다른 막에 결합하는 데에 어떻게 하나의 Arf1가 기능하는지는 분명하지 않지만, 서로 다른 막 구획에서 Arf1의 활성화가 서로 다른 GEF에 의존한다는 것은 분명하다. 라이소좀으로의 운반을 위한 클라트린 피복의 조립은 4개의 서로 다른 소단위들이 하나씩 모여 이루어진 어댑터 단백질 1(adaptor protein 1, AP-1)에 의존한다. AP-1은 만노오스-6-인산 수용체를 포함한 수하물 단백질의 세포질 도메인에 결합하여 라이소좀 효소를 피복 기구에 연결시킨다. 그 다음 AP-1은 클라트린을 모집하는데, 하나의 중쇄(heavy chain)와 하나의 경쇄(light chain)로 구성되어 있는 클라트린은 트리스켈리온(*triskelion*)이라 불리는 3개의 다리를 포함하는 삼량체로 조립된다. 트리스켈리온은 연합하여 클라트린 피복을 형성한다(그림 4-20 참조). 일단 클라트린 피복을 입은 소낭이 생성되면, 피복이 벗겨지고 소낭은 자신의 소낭에 특이한 Rab과 SNARE 단백질을 이용하여 후기 내부소체(late endosome)에 융합된다.

후기 내부소체 내의 pH는 내부소체 막의 ATP-의존성 양성자 펌프에 의해 산성(~5.5)으로 유지된다. 만노오스-6-인산에 대한 그 수용체의 친화도가 pH에 의존적이고, 내부소체의 낮은 pH에서는 라이소좀 효소들이 수용체에서 떨어지게 된다. 이것은 라이소좀 효소를 포함하는 내부소체가 라이소좀과 융합하는 동안 내부소체로부터 TGN으로의 재활용을 통해 결합하지 않은 수용체를 회수할 수 있도록 하기 때문에, 라이소좀 효소 표적화의 중요한 단계이다. 후기 내부소체의 산성화를 차단하는 약물은 라이소좀 효소가 만노스 6-인산 수용체에서 분리되지 않기 때문에 라이소좀 효소가 라이소좀으로 전달되는 것을 방지한다.

TGN에서 수하물을 운송하는 데 최소한 다른 두 개의 어댑

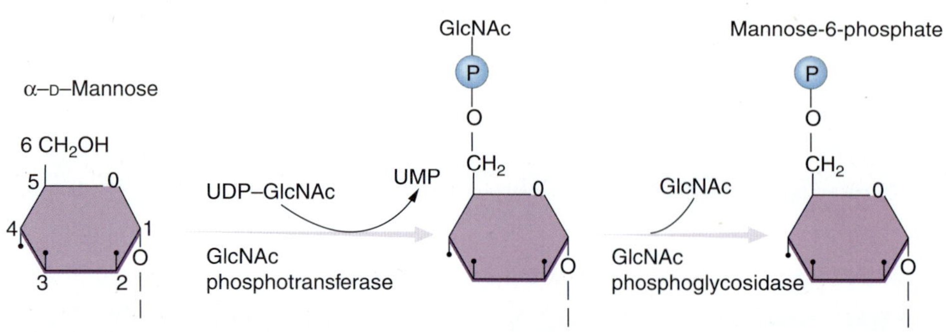

그림 4-19. 라이소좀 효소에서 만노오스-6-인산의 생합성. 만노오스-6-인산의 첨가는 시스 골지망에서 두 단계로 일어난다. 첫 번째로, *N*-아세틸글루코사민 인산 전이효소(N-acetylglucosamine phosphotransferase)가 UDP-GlcNAc를 사용하여 라이소좀 효소의 N-결합 올리고당에 있는 만노오스 잔기의 6번 위치에 GlcNAc 인산을 첨가하면서 인산디에스테르 결합이 생긴다. 다음으로, 인산글리코시다아제(phosphoglycosidase)가 GlcNAc를 제거하여, 6번 탄소 위치가 인산화된 만노오스를 남긴다.

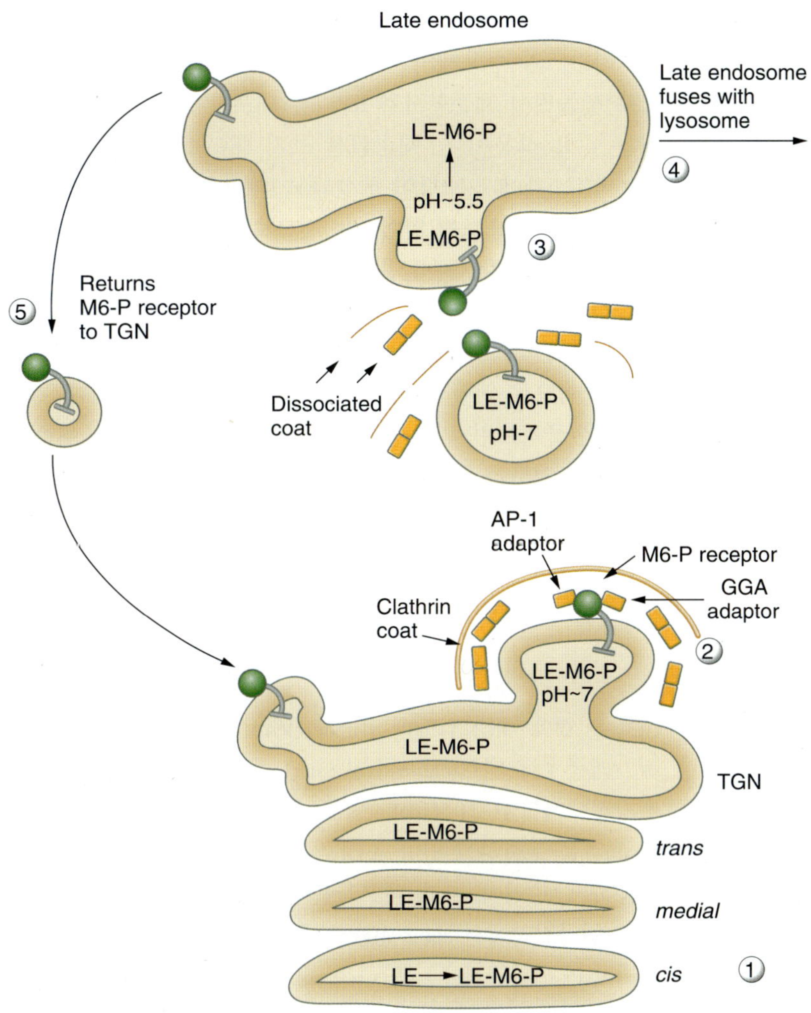

그림 4-20. 라이소좀 효소 운반을 위한 만노오스-6-인산(M6-P) 경로. (1) 라이소좀 효소는 시스 골지망(CGN)에서 M6-P 표지를 받아서 다른 분비 효소들과 함께 골지 주머니를 통하여 트랜스 골지망(TGN)으로 이동한다. (2) TGN의 M6-P 수용체는 M6-P 표지 인식을 통해 라이소좀 효소와 결합하여, 다른 수용성 단백질들로부터 분리시킨다. 클라트린/AP1 어댑터 피복이 소형의 GTP-결합 단백질인 ARF(표시되지 않음)에 의해 소집되어, 라이소좀 효소 수하물이 결합된 M6-P 수용체들을, 싹트는 소낭에 수집하여 모은다. GGA 어댑터 또한 새로 생긴 소낭의 클라트린 피복을 모집하는 데도 관여한다. (3) 소포가 형성된 후 피복이 벗겨지면, 그 소포는 후기 내부소체와 융합하고, 여기서 낮는 pH가 라이소좀 효소를 M6-P 수용체로부터 해리시킨다. (4) 라이소좀 효소는, 후기 내부소체가 기존의 라이소좀과 융합하거나 혹은 라이소좀으로 성숙하면서 라이소좀에 도달한다. (5) M6-P 수용체는 후기 내부소체에서 싹이 트는 소낭으로 TGN으로 회수된다.

터 복합체인 GGA와 AP-3이 사용된다. GGA는 TGN에서 라이소좀으로 당 수식된 수하물의 클라트린-의존성 수송에 관여하는 단량체 어댑터이다. 또한, GGA는 만노오스 6-인산 수용체를 라이소좀으로 향하는 소낭으로 안내하는 과정에서 AP-1과 협력하는 것으로 보인다(그림 4-20). AP-3은 TGN에서 분비 소낭의 클라트린-의존적 생성에 필요한 AP-1과 구조적으로 연관된 다중의 소단위 어댑터이다. 또한 AP-3은 일부 효소를 멜라노좀을 포함한 라이소좀 관련 소기관으로 전달하는 데 필요하다. 제2형 헤르만스키-푸드락 증후군(Hermansky-Pudlak syndorme type 2)은 색소 결함, 면역 결핍 그리고 혈액 장애와 관련된 질병으로, AP-3 어댑터의 한 소단위의 결함으로 발생한다.

내포작용, 엔도좀, 그리고 라이소좀

내포작용(endocytosis)은 원형질막에서 형성된 소낭을 세포 내부로 들여옴으로써 세포외 물질의 흡수를 수송하는 것을 설명하는 일반적인 용어이다. 이 과정을 통해 생리적으로 중요한 많은 분자가 세포로 들어올 수 있으며, 간혹 세포 내부로 접근하려는 병원체들에 의해 종종 이용된다. 내포작용에는 여러 유형이 있으며, 일부 내포작용은 특정 세포 유형에서만 발견된다. 식세포작용(phagocytosis, 식균작용)은 대식세포(macrophage)와 중성구(neutrophil)들이, 세포에 침입하는 박테리아 같은 큰 입자를 삼키기 위해 액틴-의존성 거대 소낭(≥ 1 마이크론)을 만드는 것을 말한다. 세포 표면에서 세포 내로 유입된 후, 식세포 소낭(식포, phagosome)은 라이소좀과 융합하여 섭취한 물질을 라이소좀의 분해효소에 노출시킨다. 다른 종류의 내포작용은 클라트린-비의존성(clathrin-independent)과 클라트린-의존성(clathrin dependent)의 두 가지 일반적인 범주로 분류된다. 여러 종류의 클라트린-비의존성 내포작용들이 존재한다. 거대 음세포 작용(macropinocytosis)은 원형질막이 신장되고 융합되어 세포 외부의 액체를 삼키게 되는 일종의 클라트린-비의존성 내포작용을 일컫는다. 두 번째 종류의 클라트린-비의존성 내포작용은 원형질막의 콜레스테롤(cholesterol)과 스핑고지질(sphingolipid)이 모여 있는 지질 뗏목(lipid raft)이라고 불리는 부위에서 세포질 쪽으로 소낭이 형성되는 것을 포함한다. 지질 뗏목에서 내포작용 소낭의 형성은 카베올린(caveolin)과 플로틸린(flotillin)을 포함한 다양한 단백질에 의존할 수 있다. 카베올린에 의존하여 형성되는 내포작용 소낭은 특히 내피세포(endothelial cell), 지방세포(adipose cell) 그리고 섬유아세포(fibroblast)에 풍부하다.

클라트린-의존성 내포작용

전형적인 포유동물 세포는, 대체로 50~100 nm의 클라트린-의존성 소낭을 형성함으로써 시간당 세포 원형질막의 거의 절반을 유입한다. 이러한 소낭이 형성될 때, 세포 외부 물질은 두 가지 방식으로 세포 내로 유입되는데, 한 가지는 액체 내의 수용성 성분들이 우연히 소낭에 의해 둘러싸여 포획되는 것이고, 다른 하나는 소낭이 형성되는 막의 수용체와 결합하는 물질로서 들어오는 경우이다. 수용성의 물질이 비선택적으로 세포 내로 유입되는 과정은 전통적으로 음세포 작용(pinocytosis; cell drinking)이라고 불리며, 수용체에 결합된 물질들이 세포 내로 유입되는 과정은 수용체-매개 내포작용(receptor mediated endocytosis)이라고 한다. 수용체-매개 내포작용은 섭취된 물질들이 소낭이 형성되는 원형질막에 농축되기 때문에 음세포 작용보다 훨씬 더 효율적인 과정이다.

원형질막에서 소낭 형성을 유도하는 클라트린 피복은 어댑터 단백질 2(AP-2)의 내층과 클라트린의 외층으로 구성되어 있다. AP-1 어댑터와 구조적으로 유사한 AP-2는 막관통 수용체의 세포질 도메인에 있는 서열에 결합하여 그들이 소낭에 효율적으로 포함될 수 있도록 한다. 세포질 쪽 표면의 약 2% 정도는 언제나 클라트린/AP-2 피복으로 덮여 있으며, 이러한 영역은 전자현미경으로 쉽게 관찰할 수 있다. 일부 세포 표면 수용체는 AP-2와의 상호작용을 통해 이러한 영역에 항상 결합하는 반면, 다른 수용체는 AP-2 결합 부위를 노출시키지 않으며, 그 결과 리간드가 세포외 도메인을 통해 세포 표면에 결합할 때까지 막의 클라트린 피복 영역과 결합하지 않는다.

원형질막에서 소낭이 생성된 후에는 클라트린/AP-2 피복은 소낭으로부터 해체되고, 소낭은 서로 동형 융합을 거쳐 초기 내부소체(early endosome)를 형성하거나 기존의 초기 내부소체와 융합한다. 초기 내부소체는 능동적인 양성자 이동 ATP 분해효소(active proton-translocating ATPase)를 포함하고 있는데, 이는 세포질로부터 양성자를 펌프질하여 소낭 내부를 산성화시킨다. 많은 수용체-리간드 쌍의 친화도는 pH에 의해 조절되며, 내부소체에서 발견되는 낮은 pH에서는 수용체와 리간드가 분리되고, 리간드는 내부소체 내강으로 방출된다. 리간드와 수용체의 이러한 분리는 그 수용체를 원형질막으로 되돌려서 재순환시켜 또 다른 내포작용 흡수를 시작하게 하는 주요 작용이다. 재순환은 초기 내부소체로부터 시작되며, 내부소체에서 소낭이 생성되고, 계속해서 이 소낭이 원형질막과 융합함으로써 일어나는 것으로 생각된다. 이러한 초기 내부소체의 막의 재순환은 초기 내부소체를 후기 내부소체로 성숙시키게 되고, 계속해서 후기 내부소체는 라이소좀과 융합된다. 이러한 방식으로 내부소체의 수용체에서 방출된 리간드는 리소솜으로 전달되고 리소좀의 분해효소에 노출된다. 그림 4-21은 클라트린-의존성 세포작용 경로의 개요를 보여준다. 내포작용 경로를 설명하기 위해서, 다음으로 저밀도 지질단백질(low-density lipoprotein, LDL)의 수용체 매개 흡수에 대해 자세히 살펴보자.

저밀도 지질단백질(LDL)과 트랜스페린의 수용체-매개성 내포작용

LDL은 혈액 내 지질단백질(lipoprotein) 입자로서, 인지질과 콜레스테롤 에스테르(cholesterol ester) 핵심을 둘러싸고 있는 아포지질단백질 B-100(apolipoprotein B-100, apoB-100)으로 구성된 외층을 포함하고 있다. LDL은 식이성 콜레스테롤을 세포로 수송하며, 수용체-매개 내포작용에 의해 흡수된다. LDL 수용체는 원형질막에서 apoB-100에 대한 세포외 도메인의 결합 영역과 AP-2 어댑터에 결합하는 세포질 도메인의 서열을 가지는 단일-막 관통 단백질이다(그림 4-21). 인간의 유전 질환인 가족성 고지혈증(familial hypercholesterolemia)에 대한 연구에서 LDL 수용체에서의 돌연변이들을 찾아내어, 수용체-매개 내포작용과 콜레스테롤 항상성에 대한 우리의 이해에 크게 기여하였다. 클라트린 피복구에서 피복 형성을 하지 못하는 어떤 부류의 LDL 수용체 돌연변이를 분석한 결과, AP-2 어댑터에 결합하는 역할을 하는 수용체의 꼬리 영역에서 분류 신호 서열인 Asn-Pro-X-Tyr를 규명하였다. 이 분류 신호는 또한 다른 표면 수용체의 클라트린/AP-2 의존적 흡수를 조절한다.

가족성 고콜레스테롤혈증(hypercholesterolemia)을 앓고 있는 환자에서의 LDL 흡수에 대한 연구 또한 콜레스테롤 조절의 중요한 특징을 이해하는 데 기여했다. 세포는 LDL 입자로 수송되는 식단에서 콜레스테롤을 얻거나, 콜레스테롤을 새로이 생합성한다. 식이 콜레스테롤을 이용할 수 있고 세포로 전달되면, 콜레스테롤 수치가 상승한 것을 감지하여 콜레스테롤 합성을 억제한다. 그러나 LDL 수용체에 결함이 있는 환자의 경우에는, 식이성 콜레스테롤이 혈액 중에 존재하더라도 이를 세포가 수용하지 않으며, 이러한 환자는 계속해서 콜레스테롤을 합성한다. 이러한 식이성 콜레스테롤 가용성에 따른 콜레

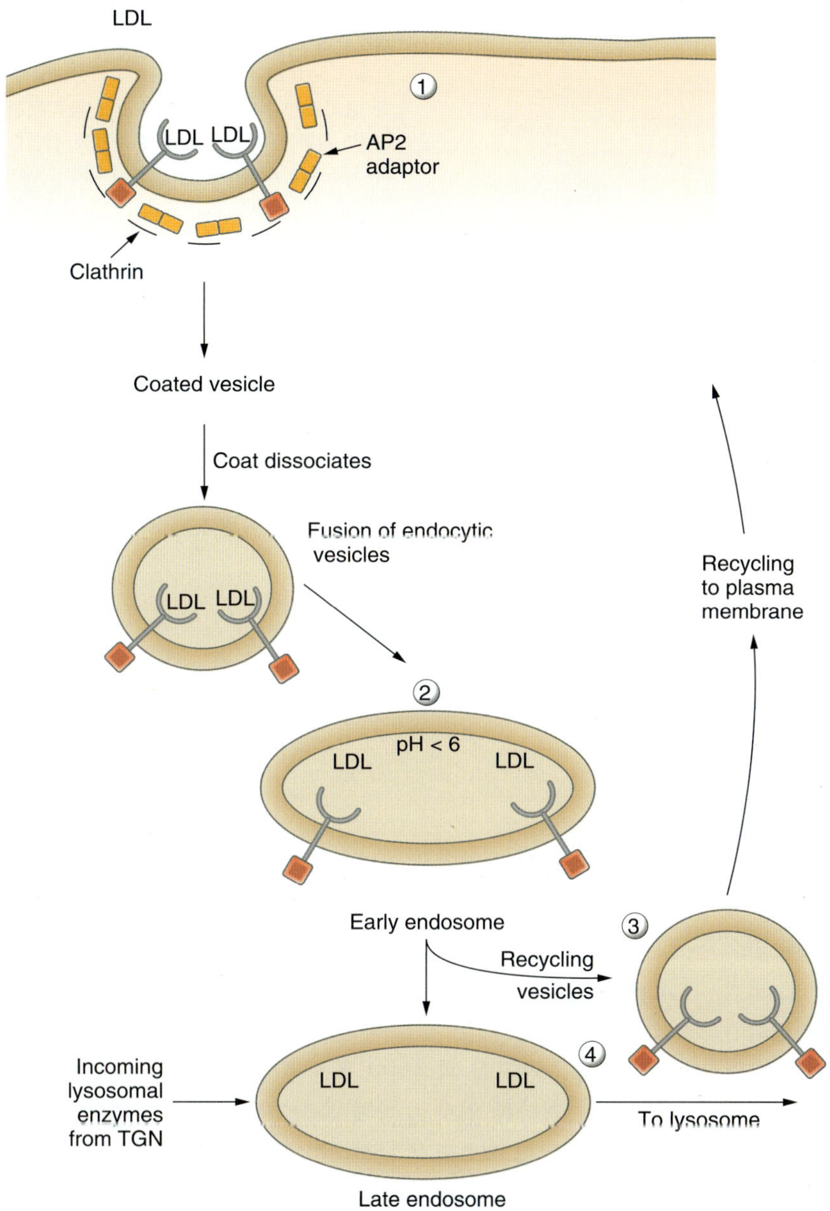

그림 4-21. 저밀도 지질단백질(LDL)의 클라트린-의존성 내포작용. (1) LDL 수용체는 LDL에 결합하는 세포외 도메인과 클라트린 피복의 AP-2 어댑터 층에 결합하는 세포질 도메인을 가지고 있으며, LDL과 결합한 LDL 수용체를 함유하는 클라트린-피복 소낭은 원형질막의 부위로부터 싹튼다. (2) 내재화 후에, 피복이 해체되고, 세포 내에서 소낭들은 서로 융합하여 초기 내부소체를 형성하거나 기존의 초기 내부소체와 융합한다. 초기 내부소체 내의 pH는 수용체로부터 LDL의 해리를 유발한다. (3) 그런 다음, 재순환하는 소낭들이 초기 내부소체(혹은 recycling endosome이라고 하는 관련 구조, 여기에는 표시되지 않았음)들로부터 싹터 나와 비어 있는 LDL 수용체를 다시 원형질막으로 운반한다. (4) 초기 내부소체 내강에 있는 LDL은 그 액체와 함께 후기 내부소체로 이동하여 결국 라이소좀에 도달하고, 분해되어 수하물인 콜레스테롤을 방출한다.

스테롤 생합성 조절의 부재는 신체 전반에 콜레스테롤의 양을 크게 증가시키고, 이른 나이에 죽상 동맥경화증(atherosclerosis)을 유발한다. 가족성 고콜레스테롤혈증과 LDL 시스템에 대한 연구는 생물학과 의학에 커다란 공헌을 하였으며, 이 분야의 발전에 가장 크게 기여한 골드스타인 박사(Dr. Joseph Goldstein)와 브라운 박사(Dr. Michael Brown)는 1985년 노벨 생리의학상을 수상했다.

다낭성 내부소체들

LDL의 흡수에 사용되는 내포작용 경로와는 달리, 수용체-매개 내포작용에 의해 세포에 흡수된 일부 리간드들은 수용체들과 함께 라이소좀에서 분해된다. 예를 들어, 상피세포 성장인자(EFG)와 같은 폴리펩티드 호르몬은 수용체-매개 내포작용 후에 그 수용체와 함께 라이소좀에서 분해된다. 호르몬과 그 수용체가 모두 파괴되면, 세포 표면에서 호르몬 수용체의 수가 감소하기 때문에, 특정 호르몬 신호전달 경로에 대한 세포의 민감도가 일시적으로 감소한다. 내포작용에 따른 상피 성장인자 수용체의 분해는 내부소체 막으로부터 내부소체 내강으로 소낭이 형성되는 것에 달려 있다(그림 4-22). 내강 내에 작은 소낭을 포함하고 있는 이러한 내부소체를 다낭체(*multivesicular body*)라고 한다.

상피 성장인자 수용체 같은 특정 세포 표면수용체의 세포내

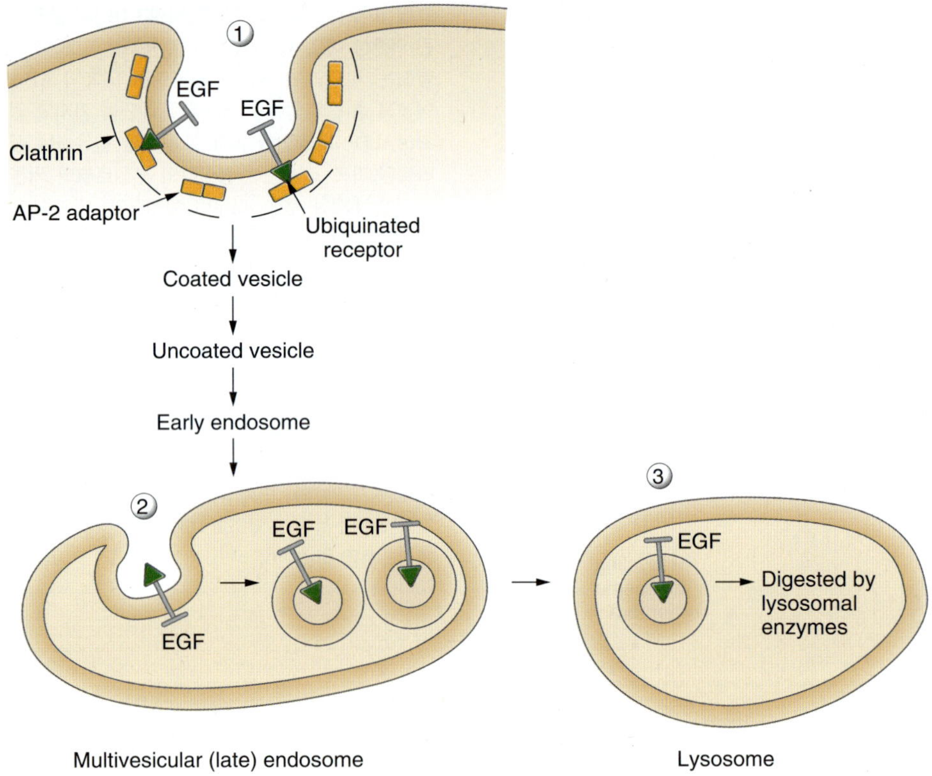

그림 4-22. 상피세포 성장인자(EGF)의 내포작용과 다낭성 내부소체(MVE) 형성. (1) EGF는 세포질 쪽 영역이 유비퀴틴화되어 있고 클라트린/AP-2 어댑터들과 상호작용하는 막 관통 단백질인 EGF 수용체에 결합한다. 내포작용과 탈피복 후, 초기 내부소체는 다낭성 내부소체가 될 수 있는 후기 내부소체로 성숙된다. (2) 다낭성 내부소체들 내의 그 소낭은 내부소체 막의 함입에 의해, EGF 수용체 같이 유비퀴틴화된 수용체가 풍부한 소낭 내 소낭을 형성한 것이다. (3) 그 내부소체가 라이소좀들과 융합하면 다낭성 내부소체 내의 작은 소포는 라이소좀 효소의 기질이 되며, 소낭 막이 파괴되어 내용물이 분해된다. 이 경로에서, 막관통 수용체를 포함하여, 원래 내포작용으로 그 세포로 들어온 막-결합 물질이 분해될 수 있다.

유입 및 분해는 수용체의 세포질 도메인에 있는 라이신(lysine) 잔기의 단일 유비퀴틴화(monoubiquitinated)에 의존한다(그림 4-22). 이 유비퀴틴 표지는 AP-2 어댑터 복합체에 의해 인식되고, 그 수용체를 클라트린-의존성 내포작용 소낭으로 모집되는 결과를 초래한다. 내포작용이 일어난 후, 유비퀴틴화된 수용체는 내부소체 막에서 내강 쪽으로 다시 소낭이 생길 막 영역으로 서로 모인다. 이러한 소낭 생성 과정은 새롭게 생성되는 소낭에 포함되기 위해 유비퀴틴화된 단백질을 선택하고, 소낭 생성 과정 동안 막 변형을 유도하는 ESCRT라고 하는 여러 단백질 복합체에 의존한다. 다른 신호도 내부소체 내강으로 소낭이 생성되도록 내부소체 막의 영역으로 수하물이 포함되게 지시할 수 있다. 라이좀으로 전달되면 이러한 내강 내 소낭은 분해된다(그림 4-22). 분해가 이러한 내강 내 소낭의 전형적인 운명이지만, 다낭체와 원형질막의 융합은 내강 내 소낭을 세포 외부로 방출한다. 이러한 방출된 소낭을 엑소좀(exosome)이라고 하며, 이들은 세포 간에 물질을 전달하는 기전을 제공한다.

HIV를 포함한 많은 바이러스들은 세포외 방출에 필요한 모든 단백질을 암호화하고 있지 않으며, 대신 일련의 ESCRT 복합체를 임의적으로 차용하여 세포에서 바이러스가 탈출하는 최종 단계를 완성한다. 다낭성 내부소체 형성과 병원성 바이러스의 생명 주기 사이의 관계를 이해하는 것은 바이러스 방출을 방지하여 전염을 차단하는 치료법을 고안할 수 있으므로 이 분야 연구는 가속화되고 있다.

라이소좀

라이소좀은 세포를 파괴하여 원심분리에 의해 그 내용물을 분석할 때, 커다란 입자로 함께 움직이는 산성 가수분해효소들의 집합체로서 생화학적 분석에서 처음 발견되었다. 그 큰 입자들은 생화학적으로 특성이 먼저 알려졌으며, 전자현미경법이 개발되기 전에 이미 세포 내 소기관일 것으로 예측되었다. 이후에 라이소좀은 전자현미경으로 세포에서 관찰되었으며, 이들이 막 결합형 세포 소기관이라는 가설이 입증되었다. 이 업적으로 1974년 크리스찬 드 두브(Christian de Duve)는 알버트 클라우드(Albert Claude), 조지 펄레이드(George Palade)와 함께 노벨 생리의학상을 공동 수상했는데, 이는 현대 세포생물학의 창시를 기념하는 노벨상이다.

라이소좀은 직경이 0.2~0.6 μm인 막으로 둘러싸인 소낭이며, 산성의 최적 pH을 갖는 다양한 가수분해효소들을 포함하고 있다. 라이소좀 내의 pH(4.5)는 세포질에서 라이소좀 내강으로 양성자를 퍼들이는 라이소좀 막의 양성자 이동 ATP 분해효소(proton translocating ATPase)에 의해 생성된다. 라이소좀의 가수분해효소들에는 단백질 분해효소(protease), 뉴클레아제

(nuclease; 핵산 분해효소), 글리코시다제(glycosidase; 당 분해효소), 리파아제(lipase, 지질 분해효소) 등 많은 것들이 포함되어 있어서 자연에 존재하는 거의 모든 거대분자를 단량체 구성물로 분해하기에 충분하다. 우리는 앞서 라이소좀 효소가 만노오스-6-인산 표식자를 통해 후기 내부소체로 표적화되는 기전에 대해 살펴보았다. 대부분 라이소좀 효소들은 라이소좀에 도달하기에 앞서, 가수분해 능력을 조절하기 위해 효소적으로 불활성인 전구효소(proenzyme) 형태로 존재한다. 그 전구효소가 라이소좀에 도착하면, 기존의 라이소좀 단백질 분해효소에 의해 전구효소가 활성 상태로 전환된다. 라이소좀 막 자체는 자신의 가수분해효소 작용에 대해 저항성을 갖는데, 그 이유는 라이소좀 막의 내강면을 덮고 있는 막 당단백질이 이를 보호하는 다당류 장벽 역할을 하기 때문이다.

아미노산, 당 혹은 뉴클레오티드와 같은 라이소좀의 소화산물은 그 막을 가로질러 기존의 영양소 저장고에 통합되도록 세포질로 수송된다. 그러므로, 라이소좀의 기능 중의 하나는 정상적인 세포 대사에 필요한 영양소를 얻는 것이다. 이것은 라이소좀에서 분해되는 LDL 입자의 흡수를 통해 식이성 콜레스테롤이 세포로 전달되는 방식에 대한 이전 논의에서 설명되었다. 생성된 콜레스테롤은 재사용을 위해 세포질로 방출된다. 그러나 라이소좀에는 추가 기능들이 존재한다. 그들은 미생물에 대한 방어 역할을 한다. 식균작용(phagocytosis)을 삼켜진 미생물은 라이소좀에 해당하는 대식세포 내의 식포(phagosome)에서 소화된다. 라이소좀 효소는 세포외 환경으로 방출되어 다양한 생물학적 과정에도 참여할 수 있다. 예를 들어, 수정 시에 정자에 의해 방출되는 라이소좀 효소는 정자가 난자에 침투하는 데에 도움을 준다. 라이소좀은 또한 세포가 의도적으로 자신의 어떤 세포 내 성분들을 소화시키는 자가포식(autophage; self eating) 과정에도 참여한다. 이것은 정상적인 물질 전환 과정의 일부로 일어나는 것이지만, 세포 구성 요소가 영양소를 제공하기 위해 재활용되는 굶주린 세포에서는 증가된다. 자가포식은 컵-모양의 막 조각이 세포 내 구조물을 둘러싸서 닫힌 액포(vacuole)를 형성할 때 시작된다. 전자현미경으로 관찰하면 미토콘드리아 조각과 같은 세포 내 구조물이 2개의 막 이중층을 포함한 자가포식 액포(autophagic vacuole) 내에서 발견된다. 다중의 막 구획은 자가포식 액포의 외피 막을 형성하는 것으로 보인다. 일단 자가포식 액포가 형성되면 라이소좀과 융합하여 외피 막 물질을 소화 효소에 노출시킨다. 자가포식의 결함은 다양한 신경퇴행성 질환 및 종양 형성과 관련이 있다.

우리는 *N*-아세틸글루코사민 인산 전이효소의 돌연변이가 어떻게 라이소좀 축적 질환인 I-세포 질환을 초래하는지를 이미 살펴보았다. 개별 리소좀 가수분해효소의 돌연변이 결과로 그들의 접힘, 수식 또는 효소 활성을 방지함으로써 발생하는 라이소좀 저장 질환은 40가지 이상이 된다. 이러한 다양한 질병에서 영향을 받은 개인의 라이소좀에 특정 기질이 축적되면 심각한 병리학적 결과를 초래할 수 있어 종종 출생 직후 사망에 이른다. 예를 들어, 테이-삭스 질병(Tay-Sachs disease) 환자의 경우, 특히 이 갱글리오시드(ganglioside)가 풍부한 신경조직의 라이소좀에 글리코스핑고리피드(glycosphingolipid)인 갱글리오시드가 축적된다. 이 질환은 갱글리오시드가 대사에 필수적인 효소인 α-헥소스아미니다아제(α-hexoseaminidase) 결함으로 발생한다. 심각한 테이-삭스 병이 있는 어린이는 정신지체, 마비가 빠르게 발생하며, 생후 3~4세 내에 사망한다. 라이소좀 저장 질환이 단일의 효소의 결함으로 유발한다는 사실이 인식되자, 기능성 효소를 이용한 효소 대체 치료 요법의 아이디어가 발전했다. 이 간단한 생각을 적용하는 것은 쉬운 일은 아니다. 환자에게 주입된 대체 효소가 영향을 받는 세포의 라이소좀으로 정확하게 표적되고, 원치 않는 부위들로는 가지 않아야 하기 때문이다. 이 치료법에 대한 초기 시도는 주입된 라이소좀 효소들이 치료 효과가 발생하기 전에 그 효소들을 파괴하는 세포들에 의해 혈액에서 빠르게 제거된다는 것을 발견하였다. 이런 제거 작용은 그 효소의 특정 탄수화물 잔기가 일부 세포들에 의해 그 효소를 흡수하여 파괴하도록 하는 신호가 되기 때문인 것으로 밝혀졌다. 효소들의 조기 분해를 피하기 위해 원하지 않는 탄수화물을 변형시킨 결과 치료 효과가 증가하였으며, 이런 효소 대체 치료는 글루코세레브로시다아제(glucocerebrosidase) 결함으로 인한 고셰 병(Gaucher disease), 그리고 α-갈락토시다아제(α-galactosidase) 결함으로 발병되는 패브리 병(Fabry disease) 등에서 일부 증상을 개선하는 부분적인 성공을 거두었다. 효소 대체 치료 요법은 기본적인 세포생물학과 의학이 인간 질병을 치료하기 위한 새로운 전략 개발로 어떻게 이어질 수 있는지를 보여주는 또 다른 예이다(임상 증례 4-2).

임상 증례 4-2 폼페병

포터(Porter)는 점진적인 쇠약으로 인해 부모님이 소아과 의사에게 데려온 14세 소녀이다. 포터는 손이나 발에 문제가 없지만, 어깨 근육과 허벅지 근육이 "원하는 대로 하지 않는다"고 말한다. 그녀는 무거운 물건을 드는 데 어려움을 겪고 먼 거리를 걷지 못한다. 그녀는 또한 종종 숨이 가쁘고 때로는 숨이 가빠서 밤에 잠에서 깨기도 한다. 진찰상으로 볼 때 사지-거들(limb-girdle) 분포에 약점이 보였다. 소아과 의사는 전체 혈구 수와 근육 염증 지표를 포함한 대사 패널을 주문했다. 전체 혈구수와 기초대사량은 정상이었으나 크레아틴키나아제

(creatinine kinase)와 LDH 수치는 높았다. 의사는 감지할 수 없는 백혈구 알파-글루코시다아제(alpha-glucosidase) 효소 활성의 측정을 지시했다. 심전도는 정상이었다. 그런 다음, 소아과 의사는 소아 신경과 의사에게 의뢰하여, 복합적이고 반복적인 방전과 관련된 근병성 방전(myopathic discharge)을 보여주는 근전도 검사(electromyogram)를 수행하였다. 의사는 또한 환자의 폐기능 검사를 의뢰했는데, 그 결과 강제 폐활량(심호흡 후 강제로 내쉴 수 있는 공기의 양)이 감소한 것으로 나타났다. 소변검사 상 포도당 사당류는 증가하여 있었다. 분자적 테스트 결과에서 알파 글루코시다제(alpha-glucosidase, GAA) 유전자에서 2개의 돌연변이 대립유전자가 확인되었다. 돌연변이는 효소 활성이 감소된 알파-글루코시다제 단백질을 생성하는 것으로 알려져 있다. 소아 심장 전문의가 심초음파를 시행하였을 때 경미한 벽 비후(wall thickening)를 보였지만 박출률은 감소하지 않았다.

폼페병(pompe disease)에 대한 세포생물학, 진단 그리고 치료

포터는 라이소좀 내의 효소 결핍으로 인해 물질이 축적되어 발생하는 많은 라이소좀 축적 질환 중 하나인 폼페병을 앓고 있었다. 폼페병의 경우 라이소좀의 글리코겐 분해에 필요한 알파-글루코시다아제 효소가 결핍되어 있다. 이 효소가 없으면 세포 내의 라소좀과 자가포식소체(autophagosome)가 커져서 정상적인 세포 기능을 방해한다. 그 결과로 나타나는 조직 손상은 특히 어린이의 심장 근육을 포함한 근육에서 만연하다. 폼페병의 증상은 이러한 조직의 선호도를 반영하여 근육 긴장저하(hypotonia), 쇠약, 호흡 기능 장애 및 때때로 삼키기 어려움의 증상을 나타낸다. 포터가 가지고 있는 후기 발병형 폼페병(late-onset Pompe disease)은 비대성 심근병증(hypertrophic cardiomyopathy)이 흔한 유아 발병형 질환보다는 덜 심각하다. 후기 발병 질병에서는 심장 기능은 정상으로 유지되는 반면 골격근 증상이 주로 나타난다.

폼페병의 진단은 임상 소견과 혈액 분석을 기반으로 한다. 크레아틴키나아제는 초기 폼페병에서 항상 상승하며, 알파-글루코시다아제를 직접 측정하면 진단 확정이 가능하다. 알파-글루코시다아제 결핍은 단백질 생산 수준을 감소시키는 GAA 유전자의 상염색체 열성 돌연변이로 인한 것일 수 있다. 따라서 생식계열 분자 테스트를 통해 이 유전자에서 두 가지 병원성 돌연변이를 찾을 수 있다.

역사적으로 유아기 발병 형태의 폼페병은 생애 초기에 치명적이었고, 후기 발병 질환은 30~40대에 사망으로 이어졌다. 그러나 합성 알파-글루코시다아제의 이용은 임상 실습에서 질병의 경과를 변화시켰다. 효소 대체 요법(ERT)으로 알려진 재조합 효소의 전달은 질병의 가장 위험한 측면을 교정할 수 있다. ERT를 조기에 시작하면 영아 발병 질병에서 심부전으로 이어지는 진행성 비대성 심근병증을 예방할 수 있다. 이 요법은 심장 근육의 손상을 교정하고 되돌릴 수 있다. 후기 발병 폼페병에서 ERT는 골격근 기능을 향상시켜 호흡 능력을 향상시키고, 환자가 스스로 걸을 수 있게 하며, 생존율을 증가시킨다.

포터는 즉시 2주마다 알파-글루코시다아제 정맥 주사를 시작했다. 처음 몇 번의 치료로도 그녀의 호흡 곤란은 개선되었다. 6개월 후, 그녀는 팔과 허벅지 근위부에 약한 근육 약화가 계속되기는 했지만, 이전보다 더 멀리 걸을 수 있었다. 궁극적으로 치료에 대한 항체가 생성될 위험이 높기 때문에, 포터는 어느 시점에서는 근육 약화가 다시 시작될 수 있음을 알고 있으며, 돌연변이 대립유전자를 교정하기 위해 고안된 유전자 치료 임상을 기다리고 있다. 그녀는 고단백 및 저탄수화물 식단과 호흡기 치료도 시작했다.

유비퀴틴-프로테아좀 시스템: 비-라이소좀성 단백질 분해

이 장의 앞부분에서 언급했듯이, 번역 후 단백질에 유비퀴틴을 추가하면 유비퀴틴화된 단백질이 분해를 위해 프로테아좀으로 이동할 수 있다. 이 유비퀴틴-프로테아좀 체계(ubiquitin-proteasome system)는 ATP-의존성 단백질 분해의 비-라이소좀성 주요 경로이며, 이 체계의 획기적인 발견으로 2004년, 아론 키에차노버(Aaron Ciechanover), 아브람 헤르쉬코(Avram Hershko), 그리고 이르윈 로스(Irwin Rose)는 노벨 화학상을 수상했다. 다음 절에서는 먼저 단백질 유비퀴틴화의 기전을 살펴본 다음, 단백질 분해에서 프로테아좀의 기능을 살펴보도록 한다.

유비퀴틴(ubiquitin)은 8.6 kDa의 잘 보존된 폴리펩티드로서, 모든 진핵세포에서 유리 상태로 또는 다른 단백질에 공유 결합되어 발견된다. 최대 14종의 서로 다른 유비퀴틴과 유비퀴틴 유사 단백질 군이 알려져 있는데, 이들의 아미노산 서열은 다르지만 모두 동일한 특징적인 공간 구조를 갖고 있다. 표적 단백질에 대한 유비퀴틴의 번역후 변형은 유비퀴틴 결합 효소(ubiquitin conjugation enzyme)와 탈유비퀴틴 효소(deubiquination)가 관여하는 역동적인 과정이다. 그림 4-26B에서 볼 수 있듯이, 표적 단백질에 대한 유비퀴틴의 결합은 다단계 과정이다.

여러 종류의 효소들에 의해 촉매되는 일련의 반응은 유비퀴틴의 C-말단 글리신(glycine)과 표적 수용 단백질의 라이신(lysine) ε-아미노 그룹 사이에 이소펩티드 결합(isopeptide bond)을 형성하기 위해 필요하다. 유비퀴틴 활성화 효소(ubiquitin activating enzyme, E1)는 ATP를 사용하여 활성화된 유비퀴틴 중간체인 유비퀴틴-아데닐산(ubiquitin-adenylalte)의 생성을 통해, 자신의 활성화 부위의 시스테인(cystein)과 유비퀴틴의 C-말단 글리신 사이에 고에너지 황화에스테르 결합(thioester bond)을 형성한다. 활성화된 유비퀴틴은 다음으로 E1에서 유비퀴틴 연결 효소(E2)의 활성 부위 내 시스테인으로 전달된다. 마지막 단계인 표적 단백질과 유비퀴틴 사이의 이소펩티드 결합 형성은 E3 유비퀴틴-단백질 연결효소(ubiquitin-protein ligase)에 의해 촉매된다. 일반적으로, E3은 E2와 표적 단백질 모두에 결합하여, 이들을 근접하게 만든다. 그런 다음, 유비퀴틴은 E2에서 직접 기질 단백질로 이동하거나 또는 E3-황화에스테르(E3-thioester) 중간체를 통해 표적 단백질로 전달된다. 유비퀴틴화의 기질 특이성은 유비퀴틴화 체계의 계층 구조를 통해 달성된다. 포유동물 세포에는 단지 두 가지 유형의 유비퀴틴 활성화 E1 효소, 30개의 E2 유비퀴틴 연결 효소 및 800개 이상의 E3 유비퀴틴-단백질 연결효소가 있다. E3 연결효소는 두 가지 별개의 군으로 나뉜다. E6-AP 카르복실 말단(HECT) 도메인에 상동성을 가지는 E3 단백질 결합효소는 기질에 결합하기 전에 유비퀴틴과 함께 황화에스테르 중간체를 형성하는 반면, RING 도메인을 포함하는 군의 구성원은 E2에서 표적 단백질로 유비퀴틴의 직접적인 전달을 매개한다. E4라고 하는 추가적인 결합 인자는 다중 유비퀴틴화(polyubiquitination) 형성과 관련이 있다.

대부분의 알려진 기질들 중에서, 다중 유비퀴틴화는 26S 프로테아좀 복합체(proterasomal complex)에 의한 단백질 분해를 유도한다. 다중 유비퀴틴 사슬은 프로테아좀의 19S 조절 복합체(regulatory complex)에 의해 인식되고, 기질 단백질은 20S 핵심 복합체(coore complex)에 의해 분해된다. 그림 4-23B에 나타나 있는 것처럼, 20S 복합체는 4개의 고리(ring)들이 쌓인 물통 모양을 하고 있다. 먼저 유비퀴틴화된 단백질은 유비퀴틴 수용체와의 상호작용을 통해 19S 복합체와 결합한다. 결합

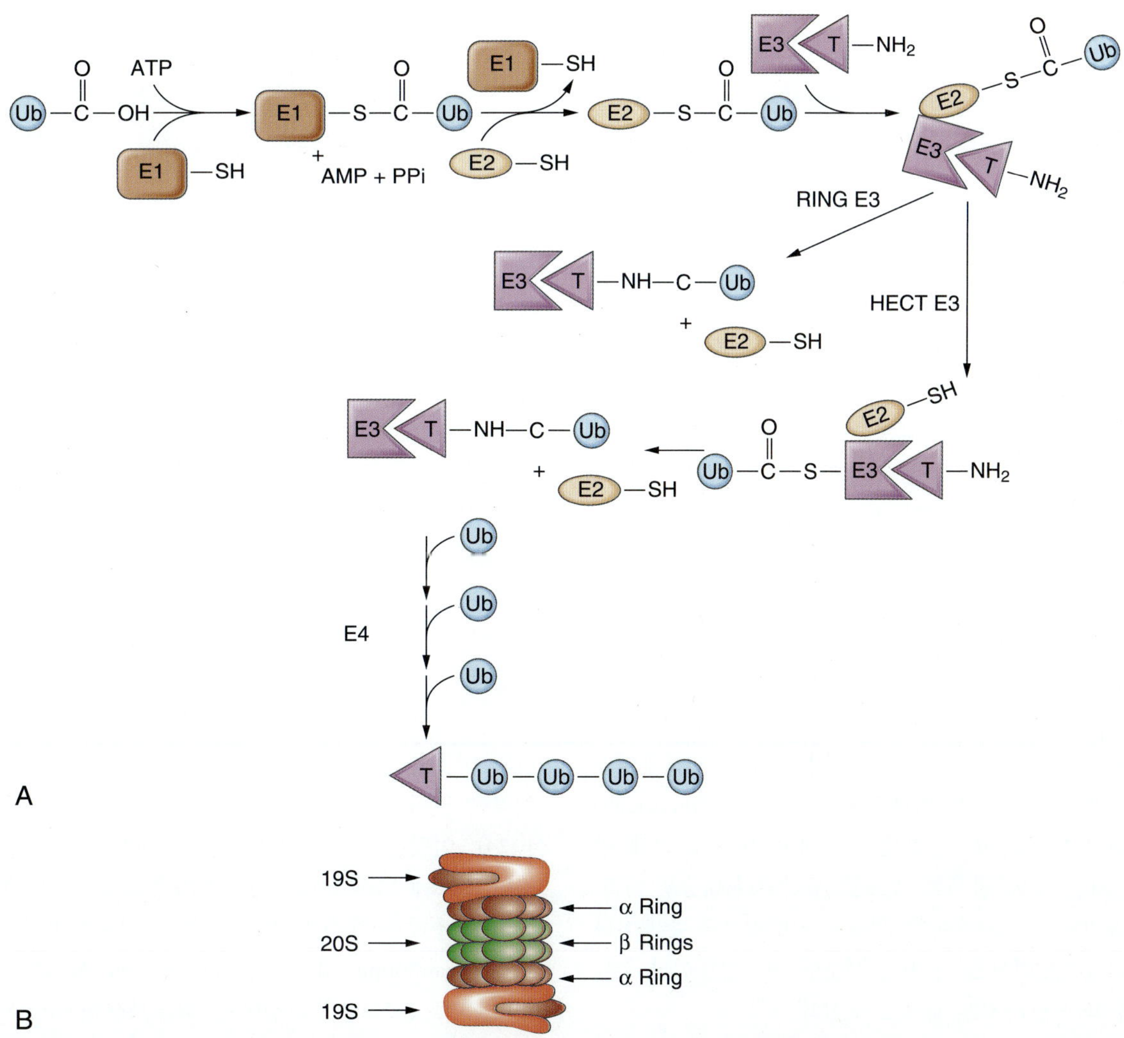

그림 4-23. 유비퀴틴화 경로. (A) 유리 유비퀴틴(Ub)은 E1과 유비퀴틴의 C-말단 사이에 티오에스테르 중간체의 형성과 함께 ATP 의존적 반응으로 활성화된다. 그런 다음, 유비퀴틴은 E2로 옮겨져서 다시 티오에스테르 결합을 형성한다. E3 효소에는 두 가지 종류가 있다. RING 도메인 E3은 표적(T) 단백질에 결합하고 유비퀴틴을 E2로부터 표적으로 직접 전달한다. HECT 도메인 E3는 유비퀴틴을 표적으로 전달하기 전에 유비퀴틴과 그 자체 사이에 티오에스테르 중간체를 형성한다. 그런 다음, E4는 한 유비퀴틴의 라이신 48을 통해 다음 유비퀴틴의 C-말단에 연결하여 일련의 유비퀴틴을 추가한다. (B) 프로테아좀의 구조.

후 유비퀴틴은 탈유비퀴틴화 효소(deubiquitinating enzyme)에 의해 제거되고, 단백질은 19S 복합체의 AAA ATPase에 의해 펼쳐져서 20S 핵심 복합체에 삽입된다. 그런 다음 단백질은 작은 펩티드들로 분해되고, 이는 세포질 내에서 아미노펩티다아제(aminopeptidase)와 카르복시펩티다아제(carboxypeptidase)들에 의해 후속적으로 아미노산으로 분해된다. 다중 유비퀴틴 사슬은 방출되고, 특정 탈유비퀴틴화 효소(deubiquitinating enzyme)의 활성에 의해 해체된다.

표적 단백질에 추가된 유비퀴틴은 표적 단백질이 분해되는 라이소좀과 융합하는 포식소체(phagosome)로 흡수되는 신호 역할을 한다. 이 과정은 오래되거나 손상된 세포 소기관의 자가포식 및 라이소좀에서의 분해와 관련이 있다. 또한 세포 단백질에 유비퀴틴 및 유비퀴틴 관련 단백질을 추가하면, 번역, 전사인자와 단백질 인산화 효소의 활성화, DNA 복구 활성화 및 막단백질 이동의 조절을 비롯한 다른 세포 과정을 조절한다. 9장과 10장에서 논의하였듯이, 유비퀴틴-프로테아좀 체계의 기능 장애는 여러 암과 신경 질환에서 중요한 역할을 한다.

미토콘드리아

미토콘드리아(mitochondria)의 주요 기능들 중 하나는 산화적 인산화에 의해 생산된 ATP를 세포에 공급하는 것이다. 미토콘드리아는 또한 헴(heme) 생합성, 철/황 (Fe/S)복합체들 합성, 스테로이드 합성, 지방산 대사, 세포 산화 환원 상태 조절, 칼슘 항상성, 아미노산 대사, 탄수화물 대사 및 단백질 대사를 비롯한 많은 다른 대사 기능에도 관여한다. 또한 미토콘드리아는 예정된 세포사멸(programmed cell death)의 중심 조절자이다(11장 참조).

미토콘드리아는 길이가 1~2 μm이고, 마이토트랙커 레드(MitoTracker Red) 또는 rhodamine 123과 같은 형광 염료를 이용하여 살아있는 세포를 보면, 모양을 바꾸고, 서로 융합하고 분할하며, 이동하는 매우 역동적인 세포 소기관임을 알 수 있다. 미토콘드리아는 박테리아가 전구 세포(progenitor)에서 공생 관계를 확립한 진핵세포의 전구 세포에 의해 박테리아가 삼켜진 후에 발생한 것으로 생각된다(내공생 이론, Endosymbiotic Theory). 포유동물 세포는 일반적으로 수백이나 수천 개의 미토콘드리아를 가지며, 세포당 미토콘드리아 수는 대사 요구에 따라 달라지는 것으로 보인다.

미토콘드리아는 외막(outer membrane)과 내막(inner membrane)이라는 2개의 막으로 둘러싸여 있다. 이것은 2개의 구획을 만드는데; 내막과 외막 사이의 막 사이 공간(intermembrane space)과 내막으로 둘러싸인 구획인 기질(matrix)

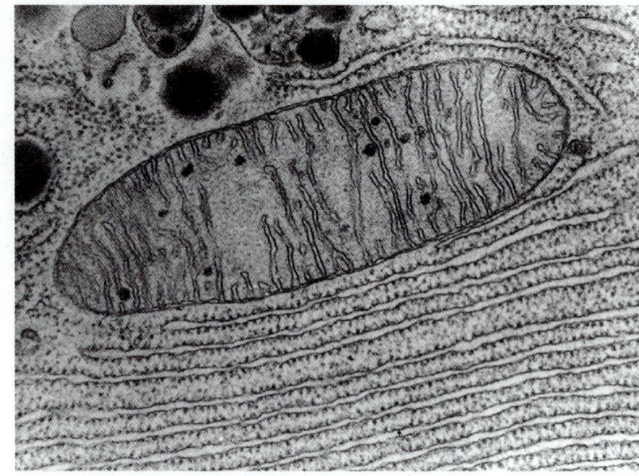

A

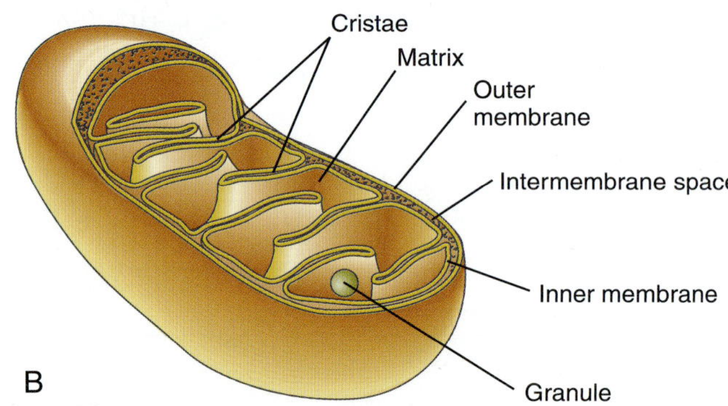

B

그림 4-24. 미토콘드리아의 구조. (A) 인간 췌장 포상 세포(pancreatic acinar cell)에서 얻은 미토콘드리아의 투과전자현미경 사진. 미토콘드리아는 내막과 외막의 2개의 막으로 둘러싸여 있다. 내막은 크리스테(ciristae)라고 하는 많은 함입을 가진다. 기질에서 몇 개의 과립들을 볼 수 있다. (B) 미토콘드리아 구획과 막의 모식도.. ([A] *Courtesy Keith R. Porter/Photo Researchers, Inc*의 제공)

부분이다(그림 4-24 참조). 외막은 포린(porin)이라고 하는 주요 내재성 막단백질을 가지고 있다. 전압-의존성 음이온 통로로도 알려진 미토콘드리아 포린은 미토콘드리아 외막에서 가장 풍부한 단백질이며, 5,000 Da 미만의 분자들이 자유롭게 통과할 수 있는 통로를 외막에 형성할 수 있다. 내막에는 호흡 사슬, ATP 생산, 그리고 내막을 가로질러 작은 분자와 이온을 수송하는 데 관여하는 단백질이 포함되어 있다. 내막은 안쪽으로 함입되어 크리스태(cristae)를 형성하고(그림 4-24), 이것은 그 표면적을 넓혀서 ATP 생산 능력을 향상시킨다. 미토콘드리아 내막에는 미토콘드리아 에너지 대사에 관여하는 수많은 효소의 최적 기능에 필수적인 인지질인 카디오리핀(cardiolipin; diphosphatidylglycerol)을 고농도로 가지고 있다. 미토콘드리아 기질에는 피루브산(pyruvate) 및 지방산(fatty acid) 산화에 관여하는 효소들과 시트르산 회로(citric acid cycle)의 대부분의 효소들이 포함되어 있다. 또한 미토콘드리아 유전체, 그리고 단백질 합성을 위한 리보솜들도 기질에 위치하고 있다. 막 사이 공간(intermembrane space)에는 전자 전달과 예정된 세포사멸 모두에서 중요한 역할을 하는 시토크롬 *c*(cytochrome *c*)를 비롯한 수많은 단백질들이 존재한다.

산화적 인산화에 의한 ATP 생산

미토콘드리아의 주요 기능들 중 하나는 산화적 인산화(oxidative phosphorylation)를 통하여 ATP를 생산하는 것이다. 산화적 인산화에 관련된 단계와 전자전달 사슬을 통한 전자의 이동에 의한 ATP 생성 기전은 세포질 내에서 해당 경로(glycolytic pathway)에 의해 포도당이 피루브산(pyruvate)으로 전환될 때 시작되고(그림 4-25), 해당 작용으로 만들어진 2개의 환원된 니코틴아미드 아데닌 디뉴클레오티드(nicotinamide adenine dinucleotide, NADH) 분자들은 미토콘드리아에 위치하는 전자전달 사슬의 복합체로 전자들을 전달함으로써 NAD^+로 재산화된다. 또한 피루브산은 미토콘드리아 기질로 들어가서, 시트르산 회로의 주요 핵심 기질인 아세틸-CoA(acetyl-CoA)로 전환된다. 미토콘드리아 내 아세틸-CoA의 또 다른 근원은 지방산의 산화이다. 지방조직에 주로 트리아실글리세롤(triacylglycerol)로 저장되어 있는 유리 지방산은 혈류로 방출될 수 있다. 유리 지방산은 세포의 원형질막을 가로질러 세포질로 들어와 지방산 아실-CoA(fatty acyl-CoA)로 전환되며, 이것은 미토콘드리아로 수송될 수 있다. 미토콘드리아 기질 내에서 유리 지방산 아실-CoA는 주기당 2개의 카르복실기 탄소를 제거하고, 하나의 아세틸-CoA 분자를 생성하는 일련의 반응에 의해 분해된다(그림 4-26).

피루브산과 지방산 아실 CoA의 산화에 의해 형성된 아세틸-CoA는 **크렙스 회로**(*Krebs cycle*) 혹은 **삼카르복시산 회로**(*tricarboxylic acid cycle*)라고도 불리는 시트르산 회로(citric acid cycle)에 연료를 공급한다(그림 4-27). 시트르산 회로가 진행되는 동안, 아세틸-CoA는 두 분자의 CO_2(세포에서 방출됨)로 산화되고, 이 과정에서 방출된 전자는 NAD와 FAD(flavin adenine dinucleotide)로 전달된다.

시트르산 회로에 의해 형성된 3개의 NADH 및 $FADH_2$ 분자와 해당 작용으로 생성된 NADH 분자는 이제 전자쌍을 미토콘드리아 내막의 수용체 분자로 전달할 수 있으며, 결국 산소를 환원시켜 물을 생성한다. 화학삼투적 연계(chemiosmotic coupling)라고 하는 과정을 통해 ATP를 생성하는 자세한 단계는 여기서는 설명하지 않는다.

일단 ATP가 산화적 인산화를 통해 생성되면, 새로이 합성된 ATP를 미토콘드리아에서 세포질로 내보내는 기전은 아데닌 뉴클레오티드 수송체(adenine nucleotide translocator)에 의해서 이루어지며, 아데닌 뉴클레오티드 수송체는 전기화학적 기울기(electro-chemical gradient)에 따라서 ATP를 기질에서 막간 공간과 세포질 내로 이동시키고, 이러한 이동은 반대 방향으로의 ADP 이동과 연계되어 있다. 미토콘드리아 내에서의 ATP 합성 역시 인산 이온(Pi)들을 필요로 하기 때문에, Pi는 세포질로부터 유입되어야 한다. 이는 또 다른 막 수송 단백질인 인산 수송체(phosphate transporter)에 의해 중개되며, 이 수송체는 하나의 H^+과 함께 하나의 인산 이온을 미토콘드리아 기질로 유입시킨다. 그림 4-28은 미토콘드리아에서 ATP 생성을 요약한 것이다.

미토콘드리아의 유전 체계

미토콘드리아는 자신의 유전 체계를 가지고 있다. 인간의 미토콘드리아 유전체(genome)는 길이가 대략 16,569 염기쌍인 환형(circular)의 이중가닥 DNA이다. 37개의 유전자를 가지고 있으며, 2개의 rRNAs(12S와 16S rRNA)와 22개의 tRNAs를 암호화한다. 또한 전자 수송과 산화적 인산화에 관여하는 13개의 단백질도 암호화하고 있다. 사람의 미토콘드리아에는 2~10개의 미토콘드리아 유전체가 있으며, 세포당 여러 개의 미토콘드리아가 있다.

인간 미토콘드리아 유전체에는 흥미 있는 특징들이 여럿 있다. 첫째, 거의 전체 유전체가 암호화 서열이다. 미토콘드리아 단백질 합성에는 미토콘드리아에서 암호화되는 22개의 tRNA들만이 필요한데, 이것은 미토콘드리아 유전체의 두 번째 독특한 특징이다. 많은 미토콘드리아 tRNA들은 3번째 코돈 위치는 4개의 뉴클레오티드 중 어느 것도 인식한다. 그러므로, 미토콘드리아 mRNAs 내 3번째 코돈 위치에는 훨씬 더 많은 "워블(wobble; 불안정한 염기들)"이 있어서, 3개 중 2개의 염기 짝짓기가 유도된다. 마지막으로, 인간 미토콘드리아 유전 암호는 "보편적(universal)" 유전 암호와는 다르다(표 4-2). 예를 들어, UGA는 일반 유전 암호에서는 정지 신호를 암호화하지만 인간 미토콘드리아 DNA(mtDNA)에서는 트립토판(tryptophan)을 암호화한다.

mtDNA 유전학과 핵 유전자의 유전학 사이에는 몇 가지 중요한 차이들이 있다. 가장 중요한 차이점은 인간 미토콘드리아 유전체는 모계 유전된다는 것이다. 또한, mtDNA는 다

표 4-2. 인간의 미토콘드리아 유전암호와 "보편적" 유전 암호 사이의 차이점

Codon	Universal Genetic Code	Mitochondrial Genetic Code
UGA	Stop	Trp
AUA	Ile	Met
AGA	Arg	Stop
AGG	Arg	Stop

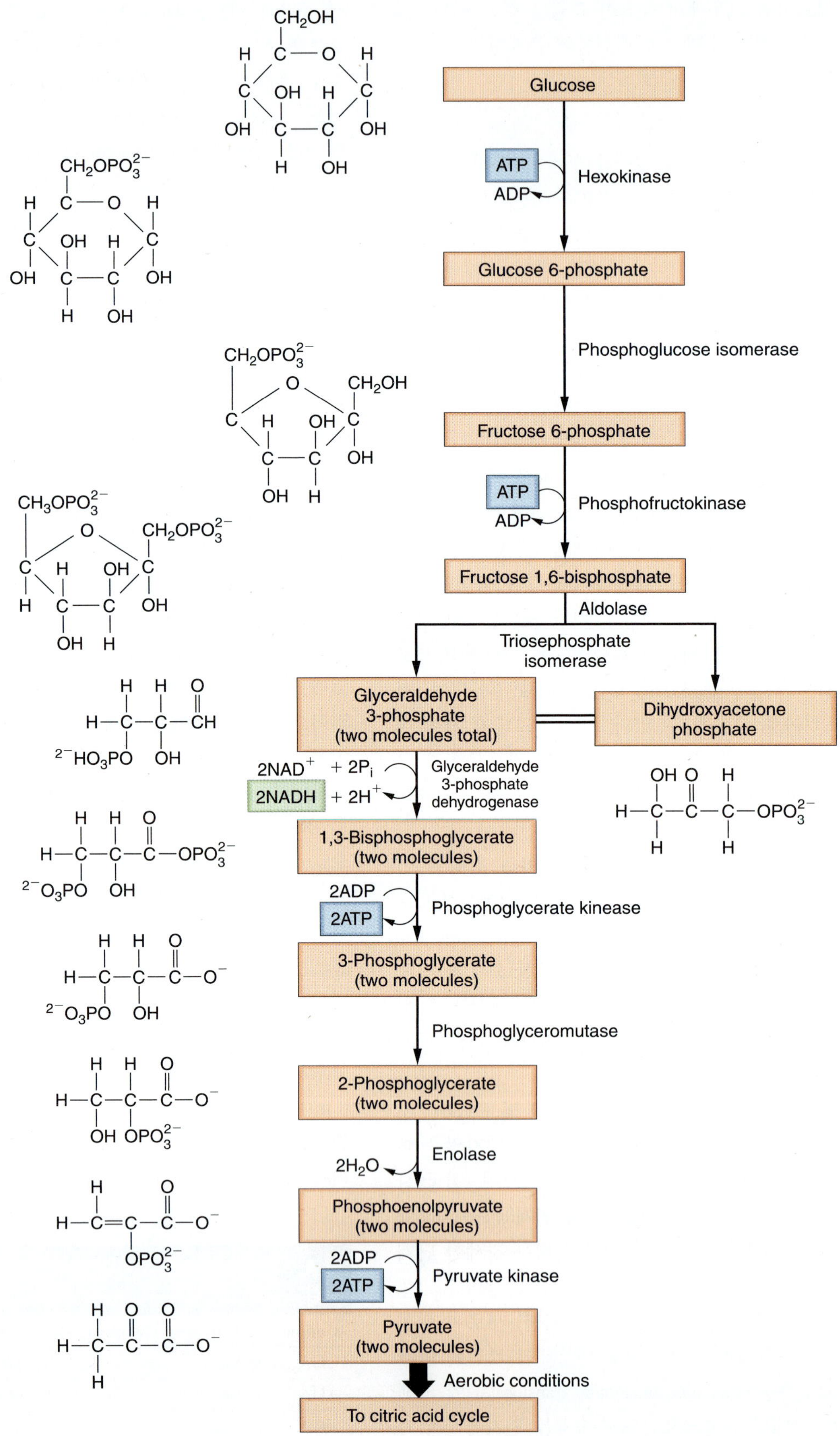

그림 4-25. 해당 경로. 포도당이 피루브산으로 분해되며, 2개의 NADH 분자들과 2개의 ATP 분자들을 생산한다.

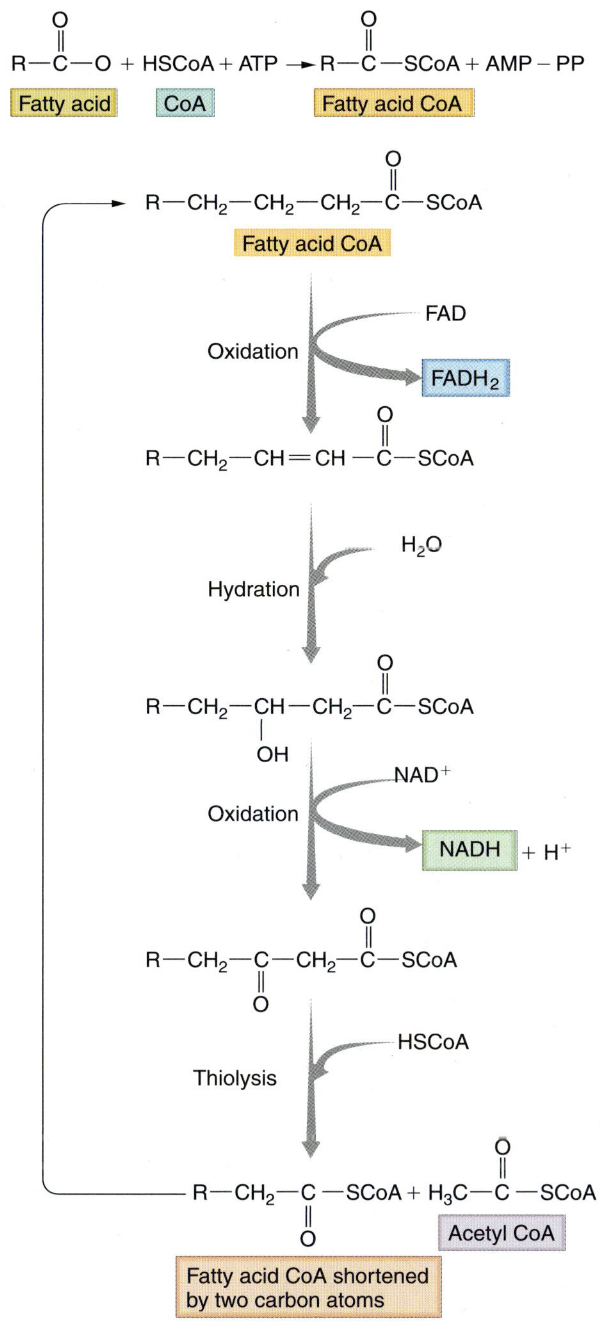

그림 4-26. 미토콘드리아에서의 지방산 산화 경로.

배수성(polyploid)이어서, 개개 세포는 수백 개나 수천 개의 mtDNA 사본을 가지고 있다. 세포분열 동안, 미토콘드리아는 자신의 유전체들을 가진 채 딸세포들에 더 들어가거나 혹은 덜 들어가는 식의 임의적 분배를 보인다. 또한 미토콘드리아 유전체는 핵 유전체보다 훨씬 더 큰 돌연변이율(~10배 이상)을 갖는다.

미토콘드리아의 기능 결함과 질병

앞에서 언급하였듯이, 미토콘드리아는 에너지 생산에서 주요 역할을 하며, 또한 기타 수많은 생물학적 기능에도 참여한다. 이런 과정들 중 어떤 것에서든 결함이 생기면 미토콘드리아 질병을 초래할 수 있다. 핵과 미토콘드리아 유전체에 의한 이중적 조절 때문에, 미토콘드리아 질병들은 핵 유전자에 의해서도 발생할 수 있고, mtDNA 유전자의 돌연변이들에 의해서도 발병할 수 있다. mtDNA 유전자에서의 특이적 돌연변이가 어떻게 인간의 다양한 질환을 유도하는지에 대해서는 5장에서 설명한다.

세포질로부터 미토콘드리아로의 단백질 유입

앞에서 언급하였듯이, 인간의 mtDNA는 단지 13개 단백질만을 암호화한다. 미토콘드리아 단백질체(mitochondrial proteome)에 대한 분석은 포유동물 미토콘드리아가 대략 1,500종의 고유 단백질들을 가지고 있음을 시사한다. 그러므로, 대부분 미토콘드리아 단백질은 핵 유전자에 의해 암호화되어 세포질로부터 유입된다. 대부분의 미토콘드리아 단백질은 수용성 리보솜에서 전구체로 합성되어 번역 후에 유입된다. 미토콘드리아 전구체 단백질은 그를 세포 소기관으로 보내도록 지시하는 특이적인 표적 신호를 가지고 있다. 이런 미토콘드리아 표적 신호는 다양하고, 미토콘드리아 외막에 위치하는 수용체 단백질에 의해 인식된다. 미토콘드리아 단백질은 일단 유입되면, 외막, 내막, 막간 공간, 그리고 기질 등 서로 다른 소기관 내 목적지로 분류되게 된다.

먼저 단백질이 세포질에서 미토콘드리아 기질로 어떻게 유입되는지 검토해 보자. 이 유입 경로는 그림 4-29에 요약하였다. 대부분의 미토콘드리아 기질 단백질은 커다란 전구체로 합성되는데, 이들은 아미노 말단에 전서열(presequence)이라고 불리는 절단 가능한 미토콘드리아 표적화 서열을 가지고 있다. 이 전서열은 여러 개의 양으로 하전된 20~40개의 아미노산 길이로 이루어져 있으며, 한쪽 면은 비극성이고 다른쪽 면은 양으로 하전된 아미노산들을 갖는 양친매성 α-나선을 형성하는 특징을 가지고 있다(표 4-1). 전구체 단백질은 HSP70 계열의 열충격 단백질과 같은 세포질 내 샤페론 단백질과 결합하여 펼쳐진 상태로 유지된다. 전서열은 먼저 미토콘드리아 외막의 수용체에 결합한다. 그런 다음, 이 전구체 단백질은 외부 막을 통해 수송하는 Tom 복합체(translocase outer membrane, 외막 수송효소) 군의 구성원인 일반 유입 단백질 Tom40으로 전달된다. 단백질이 막을 가로질러 수송되기 위해서는 그 단백질로부터 세포질 Hsp70이 분리되어야 하며, 이 과정은 ATP 가수분해를 필요로 한다. 그런 다음, 그 전구

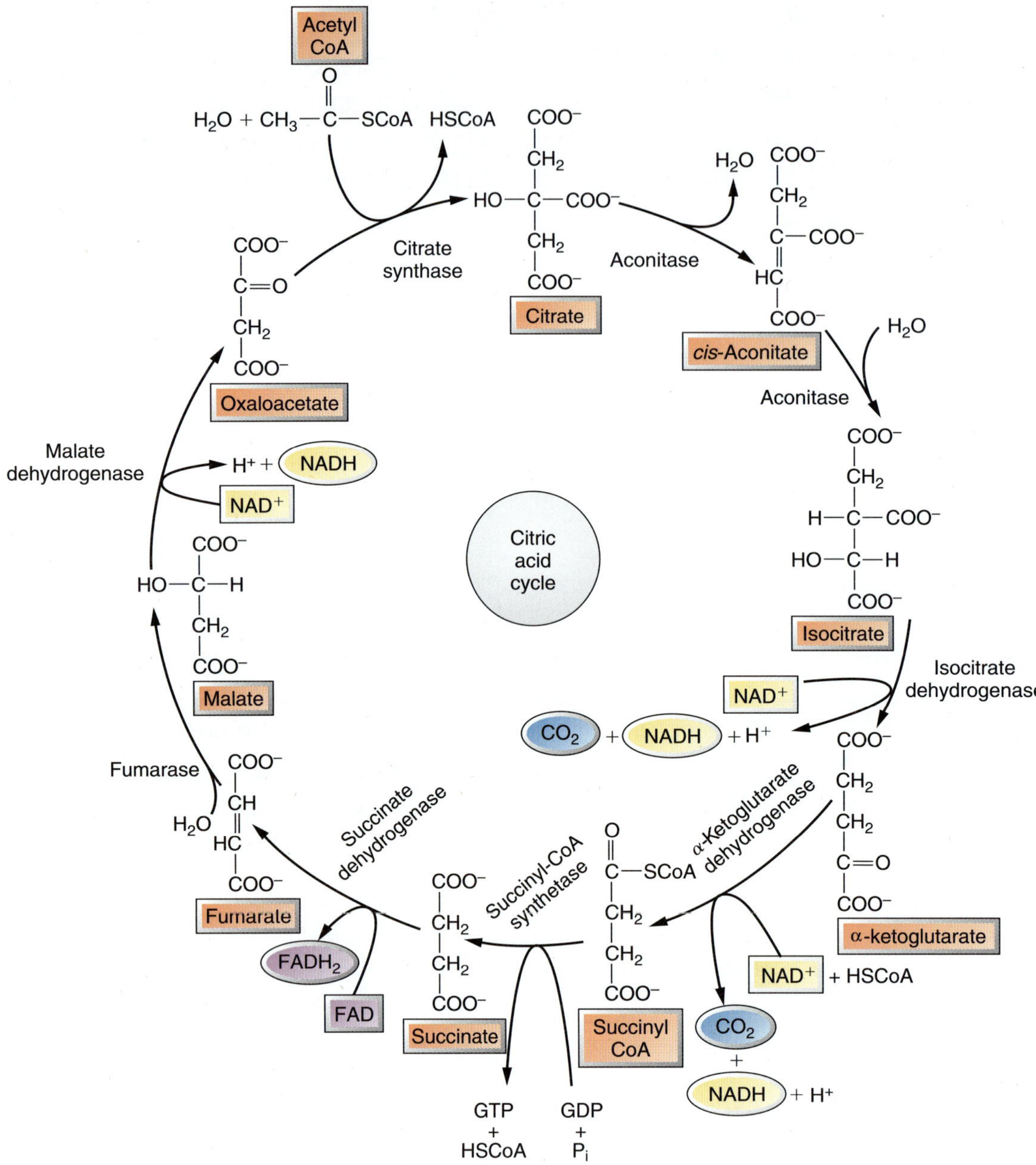

그림 4-27. 시트르산 회로.

체 단백질은 내막을 가로질러 통로를 형성하고 있는 내막의 전서열 수송효소(presequence translocase; TIM23 복합체)로 전달된다. Tim23 단백질에 의해 형성된 통로로의 삽입에는 미토콘드리아 내막을 가로질러 형성된 전기화학적 구배(Δc)가 필요하다. 전구체 단백질의 기질로의 이동을 완성하기 위해서는 ATP-구동 전서열 수송효소-연관 모터(presequence translocase-associated motor, PAM)가 필요하다. PAM 유입 모터의 중심 성분은 미토콘드리아 Hsp70(mtHsp70) 샤페론이다. 전구체 단백질이 기질로 나오게 되면 mtHsp70 단백질이 결합하고, 기질 내로 전구체 단백질을 이동시키기 위해 ATP 가수분해가 사용된다. 전서열은 일단 기질 내부로 들어오면, 기질의 가공 펩티다아제에 의해 절단된다. 접히지 않은 기질 단백질은 Hsp60 군(mtHsp60)의 미토콘드리아 샤페론으로 전달될 수 있는데, 이것은 공동 샤페론(cochaperon)인 mtHsp10과 함께 그 단백질이 최종 형태로 접히도록 돕는다.

앞에서 언급하였듯이, 어떤 미토콘드리아 단백질들은 기질보다는 외막, 내막 혹은 막간 공간으로 운반된다. 미토콘드리아 전구체 단백질은 TOM 복합체로부터 미토콘드리아의 하위 구획들 중 하나로 분류된다. 미토콘드리아 내막으로 전구체 단백질의 수송에는 몇 가지 방법들이 있다. 내막의 일부 단백

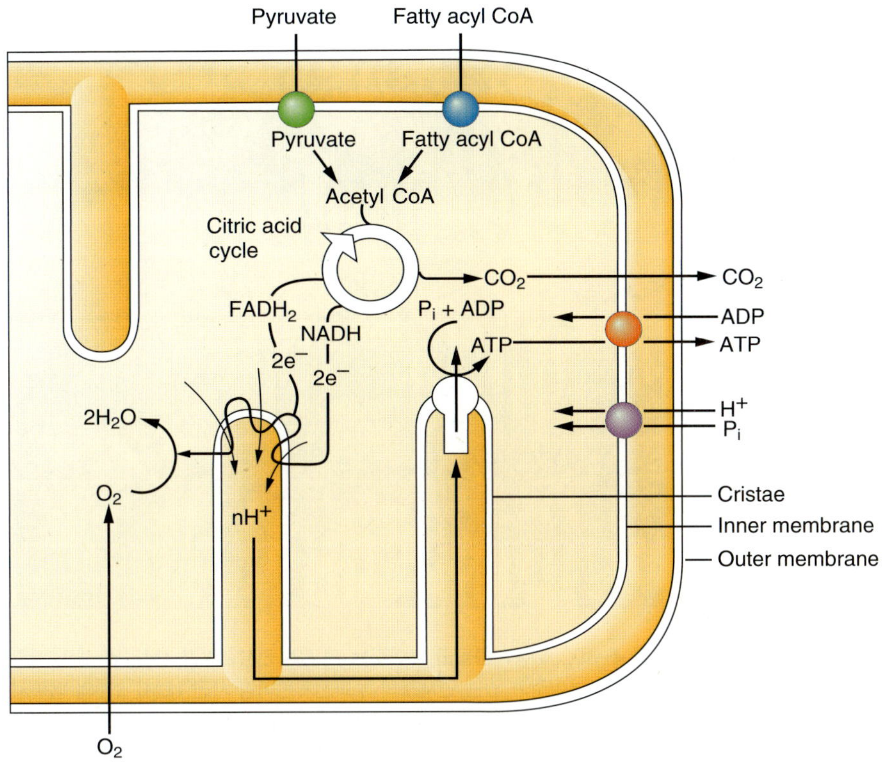

그림 4-28. 미토콘드리아 기능의 요약. 피루브산과 지방산 아실 조효소 A(fatty acyl-coenzyme A, fatty acyl-CoA)는 선택적 수송체 단백질에 의해 미토콘드리아로 수송되어 아세틸-CoA로 대사된다. 그런 다음, 아세틸-CoA는 시트르산 회로에서 대사된다. NADH와 $FADH_2$는 시트르산 회로에 의해 생성되고, 전자들은 NADH와 $FADH_2$에서 미토콘드리아 내막에 있는 일련의 전자전달 사슬들에 의해 O_2로 전달된다. 양성자 구동력(proton motive force)은 이 전자전달에 의해 만들어지며, 그 전기화학적 구배를 따라 기질로 되돌아 이동하는 양성자들은 ATP 합성 효소를 가동시켜 ATP를 생산한다. 미토콘드리아 기질에서 생산된 ATP는 아데닌 뉴클레오티드 수송체(adenine nucelotide translocator; ATP를 ADP로 교환하는)에 의해 세포질로 수송된다. 무기 인(Pi)은 세포질에서 인산 수송체(phosphate transporter)에 의해 미토콘드리아의 기질로 수송된다.

질은 앞에서 논의한 기질 단백질들과 유사한 전서열을 포함하는 보다 큰 전구체로 합성된다. 이러한 단백질은 전서열 유입 경로(TOM과 TIM23 복합체들)를 이용한다. 그런 다음, 전서열 다음에 위치하는 소수성 분류 신호에 의해 TIM23 복합체로부터 내막으로 삽입되고, PAM 유입 모터는 필요로 하지 않는다. 내막으로 표적화되는 일부 단백질은 (수송 단백질과 같은) 소수성 단백질이다. 이런 단백질은 전서열을 가지지는 않지만 여러 개의 미토콘드리아 내부 유입 신호를 갖고 있다. 이 단백질은 처음에 미토콘드리아 외막의 다른 수용체인 Tom70에 의해 인식된다(그림 4-29). 그들은 Tom40을 통하여 외막을 가로질러 이동한다. 그런 다음, 이 단백질은 막간 공간의 작은 수용성 Tim 단백질(Tim9 및 Tim10 복합체)에 의해 인식된다. 그런 후에는 내막의 수송체 수송효소(carrier translocase)인 TIM22 복합체에 의해 미토콘드리아 내막으로 삽입된다. 이 삽입은 미토콘드리아 내막을 가로지르는 막전위를 필요로 한다. 내막으로 표적화되는 다른 단백질은 먼저 내막을 가로질러 미토콘드리아 기질로 수송된다. 전서열이 제거된 후, 두 번째 분류 신호가 공개된다. 이 분류 신호는 단백질을 내부 미토콘드리아 막으로 삽입하는 내막의 또 다른 수송효소인 Oxa1로 단백질을 표적화한다. Oxa1은 또한 mtDNA에 의해 암호화되어 미토콘드리아 리보솜에서 합성되는 일부 내막 단백질의 수송효소이기도 하다.

TOM 복합체는 단일 막 관통 단백질과 같이 비교적 단순한 위상을 갖는 일련의 외막 단백질들을 삽입시키에 충분하다. 하지만, 포린이나 Tom40과 같은 외막의 β-통 구조(β-barrel) 단백질은 먼저 TOM을 통하여 막간 공간으로 유입된다. 그런 다음, 이 전구체는 막간 공간의 작은 Tim 단백질의 도움으로 외막의 또 다른 복합체인 SAM 복합체(분류 및 조립 기구)로 전달된다.

흥미롭게도, 미토콘드리아 유입 기구 성분의 결함은 미토콘드리아 질병을 유발시킬 수 있다. 예를 들어, X-연관 열성 신경 퇴행성 질환인 모르-트라네바예르 증후군(Mohr-Tranebjaerg syndrome; 난천-근긴장 이상 증후군)은 미토콘드리아로의 단백질 유입에 필요한 청각상실 근긴장 이상 단백질 1(deafness dystonia protein 1)이라고도 하는 작은 Tim 단백질(Tim8a)의 결함 때문에 발생한다.

페록시좀

페록시좀(peroxisome)은 어디에나 존재하는 단일 막으로 된 작은 세포 소기관이며, 폭이 0.1~1 μm 범위이다(그림 4-30). 페록시좀은 지방산 산화, 퓨린 분해, 콜레스테롤 생합성, 담즙산 생합성, 그리고 에테르-지질 생합성 등 다양한 대사 활동에 참여한다.

페록시좀은 세포 소기관들 중 이질적 집단이며, 과산화수소(hydrogen peroxide)의 생성과 함께 기질들(RH_2로 표시)의 O_2 의

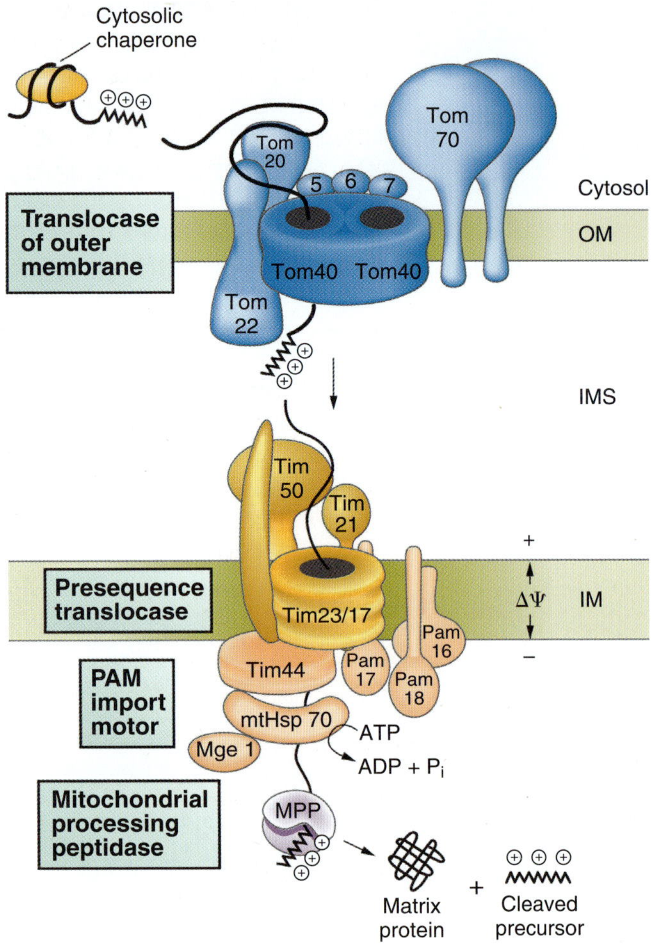

그림 4-29. 미토콘드리아 기질로의 단백질 유입. 단백질은 양으로 하전된 아미노산을 포함하는 아미노-말단 서열들에 의해 미토콘드리아의 기질로 표적화된다. 전구체는 미토콘드리아로 유입되기 전에, 열 충격 단백질 70(Hsp70)과 같은 세포질 내 샤페론에 의해 접혀지지 않은 채로 존재한다. 전서열이 먼저 그 수용체인 Tom20과 Tom22에 결합한 다음, TOM 복합체(외막의 수송효소)의 일반 유입 구멍인 Tom40으로 전달된다. TOM을 통과한 후, 그 서열은 Tom22 수용체 단백질의 막간 공간(intermembrane space, IMS) 영역과 결합한다. 그런 다음, 그 전서열-함유 전구체는 Tim50 단백질에 결합하여 내막의 전서열 수송효소(translocase of inner membrane; TIM23 복합체)에 전달된다. 내막을 가로지르는 막전위(ΔΨ)는 그 전구체 단백질을 Tim23 단백질에 의해 형성된 통로로 삽입하는 데 필요하다. ATP에 의해 구동되는 전서열-수송효소 연합 모터(presequence translocase associated motor, PAM)는 기질로 단백질 이동을 완료하는 데에 필요하다. 이 유입 모터의 중심 구성 요소는 미토콘드리아 Hsp70 샤페론(mtHsp70)이다. mtHsp70과 그 뉴클레오티드 교환 인자인 Mge1은 Tim44에 의해 전서열-수송효소로 일시적으로 소집된다. Pam16과 Pam18은 보조 샤페론(cochaperon)으로 작용한다. 전구체가 일단 기질에 나타나면, mtHsp70에 의해 결합되고, 내막을 가로질러 그 단백질을 이동시키는 데에는 여러 번의 ATP 가수분해가 필요하다. 기질에서, 그 전서열은 미토콘드리아 가공 펩티다아제(mitochondrial processing peptidase, MPP)에 의해 절단된다. (*Bohnert, M, Pfanner, N. and van der Laan M. 2007. A dynamic macherery for mitochondrial precursor proteins*. FEBBS LETT *581:2802-2810*로부터 허가.)

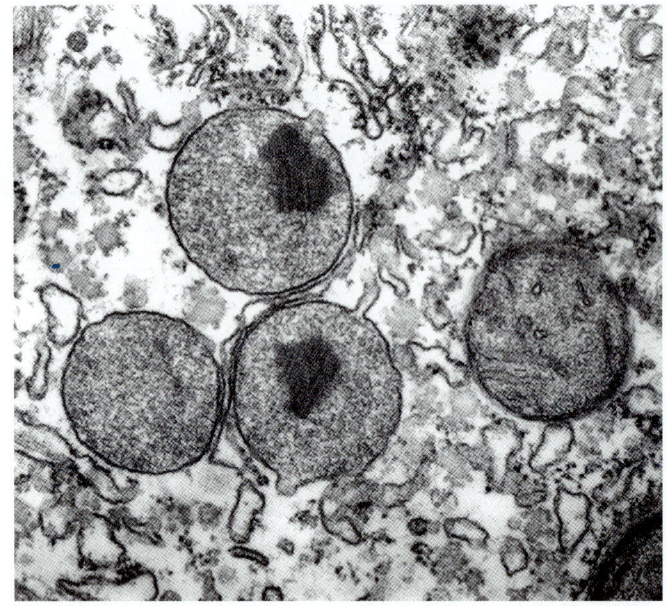

그림 4-30. 페록시좀들을 보여주는 세포의 전자현미경 사진. 몇 개의 페록시좀들을 보여주고 있는 간세포의 투과전자현미경 사진(TEM). 2개의 페록시좀들 내에 요산염 산화효소(urate oxidase) 결정이 뚜렷하게 보인다. (Don W. Fawcett, Visuals Unlimited 제공.)

존성 산화를 촉매할 수 있는 다양한 종류의 효소를 포함하고 있다. 그 반응식은 다음과 같다.

$$RH_2 + O_2 \rightarrow R + H_2O_2$$

요산, 아미노산, 퓨린, 메탄올, 그리고 지방산을 포함하여, 서로 다른 많은 기질들이 페록시좀에서 이러한 산화 반응에 의해 분해된다.

이 반응에서 형성된 과산화수소는 페록시좀에 존재하는 효소인 카탈라아제(catalase)에 의해 두 반응들 중 하나로 분해된다. 한 반응에서는, 카탈라아제가 생성된 과산화수소를 사용하여 알코올(alcohol), 포름알데히드(formaldehyde), 아질산염(nitrites), 페놀(phenol), 그리고 포름산(formic acid) 같은 기타 기질들을 산화시킨다. 그 일반 반응식은 다음과 같다.

$$H_2O_2 + RH_2 \rightarrow R + 2\,H_2O$$

이 반응은 페록시좀이 다양한 독성 물질을 해독하는 간이나 신장 세포에서 중요한 반응이다. 예를 들어, 소비된 술의 약 1/4은 이 기전에 의해 해독된다. 두 번째 반응에서는, 카탈라아제가 과산화수소를 물(H_2O)로 전환시킬 수 있다.

$$2H_2O_2 \rightarrow 2\,H_2O + O_2$$

페록시좀의 한 가지 주요 기능은 길거나 아주 긴 지방산 사슬들의 β-산화이다. 인간에서 지방산은 페록시좀과 미토콘드리아 모두에서 산화된다(그림 4-26 참조). 짧은 사슬 지방산,

중간 크기 지방산 사슬, 그리고 가장 긴 지방산 사슬은 미토콘드리아에서 산화되는 반면, 퍼옥시좀은 매우 긴 사슬 지방산과 약간 긴 사슬 지방산을 산화시킨다.

페록시좀은 산화 반응 이외에도, 일부 지질의 생합성에도 관여한다. 예를 들어, 동물 세포에서, 돌리콜(dolichol)과 콜레스테롤은 페록시좀과 ER에서 합성된다. 페록시좀은 또한 에테르 인지질(ether phospholipid) 계열인 플라스마로젠(plasmalogen)의 합성을 위한 효소들을 가지고 있다. 플라스마로젠은 신경 축삭을 둘러싸고 있는 미엘린(myelin) 수초에 풍부한 지질이다.

페록시좀은 그 자신의 유전체나 리보솜을 가지고 있지 않다. 따라서 모든 단백질은 유입되어야 한다. 페록시좀은 내부 기질과 외부의 막, 이렇게 두 하부 구획을 가지고 있다. 대부분의 페록시좀 단백질들 유리 리보솜에서 합성되어 페록시좀 막을 가로질러 번역 후에 이동한다. 단백질은 특정 페록시좀 표적 신호(peroxisomal targeting signals, PTS)를 사용하여 표적화된다. 페록시좀의 기질 단백질(PTS 신호 사용)과 막단백질(mPTS 신호 사용)에 대하여는 서로 다른 표적 신호가 사용된다.

두 가지의 기질 PTS가 동정되었다. 하나는 카르복시-말단에 위치하는 삼펩티드이고(PTS1), 다른 하나는 아미노-말단에 가까이 위치하는 9개의 아미노산 서열(PTS2)이다. C-말단 PTS1들의 공통 서열은 S/A-K/R-L/M이다. 세포질의 수용성 수용체는 페록시좀 기질 단백질의 PTS를 인식하고, 이들을 페록시좀 막으로 실어 나른다. PTS1은 수용체 Pex5p에 의해 인식되고, PTS2는 Pex7p에 의해 인식된다. 현재의 증거는 페록시좀 기질 단백질이 그 수용체와 함께 페록시좀으로 들어간다고 제안하고 있다. 일단 페록시좀 내부에서 수용체와 기질 단백질이 분리되고, 수용체는 세포질로 되돌아가 재순환된다. 미토콘드리아로 유입되는 것과는 대조적으로, 단백질은 접혀진 형태로 페록시좀으로 유입된다.

페록시좀 막단백질들은 기질 단백질이 사용하는 기전과는 뚜렷하게 구별되는 분류 기전을 사용하여 페록시좀 막으로 분류된다. 적어도 하나의 페록시좀 막단백질인 Pex3p는 ER을 통하여 페록시좀으로 표적화되는 것 같다. 대부분의 새로운 페록시좀은 기존의 페록시좀의 성장과 분열에 의해 형성된다. 그러나 최근의 증거는 페록시좀 생합성을 위한 새로운 경로가 있을 수도 있음을 시사하고 있다.

페록시좀 기능과 관련된 수많은 유전 질환들이 확인되었다. 이들은 2개의 범주로 나눌 수 있다. 그 첫 번째 범주는 X-연관 부신백질이영양증(adrenoleukodystrophy; X-ALD) 같은 단일의 페록시좀 효소 결함으로부터 초래되는 질병을 포함한다. X-ALD에서는, 매우 긴 사슬 지방산을 페록시좀으로 수송하는 막단백질의 결함으로 뇌와 부신피질에 이 지방산들이 축적된다. 뇌에서 과량의 긴 사슬 지방산들은 신경세포를 둘러싸고 있는 마이엘린 수초를 파괴한다. 두 번째 범주는 페록시좀의 생합성 결핍으로 초래되는 질병 그룹이며, 페록시좀의 모든 대사 경로들에 영향을 준다. 이 질병들은 페록시좀 생합성 질병(peroxisomal biogenesis disorder)들로 알려져 있으며, 젤웨거 증후군(Zellweger's syndrome)이 있다. 젤웨거 증후군은 단백질을 페록시좀으로 보내지 못함으로써 생기는 치명적 유전 질환이다. 지금까지 적어도 12개의 서로 다른 PEX 유전자들에서의 돌연변이가 젤웨거 증후군에서 확인되었는데, 이 단백질들은 페록시좀 단백질의 유입에 중요한 역할을 하는 단백질을 암호화한다.

요약

세포를 둘러싸고 있는 원형질막 외에도, 진핵세포는 막으로 경계가 제한되는 다양한 종류의 세포 소기관을 포함하고 있으며, 이들은 다음 두 범주 중 하나에 포한된다: 소낭-매개 막운송 경로(vesicle-mediated membrane traffic)들에 의해 연계되는 것들과 그렇지 않은 것들이다. 막 운송 경로들에 의해 접속되는 세포 소기관들에는 (1) ER, (2) 핵, (3) 골지 장치, (4) 다양한 내부소체들, 그리고 (5) 라이소좀이 있다. ER은 어떤 세포 소기관들 중에서도 가장 큰 표면적을 가지고 있으며, 대부분의 단백질과 지질이 처음으로 막에 삽입되는 부위이다. 새로운 지질과 단백질은 소낭-매개 수송에 의해 다른 부위를 향하여 ER을 떠난다. 핵은 2개의 지질 이중층 막으로 둘러싸여 있으며, DNA, RNA, 그리고 단백질이 핵질과 세포질 사이로 이동할 수 있도록 하는 여동저 구멍을 포함하고 있다. 핵은 또한 ER에 연결되어 있으며 ER의 특수화된 확장체로 생각될 수도 있다. 골지 장치는 지질과 단백질의 변형과 분류에 관여하는 막 더미들로 구성되어 있다. ER에서 만들어진 막은 골지 장치를 통과하여 그 최종 목적지로 간다. 다양한 내부소체는 내포작용 경로에서 원형질막으로부터 생겨나는 중간체이다. 라이소좀은 대부분의 천연 생체 고분자를 분해할 수 있는 효소를 가지고 있다. 대부분의 경우, 소낭-수송 경로에 연계되지 않는 두 가지 막-결합 세포 소기관은 미토콘드리아와 페록시좀이다. 핵에 의해 암호화되는 미토콘드리아 단백질과 대부분의 페록시좀 단백질은 세포질의 리보솜에서 합성되어 번역 후에 유입된다. 미토콘드리아의 한 가지 주요 기능은 산화적 에너지 대사이다. 페록시좀은 다양한 화합물의 해독을 포함하여 다양한 생물학적 반응에 참여한다.

Suggested Readings

Aridora M, Hannan LA. Traffic jam: a compendium of human diseases that affect intracellular transport processes. *Traffic* 2000;1:836–851.

Aridora M, Hannan LA. Traffic jams II: an update of diseases of intracellular transport. *Traffic* 2002;3:781–790.

Beal MF. Mitochondria take center stage in aging and neurodegeneration. *Ann Neurol* 2005;58:495–505.

Scriver CR, Sly WS, Childs B, et al. In: Scriver CR, Sly WS, editors. *The Metabolic and Molecular Bases of Inherited Disease*, 8th ed. New York: McGraw-Hill Professional, 2000.

Wanders RJA, Waterham HR. Peroxisomal disorders I: biochemistry and genetics of peroxisome biogenesis disorders. *Clin Genet* 2004;67:107–133.

Wickner W, Schekman R. Protein translocation across biological membranes. *Science* 2005;310:1452–1456.

Wiedemann N, Frazier AE, Pfanner N. The protein import machinery of mitochondria. *J Biol Chem* 2004;279:14473–14476.

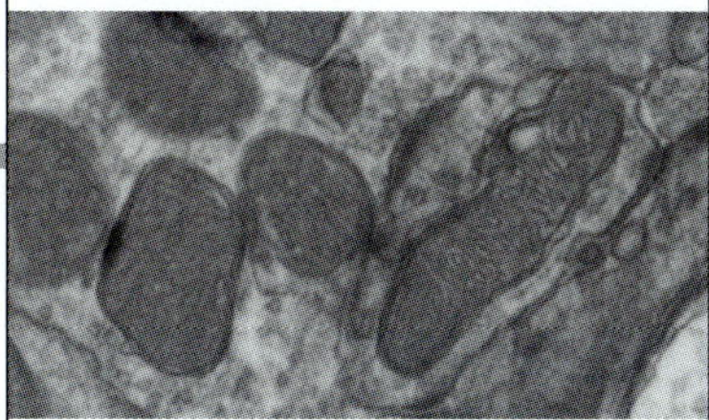

Chapter 5

미토콘드리아와 관련 질환

4장에서 보았듯이, 진핵세포는 정상적이고 건강한 세포 생리학을 유지하는 데 필요한 고도로 전문화된 기능을 가진 다양한 소기관으로 구성된 매우 복잡한 생물학적 기계이다. 예를 들어, 라이소좀은 세포 구성요소의 분해 및 재활용을 담당하는 가수분해효소로 채워진 막 결합 소낭이며, 핵은 세포의 유전 물질을 둘러싸고 있어 세포질로부터 분리를 제공하고 유전자 발현을 조절하는 분자를 포함한다. 이러한 특수 세포 소기관의 기능이 손상되면 세포에 치명적인 영향을 미쳐 질병이나 사망에 이를 수 있으므로, 세포생물학자들은 각 소기관의 기능을 세분화하여 이해하고 있다.

미토콘드리아는 특히 중요하고 매혹적인 세포 소기관이다. 미토콘드리아는 고대 과거의 어느 시점에서 모든 진핵 생물의 단세포 조상과 공생 관계에 들어간 한때 자유 생활을 하는 박테리아의 잔재로 보인다. 그들 둘 사이의 기본적이고 상호적인 이해관계는 매우 간단하다. 미토콘드리아는 ATP 형태의 에너지를 세포에 제공하는 반면, 세포는 미토콘드리아를 유지하는 영양분과 안정적인 환경을 제공한다. 에너지 생산이 미토콘드리아의 주요 정의 특성으로 남아 있지만, 미토콘드리아가 세포 내에서 새로운 조절 및 생합성 역할을 획득함에 따라 세포와의 관계는 진화 시간에 따라 더욱 심화되고 복잡해졌다.

세포에 에너지를 공급하는 미토콘드리아의 핵심적인 역할 때문에 미토콘드리아 기능을 방해하는 조건은 너무나 파괴적이다. 개별적으로 보면, 각각의 특정 "원발성" 미토콘드리아 질환은 많지 않다. 그러나 집합적으로 보면 원발성 미토콘드리아 질환은 비교적 흔한 편이다. 또한, 많은 연구들이 미토콘드리아가 다양한 질병의 발병에 연관되어 있음을 제시하고 있다. 예를 들어, 파킨슨병(Parkinson's disease, PD)은 미토콘드리아의 적절한 폐기 및 재활용에 필요한 유전자 돌연변이와 관련이 있다. 알츠하이머병(Alzheimer's disease, AD)을 포함한 다른 진행성 퇴행성 질환도 미토콘드리아 기능의 결함을 포함하는 것으로 생각되고 있다. 사실 노화 과정 자체가 대부분 미토콘드리아 대사의 화학적 반응성 부산물로 인한 점진적인 유전적 및 세포적 손상에 의해 주도되고 있다. 또한 미토콘드리아 기능 장애는 많은 부분 암 발병과 관련이 있으며, 암세포는 거의 보편적으로 해당 작용을 선호하고 미토콘드리아 ATP 생산이 억제되는 특성을 공유한다. 실제로, 암세포의 공격적인 증식 및 전이 특성에 연료를 공급하는 것으로 생각되는 해당 작용에 대한 이러한 의존은 정상 세포를 온전한 상태로 유지하면서 암세포가 선택적으로 "굶주리게" 될 수 있는 강력한 종양학적 표적을 제공할 수 있다. 마지막으로, 미토콘드리아 기능 장애는 종종 당뇨병 발병의 전조이자 기여 요인이며, 세포 에너지 활용에서 세포 소기관의 중심 역할을 고려할 때 이는 놀라운 일이 아니다.

이 장에서는 미토콘드리아를 진핵세포에서 고유하고 중요하게 만드는 유전적, 구조적 및 생화학적 특성에 대해서 알아보고, 미토콘드리아 기능의 결함이 어떻게 다양한 인간 질병의 기초가 되는지를 알아보고자 한다. 대부분의 독자는 세포의 "발전소"인 미토콘드리아에 대해 잠시나마 친숙해질 것이다. 그러나 미토콘드리아 질환을 이해하고 치료하는 데 관심이 있는 과학자와 의사는 미토콘드리아 기능보다는 미묘한 세부 사항에 주의를 기울여야 한다. 이 장은 독자들에게 미토콘드리아 생물학을 소개하는 것으로 시작하고, 미토콘드리아 생물학이 인간 질병에 미치는 영향과 연구자들이 미토콘드리아 관련 질환에 대해 개발하고 있는 치료 접근 방식에 대해 논의한다.

미토콘드리아 생물학의 기초

미토콘드리아 구조 및 조직

미토콘드리아 막 구조

진핵세포 소기관의 정의적인 특징은 소기관 내부를 주변 세포질과 분리하는 지질 이중층이다. 대부분의 소기관(예: 골지체, 소포체, 라이소좀)은 혈장막과 유사한 단일 지질 이중층을 가지고 있다. 그러나 미토콘드리아는 독특한 지질/단백질 조성과 기능적 특성을 가진 내막과 외막으로 구성된 독특하고 특수한 이중막 구조를 가지고 있다. 그람-음성 박테리아가 유사한 이중막을 소유하고 있다는 점은 이 이중 미토콘드리아 막이 자유로운 생활의 박테리아 조상으로부터 진화적 잔존물일 가능성이 있다는 견해를 뒷받침한다. 그러나 외부 미토콘드리아 막의 지질 구성의 대부분은 분명히 비박테리아 기원이므로 많은 전문가들은 외막이 실제로 진핵생물 기원이라고 주장한다. 이 모델에서 외부 미토콘드리아 막은 원시 진핵세포에 의해 삼켜질 때 원래 미토콘드리아 조상 세포를 둘러싸고 있던 소낭에서 파생된 것으로 생각된다. 이 질문은 현장에서 약간의 논쟁거리로 남아 있다.

이 막 배열의 기원이 무엇이든 간에 결과적으로는 다양한 생화학적 및 기능적 특성을 가진 2개의 주요 구획(막간 공간 및 "기질"이라고 하는 중앙에 집중화된 공간)이 생성된다(그림 5-1). 또한, 내막은 스스로 접혀서 크리스태(cristae)라고 알려진 일련의 안쪽으로 접히는 능선의 독특한 구조를 생성하여 기질과 미토콘드리아 내막 사이의 표면적을 크게 증가시킨다. 이 경계면은 생화학 반응의 주요 장소이므로, 표면적의 증가는 미토콘드리아의 대사 능력을 현저하게 향상시킨다. 미토콘드리아에 크리스태가 결핍된 미토콘드리아 질환 환자에서 유래한 세포는 미토콘드리아 기능이 심하게 감소된다.

미토콘드리아의 복잡한 막 구조로 인해 세포에는 중요한 물류 요구가 발생하게 된다. 왜냐하면, 다양한 생물학적 성분이 미토콘드리아와 숙주 세포의 세포질 사이에서 지속적으로 교환되어야 하기 때문이다. 미토콘드리아에서 생성된 ATP 분자는 세포에서 활용하기 위해 방출되어야 하지만, ATP 생합성을 매개하는 대부분의 단백질은 세포질에서 번역되므로 미토콘드리아로 유입되어야 한다. 미토콘드리아 DNA 복제 및 미토콘드리아 분열/융합을 포함한 미토콘드리아 생물학의 다른 측면도 숙주 세포에 의해 만들어진 단백질에 의해 제어된다. 미토콘드리아로의 단백질 및 대사 전구체의 유입은 미토콘드리아 외부 및 내부 막의 단백질 복합체를 통해 발생하며, 이는 물질이 막간 공간, 내막 또는 기질로 특이적으로 지시될 수 있게 한다. 유사한 경로를 통해 분자를 세포질로 내보내는

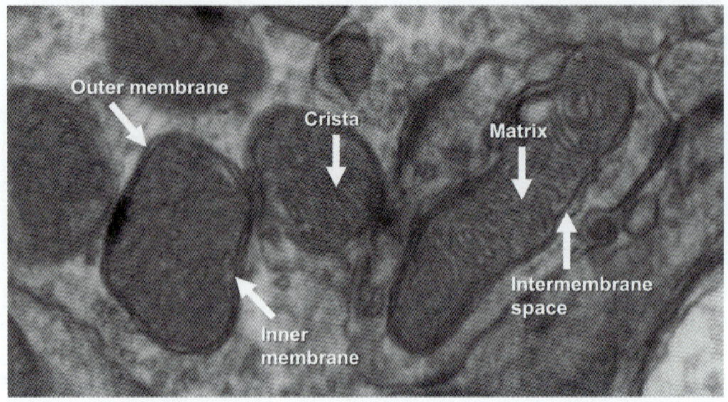

그림 5-1. 미토콘드리아의 주요 구조. 표시된 이미지는 투과전자현미경을 사용하여 소뇌(뇌의 일부)에 위치한 세포에서 촬영되었다. 미토콘드리아의 주요 구조는 흰색 화살표로 표시되어 있다. 미토콘드리아의 이중막 구조는 2개의 주요 공간, 즉 막간 공간과 "기질(matrix)"이라고 하는 큰 중앙의 공간을 만든다. 두 구획은 모두 궁극적으로 ATP 생산에 동력을 제공하는 화학적 기울기 생성에 중요한 기능을 한다. 이 두 구획 사이의 교환을 용이하게 하기 위해 내부 미토콘드리아 막은 스스로 접혀 "크리스테(cristae)"라고 불리는 더 작은 하위 구획을 형성하며, 이는 기질과 막간 공간 사이의 표면적을 증가시키는 역할을 한다. (이미지 제공: Li Yang.)

것을 매개하기도 한다. 유입이나 방출의 실패는 숙주 세포의 국부 소기관의 기능과 더 광범위하게는 세포 생리학적 기능을 방해함으로써 미토콘드리아 질병을 일으키거나 발병에 기여한다.

미토콘드리아 유전체 구조

미토콘드리아는 핵 유전체와는 다른 자체적 유전체를 가지고 있다는 점에서 세포 소기관(식물의 엽록체와만 공유됨) 중에서 다소 독특하다. 미토콘드리아 유전체의 돌연변이는 많은 질병과 관련되어 있으므로 의심되는 미토콘드리아 상태의 진단 및 평가에 세심한 주의가 필요하다.

미토콘드리아의 구조와 기능을 위해서는 핵 유전체와 미토콘드리아 유전체에 있는 유전자를 모두 필요로 한다. 인간의 경우, 거의 30억 염기쌍으로 구성되어 있는 핵 유전체에 비해, 전체 미토콘드리아 유전체(일반적으로 mtDNA라고 함)는 16,569개 염기쌍 길이에 불과하다. 인간 mtDNA는 13개의 단백질 암호화 유전자, 22개의 tRNA 유전자 및 2개의 rRNA 만을 포함하며, 모두 폴리시스트론(다중 유전자) 전사체를 통해 암호화된다(그림 5-2). mtDNA 유전자에 의해 암호화된 단백질은 산화적 인산화(즉, ATP 생산)에 필요하다. 자유로운 생명체에서 세포 소기관으로의 미토콘드리아가 진화하는 과정에서 미토콘드리아의 대사 및 관련 기능의 일부 요소는 핵 유전체로부터 조달되었으므로, 소기관 자체 내에서는 절대적으로 생산되어야 하는 유전자만 남게 되었다.

일반적으로, 각각의 개별 미토콘드리아는 mtDNA 분자의

여러 개의 사본을 포함하고 있다. 따라서 각 세포는 해당 세포 유형의 에너지 요구 사항에 따라 수백(예: 피부 세포), 수천(예: 근육 세포) 또는 심지어 수십만(예: 난모세포)개의 mtDNA 분자를 포함할 수도 있다. 따라서 mtDNA 사본 수의 정확한 제어는 세포의 주요 관심사이며, 이러한 제어가 시행되는 조절 기전은 주요 연구 영역이 되고 있다.

전자 수송 사슬(electron transport chain, ETC)의 주요 대사 출력은 mtDNA 사본 수의 주요 결정 요인이 된다. 미토콘드리아 전사인자 A(TFAM)와 같은 미토콘드리아의 전사를 조절하는 단백질도 미토콘드리아의 복제 효율을 조절할 수 있다. TFAM과 같은 주요 mtDNA 복제 단백질의 돌연변이는 mtDNA 복제 수를 감소시켜 정상적인 기능에 필요한 RNA 및 단백질 분자의 생산을 제한함으로써 미토콘드리아 기능

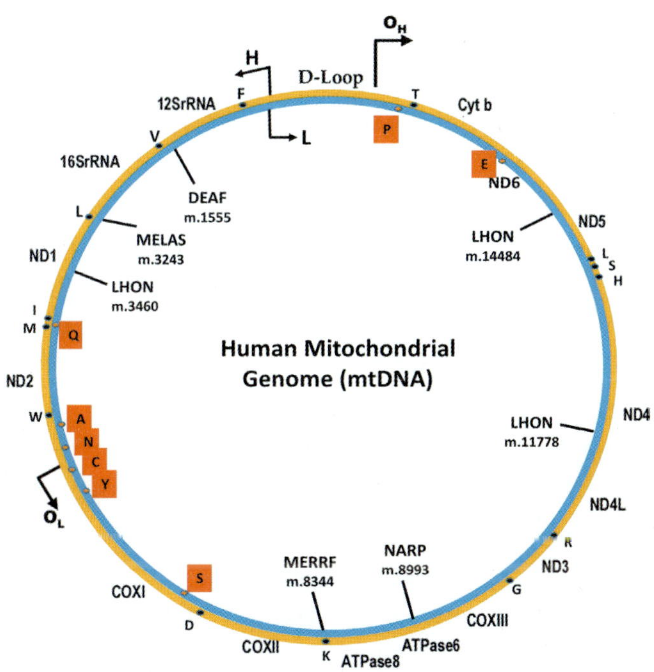

그림 5-2. 인간 미토콘드리아 유전체의 구조. 2개의 별개의 RNA 분자가 mtDNA에서 전사된다. "무거운 가닥"(heavy strand, 주황색 선으로 표시)과 "가벼운 가닥"(light strand, 파란색 선으로 표시)이다. 두 가닥은 다른 고유한 복제 기점(무거운 가닥의 경우는 OH, 가벼운 가닥의 경우는 OL)에서 단일 RNA로 전사되는 다중 암호화 유전자, tRNA, rRNA를 포함한다. 미토콘드리아 tRNA의 위치는 가벼운 가닥에 빨간색 글자로, 무거운 가닥에 검은색 글자로 표시된다. 일반적인 질병을 유발하는 변이체의 위치도 다음 약어에 따라 표시되었다. DEAF(청각장애), 가족성 진행성 감각신경성 난청(familial progressive sensorineural deafness); LHON(레버의 유전성 시신경위축증, Leber's hereditary optic neuropathy; MELAS(멜라스 증후군), 미토콘드리아 뇌근병증(encephalomyopathy), 젖산증 및 뇌졸중 유사 에피소드(stroke-like episodes, MELAS); MERRF(MERRF 증후군), 불규칙한 붉은색 섬유기를 갖는 근간대성 간질(myoclonic epilepsy with ragged red fibers); NARP(NARP 증후군), [신경병증(Neuropathy), 사지 기능장애(ataxia) 및 색소성 망막염(retinitis pigmentosa)].

을 손상시킬 수 있다. 총체적으로, mtDNA 복제 수의 부족으로 발생하는 일련의 질병을 미토콘드리아 DNA 고갈 증후군(mitochondrial DNA depletion syndrome)이라고 하며, 이는 수많은 중증의(종종은 치명적인) 아동기 미토콘드리아 질병 상태를 포함한다.

미토콘드리아 유전

미토콘드리아 유전체의 유전은 여기서 특별한 논의가 필요하다. 양쪽 부모로부터 동등하게 유전되는 핵 유전체와는 달리, mtDNA는 난모세포를 통해 엄마로부터 독점적으로 아이에게 전달된다. 실제로, 초기 배아에서는 부계의 미토콘드리아와 부계의 mtDNA를 제거하기 위한 적극적인 조치가 취해진 것으로 보인다. 이 모계로부터만 전달되는 편부모 유전에 대한 이유는 불분명하지만, 농불에서는 거의 일반적인 현상이다. 물론 이매패류(bivalves)의 경우는 예외적으로 수컷은 아버지로부터 mtDNA를, 암컷은 어머니로부터 mtDNA를 상속하는 암수 모두에 대해 엄격한 편부모 유전을 나타내기도 한다.

연구자들은 조사된 거의 모든 경우에서, 부계 mtDNA가 왜 완전히 사라지는지에 대해 이해하려고 여전히 노력 중이다. 수정에 앞서 정자의 미토콘드리아에 가해지는 막대한 에너지 요구가 높은 활성산소종(ROS) 생성을 유발하고, 정자의 mtDNA가 활성산소종에 의해 손상되었을 것으로 가정한다. 따라서 부계의 미토콘드리아 제거는 자손에서 발생할 수 있는 결함 있는 mtDNA를 걸러내는 과정이다. 더욱이 정자 미토콘드리아 대 난자 미토콘드리아의 비율은 대략 1:1000으로, 부계 미토콘드리아 제거 기전이 고려되기 전에도 이미 부계 mtDNA는 모계 mtDNA에 비해 심각하게 불리한 위치에 놓이게 된다. 인위적으로 부계 유전을 유도하는 과학의 발달에도 불구하고, 이러한 경고는 치명적인 mtDNA 돌연변이를 보유하고 있는 여성 환자의 경우 생식 의학(reproductive medicine)에서 유용하게 활용될 수 있다.

mtDNA의 모계 유전으로 인해서, 미토콘드리아 유전자의 돌연변이는 대부분 핵 유전자가 나타내는 멘델 유전 패턴이 아닌 모계 유전 패턴을 따른다. 같은 모계 유전이지만 미토콘드리아 형질(mitochondrial traits)은 남성과 여성 자손에게 동등하게 영향을 미칠 수 있다는 점에서 X-연관 형질(X-linked traits)과 구별되는 반면, 가장 흔한 X-연관 조건은 X-연관 열성(X-linked recessive)이며 수컷 자손에게 선택적으로 영향을 미치는 경향이 있다. 더 넓은 수준에서 보면, mtDNA의 모계 혈통은 mtDNA 서열의 관련성에 따라 전체 인간 집단이 유전적 그룹으로 분류될 수 있음을 의미한다. 이 그룹은 전체 mtDNA 서열이 비-멘델 방식(non-Mendelian manner)으로 한 부모로부터 한 단위로 유전되기 때문에 "하플로그룹

(haplogroup)"이라고 한다. 아버지에게서만 물려받은 Y 염색체 DNA 염기서열에도 같은 용어가 사용된다. 다른 하플로그룹은 mtDNA에서 다른 뉴클레오티드 변이체를 가지고 있으며, 그중 일부는 환경에 대한 특정 집단의 적응(adaptation)을 나타내기도 한다. 예를 들어, 더 추운 기후에서 발생한 하플로그룹은 더 높은 체온을 유지하기 위해 ATP 생산을 희생하는 변이체를 가지고 있는 경향이 있다.

이형질성

이형질성(Heteroplasmy)은 동일한 세포 내에 둘 이상의 mtDNA 변이체가 존재하는 상황을 설명한다. 이형질성은 종종 생식선이나 체세포에서 발생하는 자발적인 새로운 돌연변이에 의해 발생한다. 실제로, 이형질성 수준은 동일한 개인의 세포 사이 또는 체세포 조직 사이에서도 다양하기 때문에, 미토콘드리아 기능 장애는 특정 세포, 특정 조직 또는 특정 기관에만 영향을 줄 수도 있다. 시간이 지남에 따라 체세포에 이러한 돌연변이가 축적되면 노화의 핵심 요인이 될 수 있다.

핵 유전자의 대립유전자에 대해 관찰되는 0%, 50% 또는 100%처럼 구분되는 대립유전자 빈도(allele frequency)와는 다르게, mtDNA 유전자좌의 대립유전자 빈도는 0%에서 100%("동형질") 범위의 연속적인 분포를 갖는다. 질병 표현형에 대한 임계값은 문제의 유전자와 조직에 따라 해당 분포의 어디든지 있을 수 있다. 따라서 나중 일차 미토콘드리아 질병에 대한 논의에서 보겠지만, 돌연변이가 낮은 이형질성은 특이적인 표현형을 일으키지 않지만, 돌연변이가 높은 이형질성은 뇌와 근육과 같은 특히 에너지에 민감한 기관에 존재할 때 심각한 문제를 일으킬 가능성이 매우 높다. 부계의 기여가 부족하기 때문에 아버지로부터 물려받은 정상적인 "야생형(wild-type)" 대립유전자에 의해 어머니로부터 물려받은 결함이 있는 대립유전자에 대한 보상을 할 수가 없다. 더욱이, 어머니에서 이형질성이 질병 발현에 대한 임계치 이하더라도, 그 질병은 배우자 형성(gametogenesis) 동안 mtDNA 분자가 난모세포에 어떻게 할당되는지에 따라 그녀의 자손에서 발생할 수 있다(그림 5-3).

높은 돌연변이율

mtDNA의 전체 돌연변이 비율은 인간의 핵 유전체보다 약 10배 더 높은 것으로 추정된다. 몇 가지 요인이 이 불일치의 원인이 된다. 가장 분명한 것은, 화학 반응이 덜한 환경인 핵에서의 DNA 손상에 비해, ROS를 생성하는 미토콘드리아 환경에서 나타나는 DNA 손상의 위험이 증가한다는 것이다. 높은 mtDNA 돌연변이율의 또 다른 주요 요인은 미토콘드리아 DNA의 복제를 담당하는 미토콘드리아 특이적 DNA 중합효소 감마(DNA polymerase gamma, POLG) 효소이다. 실험에 따르면, POLG는 진핵생물의 핵에서 사용되는 B계열의 DNA 중합효소보다 오류가 발생하기 쉬운 것으로 나타났다. 또한 미토콘드리아 유전체는 핵 유전체보다 훨씬 빠른 속도로 복제된다. mtDNA는 핵 유전체가 복제되지 않는 뉴런과 같은 비분할 세포에서도 지속적으로 복제된다. DNA 복제 과정은 돌연변이를 발생시키는 기회를 의미하기 때문에, mtDNA 유전자는 최종 분화된 조직에서도 돌연변이의 위험이 높다.

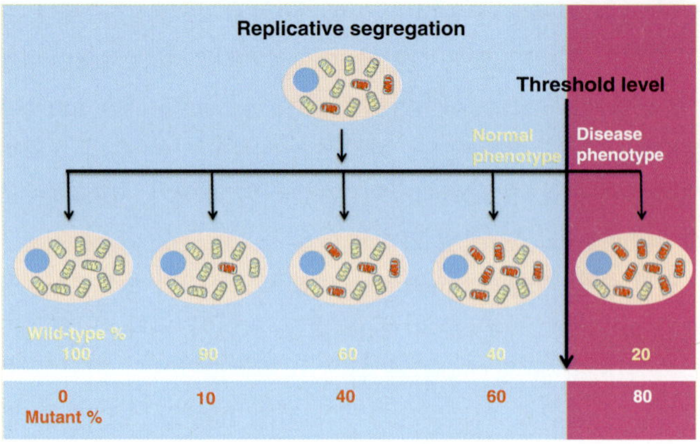

그림 5-3. 복제 분리 및 이형질성. 그림은 모세포가 돌연변이 mtDNA 이형질성(빨간색으로 표시)을 보유할 때 가능한 결과의 범위를 보여준다. 부모 세포가 돌연변이 표현형을 발현하기 위한 임계값보다 훨씬 낮은 이형질성에서 돌연변이를 갖고 있다는 사실에도 불구하고, 그 자손의 일부가 몇 차례의 복제 후에는 그 임계값 이상의 이형질성 수준을 가질 가능성이 있다.

mtDNA 염기서열 분석(시퀀싱)

이형질성 수준과 질병을 유발하는 mtDNA 서열 변이의 정확한 평가는 미토콘드리아 질병의 진단에 중요하다. 부정확한 측정은 질병 상태의 부적절한 평가 또는 변이체를 식별하지 못할 수 있다. 따라서 민감하고 정확한 mtDNA 분석 방법을 활용하기 위해서는 세심한 주의가 필요하다. 두 가지 요구 사항은 철저한 유전체 적용 범위를 제공하기 위해 병렬 시퀀싱 접근 방식을 사용하는 차세대 시퀀싱(next-generation sequencing, NGS) 방법으로 개선될 수 있다. 일반적으로 mtDNA 염기서열 분석에 적용되는 NGS 접근 방식에는 (1) mtDNA 특이적인 프라이머를 사용하여 전체 미토콘드리아 유전체의 장거리 중합효소 연쇄반응(long-range polymerase chain reaction)을 이용한 증폭 및 (2) NGS 기술을 사용하여 첫 번째 단계에서 증폭된 생성물의 심층 염기서열 분석의 두 단계를 포함한다. 이를 통해 미토콘드리아 유전체의 모든 위치에 대한 수천 개의 염기서열 판독값을 제공할 수 있다. 이러한 결합된 접근 방식은 약 2%의 빈도로 mtDNA 변이체 및 이형질성을 검출하는 효율적이고 경제적인 수단을 제공한다.

대부분의 미토콘드리아 돌연변이에 대한 질병의 임계값은 미토콘드리아 질병에 취약한 조직에서도 이 수준보다도 훨씬 높으므로, 이 정도의 민감도 수준은 대부분의 임상 목적에도 적합하다. 이 접근법에 대한 주요 주의사항은 개인에서도 조직이 다르면 서로 다른 수준의 이형질성 임계값 민감도와 함께 이형질성 민감도 수준이 다르다는 점이다. 개인의 질병 상태의 유전적 기초를 더 잘 이해하기 위해서는 동일한 환자에서 여러 개의 조직 시료가 필요할 수도 있다.

전체 유전체 서열 분석(WGS)은 확인되지 않은 유전적 원인으로 질병을 앓고 있는 환자의 핵 유전체를 평가하는 데 사용된다. 적절한 분석 접근 방식을 사용하면 전체 WGS 데이터 세트에서 mtDNA 염기서열 데이터를 선택적으로 추출할 수 있다. WGS 접근법은 핵 유전체와 mtDNA를 동시에 분석할 수 있다는 명백한 장점이 있다. DNA 염기서열 분석 비용이 지속적으로 하락함에 따라 WGS는 임상 평가의 일상적인 부분이 될 수 있다. 또한 WGS의 mtDNA 데이터는 미토콘드리아 생물학 및 질병 기전에 대한 이해를 개선하기 위해 생물정보 분석 및 데이터 마이닝을 위한 비옥한 토대를 제공해야 한다(현대 정밀 의학에서 생물정보학의 역할에 대한 광범위한 논의는 14장 참조).

미토콘드리아의 역동성

미토콘드리아는 분열과 융합의 능력을 가지고 있다. 이러한 과정에 대한 이유는 불명확하지만, 이 과정은 세포 소기관의 적절한 기능을 유지하기 위한 열쇠인 것으로 보인다. 미토콘드리아의 분열과 융합은 자가포식소체(autophagosome) 파괴를 통해 손상되거나 중복된 미토콘드리아를 제거하는 품질관리 기전의 역할을 할 수 있다. 보기에 건강한 미토콘드리아의 융합과 분열의 원인은 더 불분명하다. 그럼에도 불구하고, 세포 내에서 미토콘드리아 바이오매스의 지속적인 분열과 융합을 고려할 때, 세포 내의 모든 미토콘드리아를 세포의 필요에 따라 결합하거나 분리할 수 있는 단일 소기관으로 보는 것이 더 정확할 것이다. 때로는 세포의 욕구를 충족시키는 것이 미토콘드리아의 결합된 단일 네트워크를 형성하는 것을 수반할 수도 있고, 다른 때에는 세포의 필요에 따라 수백 개의 더 작은 세포 소기관이 필요할 수도 있다. 미토콘드리아 융합과 분열의 이상은 많은 질병과 관련이 있다.

미토파지

이전 절에서 언급했듯이, 기능적 결합이 있거나 과도한 수의 미토콘드리아 소기관을 자가포식 과정으로 제거하는 것은 세포 기능에 중요하다. 미토콘드리아의 부분별한 제거 또는 미토콘드리아 외막의 투과성 증가는 막간 공간으로부터 양성자, ROS 및 시토크롬 c와 같은 세포자멸 인자를 포함한 다양한 세포 손상을 유도하는 화합물을 세포질로 방출할 수 있다. 대사 기능이 저하된 미토콘드리아는 별다른 이유 없이도 손상된 ETC에 의해 생성되는 ROS의 양의 증가만으로도 세포에 지속적인 영향을 미친다. 이러한 이유로 세포는 손상된 미토콘드리아를 감지하고 파괴를 위해 자가포식소체로 보내는 기전을 가지고 있다. 이러한 유형의 자가포식의 미토콘드리아 특이성 때문에 이러한 자가포식소체를 종종 "미토파지(Mitophagy)"라고 불린다. 미토파지는 미토콘드리아 성분이 의심되는 질병의 발병 기전 조사에서 고려해야 할 주요 요인이다.

미토콘드리아의 기능

기본적으로 미토콘드리아는 ATP의 효율적인 생성을 위해 특수한 일련의 화학적 조건을 유지하도록 설계된 구획이며, 미토콘드리아의 높은 산성도와 부식성 환경이 세포의 다른 구성요소를 손상시키지 않도록 유지하고 있다. 이러한 구획화를 유지하려면, 단백질과 화학 전구체가 정확하게 제어된 방식으로 미토콘드리아의 내외부로 이동할 수 있어야 한다. 이러한 과정의 효율성이 저하되거나 또는 미토콘드리아 대사 과정에서 생성되는 반응성이 높은 부산물의 유출은 잠재적인 병리학적 원인이 된다. 더욱이, ATP 생산이라는 일차적인 역할 외에도, 미토콘드리아는 세포자멸을 유발하고, 중요한 화학 물질을 생합성하는 등 여러 가지 중요한 보조적 기능을 숙주 세포에 제공한다. 이 장의 뒷부분에서 논의되겠지만, 이러한 보조 기능의 장애 또한 미토콘드리아 질병의 원인이 된다.

해당과정과 산화적 인산화

세포 내에서 에너지를 생성하는 가장 기본적인 기전은 한 분자의 포도당이 두 분자의 피루브산으로의 화학적 분해를 포함한다. 해당과정(glycolysis)이라고 하는 이 반응은 쪼개진 포도당 분자당 2분자의 ATP를 생성한다. 해당과정은 진화적으로 보존된 고대의 대사 과정이지만 상대적으로 비효율적이다. 세포 내 미토콘드리아의 존재는 호기성 조건(즉, 산소가 이용 가능한 조건)에서 활용될 수 있는 훨씬 더 효율적인 경로를 제공한다. 이러한 조건에서 해당과정에 의해 생성된 피루브산은 미토콘드리아 기질로 유입되어 아세틸-CoA(acetyl-CoA)로 전환된다. 그런 다음, 이 아세틸-CoA는 미토콘드리아의 핵심적인 생화학적 과정인 산화적 인산화(oxidative phosphorylation)를 가동하기 위해 미토콘드리아가 필요한 생성물을 생산하는 일련의 생화학 반응회로인 삼카르복시산 회로(tricarboxylic acid cycle)[일명 시트르산 회로(citric acid cycle) 또는 크렙스 회로(Krebs cycle)라고도 함]로 들어간다. 후자는 다음 절에서 더 자세히 설명한다. 여기서 이해해야 할 주된 개념은 이러한 연결된 호기성 호흡의 생화학적 반응이 해당과정보다 몇 배나 더 많은 ATP를 생성한다는 것이다. 해당과정에 의해 생성되는 피루브산 분자 2개당 34개의 ATP 분자가 ETC에 의해 생산된다.

격렬한 운동과 같이 산소가 부족해지면, 세포는 일시적으로 에너지 요구량을 충족시키기 위해 혐기성 호흡(해당 작용만)에 의존한다. 이 과정에서 해당과정의 부산물인 피루브산은 산화적 인산화를 겪을 수 없고, 오히려 젖산으로 전환되어 세포 밖으로 보내진다. 해당과정은 효모가 혐기성 조건에서 에탄올을 생산하기 위해 사용하는 알코올 발효 과정과 유사하다. 사실 이 과정은 종종 인간의 젖산 발효라고도 한다. 세포 밖의 젖산은 주변 조직에 대한 부정적인 영향을 방지하기 위해 신체에서 배출되어야 한다. 특히 골격근과 같은 에너지 집약적 조직에서 혐기성 조건이 계속해서 우세하게 되면 젖산은 빠르게 축적될 수 있다. 사실, 젖산 축적은 격렬한 신체 활동 후에 지속되는 근육통의 원인이다. 당연히 젖산의 축적은 세포가 에너지 요구를 충족시키기 위해 해당 작용에 크게 의존하게 만드는 미토콘드리아 질병의 일반적인 증상이기도 하다.

산화적 인산화

앞서 설명했듯이, 진핵세포 내 ATP 생산의 대부분은 해당 과정의 하위 단계인 미토콘드리아에서 발생한다. 미토콘드리아는 내막에 존재하는 일련의 단백질 복합체인 ETC를 통해 이 과업을 달성한다(그림 5-4). ATP를 생성하기 위해 ETC가 사용하는 화학적 과정을 산화적 인산화(Oxidative Phosphorylation)라고 한다.

미토콘드리아의 산화적 인산화는 삼카르복시산 회로에 의해 아세틸-CoA로부터 NADH와 $FADH_2$를 먼저 생성한다. Acetyl-CoA는 현재 세포에서 사용할 수 있는 영양소에 따라 해당 작용으로부터 또는 지방 및 단백질의 분해 작용에서 유래될 수 있다. 그럼에도 불구하고, 삼카르복시산 회로에 의해 생성된 대부분의 NAHD 및 $FADH_2$는 각각 ETC의 복합체 I 및 II에 의해 대사되며, 여기서 이들은 ETC 복합체에 전자를 제공하는 화학 반응 과정을 겪는다. 이렇게 전달된 전자는 복합체 III으로 알려진 ETC의 다음 구성 요소로 전달된 후 시토크롬 c로 전달되고, 다시 복합체 IV로 차례로 전달된다. 복합체 IV는 이러한 전자를 사용하여 산소 분자를 물로 분해한다.

사람들은 이러한 모든 전자 이동의 목적이 무엇이며, ATP를 생성하는 데 어떻게 정확히 사용되는지 궁금할 수 있다. 직접적인 의미에서 그렇지는 않다. 실제로 일어나는 일은 ETC 내에서 전자의 이동에 의해 제공되는 에너지가 미토콘드리아 기질에서 막간 공간으로 많은 양의 양성자를 이동시키는 데 사용된다. 결과적으로, 생성된 양성자 저장소는 내부 미토콘드리아 막을 가로질러 전기화학적 기울기(electrochemical gradient)를 생성하며, 이는 세포가 ATP를 생성하기 위한 동력이 되는 잠재적인 화학 에너지의 거대한 저장을 의미한다. 이 동력의 활용은 복합체 V 또는 ATP 합성효소(ATP synthase)로 불리는 ETC의 마지막 구성 요소에 의해 수행되며, 이는 막 사이 공간의 양성자가 전기화학적 기울기를 해소하기 위해 기질로 다시 통과할 수 있는 통로 역할을 한다. ATP 합성효소 복합체는 이 양성자의 움직임과 연계하여 ADP(ATP의 고갈된 형태)를 다시 ATP로 전환시키는 또 다른 일련의 화학 반응을 유도한다. 이 최종 효소 단계는 ETC에서 전자의

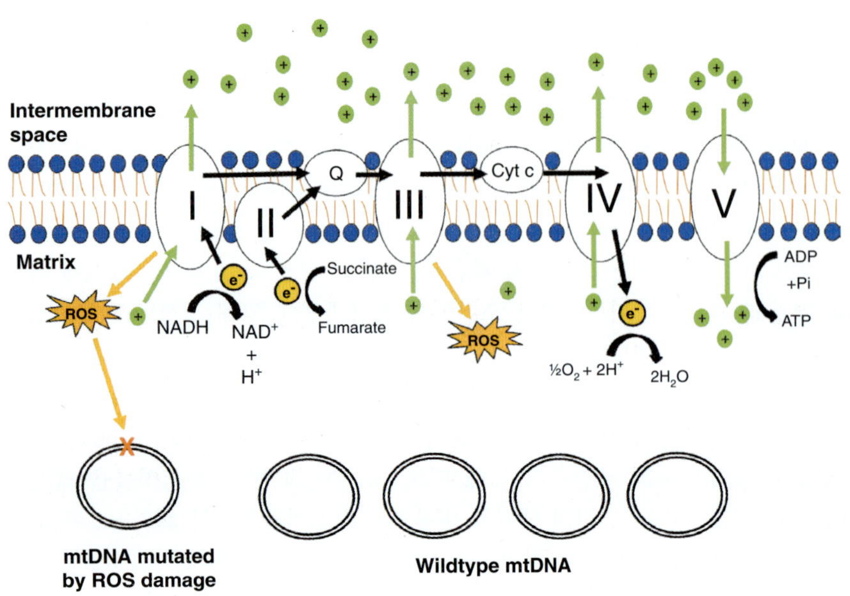

그림 5-4. 전자 수송 사슬(ETC)의 개요. 복합체 I에서 NADH가 NAD^+로, 복합체 II에서 숙신산(succinate)이 푸마르산(fumarate)으로 전환되면 전자가 각각의 복합체로 이동한다. 그런 다음, 전자는 ETC의 각 연속적인 구성요소로 전달되어 궁극적으로 산소 분자와 양성자로부터 물을 생성하는 데 사용되기 전에 양성자를 막 사이 공간으로 이동시키는 데 동력을 공급한다. 이 과정의 결과로 막 사이 공간에 축적된 양성자는 결국 ATP 합성효소 복합체(복합체 V)를 통해 미토콘드리아 기질로 되돌아온다. 복합체 V는 이 양성자 이동으로 생성된 에너지를 사용하여 ADP와 무기 인산으로부터 ATP를 생성한다. 활성산소종(ROS)은 이 과정의 부산물로 생성되며, 복합체 I 및 복합체 III가 주요 기여자이다. 이러한 ROS 부산물 중 일부는 미토콘드리아 기질 내에서 운반되는 미토콘드리아 DNA(mtDNA)를 손상시키므로, 시간이 지남에 따라 mtDNA 돌연변이가 축적된다.

이동을 세포의 에너지 요구에 대응한 ATP 생산에 연계한다.

미토콘드리아 막 포텐셜

ETC에 의한 ATP 생산은 막간 공간에 지속적인 수소 이온 저장소의 유지와 미토콘드리아 기질과 막 사이 공간 사이에 생성되는 강력한 전위차를 필요로 한다. 이러한 이유로 미토콘드리아 기능의 적절성을 판단할 수 있는 가장 강력한 지표 중의 하나는 두 구획 간의 음전하 차이이다. 연구자들은 건강한 미토콘드리아의 지표로 미토콘드리아 막 전위(ΔΨM)라고 불리는 이 전하를 사용한다. 사실, 특정 세포가 손상되면 그 세포의 미토콘드리아는 내막에 구멍을 만듦으로써 자체 파괴를 시작하여 양성자가 기질로 되돌아오도록 하여 ΔΨM을 제거한다. 이 과정을 미토콘드리아 투과성 전환(mitochondrial permeability transition)이라고 한다.

자유 라디칼

미토콘드리아에서 산소 기반 대사의 주요 결과는 수산화 라디칼(hydroxyl radical, •OH) 및 초과산화물 라디칼(superoxide radicals, $•O^{-}_{2}$)과 같은 자유 라디칼의 생성이다. 집합적으로 "활성산소종"이라고 하는 이러한 부산물은 산소를 포함하는 생화학적 과정에서 불가피하며, 낮은 농도의 ROS는 정상적인 세포 기능을 위해서도 필요하다. 높은 농도의 ROS와 세포내 단백질, 지질 및 핵산의 화학적 상호작용은 세포 기능을 방해한다(그림 5-4). 이러한 이유로 미토콘드리아와 세포는 모두 ROS를 흡수하거나 화학적으로 불활성으로 만들거나 아니면 세포 내 신호 분자로 받아들임으로써 ROS 기반 손상으로부터 스스로를 보호하는 기전을 진화시켜왔다.

미토콘드리아와 세포자멸

다세포 생명체의 특징인 손상되거나 잠재적으로 해로운 세포를 제거하는 능력은 결함이 있는 세포가 전체 생명체의 건강을 해치는 것을 방지하는 데 도움이 된다. 세포자멸(apoptosis)이라고 불리는 이러한 질서정연한 형태의 세포사는 다세포 생물에서 세포 수준에서 암호화되며, 각 세포는 필요하다고 판단될 때 자신의 세포자멸을 촉진할 수 있다. 이 과정의 중요성은 암세포에서 세포자멸 능력의 소실이 발생할 경우 통제되지 않은 증식을 겪을 수 있다는 사실에 의해 강조된다(이 문제에 대한 더 자세한 논의는 11장 참조).

포유류에서 B-세포 림프종 2(B-cell lymphoma 2, Bcl-2) 계열의 단백질은 세포자멸의 주조절자로서 지속적으로 세포 생존과 세포자멸 사이의 선택을 제어한다. 비록 Bcl-2가 이러한 선택에 영향을 미치는 방법에는 여러 경로가 있지만, 세포자멸을 유발하는 가장 중심적인 기전인 내재적 경로(intrinsic pathway)는 미토콘드리아를 통해 작용한다. 미토콘드리아 외막에 위치된 Bcl-2는 미토콘드리아 자체 내에서 발생하는 신호를 포함하여 세포 스트레스 신호에 반응해서 외막을 투과할 수 있다. 스트레스에 의해 유발된 이러한 막의 투과성은 시토크롬 *c*(cytochrome *c*)와 같은 인자를 방출하여, 세포자멸의 결정적인 매개체 역할을 하는 카스파제(caspases)라는 고도로 보존된 시스테인 프로테아제(cysteine protease)를 활성화한다. 이 경로에서 미토콘드리아의 중심적인 역할로 인해, 미토콘드리아 건강과 완전성은 세포자멸 유발에 결정적인 강력한 영향을 미친다. 그러한 경로가 미토콘드리아를 세포자멸 제어와 연결하도록 진화했다는 사실은 진핵세포의 기본 기능에서 미토콘드리아의 중요한 역할을 나타내는 또 다른 지표이다.

생합성 기능

미토콘드리아의 더 놀라운 기능 중 하나는 세포 내에서 중요한 생합성 경로에서의 역할이며, 그중 많은 부분이 직간접적으로 철의 활용을 포함한다. 예를 들어, 철 함유 화합물인 헴(heme, 헤모글로빈의 산소 운반 성분)의 합성 경로의 경우 초기 부분과 후기 부분 모두 미토콘드리아 내에서 발생한다. 미토콘드리아 페레독신(ferredoxin) 단백질은 철-황(Fe-S)의 분자결합체(Fe-S cluster)의 합성에도 필요하며, 이는 DNA 복제 및 복구와 같은 중요한 세포 과정에서 효소 보조인자로 작용한다. 철-황의 분자결합체는 또한 철 조절 단백질 1(iron-regulatory protein 1)과 상호작용하여 세포 내 철의 수치가 높을 때 세포질 아코니타제(aconitase) 형태로 전환한다. 세포 내 철의 수치가 낮으면 미토콘드리아의 Fe-S 분자결합체 생성이 감소하고, 철 조절 단백질 1은 철을 흡수하고 유지하는 세포의 능력을 증가시키는 경로를 활성화하는 RNA 결합 단백질로 전환된다. 이러한 철 기반의 기능 외에도 미토콘드리아 시토크롬 P450 효소 단백질군은 비타민 D와 같은 중요한 스테로이드 호르몬의 합성 및 대사에 필요하다. 이러한 다양한 합성 경로를 통해 미토콘드리아는 세포 수준 및 개체 수준 모두에서 여러 조절 과정을 조절한다.

미토콘드리아와 질병

원발성 미토콘드리아 질환

호기성 호흡은 진핵생물 작동의 기본이며, 혐기성 호흡만으로는 얻기 어려운 세포의 전문화를 가능하게 한다. 이러한 이유로, 산화적 인산화를 방해하는 어떠한 조건(돌연변이, 산소 부족, 다른 환경적 요인 등)도 진핵생물에게 심각한 결과를 초래할 것이다. 인간에게도 예외 없이 주로 미토콘드리아 기능을 손상시킴으로써 질병을 일으키는 돌연변이(mtDNA와 핵 유전

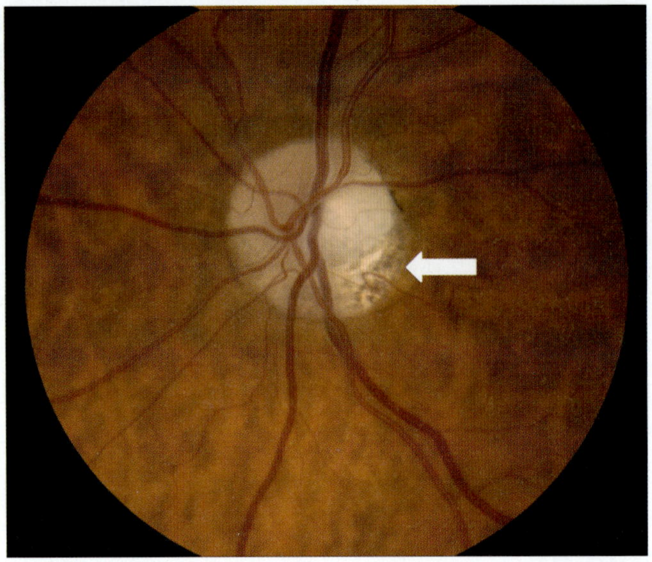

그림 5-5. 미토콘드리아 질환으로 인한 시신경 위축. 표시된 이미지는 미토콘드리아 기능 장애 및 시신경 위축과 관련된 돌연변이를 가진 환자의 안저(즉, 눈 뒤쪽)이다. 이미지 중앙의 흰색 점은 시신경유두(optic disc, 망막에서 시신경이 나가는 지점)이고 나머지 이미지는 망막에 공급되는 혈관과 함께 망막을 보여준다. 시신경의 위축은 시신경의 가장자리(흰색 화살표)를 따라 명확하게 관찰될 수 있다.

체 모두)가 많이 있다.

전반적으로, mtDNA 돌연변이에 직접 기인하는 미토콘드리아 장애는 일반적인 추정치에 따르면 인구의 약 0.02%에만 영향을 미치는 정도로 매우 드문 것으로 보인다. 그러나 이러한 유병률은 의료계가 이러한 질병의 고유한 특성에 적합한 방식으로 대처를 위한 준비해야 하는 상당한 수준의 환자 집단을 나타낸다. 예를 들어, 조직 특이적인 이형질성의 문제는 항상 사례별로 고려되어야 한다. 미토콘드리아가 유사분열 동안 딸세포에 비대칭적으로 분포하면 각 딸세포는 다른 수준의 mtDNA 계통을 형성한다. 이것이 배아 발달 초기에 일어날 때, 다른 체세포는 다른 수준의 이형질성을 가질 것이다. 또한 뇌, 심장, 근육과 같은 에너지 요구가 높은 조직의 세포는 지방조직 같은 에너지 요구가 낮은 조직의 세포보다 미토콘드리아 돌연변이에 더 민감하다. 예를 들어, 시신경 위축(Optic atrophy)은 눈의 망막 조직에 높은 에너지 요구량으로 인해 발병하는 미토콘드리아 질환의 매우 흔한 사례이다(그림 5-5). 이러한 미토콘드리아 기능 장애의 일반적인 징후에 대한 인식은 잠재적인 미토콘드리아 질환 사례를 식별하는 데 매우 유용할 수 있다.

주요 미토콘드리아 단백질의 대부분이 핵 유전체에 암호화되어 있기에 미토콘드리아 질병의 상당 부분이 핵 유전자의 돌연변이에 의해 유발된다는 것은 놀라운 일이 아니다. 이러한 돌연변이의 상당한 부분은 ETC 관련된 구성 요소에 영향을 미친다. 핵 돌연변이는 미토콘드리아 약동성 및 mtDNA 수 조절을 포함하여 미토콘드리아 기능의 다른 측면에 심각한 영향을 미칠 수 있다. 다음 절에서는 mtDNA 또는 핵 DNA로부터 파생된 미토콘드리아의 기능 장애가 어떻게 질병을 악화시키는지, 그 몇 가지 일반적인 기전을 살펴본다.

전자 수송 사슬의 결함

ETC에 영향을 미치는 핵 유전자 돌연변이에는 복합체 I의 소단위, 복합체 II의 구성요소(예: *SDHA* 및 *SDHB*), 복합체 III 구성요소(예: *BCS1L*) 및 복합체 IV 구성요소(예: *COX10* 및 *COX15*)의 돌연변이를 포함하며, 이러한 복합체를 만드는 데 필요한 조립 요소를 암호화하는 유전자들의 돌연변이도 포함한다. *MT-ATP6* 돌연변이가 복합체 V(ATP 합성효소, ATP synthase)에 영향을 미친다는 것은 잘 알려져 있다. *ATP12* 및 *TMEM70*의 유전산물을 포함하여 복합체 V의 조립과 관련된 다른 인자들의 돌연변이도 질병을 유발할 수 있다. 사지 기능 장애(Ataxia), 운동 장애, 젖산증(lactic acidosis), 발달 지연 및 말초 신경병증(peripheral neuropathy) 등이 일반적으로 이 계열의 질병에 흔히 나타난다. mtDNA 및 미토콘드리아 관련된 핵 유전자의 돌연변이와 연관이 있는 몇 가지 일반적인 조건의 예가 이어서 자세히 설명된다.

레버의 유전성 시신경위축증(*Leber's hereditary optic neuropathy, LHON*). 많은 미토콘드리아 질병의 특징은 망막 세포의 신경 퇴행성 손실로 인한 시력 손실이다. LHON은 망막에서 뇌의 시각 시스템으로 시각적 정보를 전달하는 망막 신경절 세포(retinal ganglion cell)의 손상으로 시력 상실을 유발하는 미토콘드리아 유전 질환이다. 이 질병의 병리학적 기전은 복합체 I 소단위를 암호화하는 *MT-ND4*, *MT-ND1* 및 *MT-ND6* 세 가지 유전자 중 어느 하나의 돌연변이로 인해 발생하는 ETC 기능의 상실이다. LHON의 가장 흔한 유전적 원인은 m.11778G>A 돌연변이(즉, mtDNA의 위치 11,778에서 구아닌에서 아데닌 뉴클레오티드로 치환)이다. 이 돌연변이는 *MT-ND4*의 암호화 영역에 있다.

대부분의 경우 LHON의 진행은 빠르며, 양쪽 눈의 중심 시력이 상실된다. 이러한 양측 시력의 상실은 거의 동시에 발생한다. 그러나 시력 상실은 한쪽 눈에서 몇 개월 일찍 시작되기도 한다. 더 심각한 미토콘드리아 질병과 다르게, LHON 증상의 시작은 일반적으로 10대 후반 또는 20대이다. 일반적으로 LHON은 시력 상실 이외의 다른 증상을 나타내지는 않지만, LHON은 가끔 심장 막힘이나 불규칙한 심장 박동과 같은 추가 증상을 나타내기도 한다. 흥미롭게도 m.11778G>A 대립유전자의 동형질 상태를 보유하는 대부분의 개인이 증상을 나타내지 않기 때문에 증상의 중증도는 돌연변이의 이형질성 수준과는 무관한 것으로 보인다. 더욱 이상하게도, m.11778G>A 돌연변이가 있는 남성은 약 50%의 확률로 LHON이 발생하지만, 여성은 증상이 발생할 확률이 10%에 불과하다. LHON 침투성(penetrance)을 조사한 연구에 따르면, 질병의 발병과 중증도는 *YARS2*(핵 유전체에 암호화된 미토콘드리아 티로실-tRNA 합성효소)와 같은 다른 유전자의 돌연변이에 의해 변형되는 것으로 나타났다. 이러한 사실에 비추어 볼 때, LHON의 발생에서 남성 편향은 X-염색체에 있는 변형 유전좌(modifier locus) 때문일 가능성이 높다. 보다 일반적으로, 이러한 현상은 질병을 유발하는 mtDNA 돌연변이에 의해 생성된 표현형의 중증도가 핵 유전자의 돌연변이에 의해 변형될 수 있다는 사실을 입증한다. mtDNA 돌연변이와 핵 돌연변이 사이의 이러한 종류의 상호작용은 심지어 동일한 가족 내에서도 관찰된 미토콘드리아 질병 중증도의 높은 변동성을 설명하는 데 도움이 될 수 있다.

NARP 증후군[신경병증(*Neuropathy*), 사지 기능장애(*ataxia*) 및 색소성 망막염(*retinitis pigmentosa*, *NARP*)]. NARP는 mtDNA 돌연변이에 기인한 미토콘드리아 질환 상태이다. 이름에서 알 수 있듯이 NARP는 시각 시스템을 포함한 신경계에 영향을 미친다. 환자는 망막의 빛 감지 세포에 점진적인 손상을 입어 시력이 점진적으로 악화되어 법적 실명에 이르게 된다. 흔히 NARP의 영향을 받는 아동은 발달 지연과 다양한 학습 장애를 보인다.

NARP를 유발하는 돌연변이는 주로 미토콘드리아 ATP 합성효소 소단위 6(*MT-ATP6*)을 암호화하는 유전자에서 발견되며, 이는 이 질병이 미토콘드리아 ATP 생산 손실의 결과임을 암시한다. NARP와 관련된 가장 일반적인 두 가지 돌연변이 변이(m.8993T>G 및 m.8993T>C)는 미토콘드리아 유전체의 같은 위치에서 발생한다. 이 두 대립유전자는 미토콘드리아 대사와 기능에 약간 다른 영향을 미치지만, 질병 표현에서 가장 중요한 요소는 조직 간 이형질성 수준이다. 일반적으로, 질병의 증상은 70% 이상의 이형질성 수준에서만 관찰된다.

리 증후군(*Leigh syndrome*). 미토콘드리아 질환의 가장 흔하고 심각한 유형 중의 하나는 리 증후군(임상 증례 5-1 참조)으로, 성인 발병 사례가 드물게 관찰되며, 주로 유아기에 발병하는 신경계 장애이다. 전형적으로 증상은 유아기에 구토와 섭식 곤란과 함께 시작되어 성장과 체중 증가에 문제를 일으킨다. 상태가 급격히 악화되어 치명적일 수 있는 신경 및 운동 기능의 점진적인 손실을 초래한다.

임상 증례 5-1 리 증후군

2살 남자 아이인 윌리엄(William)은 발작을 경험한 후 응급실에 실려 왔다. 아이는 12개월부터 정상적으로 걸었고 약 30단어의 어휘를 사용하고 있었다. 약 2개월 전, 일주일 동안 그는 콧물, 기침, 구토를 동반한 열병을 앓았다. 윌리엄은 병에서 완전히 회복되었지만, 약 한 달 전부터 걷기에 더 주저하기 시작했으며, 한 번에 두 걸음만 걸었다. 이전에는 항상 움직임이 활발하였다. 낮잠을 자고 나서도 짜증을 냈고 식욕은 현저히 떨어졌다. 말 수도 줄어들었고, 말을 할 때 이전보다 그의 말을 더 쉽게 이해하지 못하게 되었다. 검사하는 동안 윌리엄은 깨어 있었지만, 잘 협조하지는 않았다. 동공 반응이 느리고 눈에 띄는 안진(nystagmus, 빠르고 율동적인 외안구 운동, 눈동자 떨림)이 있었다. 윌리엄의 근긴장도(muscle tone)는 빈약했고 심부건반사(Deep tendon reflex)도 약화된 상태였다. 채취한 혈액 시료는 정상적인 혈구 수치와 정상적인 화학반응을 나타냈으나, 중탄산염(bicarbonate) 수준은 19 mEq/L(정상 범위 23-30)였고, 젖산의 수준은 높았다. 흉부 X-선 촬영에서 심장은 약간 비대하였지만, 폐 이상은 보이지 않았다. 뇌전도(electroencephalogram)는 비특이적이었다. 뇌 MRI가 수행되었고, 양측 기저핵(basal ganglia)과 흑질(substantia nigra)에서 좌우 대칭성 과강도(bilateral symmetric hyperintensity)가 나타났으며, 대뇌 피질 양측에 있는 작은 낭종(cyst)이 관찰되었다. 이 발견으로 신경과 전문의는 뇌 실질(parenchyma)에서 젖산 양을 확인할 수 있는 양성자 자기 공명 분광기(magnetic resonance spectroscopy, MRS)를 의뢰하고서 상담했다. 윌리엄의 부모는 침습적 근육 생검을 거부했지만, 유전자 검사는 허락했다. 범용 OXPHOS 유전자에 대한 NGS 테스트에서 NDUFS1의 돌연변이가 밝혀졌다.

리 증후군의 세포 생물학, 진단 그리고 치료

윌리엄은 리 증후군이 있으며, 이 경우 부모가 공유하는 상염색체 열성 유전자에 의해 발생한다. 아급성 괴사성 뇌병증(subacute necrotizing encephalopathy)이라고도 하는 리 증후군은 질병의 근본적인 생리가 이해되기 전인 1951년 Archibald Leigh에 의해 기술되었다. 리 증후군이 미토콘드리아 호흡 사슬 기능 장애와 직접적인 관련이 있다는 것이 밝혀진 것은 1977년이었다. 산화적 인산화를 담당하는 하나 이상의 복합체의 기능 장애는 전형적인 임상 소견을 나타낸다. 산화적 인산화 기능 장애가 많아지면 피루브산(해당 분해의 최종 산물)이 축적되어 젖산으로 대사되어 조직에 축적되어 손상을 일으킨다. 또한 활성산소종은 세포를 불안정하게 만든다. 근육 및 뉴런과 같이 산화적 인산화에 크게 의존하는 세포는 특히 취약하다. 참고로, 호흡 사슬에서 기능 장애를 일으키는 돌연변이는 핵(80%의 경우) 또는 미토콘드리아(20%)일 수 있다. 핵 돌연변

이는 주로 상염색체 열성이지만, X-연관 유전 패턴도 설명되어 있다

리 증후군의 진단은 일반적으로 건강하게 만삭으로 출산한 후 첫 몇 년 이내에 발생한다. 감염과 같은 신진대사 문제를 유발하는 자극적인 사건이 있기 전까지는 정상적인 발달인 경우가 많다. 초기 증상에는 이전에 획득한 성장 발달 상의 지표 상실과 근육 약화 또는 경련이 포함된다. 신경학적 증상에는 비정상적인 안구 운동(안진, nystagmus), 현기증, 삼키거나 말하기 어려움, 발작이 포함된다. 실험실 검사는 종종 혈액 내 높은 젖산 수치를 나타내며, 피루브산/젖산 비율에 대한 직접 검사도 종종 높다. 소변, 혈액 및 뇌척수액에서도 피루브산의 추가 분해산물인 알라닌 수치가 높을 수 있다. 궁극적으로, 리 증후군의 진단은 특징적인 영상 소견에 달려 있다. 뇌 자기공명영상(MRI)은 특징적으로 T2 강조 영상(T2-weighted imaging)에서 양측에서 대칭적인 고신호 강도를 보여준다. 그들은 종종 기저핵(basal ganglia)이나 뇌간(brain stem)에서 발견된다. 자기 공명 분광법(magnetic resonance spectroscopy, MRS)을 뇌 MRI에 추가하면 젖산 수치의 비정상적인 정점을 찾을 수 있으며, 이는 다른 특징적인 소견과 연관성이 높다. 근육 조직이 종종 영향을 받기 때문에 근육 생검으로 호흡 사슬 기능 장애를 진단할 수 있지만, 이러한 검사는 침습적이고 복잡하다. 최근 몇 년 동안 차세대 염기서열 분석의 발전에 의해 리 증후군과 관련된 많은 유전자를 효율적이고 저비용으로 분석할 수 있다. 가장 흔한 돌연변이는 윌리엄의 경우와 같이 복합체 I 단백질에서 발견된다.

불행하게도, 리 증후군에 대한 치료적 선택은 없으며, 대부분의 환자는 몇 년 이내에 질병에 굴복한다. 미토콘드리아 칵테일은 질병 진행을 늦추는 수단으로 제안되었지만, 이러한 제제의 명확한 이점을 보여주는 연구는 현재까지 없다. 지지요법(supportive care)은 치료의 기본이다. 유전 상담은 리 증후군 환자의 부모에게 중요하다. 미래에는 유전자 치료가 잠재적으로 치료법이 될 수 있을 것이다.

이 절에서 논의된 다른 조건과 마찬가지로, 리 증후군과 관련된 대부분의 유전자는 에너지 생산에 관여한다. 이러한 이유로 리 증후군의 증상은 바이러스 감염과 같은 신체의 에너지 생산에 무리를 주는 사건 동안 가장 먼저 나타난다. 리 증후군의 대부분은 NADH: 유비퀴논 산화환원효소 핵심 소단위체 S1(NADH:ubiquinone oxidoreductase core subunit S1, *NDUFS1*), 미토콘드리아 이소류실-tRNA 합성효소 2(*IARS2*), 미토콘드리아 아스파라기닐-tRNA 합성효소(*NARS2*)를 포함한 75개 이상의 핵 유전자 중 하나의 상염색체 열성 돌연변이에 의해 발생한다. 하지만 약 20%의 사례가 미토콘드리아 유전체의 돌연변이에 의해 발생하며, 주로 *MT-ATP6*에서 발생한다. 주의 깊은 독자는 *MT-ATP6*의 돌연변이 변이체도 NARP를 유발한다는 것을 기억할 것이다. 이러한 이유로 두 질병은 때때로 연속체로 간주되며, 연속성 스펙트럼의 덜 심각한 끝부분에 NARP가 있다.

단백질 번역의 결함

멜라스 증후군[미토콘드리아 뇌근병증(encephalomyopathy), 젖산증 및 뇌졸중 유사 에피소드(*stroke-like episodes*, *MELAS*)]. ETC 관련 성분을 암호화하는 mtDNA 유전자의 돌연변이는 주로 산화적 인산화의 효율을 감소시켜 질병을 유발한다. 가장 흔한 질병 유발 mtDNA 돌연변이 중의 하나인 m3243A>G는 미토콘드리아 류신 tRNA를 합성하는 비암호화 유전자 내에서 발생한다. 이 tRNA의 손실은 전체 단백질 번역을 감소시키고, 아미노산이 단백질로 잘못 결합되는 것이 쉽게되어 간접적으로 심각한 ETC 결손을 초래한다.

특히 m.3243A>G 돌연변이는 특히 많은 문제를 일으키며 파괴적이다. 그것은 뇌, 근육 및 기타 에너지 집약적 기관에 영향을 미치는 MELAS로 알려진 일차적인 미토콘드리아 상태를 유발하여 간질(epilepsy)로 오진될 수 있는 근육 약화, 발작, 심한 두통 및 뇌졸중 유사 에피소드(MELAS)를 유발한다. 흔히 기저핵 석회화(basal ganglia calcification) 및 소뇌 위축

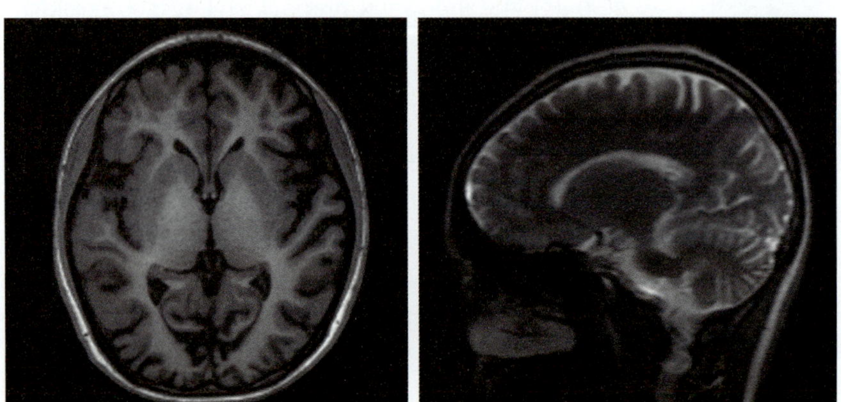

그림 5-6. 미토콘드리아 질환으로 인한 뇌의 구조적 변화. 이미지는 MELAS 돌연변이를 가진 젊은 환자의 MRI 영상 촬영에서 가져온 것이다. 소뇌 및 대뇌 영역의 뚜렷한 고랑은 멜라스 증후군의 대사 결함으로 인한 위축을 나타낸다.

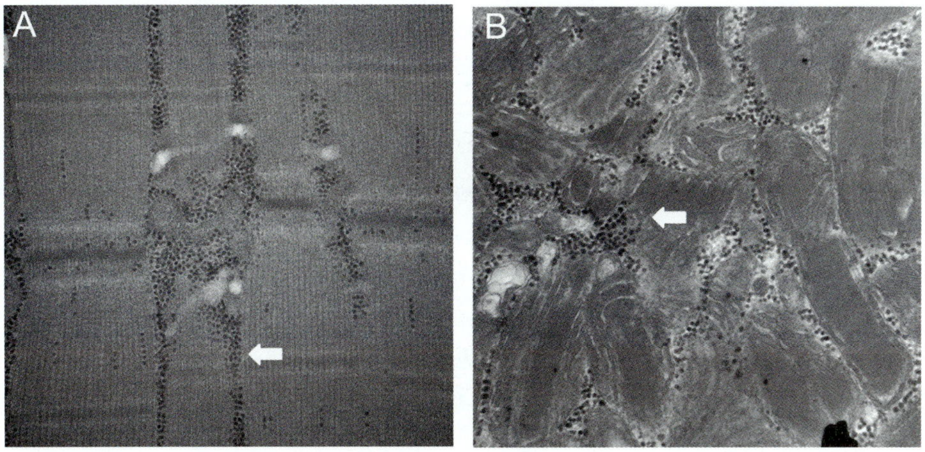

그림 5-7. 미토콘드리아 근병증 환자의 근육 섬유에 대한 전자현미경 영상. 컨스-세이어 증후군(Kearns-Sayre syndrome)과 관련된 결손이 있는 환자의 세로(A) 및 단면(B) 이미지. 흰색 화살표로 표시된 어둡고 세밀한 구조에 유의하라. 이러한 내포물은 병든 미토콘드리아의 응집체이고, 고모리 삼색 염색(Gomori trichrome staining)의 특징적인 염색체이다. 이러한 응집체는 눈에 띄는 붉은색을 띠게 되어, 이러한 조직학적 상태를 설명하기 위해 "너덜너덜한 붉은색 섬유(ragged red fibers)"라는 이름을 갖게 되었다.

(cerebellar atrophy)과 같은 뇌 손상의 특징적인 징후는 CT 촬영으로 감지할 수 있다(그림 5-6). 근육 약화, 피로 및 구토와 같은 다른 증상은 신체의 젖산 축적으로 인한 이차적인 영향일 수 있다. 증상의 발병은 아동기 또는 성인기에 발생할 수 있지만 거의 40세 이전에 발생한다. MELAS 환자의 예후는 상당히 나쁘다.

MERRF 증후군[불규칙한 붉은색 섬유를 갖는 근간대성 간질(Myoclonic epilepsy with ragged red fibers, MERRF)]은 번역 결함과 관련된 미토콘드리아 질환의 일반적인 부류이다. MERRF의 주요 증상은 간질 발작, 근육 경련, 전반적인 근육 약화 및 경련이다. 이름에서 알 수 있듯이, 환자의 근육 생검은 근육 섬유의 특정 영역에 결함이 있는 미토콘드리아가 축적되어 있어서 현미경 관찰상으로 비정상적으로 "불규칙한(ragged)" 모양을 볼 수 있다(그림 5-7). 증상의 중증도는 매우 다양하며, 각 환자의 유전적 배경에 포함된 이형질성 및 추가 변형유전자의 수준과 관련이 있을 수 있다.

다수의 미토콘드리아 유전자의 돌연변이는 미토콘드리아 tRNA인 *MT-TK*, *MT-TL1*, *MT-TH* 및 *MT-TS1*을 포함하여 MERRF와 연관되어 있다. 대다수의 MERRF 사례는 라이신 tRNA를 암호화하는 *MT-TK*의 m.8344A > G 돌연변이를 포함한다. MELAS와 유사하게 이 tRNA의 손실은 산화적 인산화의 가장 중요한 과정을 포함하여 다양한 미토콘드리아 기

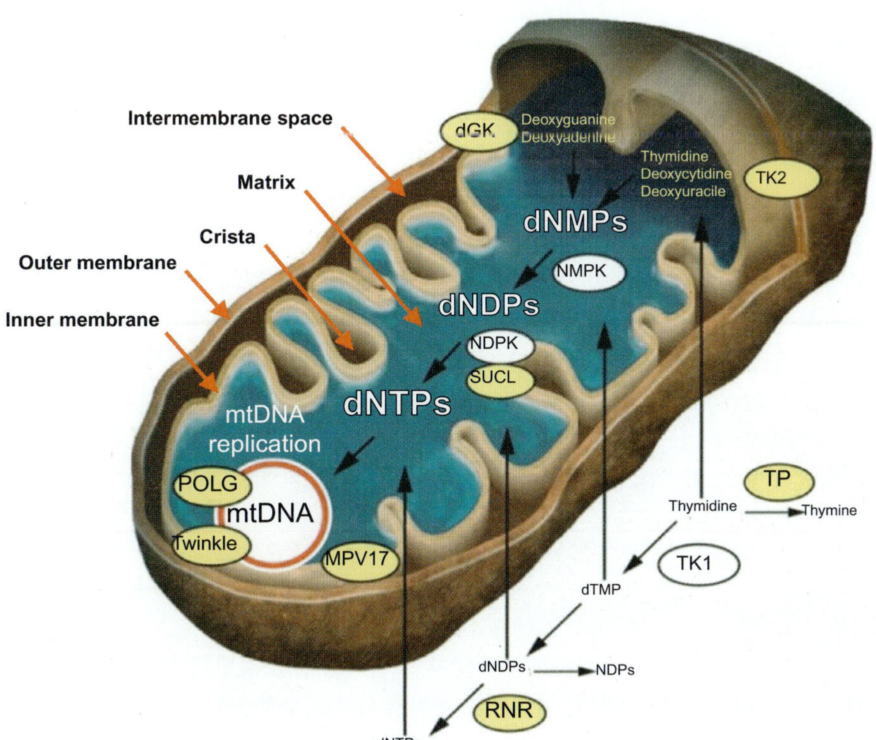

그림 5-8. 미토콘드리아 DNA 고갈 증후군과 관련된 유전자와 관련 경로 요약. 미토콘드리아의 주요 구조는 빨간색 화살표로 표시되었으며, 검은색 화살표는 미토콘드리아 DNA 고갈 증후군과 관련된 경로를 나타내는 데 사용되었다. 미토콘드리아 DNA의 고갈을 유발하는 돌연변이는, mtDNA를 복제하는 데 필요한 미토콘드리아 dNTP의 공급에 영향을 미치는 유전자의 돌연변이(예: TK2 및 DGUOK) 또는 중합효소인 POLG와 헬리카제(helicase)인 TWINKLE과 같이 mtDNA를 복제하는 데 물리적으로 필요한 유전자의 돌연변이로 인해 발생할 수 있다. 두 종류의 결함은 시간이 지남에 따라 mtDNA를 복제하는 환자의 세포 능력에 심각한 제한을 일으켜 세포 내의 mtDNA 함량을 감소시키고, 산화적 인산화 및 미토콘드리아 대사를 동시에 감소시킨다. (*Brockhage R, et al. J* Genet Genomics *2018;45:333-335*으로부터 변형.)

능을 방해하는 단백질 생산을 방해하게 된다. MERFF 환자는 예후가 좋지 않아 많은 경우 40세 이전에 사망한다. 그러나 일부 MERRF 환자는 비교적 제한된 일련의 증상을 보이며 이 나이를 훨씬 넘어서 생존하기도 한다.

미토콘드리아 고갈 증후군

미토콘드리아 고갈 증후군은 비정상적으로 낮은 mtDNA 사본 수로 인해 발생하는 특히 흥미로운 질병 부류이다(자세한 내용은 임상 증례 5-2 참조). mtDNA 합성에 관여하는 여러 핵 유전자의 돌연변이가 미토콘드리아 고갈 증후군에서 발견되었다(그림 5-8). 이들에는 미토콘드리아 특이적 DNA 중합효소(*mitochondrion-specific DNA polymerase, POLG*)와 dNTP 합성에 필요한 티미딘 키나아제 2(*thymidine kinase 2, TK2*) 그리고 데옥시구아노신 키나아제(*deoxyguanosine kinase, DGUOK*) 유전자가 포함된다. 이러한 환자의 예후는 관련된 특정 돌연변이와 조직에 따라 다르다. 예를 들어, *TK2* 돌연변이는 빠른 진행으로 주로 근육계에 영향을 미쳐서 유아기에 사망하는 반면에, *DKUOK* 및 *POLG*의 돌연변이는 종종 간을 표적으로 한다.

임상 증례 5-2 미토콘드리아 고갈 증후군

파커(Parker)는 자신의 균형과 학업 성취도에 대한 우려로 신경과 전문의에게 내원한 20세 여성이다. 그녀는 균형에 약간의 장애를 느끼기 시작한 17세까지는 건강했다. 작년에 갑자기 오른팔과 상체가 통제할 수 없는 경련을 일으켰다. 한 달 후, 다시 재발하여 전신 강직성 대발작(a generalized tonic–clonic seizure)으로 진행되었다. 그녀는 벤조디아제핀(benzodiazepine)과 발프로산(valproic acid)으로 치료를 받았고 발작은 재발하지 않았다. 그러나 그녀는 그 이후로 떨림이 발생하고 불균형이 악화되었으며, 이전보다 더 자주 혼란스럽다고 말했다. 그녀는 또한 이전에는 좋은 성적을 받았지만, 대학에서의 성적은 좋지 않았다. 검사 결과, 심부건반사(deep tendon reflexe)는 없었다. 그녀는 근육 경련과 사지 기능장애(ataxia)가 이따금 있었고, 눈을 감았을 때는 더 심했다. 반면 근력은 정상이었다. 안구운동은 안진(nystagmus) 없이 정상이었다. 실험실 검사에서는 AST 및 ALT 상승과 약간의 빌리루빈(bilirubin) 상승이 두드러졌다. 혈청 포도당은 정상이었다. 혈청 크레아틴 키나아제(creatine kinase) 수치(근육 분해의 지표)가 상승했다. 신경 전도 검사를 수행한 결과에서 감각 신경병증(sensory neuropathy)과 정상적인 운동 신경(motor nerve) 반응이 나타났다. 뇌파검사와 뇌자기공명영상은 정상이었다. 요추천자(lumber puncture)를 시행한 결과 별다른 이상 없었으며, 높은 단백질 수치를 보였다. 대퇴사두근(quadriceps muscle)의 생검을 시행하였지만 이상 소견은 보이지 않았다. 전장 유전체 해독(whole-genome sequencing)은 연구 기금으로 수행되었으며, POLG 유전자(A467T)에서 동형 접합 돌연변이가 확인되었다. 파커는 멤사(myoclonic epilepsy, myopathy, sensory ataxia syndrome, MEMSA) 진단을 받고 건강 보조 식품을 먹기 시작했다. 그녀는 발프로산을 끊고 라모트리진(lamotrigine)을 복용하기 시작했다.

미토콘드리아 고갈 증후군(mitochondrial depletion syndrome)의 세포 생물학, 진단 그리고 치료

파커는 MEMSA를 가지고 있으며, 이 경우에는 미토콘드리아 DNA 고갈 증후군을 유발하는 동형 접합 POLG 돌연변이에 의해 유발되었다. 미토콘드리아 고갈 증후군은 미토콘드리아 DNA의 양과 복제 수의 감소하여 나타나는 이질적인 질환 그룹이다. 미토콘드리아 DNA는 산화적 호흡에 필수적인 단백질을 암호화하므로 미토콘드리아 DNA의 양이 감소하면 조직과 기관의 에너지 생산에 장애가 발생한다. 이러한 장애는 궁극적으로 미토콘드리아 DNA의 유지, 복제 또는 합성을 담당하는 다양한 단백질을 암호화하는 핵 DNA의 결함으로 인해 발생한다.

POLG는 미토콘드리아의 DNA 중합효소인 DNA 중합효소 감마(DNA polymerase gamma)의 촉매 단위(catalytic subunit)를 암호화한다. DNA 중합효소 G(DNA polymerase G)의 기능이 없이는 미토콘드리아 DNA는 효율적으로 복제할 수 없다. 미토콘드리아 DNA는 mtDNA 회전율과 세포 분열을 보충하기 위해 복제해야 하므로 돌연변이는 mtDNA 복제 수를 감소시킨다. 미토콘드리아 DNA는 호흡 사슬의 핵심 소단위 생산에 필요하며, mtDNA 복제 수의 감소는 양적으로 조직의 에너지 요구를 충족시키기에 부족한 호흡 사슬 구성요소를 만든다. 미토콘드리아 DNA 고갈을 유발하는 다른 핵 유전자(예: TK2, SUCLA2 및 TYMP)도 존재하며, 이들은 다른 임상 양상을 나타낼 수 있다.

미토콘드리아 고갈 증후군은 일반적으로 매우 드물고, 다양한 방식으로 나타날 수 있으며, 관련된 주요 기관계에 의해 광범위하게 특징이 나타난다. 환자는 종종 신경계, 근육계 및 위장계(일반적으로 간)의 어떤 조합에서도 이상이 나타날 수 있다. 대부분의 MDS는 유아기에 나타나지만, 일부는 청소년기 후반이나 성인기에 나타날 수 있다. POLG 돌연변이는 눈 근육의 장애, 발작 증후군, 간 손상을 비롯한 광범위한 임상 증상과 관련이 있다. 발프로산은 종종 발작 치료를 위해 처방되지만, 간 증상을 악화시키고 간부전으로의 진행을 가속화할 수 있으므로 주의해서 수행해야 한다.

미토콘드리아 DNA 고갈 증후군의 감별 진단은 매우 광범위하며, 여러 전문 분야의 팀으로 수행해야 한다. 차세대 염기서열분석(NGS) 기술을 사용한 유전자 검사의 가용성이 높아짐에 따라 MDS가 의심되는 경우 환자의 유전체를 분석하는 것이 더욱 가능해졌다.

불행하게도, MDS에 대해 입증된 효과적인 치료법은 없으며, 모두 궁극적으로 병은 진행된다. 대부분의 치료는 증상 조절과 지지적 치료에 맞춰져 있다. 간부전의 경우, 간 이식도 시도되었지만, 일반적으로 다른 장기로 침범하여 성공하지 못하였다. 가능하면 발프로산을 피하고 다른 항간질제로 발작을 적절히 조절해야 한다. 항산화제를 함유한 식이보충제는 미토콘드리아의 산화 스트레스를 감소시켜서 mtDNA 파괴를 감소시킨다는 기전의 가설을 성립하게 하였지만, 현재 많은 실험 요법이 임상 시험 중에 있다.

미토콘드리아 역동성 결함

미토콘드리아 융합/분열 역동성에서 역할을 하는 유전자도 미토콘드리아 질병의 원인으로 주목받고 있다. 그러한 유전자의 돌연변이는 미토콘드리아가 비정상적으로 단편화되거나 과도하게 융합되게 한다. 예를 들어, 미토콘드리아 내부 막에서 발현되고 미토콘드리아 융합에 필요한 *OPA1*의 돌연변이는 고도로 단편화된 미토콘드리아 형성을 유도하고 시신경 손상을 초래한다. 미토콘드리아 분열에 역할을 하는 용질 운반체 유전자군 중의 하나인 *SLC25A46*의 돌연변이는 과도한 미토콘드리아 융합을 유발한다. 과융합된 미토콘드리아는 크리스타와 막 구조를 손상시킬 뿐만 아니라, 긴 뉴런의 시냅스로 이동하기 어려운 경우가 많아 미토콘드리아 융합 유전자의 돌연변이에서 관찰되는 것과 유사하게 시신경 손상 및 신경퇴행성(neurodegenerative) 효과를 초래한다.

아미노글리코사이드 유도 청력 상실

네오마이신 및 스트렙토마이신처럼 잘 알려진 약물을 포함하는 아미노글리코사이드(aminoglycoside)계 항생제는 수십 년 동안 일부 환자에서는 영구적인 청력 손실을 유발하는 반면 다른 환자는 영향을 받지 않는 것으로 알려져 왔다. 이러한 약물 반응에 대한 가변성은 2개의 mtDNA 유전자인 *MT-RNR1*과 *MT-CO1*의 변이체와 연결되어 있으며, *MT-RNR1*의 m.1555A>G 변이체는 감수성과 가장 강한 연관성을 보여준다. 이러한 약물로 유발된 청력 손상의 원인은 미토콘드리아의 세균 기원과도 관련이 있는 것으로 보인다. 박테리아 리보솜을 표적으로 하도록 설계된 아미노글리코사이드는 약물에 영향을 받은 개인의 경우에 와우세포(cochlear cells)의 미토콘드리아에 있는 리보솜도 표적으로 하여 미토콘드리아 번역의 억제를 통해 와우세포를 죽이는 것으로 보인다. *MT-RNR1*의 m.1555A>G 변이체와 같이 이러한 민감성을 유발하는 변이체는 미토콘드리아 리보솜을 아미노글리코사이드 약물의 더 강력한 표적으로 변경한다. 이 예는 미토콘드리아 유전체가 다양한 약물 반응의 다른 사례의 기초가 될 수 있으며, 향후 약물유전체학 연구에서 고려되어야 함을 시사한다.

미토콘드리아와 일반 질환

희귀 원발성 미토콘드리아 질환을 유발하는 기전과 미토콘드리아 손상이 기여하는 일반적인 질환 사이에는 상당한 일치성이 있을 가능성이 있다. 가장 분명하게 미토콘드리아 ROS 부산물에 의해 유발되는 진행성 손상은(적어도 부분적으로는) 나이와 관련된 세포 노화의 기초가 될 수 있다. 여기에는 알츠하이머병에서 볼 수 있는 것과 같은 체세포 돌연변이의 축적과 비정상적인 단백질 응집체의 축적이 포함된다. 또한 조직이나 기관 수준에서 매우 낮은 빈도로 이형질성 돌연변이를 옮기는 인구도 상당히 존재한다. 저빈도의 이형질성은 일반적으로 무증상으로 가정되며, 유전적 진단에서 무시된다. 그러나 세포 수준에서는 저빈도의 이형질성이 기능 장애로 이어진다는 것을 배제할 수 없다. 또한 평생 동안 돌연변이가 축적되어 노화를 가속화하거나 당뇨병이나 PD와 같은 미토콘드리아 관련 질환의 위험을 증가시킬 수도 있다. 따라서 일차적 미토콘드리아 질환에 대한 연구를 추구하는 것은 매우 합리적이다. 왜냐하면, 그러한 결과들이 이러한 질병의 진행을 예방하거나 늦추는 방법에 대한 중요한 통찰력을 제공할 수 있기 때문이다.

체세포 mtDNA의 돌연변이와 노화

노화와 미토콘드리아 기능의 저하 사이에는 잘 정립된 상관관계가 있으며, 이는 나이와 관련된 노화 및 노인성 질환에 기여할 가능성이 있다. 미토콘드리아 기능의 감소는 대부분 ROS에 의한 손상이나 DNA 복제 오류로 인한 체세포 mtDNA 돌연변이의 점진적인 축적에 의해 발생한다. 이러한 mtDNA 돌연변이의 축적은 차례로 ROS 생성을 촉진하고 악순환을 거쳐 노화 과정을 가속화한다. 심각한 mtDNA 돌연변이는 생애 초기에 획득될 수도 있지만(따라서 어린 나이에 질병으로 이어짐), 대부분 사람들의 경우에는 하나 이상의 질병 유발 돌연변이를 획득하고, 심각한 건강 문제를 일으킬 수 있는 충분한 수준의 이형질성에 도달하기까지는 수십 년이 걸린다. 이러한 점진적인 돌연변이의 축적과 이형질성의 증가는 나이가 들면서 발생하는 시간 의존적인 기능의 감소를 설명하는 데 도움이 될 수 있다.

체세포적으로 획득된 mtDNA 돌연변이는 mtDNA의 어느 곳에서나 발생할 수 있으며, 대규모의 결실 또는 중복을 포함할 수도 있다. 큰 결실(ΔmtDNA)을 가지고 있는 mtDNA 분자의 크기가 작아지면 정상적인 mtDNA보다 복제 우위가 생기는 것으로 보이기 때문에, 결실 돌연변이는 특히 잠재적 위험을 나타낸다. 골격 및 심장 근육 조직 세포의 염기서열 분석 연구에서 관찰된 바와 같이, 이러한 복제적 우위는 시간이 지남에 따라 점진적으로 높은 빈도로 ΔmtDNA 분자가 표현되도록 할 수 있다. ΔmtDNA의 이러한 점진적인 확장은 아마도 부분적으로 노화와 함께 발생하는 근긴장도 및 힘의 손실을 설명하는 데 도움이 될 수 있다.

신경퇴행성 장애와 미토파지의 중요성

오작동하거나 손상된 미토콘드리아의 재활용은 미토콘드리아 시스템의 적절한 작동에 중요하다. 만약 손상된 미토콘드리아가 적절히 제거되지 않으면, 충분한 ATP를 제공하지 못할 뿐만 아니라 손상된 호흡 사슬 기능으로 인해 ROS를 생성하여 다른 세포 구성 요소를 방해하게 된다. 따라서 그러한 미토콘드리아를 질서 있게 파괴하고 또 재활용하는 것은 건강한 세포를 유지하는 데 중요하다. 실제로 여러 질병들, 특히 신경퇴행성 질병은 미토파지 손실로 인해 발생하는 것으로 보인다.

미토파지의 가장 중요한 조절인자 중의 하나는 PTEN-유도 추정 키나아제 1(PTEN-induced putative kinase 1, PINK1)/파킨(Parkin) 경로이며, 여기서 PINK1은 E3 유비퀴틴 리가제(E3 ubiquitin ligase)인 파킨을 인산화한다. 일반적으로, PINK1은 미토콘드리아 내막에 존재하지만 심각한 미토콘드리아 손상에 반응하여 외막으로 이동된다. PINK1의 이러한 이동은 파킨을 외막으로 소집하여 PINK1 인산화에 의해 활성화되도록 한다. 파킨은 차례로 다양한 미토콘드리아 단백질을 유비퀴틴화하는데, 이는 유비퀴틴 프로테아좀 시스템에 의해 단백질이 파괴되도록 표시하는 화학적 변형이다. 궁극적으로, 이 유비퀴틴화 과정은 미토콘드리아가 자가포식 기반의 파괴 경로인 미토파지를 활용하도록 지시하게 된다.

여러분이 직감했을 수 있지만, 파킨 유전자는 파킨슨병(PD)의 발병과 관련이 있기 때문에 그렇게 명명되었다. 아마도 PD는 미토콘드리아와 관련된 가장 잘 연구된 일반적인 신경퇴행성 질환일 것이다. 파킨의 돌연변이는 상염색체 열성(autosomal recessive)의 청소년기 발병 형태의 PD로 이어지는 것으로 나타났다. PD의 가족력이 있는 사람, 특히 초기 발병(20세 미만) PD의 가족력이 있는 개인은 종종 돌연변이 파킨 대립 유전자를 보유하고 있다. 자발적 파킨 돌연변이는 또한 PD의 격리된 비가족성 사례에서 종종 관찰되며, 파킨 기능 및 미토파지의 상실이 파킨슨병으로 이어진다는 모델을 더욱 공고히 한다. 미토콘드리아 기능장애는 또한 비정상적인 미토콘드리아 구조, ETC 복합체의 기능 저하, 미토콘드리아 막 전위의 손실로 나타나며, 1차 배양된 세포와 환자 조직의 도파민성 뉴런 시료의 경우에는 다른 형태의 미토콘드리아 결함 또한 관찰된다.

PD는 퇴행성 신경질환이자 미토콘드리아 질환이다. 미토콘드리아 기능장애로 인한 산화 스트레스도 노화 관련 치매의 가장 흔한 형태인 알츠하이머병(AD) 발병의 주요 원인인 것으로 보인다. 이러한 연관성은 AD에서 잘못 접힌 베타-아밀로이드(beta-amyloid)와 알파-시누클레인(alpha-synuclein)의 신경조직 응집체가 외부 미토콘드리아 막과 직접 상호작용하여 미토콘드리아를 불안정하게 하는 작용으로 보인다. 이러한 미토콘드리아 막의 불안정화는 시토크롬 *c*와 ROS의 방출을 일으켜 신경 퇴행과 세포자멸을 촉진할 수 있다. 이러한 관찰과 PD에 대해 앞서 설명한 것을 바탕으로 미토콘드리아가 모든 형태의 퇴행성 신경질환은 아닐지라도 대부분의 경우에서 중요한 역할을 한다는 사실은 매우 유혹적이지만, 이에 대한 추가 연구 또한 필요하다.

당뇨병

당뇨병과 미토콘드리아 유전자의 돌연변이와의 관련성은 이미 잘 알려져 있다. 예를 들어, MELAS를 유발하는 m.3243A>G 돌연변이는 일반 인구에서 당뇨병 진단의 1%를 차지하는 모계 유전성 당뇨병과 청각장애(MIDD)로 알려진 표면적으로 구별되는 형태의 당뇨병과 관련이 있다. 이 질병에서 나타나는 미토콘드리아 형태와 "당뇨병"의 형태는 동일한 유전 질환의 다른 표현형 징후일 뿐이다. 또한 모든 원발성 미토콘드리아 질환은 당뇨병 동반 질환 위험이 높은 경향이 있다. 따라서 원발성 미토콘드리아 질병과 미토콘드리아 기능장애가 연속선 상에서 기여하는 역할을 보면 일반 질환을 보는 지혜가 있을 수 있다.

암과 와버그 효과

암세포는 산화적 인산화를 완전히 피하고 대사를 위해 거의 전적으로 혐기성 호흡(즉, 해당과정)에 의존하는 것으로 보인다. 이 관찰은 20세기 중반 Otto Warburg에 의해 처음 공식화되었으며, 그의 이름을 따서 "와버그(Warburg) 효과"라고 명명되었다. 이러한 대사 변화는 순환 혈액에 충분한 포도당이 공급되고 종양에 충분한 혈액이 공급되는 한, ETC로부터 ROS 수치를 감소시키는 것을 포함하여 암세포에 많은 이점을 제공할 가능성이 있다.

생합성 결함

미토콘드리아 생합성에 관여하는 유전자의 돌연변이도 심각한 질병을 유발할 수 있다. 예를 들어, 스테로이드 생성 급성 조절 단백질(steroidogenic acute regulatory protein)은 스테로이드 호르몬 생합성에 필요한 과정인 미토콘드리아 내 콜레스테롤 전달에 필요하다. 따라서 이 유전자의 돌연변이는 지방질 선천성 부신 과형성(lipoid congenital adrenal hyperplasia) 및 당질코르티코이드 결핍(glucocorticoid deficiency 1) 같은 다양한 심각한 선천적 및/또는 발달 장애를 유발한다.

Fe-S 분자결합체 합성을 방해하는 돌연변이는 또한 비정상적인 세포 내 철 축적을 일으켜 높은 ROS 및 산화 스트레스 수준을 유발할 수 있다. 시간이 지남에 따라 철에 의해 유발된 독성의 축적된 효과는 영향을 받는 조직을 황폐화시켜 핵 및 미토콘드리아 유전체를 손상시키고 다양한 세포 기능을 손상시킬 수 있다. 프리드리히 운동실조증(Friedrich's ataxia)은 철과 관련된 병리학으로, 유전적으로 유전되는 운동실조의 가장 흔한 형태이다. 이는 프라탁신(frataxin)을 암호화하는 유전자 *FXN*에서 삼뉴클레오타이드 반복(trinucleotide repeat)의 확장으로 인해 발생하며, 발병 연령과 표현형 중증도는 확장 길이와 반비례한다. 미토콘드리아 생물학자에게 특히 흥미로운 것은 프라탁신 단백질은 미토콘드리아에 국한되어 있으며, 다른 중요한 기능과 함께 Fe-S 분자결합체와 헴의 합성에 필요하다는 점이다. 따라서 프라탁신 활성 상실의 주요 결과는 미토콘드리아에 철이 비정상적으로 축적되어 산화적 스트레스를 통해 손상을 일으키는 모든 Fe-S 분자결합체 단백질의 기능 손실이다. 두 가지 효과는 모두 이러한 진행성 형태의 운동실조의 기저에 깔린 신경 손상의 주요 원인일 가능성이 높다.

Fe-S 분자결합체 합성 경로의 또 다른 구성요소인 페레독신 환원효소(*FDXR*에 의해 암호화됨)의 돌연변이도 말초 신경병증(peripheral neuropathy)과 시신경 위축(optic atrophy)을 유발하는 것으로 밝혀졌다. 이러한 *FDXR* 관련 질병의 이해는 미토콘드리아 단백질에 의한 철 항상성의 적절한 조절의 중요성을 강조하고 있다. 이러한 발견을 감안할 때 철 대사에 관여하는 다른 유전자가 미토콘드리아 질환과 관련이 있을 수 있다는 것이 합리적 추론이다.

미토콘드리아 질환 치료

현재 치료 전략

미토콘드리아 질병을 치료하기 위한 검증된 선택은 매우 제한적이며, 미토콘드리아의 화학적, 생물학적 또는 유전적 조작도 어렵다. 치료는 종종 근본적인 병리를 치료하기보다는 증상을 감소시키거나 개선하기 위해 고안된다. 첫 번째이자 가장 간단한 시도는 증가된 운동 요법을 처방하는 것인데, 이는 미토콘드리아 생합성 및 미토콘드리아 기능과 효율성을 증가시킬 수 있는 기타 대사 변화를 유도할 수 있다. 불행히도, 피로, 근육 약화, 운동 불응성(exercise intolerance)은 미토콘드리아 질환의 흔한 특징이며, 많은 환자의 신체 활동을 제한한다. 또한, 미토콘드리아 질환을 앓고 있는 환자는 종종 날씨가 너무 덥거나 너무 추울 때 야외 활동에 참여하기 어렵게 만드는 체온 조절의 문제가 있다

미토콘드리아 질환 증상을 치료할 때 고려해야 할 또 다른 사항은 주의 깊게 식단을 관리하는 것이다. 단식은 피해야 하며, 일부 환자에게는 하루 세 끼의 표준 식단보다 소량의 빈번한 식사가 더 좋다. 알코올과 담배 사용은 mtDNA를 손상시키고 산화 스트레스를 증가시킬 수 있으므로 강력히 금한다. 이 두 가지는 모두 미토콘드리아 질병의 진행을 악화시킬 수 있기 때문이다. 이러한 환자에서 과도한 철은 미토콘드리아 구조를 더욱 손상시키거나 mtDNA를 손상시킬 수 있는 자유 라디칼을 생성하는 경향이 있으므로 피해야 한다. 고지방, 케톤 생성식이 요법(ketogenic diet)은 미토콘드리아 질환, 특히 치료할 수 없는 간질 발작과 관련된 장애에 대한 가능한 중재안으로 제안되었다. 그러나 이 제안에 대해서도 상반되는 결과들이 있으며, 케톤 생성식이 요법을 안전하게 사용할 수 있는 조건을 결정하기 위해서는 더 많은 연구가 필요하다.

식단과 신체 활동에 대한 가장 엄격한 관찰조차도 대부분의 미토콘드리아 질환 사례를 완전히 해결할 수는 없다. 이러한 이유로 미토콘드리아 기능장애로 고통받는 대부분의 환자는 증상을 완화하기 위해 보충제와 비타민(예: 리보플라빈, 티아민, L-카르니틴)의 "미토콘드리아 칵테일(mitochondrial cocktail)"을 처방받는다. 이러한 미토콘드리아 칵테일은 여러 수준에서 미토콘드리아 손상을 해결할 수 있다. 예를 들어, 비타민 E 및 C와 같은 항산화제는 미토콘드리아의 기능장애로 인해 생성된 과도한 자유 라디칼을 흡수하여 mtDNA, 단백질 및 지질에 부수적으로 일어날 수 있는 ROS에 의한 손상을 줄인다. ETC의 복합체 I과 복합체 II 사이의 전자 운반체 역할을 하는 코엔자임 Q_{10}(coenzyme Q_{10}, CoQ_{10})의 보충 또한 손실된 ETC 기능을 회복하며, ROS 형성을 조절함으로써 미토콘드리아 기능을 개선하는 것으로 보인다. L-아르기닌과 L-시트룰린 아미노산의 보충은 L-아르기닌과 L-시트룰린이 산화질소 합성효소(nitric oxide synthase)의 기질이기 때문에 환자의 산화질소 결핍을 완화함으로써 MELAS의 뇌졸중 유사 증상을 완화시키는 것으로 나타났다. 이러한 보충제의 효능과 위험에 대한 연구가 현재 진행 중이다. 궁극적으로, 미토콘드리아 칵테일은 일부 환자에서는 임상적 개선을 일으킬 수 있지만 다른 환자에서는 그렇지 않다. 이상적인 보충제 구성은

아직 알려져 있지 않으며, 질환을 유발하는 특정 돌연변이나 질병의 종류에 따라 달라질 수 있다.

향후 치료 전략

현재 치료법의 제한된 효능으로 인해서, 미토콘드리아 생물학 분야에서는 미토콘드리아 질환에 대한 새로운 치료법을 개발하기 위한 노력이 계속되고 있다. 미토콘드리아 장애에 대한 대안적 제안으로 현재 연구되고 있는 보다 유망한 일부 치료법은 나중에 소개된다.

미토콘드리아 대체 요법

체세포 조직에서 mtDNA 돌연변이를 복구하는 것은 쉬운 일이 아니며, 모든 세포에 핵산분해효소 또는 다른 복구 수단을 전달하기 위해 바이러스 벡터 또는 기타 급진적(때로는 위험한) 수단을 사용해야 한다. 가능하다면 복구해야 할 세포가 단 하나뿐인 새로 수정된 접합체에서 결함이 있는 mtDNA를 수정하는 것이 훨씬 나을 것 같다(즉, 생식선 요법). 미토콘드리아 돌연변이 운반자인 어머니의 자손에서 미토콘드리아 질병을 예방하는 가장 강력한 방법은 배아에서 미토콘드리아를 완전히 제거하는 것이다. 얼핏 보기에는 터무니 없는 제안처럼 들릴 수는 있지만, 동물 모델과 체외 수정된 인간 배아에서 입증되었다. 몇 가지 미토콘드리아 대체 기술이 있긴 하지만, 모두 건강한 기증자의 사용이 필요하여 난모세포에 야생형의 비돌연변이 mtDNA를 제공하고 이를 환자의 핵 유전체와 결합시켜야 한다.

가장 간단하고 가장 오래된 미토콘드리아 대체 방법은 세포질 이식으로, 기증자의 난모세포에서 세포질 일부를 수용자의 난모세포에 이식하여 수용자의 난모세포에 있는 돌연변이 mtDNA의 비율을 낮추는 것이다. 이 방법은 매우 효과적이지만, 여전히 배아에 상당한 돌연변이 mtDNA를 남기게 됨으로써 태아/어린이가 발달함에 따라 돌연변이 이형질성이 질병을 유발하는 수준으로 되돌아가거나 그렇지 않으면 핵 유전체와 충돌을 일으킬 수 있는 상황으로 이어질 수 있다. 이러한 이유로 수용자의 돌연변이 mtDNA를 완전히 대체하기 위해, 난모세포 방추 이식(oocyte spindle transfer)과 전핵 이식(pronuclear transfer)의 두 가지 미토콘드리아 대체 요법(MRT) 기술이 개발되었다. 두 가지 방법은 모두 기증자 난모세포 고유의 핵 DNA를 mtDNA 돌연변이를 가진 환자의 핵 유전체로 대체하는 것을 포함한다. 난모세포 방추 이식에서는 수정 전에 교체가 이루어지며, 전핵 이식에서는 환자와 기증자의 배아가 모두 수정된 후에 수행된다. 이러한 기술 중 하나에서 생성된 자손은 "세 부모 아기(three-parent baby)"라고 한다. 왜냐하면, 그 아이는 3명의 다른 개인의 DNA(아버지와 환자 어머니의 핵 DNA 그리고 난자 기증자의 mtDNA)를 가지고 있기 때문이다. 난모세포 방추 이식 방법이 성공적으로 사용되어 미토콘드리아 질환의 산모도 출산하였다(그림 5-9). 그 결과 태어난 아이는 대략 두 살의 질병 증상이 없는 건강한 소년이다.

MRT에서의 최근 시도의 명백한 성공에도 불구하고, 기술의 장기적인 안전성과 윤리에 대해서는 많은 논란이 남아 있다. MRT가 돌연변이 mtDNA를 거의 완전히 제거하였지만, 여전히 어머니의 핵 물질과 함께 전달된 돌연변이 mtDNA가 있는 소량의 세포질이 있다는 사실과 관련이 있다. 이러한 미토콘드리아에 있는 극소량의 돌연변이 mtDNA는 아마도 전체 mtDNA 함량의 단지 몇 퍼센트 정도로서, 대부분의 경우 심각한 문제를 일으키지 않는다. 그러나 돌연변이 mtDNA의 복제 능력이 야생형 mtDNA의 복제 능력을 능가할 가능성은 있기 때문에, 돌연변이 mtDNA 이형질성의 수준이 시간이 지남에 따라 증가하고 원래의 질병을 회복할 수도 있다. 또는

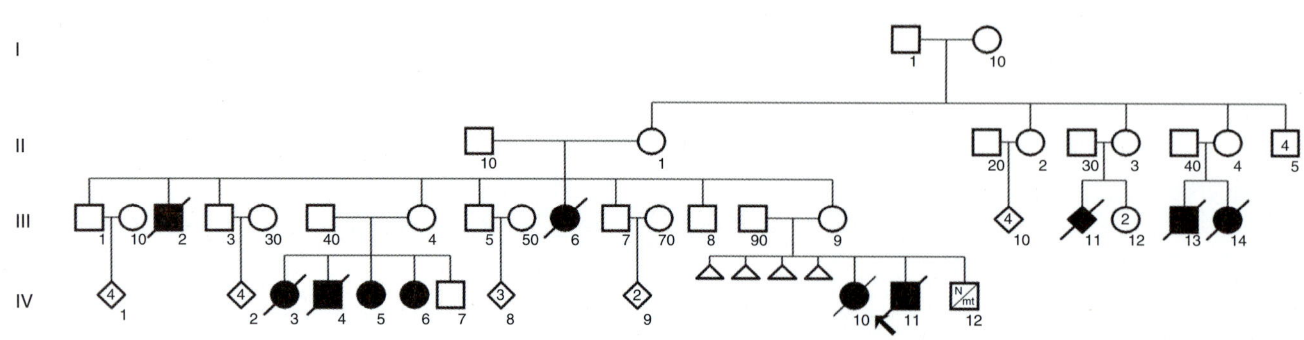

그림 5-9. 미토콘드리아 대체 요법으로 치료한 미토콘드리아 질환 사례의 가계도. 이 경우 치료를 위해 의뢰된 어머니("III-9"로 표시됨)는 이전에 4번의 유산과 두 자녀가 어린 시절에 일찍 사망하는 것을 경험했다. 염기서열 분석결과, 조직에 따라 23.27~33.65% 이형질성으로 어머니가 리 증후군 돌연변이(mtDNA 돌연변이 8993T>G)의 운반자인 것으로 확인되었다. 결함이 있는 mtDNA를 대체하기 위해 난모세포 방추 이식법을 사용하였고, 그 결과 건강한 남아를 출산하였다(IV-12). 이 아이의 미토콘드리아 유전체와 핵 유전체의 상태를 별도로 표시하기 위해 그의 가계도의 상자는 각각 핵과 미토콘드리아 유전체를 나타내는 "N"과 "mt"의 두 부분으로 나누었다. (*Zhang J, et al. Reprod* Biomed Online *2017;34(4):361-368*에서 제공)

기증자의 건강한 mtDNA는 특히 기증자 mtDNA가 광범위하게 분기된 하플로그룹에서 진화한 경우라면 어머니의 핵 유전체와 부정적인 상호작용을 할 수도 있다. 증가하는 데이터는 미토콘드리아 유전체가 숙주 핵 유전체와 긴밀한 공생 관계로 진화하며, 불일치로 인해 예상하지 못한 문제가 발생할 수 있음을 시사한. 따라서 잔류 돌연변이 mtDNA가 심각한 문제를 일으킬 가능성의 여부와 어떤 상황에서 발생하는지를 명확히 하기 위해 세포 배양 및 동물 모델에 대한 신중한 실험이 필요하다. 영국이 2016년에 MRT에 대한 규제 승인을 부여했음에도 불구하고, 이러한 경고는 급성장하는 연구 분야에 고무적인 신호이다.

유전체 편집

mtDNA 돌연변이를 치료하기 위해 생식 과정의 보조가 필요한 많은 경우, 그것은 여전히 기술적으로나 윤리적으로 매우 복잡한 과정이다. 또한, 모체 돌연변이의 재발을 방지하기 위해 우호적인 기증자-환자 일치(donor-patient match)에 의존한다. 따라서 돌연변이 대립 유전자를 직접 복구하기 위해서는 추가적인 유전자 조작이 필요할 것이다. 유전체 조작 기술의 최근 혁명적 발전은 정확히 그렇게 할 수 있는 그럴듯한 기전을 제공하고 있지만, 해결해야 할 심각한 기술적 윤리적 장애물이 여전히 남아 있다.

유전체 서열의 선택적 편집을 가능하게 하는 효소는 외인성 바이러스 DNA에 대한 방어를 위해 박테리아 또는 효모에서 파생된 효소인 제한 엔도뉴클레아제(restriction endonucleases, RE)의 형태로 수십 년 동안 존재해 왔다. RE는 특정 DNA 서열[보통 4-8개 뉴클레오타이드의 연속적인 회문서열(팰린드롬 서열, palindromic sequence)]을 표적으로 하며, 탁월한 특이성과 효율성으로 그들을 절단한다. RE의 단백질 서열은 미토콘드리아 표적화 신호를 전달하도록 변형될 수 있으며, 바이러스 벡터 또는 기타 수단을 통해 유전자 변형으로 발현될 때 미토콘드리아 유전체에 물리적으로 직접 접근할 수 있다. 세포 배양과 동물 모델을 활용한 예비 실험은 RE가 생체 내에서 돌연변이 mtDNA를 표적화하고 절단하는 데 사용될 수 있음을 보여준다. RE에 의해 선형화된 돌연변이체 mtDNA는 계속해서 무관한 미토콘드리아 효소에 의해 파괴되는데, 이 효소의 역할은 파손되거나 손상된 DNA를 제거하여, 야생형 DNA는 크게 손상되지 않은 상태로 그들을 생명체에서 제거한다. 적절한 바이러스 벡터와 프로모터가 선택되었다고 가정할 때, 이러한 미토콘드리아에 국한된 RE는 나머지 mtDNA에 대한 비선택적 손상 가능성이 거의 없어야 하고, RE가 미토콘드리아에만 존재하게 하여 핵 유전체를 손상 가능성 없이 표적 대립유전자만을 효과적으로 제거해야 한다.

현재 확인된 RE에 의해 표적화된 DNA 서열들은 불행히도 상당히 제한적이기 때문에, 대부분의 돌연변이 mtDNA 대립유전자는 해당 야생형 대립유전자와 서열을 구별할 수 있는 동종의 RE를 갖지 않을 것이다. 이러한 경우, 돌연변이 mtDNA 서열을 편집하거나 제거하기 위해서는 맞춤형 핵산분해효소가 설계해야 한다. 다행히도 현대 유전학자의 도구 상자에는 정확히 그렇게 하기 위한 몇 가지 선택이 있다. 예를 들어, 전사 활성화제-유사 이펙터 핵산분해효소(transcription activator-like effector nucleases, TALEN)는 DNA-결합 도메인이 단일의 특정 뉴클레오티드에 결합하는 상호교환 가능한 반복부[전사 활성화제-유사 이펙터(transcription activator-like effectors) 또는 TALE]로 구성된 맞춤형 핵산분해효소의 한 종류이다. 실제로, 임의의 뉴클레오티드 서열은 이러한 반복을 서로 다른 배열로 혼합하고 일치시킴으로써 표적화될 수 있다. 유사한 기술은 아연 집게 뉴클레아제(zinc-finger nucleases)의 사용을 기반으로 하는데, 아연 집게 뉴클레아제는 아연 집게 단백질에서 유래된 DNA-결합 아연 집게 반복부와 RE FokI와 결합된 핵산분해 효소이다. 아연 집게 뉴클레아제와 TALENS는 모두 특이성 측면과 미토콘드리아 국소화 신호에 융합될 수 있다는 점에서 RE와 유사하지만, RE보다는 핵산분해 활성이 전반적으로 낮은 수준이다. 그럼에도 불구하고, 두 방법 모두 배양된 세포와 동물 모델에서 mtDNA 돌연변이 대립유전자를 안정적으로 제거하는 것으로 나타났으며, 두 방법 모두 유망하고 활발한 연구 분야이다.

RE, TALEN 또는 아연 집게 뉴클레아제가 원하는 뉴클레오티드 서열을 표적화할 수 없는 상황에서는 CRISPR-Cas9 유전체 편집이 사용될 수 있다는 희망이 있다. RE와 마찬가지로, 이 시스템은 원래 원핵생물의 바이러스 방어 체계에서 파생되었지만, 표적서열은 DNA 절단 위치를 결정하기 위해 Cas9 핵산분해효소(Cas9 nuclease)와 협력하는 가이드 RNA(guide RNA) 또는 gRNA라고 불리는 RNA 핵산에 의해 결정된다. 특정 서열(PAM 서열)이 가이드 RNA에 존재해야 하지만, 이 시스템은 표적서열의 선택에 있어 거의 완전히 자유롭다. 불행하게도, Cas9 단백질은 단백질 위치 결정 신호를 추가하여 미토콘드리아 기질로 유도할 수 있지만, 현재 gRNA 분자를 동일한 위치로 유도하는 간단한 방법이 없기 때문에 주요한 기술적 문제가 발생한다. 따라서 돌연변이 mtDNA 서열을 분해하거나 변경하기 위해 CRISPR-Cas9를 사용하려는 대부분의 시도는 실패했다. 제안된 해결 방법 중의 하나는 gRNA를 미토콘드리아로 유입되는 다른 RNA 서열과 공유결합을 형성하는 것이다. 이 접근 방식은 일부 실험적 맥락에서는 효과가 있었다. 그러나 돌연변이 mtDNA 변이체를 편집하거나 제거하기 위해서, 동일한 전략이 생체 내에서도 작용할지 여부는 아직 결정되지 않았다.

진행 중인 임상 시험

미토콘드리아 질환에 대한 다양한 약리학적 치료법을 시험하는 많은 임상 시험이 진행 중이다. 실험 중인 치료제 중 상당수는 투기성이 높지만, 일부는 임상시험에서 큰 성공을 거두었으며, 차세대 미토콘드리아 약물의 기반을 형성할 태세이다. 개발 중인 몇 가지 유망한 약물에 대해서는 나중에 설명한다.

ETC 기능을 개선하기 위한 약물. 현재까지 임상 시험이 수행된 모든 화합물 중 항산화 화합물인 이데베논(idebenone)은 ETC 활성을 개선하는데 가장 큰 가능성을 보여주었다. 이데베논은 ETC의 해당 부분이 손상되었을 때 복합체 I에서 복합체 III으로 전자의 이동을 촉진할 수 있다. 이데베논은 유럽 연합에서 LHON의 치료를 승인받았지만, 미국 FDA의 승인을 받지는 못했다. 과잉의 ROS를 흡수하면서 ETC 기능을 개선할 수 있는 CoQ_{10} 버전은 공유결합된 친유성 부분이 있는 미토콘드리아를 표적으로 하도록 화학적으로 변형되었다. MitoQ라고 하는 이 변형된 화합물은 미토콘드리아 표적화가 정상적인 CoQ_{10}보다 효능이 우수하다는 것을 입증하는 것을 목표로 하는 많은 연구의 초점이다.

철 과부하 및 킬레이트화 요법. 많은 미토콘드리아 장애에서 시토크롬 P450 시스템에 의한 Fe-S 분자결합체의 생성은 감소하거나 폐지된다. 이러한 경로가 실패할 때는, 활동을 위해 Fe-S 분자결합체에 의존하는 단백질의 기능 상실 외에도 철 축적으로 인한 부수적인 문제가 발생한다. 철의 산화환원 성질은 상당한 양의 철을 모았을 때 강력한 ROS 생성기가 되기 때문에, 철의 축적 자체가 세포를 파괴할 수 있다. 과잉의 철은 특히 PD에 대한 병원성 기전으로서 점점 더 주목받고 있다. 이 철을 데페리프론(deferiprone)과 같은 킬레이트제로 화학적 및 생물학적으로 사용할 수 없도록 하는 것은 유망한 잠재적 치료 접근법이다. 퇴행성 신경장애에 대처하기 위해서, 철 킬레이트제의 치료 가능성을 조사하기 위한 여러 시도가 진행 중이다.

미토콘드리아 막을 안정화시키는 약물. 특히 유망한 의약품 중 인공 테트라펩티드 엘라미프레티드(tetrapeptide elamipretide)이다. 미토콘드리아 내막으로 고효율로 수송되는 이 약물은 미토콘드리아 기능장애의 부정적인 영향을 완화하는 데 도움이 되는 최소한 두 가지 기전을 가지고 있는 것으로 보인다. 첫째, 미토콘드리아 장애에서 종종 불안정화되는 구조적으로 중요한 미토콘드리아 막 지질인 카디오리핀(cardiolipin)과 상호작용하고 그들의 안정화를 돕는다. 둘째, 엘라미프레타이드는 자유 라디칼과 ROS를 흡수하도록 화학적으로 배치된다. 따라서, 일단 미토콘드리아 내막에 국한되면, 엘라미프레타이드는 기능하지 않은 ETC에 의해 생성된 과잉의 ROS를 흡수할 수 있는 완벽한 위치에 있게 된다. 다양한 수준의 기능 때문에 엘라미프레타이드는 여러 연구에서 유망한 것으로 나타났으며, 현재 원발성 미토콘드리아 근병증 환자 치료를 위한 3상 시험 중에 있다. 궁극적인 효용성은 원발성 미토콘드리아 근육병증을 넘어서 다른 미토콘드리아 장애로 확장될 가능성에 있다.

요약

이 장에서는 초심자에게 미토콘드리아의 생물학적 작동에 대한 견고한 기초를 제공하였다. 우리는 미토콘드리아 질환의 주요 범주, 즉 원발성 미토콘드리아 질환과 미토콘드리아와 관련된 일반 질환을 알아보았다. 또한 미토콘드리아 치료 현황을 요약하고 향후 연구 방향을 예측해 보았다. 우리의 목표는 독자들이 명목상 "비미토콘드리아(nonmitochondrial)" 질병에서 미토콘드리아 기능장애의 미묘한 형태의 역할을 포함하여 미토콘드리아 의학의 중요한 문제에 대해 더 깊이 이해하도록 이끄는 것이었다.

Suggested Readings

Giles RE, Blanc H, Cann HM, Wallace DC. Maternal inheritance of human mitochondrial DNA. *Proc Natl Acad Sci* USA. 1980;77(11):6715–6719.

Goto Y, Nonaka I, Horai S. A mutation in the tRNA(Leu)(UUR) gene associated with the MELAS subgroup of mitochondrial encephalomyopathies. *Nature* 1990;348(6302):651–653.

Li Z, Peng Y, Hufnagel RB, Hu YC, Zhao C, Queme LF, et al. Loss of SLC25A46 causes neurodegeneration by affecting mitochondrial dynamics and energy production in mice. *Hum Mol Genet* 2017;26(19):3776–3791.

Sheng ZH, Cai Q. Mitochondrial transport in neurons: impact on synaptic homeostasis and neurodegeneration. *Nat Rev Neurosci* 2012;13(2):77–93.

Taylor RW, Turnbull DM. Mitochondrial DNA mutations in human disease. *Nat Rev Genet* 2005;6(5):389–402.

Wallace DC. A mitochondrial paradigm of metabolic and degenerative diseases, aging, and cancer: a dawn for evolutionary medicine. *Annu Rev Genet* 2005;39:359–407.

Warburg O. On the origin of cancer cells. *Science* 1956;123 (3191):309–314.

Wickner W, Schekman R. Protein translocation across biological membranes. *Science* 2005;310(5753):1452–1456.

Youle RJ, van der Bliek AM. Mitochondrial fission, fusion, and stress. *Science* 2012;337(6098):1062–1065.

Zhang J, Liu H, Luo S, Lu Z, Chavez-Badiola A, Liu Z, et al. Live birth derived from oocyte spindle transfer to prevent mitochondrial disease. *Reprod Biomed Online* 2017;34(4):361–368.

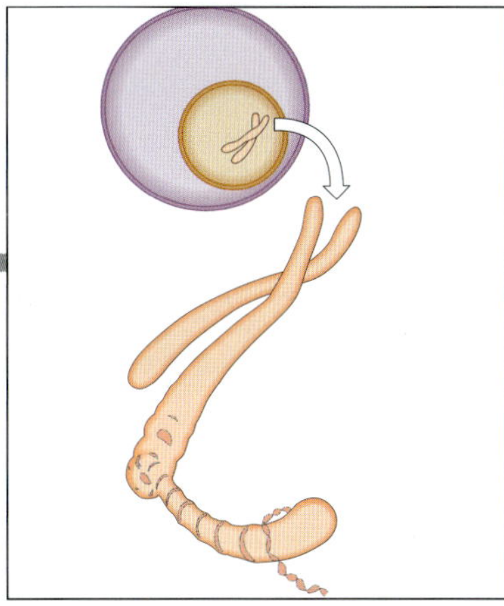

Chapter 6

유전자 발현의 조절

세포 핵

핵의 구조

핵은 특수한 막 복합체인 핵막으로 둘러싸여 있다

진핵세포 내에서 가장 눈에 띄는 세포 소기관은 핵(nucleus)이다. 진핵세포와 원핵세포 사이의 주요 차이점은 거의 모든 세포 DNA가 핵으로 격리되어 있다는 것이다. 핵은 일반적으로 둥글며 핵 구획을 결정짓는 특수한 막 구조인 **핵막(nuclear envelope)**으로 둘러싸여 있다. 핵막은 뚜렷한 2개의 구분되는 지질 이중층으로 형성되어 있다(그림 6–1).

핵 내막(inner nuclear membrane)은 핵층(nuclear lamina)으로 불리는 중간섬유로 이루어진 망과 밀접하게 접촉하고 있는데, 이 구조는 이 지질 이중층을 지지한다. 또한 이 막에는 직접적으로 또는 핵기질의 단백질을 통해서 염색체나 리보핵산(ribonucleic acid, RNA)에 대한 접촉 부위를 제공하는 단백질이 포함되어 있다. **핵 외막(outer nuclear membrane)**은 소포체(ER)의 막과 연속되어 있다. 막 관통 단백질을 활발하게 합성하는 리보솜은 종종 핵 외막과 결합한 상태로 관찰된다. 핵 외막은 ER의 특수화된 지역이다. 핵 외막과 결합한 리보솜에서 합성된 단백질은 내막이나 외막으로 보내지거나 막을 가로질러 **핵 주변 공간(perinuclear space)**이라고 하는 내막과 외막 사이 지역으로 이동된다.

핵공은 핵과 세포질 사이의 통신을 가능하게 한다

핵 내부에는 유전적 장치의 모든 구성 요소가 있다. 여기에는 **데옥시리보핵산(deoxyribonucleic acid, DNA)**, **리보핵산(ribonucleic acid, RNA)** 그리고 핵의 기능을 구성하고 제공하는 핵 단백질을 포함한다(그림 6–2).

핵 단백질은 핵기질과 핵층의 구조적 단백질을 비롯하여 RNA 및 DNA 중합효소, 유전자 조절 단백질을 포함하며, 세포질에서 합성되어 핵으로 유입된다. 그러므로, 핵 단백질은 핵막의 이중막 장벽을 통과해야만 한다. 핵으로 혹은 핵으로부터의 물질 수송은 **핵공(nuclear pores)**이라고 하는 핵막의 "구멍"에 의해 촉진된다.

핵의 내부와 세포질은 핵공을 통하여 접촉하거나 소통한다. 전자현미경 사진에서, 핵공은 중심 구멍이나 공동을 둘러싸고 있는 고도로 조직화된 원반 모양의 구조로 보인다. 핵공 구조는 일련의 단백질 입자 소단위들에 의해 만들어지며, 이 소단위들은 8각형 모양으로 배열되어 핵공 복합체의 경계를 형성한다.

이 8개 단백질 소단위는 일련의 단백질이 서로 결합하여 핵공의 막을 가로지르는 **지지대(spokes)**라고 하는 방사형 팔 마디를 구성한다. 나중에 자세하게 설명되겠지만, 정교한 전자현미경과 유전적 절제 연구는 핵공의 중심 통로를 덮고 있고, 핵과 세포질 사이의 장벽을 형성하는 수송체 소단위(들)가 존재함을 시사한다. 핵 외막의 세포질 면과 내막의 핵기질 면에는 8개의 두 부분으로 구성된 소단위로 형성된 고리형 구조물이 존재한다. 이것은 지지대 단백질과도 명백하게 접촉하고 있으며, 막의 인지질과도 접촉해 있다.

이들은 핵공의 전체 구조를 위해서 뿐만 아니라 세포질과 핵 구획으로 뻗어 나간 섬유를 고정하기 때문에 핵공 복합체에 중요하다. 이 핵공 고리-부착 섬유는 세포골격 섬유와 핵골격 섬유의 상호작용을 통해 핵 구획을 세포질과 직접 연결시킨다. 또한 핵공 고리 섬유는 핵공을 통하여 수송될 필요가

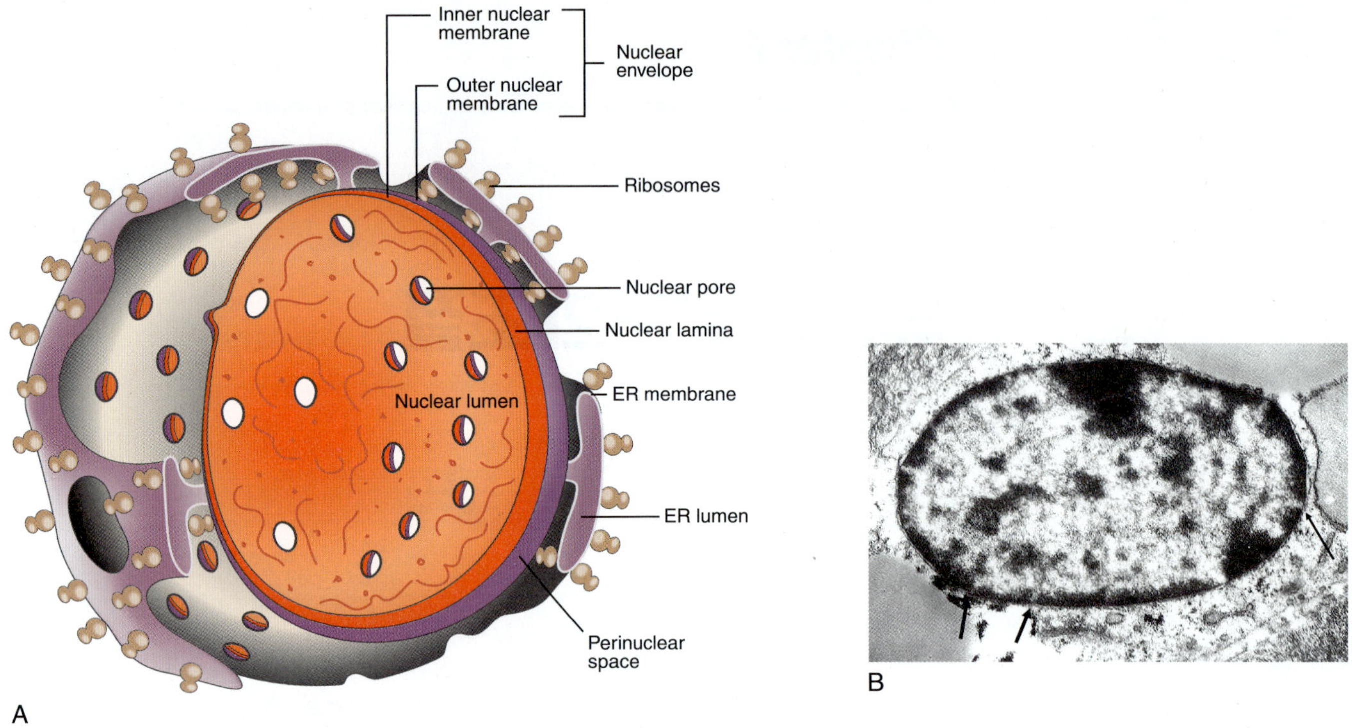

그림 6-1. 핵막과 세포 구조물과의 관계. (A) 도식은 핵 구획을 둘러싸고 있는 이중막 껍질을 보여주고 있다. 핵 내막은 핵층의 섬유성 단백질 망으로 덮여 있다. 핵 외막은 소포체(ER) 막과 연결되어 있다. 예시된 것처럼, 핵 외막은 종종 리보솜이 결합되어 있다. 이들은 소포체 내강과 연결되어 있는 핵 외막과 내막 사이의 핵 주변 공간으로 들어가는 단백질을 적극적으로 합성한다. 핵막의 이중막은 핵공의 구멍이나 통로로 뚫려 있다. (B) 황체 세포로부터 얻은 핵의 전자현미경 사진. 굵은 화살촉은 핵공(가는 화살표)들을 가진 핵막의 내막과 외막을 가리킨다. (*Dr. W. Zimmer, Texas A&M College of Medicine* 제공.)

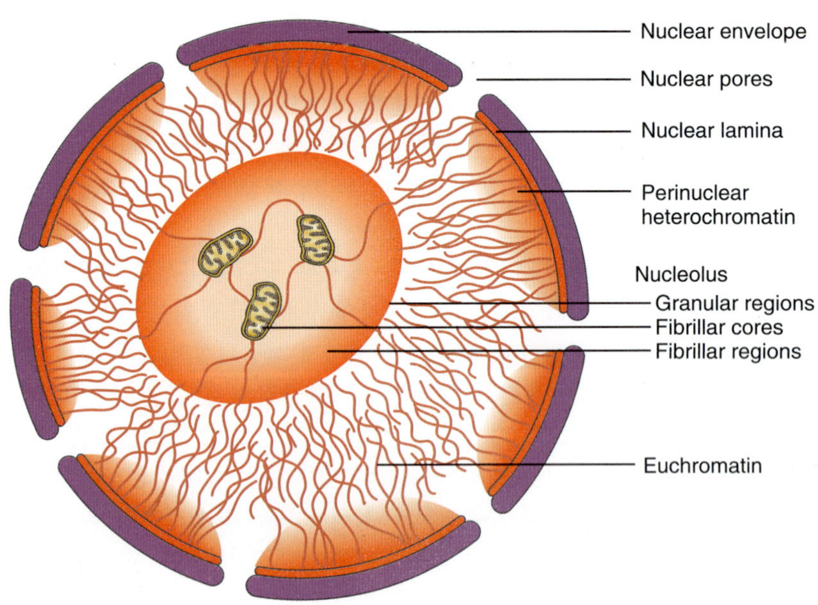

그림 6-2. 전형적인 진핵세포 간기 핵의 도식적 모델. 핵 내부 구획의 조성을 보여준다. 핵 내막은 핵층의 단백질 망과 직접 접촉하고 있으며, 핵층은 간혹 핵 주변 이질염색체(heterochromatin)라고 하는 고도로 응축된 DNA-단백질 복합체와 결합되어 있다. 대부분 핵 구획은 응축되지 않은 DNA-단백질 복합체인 진정염색질(euchromatin)로 채워져 있다. 간기 핵에서 가장 분명한 구조는 어둡게 염색되는 핵소체이며, 핵소체는 섬유상 성분과 입자상 성분으로 더 나눌 수 있다.

있는 분자의 인식에도 참여하는 것 같다. 따라서 핵공은 이 중요한 구조물을 형성하는 복잡한 단백질 조성을 포함한다(그림 6-3).

핵공 복합체는 핵막의 이중막을 관통하여, 핵공의 경계에서 핵 내막과 외막의 지질 이중층을 서로 결합시킨다. 이것은 이들 두 막 사이의 성분(예, 단백질과 인지질)의 교환을 가능하게 하는 것처럼 보이지만, 현재 증거는 이 두 막이 화학적으로 구별되는 상태임을 나타낸다. 그러므로, 핵공 복합체의 단백질 성분은 이 두 막 사이에서의 대규모 교환을 막는 막 장벽을 제공해야 한다.

핵공 복합체에 대한 측정값은 외부 직경이 약 100 nm이고, 내부 통로는 직경이 9-10 nm인 고도로 조직화된 구조임을 입증해 왔다. 핵공을 통한 수송의 특성은 방사성 표지된 화합물을 세포질에 주입한 후 핵에서 그들의 출현 속도를 조사함으로써 설명되었다. 이러한 실험은 핵공이 이온과 폭이 9 nm[60 kDa이나 그 미만의 상대 분자량(Mr)에 해당] 이하의 작은 단백질을 포함하여 작은 분자들에 대해서는 투과적이라는 것을 입증했다. 직경이 9 nm 보다 더 큰 비 핵 단백질(60 kDa 이상)은 핵막 통과에서 배제된다. 하지만, 세포질에서 합성되고 60 kDa보다 더 큰 핵에 존재하는 단백질도 핵으로 쉽게 수송되는데, 이는 핵막을 가로질러 분자들이 선택적으로 수송되는 기전이 있음을 가리키는 것이다.

핵공을 통해 핵막을 가로지르는 큰 분자와 복합체의 선택적 수송은 수용체-매개 과정에 의해 일어난다. 이 개념을 설명하는 주요 실험은 개구리 난모세포의 핵에서 고농도로 발견되는 오량체 단백질로, 분자량이 165 kDa인 단백질 뉴클레오플라스민(nucleoplasmin)을 사용하여 수행되었다. 정제된 뉴클레오플라스민을 세포질에 주입하면, 단순 확산으로 설명될 수 있는 것보다 더 빠른 속도로 축적되어, 그 단백질이 선택적 흡수 기전에 의해 핵에 농축되었음을 보여준다. 또한 뉴클레오플라스민 단백질을 조각으로 나눔으로써, 전체 165-kDa 단백질을 선택적으로 유입하는 능력은 단백질의 작은 영역에 의한 것임을 보여주었다. 즉, 그 영역이 뉴클레오플라스민을 핵 위치 단백질로 표지하는 신호를 형성하는 아미노산들을 가지고 있었다. 그러한 신호를 **핵 위치화 신호(nuclear localization sequences/signals, NLS)**라고 한다.

또한 뉴클레오플라스민의 핵 위치화 신호는 다른 단백질과 연결될 수도 있어서, 그 단백질이 핵 구획으로 유입되도록 표지할 수 있다. 이것은 핵에서는 정상적으로는 발견될 수 없는 단백질에도 적용된다. 핵으로의 물질의 선택적 수송은 에너지 생성 분자, GTP(guanosine triphosphate)가 있을 때만 일어난다. 이러한 초기 연구들은 뉴클레오플라스민이 단백질의 핵 위치화에 대한 신호 서열로 기능을 하는 영역이 있음을 보여주었으며, 이 수송(transport) 핵공을 통한 에저지-의존적이며 선택적 수송임을 결론적으로 보여주었다.

핵 위치화 신호 서열에 의해 매개되는 단백질 유입 기전은 다단계 경로에서 작용하는 세포질의 수용성 단백질이나 핵공 복합체에 위치하는 여러 다양한 단백질을 모두 포함하는 것으로 보인다. 먼저, 핵 수송 신호(nuclear transport signal) 또는 NLS가 있는 수용체 복합체와 결합한다.

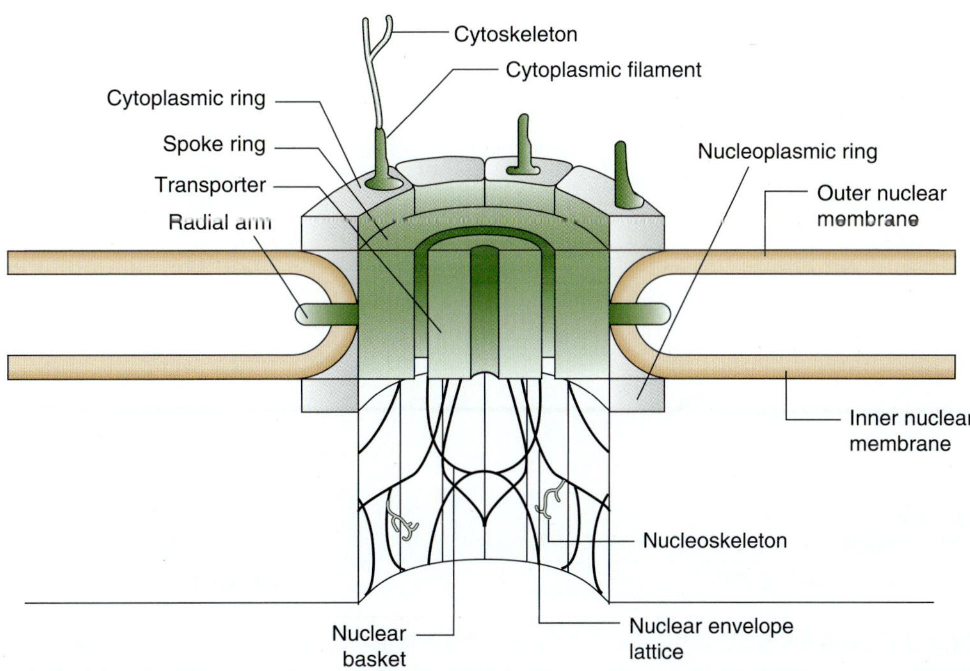

그림 6-3. 핵 내부 구획과 세포질이 소통하도록 하는 핵공 복합체의 도해. 이 그림은 ~100 nm 크기의 8각형 원판 모양의 핵공 복합체를 보여주고 있다. 핵공 복합체는 방사형 팔(radial arm)과 바퀴살 고리(spoke ring)로 핵막(핵 외막과 핵 내막)에 고정된다. 수송체를 구성하는 소단위는 바퀴살 고리 내부에 있으며, 핵공 복합체의 수성 통로를 형성한다. 이러한 구조에 인접하여 세포질성 고리와 핵 기질성 고리가 위치하며, 이들은 각각 세포질 섬유 및 핵 기질성 섬유(바구니 모양)에 고정되어 있다. 이런 섬유 구조를 통하여 세포골격(**외부**)과 핵 기질(**내부**)에 강력한 연결이 만들어지며, 핵 구획과 세포 사이에 물리적인 연결이 추가된다. (*Goldberg M. Allen T.* Curr Opin Cell Biol 1995:7:301-307로부터 변형.)

이 수용체는 세포질 내에서 수용성 다단위체로, 수송될 단백질을 핵공 복합체의 세포질쪽 고리 구조물에서 뻗어 나온 섬유에 접촉시키는 기능을 한다. 접촉이 이루어진 후에는 더 많은 단백질들이 이 복합체와 결합한다. 가장 중요한 것은 GTPase와 GTPase 활성화 단백질이다. 이들은 GTP의 가수분해에 의해 단백질 수송에 필요한 에너지를 제공하게 된다. 수송 복합체를 형성하는 모든 단백질이 핵공을 통해 핵기질로 수송되는 것은 아니며, 이러한 인자는 새로운 핵 수송의 단계를 위해 어떤 기전에 의해 세포질로 돌아와 재사용된다. 현재까지의 자료에 근거한 핵 유입 모델이 그림 6-4에 나와 있다.

재순환 인자에 대한 한 가지 기전은 핵에서 물질을 세포질로 내보낼 때 그 인자들을 사용한다는 것이다. 유출주기(export cycle)는 핵 외로 이동될 물질이 세포질로 수송되는 표식을 가지고 있다는 것만을 제외하면 유입주기(import cycle)와 유사하다(그림 6-4 참조). 핵 밖으로 유출되는 물질은 전령 RNA(messenger RNA, mRNA)일 수도 있고, 리보솜 RNA(ribosomal RNA, rRNA)이거나 세포질로 나가야 할 단백질일 것이다. 이러한 핵산과 단백질들은 일반적으로 류신이 많은(leucin rich) 소수성 아미노산들로 이루어진 짧은 영역을 포함하고 있는 유출신호를 가진 인자들과 결합한다. 이 과정에 참여하는 인자들이 많이 밝혀졌지만, 아직 확인되지 않은 인자들이 더 많을 것 같다.

핵 수송 신호 서열은 다양한 핵 표적 단백질로부터 확인되었다. 표 6-1은 핵 유입 신호 서열이 확인된 핵에 상주하는 단백질들을 정리한 것이다. 확인된 각 서열은 전체 단백질의 작은 영역(약 4~8 아미노산 길이)으로, 대부분은 염기성이

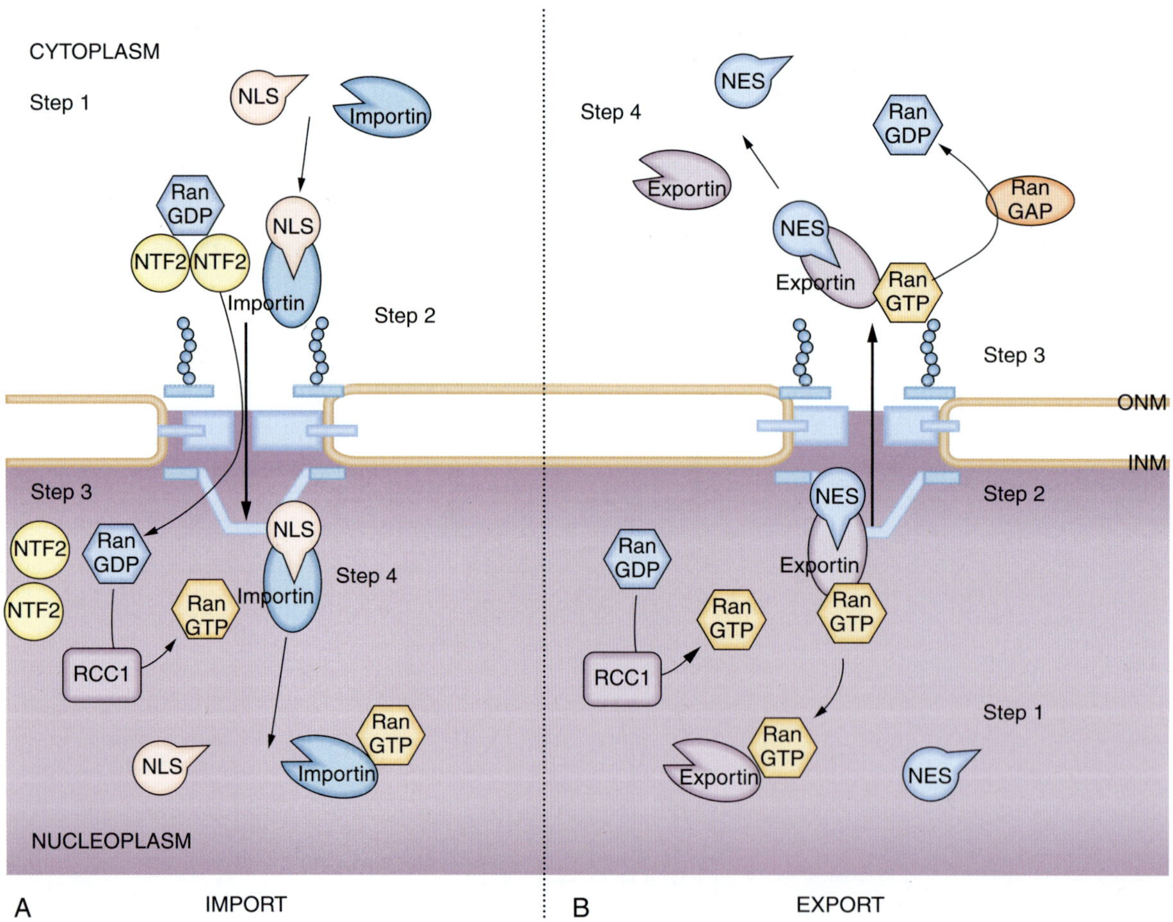

그림 6-4. 핵공 복합체를 통한 유입과 유출에 필요한 단계. (A) 핵으로 수송될 단백질은 핵 위치화 서열(nuclear localization sequence, NLS)을 보여주며, 이것은 특정 세포질 수용체 분자인 임포틴(importin)에 인식되어 세포질에서 수용성 복합체를 형성하는데, 이것이 1단계이다. 이 결합/인식은 그 복합체를 핵공 복합체의 세포질 쪽 고리로부터 돋아난 섬유와 접촉하게 한다(2단계). 이 접촉은 부속 단백질인 Ran-GTPases와 NTF2를 모아, 수송된 복합체와 그 조절 수송체 통로 및 수송을 제공되기 위해 GTP 가수분해를 촉매하는 Ran-GTPases 사이의 상호작용을 촉진한다(3단계). GTP가 GDP로의 가수분해에 의해 생긴 에너지는 그 구멍을 통한 이동을 가능하게 한다(4단계). (B) 핵으로부터의 유출도 유사한 방법을 따른다. 유출되는 수하물은 엑스포틴(exportin)이라고 하는 수용체에 의해 인식되는 핵 유출 신호를 보여주며(1단계), 그 후 이 복합체는 핵공과 결합하게 된다(2단계). 이 접촉으로 에너지를 생산하는 Ran-GTPases가 소집되어 에너지를 공급하고(3단계), 그 세포의 세포질로 수하물을 유출시킨다(4단계). 따라서 핵공을 통한 유입과 유출은 유사한 경로를 따른다.

표 6-1. 다양한 핵 단백질에 존재하는 핵 이동 신호 서열

Protein	Location of Signal Sequence	Amino Acids of Signal Sequence
SV40-large T antigen	Internal: residues 126–132	Pro-Lys-Lys-Lys-Arg-Lys-Val
Influenza virus nucleoprotein	COOH-terminus: residues 336–345	Ala-Ala-Phe-Glu-Asp-Leu-Arg-Val-Leu-Ser
Yeast mat α 2	NH_2-terminus: residues 3–7	Lys-Ile-Pro-Ile-Lys
Yeast ribosomal protein L3	NH_2-terminus: residues 18–24	Pro-Arg-Lys-Arg

Data from Dingwall C, Laskey R. *Annu Rev Cell Biol* 1986;2:367–390; Lyons RH, Ferguson B, Rosenberg M. *Mol Cell Biol* 1987;7:2451–2456; Newmeyer DD, Forbes DJ. *Cell* 1988;52:641–653; Christophe D, et al. *Cell Signal* 2000;12:337–341.

다. 그러나 1차 구조에서 또는 다른 단백질 내의 임의의 위치에서 명백한 공통 서열(consensus sequences)은 존재하지 않는다. 동일한 핵공 복합체는 RNA를 핵에서 세포질로 수송하는 역할을 한다. 핵 밖으로의 수송은 선택적이며, 유출되는 단백질-RNA 복합체와 결합하는 핵공 복합체의 수용체를 필요로 한다. 현재, 유출될 복합체가 특정 유출 신호서열을 가지고 있음은 분명하다. 따라서 핵공 복합체는 핵막을 가로질러 수송될 단백질 복합체의 다양한 신호 서열을 인식하는 여러 수용체 부위를 가지고 있는 것처럼 보인다. 이것이 핵공 복합체 내의 단일 단백질에 의한 것인지, 아니면 다단위 단백질의 성질인지는 아직 밝혀지지 않았다.

요약하면, 핵공은 핵 구획 내부와 세포질 사이의 중요한 교통 통로이다. 이온과 작은 분자들은 수용성 통로를 통하여 자유롭게 투과할 수 있는 반면, 큰 단백질 복합체는 이 핵공을 통하여 선택적으로 수송된다는 점에서, 핵공은 분자 여과기로서의 특성을 나타낸다. 이러한 선택적 수송은 고도로 특이적인데, 이는 단백질 복합체 내에 핵공 복합체 상의 수용체형 단백질과 결합하도록 하는 아미노산 서열이 존재하기 때문이다. 결합한 이후에는 에너지 의존성 과정이 핵막을 가로지르는 이동을 담당한다.

핵의 구조는 핵층과 핵기질 단백질에 의해 결정된다

간기(interphase) 세포에서 핵 외피의 내부 표면을 감싸는 것은 단백질 그물망, 즉 핵층이다. 이 그물망은 두께 30~100 nm 정도의 전자 밀도가 높은 층을 형성하며, 핵 내막과 핵 주변 염색질(perinuclear chromatin) 사이를 연결시켜준다. 전자현미경으로 조사해 보면, 핵층은 직경 10 nm의 섬유로 짜여진 정사각형 격자 모양으로 보인다. 이 섬유는 중간섬유(intermediate filament)로 분류되며, 60~70 kDa의 분자량을 갖는 **라민 A(lamin A)**, **라민 B(lamin B)**, 그리고 **라민 C(lamin C)**라고 하는 3종의 외부 막단백질로 구성되어 있다. 라민 A와 C의 mRNA는 동일한 유전자의 대체 스플라이싱(alternatively spliced)된 전사물로부터 형성되며, 라민 A가 133개 아미노산의 카르복시-말단 확장을 갖는 것을 제외하면 동일한 단백질을 암호화한다. 라민 B는 라민 A/C 유전자와는 뚜렷하게 구별되는 유전자에 의해 합성되는 mRNA로부터 암호화된다.

분리된 라민은 약 52 nm 길이의 막대 모양 구조로서 구형 머리 도메인을 갖는다. 다른 중간섬유 단백질과 유사하게, 긴 섬유들의 형성은 구형 머리 도메인에 의해 이루어진다. 라민 B는 라민 A나 C와는 달리, 막 지질에 부착이 가능하도록 **번역후 변형(post-translational modification)**에 의해 이소프레닐(isoprenyl)기가 첨가되어 있다. 핵 내막은 라민 B에 특이적으로 결합하는, 분자량이 약 58,000인 수용체 분자를 가지고 있다. 핵 내막에는 핵층과 막의 결합을 촉진시키는 네스프린(nesprin) 단백질 계열 같은 다중의 수용체 단백질이 존재한다. 네스프린 단백질은 또한 액틴-결합 도메인을 가지고 있어서, 세포골격에서 핵 골격으로 신호를 전달하는 역할을 할 수 있다. 그런 다음, 라민 A와 C는 라민 B와 상호작용하여 핵층과 염색질과의 상호작용을 중개한다. 따라서 간기 세포에서는 세 가지 라민 단백질들이 모두 핵층 복합체를 형성하는 핵 내막 근처에서 발견된다.

유사분열의 전기(prophase) 단계에서 염색질이 응축됨에 따라 핵막과 핵층의 소실이 뚜렷해진다. 그림 6-5에서는 세포주기 동안 핵막의 파괴와 재형성시에 핵 라민 단백질의 참여를 설명하는 모델을 요약하였다.

전자현미경으로 세포를 조사해 보면 세포분열 전기 동안 핵막 조각들이 ER과 결합된 더 작은 소포로 나누어지는 것을 볼 수 있다. 라민 B는 이 소포와 단단히 결합되어 있는 반면, 라민 A와 C는 탈중합되어 세포 전체에서 발견된다. 이러한 라민의 탈중합과 이어지는 핵막의 분해는 라민 카나아제(lamin kinase), p34/cdc2, 그리고 기타의 다른 카나아제에 의한 라민의 인산화에 의해 중개되는 것으로 생각된다. 라민이 인산화되면, 이들은 탈중합되고, 핵막은 작은 소포로 분해되는 반면, 염색체는 응축된다. 세포주기의 말기(telophase) 동안 핵막과 관련 구조물은 분리된 딸 염색체 주위에서 재조립된다. 이러한 핵막의 재조립은 라민에 의해 매개되는 것으로 보이며, 이 단백질에서 인산기가 제거됨과 동시에 일어난다. 핵막의 재형성 직후 딸 염색체의 탈응축이 진행된다. 염색질이

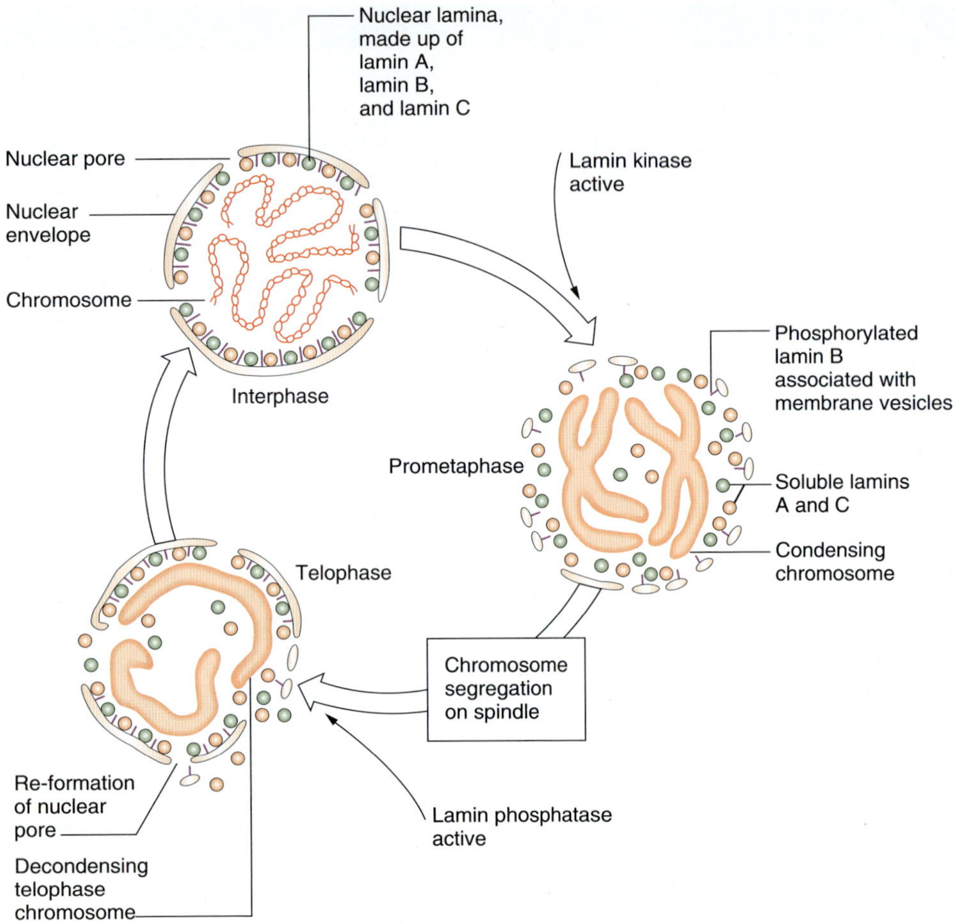

그림 6-5. 유사분열 동안 라민 단백질의 인산화와 핵공 구조물의 상관관계. 세포주기의 간기에서 전기로 진행되면서, 염색체들의 응축과 핵막의 붕괴가 발생한다. 핵 외막의 붕괴는 라민 단백질(A, B, 그리고 C)을 인산화하고, 핵기질을 탈중합시키는 라민 카나아제(lamin kinase)의 활성화와 함께 일어난다. 라민 B는 인산화될 때 잔여 막 소낭과 결합된 채 남아 있는 반면, 라민 A와 C는 전중기 세포 내에 분산되어 있다. 말기의 딸세포에서는 염색체의 탈응축과 동시에, 활성화된 라민 포스파타제(lamin phosphatase)에 의해 라민 단백질로부터 인산기가 제거된다. 이로써 막-결합 라민 B를 핵과 핵막 형성 부위로 사용하여 핵층의 중합이 일어나게 된다.

분산됨에 따라, 라민의 탈인산화가 유도되어 이들이 중합되도록 하며, 이는 차례로 라민 B와 결합된 작은 소포를 융합시켜 정상적인 간기 핵막을 형성하게 한다. 핵막의 재조립으로 이어지는 상호작용은 아직 명확하게 정의되지는 않았지만, 라민에서 인산을 제거하는 데에 관여하는 포스파타제(phosphatase)가 염색질과 밀접하게 관련이 있는 것으로 생각되며, 아마도 **핵기질(nuclear matrix)**이라고 부르는 핵 내부 구조물의 한 성분일 가능성도 있다.

구조적으로나 생화학적으로 정의되어 있지만, 핵기질의 기능은 아직 분명하지 않다. 아마도 가장 분명한 역할은 핵 내부 구획을 조직하고 구조를 제공하는 일일 것이다. 새로이 복제된 DNA와 DNA 합성에 필요한 효소 성분은 기질과 결합되어 있어, DNA 복제기구의 조직화 역할을 암시한다. 최근의 증거들은 활발하게 전사된 유전자와 이들의 전사산물(예, 이질 핵 RNA[heterogeneous nuclear RNA, hnRNA])이 핵기질 추출물 내에 풍부하게 농축되어 존재함을 시사한다. 형광 표지된 핵산 추적자(probe)를 사용하여 핵에서 RNA 전사체의 위치를 파악해 보면, RNA가 핵 구획 내에서 선로들을 따라다니고, 핵 경계 근처에서 특히 더 강한 형광 신호가 나타난다. 따라서 전사 후에 RNA는 핵기질 내에서 확산되는 것이 아니라, 아마도 핵기질 내 섬유에 결합한 채로 세포질로 나갈 성숙한 RNA로 스플라이싱되는 것 같다. 이러한 실험은 핵기질이 핵 구획의 조직화에 중요한 역할을 한다는 개념을 뒷받침해 준다. 또한 최근에 핵 구획에서 액틴 자체를 포함하여, 액틴 세포골격의 많은 성분이 관찰되었다. 이러한 핵 구획에 대한 새로운 관점은 고도로 조직화된 구획 중 하나이며, 이 조직은 핵 기능의 효율적인 작용을 위한 기반을 형성한다. 또한 핵막의 수용체들이 세포의 세포골격, 핵층, 그리고 아마도 핵기질과도 접촉한다는 것을 기억해야 한다. 그러므로, 세포의 조직은 중요한 세포 소기관/구획 내로 확장되고, 세포 외부에서 세포질을 통하여 핵 구획으로 중요한 연결을 제공함으로써 세포의 효율적인 기능을 돕는다. 이를 통해서, 세포는 변화하는 환경에 빠르게 적응하고, 직면해야 하는 많은 도전에서 살아남을 수 있다.

우리는 서로를 정교하게 연결하는 섬유들을 통해 핵과 세포질 구획이 어떻게 접촉하는지를 살펴보았다(그림 6-3). 최근 실험은 핵막 경계 전반에 걸쳐 핵과 세포질 구획을 서로 연결하는 단백질 세트를 생화학적으로 정의했다. 핵 외막에는 다수의 단백질이 존재하며, 이들은 앞서 설명한 바와 같이 세포 주기 동안 핵 외막의 재형성을 포함하여 다양한 핵의 기능에 중요한 것으로 보인다. 예쁜꼬마선충(Caenorhabditis elegans) 모델을 사용하여, 연구자들은 Anc-1이라고 하는 핵 외막 단백질이 세포질의 세포골격 성분과 접촉하고, 세포에서 액틴-의존적인 핵 위치 조절에 참여한다는 것을 보고했다. 유전학을 사용하여 세포내 핵 위치는 핵 내막에 있는 Un-84이라는 단백질에도 의존한다는 것이 증명되었다. 최근의 실험은 두 가지 중요한 점을 시사한다. 첫째, Anc-1과 Unc-84 단백질은 핵 내막과 핵 외막 사이의 공간에서 서로 접촉하고 있어, 두 단백질 모두 핵 구획에서 액틴-기반의 핵 묶음(tethering)에 필요함을 시사하고, 두 번째로 Unc-84 단백질은 내부 핵막을 둘러싸고 있는 라민 단백질과 특이적 접촉을 하는 것으로 나타났다. 따라서 핵골격과 세포골격 단백질 복합체의 연결체(the linker of nucleoskeleton and cytoskeleton, LINC)라고 총칭되는 단백질의 연결을 통해 내부 핵과 세포질 구획 사이에 연결이 있다는 것이 현재 인식되고 있다.

LINC 단백질 복합체는 세포가 세포 환경을 변화시키는 힘에 적응하는 중요한 기전을 제공한다. 기계적 스트레스를 받는 세포가 종종 액틴 세포골격을 조정한다는 것은 잘 알려져 있다(3장에서 논의). 세포에서 액틴 섬유의 재배열은 변화된 액틴 세포골격과 LINC의 결합의 변화를 통해 핵 구획으로 전달된다. 최근에 LINC-액틴 상호작용의 파괴가 중간엽 줄기세포의 비정상적인 분화를 초래한다는 사실이 밝혀졌다. 따라서 핵 구획에서 일어나는 적절한 제어는 세포골격 구성성분에 작용하는 신호에 의해 영향을 받을 수 있다. 이러한 상호작용은 질병 상태에서 치료제의 표적으로 중요해질 수도 있다.

핵의 기능

세포의 유전체는 핵 구획에 격리되어 있다

핵은 세포의 거의 모든 유전정보를 DNA 형태로 가지고 있다. DNA는 4종의 뉴클레오티드(nucleotide)로 구성된다: 두 개는 이중 고리 구조를 가지는 퓨린(purine) 염기[아데닌(adenine)과 구아닌(guanine)]이고, 나머지 두 가지는 단일 고리 구조를 가지는 피리미딘(pyrimidine) 염기[티민(thymine)과 시토신(cytosine)]이다. 1953년에 왓슨(Watson)과 크릭(Crick)에 의해 제안된 DNA의 기본 구조는, 아데닌과 티민 사이(A-T 염기쌍) 그리고 구아닌과 시토신 사이(G-C 염기쌍)의 수소결합으로 서로 결합된 두 가닥의 폴리뉴클레오티드(polynucleotide) 사슬이다. 두 가닥의 사슬은 역평행하면서 상보적(complementary)이

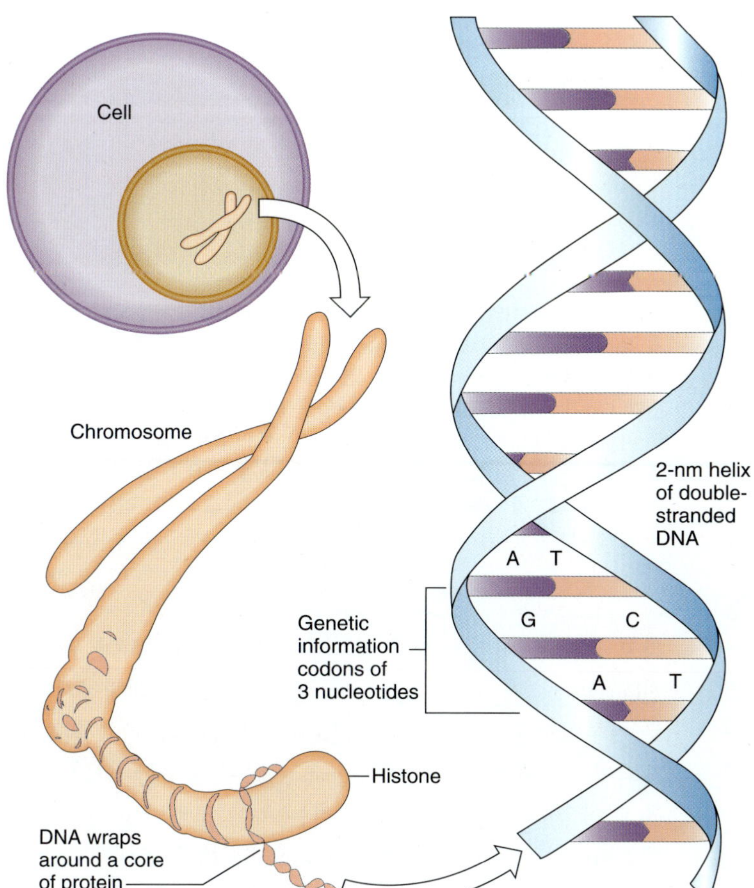

그림 6–6. 세포 핵 내의 DNA와 염색체에 저장된 유전암호의 분자적 수준의 세부 관계. 오른쪽은 두 개의 역평행 가닥(하나는 위에서 아래로 5′에서 3′ 방향이고 다른 하나는 이와 반대이다)이 뉴클레오티드 염기쌍을 통해 결합된 DNA 모델이다. 유전정보를 저장하는 것은 3개 염기로 형성된 코돈에서 뉴클레오티드의 엄격한 배열이다. 제시된 바와 같이, DNA의 2 nm 나선은 단백질과 결합하여, 진핵세포 핵에 들어있는 개개 염색체의 염색사를 형성한다.

며, 직경이 약 2 nm인 이중나선으로 꼬여 있다. 뉴클레오티드는 유전정보가 염기들의 특정 선형 배열에 포함되도록 규칙적 방식으로 배열되어 있다. 유전정보는 유전암호(genetic code)의 **코돈(codons)**이라고 부르는 3개의 뉴클레오티드로 구성된 "단어"로 저장되어 있다. 유전정보로서의 DNA에 대한 모형과 진핵세포 핵에 저장되어 있는 염색체와의 관계가 그림 6–6에 나와 있다.

진핵세포에서, 각 DNA 분자는 **염색체(chromosomes)**라고 하는 선형으로 배열된 단위로 포장되어 있다. 염색체들 내에 저장된 전체 유전정보를 그 생물의 **유전체(게놈, genome)**라고 한다. 인간의 유전체는 24개의 개별 염색체(22개의 상동 염색체들과 2개의 서로 다른 성-결정 염색체)로 포장된 약 3×10^9 뉴클레오티드 쌍을 가지고 있다. 이배체(diploid)인 체세포에는 각각의 염색체에 2개의 사본이 존재하는데, 하나는 어머니로부터, 다른 하나는 아버지로부터 유전된다. 단, 남성의 성염색체는 Y 염색체가 아버지로부터, X 염색체가 어머니로부터 유전되었다. 따라서 이배체 인간 세포는 46개의 염색체와 대략 6×10^9 뉴클레오티드 쌍의 DNA를 포함하고 있다. 이러한 염색체가 별개의 기능적 단위로 유지되기 위해서는, 복제하고(replicate), 유사분열에서 딸세포로 분리되고(separate), 세포 세대들 사이에서 그들의 온전성(integrity)을 유지하는 능력이 있어야 한다. 염색체의 구조와 기능을 조사하는 실험들은 개별 염색체 단위의 유지와 복제에 필요한 이 세 가지 영역 혹은 서열 요소를 규명해 주었다(그림 6–7).

복제를 위해 DNA에는 **DNA 복제원점(DNA replication origin)**이라고 불리는, DNA 합성의 개시를 위한 초점 역할을 하는 특정 영역이 포함되어 있다. 각 염색체는 그 길이 전반에 흩어져 있는 많은 복제원점들을 가지고 있으며, 이들은 세포주기의 S기 동안 비동시적 방식으로 활성화된다. 모든 복제원점들이 동시에 활성화되는 것은 아니지만, 이들은 DNA 합성이 시작되는 특정 뉴클레오티드 서열이다. 이것은 이 서열 사이에도 이질성이 존재하여 염색체의 복제가 순서화되어 있을 가능성을 시사한다. DNA 복제와 복구(repair)는 세포 유지와 질병에 있어 중요한 과정이다(자세한 논의는 뒤의 내용 참조).

세포주기의 M기 동안 염색체를 유사분열 방추사(mitotic spindle)에 부착하는 역할을 담당하는 두 번째 서열 요소를 **동원체(centromere)**라고 한다. 각 염색체는 하나의 동원체 지역을 가지며, 거기서 DNA는 복잡한 일단의 단백질들과 상호작용하여, **방추사부착점(kinetochore**, 키네토코어)이라고 하는 구조를 형성한다. 이 구조는 세포 분열에서 염색체를 딸세포로 분리하는 역할을 한다.

염색체 구조의 유지에 필요한 세 번째 서열적 요소는 선형 염색체의 말단에 위치하며, **텔로미어(telomere**, 말단소체)

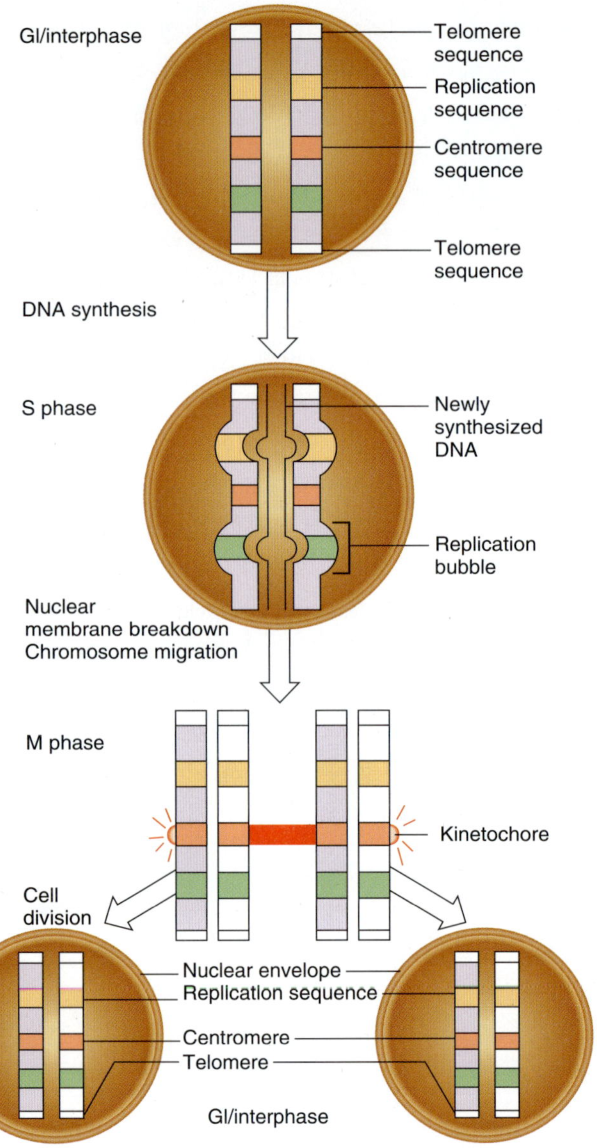

그림 6–7. 염색체의 구조와 복제 유지에 필요한 염색체의 서열 요소. 진핵세포의 핵에서 염색체를 개별 단위로 유지하려면 세 가지 서열 요소가 필요하다. 첫째는 텔로미어(telomere) 서열로, 염색체의 말단에 덮개를 씌워 세포주기의 간기나 G기 동안 분해효소가 개별 단위를 공격하지 못하게 보호한다. 복제를 위해서, 염색체에는 세포주기의 합성(S)기 동안 DNA 합성의 개시 지점으로 역할하는 수많은 복제원점(replication origin)을 가지고 있다. S기 후에 핵막은 붕괴되고, 염색체는 동원체(centromere) DNA 요소라고 하는 염색체 수축 영역에서 형성되는 방추사부착점(kinetochore)을 사용하여 딸세포로 분리된다.

라고 부른다. 이것은 직선 염색체의 말단을 형성하며, 구아노신(guanosine)과 시토신(cytosine) 염기들이 풍부한 반복서열들로 이루어진다. 이 서열들은 텔로머라제(telomerase)에 의해 복제되며, 이 효소는 구아노신(guanosine)이 풍부한 DNA 가닥을 접어 염색체의 말단을 보호하는 특이 구조물을 형성한다. 텔로미어가 정확하게 복제되지 않으면, 해당 염색체가 짧아질 수 있다. 이렇게 짧아진 염색체는 암과 같은 질병과 관련이 있으며, 더욱이, 염색체의 짧아짐 현상은 노인들에서 발견된다. 따라서 연구자들은 텔로미어 유지를 증진시키는 화합물을 찾기 위한 협동적 노력을 펼치고 있다.

DNA 복제와 복구는 중요한 핵 기능이다

DNA의 복제는 세포주기의 합성기(S기)에 발생한다

분열하고 증식하는 세포의 능력은 생물의 정상적인 발달과 성장에 매우 중요하다. 또한 성체 생물에도 혈액이나 소화관 상피조직처럼 지속적이고 빠른 세포 재생을 겪는 조직이 있으며, 이는 세포 증식이 중요한 과정임을 시사하는 것이다. 세포 성장은 **세포주기**(**cell cycle**)라고 하는 고도로 조절된 과정을 통하여 일어나며, 이는 두 개의 동일한 "딸세포(daughter cell)"을 생성하는 결과를 초래한다. 세포주기 동안, 세포의 각 구성 요소들 역시 복제되어야만 생성된 세포가 그 생명체에 기능을 제공할 수 있다. 앞에서 논의한 바와 같이, 중요한 과정 중 하나는 세포 유전체의 복제와 염색체의 유지이다. 이 장에서는 DNA 복제와 복구의 기전을 설명하며, 세포주기의 조절은 10장에서 설명한다.

DNA 복제는 S기(S phase)라고 하는 세포주기의 단계에서 일어나는데, 이 시기에 DNA 합성이 진행되기 때문에 붙여진 이름이다. DNA 합성은 **복제원점**(**replication origins**)이라고 하는 염색체를 따라 특정 위치에서 시작된다. 이들은 뚜렷하게 구별되는 서열들이지만, 고등 진핵생물에서는 단일 기원 서열이 없는 것으로 보인다. 이와는 반대로, 박테리아, 바이러스, 효모에서는 그들의 복제원점을 형성하는 매우 잘 알려진 뉴클레오티드 서열이 존재한다. 인간 세포의 복제원점은 A-T 염기쌍이 풍부한 서열인데, 아마도 A-T 쌍을 분리하는 네 에너지가 덜 필요하기 때문인 것으로 보인다. 그러므로, DNA가 복제될 수 있도록 하는 DNA 가닥의 분리는 A-T 염기를 포함하는 원점들에서 촉진될 것이다.

복제원점은 **개시복합체**(**initiation complex**)를 형성하는 한 그룹의 단백질 인자에 의해 인식된다. 모든 복제원점이 한 번에 시작되는 것은 아니다. 실제로, S 단계 동안 서로 다른 시간에 DNA 합성을 시작하는 복제원점 그룹이 존재한다. 일반적으로, 활발히 전사되는 유전자는 S기에서 먼저 복제되며, 활발히 전사되지 않는 DNA는 나중에 복제된다. 이것은 실험적으로 활발하게 연구되고 있는 두 가지 개념을 시사한다: (1) 전사와 복제는 두 과정을 연결시키는 인자를 공유할 수 있다는 것과, (2) 정확히 동일한 유전자를 발현하는 두 세포 유형은 없기 때문에, 염색체 복제를 조절하는 복제 개시인자에는 이질성(heterogeneity)이 있을 것이라는 내용이다. 이질적인 복합체는 복제를 개시할 수 있게 하고, 손상된 DNA를 인식하

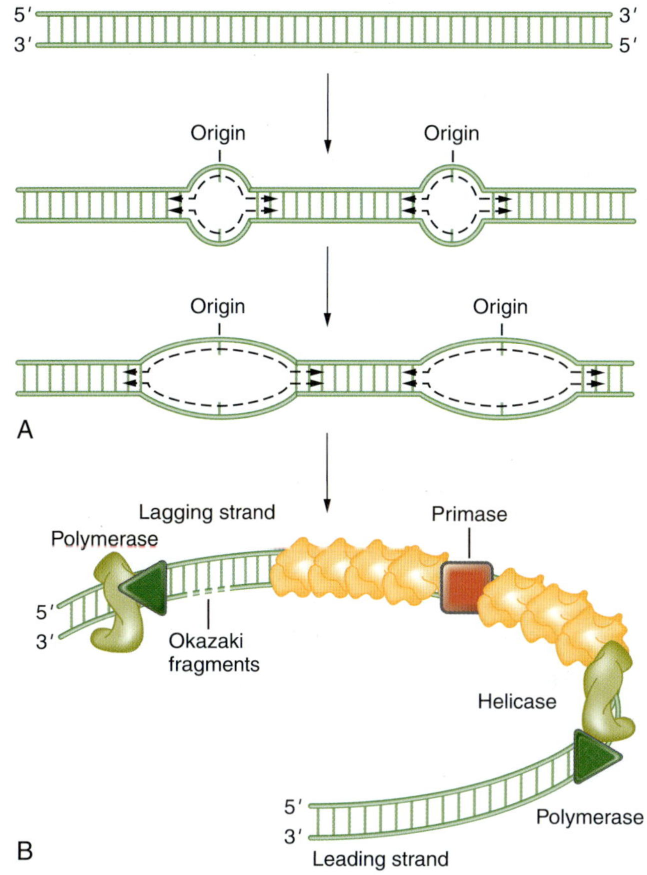

그림 6-8. 염색체 복제를 유도하는 반응. (A) DNA 복제의 주요 과정은 두 개의 개별 복제원점으로부터 시작된다. 복제원점을 인식한 후, DNA 합성은 개시복합체에서 양방향으로 DNA 분자를 따라 진행된다. 합성작용 복합체가 서로 만나면, DNA 가닥이 연결되고, 결합하여, 하나는 부모 가닥과 새로이 합성된 가닥으로 구성된 딸 DNA 분자 가닥을 형성한다. (B) 복제원점에서부터 DNA의 합성에 관여하는 몇 가지 단백질들이 표시되었다. DNA 중합효소(DNA polymerase)는 5′에서 3′으로만 DNA를 합성하기 때문에, 합성이 복제원점으로부터 멀어질 때 두 종류의 반응이 일어난다. 한쪽에서는 선도(leading) 가닥이 하나의 중합효소 복합체를 사용하여 5′에서 3′ 방향으로 합성된다. 다른 가닥에서는 많은 단백질이 참여한다. 여기에는 DNA 가닥을 분리하는 단일 가닥 결합 단백질, RNA 가닥을 사용하여 DNA 합성을 "개시(prime)"하는 프리메이즈(primase) 활성, 그리고 이 RNA로부터 **오카자키 단편**(*Okazaki fragments*)이라고 하는 작은 DNA 조각들을 합성하는 중합효소가 포함된다. 이 작은 조각이 일단 합성되면, 작은 조각들이 연결되어 새로 합성된 DNA 가닥을 형성한다.

기 위해 존재하며, 이러한 인자에서 발견되는 돌연변이는 질병이 발생하는 과정의 기초를 형성한다.

일단 개시복합체 인자에 의해 복제원점이 인식되면, 부모 DNA 가닥이 분리되고 각각은 새로운 DNA 합성을 위한 주형(template)으로 사용된다. 이 합성은 DNA 중합효소(DNA polymerase)에 의해 촉매된다. 진핵세포에서는 중합효소 α, β, γ, δ라 불리는 4개의 DNA 중합효소들이 밝혀져 있다. DNA 중합효소 α는 복제에 중요한 반면, DNA 중합효소 β는 주로 DNA 복구에서 기능한다. 중합효소 γ는 미토콘드리아에 풍부

하며, 미토콘드리아 유전체 복제 및 유지에 관여한다. DNA 중합효소 δ는 주로 DNA 가닥을 신장(elongation)시키는 복제와 복구 모두에서 역할을 한다.

모든 DNA 중합효소는 주형 가닥의 3′에서 5′로 DNA를 복제하므로, 5′에서 3′ 방향으로 새로 합성된 가닥을 생성한다. 중합효소는 모두 단일 방향으로 작업하기 때문에, DNA의 복제에는 많은 단백질들의 작용이 관여되어야 한다. DNA 복제는 복제원점으로부터 양방향 방식(bidirectional fashion)으로 일어난다. 이것은 그림 6-8에서 지적하였듯이, 특정한 위치에서 시작됨을 의미하며, 그 과정은 그 후 양방향으로 동시에 이동한다는 뜻이다.

진핵세포 염색체에는 많은 복제원점이 있기 때문에, 양방향 이동은 전체 염색체의 복제가 비교적 짧은 기간에 이루어질 수 있게 한다. 그림 6-8에서 보는 바와 같이, 각각의 딸 분자는 일단 합성되면, 한 개의 온전한 부모 가닥과 하나의 새롭게 합성된 가닥을 가지며, 이들은 적당한 염기쌍 상호작용으로 결합된다. 따라서 생성된 염색체는 소위 **반보존적 과정(semiconservative process)**에 의해 복제된다. 각 복제원점에서 형성된 복제 분기(replication fork)를 DNA의 "기포(bubble)"라도 한다. 복제 분기점은 활발한 합성작용이 진행되고 있는 지역이며, 여러 단백질의 협동적인 노력을 필요로 한다.

헬리케이즈(helicase)라고 하는 단백질 부류는 부모 DNA 가닥을 풀고, 단일 가닥 결합 단백질(single-strand binding proteins)과 **국소이성질화효소(토포아이소머라아제, topoisomerase)**라고 하는 두 번째 단백질 그룹의 작용에 의해 가닥이 분리된 상태로 유지된다. 이러한 단백질 복합체로 DNA 가닥은 별도로 유지되고 각각은 DNA 중합효소에 의해 복제된다.

DNA는 복제원점으로부터 양방향으로 합성되며, 이를 수행하는 가장 간단한 기전은 중합효소가 각 가닥에 결합하여 DNA 가닥을 합성하는 것이다. 이를 위해서는 양방향, 즉 5′에서 3′와 3′에서 5′로 DNA의 합성이 필요하다. 하지만, DNA 중합효소는 5′에서 3′으로만 DNA를 합성한다. 따라서 유전체를 합성하는 기전은 DNA 합성작용에서의 가닥들의 꼬임을 고려해야만 한다. 연구자들은 방사성 동위원소가 포함된 DNA 전구체를 사용하여, 복제원점 근처에서 발생하는 새로운 DNA 가닥의 합성이 비대칭이며 동일하지 않음을 보여주었다.

더욱이, 이 실험은 복제 분기점 근처에 약 1에서 200염기 길이의 짧은 DNA 조각이 존재함을 보여주었다. DNA 합성의 비대칭성은, 선도 가닥(leading strand)이라고 하는 주형 가닥의 5′에서 3′로 연속적인 합성(continuous synthesis)과 오카자키 단편(Okazaki fragment)들로 불리는 짧은 조각들이 생기는 반대쪽 지체가닥(lagging strand)에서의 합성 때문에 생긴다. 오카자키 단편들 또한 5′에서 3′으로 합성되지만, 뉴클레오티드 첨가의 방향은 DNA 가닥의 전체 성장 방향과 반대이다. 짧은 오카자키 단편들이 합성된 후에, 서로 결합하거나 연결되어 새로운 DNA의 연속적인 가닥이 형성된다.

DNA 복구는 세포의 생존에 중요한 과정이다

DNA 복제도 약간의 오류가 발생한다. 이것은 단일 방향으로 DNA를 합성하는 중합효소를 이용하고, 오류를 효율적으로 감지하고 복구하는 세포 기전에 의해 개선될 수 있다. 합성상의 오류 외에도, 세포의 DNA는 자외선이나 화학물질 같은 외부적 요인이나 세포 반응으로 생기는 활성산소 등에 의해 끊임없이 공격을 받는다. 일반적으로, 손상된 DNA의 복구는 다음 3단계를 따른다; 즉, (1) 손상되거나 변경된 DNA의 인식(recognition), (2) 손상을 복구하는 데에 필요한 단백질의 조립(assembling), (3) 손상된 DNA의 복구(repair) 과정이다(그림 6-9)

손상된 DNA를 복구하는 것은 매우 중요한데, 그것은 교정되지 않은 실수가 복제되어 늘어나게 되면 개체에 심각한 영향을 미칠 수도 있기 때문이다. DNA가 손상될 수 있는 방식은 다양하기 때문에, 여러 단백질이 손상을 정확하게 감지하고, 적절한 복구 복합체를 조립하도록 신호를 보낼 수 있어야 한다. 따라서 이러한 탐지 체계의 돌연변이가 질병의 근본 원인이 될 수 있다는 점은 놀라운 일이 아니다. 표 6-2는 DNA 감시 복합체의 돌연변이와 이들이 연결될 수 있는 질병의 일부 목록을 보여준다(임상 증례 6-1).

표 6-2. DNA 복구 손상과 연관된 질병

Disease	Defect/Name
Skin cancer, ultraviolet light sensitivity, neurologic defects	Nucleotide excision repair/xeroderma pigmentosum (XP)
Colon cancer	Mismatch repair
Leukemia, lymphoma, genome instability	ATM protein kinase/ ataxia-telangiectasia (AT)
Breast cancer	Homologous recombination repair network/BRCA-2
Premature aging, genome instability	DNA helicase/Werner syndrome
Stunted growth, genome instability	DNA helicase/Bloom syndrome
Congenital abnormalities, leukemia, genome instability, cancer at various sites	DNA intrastrand repair/Fanconi anemia

Data from Cleaver JC, Mitchell DL. *Cancer Medicine*, vol. 1. 2003; Mitchell JR, et al. *Can Opin Cell Biol* 2003;15:232–240; Yang Y, et al. *J Neurosci* 2005;25:2522–2529; Proietti DSL, et al. *DNA Repair* 2002;1:209–223; Wood RD, et al. *Science* 2001;291:1284–1289; Sancur A, et al. *Annu Rev Biochem* 2004;73:39–85.

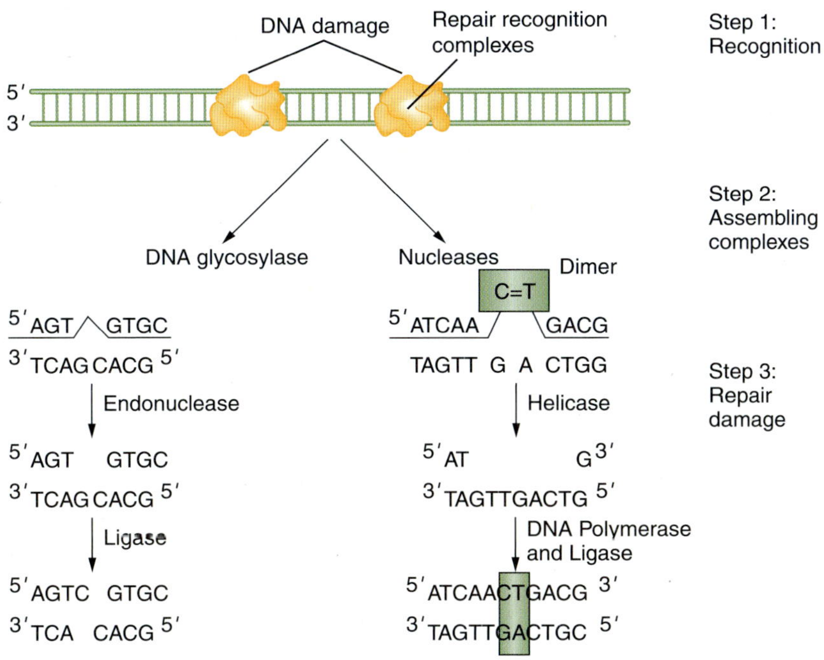

그림 6-9. 진핵세포에서 DNA 복구 과정 반응. DNA 복구 경로의 주요 단계에는 (1) 복구할 DNA의 인식, (2) 적절한 복구 복합체의 조립, 그리고 (3) DNA 복구이다. 인식 단계에서는 돌연변이 또는 손상된 DNA를 식별할 수 있는 복합체에 의한 DNA의 지속적인 감시가 필요하다. 이것은 많은 구성 인자들이 관련되어 있음을 의미하며, 아마도 많은 질병이 이 단백질 복합체의 돌연변이를 가지고 있는 이유이기도 하다. 적절한 복구 복합체를 소집하기 위해서는 염기 절제 복구 경로나 뉴클레오티드 절제 복구 경로 중 어느 경로를 사용할 것인지 결정해야 한다. 마지막으로, 실제적 복구는 이중가닥 DNA 분자를 "기워 붙이는(patch)" 중합효소와 리가아제가 필요하다.

임상 증례 6-1 색소성 건피증

레이몬드 다나까(Raymond Tanaka)는 최근 가족과 함께 시애틀에서 로스앤젤레스로 이사한 9살의 일본계 미국인 소년이다. LA로 이사온 몇 달 후, 그의 어머니는 그를 피부과에 데려갔다. 왜냐하면, 남부 캘리포니아의 태양에 조금만 노출되어도 심한 일광 화상을 입었고, 이 화상은 몇 주가 지나도 사라지지 않았기 때문이다. 또한 그는 몇 달 동안 치유되지 않은 혀의 상처에 대해서도 불평했다. 그의 어머니는 시애틀에서 레이몬드가 실내 활동은 하였지만, 야외 활동을 거의 하지 않았다고 말했다. 특히 태양이 있을 때는 태양이 자신을 짜증나게 하기 때문에 더욱 외출하지 않았다. 그의 어머니는 항상 그의 피부와 머리를 가리는 것에 대해 매우 주의를 기울였고, 그가 밖에 나갈 때마다 자외선 차단제를 바르도록 했다. 신체검사상, 레이몬드는 밝고 민첩한 9세 아이였다. 그의 시력은 20/20이지만, 결막에는 다소 뿌연 형태로 덮고 있는 충혈 부위가 존재하였다. 그의 피부는 광범위하게 주근깨가 있으며, 얼굴과 팔에 가죽 같은 어두운 반점이 있는 넓은 부분이 있었다. 왼쪽 손목에 불규칙한 진물이 나는 병변이 있고, 혀 끝에 "구멍이 뚫린" 병변이 있었다.

문진 과정에서, 어머니는 레이몬드에게는 두 명의 형제와 자매가 있으며, 이들 모두 주근깨나 태양 과민증을 앓은 적이 없고, 가족 중 누구도 레이몬드에서 나타나는 주근깨 같은 것을 갖고 있지 않다고 말했다.

소년의 거부에도 불구하고, 피부과 의사는 그의 손목 병변에서 3회의 작은 펀치 생검을 그리고 그의 혀에서 얇은 슬라이스 생검을 했다. 레이몬드 피부 생검 중 2건은 광선각화증(actinic keratoses)을 보였으나, 세 번째 생검에서는 생검 조직의 가장자리에서도 명백한 기저 세포암(basal cell carcinoma)을 관찰하였다. 혀 생검에서는 생검 부위를 넘어 국소적으로 침윤된 침습성 편평상피세포암(invasive squamous cell carcinoma)을 관찰하였다. 이것은 후속의 외과적 절제와 입술 재건을 필요로 했다.

다중 유전자 검사를 수행한 결과에서 XPA 유전자의 동형 돌연변이가 확인되었다.

색소성 건피증(Xeroderma Pigmentosum)의 세포 생물학, 진단 그리고 치료

레이몬드는 색소성 건피증(xeroderma pigmentosum)이 있다. 이 상염색체 열성 유전성 장애는 일반적으로 어린 시절에 발생하며, 태양 빛에 의해 피부에 유도된 과도한 전악성(premalignant) 및 악성(malignant) 변화와 관련이 있다. 영향을 받는 개인은 장애가 없는 개인보다 피부암에 걸릴 확률이 약 1,000배 더 높다. 광선각화증과 기저 세포암이 흔하다. 편평상피세포암(squamous cell carcinoma) 발생은 빈도는 낮지만 규칙적으로 발생하며, 흑색종(melanoma)에 대한 평생 위험도는 건피증 환자의 경우 5%로, 일반인보다 훨씬 높다. 각막 혼탁은 많은 곳에서 발생하며, 아마도 피부에서와 같이 각막에서도 동일한 상피 손상을 나타낸다. 이 질병은 일본에서는 비교적 흔하지만(1/20,000), 북아메리카와 유럽 인구에서는 훨씬 덜 흔하다. 남성과 여성에 대한 영향은 동일하다.

색소성 건피증 환자는 유전된 부적절한 DNA 복구 기전으로 인해 태양에 매우 민감하다. 햇빛에 존재하는 자외선은 일반적으로 모든 개인의 피부 DNA에 돌연변이를 일으킨다. 그러나 건강한 사람은 돌연변이된 DNA 부분을 제거하고 정상적인 염기쌍으로 대체할 수 있는 정상적인 복구 기전을 가지고 있다. 이를 위해 이러한 돌연변이를 제거하고 대체하는 역할을 하는 엔도뉴클레아제(endonuclease)라고 하는 특정 단백질이 있다. 색소성 건피증 환자의 경우에는 중요한 엔도뉴클레아제가 없거나 기능 장애가 있으므로, 피부 세포의 일상적인 DNA 손상을 복구할 수 없다. 특히 표피를 관통하는 UVB 유형의 자외선에 노출되면, 반응성 시클로부탄올(cyclobutanol)이나 기타 6,4-광생성물이 생성되어 피부 세포 DNA에서 비기능적인 피리미딘 (pyrimidine) 부산물을 형성하는 반응이 일어난다. 만약 손상된 DNA 부분이 관여하여 p53과 같은 종양 억제 유전자를 억제하는 경우, 영향을 받은 세포에서는 억제되지 않은 증식과 종양 발생 작용이 일어날 수 있다.

자외선 차단은 색소성 건피증 환자에게 매우 중요하지만, 달성하기가 매우 어려울 수 있다. 환자는 지속적으로 자외선 차단제를 사용해야 하며, 항상 자외선 차단 고글을 착용해야 한다. 실내에서는 창문에서 멀리 떨어져 있어야 하고, 실외에서는 몸을 완전히 가려야 한다. 노출된 형광등 전구는 소량의 자외선을 방출하므로 피해야 한다. 비타민 D 결핍은 햇빛 부족으로 인해 발생하므로 종종 비타민 D 보충이 필요하다. 피부암의 치료를 위해 외과적 수술을 선택할 수 있지만, 평생에 걸쳐 많은 암이 발생하기도 하고, 궁극적으로 미용이 중요한 문제가 되기 때문에 절제 부분을 최소화할 필요가 있다. 광선각화증은 냉동요법(cryotherapy)으로 관리할 수 있지만, 광역학 요법(photodynamic therapy)은 표재성 피부암이나 수술 전에 암을 축소하는 데 적합할 수 있다. 피부암의 발병을 예방하기 위해 고용량으로 투여되는 레티노이드(retinoids)를 사용할 수 있다. 레티노이드는 세포 증식, 분화 및 세포사멸을 조절하므로 UV 영향을 받는 세포의 발암 가능성을 감소시킨다. Imiquimod 또는 5-fluorouracil과 같은 국소 화학 요법은 간헐적으로(3–6개월마다) 무기한으로 사용할 수 있다. XP를 가진 개인에서 편평세포암을 치료하거나 또는 예방하기 위해 PD-1 억제제와 같은 면역 요법의 역할에 대한 연구가 진행 중이다. 또한 시험관 내에서 일시적으로 DNA를 복구할 수 있는 박테리아 DNA 복구 효소인 T4 엔도뉴클레아제 V에 대한 연구도 진행되고 있다. 유전적 상담이 필요하며, 환자의 형제자매는 보인자로 평가되어야 한다. 전이성 피부암은 가장 흔한 사망 원인이며 40대에 종종 발생한다.

DNA 병변을 인식한 후, 손상된 DNA는 두 가지 기전 중 하나에 의해 복구된다. 염기 절제 복구(base excision repair)라고 하는 한 가지 경로는 DNA 글리코실화효소(DNA glycosylase)라고 불리는 효소에 의해 손상된 염기가 DNA로부터 절단되고 제거되는 것이다. 두 번째 복구 경로는 뉴클레오티드 절제(nucleotide excision)라고 하는 것으로, 손상 부분의 작은 DNA 덩어리가 하나의 단위로 제거되는 것이다. 손상을 제거한 후 두 경로 모두 DNA를 재합성하고 복구된 DNA를 올바로 연결하여 복구를 완료한다. 효율적인 복구 체계는 DNA의 안정성을 높여서 저장된 정보의 충실도를 높이고 그 생명체의 생존 가능성을 향상시킨다.

우리는 이전에 LINC 단백질 복합체를 통해 세포의 세포질 구획과 핵 구획을 연결하는 개념에 대해 얘기했다. DNA 복구를 포함한 핵 기능을 촉진하는 방식으로 핵을 구성하는 것으로 보이는 단백질의 핵골격 복합체가 있다. 구조 단백질 α-스펙트린(구체적으로 비적혈구성 αSpIIΣ1 이성질체)이 핵 구획에 존재하고, 복구를 위해 DNA 손상 동안 복합체를 구성하는 데 참여하는 것으로 나타났다. 이는 미토마이신 C(mitomycin C, MMC) 및 8-메톡시소랄렌(8-methoxypsoralen, 8-MOP)과 같은 발암 물질에 의해 유발되는 **가닥간 가교(interstrand cross-links, ICL)**를 유도하는 약제를 비롯한 다양한 질병 상태에서는 분명하다. 또한 αSpIIΣ1은 **판코니 빈혈(Fanconi anemia)** 같은 질병 상태의 DNA 복구 부위에서 효소 복합체를 국소화하고 조직화하는 것으로 나타났다. αSpIIΣ1은 DNA ICL의 부위를 절개하는 XPF와 같은 복구 단백질과의 직접적인 결합을 통해 핵 DNA의 복구를 촉진하는 데 필요한 효소 복합체를 모집한다. 추가적으로, 핵 라민은 DNA 복구 과정에 참여하는 것으로 밝혀졌으며, 라민 B의 돌연변이체는 복구 능력이 감소된 것으로 밝혀졌다. 마지막으로, 원래 엄격하게 세포질에 상주하는 것으로 간주되었던 다른 단백질이 핵 복합체에 존재한다는 것이 최근에 입증되었다. 이러한 실험은 핵 구획이 세포골격 구성요소를 통해 매우 많이 조직화되어 있으며, 이러한 조직이 유전자 전사 및 조절, 그리고 DNA 복구와 같은 적절한 핵 기능에 매우 중요하다는 것을 분명하게 보여준다. 이 분야는 향후 질병 치료제 개발 유익한 영역이 될 것이다.

DNA는 핵 단백질에 의해 포장되어 핵 염색질을 형성한다

세포 핵 내의 DNA는 다양한 핵 단백질과 결합되어 있으며, DNA-단백질 복합체를 **염색질(chromatin, 크로마틴)**이라고 한다. DNA와 결합되어 있는 단백질은 두 가지 일반적인 범주로 분류될 수 있다; 즉, 히스톤성 염색체 단백질(histone chromosomal protein)과 비히스톤성 염색체 단백질(nonhistone chromosomal protein)이다. 비히스톤성 단백질은 이질적인 폴리펩티드 집단으로서 구조적 단백질(고이동성 단백질 그룹[high mobility group of protein, HMG]), 조절 단백질(Fos나 Myc 같이 유전자 조절에 직접적인 역할을 하는 것으로 보이는 것), 그리고 핵의 기능에 필요한 효소(RNA 중합효소와 DNA 중합효소)를 포함한다. 히스톤 단백질은 진핵세포에서만 발견되며, 단연코 핵에서 가장 풍부한 단백질이다. 히스톤은 양으로 하전된 아미노산(아르기닌과 라이신)이 풍부한 비교적 작은 단백질이며, 이 아미노산들은 전체적으로 그 단백질에 양전하(염기성)를 부여함으로써 음으로 하전된(산성) DNA 분자와 단단히 결합할 수 있도록 한다.

H1, H2A, H2B, H3 및 H4로 지정된 다섯 가지 유형의 히스톤이 존재한다. 이들 중 네 가지 히스톤인 H2A, H2B, H3, 그리고 H4는 **뉴클레오좀(nucleosome)**이라고 하는 DNA-단백질 복합체의 내부 핵심(inner core)을 형성하는 데에 관여하므로, **뉴클레오좀성 히스톤(nucleosomal histones)**이라고 한다.

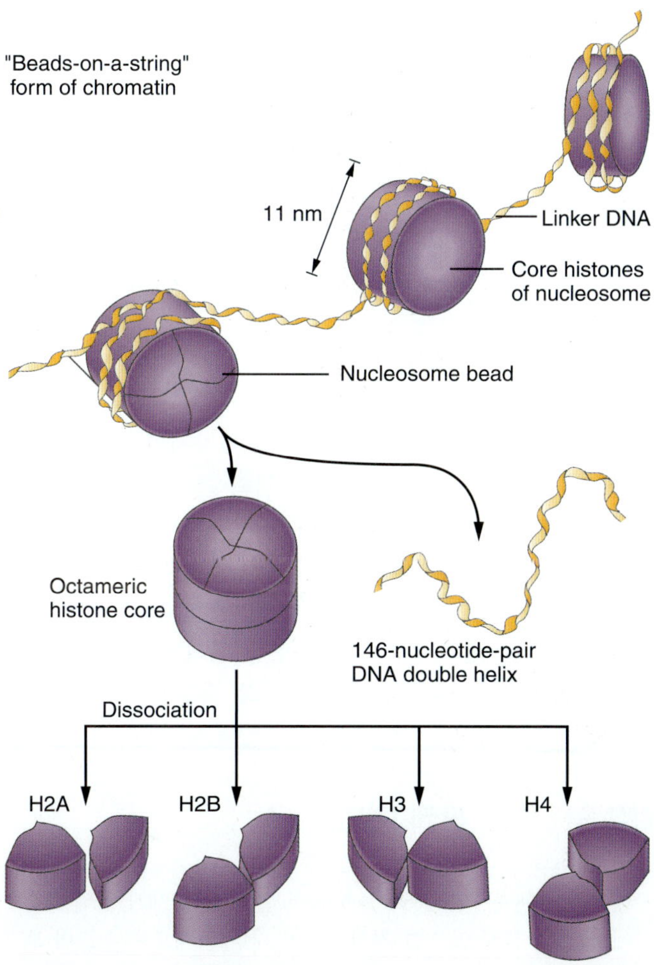

그림 6-10. 염색질의 반복적 구조를 조사하는 실험의 개요. DNases I과 같은 비특이적 핵산분해효소(nucleases)로 염색질을 분해하면, **뉴클레오좀**(*nucleosome*)이라고 하는 반복성 단위가 방출된다. 이것은 염색사의 "염주 구슬"을 나타낸다. 뉴클레오좀 구성 성분을 분석한 결과, 염주 구슬은 단백질 핵심 주변을 둘러싸고 있는 146개의 반복되는 크기의 DNA로 구성된다는 것이 입증되었다. 그 단백질 핵심은 핵심 히스톤 혹은 뉴클레오좀 히스톤으로 불리는 H2A, H2B, H3, 그리고 H4가 각각 두 분자씩 참여하여 만들어진다.

뉴클레오좀은 염색질 섬유(chromatin fiber, 염색사)의 기본 단위이며, 전자현미경 사진들에서 염색질이 유리구슬을 꿴 실(bead-on-a string) 모양으로 보이게 한다. 히스톤-DNA 염색질 복합체 구조에 대한 연구는 비특이적 핵산분해효소(nucleases)를 사용한 염색질을 분해하는 방법에 의존해 왔다(그림 6-10).

이러한 연구는 염색질의 기본 구조가 뉴클레오좀 구슬(nucleosomal bead)이라고 부르는 반복 단위로 분해될 수 있음을 보여준다. 각 뉴클레오좀 구슬은 H2A, H2B, H3, 그리고 H4 히스톤이 각각 2개씩 포함된 8량체 단백질로부터 형성되며, 이 주위에 약 150개의 뉴클레오티드쌍의 DNA가 감겨 있다. 이것은 뉴클레오좀성 히스톤으로 이루어진 8합체 중심 구조를 완전히 두 바퀴 감쌀 수 있는 정도의 DNA의 양이며, 대략 직경 11 nm 정도의 염색사(chromatin fiber)를 만든다. 11-nm 염색사는 DNA와 단백질로 이루어진 가장 단순한 배열을 가지고 있기 때문에, 핵에서 염색질을 포장하는 기본 단위로 간주된다. 하지만, 간기 세포에서는 DNA의 일부분만이 11 nm 섬유로 포장되는 것으로 보이며, 아마도 활발히 전사되고 있는 유전자 서열의 DNA 부분에는 제한되어 있을 것 같다. 핵을 가볍게 처리하고 전자현미경으로 조사해 보면, 대부분의 염색질은 직경 30 nm의 섬유로 발견된다. 이 30-nm 염색사는 나머지 히스톤인 H1에 의한 뉴클레오좀의 포장을 나타내는 것으로 생각된다. 30-nm 염색사의 형성을 설명하는 한 가지 모델은 뉴클레오좀 DNA에 대한 H1 분자의 협력적인 결합이다. 각 히스톤 H1 분자는 그 분자의 중심 지역을 통하여 뉴클레오좀의 고유 부위에 결합하고, 이웃하는 뉴클레오좀의 접촉 부위들로 뻗는다(그림 6-11). 이러한 협력적인 결합은 뉴클레오좀이 규칙적인 반복 배열을 갖도록 서로를 끌어당겨 30-nm 염색사를 형성하는 방식으로 뉴클레오좀을 촘촘히 결합시키는 것 같다.

간기에서 진핵세포 핵 내부의 염색질은 응축 상태에 따라 두 부류로 나뉜다. 고도로 응축되어 전사적으로 불활성인 것으로 생각되는 염색질을 이질염색질(heterochromatin)이라고 한다. 간기 핵의 전자현미경 사진에서 이질염색질은 일반적으로 핵 주변과 핵소체(nucleolus) 주변의 띠 부분에 집중되어 있다. 핵에 존재하는 이질염색질의 양은 그 세포의 전사 활성과 상관이 있다. 즉, 전사적으로 활성인 세포에서는 이질염색질이 거의 존재하지 않은 반면, 전사적으로 불활성 세포인 성숙한 정자의 핵에는 고도로 응축된 염색질이 훨씬 많이 포함되어 있다. 전형적인 진핵세포에서, 염색질의 90% 가량은 전사적으로 불활성인 것으로 생각된다. 이러한 불활성 염색질의 양은 고도로 응축된 이질염색질로 설명될 수 있는 것보다 훨씬 더 많다. 따라서 이질염색질은 특수한 기능을 가질 수도 있는 특수한 형태의 불활성 염색질로 생각된다. 예를 들어,

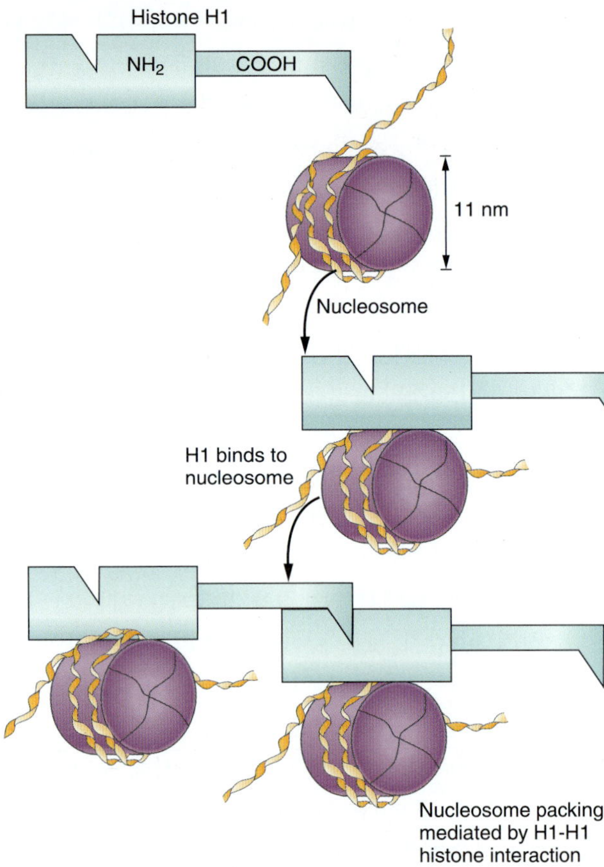

그림 6-11. 히스톤 H1에 의한 염색질의 30-nm 섬유로의 포장. 히스톤 H1 분자는 2개의 뚜렷하게 구별되는 영역들, 즉 구형의 NH2-말단 영역과 COOH-말단의 "팔" 부분을 가지고 있다. 뉴클레오좀이 있는 경우, H1 분자는 구형 영역과 이어지는 H1-함유 뉴클레오좀에 도달할 수 있는 COOH-팔 분절을 통하여 뉴클레오좀의 특정 지역에 결합한다. 그런 다음, 히스톤 H1의 COOH-말단 도메인은 협조적인 H1-H1 상호작용에 의해 서로 인접한 H1 뉴클레오좀의 특정 부위와 상호작용할 수 있다.

동원체 지역 근처의 DNA는 반복적인 DNA로 구성되어 있으며, 이러한 서열은 이질염색질 DNA의 주요 부분을 구성하는 것으로 보인다. 전사적으로 활성인 나머지 10%의 염색질은 더 확장되어 있고, 분산된 형태로 발견되며, 이를 진정염색질(euchromatin)이라고 부른다. 진정염색질은 핵을 빠져나가 특정 세포 유형의 단백질을 암호화하는 RNA 분자를 제공하는 역할을 한다.

염색체는 유사분열에서 염색질이 광범위하게 농축되어 있을 때 광학현미경으로 뚜렷하게 구별되는 단위이다. 중기 염색체에서의 DNA의 응축 정도를 30-nm 섬유로 설명할 수는 없다. 결과적으로, 이런 상태가 되기 위해서는 고차원의 포장 단위가 필요하다. 개구리의 난모세포에서 발견되는 램프브러쉬 염색체(lampbrush chromosome) 같은 특이한 염색체의 모습을 조사한 연구로부터, 염색체의 영역은 확장된 고리로 존재함을 알 수 있었는데, 이 고리는 특수한 단백질-DNA 복합체에 의해 고리 시작 부분들이 서로 붙어 있다. 그림 6-12에 제시된 염색질 응축 모델은 가장 응축된 상태일 때의 전형적인 인간 염색체의 크기(~1.4 μm)를 설명하기 위한 것으로, 염색질의 확장된 고리 구조가 다시 한번 응축되어야 하며, 아마도 고리 영역들이 서로 당겨짐으로써 조밀하게 감긴 나선형태를 형성함을 보여준다. 그러므로, 개별 염색체들의 ~10^7개 염기쌍이 중기에 관찰되는 ~1.4 μm의 염색체로 줄어드는 데 필요한 응축의 정도를 달성하기 위해서는, 2 nm의 이중나선 사슬로 이루어진 DNA가 적어도 네 단계의 포장(packaging)이 필요하다.

인간의 유전체는 각 이배체 세포에서 46개의 염색체를 포함하며, 여기에는 한 쌍의 성-결정 염색체와 22쌍의 상염색체가 존재한다. 완전히 응축된 중기 염색체를 다양한 염색이나 염료로 염색하는 것을 포함하는 세포학적 방법은 개별 염색체를 식별하기 위해 유용하게 사용되어 왔다. 예를 들어, 김자(Giemsa) 시약으로 중기 염색체를 염색하면, 각 염색체 단위에 **G-밴딩(G banding)**이라는 특징적 띠의 양상이 나타난다. 염색체가 일단 염색되면, 현미경으로 관찰할 수 있다. 이런 방법으로 만들어진 염색체들의 배열을 그 생물의 **핵형(karyotype)**이라고 한다. 그림 6-13은 정상 인간 여성의 중기 염색체(46, XX 핵형)를 김자 염색(Giemsa 염색)으로 분석한 핵형 분석의 예를 보여준다.

이런 방법을 이용하여, 다양한 인간 질병을 비정상적인 염색체 수와 연관 지을 수 있다. 한 가지 예로, 그림 6-13에 제시된 다운 증후군(Down syndrome)은 부가적인 21번 염색체가 특징이다. 유전체에서 각 염색체의 특정 지역이 손실되거나 이동하여 초래되는 기타 이상—예를 들면, 염색체 5번의 단완 일부가 손실되어 초래되는 **묘성** 증후군(**cri du chat** syndrome)등—을 이런 기술로 찾아낼 수 있다. 그러므로, 핵형 검사는 특정 유전 질환들과 관련된 염색체의 이상을 찾아내는 유용한 도구를 제공하며, 이러한 질병에 대한 출생 전 진단에 특별히 유용한 기술이다(임상 증례 6-2).

임상 증례 6-2 판코니 빈혈

네이든 루벤슈타인(Nathan Rubenstein)은 빈혈 증세가 심해 호흡에 신경을 쓰지 않으면 저산소증이 나타날 정도여서 소아 혈액학자에게 상담 받으러 온 16세 소년이다. 상담 의사는 헤모글로빈 수치가 7.2 g이고, 적혈구 수는 2,200, 그리고 혈소판 수는 76,000임을 발견하였다. 그는 수혈을 받거나 감염 병력이 없었다. 네이든의 어머니는 그의 형들 중 하나가 몇 년 전에 급성 골수성 백혈병의 빠른 진전으로 사망했기 때문에 매우 놀랐다. 다른 세 명의 형제와 1명의 자매는 매우 건강했다.

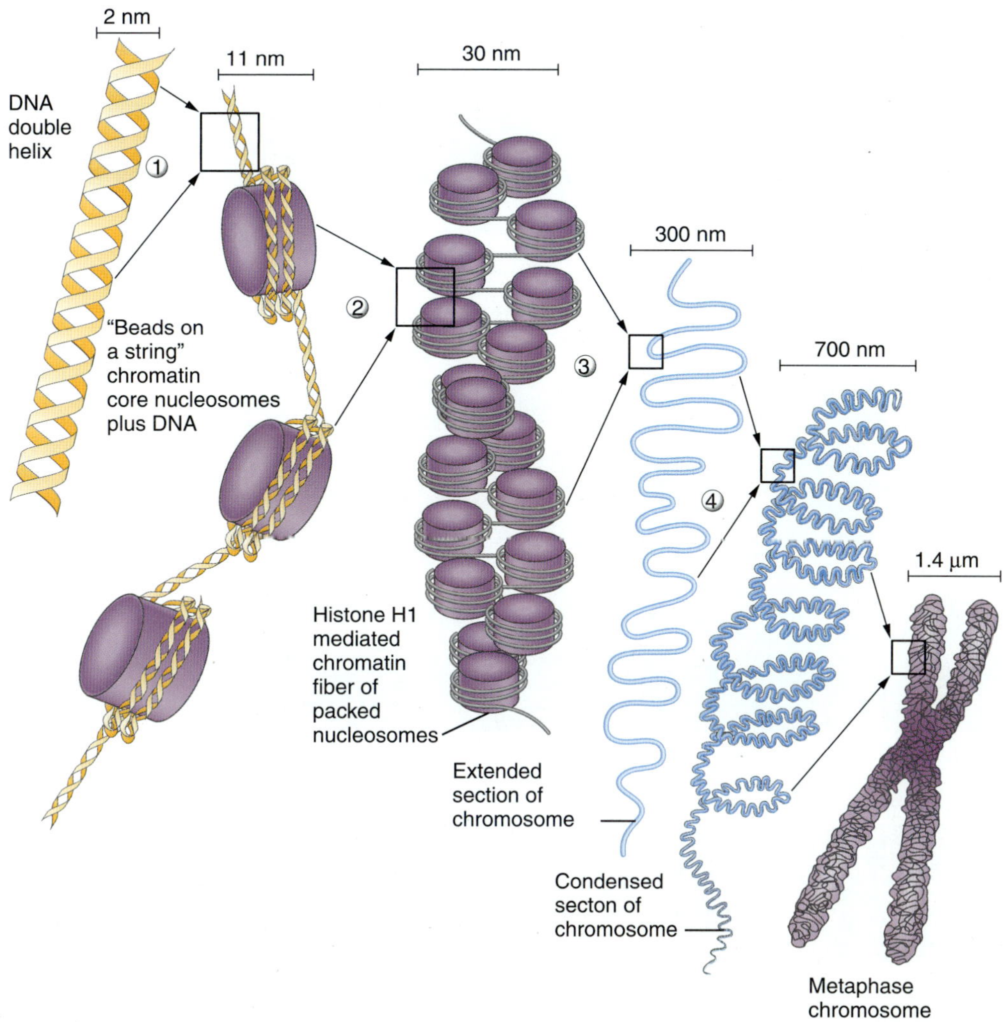

그림 6-12. 중기 염색체로 포장되기 위한 염색질 응축 모델. 1차 포장은 DNA 나선이 핵심 뉴클레오좀 단백질과 결합에 의해 11-nm 염색사를 형성하는 것이다. 30-nm 섬유를 형성하기 위해서, 히스톤 H1의 협력적 결합이 일어나서 뉴클레오좀을 가까운 위치로 끌어당긴다. 30-nm 섬유는 염색체의 고리 부분에 나타나며, 이들의 접힘으로 인해 ~300 nm의 10배 포장 단위를 형성한다. 고리가 있는 도메인은 2차 고리로 배열되어, 그 염색질을 700 nm 구조로 접는 것으로 생각되지만, 이 포장을 초래하는 그 상호작용은 아직 잘 알려져 있지 않다.

검사를 해보니, 네이든은 얼굴이 창백하고 허약해 보였으며, 팔이 짧고 엄지손가락도 짧아서 외모가 특이한 소년이었고, 나이에 비하여 어리고 키가 작았다. 그는 열은 없었지만, 맥박은 108까지 올라갔으며, 호흡수는 23이었다. 그는 병원 계단을 한 번에 올라온 후라 호흡이 약간 가쁜 상태였다. 그 내과의사는 네이든의 어깨와 등에 몇 개의 "담갈색(cafe au lait)" 반점이 있음을 알아차렸다. 나머지 검사는 그의 복부에서 기관이나 덩어리들이 만져지지 않는 것으로 보아 별로 심각한 것은 없었다.

혈액학자는 실험실 연구를 위해 약간의 혈액을 뽑았으며, 골수 중심 생검물(bone marrow core biopsy)과 흡인 생검물(aspiration)을 얻었다. 또한 그는 골격 연속 방사선 사진(skeletal bone series of radiographs)을 의뢰하였다. 또한 네이든의 어머니에게 조직 적합성 검사를 위해 나머지 건강한 4명의 형제 자매들을 데리고 올 것을 요청하였으며, 실험실 결과를 1주일 내에 보내겠다고 했다. 그는 루벤슈타인 부인에게 네이든이 심각한 빈혈이라고 말하고 다음 1주일 동안 어떤 심한 운동도 피할 것을 제안했다. 하지만, 그는 네이든이 다른 혈액형들에 민감하게 되는 것을 원하지 않으므로, 이번에는 수혈하는 것을 권하지 않는다고 말했다.

네이든의 혈액 도말 표본은 적혈구 대구증(macrocytosis)이 있고, 감소된 백혈구는 30%가 다핵세포들이었으며, 혈소판은 감소하였으나 크기가 커졌음을 보여주었다. 골수 검사 결과는 골수 지방이 85%로 증가함과 함께, 세 가지 고형 성분들 모두 상당한 수준의 형성부전증(hypoplasia)인 것을 보여주었다. 적혈구 세포 계열은 초기의 거대 적아세포성 변화(megaloblastic

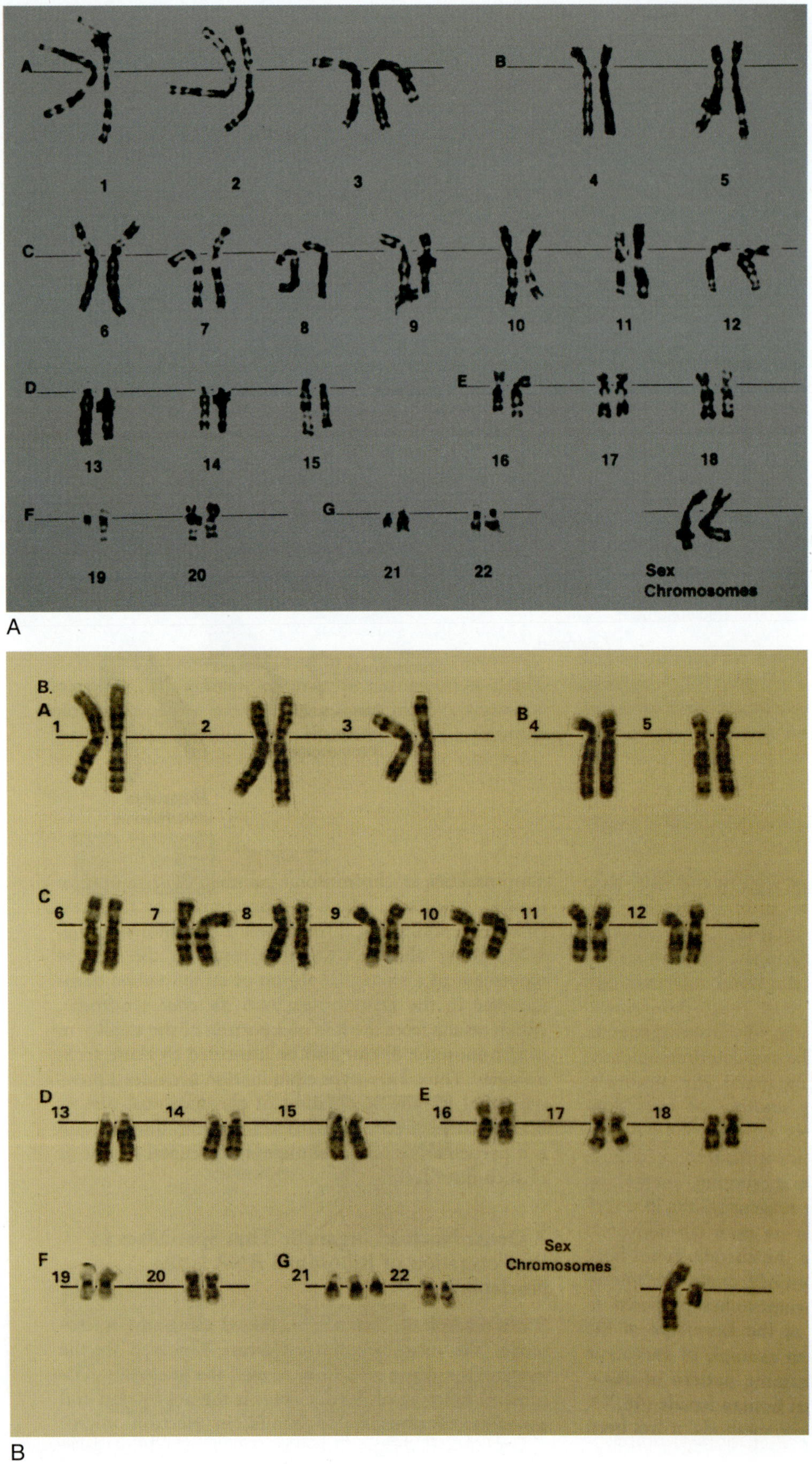

그림 6-13. 인간 중기 염색체의 Giemsa-염색 양상. (A) G-밴딩 핵형 분석의 한 예. 46, XX 핵형으로 설명되는 정상 여성의 정렬된 중기 염색체를 보여준다. (B) 여분의 염색체 21을 갖는 다운 증후군 환자로부터 얻은 핵형의 예를 보여준다. (*Dr. Cathy Tuck-Muller, University of South Alabama, College of Medicine*의 의료 유전학과 제공)

changes)를 보여주었다; 백혈구 계열은 증가된 전골수세포(promyelocytes)로 핵좌방 이동(shift to the left)을 나타냈으며, 좀 더 많은 성숙형에서는 핵이 이상하게 뭉쳐진 "펠거호이트형(Pelger Huet-like)" 이상을 나타냈다. 거핵 세포(megakaryocytes)는 적은 수의 2핵 형태(binucleate form)를 나타냈다.

혈액 전문의는 이 결과를 중증의 세 가지 계통 형성 장애(trilineage dysplasia)를 갖는 골수 과형성(marrow hyperplasia)으로 판독하였다. 그는 또한 네이든의 혈액 샘플로부터 얻은 림프구들에서 DNA 안정성을 평가하도록 실험실에 주문하였다. DNA 가교 시약과 함께 배양된 후, 동시에 준비된 대조군과 비교하자 명백한 염색체 절단 발생률이 36배가 증가한 것을 발견했다. 뼈 X-레이 사진들은 양쪽 팔의 요골은 흔적만 있고 엄지의 중수골 역시 짧다는 것을 보여주었다.

판코니 빈혈(Fanconi's Anemia)의 세포 생물학, 진단 그리고 치료

혈액 전문의는 위와 같은 결과를 근거로, 판코니 재생 불량성 빈혈(Fanconi's Anemia)이라는 진단을 내렸다. 환자의 실험실 소견과 형제 자매의 조직 적합성 검사 결과에 대해 논의하기 위해 다시 병원에 왔을 때, 내과의사는 네이든을 치료하지 않을 경우, 골수 부전, 백혈병 또는 어떤 형태의 위장관 암으로 인해 25세 전에 사망할 가능성이 있는 나쁜 예후를 가지고 있다고 설명했다. 하지만, 그는 말초 혈액 줄기세포 골수이식으로 이 위험을 피할 수 있다고 여겼다.

다행히도, 네이든의 형들 중 한 명이 완벽한 조직 적합형이어서, 네이든은 한 달 후에 그 형으로부터 생성된 줄기세포를 모아 성공적으로 골수이식을 받았다. 골수가 적절하게 기능하는 기간인 4개월 후에 다시 방문했을 때, 네이든은 더 이상 호흡곤란을 겪지 않았고, 헤모글로빈 수치도 12.5g이었으며, 백혈구와 혈소판 수치도 정상 범위 내에 있었다. 네이든은 이 유전병의 많은 심각한 영향을 피할 수 있었다고 이해하고 있지만, 그는 여전히 남은 생애에서 암의 초기 징조들을 예의주시 해야 한다는 것도 알고 있다.

핵소체는 rRNA 형성을 담당하는 밀도가 높은 핵 소기관이다

간기의 세포를 현미경 하에서 관찰해 보면, 핵에서 관찰되는 가장 눈에 띄는 특징은 **핵소체(nucleolus)**이라고 하는 밀도가 높은 구조이다. 핵소체의 크기와 형태는 그 활성에 따라 다르다. 많은 양의 단백질을 활발하게 합성하는 세포에서, 핵소체는 전체 핵 부피의 25%까지 차지하는 반면, 휴면 세포에서는 거의 보이지 않는다. 서로 다른 생리적 상태의 세포를 관찰해보면, 핵소체 크기에서 관찰되는 차이점들이 주로 세포 상태의 차이에서 기인한다는 것을 보여준다. 단백질 합성에 활성적인 세포는 핵에 더 많은 양의 성숙 중인 리보솜 전구체 입자를 가지고 있다. 이 증가된 핵소체 크기는 아마도 rRNA(ribosome RNA)가 리보솜 소단위 단백질들과 조립되는데 필요한 시간을 반영하는 것으로 보인다. 그 이유는 큰 핵소체를 가지고 있는 세포의 전자현미경 사진을 보면, 활성 리보솜 유전자의 수가 증가되어 있고 각 유전자가 전사되는 속도 역시 증가하는 것이 명백하기 때문이다. 핵에서 핵소체 중심의 크기와 형태 그리고 수는 세포의 결정 인자로서 병리학적 검사에 사용될 수 있다.

일반적으로, 핵소체는 간기 세포에서만 관찰 가능하다. 세포가 유사분열로 진입함에 따라, 염색체의 응축과 함께 핵소체는 크기가 줄어들다가 RNA 합성이 중단되면 사라진다. 인간에서, rRNA 유전자는 5개의 서로 다른 염색체(13, 14, 15, 21 그리고 22번)의 말단 근처에 위치한 DNA 영역에 뭉쳐 있다. 그러므로, 이배체 체세포에는 10개의 서로 다른 리보솜 유전자좌가 존재한다. 유사분열 후 rRNA 합성은 10개의 리보솜 유전자좌에 위치한 작은 핵소체에서 다시 시작되며, 이는 종종 **핵소체-형성 지역(nucleolar-organizing region, NOR)**이라고 한다. 이 작은 NOR은 보통 독립적으로 관찰되지 않는데, 그 이유는 NOR들이 빠르게 융합하여 더 큰 특징적 간기 핵소체를 형성하기 때문이다.

간기 세포에서 핵소체는 rRNA의 합성 그리고 rRNA를 적절한 단백질과 결합하여 성숙한 리보솜 소단위로의 생성을 담당한다. 완성된 소단위체는 핵공을 통하여 세포질로 수송되며, 여기서 번역을 위한 기구로 작용한다.

유전자 발현의 조절

유전체학과 단백질체학

유전자 발현의 연구는 재조합 DNA 기술에 의해 촉진되었다

현대 세포생물학의 한 가지 주요 관심사는 세포가 어떻게 일하는가를 분자 수준에서 이해하는 것이다. 전통적인 생화학적 접근이 많은 세포 성분의 정제 및 검사가 가능하게 했지만, 최근까지도 세포 유전체의 정보 내용을 연구하는 유일한 방법은 돌연변이 생물의 표현형을 조사하여 유전자 기능을 추론하는 것이었다. 이 접근 방법은 아직도 중요한 연구 및 진단 방법(핵형 분석)으로 남아 있다. 그러나 연구자들은 이제 **재조합 DNA 기술(recombinant DNA technology)**이라고 하는 기술의 적용을 통해 특정 유전자를 직접 조사하고 정상 환경과 병적 환경에서 그 유전자가 어떻게 기능하는지를 조사할 수 있는 능력을 갖게 되었다. 이 연구 분야에서 새로운 기술적 발전이 빠르게 이루어지고 있지만, 재조합 DNA 기술의 기초를 구성하는 핵심 기술은 다음과 같다:

1. 제한효소(restriction endonuclease)를 이용하여 특정 위치에서 DNA를 절단(cleavage)하는 기술은 개별 유전자 서열을 식별하고 조작을 용이하게 한다.
2. 유전자 클로닝(gene cloning)에 의해 박테리아에서 진핵생물 DNA 단편을 증폭하는 기술은 대량의 특정 DNA 분리가 가능하게 한다.
3. DNA 염기서열 분석(DNA sequencing)을 통해 정제된 DNA에 포함된 뉴클레오티드의 순서를 결정하는 기술은 유전자의 구조와 그것이 암호화하고 있는 아미노산 서열을 알 수 있게 해준다.
4. 중합효소 연쇄반응(polymerase chain reaction, PCR)에 의해 DNA 염기서열을 직접 증폭하는 기술은 유전적 결함을 알아내기 위해 특정 유전체 영역을 빠르게 조사할 수 있는 능력을 향상시켜준다.

재조합 DNA 기술이 임상 진단 도구로서 점점 더 중요해지고 있으므로, 이 기술들을 먼저 설명하고 그 후에 유전자 발현의 개념을 조사하여 실행 가능한 유전자 치료법을 확립하는 데 있어 이러한 개념의 중요성에 대해 논의하기로 한다.

제한효소: 특이적 뉴클레오티드 서열에서 DNA 서열을 절단하는 효소

재조합 DNA 기술의 가장 중요한 발전 중 하나는 특이 뉴클레오티드 서열에서 이중 가닥 DNA의 절단을 촉매하는 효소인 제한효소를 발견한 것이었다. 이 발견은 박테리아가 세포로 운반되는 외부 DNA 분자로부터 자신을 보호하기 위해 사용하는 방어 기전에 대한 이해에서 비롯되었다. 박테리아의 유전체는 숙주 특이적 형태의 DNA 메틸화가 이루어져 있고, 이런 특이 양상을 가지지 않는 DNA(예, 박테리오파아지에 의해 운반됨)가 그 세포와 만나게 되면, 분해하여 외부 DNA로부터 박테리아를 보호한다. 이러한 제한효소 중 첫 번째가 대장균(Escherichia coli)으로부터 분리되었다. 놀랍게도, 이 효소는 특정한 짧은 뉴클레오티드 서열 내에서 DNA 이중가닥의 절단을 촉매했다. 특정 뉴클레오티드 서열에서 DNA를 절단할 수 있는 수백 개의 효소들이 다른 종의 박테리아로부터 분리되었고, 이들은 DNA 분자의 특성을 규명하는 강력한 도구를 제공하고 있다.

이러한 효소를 이용하면, 특정 세포에서 분리된 DNA를 제한 단편(restriction fragment)이라고 하는 일련의 개별 단편으로 절단할 수 있다. 효소 분해에 의해 생성된 DNA 단편의 크기

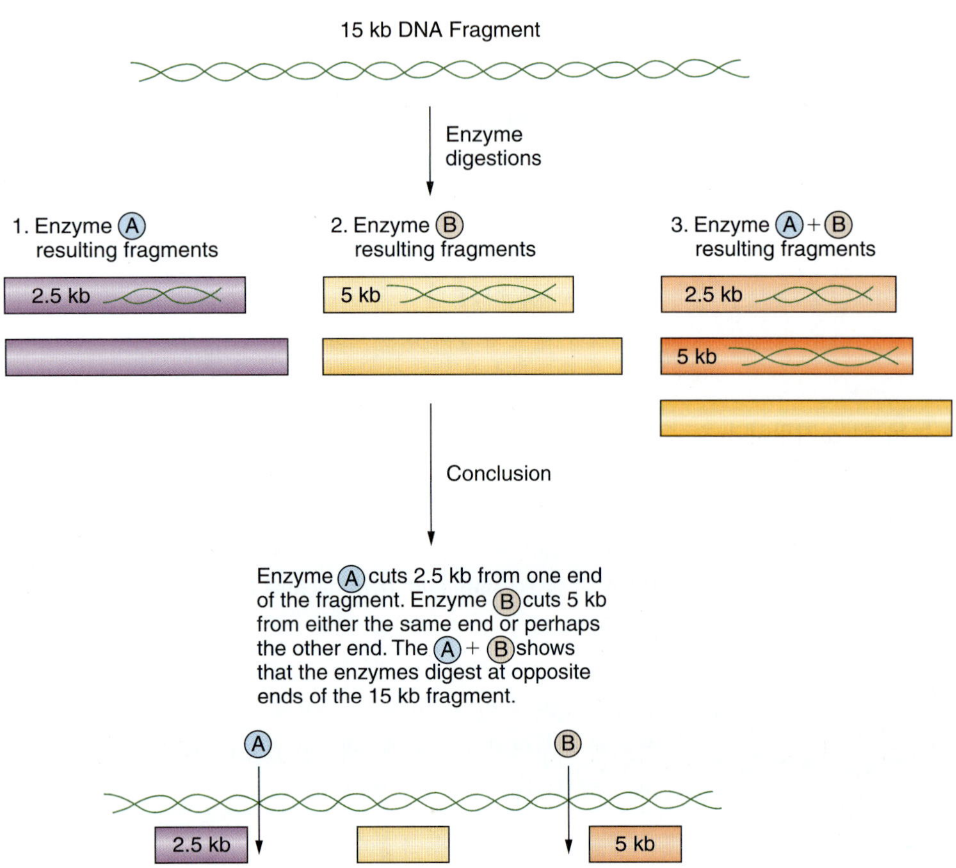

그림 6-14. 제한효소 지도(restriction map)의 예. 제한효소는 DNA를 규명할 수 있는 유용한 도구다. 다른 제한효소의 절단 부위가 DNA 조각의 제한효소 지도를 생성하기 위해 서로에 대해 어떻게 상대적으로 위치하는지를 보여준다. Kb는 1,000개의 뉴클레오티드 혹은 1,000개의 뉴클레오티드 염기쌍을 뜻하는 약어이다.

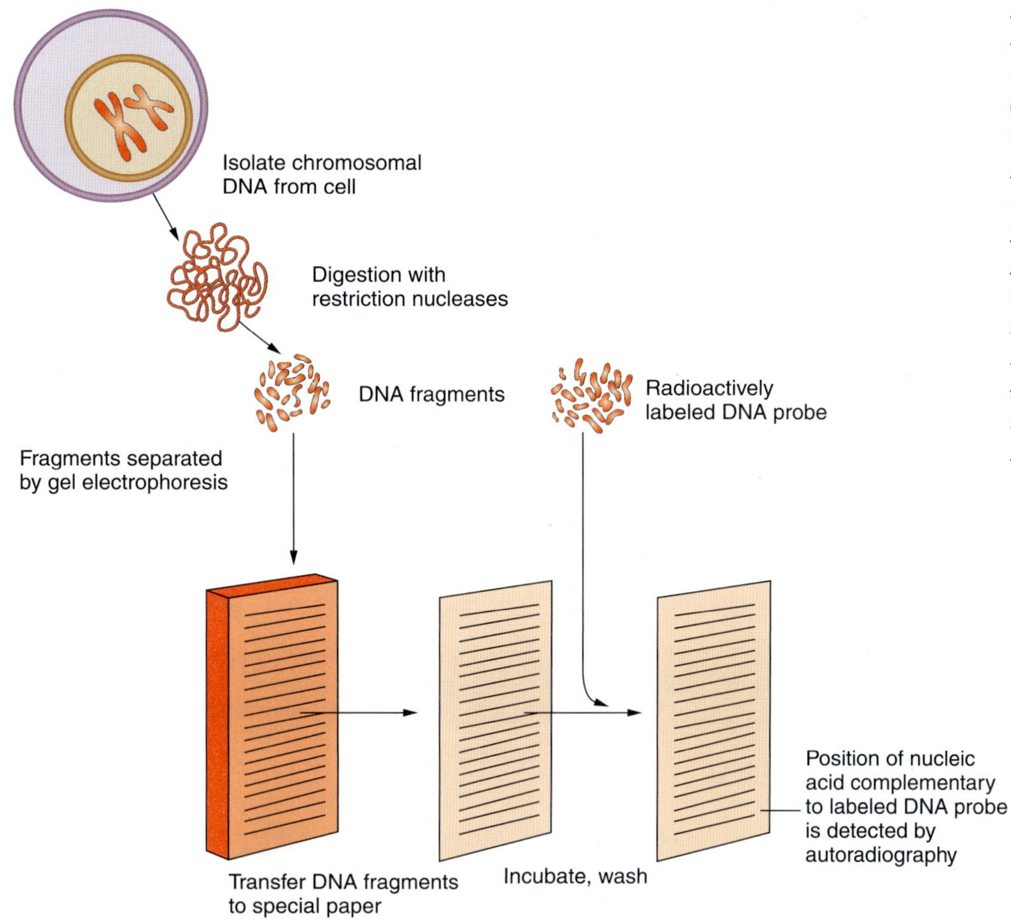

그림 6-15. 서던 블로팅(Southern blotting) 분석. DNA 혼합물 내에서 특정 DNA 절편의 크기 또는 이동은 서던 혼성화 기술(Southern hybridization technique)로 조사할 수 있다. 제한효소를 처리한 후, DNA 조각을 전기영동 젤에서 분리한 다음, 젤 내에 들어있는 조각을 블로팅 방법으로 니트로셀룰로오즈 종이(nitrocellulose paper)로 옮긴다. 이 종이는 방사선 표지된 DNA 탐침자가 상보적 분자와 결합하도록 한 조건 하에서 혼성화시킨다(hybridization). 혼성화 후, 그 종이의 비특이인 결합을 제거하기 위해 세척하고 탐침자에 상보적으로 결합한 분자를 X-선 필름 상의 방사능 활성 밴드를 이용하여 조사한다.

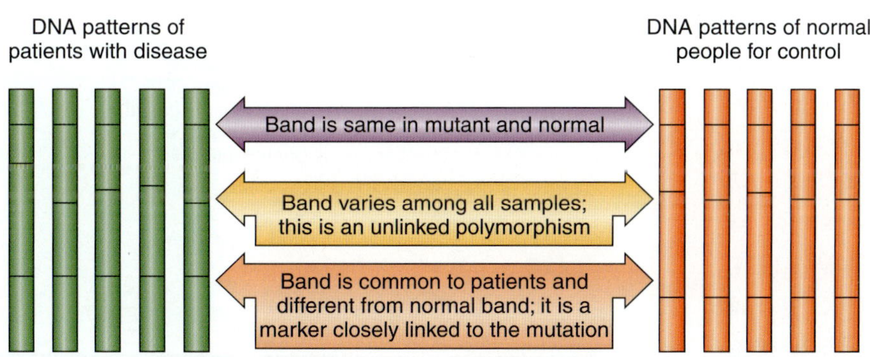

그림 6-16. 제한 단편 길이 다형성(RFLP) 분석의 예. 어떤 질병 특성을 갖는 환자의 염색체 DNA와 정상 개인의 DNA를 서던 블로팅 실험을 이용하여 비교하는 것은 유전 질환의 분자적 기초를 밝히는 데 중요한 역할을 했다. (*Lewin B. Genetics, 4th ed. New York: Oxford University Prerss, 1991* 로부터 변형.)

는 전기영동 젤(electrophoretic gel)에서 절단된 DNA를 분리하여 분석할 수 있다. 그러므로, 서로 다른 제한효소를 조합하여 처리한 후 특정 유전자 영역에서 생성된 단편 조각의 크기를 검토해 보면, 각 제한 부위 위치를 인접한 제한 부위에 대한 상대적인 거리로 보여주는 지도(map, 제한효소 지도)를 그릴 수 있다(그림 6-14).

제한효소가 특정 뉴클레오티드 서열의 위치에서 DNA를 자르기 때문에, 제한 지도(restriction map)는 주어진 DNA 단편 내에 존재하는 이 서열들의 배열을 반영한다. 이것은 분리된 상동성 DNA 조각들(예, 클론된 DNA) 사이에서 유사성과 차이점을 알아내는 데에 유용하다. 특정 서열을 포함하는 DNA 단편은 **서던 혼성화(Southern hybridization)**라고 하는 기술을 사용하여 유기체의 전체 유전체처럼 큰 DNA 분자 집단이 제한효소로 절단될 때 생성되는 수천 개의 단편 내에서 식별될 수 있다(그림 6-15).

서던 혼성화법은 한 가족이나 집단 내의 개별 구성원 사이에서 특정 유전자좌의 구성을 조사할 수 있는 강력한 방법이다. 두 개인 간의 제한 지도 차이를 **제한 단편 길이 다형성**

(**restriction fragment length polymorphism, RFLP**)이라고 한다. 이 분석 방법은 유전 질환과 관련된 결손 유전자를 포함하고 있거나 가까이 있는 유전자좌를 동정하는 데에 중요한 기술이 되었다(그림 6-16). 예를 들어, 디스트로핀(dystrophin) 유전자에 의한 뒤센 근이영양증(Duchenne's muscular dystrophy)이나 낭포성 섬유증 수송체 유전자(cystic fibrosis transporter gene)와 관련한 낭포성 섬유증(cystic fibrosis)에 대한 분자적인 기초는 RFLP 기술을 사용하여 밝혀진 것이다.

유전자 클로닝은 어떤 DNA 서열도 많은 양으로 생산할 수 있다

1973년에 보이어(Boyer)와 코헨(Cohen)은 어떤 DNA 분자이든 DNA 분자를 서로 연결하는 효소인 DNA 리가아제(DNA ligase)에 의해 공유적으로 연결될 수 있음을 확인했다. 그들의 선구적인 실험에서, 코헨과 보이어는 진핵생물 DNA의 단편을 박테리아 세포에서 자체 복제를 지시하는 능력이 있는 박테리아에서 분리된 DNA 분자에 연결했다. 시험관에서 형성된 이 잡종 DNA는 2개의 서로 다른 DNA 말단의 결합으로 형성되었기 때문에 **재조합 DNA 분자**(**recombinant DNA molecule**)라고 부른다. 더욱이, 박테리아의 DNA 단편은 그 박테리아가 성장할 때 복제되기 때문에, 재조합 분자의 진핵세포 DNA 단편도 또한 복제된다.

이 실험은 **DNA 클로닝**(**DNA cloning, DNA 복제**)의 한 예이다. 성공적인 클로닝에는 두 가지 기본 요소가 필수적이다. 그 첫 번째는 적절한 숙주 박테리아 균주이다. 전부는 아니지만, 대부분의 박테리아는 제한-변형 체계(restriction-modification system)를 가지고 있다. 하지만, 많은 박테리아 균주는 더 이상 이러한 방어 기전을 가지지 않도록 전통적인 유전적 선택에 의해 변형되거나 유전공학적으로 조작되었다. 이러한 박테리아 균주는 DNA가 수용자 세포 내에 머무르게 된 외래 DNA로 유전적 형질 전환(DNA의 흡수)을 할 수 있기 때문에, 클로닝 실험에서 훌륭한 숙주가 될 수 있다. 두 번째 요소는 이러한 변형된 박테리아 세포에서 복제를 지시하는 능력이 있는 박테리아 DNA의 단편이다. 이러한 DNA를 일반적으로 DNA 벡터(vector)라고 하며, 박테리아 세포에서 이에 연결된 외부 DNA를 박테리아 세포로 "운반(carry)"하는 데에 사용될 수 있다(그림 6-17).

클로닝은 분석을 위해 특정 진핵생물 DNA를 분리하는 데도 유용하게 사용되어 왔다. 두 가지 기본적인 유형의 클론이 사용된다: 상보적 DNA(complementary DNA, cDNA) 클론은 특정 mRNA의 사본인 상보적인 DNA 클론이고, 유전체 클론(genomic clone)은 박테리아에서 복제하는 능력이 있는 DNA

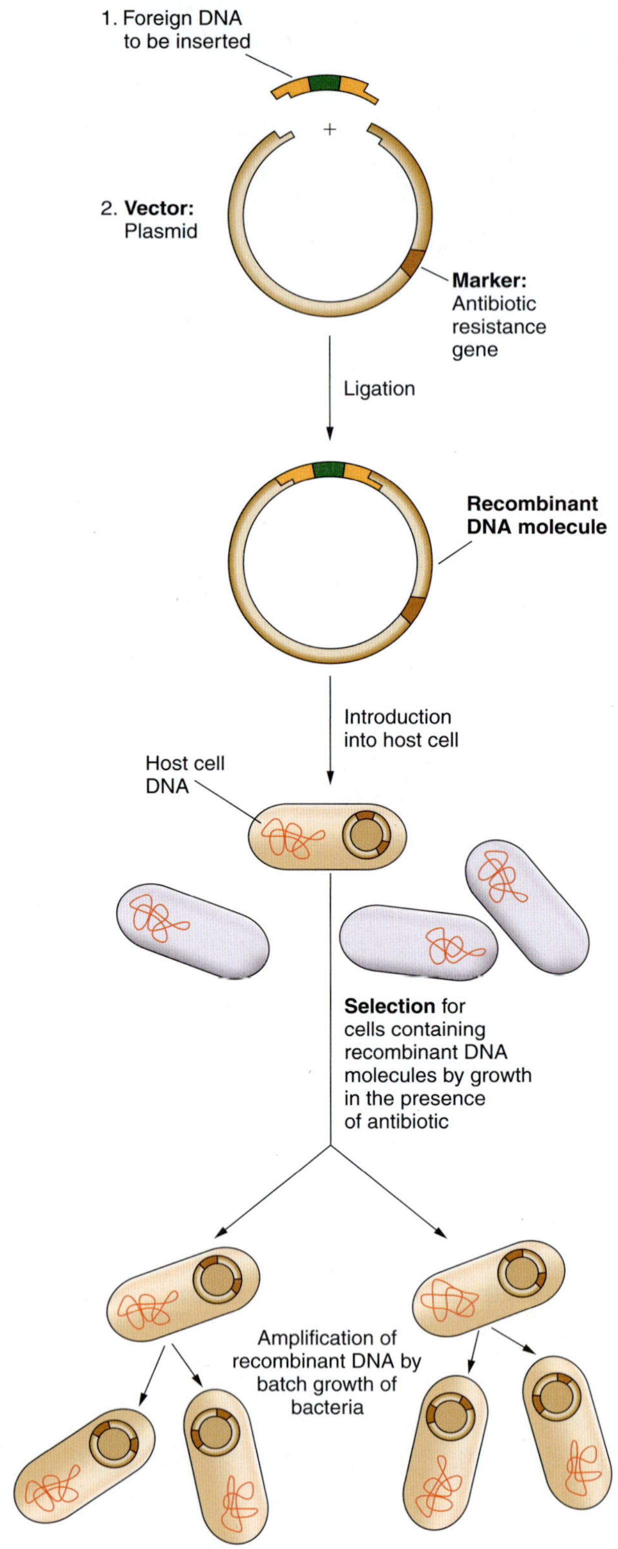

그림 6-17. DNA 단편의 클로닝. 2개의 DNA 조각을 공유 결합시켜 재조합 DNA 분자를 만들 수 있다. DNA 중 하나가 박테리아 복제원점을 가진 벡터(여기에서 표시된 플라스미드)라면 시험관 결합 반응에서 생성된 산물을 숙주 박테리아들로 도입할 수 있다. 플라스미드 벡터 분자는 또한 항생제에 대한 저항성을 부여하는 유전자를 가지고 있어서, 그 재조합 분자를 가지고 있는 박테리아를 선별할 수 있게 한다.

조각과 연결된 유전체의 일부 조각들이다. 박테리아의 DNA 조각은 그 박테리아가 성장하면서 재조합 DNA 분자(예, 박테리아 벡터와 그것에 결합된 외부 DNA)의 복제를 지시할 수 있는 복제원점을 가지고 있기 때문에, 추가 분석에 필요한 대상 DNA를 무한으로 공급할 수 있다.

유전자의 1차 구조는 DNA 염기서열 분석으로 신속하게 결정할 수 있다

많은 인간의 질병은 유전자의 단일-염기 변화의 결과로 비정상인 단백질이 형성되었거나 혹은 그 유전자의 비정상적 기능에 의한 것이다. 예를 들어, 겸상 적혈구 빈혈증(sickle-cell anemia)은 궁극적으로 헤모글로빈 분자의 β-사슬에서 6번 잔기인 글루탐산(glutamic acid)이 발린(valine)으로 대체되는 단일-염기 치환의 결과이다. 단일 뉴클레오티드 치환으로 일어나는 다른 헤모글로빈 질병도 존재한다. 그러나 치환된 염기는 유전자의 단백질-암호 서열 내에 있지 않다. 예를 들어, β-지중해 빈혈(β-thalassemias)처럼 헤모글로빈이 만들어지지 않는 특정 부류의 질환은 pre-mRNA가 그 단백질의 합성을 지시하는 능력이 있는 성숙한 mRNA로 가공될 때, 부적절한 가공을 유발하는 β-글로빈 유전자 내의 단일-뉴클레오티드 치환에 의해 발생하는 것이다. 이 지중해 빈혈의 원인은 환자로부터 유전물질이 복제되고, 그 유전자의 1차 구조가 DNA 염기분석에 의해 결정될 때까지 미스터리로 남아 있었다.

DNA 염기서열 분석(DNA sequencing)는 단순히, 특정 DNA 단편에 있는 뉴클레오티드의 순서를 결정하는 것이다. DNA 서열을 결정하는 초기 기본적인 방법들이 있다. 막삼(Maxam)과 길버트(Gilbert)의 화학적 분해와 디데옥시뉴클레오티드 효소(dideoxynucleotide enzyme) 기반 DNA 합성이었다. 첫 번째 방법은 DNA 분자의 화학 반응을 기반으로 한다. 두 번째는 단일 가닥 주형에서 DNA를 합성하는 효소에 의존하는데, 이를 디데옥시뉴클레오티드 사슬 종결법(dideoxynucleotide chain termination method)이라고 부른다. 두 방법 모두 신뢰할 수 있고, 서열을 결정하기 위해 여러 연구 실험실에서 사용되어 왔으며, 일반적으로 DNA 단편을 단일의 DNA 뉴클레오티드 길이로 분리시키는 특수한 전기영동 젤을 이용하여 전개하는 방법을 사용한다(그림 6-18).

이제 뉴클레오티드 서열에서 아미노산을 추론하여 단백질의 서열을 결정하는 것이 더 일반적이다. 핵산에는 단 4개의 염기만 있는데 비해, 아미노산들은 20가지가 있기 때문에, DNA를 화학적으로 더 단순한 분자로 만든다. 더욱이, 인간 질병과 관련된 유전자의 1차 구조를 알고 이해하는 것의 중요성은, 인간 유전체에 존재하는 109개의 뉴클레오티드의 완전한 서열을 결정하는 최근의 노력에서 추론할 수 있다. 2005년부터 개발된 2세대 기술이라고 하는 새로운 DNA 염기서열 분석기술은 발견 속도와 유전체 과학을 의료 분야에 적용하는 속도를 가속화했다. 개인 또는 세포 시료(예: 개별 종양 세포)의 전체 유전체 염기서열을 분석하는 속도와 비용에서 주요 발전이 입증되었다. 여러 기술이 설명되었지만, 가장 자주 사용되는 기술은 일루미나(Illumina)와 이온 토렌트(Ion Torrent) DNA 염기서열 분석 기술이다. 두 방법 모두 PCR에 의한 유전체를 나타내는 짧은 단편의 무작위 DNA 라이브러리의 구성에 의존하고 작은 단편은 고체 지지체에 부착된다. 일루미나 염기서열 분석기술은 디데옥시뉴클레오티드 시퀀스 방법의 변형에 의존한다(그림 6-18). 유전체 DNA를 분획하여 슬라이드 상의 짧은 DNA 가닥에 붙인 다음, 특정 형광 뉴클레오티드 분자가 있는 상태에서 합성된 DNA 가닥을 염기서열 반응에서 읽는다. 이온 토렌트 염기서열 분석에서는 짧은 DNA 단편을 미세한 구슬에 부착시키고, DNA-구슬 복합체를 증폭하여 각각 고유한 서열을 가진 개별 구슬의 라이브러리(library)를 생성한다. 유전체 서열을 가지고 있는 이러한 개별 구슬은 DNA 중합효소 반응을 통해 적절한 뉴클레오티드가 성장하는 사슬에 추가될 때 pH 변화에 의해 서열이 결정된다. 어느 경우든, 이러한 새로운 2세대 염기서열 분석기술은 많은 유전체의 동시 서열 분석을 가능하게 했고, DNA 과학을 의료 행위를 위한 진단 도구로서 최전선에 놓았다. 실제로, 동일한 기술을 적용하여 다양한 생물의 유전체 전체의 염기서열이 분석되어 **생물정보학(bioinformatics)**이라고 하는 새로운 기술을 탄생시켰다. 이것은 본질적으로, 오늘날의 자동화된 기술에 의해 생성된 대량의 데이터를 분석하고 사용하는 한 가지 방법이다. 생물정보학은 특정 개인이 다른 사람들보다 특정 약물에 왜 내성을 가지는지 이유를 결정하는 데에 도움을 줄 수도 있는 미래에는 더 중요할 것이다. 이 장의 뒷부분과 14장에서 더 자세히 논의하겠지만, 유전체학과 단백질체학의 새로운 기술은 결국 "개별화 또는 맞춤 의약(individualized or personalized medicine"으로 이어질 것이다.

유전체의 특정 영역은 PCR로 증폭될 수 있다

이 장에서 논의한 기술들은 세포가 작동하는 방식에 대한 우리의 이해에 대한 혁명을 일으켰다. 하지만, 이런 기술들은 다소 많은 시간을 요구한다. 1987년, 핵산 서열을 복제할 필요 없이 서열을 증폭시키는 새로운 기술이 도입되었다. PCR로 불리는 이 기술은 증폭할 영역을 둘러싸고 있는 서열에 대한 지식이 필요하다. 고온에서 사는 박테리아 종에서 분리된

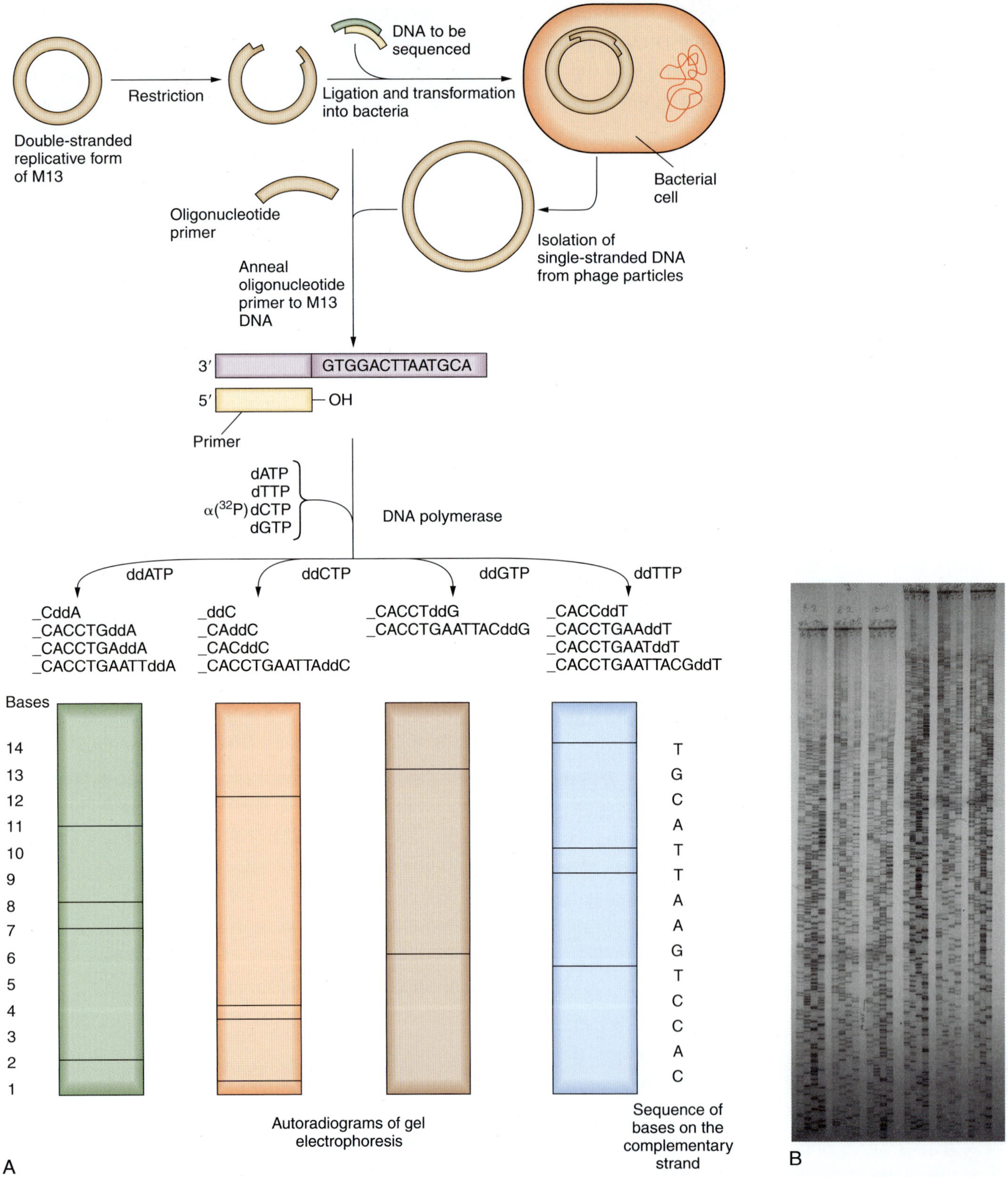

그림 6-18. 디데옥시 DNA 염기서열(Dideoxynucleotide DNA sequencing) 분석. (A) 서열을 분석할 DNA 조각을 재조합 DNA 분자의 단일-가닥으로 합성할 수 있는 벡터 내로 클로닝한 다음, 그 단일 가닥 DNA를 디데옥시뉴클레오티드의 존재 하에서 시험관 DNA 합성을 위한 주형으로 사용한다. 여기서 만들어진 DNA 조각들은 전기영동 젤에서 분리하여 DNA 서열을 결정한다. (B) 디데옥시뉴클레오티드 사슬 종결 실험으로부터 얻은 자가 방사능 사진의 예. (*Zimmer, W.* 출판 전)

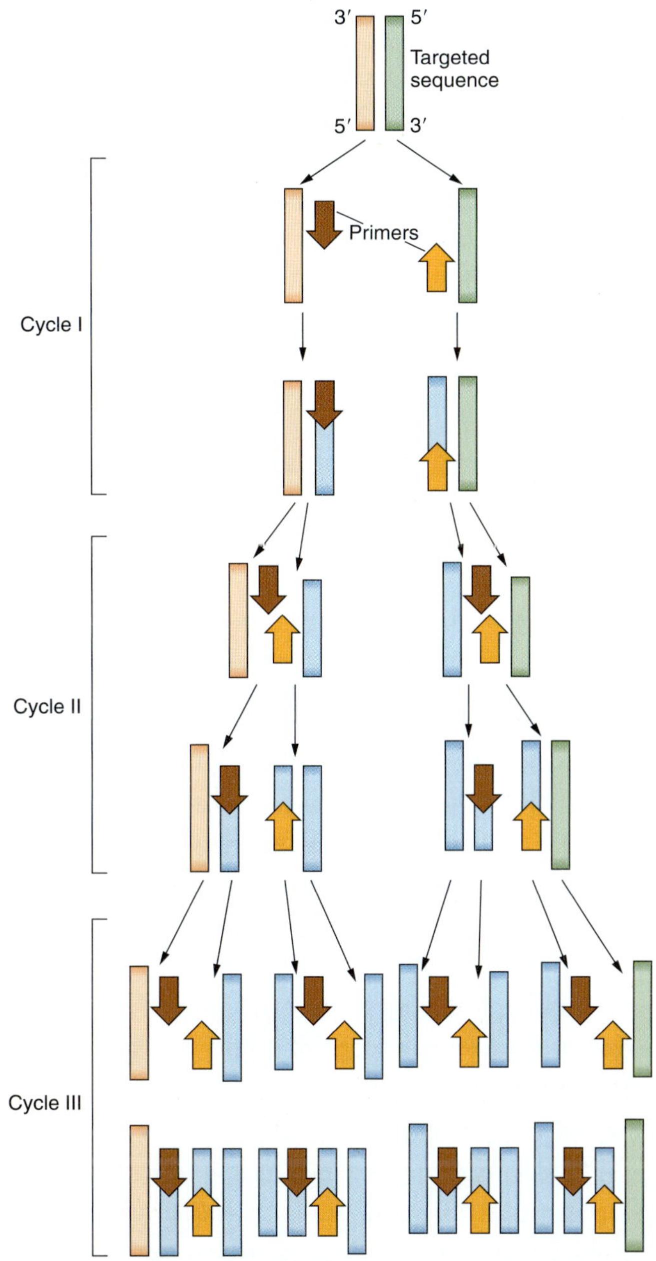

그림 6-19. 중합효소 연쇄반응(Polymerase chain reaction, PCR). 3주기의 PCR 실험을 통한 DNA 조각의 증폭. 각 주기에서 DNA 가닥은 변성되고, 합성 올리고뉴클레오티드와 결합시키고, 이를 이용하여 상보적 DNA 가닥을 합성한다. 각 주기가 끝날 때마다 표적 DNA의 양이 기하급수적으로 증가하므로, DNA 조각은 대량으로 증폭된다.

특수한 열 안정성 DNA 중합효소를 사용하는 일련의 반응에서 이 서열들에 상보적인 합성 올리고뉴클레오티드들이 시발체(primer, 프라이머)로 사용된다(그림 6-19).

이 반응은 먼저 고온에서 DNA 이중 가닥을 변성(denature)시킨 다음, 더 낮은 온도로 냉각시켜 올리고뉴클레오티드를 결합(anneal)시키고, DNA 중합효소로 올리고뉴클레오티드 시발체를 신장(extend)시키는 단계들로 이루어진 주기를 포함한다. 시약들은 고온에 의해 비활성화되지 않기 때문에 단일 시험관에 첨가할 수 있으며, 변성(denaturation), 결합(annealing), 그리고 신장(extension)의 주기(cycle)가 여러 번 반복될 수 있다. 각 주기는 올리고뉴클레오티드 시발체가 결합한 이중 나선 DNA의 농도를 증가시켜서 단일 세포의 핵으로부터 얻을 수 있는 DNA의 농도를 μg 수준으로 증가시킨다(특정 서열은 기하급수적으로 증폭된다. 예를 들어, 30주기라면 2^{28} 혹은 2,700만 배 증폭된다). 더욱이, 이것은 기존의 복제 기술에 필요한 몇 주 또는 몇 달과 비교되는 수 시간 내에 이루어질 수 있다.

PCR은 비교적 새로운 기술이지만, 중요한 진단 도구로 빠르게 자리잡았다. PCR은 그 속도와 민감도 때문에, 후천성 면역 결핍증(acquired immune deficiency syndrome, AIDS) 같은 감염성 질환의 임상 진단에 필수적인 기술이 되었다. PCR에 기반한 기술은, 바이러스 단백질의 존재를 감지하기 위해 수개월(그리고 심지어 수년) 동안의 감염 과정이 필요한 항체 기반의 검사보다 훨씬 더 빠르게 바이러스 유전체의 존재를 탐지할 수 있다. 또한 다양한 유전 질환의 출생 전 진단을 위해 PCR 검사법이 개발되었다. 마지막으로, PCR은 매우 민감한 기술이기에 머리카락 만큼 작은 조직 시료로부터 얻은 DNA를 분석할 수 있다. 그러므로, PCR은 법의학에서도 사용되는 이상적인 기술이다.

생물정보학: 유전체학과 단백질체학은 개인 맞춤형 의약의 성공을 제공한다

비교 유전체학(Comparative Genomics)은 새로운 치료법의 개발을 가능하게 한다

DNA 염기서열 분석기술의 자동화로 방대한 양의 데이터를 구성하고 평가해야 할 필요성이 대두되었다. 이것은 생물정보학(bioinformatics)이라고 하는 새로운 과학 영역을 열었다. 기본적으로 생물정보학은 자동화된 실험에서 생산되는 대량의 데이터들을 이해할 수 있게 하는 컴퓨터 과학의 응용이다. 실제로, 현재 박테리아에서부터 인간에 이르기까지 많은 종에서 완전한 서열을 사용할 수 있으며, 이러한 데이터를 사용하는 데 중점을 둔다. 유전체의 직접적인 비교는 많은 인간 유전자가 다른 포유동물에서 발견되는 유전자와 유사하다는 것을 보여주었으며(예, 사람/침팬지 유사성은 98%, 사람/마우스 유사성은 90%), 이러한 유사성은 다른 생명체까지 확장된다. 따라서 과학자들은 높은 유사성을 가진 유전자 영역을 식별함으로써, 단백질의 기능에 중요한 유전적 특징을 예측할 수 있게 되었다. 이런 발견들을 확장해서, 이러한 연구는 인간 유전자의 구조와 기능에 대한 이해에 더 많은 정보를 제공하여, 만연한

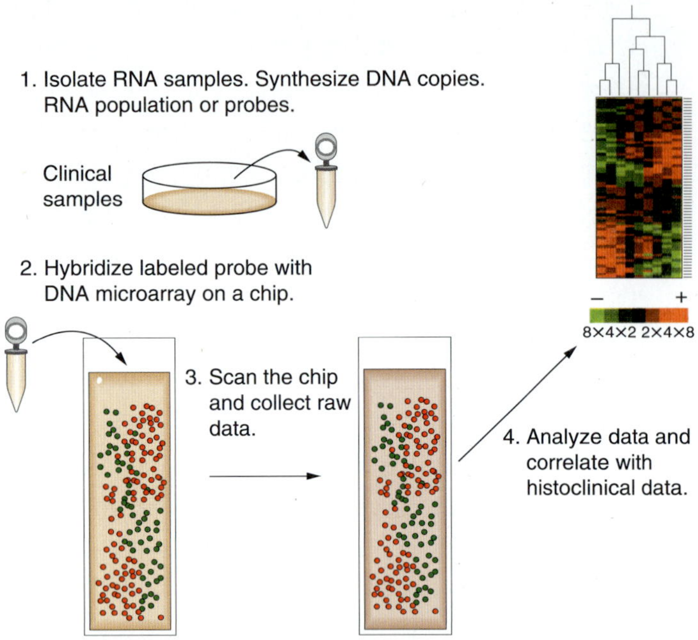

그림 6-20. 마이크로어레이(Microarray) 분석의 개요. 마이크로어레이 분석을 이용한 세포에서 추출한 RNA 시료의 발현 프로파일링(profiling) 개요. 시작 단계(1)는 검사를 위한 세포나 조직에서 RNA 표본을 분리한다. 이들은 종양 세포와 정상 세포, 약물 치료 전과 후의 세포, 혹은 기타 임상 표본으로부터 유도된 세포 집단일 수도 있다. 그런 다음, 그 RNA 집단은 DNA 사본 또는 cDNA로 만들어지며, 이때 형광 염료를 그 복제된 DNA에 통합시킨다. 이것은 유전자 칩에 혼성화를 위한 DNA 탐침자가 된다(2). 칩은 인간 유전체의 모든 유전자를 나타내는 핵산의 작은 점들이 고정된 특수한 슬라이드이다. 일단 혼성화가 수행되면, 이 슬라이드는 검색되어 발현 자료들이 수집되고(3), 그 자료는 생물정보학 컴퓨터 체계에 의해 분석된다(4). 발현된 RNA는 세포의 약물 처리로 전체 대사 경로들(예, 포도당 신생 합성 경로나 신호전달 연쇄반응)이 활성화되었는지 여부를 결정할 수 있으며, 이런 발현 정보는 환자의 치료 과정에 영향을 주는 임상 자료와 연계될 수도 있다.

질병과 싸우기 위한 더 나은 전략을 개발할 수 있게 한다. 유전자 단편뿐 아니라, 유전자를 둘러싸고 있는 DNA도 종들 간에 유사한 것으로 발견되었다. 이러한 분석은 이질적인 종들 사이에서 보존된 유전체 특징의 발견을 촉진하고, 따라서 유전자 발현을 조절하는 신호에 대한 중요한 정보를 제공할 것이다. 이것은 인간의 유전 질환에 대한 새롭고, 혁신적인 치료법으로 이어질 것이다. 예를 들어, 특정 영장류는 인간과 98%까지의 유전체 상동성을 공유하지만, 말라리아와 같은 특정 인간 질병에 걸리지 않는다. 그러므로, 영장류가 이러한 질병으로 고통받지 않는 이유를 이해함으로써, 과학자들은 특정 인간 질병 상태들에 대한 더 나은 치료법을 개발할 수 있을 것이다.

인간 유전체 염기서열 분석 계획(human genome sequencing project)으로부터 개발된 또 다른 기술은 세포나 조직에서 모든 유전자 또는 잠재적 유전자의 발현을 조사하는 능력이다. 이 기술은 **마이크로어레이 분석법(Microarray analysis, 미세배열 분석법)**이라고 불리며(그림 6-20), 세포에서 RNA를 분리하고, 특정 유전자가 포함된 핵산의 작은 점들을 가지고 있는 특수한 슬라이드 또는 칩(chip)과 분리한 RNA를 혼성화하여, 전체 혼합물을 검사하는 과정을 포함한다. 이 기술을 유용하게 하는 두 가지 요소는 완전한 유전체 서열 정보에서 파생된 각 유전자를 나타내는 짧은 뉴클레오티드 서열을 만드는 능력과 특수 유리판에 이러한 DNA 서열을 포함하고 있는 피코리터(Pico liter) 양의 점(spot)들을 만드는 능력이다. 과학자들은 이러한 유리 슬라이드 또는 유전자 칩에 특정 세포의 총 RNA들을 혼성화시켜 봄으로써, 그 전체 유전체 중 어떤 유전자들이 관심 세포에서 활성화되고 어떤 유전자가 이러한 세포에서 활성화되지 않는지를 정확히 결정할 수 있다. 또한 RNA 집단에 서로 다른 형광물질 표식(fluorescent tag)를 연결하여 표지(label)함으로써, 마이크로어레이 분석에 사용할 수 있는 새로운 기술을 사용할 수도 있다. 따라서 특정 종양세포나 정상세포와 같은 세포 집단에서 RNA를 분리하고, 그들을 서로 다른 형광 염료로 표지한 다음, 그 표지된 RNA를 동일한 마이크로어레이 유전자 칩에 혼성화시킨다. 민감한 색깔 검색기나 탐지 장치를 이용하면 전체적인 유전체 발현 양상을 비교하여 조사할 수 있는 동시에 동일한 환자의 암(종양) 세포에서 유전자 발현 양상이 어떻게 변하는지를 알 수 있다. 이것은 의사가 특정 약물을 처방받은 환자의 종양 세포나 종양세포 집단에 대한 마이크로어레이 분석을 주문하여, 특정 대사 경로가 변경되는지를 빠르게 결정할 수 있으므로 의학에 혁명을 가져왔다. 따라서 비록 현재는 실험적이지만, 유전자 칩 마이크로어레이는 개별화된 맞춤 치료를 위한 의학적 실현을 위해 큰 기대를 받고 있다.

유전체 서열에 대한 생물정보학적 분석을 직접 적용하면 개별 환자가 특정 약물에 어떻게 반응할지 예측할 수 있다. 비록 대부분 약물이 일반적으로 효과적(즉, 치료적)일 수 있지만, 어떤 경우는 환자가 그 치료법에 반응하지 않을 수도 있음이 잘 알려져 있다. 종종, 무반응 환자는 일부 기준에 의해서 다른 무반응 환자와는 구분될 수 있으며, 이는 약물 치료에 반응하는 개인의 능력에 유전적 요소가 있음을 시사한다. 예를 들어, 임상적으로 우울증을 겪는 환자의 경우를 보면 환자의 20~40%는 약물 치료에 반응하지 않은 것을 볼 수 있

표 6-3. 시토크롬 P450 체계의 약리유전학: 임상적 중요성의 예

Disease	Affected Enzyme	% of Natural Dose[a]		Examples
		Ultrarapid Metabolism	Poor Metabolism	
Depression	cyp2C9[b]	–	–	Bipolar disorder and valproate
	cyp2C19	–	40	Selective serotonin reuptake inhibitors
	cpy2D6	200	30	Side effects of tricyclic antidepressants
Psychosis	cpy2D6	160	30	Haloperidol and Parkinsonian side effects, oversedation, and thioridazine
Ulcers	cyp2C19	–	20	Proton pump inhibitors and pH/gastrin
Cancer	cyp2B6	–	–	Cyclophosphamide metabolism
	cyp2D6	250	60	Nonresponse to antiemetic drugs
Cardiovascular	cyp2C9	–	30	Warfarin dosing and blood pressure response
Pain	cyp2D6	–	–	Codeine dosing and nonresponders
Epilepsy	cyp2C9	–	–	Phenytoin dosing and unwanted side effects

[a]Represents the percentage change of dose for normal population.
[b]cyp = cytochrome P450.
Modified from Katzung T. Pharmacology. New York: McGraw-Hill, 2002.

다. 더욱이, 이들 환자의 상당수가 천식, 궤양, 항고혈압 치료에 대한 내성을 나타낸다. 이들 개인의 유전학을 비교함으로써, 약물 대사를 담당하는 효소 체계인 시토크롬(cytochrome) P450 체계에서의 변이가 입증되었다.

유전과 약물 치료에 대한 반응성 연구를 **약물유전학(pharmacogenetics)**이라고 하며, 이러한 분석에 생물정보학을 적용하는 것을 **약물유전체학(pharmacogenomics)**이라고 한다. 표 6-3에 나타나 있듯이, 시토크롬 P450 효소 체계의 수많은 변이로 인해 특정 약물 치료에 반응하는 개인의 능력에 영향을 미친다.

다른 종류의 대사 효소에 대해서도 유사한 약물유전학적 분석이 진행되고 있다. 따라서 미래에는 환자의 유전적 구성에 기초해서, 의약품이 개별화되어 보다 효율적인 약물 치료 전달이 가능할 것이다. 정밀 의학(precision medicine)에 대한 자세한 내용은 14장에서 찾을 수 있다.

생물학적 복잡성의 다음 단계는 단백질의 구조와 기능에 대한 연구, 즉 단백질체학이다

이제 전체 인간 유전체의 염기서열이 밝혀졌으므로, 다음 핵심 과제는 DNA에 의해 암호화된 모든 단백질의 구조와 기능을 이해하는 것이다. 단백질은 세포 내에서 대부분의 생물학적 기능을 수행한다. 따라서 세포가 어떻게 작동하는지를 완전히 이해하기 위해서는 그 세포에서 어떤 단백질이 발현되고, 이들이 서로 어떻게 상호작용하여 세포가 기능하게 하는지를 알아야 한다. 세포에 의해 발현되는 전체 단백질 조성을 그 세포의 단백질체(proteome, 프로테옴)라고 한다. 단백질체학(proteomics)은 보다 넓은 정의를 아우르는 것으로, 여기에는 단백질 서열, 번역후 변형, 단백질의 사본 수, 단백질 네트워크 형성, 단백질 구조와 기능, 그리고 그 세포 범위 내에서 단백질 위치 결정 등이 포함된다. 단백질체학에는 1장에서 논의된 기술, 즉 단백질 정제, 단백질 분리, 젤 전기영동이 사용된다. 그러나 최근 정교한 질량분석법(mass spectroscopy)의 적용으로 세포의 단백질체와 관련한 새로운 수준의 정보를 사용할 수 있게 되었다.

단백질체 분석에는 두 가지 기본적인 질량 분석기술(mass spectrometric technique)들과 그 변형된 방법이 이용된다. 두 가지 방법은 세포나 조직에서 분리된 단백질을 조사할 수 있는데, 단백질들은 그림 6-21에 설명한 것처럼 다룰 수 있는 정도의 더 작은 펩티드 조각으로 만들기 위해 처음에 단백질 분해효소로 처리된다. 생성된 펩티드는 질량분석기에 넣어지며, 이 기계는 그 펩티드들을 기체 상태로 이온화한 다음 생성된 개별 펩티드의 질량-대-전하 비율(mass-to-charge ratio)을 검사한다. MALDI(기질 보조 레이저 탈착/이온화, matrix-assisted laser desorption/ionization)라 부르는 기술에서 펩티드는 특정 파장의 빛을 흡수하는 발색단이 있는 유기분자와 혼합된다. 그런 다음, 시료와 기질(matrix)은 건조되고, 그 결정 격자는 레이저 광선으로 가열된다. 기질은 광자를 흡수하고 에너지를 펩티드에 전달하여 이온이 방출되게 한다. 그런 다음, 입자 비행시간 검출기(time of flight instrument)가 개별 펩티드의 질량-대-전하 비율을 측정한다. 질량 지문 분석(mass fingerprinting analysis)은 펩티드의 질량 정보의 저장된 데이터베이스를 참고로 해서 펩티드를 동정할 수 있도록 하는 고도

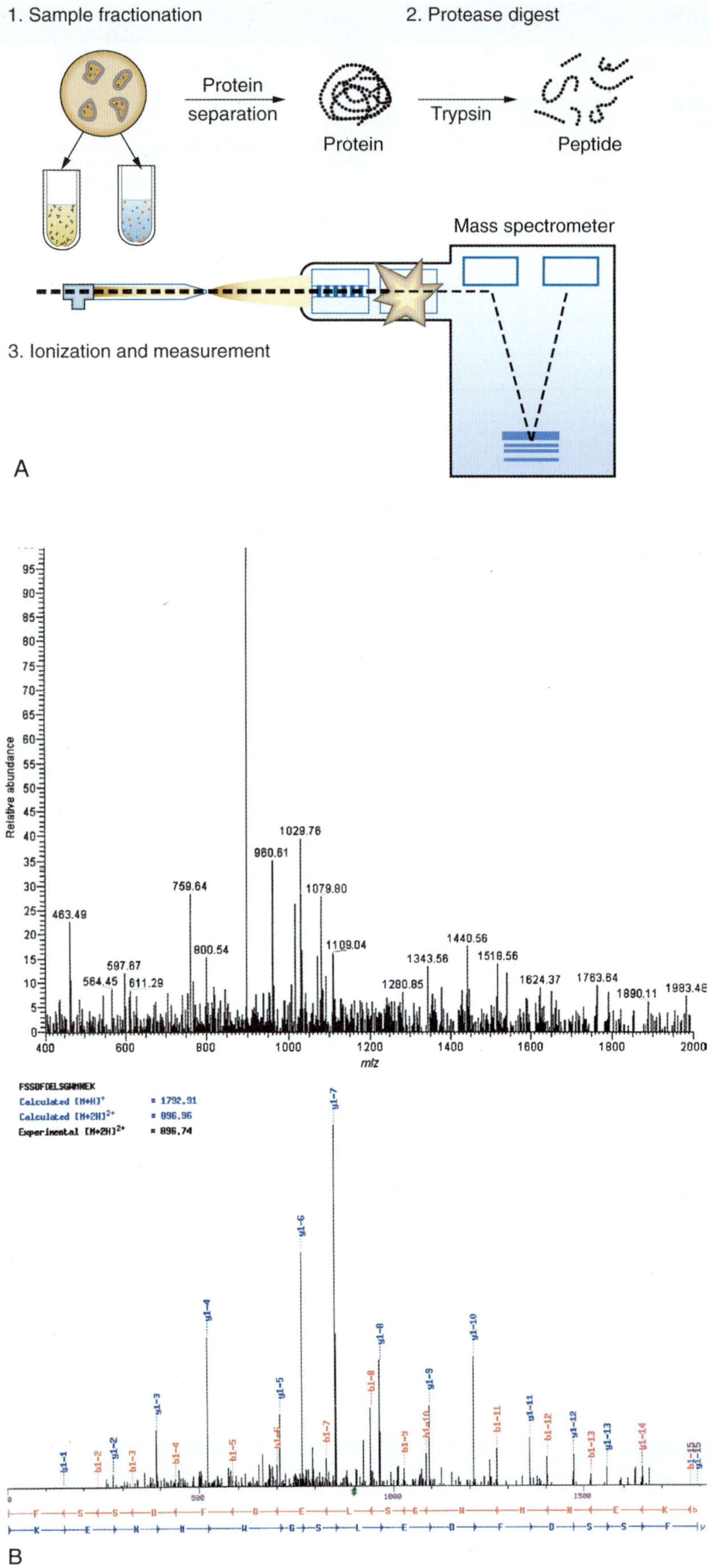

그림 6-21. 단백질체 실험의 개요. (A) 단백질체학(proteomics)이라고 불리는 세포의 단백질 양상을 조사하기 위해 고안된 실험의 개요. 먼저, 관심 세포에서 단백질을 얻는다. 이 단계에서는 분리된 단백질이나 단백질 그룹으로 분리하여 사용하거나, 더욱 일반화되어 가고 있는 "shotgun" 방식으로 전체 혼합물을 분석할 수도 있다. 그런 다음, 단백질을 프로테아제로 처리하여 펩티드들을 유리시킨다(2). 그런 다음 펩티드들을 액체 크로마토그래피 장치에서 분리하여 기체 상태로 이온화한다. 그 이온은 탐지 시스템을 통하여 흘려보내고 이온 하전 상태(z)와 질량(m)을 결정하여 질량 스펙트럼(mass spectrum, MS)을 제공한다. 그런 다음, 그 펩티드들을 충돌 방(collision cell)에서 아르곤 기체로 충돌시키면 주로 펩티드 결합에서 조각이 나서, N-말단에서 분절 부위 b 이온, 그리고 분절 부위에서 C-말단까지의 y 이온을 생성한다. 그 조각 m/z 값에 기초하여 분리하고 탐지하여, MS/MS 스펙트럼을 생성한다. (B) 인간 적혈구의 α-스펙트린을 트립신 처리하여 생긴 펩티드들의 일반적인 전체 질량 스펙트럼(위)과 $m/z = 896.74$인 이온의 MS/MS 스펙트럼(아래). 생성된 b 이온과 y 이온을 각 아미노산의 알려진 분자량과 비교하여 펩티드 서열을 생성한다. 이 경우 FSSDFDELSFWMNEK의 펩티드 서열은 RBC의 α-스펙트린에서만 생성할 수 있다. 이 서열 분석은 유도된 펩티드와 원 단백질에 대한 명료한 분석을 제공한다. ([*A*] *Aeabersold R, Mann M. Mass spectrometry-based proteomics*, Nature 2003; 422:198-207, [*B*] *S. Goodman*에서 제공한 *MS-MS* 스펙트럼에서 변형.)

로 개별화된 결과를 제공한다. 전자 분무 이온화(electron spray ionization)에서는 산성 용액에 들어있는 펩티드가 고전압에서 바늘을 통과하여 지나간다. 그 결과 생성된 양으로 하전된 이온은 직렬 질량분석기(tandem mass spectrometer)의 맨 처음 구성 요소로 들어가서 1차 스펙트럼을 생성한다(그림 6-21 참조). 덩어리 이온은 특정 가스와 에너지 충돌을 통해 분리되고 펩티드 결합이 깨질 수 있으며, 그 결과 생긴 단편은 **MS/MS 분석법**이라고 하는 직렬의 질량분석기로 분석할 수 있다. 단편화 양상(fragmentation pattern)은 펩티드의 조성의 진단이며, 이 양상을 데이터베이스로 검색하면 원래 펩티드 단편의 서열을 알아낼 수 있다. 또한, MS/MS는 극도로 민감하므로, 펩티드의 특정 잔기에 생긴 변화를 결정할 수도 있다. 즉, 번역 후 변화 반응들도 MS/MS 기술을 사용하여 쉽게 결정된다. 따라서 펩티드 단편은 "단백질체(프로테옴)", 즉 특정 세포 집단에서 발현되는 단백질에 대한 정보를 제공하고, 분석된 세포 추출물 내의 특정 단백질의 상태에 대한 정보를 도출할 수도 있다. 이것은 질병이나 약물 치료에 대한 반응으로 변화하는 세포의 상태를 결정하는 데 중요할 수 있으며, 세포 내 과정의 분자적 조절에 관련된 정보를 제공할 수 있다.

계산된 펩티드 질량을 데이터베이스와 비교하기 위해 자동화된 데이터 처리(생물정보학)를 적용하면 펩티드 기원을 확인할 수 있고, 그런 다음 "펩티드 지문(peptide footprint)"을 이용하여 해당 단백질을 동정할 수 있다. 점점 더 자동화되는 기술과 데이터 처리의 개선이 결합되면서, 단백질체학과 MS/MS는 임상 현장에서 약물의 발견과 진단을 위한 강력한 기술이 되었다. 예를 들어, 수많은 회사들이 현재 체액(혈액과 소변)의 단백질체 검색을 이용하여 암의 진행 단계를 동정하는 진단 도구를 개발하기 위한 시도를 하고 있다. 또한 내용량 처리가 가능한 단백질체 기술을 사용하여, 체액 내 표지물을 검사하여 치료의 효능을 추적 및 평가할 수 있다. 질병 상태와 대조군에서, 혹은 질병 상태에서 특정한 치료를 가하거나 제외한 상태에서, 그 단백질체를 비교하는 것을 단백질 프로파일링(protein profiling)이라고 한다. 따라서 치료는 유전체학과 단백질체학을 이용하여 더욱 개별화될 것이며, 건강관리를 개선하고 건강관리 체계를 변화시키는 맞춤의학의 약속을 향해 나아가게 될 것이다.

유전자 변형 마우스는 유전 질환 연구를 위한 독특한 모델을 제공한다

동물로부터 질병의 진행 과정을 분석할 수 있는 능력이 생기면서 의학은 극적으로 발전했다. 마우스는 마우스 유전학에 대한 엄청난 지식 기반 덕분에 이런 작업의 많은 부분에서 훌륭한 모델을 제공해 왔다. 인간 유전자들과 질병을 지도화하는 많은 실험이 마우스 세포를 사용하는 체세포 기술에 의존해 왔다. 인간의 해당 기능을 보완할 수 있는 설치류 상동 유전자의 발견, 그리고 마우스와 인간 사이의 많은 유전자에서 관찰되는 1차 구조와 염색체 위치에서의 유사성은 인간 질병의 모델로서 마우스 사용을 뒷받침한다.

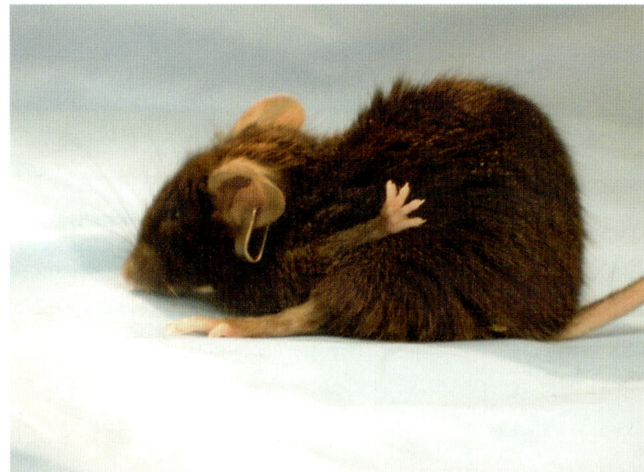

그림 6-22. Nkx3.2-결핍 마우스는 사지의 성장이 변형되었다. 조절 분자인 Nkx3.2를 발현하지 않는 2개월 된 마우스. 이 마우스는 정상적으로 발달한 위장관이 없으며, 사진에서처럼, 앞다리의 변형된 성장을 보인다. 이 변형된 성장은 예상된 것은 아니지만, 이 마우스 계통의 표현형은 하나의 분자를 통해 여러 기관계가 영향을 받을 수 있음을 보여준다. 더욱이, 소아 유전학과 발생 연보를 살펴보면, 특정 뼈 성장의 선천성 결함과 위장 질병이 관련되어 있음을 설명하는 사례를 찾을 수 있다. 따라서 이 돌연변이 마우스는 겉보기에 관련이 없어 보이는 기관계의 결함에 대한 분자적 기초를 설명하는 데 도움이 되었으며, 인간 질병의 중요한 모델을 제공한다. (*Dr. Monique Stanfel* 제공.)

다양한 진핵세포 체계에서, 세포에 도입된 선형의 DNA 단편이 서로 결합하여 직렬 배열(즉, DNA 분자들의 말단과 말단이 서로 결합함)을 이루며, 무작위로 유전체에 통합될 수 있다는 것이 입증되었다. 이것은 수용 세포의 범위 내에서 한 유전자의 기능을 조사할 수 있는 기술을 제공한다. 유전자-변형 염색체가 생식선 세포에 들어갈 수 있으면, 그것은 자손으로 전달될 수 있다. 유지되는 경우에는 이러한 동물은 변경된 유전체를 영구히 가지게 되며, **전이유전자(transgene)**라고 하는 외래 DNA를 갖는 유전자 변형 동물(형질전환 동물, transgenic animals)이 된다.

그림 6-22는 유전자-표적화(gene-targeting) 마우스 실험의 한 예를 보여준다. 이 마우스에서는 상동성 재조합(homologous recombination)으로 마우스 유전체로부터 특정 부분이 제거되었는데, 이는 내장 평활근 세포에서 유전자 조절에 중요한 특정 인자를 암호화하는 유전자의 활성을 사라지게 했다. 이 유전자는 *Nkx3.2*라고 불리는 것으로, 위장관 평활근의 정상적

인 발달에 중요한 것으로 밝혀졌는데, 그 이유는 이 마우스가 변경된 위와 내장 형태를 가지고 있었기 때문이다. 이 실험으로부터 얻은 또 하나의 흥미롭고, 예상하지 못한 결과(그림 6-22 참조)는 Nkx3.2가 제거된 마우스는 변경된 사지의 발달과 "구부러진(kinky)" 꼬리를 갖는 것으로 보아, Nkx3.2는 또한 특정 뼈 구조물에 영향을 미친다는 것이다. 이것은 Nkx3.2 결핍 마우스의 앞다리에서 나타나는 것과 같이, 특정 뼈 구조만의 성장과 발달 조절에서 생긴 변화에서 기인한 것이다. 이 결과는 다수의 중간엽(mesenchyme) 유래 구조가 단일 조절 분자를 통하여 연관되어 있음을 보여주며, 관련이 없어 보이는 기관계에서 기형을 나타내는 인간의 선천적 결함에 대한 단서를 제공했다.

많은 유전자 변형 마우스는 질병을 유발하는 변경된 정보를 포함하고 있는 인간 유전자의 도입으로 형성되어 인간 유전자의 기능을 조사할 수 있다. 더 나아가, 최근 마우스 유전체 내의 특정 위치로 유전자가 통합되도록 DNA를 추가하는 능력(예, 유전자 표적화)에 의해서, 마우스 유전자의 발현이 변화된 유전자 변형 마우스를 생성하거나 또는 변경된 유전자 산물을 발현시키는 마우스, 다시 말하면 유전체의 정보 저장 수준이 변경된 유전자 변형 마우스를 만들 수 있게 되었다. 이런 유형의 실험은 질병을 모델화함으로써 인간 질병 상태에 대한 강력한 지식을 제공하고, 유전에 대한 우리의 이해를 향상시켜 인간 질병에 대한 유전자-기반 치료법이 이제 실현 가능할 수 있게 되었다.

유전자 발현: DNA로부터 단백질로 정보의 이전

표준 정의에 따르면, 유전자(gene)라는 단어는 "염색체와 관련되어 있고, 특정한 유전적 특성의 전달에서 하나의 단위로 작용하거나 또는 다양한 생화학적으로 결정된 조합으로 작용하는 복잡한 분자"로 정의된다. 발현(expression)이란 단어는 "어떤 느낌, 상태, 품질의 외적 표시(outward indication) 또는 표명(manifestation)"으로 정의된다. 따라서 유전자 발현(gene expression)이란 용어는 염색체와 관련된 복합체 분자의 외적 표시 또는 표명이다.

이러한 외적인 표현의 척도는 무엇일까? 가장 명백한 대답은 주어진 세포 내에서 기능적 단백질이 출현했는가 하는 것이 유전자 발현의 표현이라고 할 수 있을 것이다. 특정 세포에서 발현되는 단백질 집합의 종합적 기능과 능력은 그 세포의 생화학적이고 표현형적인 특징을 정의하는 것이다. 예를 들어, 골격근은 이 세포에서 발현되는 종합적인 단백질로 인해, 신경 입력에 의해 자극될 때 수축할 수 있는 길쭉한 다핵 세포로 구성되어 있다. 이는 골격근 세포에서 발현되는 모든 단백질이 오로지 이 세포종에서만 발현된다는 것을 의미하는 것은 아니다. 사실, 이들 단백질 중 대부분은 다른 다양한 세포에서도 발현된다. 하지만, 골격근에만 유일하게 발현되는 단백질들이 있으며, 이는 그들의 발현을 엄격하게 조절하는 기전이 있음을 암시하는 것이다. 세포에서 단백질의 출현은 유전물질 내에 저장된 정보를 단백질 합성에 관여하는 기구로 전달함으로써 이루어진다. 따라서 단백질 발현을 제어하는 기전은 어떤 방식으로든 이 정보 전달 과정에 작용해야만 한다.

정보 전달의 기본 단계는 전사와 번역이다

DNA로부터 단백질로 정보를 전달하는 과정은 두 가지 단계가 포함된다; 즉, **전사(transcription)**와 **번역(translation)**이다(그림 6-23). 전사는 핵에서 일어나고 이중 가닥 DNA 분자에 저장된 정보로부터 단일 가닥 RNA 사본(copy)을 합성하는 것이다. RNA의 합성은 RNA 중합효소(RNA polymerase)에 의

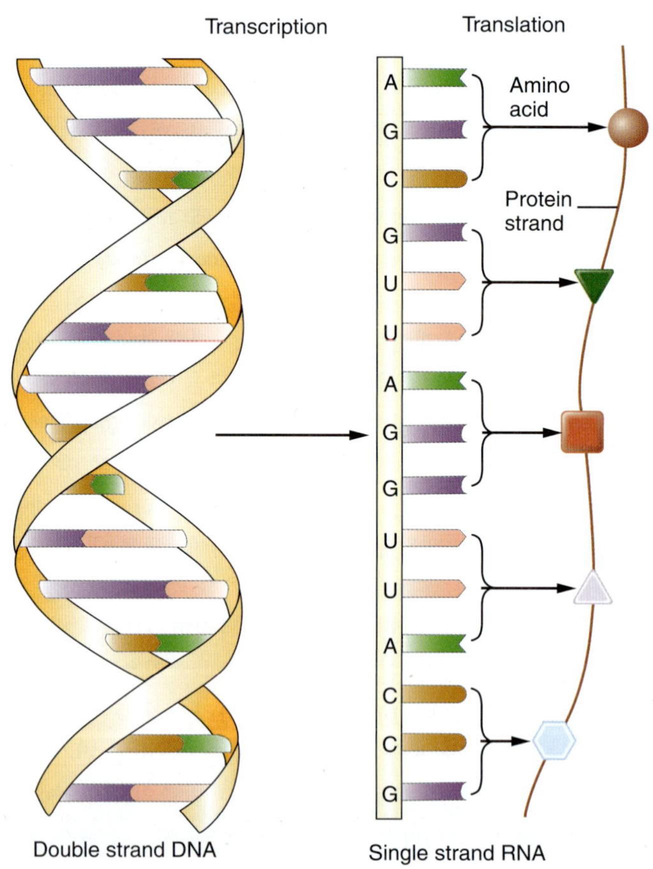

그림 6-23. DNA에서 단백질로의 정보 전달에는 두 가지 주요 단계가 포함된다. 첫 번째 단계는 이중 가닥 DNA 주형에서 단일 가닥 RNA 분자의 합성이다. 효소인 RNA 중합효소(RNA polymerase)에 의해 촉매되는 이 과정을 **전사**(*transcription*)라고 한다. 진핵생물 RNA 중합효소 II에 의한 전사 산물은 번역 도구인 리보솜들에 의해 단백질 분자의 합성을 지시하는 mRNA이다. 이중 가닥 DNA에 저장되어 있으며, 3개 뉴클레오티드 단위로 구성되는 유전 암호, 즉 코돈은 단일 가닥 RNA 분자(전령 RNA)로 전달되는데, 이는 단백질 서열의 특정 아미노산 구성 요소를 지정하는 "단어"로 되어 있다.

해 촉매되며, DNA로부터 RNA 합성은 비대칭적(asymmetric)이다; 즉, DNA의 한 가닥만이 전사되어 RNA 사본을 만든다. 진핵생물에 세 가지 종류의 RNA 분자가 전사된다. 운반 RNA(transfer RNA, tRNA), 리보솜 RNA(ribosomal RNA, rRNA), 그리고 전령 RNA(messenger RNA, mRNA)가 전사되며, 각각 다른 RNA 중합효소에 의해 합성된다. RNA 중합효소 I에 의해 전사되는 rRNA와 RNA 중합효소 III에 의해 전사되는 tRNA는 이들이 번역 기구인 리보솜의 필수 성분을 구성하기 때문에 종종 구조적 RNA(structural RNA)로 간주된다. RNA 중합효소 II에 의해 합성되는 RNA 분자는 특별한 역할을 담당한다. 바로 단백질 서열을 암호화하는 데에 필요한 정보를 DNA로부터 리보솜으로 수송하는 것이다. 그 정보는 이 RNA에 **코돈(codon)**이라고 하는 3개의 뉴클레오티드로 구성된 뚜렷하게 구분되는 "단어(word)"로 저장된다. 이 RNA는 유전체와 단백질 합성 기구 사이의 연결을 제공하기 때문에, **전령 RNA(messenger RNA, mRNA)**라고 부른다.

합성되는 RNA의 종류와 관계없이, 전사의 과정은 RNA 중합효소가 **프로모터 DNA 요소(promoter DNA element)**라고 하는 유전자 내부나 근처의 특정 DNA 서열에 결합함으로써 시작된다. 그런 다음, 뉴클레오티드가 RNA 사슬에 5′에서 3′ 방향으로 극성을 가지고 점진적으로 첨가되면서 RNA 합성이 일어난다. 따라서 전사는 다단계 과정이며, 전사에 필요한 어느 단계에서든 방해하거나 촉진하는 일이 일어나는 것은 유전자 발현 조절에 중요한 요소이다. DNA 주형으로부터 RNA의 합성이 유전자 발현의 주요 단계를 구성하고 있기 때문에, 전사 단계의 조절은 무엇보다도 가장 중요한 조절 기전으로 생각된다.

정보 전달의 두 번째 기본 단계는 mRNA 핵산 내에 암호로 저장된 코돈을 아미노산 사슬로 번역하는 일이다. 단백질 합성은 리보솜에 의해 수행되며, 진핵세포에서는 이 합성이 세포의 세포질 구획에서 일어난다. 리보솜은 하나의 큰 소단위체(large subunit)와 하나의 작은 소단위체(small subunit)로 구성되어 단백질 합성 기구를 형성하는 RNA와 단백질의 큰 복합체이다. 작은 소단위체의 기본 기능은 mRNA와 tRNA와 결합하는 것인 반면, 큰 소단위체는 성장하는 단백질 사슬의 펩티드 결합을 촉매하는 데 필요하다. 따라서 단백질 합성에는 핵에서 합성되고 세포질에서 협동적으로 작용하는 세 가지 RNA 종류들이 모두 필요하다.

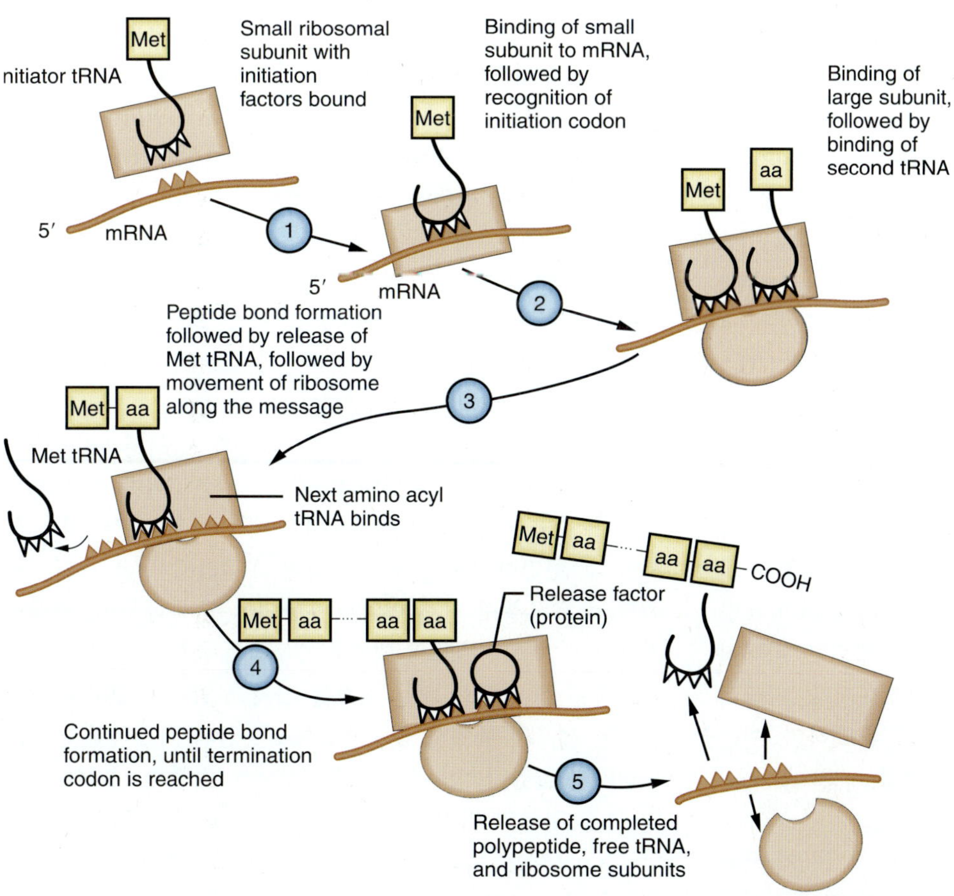

그림 6-24. 전령 RNA(mRNA) 분자로부터 단백질 번역 반응. 번역 과정은 활성화된 작은 리보솜 소단위가 mRNA와 결합하면서 시작된다. 큰 리보솜 소단위는 개시 코돈(AUG)을 찾아 결합함으로써, mRNA의 3개 뉴클레오티드 코돈에 의해 지정된 tRNA를 소집하는 번역 기구를 형성한다. 이로써 리보솜이 플리펩디드 시슬의 이미노산에 결합되도록 한다. 종결 코돈을 만나면, 그 단백질 사슬이 방출되고, 번역 기구는 분해되며, 이후에는 작은 리보솜 소단위의 재활성화로 번역 복합체를 다시 형성할 수 있게 된다. (*Widnell C, Pfenninger K.* Essential Cell Biology에서 변형. *Baltimore*: *William & Wilkins*, 1990, 허가.)

번역은 일련의 구별되는 단계를 거쳐 일어난다(그림 6-24). 첫 번째 단계는 작은 리보솜 소단위와 mRNA 분자의 결합이다. 리보솜의 작은 소단위는 **개시인자(initiation factor)**라고 하는 단백질과의 결합 및 메티오닌(methionine) 아미노산 잔기를 함유하는 **개시 tRNA(initiator tRNA)**라고 하는 특수한 tRNA와 결합하여 mRNA와의 결합을 준비한다. 작은 리보솜 소단위의 결합은 mRNA의 5′ 말단이나 그 근처에서 일어나며, 그 후 활성화된 리보솜 소단위는 전령 RNA를 검색하여 메티오닌을 지정하는 AUG 개시 코돈을 찾는다. 이에 따라 개시복합체(initiation complex)가 형성된다.

이 개시복합체가 형성된 후, 리보솜 큰 소단위는 작은 소단위 mRNA 구조에 결합하여 후속 코돈의 점진적인 "읽기(reading)"를 허락한다. mRNA의 판독은 리보솜에 대한 적절한 tRNA-아미노산 복합체의 동원과 결합, 그리고 3개 뉴클레오티드 코돈의 인식을 포함한다. 일단 tRNA가 결합되면, 수송된 아미노산은 리보솜의 큰 소단위에 의해 촉매되는 펩티드 결합의 형성으로, 성장하고 있는 단백질 사슬에 연결된다. 펩티드 결합의 형성은 이전 주기에서 진입한 tRNA를 방출시키고, 리보솜 복합체 내에서 tRNA-폴리펩타이드 사슬의 자리 이동을 유발하여 다음 코돈 서열의 후속 판독을 유발한다. 이런 주기적 사건의 순환은 그 리보솜이 단백질의 끝을 지정하는 암호인 **종결코돈(termination codon)** 혹은 **중지코돈(stop codon)**과 만날 때까지 계속되며, 그 후에 성숙한 단백질이 리보솜에서 방출된다. 리보솜-mRNA 복합체는 개별 성분들로 분해되며, 이들은 리보솜 작은 소단위가 적절하게 조립되어 준비되면 다시 더 많은 단백질을 만들기 위해 재조립될 수 있다.

mRNA는 4개의 뉴클레오티드(아데노신, A; 시토신, C; 구아닌, G; 그리고 유리딘, U)로 구성되어 있으므로, 3개의 뉴클레오티드로 된 코돈 서열을 만들기 위해 사용 가능한 조합은 64가지가 존재한다. 이들 조합 중 UAA, UAG, 그리고 UGA는 세 가지는 아미노산을 지정하지 않고, 오히려 리보솜 기구가 단백질 합성을 종료하도록 지시한다. 이들은 **중지코돈(stop codon)**이라고 불린다. 이로써 20가지 아미노산을 암호화하기 위한 61가지의 가능한 조합을 남긴다. 아미노산은 특정 tRNA 분자에 존재하는 상보적 뉴클레오티드의 결합에 의해 지정된다. 2종의 아미노산인 메티오닌(methionine)과 트립토판(tryptophan)은 단 하나의 코돈에 의해 암호화되고, 나머지 18개의 아미노산은 다수의 코돈에 의해 암호화된다. 따라서 유전암호는 (특이성이) 퇴화되어(degenerate) 있다고 하며, 이는 대부분의 아미노산이 하나 이상의 삼중자 서열(triplet sequence)에 의해 지정됨을 의미한다.

원핵세포에서, mRNA는 전사되자마자 번역 기구에 사용될 수 있다. 번역은 종종 전사 과정이 끝나기도 전에 시작되는 것으로 관찰된다. 이런 상황은 진핵세포들에서는 발생하지 않는데, 핵막에 의해 전사 기구와 번역 기구가 분리되어 있기 때문이다. 진핵세포에서 전사는 핵에서 일어나고, **1차 RNA 전사체(primary RNA transcript)**라고 하는 그 전사 산물은 보통 최종 성숙한 mRNA보다 더 크다. 1차 RNA 전사체는 변형되거나 가공되어 성숙한 RNA가 되고, 그런 다음에 이 성숙된 RNA는 핵에서 세포질로 수송되어 단백질 합성에 참여한다. 그러므로, 진핵생물에서 유전자 발현은 원핵생물의 유전자 발현보다 더 복잡하다. 추가적인 단계가 필요하고, 그 과정에서 각 단계는 잠재적인 조절 가능한 지점을 제공한다.

다세포 생물의 각 세포 유형에는 완전한 유전자가 포함되어 있다

두 가지 핵심적 관찰은 생명체를 위한 전체 청사진 또는 유전 계획이 모든 형태의 세포의 핵 내에 포함되어 있음을 시사한다. 첫째, 한 생명체 내 서로 다른 세포 유형의 DNA 함량을 조사해 보면, 모든 체세포에는 거의 동일한 양의 DNA가 있으며, 이 DNA 함량은 생식세포에서 발견되는 것의 2배라는 것이다. 예를 들어, 물리적, 화학적, 그리고 동역학적 실험은 간세포가 뇌세포와 동일한 양의 DNA를 가지고 있음을 보여주었다. 이를 **DNA의 일관성(constancy of DNA)**이라고 한다. 그러나 형태적인 구조와 기능 면에서 매우 극적으로 다른 세포들이, 그 세포들의 점진적인 특성화가 이루어지는 발생 과정 동안 유전물질에서 어떤 종류의 비가역적 변화(예, 비필수 유전자들의 손실)를 겪지 않는다는 것은 상상하기 힘들다. 각 세포에서는 전체 유전물질의 일부분만이 발현되기 때문에, 유전물질의 손실이 매우 극소량이면 총 DNA 함량을 조사할 때에 탐지되지 않을 수도 있다고 생각되었다. 이것은 개구리의 분화를 연구했던 거든(Gurdon)과 그 동료들의 잘 고안된 실험에 의해 사실이 아닌 것으로 밝혀졌다. 그림 6-25에 이 연구의 주요 실험 과정을 소개하였다.

완전히 분화된 개구리 세포(예, 장 상피 세포)의 핵을 핵이 제거된 개구리 알에 주입하였을 때, 주입된 공여자 핵은 수용자 알을 프로그래밍하여 정상적이고 생존 가능한 올챙이를 생산할 수 있었다. 그 올챙이는 성체 개구리에서 발견되는 분화된 세포 유형의 전체 범위가 포함되어 있기 때문에, 원래의 기분화된 기증자 세포의 핵에는 개구리의 다양한 세포 유형을 지정하는 데 필요한 모든 정보를 가지고 있다고 결론지었다. 분화된 세포의 핵에서 중요한 DNA 서열의 비가역적 손실은 드러나지 않았다: 한 생명체의 발생에는 적절한 시기에 일련의 특정 서열의 발현을 필요로 한다. 이러한 중요한 발견은 양, 소, 고양이, 쥐를 포함하여, 다수의 포유류 종을 복제하는 최근의 실험으로 확장되었다. 개인의 유전체에 기초한 배양

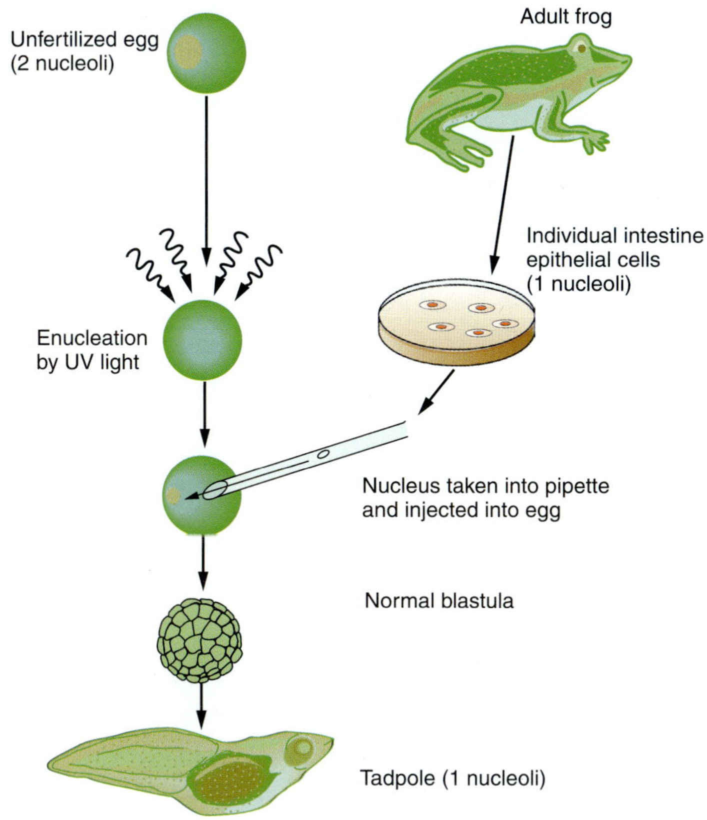

그림 6-25. 진핵세포에서 DNA의 일관성을 조사하기 위한 핵 이식 실험. 그림은 특정 유전자 서열을 발현하는 성체 분화 조직에서 분리된 핵의 능력을 조사한 실험의 개요를 보여준다. 성체 개구리의 장 상피에서 분리된 핵을 자외선(UV) 광선으로 유전물질을 비활성화시킨 난모세포에 주입한다. 두 종류의 핵에 대한 유전적 표지자는 세포에서 발현되는 핵소체 수의 차이에서 유도한다. 즉, 기증자 핵에는 하나의 핵소체가 있고 수용체 난모세포에는 두 개의 핵소체가 있다. 주입된 핵은 올챙이를 만들고 이후에 성체 개구리를 만드는 데 필요한 모든 유전자를 발현할 수 있는 능력을 갖고 있으며, 이는 이미 분화된 세포가 성체 유기체의 많은 분화된 세포를 지정하는 모든 유전자를 포함하고 있다는 것을 보여준다. (*Gurdon JB*, Sci Am *1968;219:24-35, by permission*로부터 변형.)

시스템으로 성장한 장기를 사용하여 병에 걸린 장기를 대체하는 더 나은 기술이 사용 가능해짐에 따라, 이러한 실험은 궁극적으로 의학적 치료로 확장될 것이다. **재생의학(regenerative medicine)**이라고 하는 이러한 치료법은 13장에서 논의된다. 줄기세포 생물학(Stem Cell Biology) 및 재생의학은 수많은 질병을 치료하거나 치료할 수 있는 잠재력을 가지고 있다. 그러나 이 잠재력이 어떻게 사용되는지를 결정하기 위해서는 과학과 윤리의 융합이 필요하다.

정보의 "단위(unit)"로서의 유전자의 분자적 정의

유전체의 1차 기능은 RNA 분자를 생산하는 것이며, DNA 서열의 특정 영역만이 단백질을 암호화하거나(mRNA), 구조 분자를 암호화하는(tRNA와 rRNA) 기능을 할 수 있는 상응하는 RNA 뉴클레오티드 서열로 복제되거나 전사된다. 그러므로, 기능적 RNA를 생산하는 DNA 분자의 모든 부분은 유전자를 구성한다.

최근까지 유전자는 주로 세포에서 생화학적 특성이나 표현형적 특성을 부여하는 능력으로 주로 정의되었다. 분자 클로닝 기술의 적용은 DNA 염기 서열의 구조적 조성에 기초하여 유전자의 정의를 새롭게 개선하도록 했다. 이러한 분석에서 가장 주목할만한 한 가지 발견은 RNA 중합효소 II에 의해 전사되는 많은 DNA 서열이 세포질의 해당 전령에서 발견되는 것보다 더 많은 뉴클레오티드를 나타내는 기능성 mRNA를 생산한다는 것이다.

여분의 DNA 서열이 확인된 최초의 진핵세포 유전자 중 하나는 닭의 오브알부민(ovalbumin) 유전자였다(그림 6-26). 그 여분의 길이의 뉴클레오티드는 정보를 가진 DNA의 중간에 나타나는 기다란 가닥의 비암호 DNA를 구성한다. 그 정보 서열 혹은 암호 서열을 **엑손(exon)**이라 부르며, 비암호화 DNA 마디를 **인트론(intron)**이라 부른다. 따라서 DNA에서 합성된 RNA 분자(**RNA 1차 전사물**)의 비정보 부분은 제거되어야만 하며, 정보 내용을 포함하고 있는 마디들은 서로 연결되어 성숙한 mRNA를 형성해야 한다. 이러한 일은 핵에서 일어나며, **RNA 스플라이싱(RNA splicing)**이라고 한다. 그러므로, 진핵생물에서 유전자는 그것이 암호화하는 기능성 RNA를 반드시 뉴클레오티드 대 뉴클레오티드로 반영하지는 않는다.

유전자 정의의 두 번째 개선은 DNA 서열의 구조적 조직과 활성적인 전사를 지원하는 염색질 영역을 시각화하는 능력의 상관관계에서 발전했다. 전사되는 DNA 영역(유전자)에 대한 전자현미경 사진은 전사되는 영역이 실에 꿴 구슬(bead-on-a-string) 모양의 염색질(예: 11nm 염색사)로 펼쳐져 있고, 이 부분에서 RNA 중합효소 분자가 둥근 입자로 보이며, 그 입자

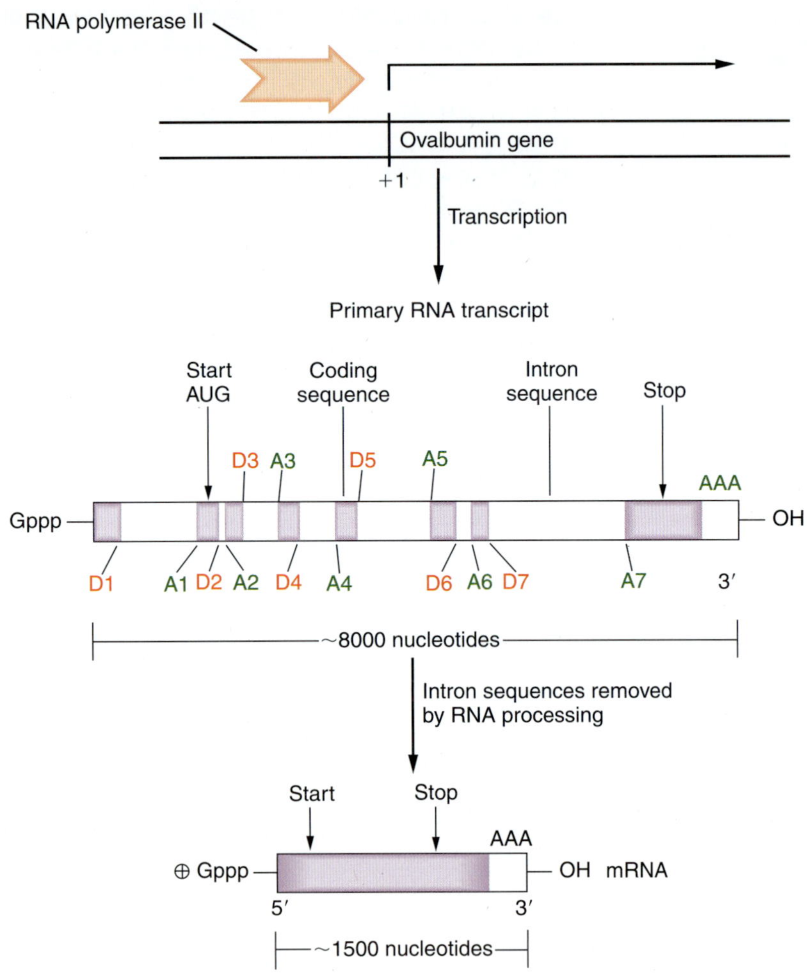

그림 6-26. 닭의 오브알부민(ovalbumin) 유전자는 번역되는 mRNA보다 더 큰 RNA를 만든다. 오브알부민 유전자의 전사는 세포질에서 번역을 위해 발견되는 mRNA보다 더 큰 RNA를 형성한다. "1차 RNA 전사체"라고 하는 보다 큰 이 RNA는 그 유전자의 이중 가닥 DNA에서 발견되는 비번역 내용의 절편인 인트론을 가지고 있다. 그 인트론 절편은 제거되고, 정보 내용을 가지고 있는 엑손 마디는 RNA 가공 기전에 의해 공여자(*D*)와 수용자(*A*) 서열이라고 하는 특정 부위에서 서로 결합하여 성숙한 mRNA를 형성한다.

에 하나의 RNA 분자가 매달려 있음을 보여준다. 활성 RNA 중합효소 II 분자는 종종 단일 단위로 관찰되며, 이는 많은 유전자 단편의 전사가 드물다는 것을 나타낸다.

하지만, 경우에 따라서는, 단일 유전자 위에서 많은 중합효소 입자 및 관련 전사체가 발견되는데, 이것은 높은 빈도의 전사를 나타낸다. 그러한 경우에, 관련된 RNA 분자의 길이는 전사 방향으로 점진적으로 길어지는 것으로 관찰된다. 이러한 유전자 지역의 현미경 사진은 특징적인 "크리스마스 트리(Christmas tree)" 양상을 보여준다. 더 중요한 점은, 이 실험은, 전사 단위(transcription unit)를 정의하는 별개의 부위에서 DNA 절편의 전사가 시작되고 또 끝이 난다는 것을 입증했다는 것이다(그림 6-27).

전사는 중합효소 분자가 특정 DNA 분절에 결합하면서 시작되기 때문에, 전사 단위로서의 유전자의 확장된 정의는 전사되는 지역과 관련된 DNA 부분도 고려해야만 한다. 이러한 관련 DNA 지역은 전사를 지시(direct)하거나 촉진(promote)한다고 설명한다. 여러 유전자에서 얻어진 서열을 비교해 보면, 이러한 요소 중 일부는 전사된 서열에 비해 그 서열과 위치가 잘 보존된다는 것을 알 수 있다.

다세포 생명체의 체세포 핵은 완전한 조성의 유전물질을 가지고 있기 때문에, 분화된 세포 유형에서 나타나는 급격한 생리적, 생화학적 차이는 주어진 세포 내에서 발현을 허용하는 개별 유전자의 특정 활성화에 의해 발생해야 한다. 이런 활성화 과정에는 RNA 분자로 복사되는 서열뿐 아니라 적절한 전사에 필요한 인접 DNA 서열도 포함되어 전사 단위를 유발한다. 나아가, 진핵생물 유전자로부터 합성된 1차 전사체는 정보 분절(엑손)과 비정보성 분절(인트론)을 포함하고 있으며, 기능적인 RNA 서열을 형성하기 위해 상당히 변형되어야 한다. 따라서 진핵세포에서 DNA로부터 단백질로 정보를 전달하는 경로는 복잡한 일련의 단계를 포함한다. 이러한 단계에서 경로를 변경하는 것은 유전자 발현의 조절점이 될 수 있다. 그림 6-28에서 보는 바와 같이, 세포는 다음 단계에 따라 발현하는 단백질을 조절할 수 있다.

1. 유전자 서열이 언제, 얼마나 자주 RNA로 복사할 것인지를 결정하는 전사(transcription) 조절

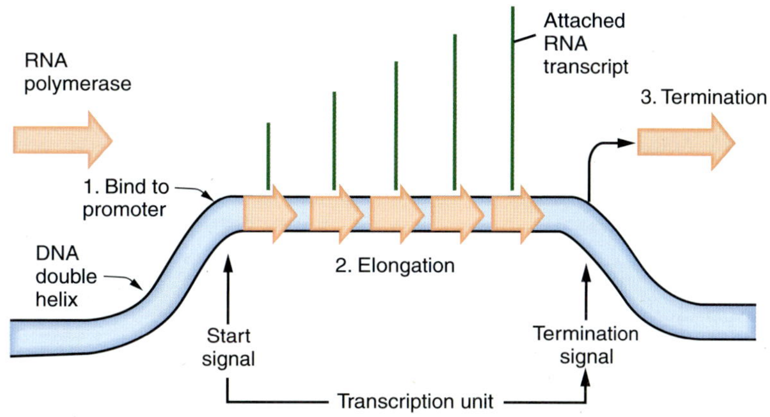

그림 6-27. 전사되는 DNA를 관찰한 전자현미경 실험으로부터 유추된 전사 단위 모형. DNA의 전사되는 부분은 그 염색체에서 고리 모양으로 연결된 펼쳐진 형태의 11-nm 염색사로 보인다. 전사는 RNA 중합효소가 그 RNA 분자의 중합을 위한 시작 위치를 지정하는 프로모터 DNA 요소에 결합하면서 시작된다. 성장하는 RNA 사슬은 전사가 진행되는 동안 그 중합효소에 결합된 채 있어서, 전자현미경에서 관찰되는 특징적인 "크리스마스 트리" 양상을 형성한다. 전사는 1차 RNA 전사체의 방출로 종결되고, 이것은 RNA-가공 반응을 겪는다. 그러므로, 진사 단위는 진사 과정에서 뚜렷하게 구별되는 시작 부위와 종결 부위에 의해 정해진다(*Alberts B, Bray D, Lewis J, et al.* Molecular Biology of the Cell, *2nd ed. New York: Garland Publishing, 1989, by permission*로부터 변형.)

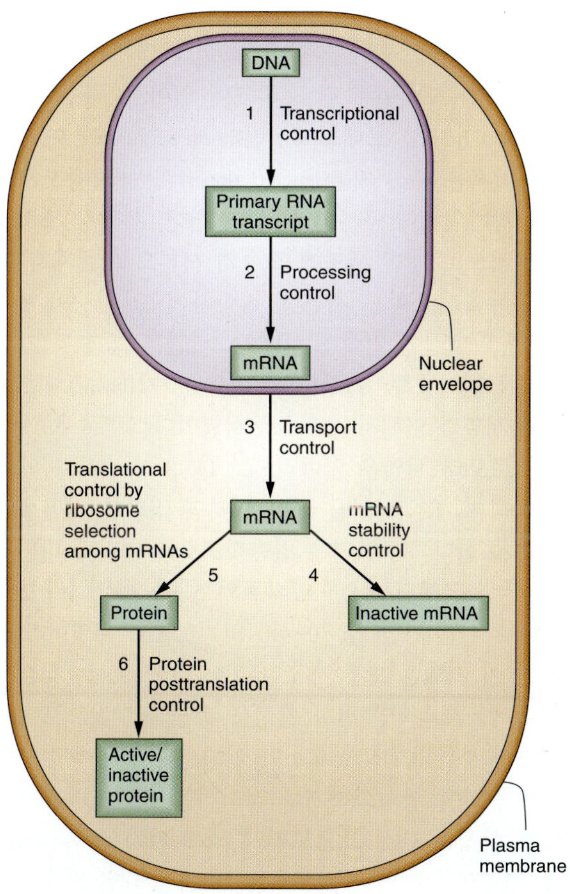

그림 6-28. 진핵생물에서 유전자 발현의 잠재적인 조절 지점을 구성하는 정보 전달의 6단계. 세포의 핵에서는 (1) 전사, (2) RNA 가공, (3) 핵에서 세포질로의 mRNA 수송의 잠재적 조절이 발생한다. 일단 RNA가 세포질에 도달하면 분해되기 쉽기 때문에, (4) mRNA 안정성이 조절되거나 또는 선택적 번역이 일어나고, (5) 세포질의 리보솜에 의한 번역 조절이 일어난다. 번역된 단백질은 변형되고(6), 번역후 변형에 의해 단백질이 활성화되거나 불활성화되거나 또는 그 단백질의 구획이 변경된다.

2. 합성된 RNA 분자의 변형을 조절하여 기능적인 mRNA를 형성하는 1차 전사체의 공정(processing)
3. mRNA가 핵에서 세포질로 내보내지는 RNA 수송(transport)의 선택
4. 세포질에서 mRNA 분자를 선택적으로 분해하는 RNA 안정성(stability) 조절
5. 세포질의 어떤 mRNA가 번역될지 번역(translation) 선택의 조절
6. 번역된 단백질의 활성화나 불활성화 또는 구획화 등 단백질의 번역 후(post-translation) 조절

이들 각 단계는 유전자 발현 조절의 특정 지점에서 기능할 수 있다는 증거가 있지만, 주어진 유전자의 발현은 정보 전달의 경로를 따라 종합적인 상호작용에 의해 통제된다.

전사 제어에는 두 가지 기본 단계, 유전자 서열의 활성화와 조정이 필요하다

유전자 전사의 조절은 두 가지 수준에서 이루어진다. 활성화(activation)는 압축된 염색질을 보다 확장된 구조로 전환시키는 것이고, 조정(modulation)은 **전사인자(transcription factor)**라고 불리는 DNA-결합 단백질에 의해 매개되는 전사를 미세하게 조절(fine-tuning)하는 것이다(그림 6-29).

염색질이 세포주기의 중기에서처럼 가장 압축된 상태로 밀집되어 있으면, RNA 전사는 거의 또는 전혀 일어나지 않는다. 이러한 전사의 억제는 DNA가 중기 염색체를 형성할 만큼 밀집되게 포장되면 전사에 필요한 비히스톤 단백질(RNA 중합효소, 전사 인자 등)이 접근할 수 없기 때문에 발생한다.

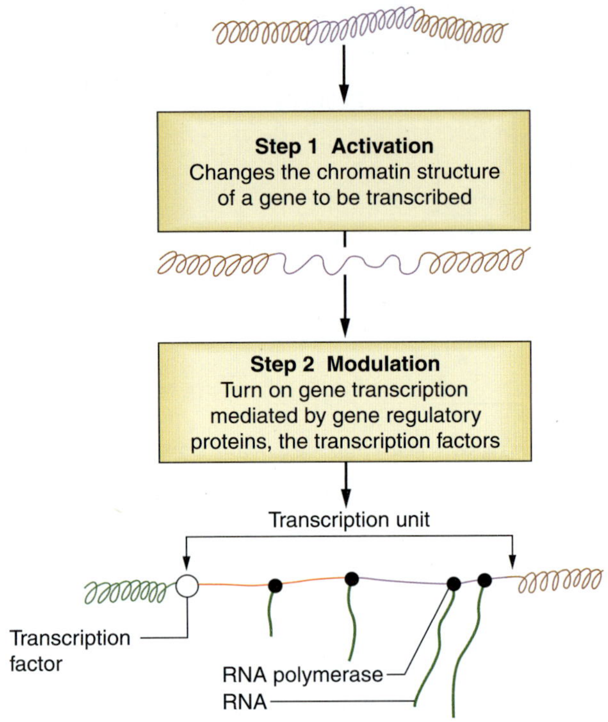

그림 6-29. 유전자 서열의 전사 조절에 관련된 단계. 유전자 발현의 전사 조절은 두 가지의 개별 단계에서 발생한다. 첫 번째 단계인 **활성화**는 전사될 DNA 서열을 포함하는 염색질 구조의 변화를 수반한다. 염색질 구조의 이러한 변화를 일으키는 분자 상호작용은 알려져 있지 않으나, 그 결과 비활성(응축된) 염색질의 영역과는 생화학적으로 구별되는 DNA-단백질 복합체 영역을 형성한다. 전사 조절의 두 번째 단계인 **조정**(*modulation*)은 활성화된 DNA 서열에 유전자 조절 단백질이 결합하여 특정 유전자의 전사를 미세 조절하도록 작동한다.

전사가 이루어지기 위해서는, 먼저 유전자 서열이 RNA 중합효소나 기타 다른 단백질(활성화 상태)과 접촉할 수 있어야만 하고, 그럼으로써 조절 단백질이 그 유전자의 전사 속도에 영향을 미칠 수 있도록 기능을 발휘해야만(조정해야만) 한다.

전사 단위(전사되는 DNA 절편)의 전자현미경 사진에서, 염색질은 11-nm 섬유로 보인다. 뉴클레오좀이 존재하지만, 전사되는 DNA 부분은 염색질의 펼쳐진 섬유 배열 내에 있다. 이러한 관찰은 전사적으로 활성인 유전자 절편이 비활성 유전자와 생화학적으로 구별되는 염색질 구조로 배열되어 있음을 보여주는 실험에 잘 부합한다. 예를 들어, 어떤 유전자가 골격근에서는 발현되지만 간세포에서는 발현되지 않는 경우, 그 유전자 서열은 간세포에서 분리된 핵보다 골격근에서 분리된 핵에서 핵산분해효소(nuclease)의 탐침분자(probe)의 접근성이 더 좋다. 이렇게 접근 가능한 상태의 염색질을 **활성 염색질**(**active chromatin**)이라고 하며, 그 뉴클레오좀은 그 포장이 덜 응축되는 방식으로 변화된 것으로 생각된다.

활성 염색질을 형성하는 기전은 아직 이해되어 있지 않다. 활성 염색질은 주변의 고도로 응축된 염색질에서 나오는 확장된 고리 구조를 획득하는 것으로 생각된다. 이 모델은 발현될 유전자 서열을 인식할 수 있는 어떤 방법이 있어야 함을 의미하는데, 이를테면 특정 단백질-DNA 상호작용에 의해 발현될 서열이 활성화되고 덜 응축된 형태로 전환될 가능성 같은 것이다. 현재의 증거에 따르면, 염색질을 비활성형에서 활성형으로 전환하려면 DNA 합성이 필요하며, 활성 유전자 서열 근처의 DNA에는 변형된 염기, 특히 메틸화된 시토신 잔기가 더 적은 상태임을 시사한다. 또한 활성 염색질에는 히스톤 H1이 거의 없으며, 비히스톤성 단백질이 많이 존재한다. 이러한 변화가 유전자 서열의 활성화를 유발하는지 또는 염색질이 활성 상태로 전환된 후에 이런 변화가 뒤이어 일어나는지 여부는 아직 알려져 있지 않다.

진핵세포는 전사를 켜거나 끔으로써 유전자 발현을 조정하는 다양한 서열-특이적 DNA-결합 단백질을 가지고 있다. 이 단백질들을 총괄하여 유전자 조절 단백질(gene regulatory proteins)이라고 부른다. 이 단백질들은 DNA를 "읽을" 수 있는 구조적 도메인을 가지고 있어, 특정 서열에 결합할 수 있다. DNA 결합 도메인은 잘 보존되어 있어서, 나선-고리-나선(helix-loop-helix), 호메오도메인(homeodomain), 아연 집게(zinc finger) 혹은 류신 지퍼(leucine zipper) 단백질 등으로 조절 단백질을 광범위하게 구분할 수 있게 한다. 유전자 조정 단백질은 일반적으로 개별 세포에 소수의 사본으로 존재하며, 특정 DNA 뉴클레오티드 서열에 결합하여 그 기능을 수행한다. 이러한 단백질이 인식하는 DNA 서열은 크게 두 가지 큰 범주로 분류된다. 즉, 핵심(core) 또는 기저(basal) 프로모터(promoter) 서열과 인핸서(enhancer) 서열이다(그림 6-30).

핵심 프로모터 서열은 일반적으로 DNA의 전사 지역에 가깝게 위치하며, RNA 사슬 전사 개시의 정확한 지점을 지정하는 기능을 한다. 이 서열은 일반적으로 아데닌과 티민 염기가 풍부하며, 전사되는 DNA 분절의 5′ 쪽으로 대략 20~30 염기(TATA 서열이라함)와 70~80 염기(CAAT 서열이라 함)에 위치한다. 이 서열은 모든 세포 유형에서 기능하는 것으로 보이기 때문에, 기본적인 전사 활성을 촉진하는 것으로 생각된다. 두 번째 부류의 DNA 요소인 인핸서 서열은 핵심 프로모터로부터 전사를 활성화하거나 강화하는 조절 DNA 서열이고, RNA 합성은 핵심 프로모터에 의해 지정된 부위에서 개시되며, 서열의 극성이나 전사되는 DNA에 대한 상대적인 위치와는 무관하게 작용하는 것으로 보인다. 인핸서 서열은 가변적이며, 전사되는 유전자로부터 비교적 먼 거리로 위치한 경우에도 그 기능을 제공할 수 있다. 일부 경우에서는, 전사되는 유전자 뒤쪽의 DNA(3′ 쪽으로)에서 인핸서 서열이 발견되기도 한다. 각각의 인핸서 성분은 특정적이고 뚜렷하게 구별되는 단백질 인자와 결합하는 것으로 보이며, 그 기능의 특

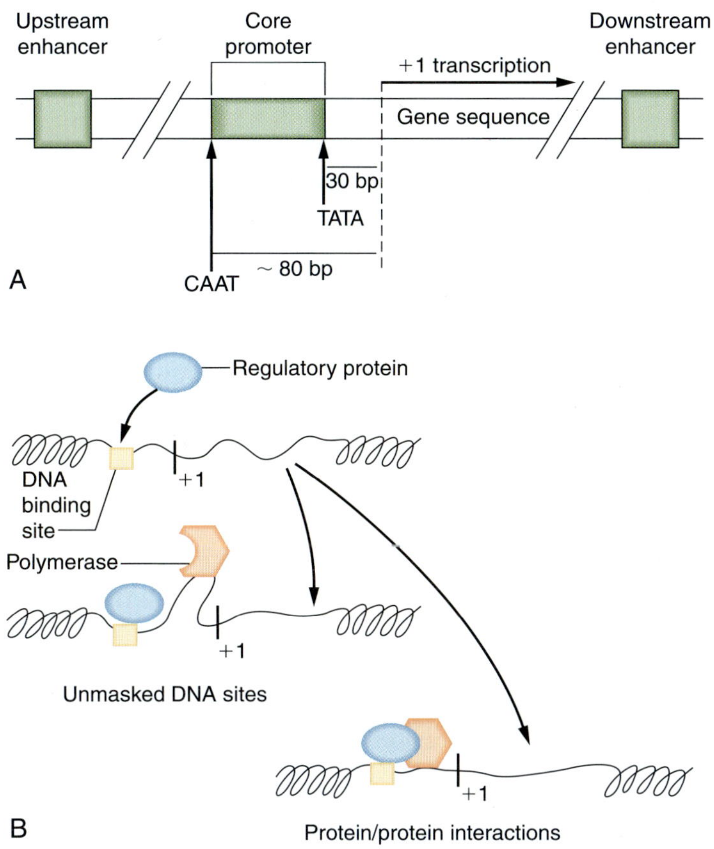

그림 6–30. 유전자 조절 단백질의 결합으로 전사를 조절할 수 있는 DNA 절편. 여러 DNA 서열은 유전자 조절 단백질들에 결합하는 능력을 가지고 있으며 전사 조절에서 중요하다. (A) 이들은 두 범주로 나뉠 수 있다: 즉, 기본적인 전사 활성에 필요하며 보존된 A-T가 풍부한 DNA 서열인 핵심 프로모터(core promoter) 요소와 그 유전자에 대해 5′(상류)와 3′(하류)에 있을 수도 있는 인핸서(enhancer) DNA 요소이다. (B) DNA 결합 부위의 작용을 설명하기 위해 두 가지 일반적인 기전이 제안되었다. 즉, 유전자 조절 단백질의 결합이 DNA 주변을 변화시켜서 전사 기구(polymerases) 결합을 더 용이하게 하거나, 그 결합된 조절 단백질이 그 전사 기구와 직접 상호작용할 수 있다.

이성은 주어진 세포의 핵 내에서 그러한 단백질 인자의 존재 유무에 기초한다. RNA 중합효소는 초당 약 30~40뉴클레오티드의 속도로 DNA 주형으로부터 RNA 합성을 촉매한다. 그 합성 속도가 일정하기 때문에, 유전자가 전사되는 절대 속도는 그 유전자 서열로부터 RNA를 합성하는 중합효소 분자의 수에 의해 효율적으로 조절된다. 그러므로, 유전자 조절 단백질의 주요 역할은 주어진 DNA의 부분에서 RNA를 능동적으로 합성하는 중합효소 분자의 수를 조정하는 것이다. 즉, 전사의 증가는 활성 RNA 중합효소 분자의 증가를 필요로 하며, 전사의 감소는 활성 RNA 중합효소 분자 수를 줄임으로써 이루어진다. 특정 DNA 서열에 대한 단백질의 결합이 유전자 전사에 영향을 미칠 수 있는 두 가지 방법이 있다(그림 6–30 참조).

첫째, 조절 단백질의 결합은 주변 DNA의 형태에 영향을 미칠 수 있다. 이러한 결합은 감춰진 서열이 드러나도록 하여, 중합효소-결합 서열을 최적으로 노출시켜서 전사를 증가시킬 수 있다. 반대로, 그 결합은 DNA의 형태를 조밀하게 하거나 중합효소-결합 영역을 독점함으로써, 아니면 두 가지 방법 모두를 사용하여 전사가 일어나지 못하게 할 수도 있다.

둘째, 조절 인자는 중합효소와 직접 상호작용할 수도 있다. 유전자 근처의 특정 서열에 단백질이 결합하는 것은, 그 조절 인자와 중합효소 사이에서 형성되는 최적의 결합 복합체를 형성하여 중합효소 결합을 유도하는 구조를 만들 수도 있다. 최근 연구에 따르면 일부 단백질은 DNA에 직접 결합하지 않고, 오히려 조절인자와의 결합을 통해 중합효소와의 상호작용을 촉진함으로써 전사에 영향을 미친다는 것이 밝혀졌다. 실험에 따르면, 두 기전이 모두 사용되며(종종 조합으로 사용되며), 조절 인자의 주요 기능이 RNA 중합효소를 특정 유전자좌로 불러들이는 것이라는 결론을 뒷받침한다.

유전자가 조직이나 세포 특이적인 전사를 하도록 하는 방법은 단순히 개별 유전자에 대해 하나의 조절 영역을 두는 것이다. 그러면 전사는 그 단일 단백질-DNA 상호작용에 의해 통제될 수 있을 것이다. 그러나 대부분의 진핵생물 유전자는 다양한 조절 인자에 결합할 수 있는 여러 개의 DNA 요소를 가지고 있다. 유전자의 합성 속도는 다수의 단백질-DNA 상호작용에 의한 총체적 효과에 의해 결정된다. 이런 조절 방식의 가장 좋은 예가 β-글로빈 유전자의 발현이다. 닭의 β-글로빈 유전자 주위의 DNA는 서로 다른 단백질 인자들과 결합할 수 있는 13개의 뚜렷하게 구별되는 부위들(7개는 그 유전자의 5′ 방향에 있으며, 6개는 그 유전자의 3′쪽에 있다)을 가지고 있다

(그림 6-31).

발생 초기에, β-글로빈 유전자를 함유하는 염색질은 활성 상태로 전환되며, 조절 인자에 대한 결합 부위들 중 9개가 전사여부와 상관없이 그 결합 부위를 점유한다. 후에, 한 부위를 제외한 다른 모든 부위가 조절 인자와 결합하여 전사를 하게 되며, 그 후 유전자의 5′ 영역에서 일어나는 단백질 결합의 변화가 다시 β-글로빈 유전자의 전사 능력을 저해한다. 이것은 한 예를 나타내지만, 대부분의 진핵생물 유전자는 다수의 조절 단백질의 총활성으로부터 유도되는 전사 조절의 영향을 받는 것으로 보인다. 이에 따라, 유전자 전사의 세포 특이성은 조절 단백질 활성의 섬세한 균형에 의해 좌우된다.

특정 세포 유형을 지정하는 여러 유전자를 조절할 수 있는 조절 인자 부류가 규명되었다(그림 6-32). 골격근에서 발견되는 핵 단백질인 MyoD1은 이런 마스터 단백질(master regulatory protein)의 한 예이다. *MyoD1* 유전자를 포함하는 DNA를 배양된 섬유아세포(근육-특이적 유전자 생성물을 발현하지 않는 세포)에 첨가하면, 생화학적으로는 물론 표현형적으로도 그 섬유아세포를 근육세포로 전환시킬 수 있다. MyoD1이 세포를 골격근 표현형으로 전환시킬 수 있는 정확한 과정은 알려져 있지 않다; 하지만, 이 단백질은 여러(전부는 아니지만) 개의 골격근-특이적 유전자의 조절 영역에 결합한다. 이 단백질이 모든 골격근 유전자의 조절 지역에 결합하지 않는다는 것은 근육 표현형의 발현에 필요한 다른 조절 작용이 개시되어야 함을 암시한다. 나아가, 특이 유전자 서열의 조절은 조절 결합 활성의 조합에 의해 통제되어야 한다. 작용 방식에 상관없이, 세포의 분화를 이끄는 전사 조절은 유전자 서열의 활성화에 영향을 받으며, 그에 따른 서열 특이적 조절 단백질 인자에 의한 후속적 조절이 수반된다.

1차 전사체는 변형되어 성숙한 전령 RNA(mRNA)를 만든다

RNA 중합효소 II에 의해 합성되는 RNA(mRNA)의 1차 전사체는 세 가지 뚜렷하게 구별되는 반응에 의해 변형된다: 즉,

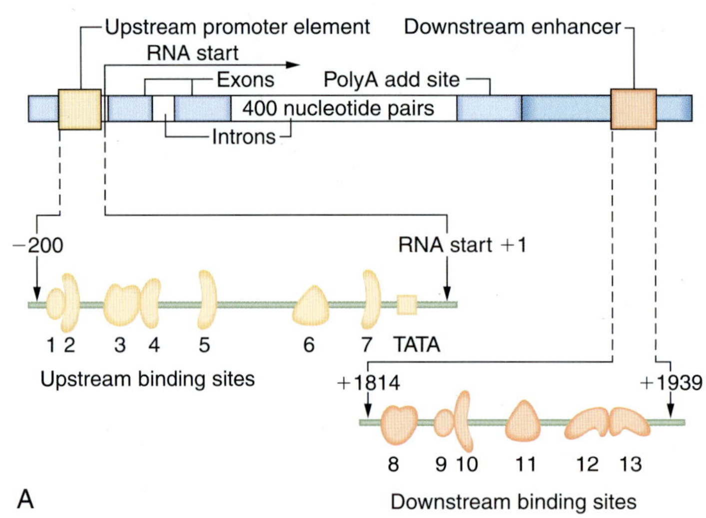

B

Protein binding sites		1	2	3	4	5	6	7	8	9	10	11	12	13	Result
		5′ or upstream							3′ or downstream						
Sites occupied in erythrocytes	4 day	+	+	−	+	+	+	+	−	−	−	+	+	+	Off
	9 day	+	+	−	+	+	+	+	+	+	+	+	+	+	On
	Adult	+	+	+	−	+	+	+	+	+	+	+	+	+	Off

그림 6-31. 닭의 발생 동안 β-글로빈(β-globin)의 발현을 조절하는 유전자 조절 단백질의 결합 부위. (A) 닭에서 알려진 13개 서로 다른 유전자 조절 단백질의 결합 부위를 갖는 β-글로빈 유전자의 도해. 일부 조절 단백질(서로 다른 모양으로 표시됨)은 두 개의 결합 부위(예, 부위 3과 8)를 가지며, 일부 결합 부위는(부위 1과 2, 3, 그리고 부위 4, 9와 10, 12와 13)은 서로 가깝게 있어, 두 조절 인자 간의 단백질-단백질 상호작용이 촉진된다. (B) 발생 동안 조절 단백질-결합 부위의 점유 상태는 점유(+)와 비점유(−) 위치로 표시하였다. 이 표에서 알 수 있듯이, β-글로빈 유전자의 켜진 상태(9일)와 꺼진 상태(4일과 성체)의 차이는 그 유전자 근처에 있는 다른 DNA 서열에 결합할 수 있는 여러 유전자 조절 단백질의 활성 균형에서 기인한다. (*Alberts B, Bray D, Lewis L, et al,* Molecular Biology of the Cell, *2nd ed. New York: Garland Publishing, 1989*로부터 변형.)

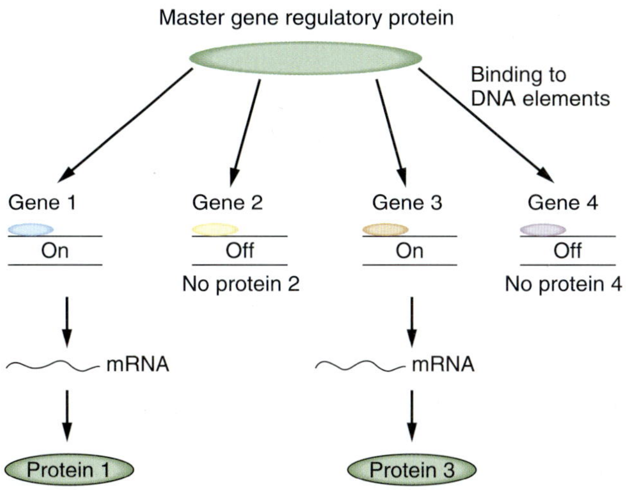

그림 6-32. 마스터 유전자 조절 단백질(master gene regulatory protein)의 활성화 작용. 여러 유전자의 발현을 조절하는 능력이 있는 MyoD1 같은 단백질의 발현(일부는 양성, 일부는 음성)은 세포 분화를 유도할 수 있다. 마스터 유전자 단백질에 의해 조절되는 단백질들의 활성은 분화된 세포에서의 생화학적 특성을 나타내거나(골격근에서 액틴이나 미오신), 핵에서 그 분화된 세포의 특정 유전자를 조절하는 데에 필요한 단백질일 수 있다.

핵 내에서 5′ 덮개의 첨가, polyA 꼬리의 첨가, 그리고 비정보성 인트론 영역의 제거이다. 이러한 변형은 단백질의 번역을 지원할 수 있는 성숙한 RNA를 형성하는 데 필요하며, 이러한 일련의 반응을 **RNA 가공(RNA processing)**이라고 한다. mRNA의 5′-말단(전사 과정 중 먼저 합성되는 말단)은 메틸화된 구아노신 뉴클레오티드(methylated guanosine nucleotide)의 첨가에 의해 덮개(cap)가 씌워진다. 5′ 말단 덮개의 첨가는 mRNA 1차 전사체의 첫 번째 변형이며, 전사 개시와 함께 거의 즉각적으로 일어난다(그림 6-33).

덮개의 형성은 초기 전사체의 5′ 말단에서 첫 번째 뉴클레오티드의 이인산기가 GTP 분자의 삼인산기와 중합하는 과정을 포함한다. 이러한 덮개 반응(capping reaction)에 관여하는 이 효소는 RNA 중합효소 II의 소단위 구조 내에 존재하는 것으로 생각된다. 5′ 말단 덮개 구조의 첨가는 세포질에서 번역될 mRNA에 필수적이며, 성장하는 RNA 가닥이 핵에서 분해되지 않도록 보호하는 데 필요한 것 같다.

mRNA 전사체의 두 번째 변형은 대부분 3′ 말단에 일어나는 poly A 꼬리(poly A tail)의 추가이다. 대부분의 중합효소 II 전사체의 3′ 말단은 전사 종결에 의해 정해지는 것이 아니라, RNA 분자의 특이적인 절단과 별개의 중합효소인 poly-A 중합효소(poly A polymerase)에 의해 그 절단된 분자에 아데노신 잔기들이 첨가되어 이루어진다. 절단에 대한 신호는 성장하는 RNA 사슬 내에서 AAUAAA 서열로 나타나며, 실질적 절단은 이 신호서열로부터 약 10~30개의 뉴클레오티드 가량 떨어져 발생한다. 절단 즉시, poly A 중합효소는 절단된 RNA 분자의 3′ 말단에 100~500개의 아데닐산(adenylic acid) 잔기를 첨가한다. RNA 중합효소 II는 절단 부위를 훨씬 지나서까지 전사를 계속하는 것으로 보이며, 이 연속적인 후속 RNA는 아마도 5′-덮개 구조 같은 것이 없기 때문에 빠르게 분해된다. Poly-A 꼬리의 정확한 기능은 잘 알려져 있지는 않지만, 실험적 증거들은 핵에서 세포질로 성숙 mRNA를 내보내는 데에서 중요한 역할을 하는 것으로 제안한다. 또한 일부 유전자는 다수의 poly A 첨가 부위를 가지는 것으로 보아 조절 기능을 제공할 수도 있다.

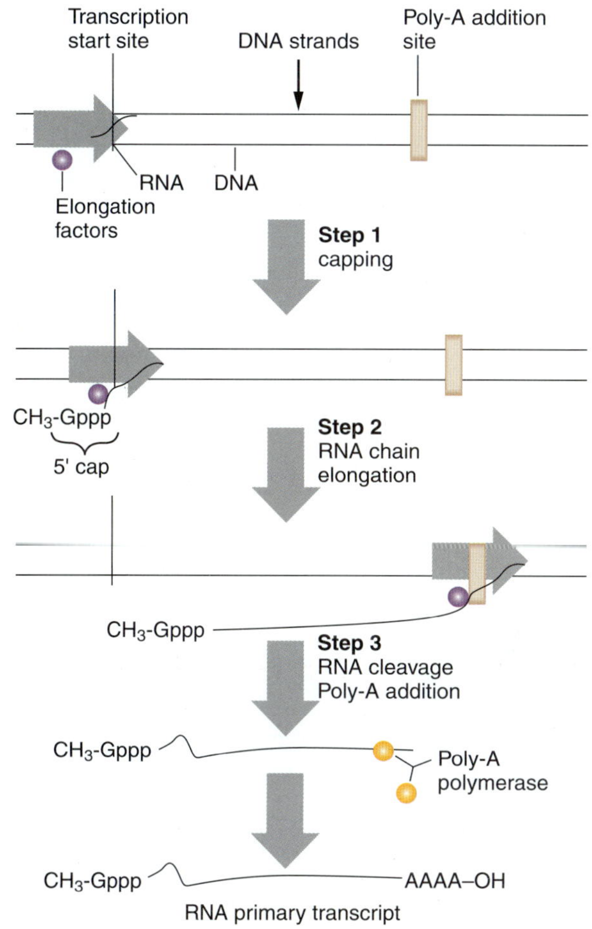

그림 6-33. 1차 RNA 전사체의 합성은 그 RNA 가닥의 두 가지 변형을 수반한다. RNA 합성이 개시되는 거의 즉시, 그 RNA의 5′ 말단은 구아노신 잔기로 덮개가 씌워지며(1단계), 이것이 RNA 사슬의 신장(2단계) 동안 분해되지 않도록 보호해 준다. 3′ 폴리아데닐산(polyadenylic acid, polyA) 꼬리의 첨가를 지시하는 신호서열에 도달하면, 그 RNA는 절단되고(3단계), poly-A 중합효소가 RNA의 3′ 말단에 여러 개의 아데노신을 부착한다. 이 RNA가 1차 전사체이며, mRNA를 형성하기 위한 인트론 마디를 스플라이싱할 준비를 한다. 전사 종결과 관련된 단계는 잘 밝혀지지는 않았지만, 한 가지 모델은 중합효소의 활성이 변화되어, RNA 합성이 계속되어도 RNA가 분해되기 때문에 생산적이지 않다는 것이다.

1차 전사체의 5′과 3′ 말단의 변형에 이어, 그 비정보성 인트론 분절이 제거되고, 암호를 가진 엑손 서열은 RNA 스플라이싱(RNA splicing)에 의해 서로 연결된다. 엑손 결합의 선택성은 인트론 분절의 시작 부위(5′ **공여 부위**, the 5′ donor site)와 끝(3′ **수용 부위**, the 3′ acceptor site)을 표시하는 신호 서열의 존재에 의해 부여된다(그림 6–34).

이 신호 서열은 고도로 보존적이며(이들은 모든 알려진 인트론 분절마다 거의 동일함), 예측할 수 있는 바와 같이, 이러한 서열의 변경은 비정상인 mRNA 분자가 만들어지도록 한다. 예를 들어, 총칭하여 베타형 지중해성 빈혈(**β-thalassemia syndrome**)이라고 불리는 유전적 질병군(헤모글로빈의 발현이 비정상적으로 낮은 발현이 특징임)은 유전체에서의 β-글로빈 유전자의 절단 연결부에서 단일 염기 변화가 발병의 직접적 원인이며, 이러한 돌연변이는 엑손 절편의 적절한 연결을 방해한다. 따라서 기능적인 RNA가 형성되기 위해서는 RNA 스플라이싱 반응이 아주 정확하게 일어나야만 한다.

RNA에서 인트론 분절의 절단은 **스플라이소좀(spliceosome)**이라고 하는 리보핵 단백질(ribonucleoprotein) 복합체에 의해 수행된다. 스플라이소좀은 *U1*에서 *U12*라고 지칭되는 일련의 작은 RNA 분자와 여기에 결합하여 복합체를 이루는 일련의 알려지지 않은 단백질로 형성된다. 스플라이싱 반응은 다음과 같은 반응들이 포함되는 과정에 의해 이루어진다: 즉, (1) 공통서열인 5′ 공여체와 3′ 수용체 서열의 인식, (2) 5′ 스플라이스 부위의 절단과 **올가미(lariat)**라고 불리는 RNA 구조물의 형성, 그리고 (3) 3′ 스플라이스 부위의 절단과 뒤이어 발생하는 RNA 분자의 결합이다. 스플라이소좀의 개개 성분의 정확한 역할은 현재 연구되고 있다. 그러나 인트론의 절단은 ATP 가수분해에 의한 에너지가 필요한 것으로 알려져 있다. 절단된 인트론은 1차 RNA 전사체로부터 방출된 뒤 거의 즉시 분해된다.

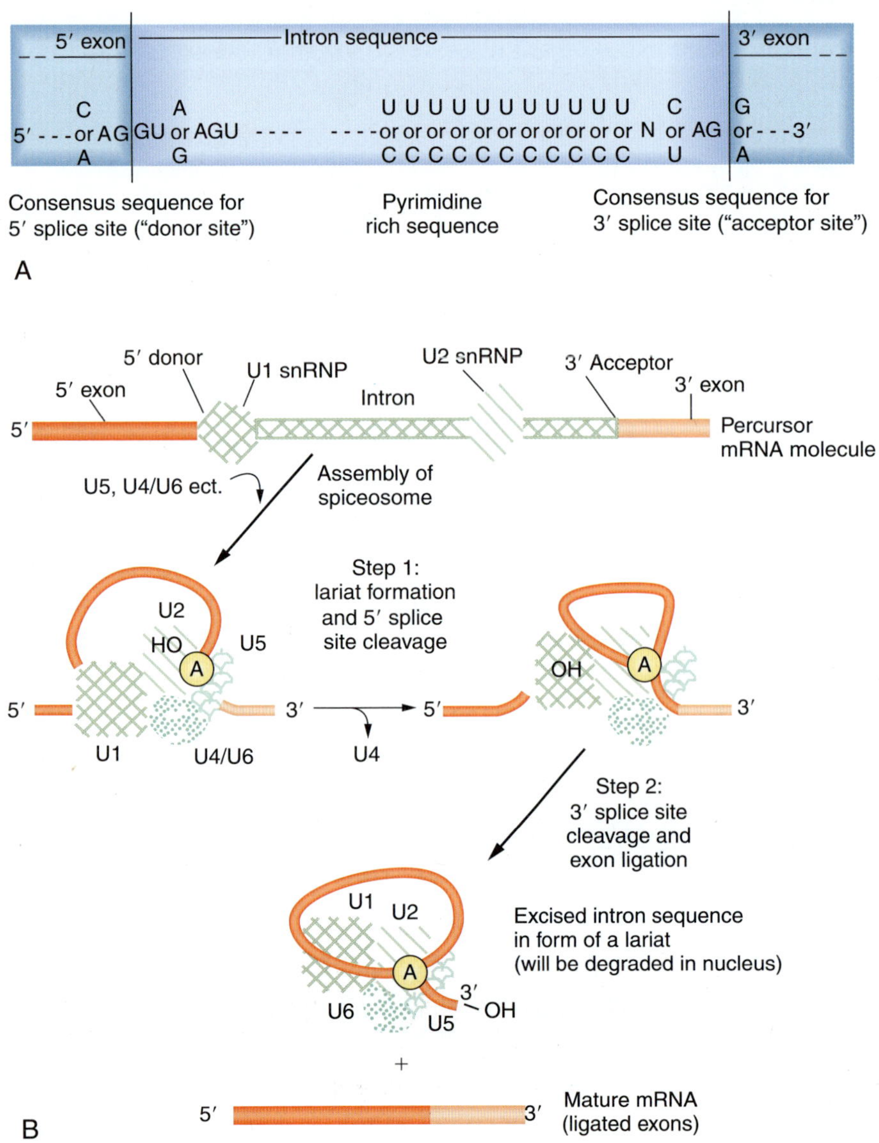

그림 6–34. 성숙한 mRNA 분자를 형성하기 위한 RNA 스플라이싱 기전. (A) RNA 스플라이싱은 보존된 서열로 표시된 개별 위치에서 일어난다. 여기에 제시된 RNA 스플라이싱에 대한 공통 서열은 진핵생물의 여러 중합효소 II 유전자 서열의 비교로 결정된 것이다. 가장 잘 보존된 뉴클레오티드(음영 처리된 지역)는 인트론 서열의 경계를 표시한다. (B) RNA 스플라이싱 과정은 U1에 의한 신호서열(5′ 공여자)의 인식과 U2에 의한 신호서열(polypyrimidine 서열)의 인식을 포함하며, 이는 스플라이소좀(많은 작은 리보핵단백질[ribonucleoprotein, snRNP] 분자의 복합체)의 형성으로 이어진다. 일단 스플라이소좀이 형성되면, 5′ 공여자는 RNA 올가미의 형성으로 분해되고 3′ 수용자와 결합하며, 스플라이싱된 인트론은 핵에서 분해된다. (*Alberts B, Bray D, Lewis J, et al.* Molecular Biology of the Cell, *2nd ed. New York: Garland Publishing, 1989, by permission*로부터 변형.)

RNA의 스플라이싱은 가장 5′ 쪽의 인트론에서부터 마지막 혹은 3′ 말단의 인트론의 제거가 차례로 진행되는 것이 논리적일 것 같지만, 실험적 증거들은 주어진 전사체로부터 인트론이 제거되는 과정에는 선호적인 경로가 있는 것을 보여주고 있으며, 종종 전사체 내부에서 시작되기도 한다. 이것은 비효율적인 기전처럼 보이며, 처음에는 의심을 사기도 했다. 그러나 최근에는 단일 유전자가 엑손 서열을 선택적으로 결합시켜 서로 다른 mRNA를 형성함으로써 여러 종류의 단백질을 만들 수 있다는 사실이 밝혀지면서 인트론 제거의 경로에 대한 새로운 해석이 나오게 되었다. 예를 들어, 트로포닌 T(troponin T) 단백질을 암호화하는 단일 유전자는 단순히 암호화되는 엑손 절편을 서로 다르게 조합하여 결합시킴으로써 최소한 10개의 서로 다른 mRNA 분자 형태를 만들 수 있다. 이러한 가변성은 세포 유형 또는 세포의 외부적 요인에 의해 영향을 받을 수 있으며, 세포 대사의 변경에 맞추어 필요한 동위형 단백질의 발현이 가능하도록 한다. 특정 유전자의 1차 전사체에서 서로 다른 엑손 절편을 결합시켜서 여러 단백질을 형성하는 능력을 **대체 스플라이싱(alternate splicing)**이라고 하며, 이것은 "한 유전자, 하나의 단백질(one gene, one protein)"의 개념을 재검토하게 했다.

세포질로의 RNA 수송은 핵공 복합체를 통해 일어난다

1차 전사체의 변형 후, 기능성 mRNA는 단백질의 합성을 지시하기 위해 핵막을 가로질러 세포질로 나와야 한다. 이 단계가 중요함에도 불구하고, 유전자 발현 경로에서 아마도 가장 잘 규명되지 않은 단계일 것이다. 세포질로 수송되기 위해서는 mRNA가 핵공을 통해 핵막을 통과해야 한다는 것은 분명하며, 아마도 핵기질 내에 존재하거나 핵공 복합체와 직접 결합되어 있는 어떤 수용체 분자에 의해서, RNA나 그 RNA에 결합된 어떤 단백질이 인식되는 능동 수송 기전에 의한 것으로 보인다(그림 6-35).

실험에 따르면 적절하게 가공될 수 없는 1차 전사체는 핵에 남아 있게 되며 곧 분해된다. 1차 전사체는 모든 가공 단계가 완성될 때까지 세포질로 이동하는 것이 허락되지 않는다. 그

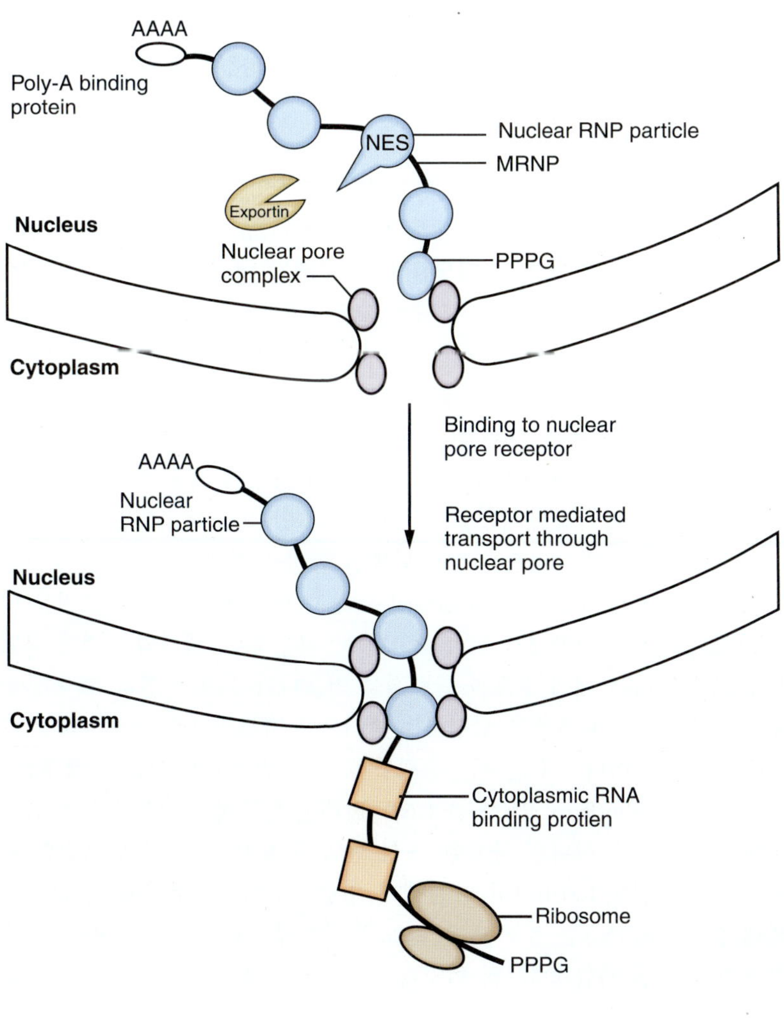

그림 6-35. 핵공 복합체를 통한 mRNA 수송의 잠재적 기전. 세포질로 수송될 준비가 되어 있는 mRNA는 폴리아데닐산 결합 단백질(polyadenylic acid-binding protein), 리보핵 단백질(ribonuclear protein, RNP) 입자를 비롯한 다양한 단백질에 의해 결합된다. 이 단백질은 mRNA가 분해되지 않도록 보호하고 아마도 핵공 복합체의 수용체 분자와도 결합할 수 있다. 일단 결합되면, 그 핵공 수용체는 핵 구획으로의 단백질 유입 기전과 유사한 방식으로, mRNA가 세포질로 수송되는 것을 촉진할 수 있다.

러므로, 핵 내에는 RNA 분자의 선택적 보유를 유발하는 조절 인자가 있어야 한다. 이러한 선택적 보유는 광범위하게 작용하므로, 핵 성분들이 어떤 RNA를 수송할 것인지를 결정하는 여과기로 작용할 가능성이 높다. 이런 수송이 없다면, RNA는 정보 전달의 경로를 완성할 수 없음에도 불구하고, 현재 RNA를 수송하는 기전에 대해서는 거의 알려진 것이 없다. 이 과정은 핵으로의 단백질 유입 과정과 유사하게, 수용체와 핵공을 통한 에너지 의존적 수송 체계를 포함하고 있다는 것은 분명하다(그림 6-4 참조). 그러므로, 이 과정은 유전자 발현의 잠재적 조절로 작용할 수 있는 필요 단계이다.

세포질 RNA는 분해될 수 있다

일단 RNA가 세포질에 도달하면 세포질에 존재하는 핵산분해효소에 의한 분해에 노출된다. 즉, RNA와 기타 세포 성분들은 지속적인 합성과 분해의 균형을 통해 지속적으로 보충되고 있다. 진핵세포에서, mRNA는 다양하게 선택적인 속도로 분해된다. 특정 mRNA에 대한 분해율 값을 그 분자의 **반감기**(**half-life**, 한 RNA 집단을 처음 농도의 절반으로 분해하는 데 걸리는 기간)라고 하며, 반감기 측정값이 더 긴 RNA가 더 안정적이라고 말한다. 예를 들어, β-글로빈 mRNA는 10시간 이상의 긴 반감기를 갖는 반면, 포스(fos)와 믹(myc)이라고 불리는 성장인자를 암호화하는 RNA는 동일한 세포에서 약 30분 정도의 반감기를 갖는 것으로 측정된다. 그러므로, β-글로빈 RNA는 포스와 믹보다 더 안정적이며, 이러한 실험은 세포 내에서의 선택적인 mRNA의 분해 능력을 보여준다. 또한 이 예는 mRNA의 선택적 분해가 어떻게 유전자 발현을 제어할 수 있는지 보여준다. 간단히 말해서, β-글로빈 mRNA는 세포질에서 더 오랜 체류 기간으로 인해, 포스와 믹 RNA보다 더 오랜 기간 합성 기구(리보솜)와 접촉할 수 있기 때문에, 더 많은 단백질 합성을 지시할 수 있다.

mRNA의 안정성은 세포외 신호의 영향을 받을 수도 있다. 스테로이드 호르몬에 대한 세포의 1차 반응은 선택적 유전자 전사율의 증가이다. 하지만, 호르몬은 또한 세포의 세포질에서 mRNA의 안정성을 증가시킴으로써 이 유전자 산물의 발현에 영향을 줄 수도 있다. 특정 신호는 RNA를 선택적으로 분해시켜서 더 적은 양의 단백질이 발현되도록 유도한다. 예를 들어, 세포에 철을 첨가하면 이온-흡착성(ion-scavenging)인 트랜스페린 수용체(transferrin receptor)를 암호화하는 mRNA의 안정성이 감소한다(그림 6-36).

mRNA의 변경된 안정성은 그 분자의 3′ 비번역 영역에 있는 특정 뉴클레오티드 서열에 의해 매개된다. 트랜스페린 수용체 mRNA의 이 영역은 철 민감성 수용체 단백질에 의해 결합되어 있을 때 RNA가 분해되지 않도록 보호한다. 만약 과량의 철이 존재하면, 이 수용체는 3′ 비번역 결합 부위에서 떨어지며, RNA는 빠르게 분해되고, 트랜스페린 수용체 단백질의 합성을 억제한다.

트랜스페린 mRNA 안정성을 조사한 실험으로 제안된 바와 같이, 많은 mRNA의 선택적 분해는 그 RNA 분자의 3′ 비번역 영역 내의 특정 뉴클레오티드 서열에 의해서 최소한 부분적으로 조절된다. 이 개념은 그림 6-29에 표시된 실험과 같이, 서로 다른 안정성을 보이는 RNA의 특정 영역을 유전공학으로 조작하고, 혼합하여 비교하는 실험에 의해 입증되었다. 글로빈과 같은 안정한 mRNA의 3′ 비암호화 부분을 안정성이 없는 성장인자 mRNA(예, fos)의 유사 지역으로 대체하면, 그 결과 성장인자 mRNA는 글로빈 RNA의 것과 유사한 안정성을 보인다. 즉, 유전공학으로 가공된 성장인자 RNA는 오로지 그 새로운 3′ 비번역 절편 때문에 더욱 안정화된다. 유사하게, 세포주기의 DNA 합성기 (S기) 동안 선택적 안정성을 보이는 RNA인 히스톤 RNA의 3′ 말단을 글로빈 mRNA에 놓으면, 글로빈 mRNA는 히스톤 mRNA의 세포주기-의존적인 분해 특징을 획득한다. 이런 혼합과 비교 실험들로부터 유도된 결론은 RNA의 특정 능력이 부분적으로는 그 RNA 분자의 3′ 비암호화 부위 내에 존재하는 서열에 의해 지배된다는 것이다. 하지만, 이 선택적 분해 과정에 관여하는 세포 내 성분은 잘 알려져 있지 않다.

유전자 발현은 mRNA의 선택적 번역에 의해 조절될 수 있다

유전자 발현의 두 번째 기본 단계는 mRNA가 단백질로 번역되는 것이다. 진핵생물에서, 단백질 번역은 세포질에서 일어나지만, 세포질에 도달한 모든 mRNA가 번역되는 것은 아니다. 핵에서처럼, 세포질의 RNA 분자는 단백질과 지속적으로 결합하며, 그중 일부 단백질은 번역을 조절하는 기능을 할 수 있다. 비록 일부 증거(바이러스의 RNA를 조사한 연구로부터 나온)가 특정 RNA의 번역 조절이 양성적 혹은 촉진하는 방식으로 작동할 수 있다고 보고되고 있지만, 번역을 조절하는 대부분의 알려진 기전은 단백질 합성을 억제하기 위해(음성 번역 조절, negative translational control) 작동한다. 번역의 조절은 많은 수정란에서 특히 중요한데, 이는 휴지 상태의 난자를 유지하는 데에 필요한 단백질을 만들다가 세포 분열과 성장에 필요한 단백질을 합성하는 방식으로 빠르게 전환되어야 하기 때문이다. 이 난자는 수정될 때까지 번역되지 않는 모계 RNA들(maternal RNAs)을 RNA-단백질 복합체로 저장하고 있다.

또 하나의 중요한 음성 번역 조절이 철 저장 단백질인 페리틴(ferritin)의 발현에서 입증되었다. 세포질에서, 페리틴 mRNA는 세포 내 철 농도의 증가에 따라 비활성형 RNA-단백질 복합체로부터 번역적으로 활성인 폴리리보솜(polyribosome)

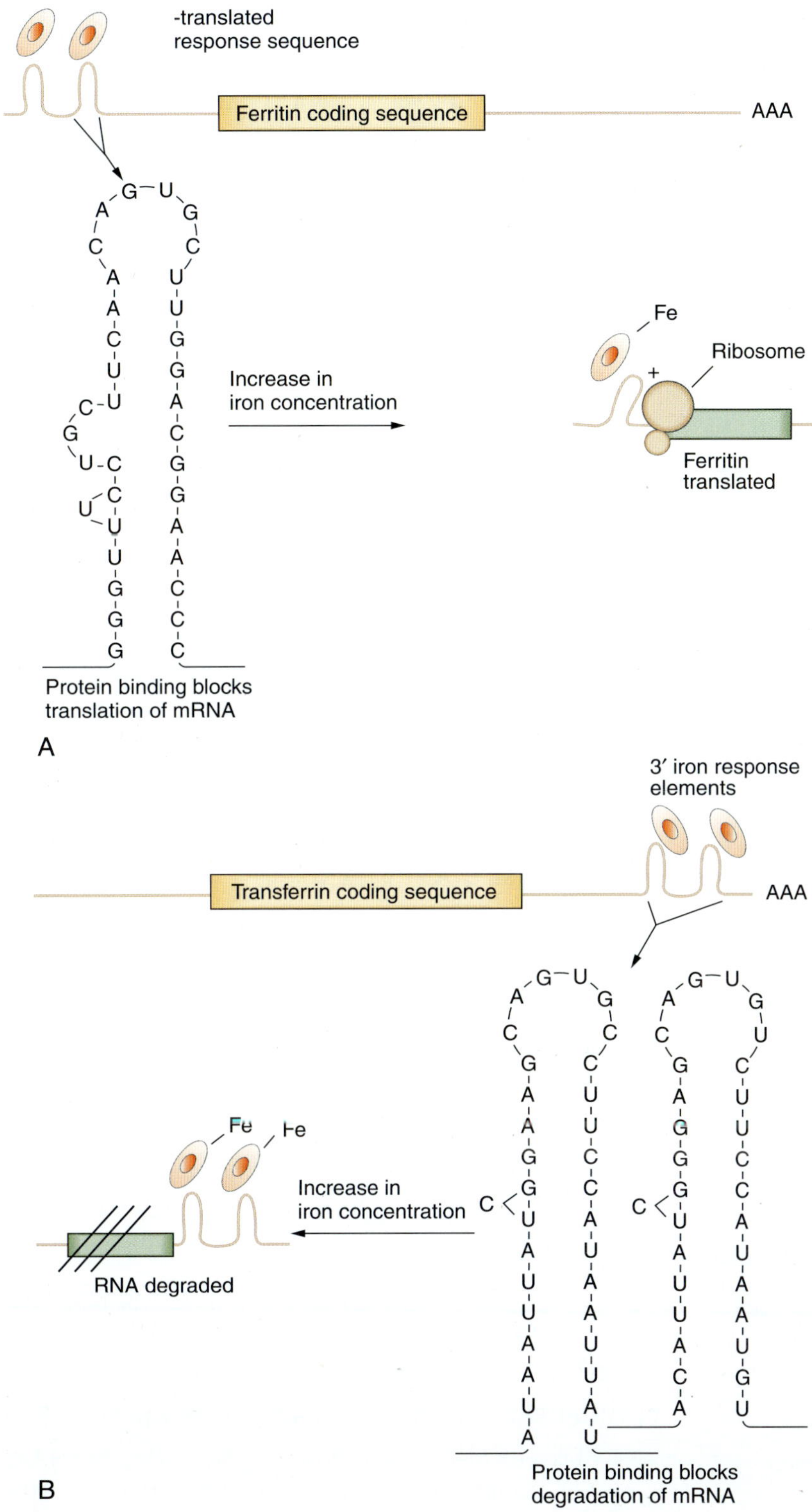

그림 6-36. 세포에서 철 대사는 페리틴 번역의 조절과 mRNA의 불안정화에 의해 조절된다. 철-민감성 수용체 단백질은 페리틴(ferritin)의 특정 서열에 결합하여 mRNA를 전달할 수 있다. (A) 페리틴 서열은 mRNA의 5′-비번역 지역에 위치하며, 결합된 단백질은 이 mRNA의 번역을 차단한다. (B) mRNA는 유사한 결합 서열을 가지고 있으며 동일한 철-민감성 수용체 단백질이 이 서열에 결합하면 이 mRNA를 안정화시켜, 더 많은 단백질이 번역되게 한다. 세포에서 철 농도가 증가하면 그 수용체에 의해 감지되고, 과잉의 철이 결합하면 그 수용체 단백질의 형태가 변화되어 mRNA에 더 이상 결합하지 못한다. 그 결과 페리틴 mRNA의 번역 차단이 해제되고 mRNA는 불안정하게 된다. 따라서 세포 내 철 농도의 조절이 유전자 발현의 번역 후 조절에 의해 빠르게 이루어진다.

으로 이동된다. 페리틴 mRNA 번역의 차단은 그 분자의 5′ 리더 서열(leader, 5′ 비번역 영역) 부위에 있는 30~40개의 뉴클레오티드 절편에 의해 매개된다(그림 6-36 참조). mRNA의 이 부분은 억제 단백질과 결합하여 활성 번역 복합체를 형성하는 리보솜의 능력을 차단한다. 철 반응 분자(iron response molecule)라고 하는 이 억제인자는 앞 절에서 논의한 트랜스페린 수용체 mRNA의 3′ 비번역 부분에 결합한 것과 동일한 단백질이다. 그러므로, 이 철 반응 단백질은 철-흡착(ironsalvaging) 단백질인 트랜스페린 수용체를 암호화하는 mRNA의 분해를 증가시키고, 동시에 철-결합(iron-binding) 단백질인 페리틴의 번역 억제를 풀어줌으로써, 세포 내 철 대사를 정교하게 조절한다. 이는 이들 mRNA의 합성 속도(전사)에 영향을 미치지 않으면서도 유전자 발현을 빠르고 민감한 조절을 제공한다.

단백질의 번역후 변형은 활성적, 기능적 분자의 발현에 영향을 줄 수 있다

일단 단백질이 세포질에서 리보솜 복합체에 의해 합성되어도, 단백질의 기능적 능력은 그 단백질이 변형될 때까지 종종 드러나지 않는다. 종합적으로 번역후 변형(posttranslational modification)이라고 부르는 이 기전은 종종 유전자 발현의 조절로는 생각되지 않지만, 단백질이 세포에서 그 기능을 수행할 때까지는 유전자 발현이 완성되지 않았다고 인식된다. 번역후 변형의 한 예를 기능적 인슐린(insulin) 단백질의 형성에서 만날 수 있다. 인슐린은 소포체(ER)에 붙어 있는 리보솜에서 합성되는 분비성 폴리펩티드 호르몬이다. 이것은 프리프로인슐린(preproinsulin)이라 부르는 단일 폴리펩티드로 합성된다. 접두사 pre-는 프로인슐린(proinsulin) 분자가 소포체 막을 가로질러 이동하도록 지시하는 신호 서열을 나타낸다. 이 전구체 서열은 첫 번째의 번역후 변형인 단백질 분해효소에 의해 즉시 제거된다. 그런 다음, 프로인슐린 분자는 접혀서 NH_2 말단과 COOH 말단의 끝 부분이 황화수소 결합에 의해 매우 가까이 위치하게 된다. 프로인슐린은 두 번째 절단 반응이 연결 펩티드라고 불리는, C-펩티드를 제거하여 NH_2 말단 영역과 COOH 말단 도메인에서 형성된 두 사슬이 생길 때까지 비활성 상태이다. 그러므로, 활성 인슐린 호르몬을 형성하기 위해서는 여러 번의 번역 후 반응이 필요하다. 더욱이, 호르몬을 분비 소낭으로 격리하는 것도 특정 세포 위치에서 일부 단백질이 필요하다는 점에서 조절적 과정으로 볼 수 있다. 많은 수의 반응이나 변형(예, 인산화, 메틸화, 당수식 등)이 한 단백질의 활성을 변경시킬 수도 있고, 이런 변형은 유전자 발현의 번역 후 조절을 구성할 수 있는 단백질의 선택적 분해(유비퀴틴 분자의 첨가)에서도 역할을 할 수 있다.

구조적 RNA(tRNA와 rRNA) 또한 조절 기전을 따른다

앞의 절에서는 중합효소 II에 의해 합성되는 mRNA에 대해서만 논의했다. 하지만, RNA의 구조적 부류인 rRNA와 tRNA 역시 조절된다는 점을 인식하는 것도 중요하다. RNA 중합효소 III는 tRNA와 5S RNA라고 하는 한 부류의 작은 RNA를 전사하는데, 이들 각각은 전구체로 전사되고, 이후에 변형을 거쳐 기능적 분자를 형성한다. 더욱이, 이들 RNA의 전사는 이들 유전자의 프로모터에 대한 특이적 결합에 의해 촉진되며, 그중 하나가 정제되어 전사인자(transcription factor) IIIC(TF IIIC)라고 불린다. 유사하게, RNA 중합효소 I은 rRNA를 전사하며, 이 과정 역시 전사인자의 결합으로 촉진된다. 예를 들어, 45S rRNA 전구체의 전사를 조절하는 TFID라는 단백질이 있으며, 이 전구체 rRNA는 핵에서 변형되어 (작은) 18S와 (큰) 28S rRNA를 형성한다. 각각의 RNA(mRNA, rRNA, tRNA)는 세포에 기능적 단백질을 공급하기 위해 조화롭게 협력해야 하기 때문에, 각 RNA 부류의 조절 과정은 DNA로부터 단백질로의 종합적인 정보 전달에 중요하다는 것은 자명한 사실이다.

유전자 발현은 비암호화 RNA에 의해 조절될 수 있다

이전 절에서 유전체에서 단백질로의 정보 전달의 "중심 교리(central dogma)"에 대해 논의했다(그림 6-28). 이 정보의 흐름은 그 과정에서 여러 단계에서 변화에 의해 조절될 수 있었다. 또한 mRNA 이외의 RNA 분자도 정보 전달을 조절할 수 있다는 개념도 도입했다. 이것을 비암호화 RNA(noncoding RNA)라고 한다. 최근 증거에 따르면, 비암호화 RNA는 세포에서 발견되는 전체 RNA의 많은 부분을 차지하며, 종종 mRNA보다 100~1000배 더 많은 함량을 차지한다. 비암호화 RNA는 구조적 RNA(structural RNA), 짧은 비암호화 RNA(short noncoding RNA)와 긴 비암호화 RNA(long noncoding RNA, LncRNA)의 세 가지 주요 범주로 나눌 수 있다. 이전 절에서는 구조적 RNA에 대해 논의하였고, 여기서는 짧은 noncoding RNA와 LncRNA 종류에 대해서 논의하고자 한다.

짧은 비암호화 RNA의 부류에는 짧은 간섭 RNA(small interfering RNA, SiRNA), 마이크로 RNA(micro-RNA, MiRNA), 그리고 작은 핵형 RNA(small nucleolar RNA, SnoRNA)가 포함된다. SiRNA 및 MiRNA 부류는 길이가 약 22개 염기인 짧은 RNA로서, RNA 중합효소 II에 의해 합성된 전구체 RNA로부터 형성된다. 그 전구체 RNA는 길이가 매우 다양하며, 궁극적으로 성숙한 22개 염기의 비암호화 RNA가 되는 절편이 DICER라고 하는 세포질의 RNAse III 엔도뉴클레아제 체계에 의해 인식되는 구조적 형태를 가지고 있다. SiRNA와 MiRNA는 발생 초기의 유전자 조절에 중요한 것으로 밝혀졌지만, 최근에는 여러 자극에 대한 세포 반응에 영향을 미치는 것으로 나타났다. 그들은 mRNA에서 상동 서열을 찾고 mRNA와 염기쌍 형성을 통해 서열에 결합함으로써 조절 효과를 발휘한다. 이러한 결합은 분해를 위한 표지로 작용한다. 따라서 유전자 발현에 영향을 미치는 작은 비암호화 RNA의 기전 중 하나는 세포에서 mRNA를 제거하는 것이다. MiRNA는 또한 표적 전구체 RNA의 전사를 방해하는 핵 RNA에 결합하는 것으로 밝혀졌다.

SiRNA와 MiRNA 집단의 경우 적어도 두 가지 치료적 용도가 있다. 첫째, 특정 RNA를 선택적으로 표적하기 때문에, 이 활성을 방해하도록 설계된 작은 분자를 이용하면 표적 유전자의 하향 조절을 방지할 수 있다. 또한 세포를 표적으로 하는 SiRNA 또는 MiRNA의 유사체를 합성하여 세포 대사에 해로울 수 있는 발현 유전자를 선택적으로 하향 조절하는 것이 가능하다. 치료에 사용되는 작은 비암호화 RNA의 예는 microRNA MiR-122이다. MiR-122는 간의 간세포에서 고도로 발현되며, 간의 발달에 중요한 기능을 하는 것으로 나타났다. 또한 C형 간염(hepatitis C) 감염의 필수적인 숙주 인자와 관련이 있다. 간에서 MiR-122의 기능 중 하나는 콜레스테롤 조절에 관여하는 효소의 번역 억제제로 작용하는 것이다. 동물 모델에서 MIR-122를 비활성화하는 분자는 콜레스테롤 대사 효소가 번역되게 하는데, 이 발현은 혈장 콜레스테롤을 감소시킨다. 이 예는 콜레스테롤 수치가 상승한 환자를 위한 잠재적인 치료 기전을 제안한다. 이러한 결과는 작은 비암호화 RNA가 많은 질병 상태에서 치료제의 잠재적 표적이 될 수 있음을 암시한다.

작은 비암호화 RNA의 마지막 부류인 SnoRNA는 전사된 mRNA 유전자의 인트론 서열에서 파생된다. mRNA의 인트론 분절이 함께 스플라이싱됨에 따라 SnoRNA를 포함하는 분절은 핵에 머무르고, 핵에 상주하는 3′ 및 5′ 리보뉴클레아제 복합체에 의해, 아마도 구조에 의해, 인식된 다음 다듬어져서 성숙한 SnoRNA 종을 형성한다. 이들은 크기가 이질적이며, 길이가 60~300개의 뉴클레오티드로 다양할 수 있다. 성숙한 SnoRNA는 주로 세포의 핵소체에 존재하며, rRNA의 성숙 과정에 참여한다. 일부 SnoRNA가 리보솜 기구와 관련되어 발견되었지만, 현재까지 그 기능은 연구 중이며 잘 정의되지 않았다. 그러나 지속적인 연구를 통해 SnoRNA를 치료 표적으로 찾을 수 있을 것이다.

비암호화 RNA의 가장 풍부하고 이질적인 종류는 LncRNA이다. 염기서열 분석기술의 발전으로 유전체의 많은 부분이 RNA로 전사되는 반면, 이러한 전사체의 약 2%만이 단백질로 번역된다는 것이 밝혀졌다. 단백질을 암호화하지 않는 선사된 RNA인 비암호화 RNA 중, 200개 이상의 뉴클레오티드 길이를 갖는 RNA는 LncRNA로 지정된다. 8,000개 이상의 LncRNA가 인간 유전체에서 발견되었으며, 그렇게 많은 수는 세포 내에서 그들의 기능을 이해하기가 어렵게 만든다. 대부분의 LncRNA는 mRNA 중합효소인 중합효소 II에 의해 전사된다. 그들은 핵내 대사를 거쳐 5′-덮개와 3′-poly A 꼬리를 갖는 RNA로 변형된다. 간단히 말해서, 이들은 본질적으로 mRNA로 조립되지만, 정의에 따르면 단백질을 암호화하지

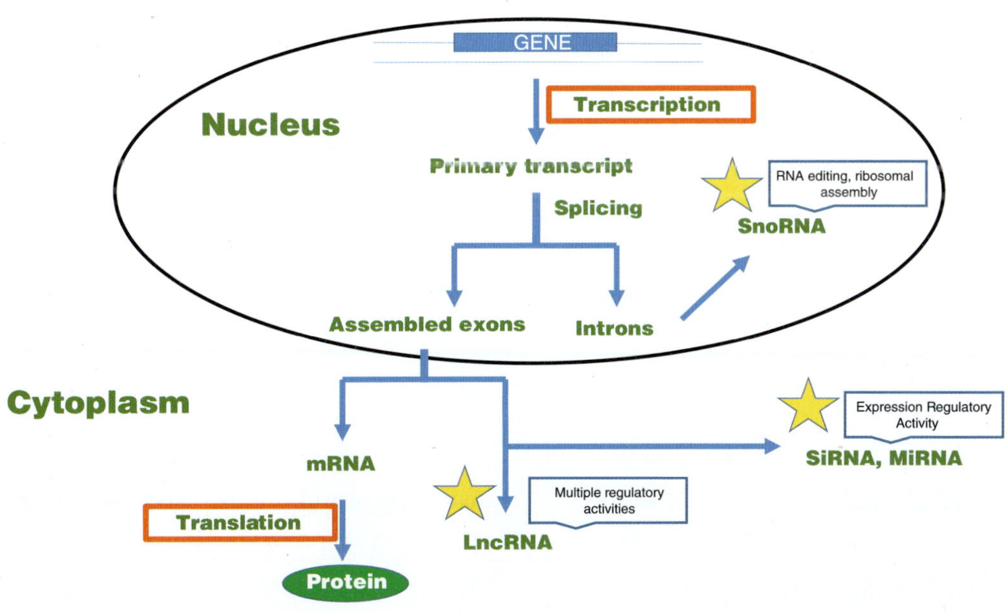

그림 6-37. 유전자 조절 도그마 확장. 그림 6-28에 자세히 나와 있는 것처럼 유전자 발현의 중심 도그마는 유전자에 저장된 정보를 전달하여 기능적 단백질을 직접 생산하는 전사와 번역의 두 가지 주요 단계를 포함한다. DNA에서 단백질로의 경로는 그대로 유지되나, 다양한 RNA 분자가 유전자 발현 경로를 조절하거나 변형시킨다. 예를 들어 핵에서 1차 전사체(들)이 mRNA로 스플라이싱되는 기전에 의해 파생된 많은 RNA 분자인 SnoRNA, 세포질에서 RNA 분자를 작은 분자로 절단하는 RNA인 SiRNA와 MiRNA, 그리고 세포질에 존재하지만 단백질을 암호화하지 않은 RNA인 LncRNA 등이다. 따라서 경로의 다양한 단계에서 이러한 분자의 영향은 우리가 유전자 조절의 새로운 패러다임에 이들을 포함시키기 위해 도그마를 확장해야 함을 나타낸다.

않는다. 일반적으로 LncRNA의 생물학적 기능은 매우 다양한 것으로 생각된다. LncRNA에 대한 두 가지 주요 특성이 나타났다. RNA 분자는 여러 단백질의 기능을 조정하는 복합체를 만들기 위한 발판 역할을 하고, 두 번째로 LncRNA 결합 단백질을 특정 세포 위치로 모으는 길잡이 서열 역할을 한다. 두 기능 모두 LncRNA가 세포 과정의 촉진제임을 보여준다. 후자의 활성은 염기쌍을 통해 서열에 결합하고, LncRNA의 절편과 상동인 서열, DNA 또는 RNA의 인식을 통해 발생한다. 이 염기쌍을 기반으로 한 결합은 RNA에 결합된 단백질을 세포 기능을 제공할 수 있는 위치로 가져온다. 이것은 유전자 전사(전사의 증가 또는 감소) 및 mRNA 번역을 포함하는 다양한 기능일 수 있다. 후자는 또한 단순히 단백질 합성 기구를 차단함으로써 번역을 위한 LncRNA 염기들의 결합 억제에 의해서도 영향을 받는 것으로 나타났다. 따라서 LncRNA는 여러 단계에서 유전자 발현에 영향을 미치는 다양한 RNA 분자이다. 그러나 이러한 분자를 활용한 직접적인 치료 방법은 아직 설계되지 않았다. 분명히 LncRNA는 미래에 표적 치료제 설계를 위한 분자의 종류이기도 하다. 비암호화 RNA에 대한 최근 연구는 그림 6-37과 같이 유전자 발현의 중심 도그마에 대한 재평가를 야기했다. 유전자에서 단백질로의 경로는 여전히 견고하지만, 이 경로에서 수행되는 비암호화 RNA의 역할을 수용하려면 통합적인 중심 교리의 변화가 필요하다. 첫째, 비암호화 RNA의 일부는 mRNA처럼 전사되고 처리되지만, 단백질이 아닌 RNA 분자로서 기능을 제공한다. 또한 일부 비암호화 RNA는 처음에는 "폐기물" 분자만을 생성하는 것으로 생각되는 공정으로부터 생성된다. 이러한 크고 작은 분자들은 유전자 발현 조절에 다양한 수준에서 적극적으로 참여하며, 이 과정을 재검토하게 한다. 유전체에서 단백질로의 정보 전달 체계는 이제 비암호화 RNA 분자의 작용으로 인해 다소 복잡해졌다. 그들의 역할을 더 완전히 이해하는 것은 많은 질병 상태에 대한 표적 치료제의 개발을 가능할 수 있게 할 것이다.

유전자 치료

효과적인 유전자 치료법 개발에는 많은 장애물이 있다

재조합 DNA 기술의 개발로 의술을 극적으로 향상시킬 가능성 혹은 잠재력이 도래하고 있다. 실제로 DNA 기술의 다양한 측면과 함께 그 발전이 현실화되면서 환자의 임상적 관리에 새로운 방법의 적용이 병행하여 발전해 왔다. RFLP 분석은 일반적으로 특정 유전 질환의 진단을 돕는 데 사용되고 있다. PCR 기술의 민감도는 유전병의 진단과 잠복성 바이러스 질병(예, AIDS)뿐만 아니라, 법의학 분야에서도 유용하다. 인간 질병의 발병 기전에서 특정 유전자 산물을 이해하는 능력은 정확하고 효과적인 임상적 대처가 가능하게 했다. 더욱이, 재조합 DNA 기술은 박테리아와 진핵세포에서 유전물질의 과발현을 조작하는 능력에 의해 가능해진 새로운 치료제 개발을 이끌고 있다. 재조합 DNA 기술이 인간 질병의 진단 및 관리에 상당한 영향을 미쳤지만, 환자에게 직접 유전물질을 전달함으로써 질병을 치료하는 것(예, 유전자 치료)은 아직 의료 분야에서 보편화되지 않았다.

일반적으로, 효과적인 유전자 기반 치료를 실행하기에 앞서 집고 넘어가야 할 여러 가지 문제점들이 있다. 첫째, 유전 질환의 원인 유전자가 잘 연구되어야 한다. 여기에는 세포 내에서 발현되는 그 유전자 산물의 조절과 기능을 이해함은 물론, 클로닝과 서열화를 통한 규명이 포함된다. 둘째, 유전자는 적절한 세포(들)로 전달되어야 하며, 그 세포 내에서 적절한 수준으로 안정적으로 발현되고 유지되어야 한다. 예를 들어, 뇌의 신경세포로 정상 β-글로빈 분자를 표적으로 발현하는 것은 겸상적혈구 빈혈증에 효과적인 치료법을 제공하지 못할 것이다. 마지막으로, 유전자 산물의 발현으로 질병 과정이 교정되거나 역전될 수 있어야 한다. 이것은 적절한 유전자 산물의 발현이 치유 반응에 영향을 미칠 수 있는 경우, 특히 체세포 치료(나중에 논의됨)에서 중요하다; 즉, 그때는 그 질병의 표현형이 바뀔 것이다. 앞서 설명된 복잡성 수준에서 이해되는 유전 질환은 거의 없다. 하지만 유전 질환의 기저에 깔린 분자적 기초에 대한 매일매일의 기여는 곧 유전자 치료를 목전으로 가져올 것이다. 성공적인 유전자 기반 치료를 위한 두 가지 고려 사항은 연구에 적합한 모델 시스템과 유전자 대체(gene replacement) 전략이다.

많은 전략이 유전자 기반 치료에 활용 가능하다

성공적인 유전자 치료의 핵심은 유전자 대체를 위한 전략의 이용 가능성이다. 기본적으로 두 가지 유형의 유전자 대체 요법이 있다: 즉, 생식선 세포(germ line cell)의 변경과 체세포(somatic cell)의 변경이다.

생식선 세포를 교정하는 것은 그 질병을 치료할 수 있는 잠재적 방법이지만, 이것이 실행 가능한 대안이 되기 위해서는 많은 윤리적 문제들이 해결되어야 한다. 유전자 치료의 가장 좋은 전략은 병에 걸린 유전자가 체세포에서 발현되는 것을 바꾸는 것이다. 앞에서 언급했듯이, 질병은 치료 전략을 고안하기 전에 가장 분자적인 세부 사항까지 상세히 연구되어야 한다. 아마도 현재까지 고안된 전략 중 가장 좋은 예는 겸상세포 빈혈증(sickle cell anemia), 아데노신 탈아민화효소

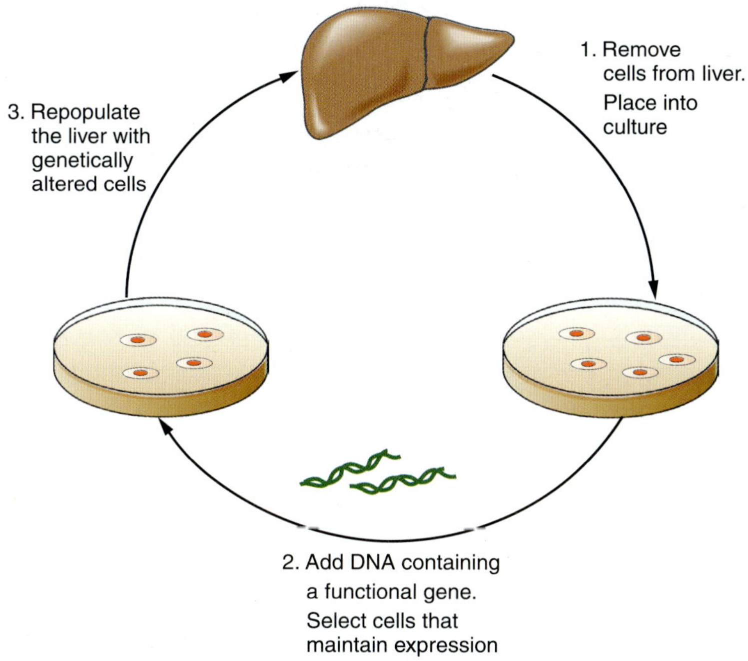

그림 6-38. 간 질환의 유전 기반 치료를 위한 잠재적인 생체 외(*ex vivo*) 방식. 간세포는 간으로부터 분리하여 간의 세포들이 유지될 수 있도록 적절한 배지가 들어있는 배양 접시에 넣는다. 변경된 유전자를 가지고 있는 DNA를 물리적 방법이나 바이러스 벡터를 이용해 세포에 첨가하고 그 유전자를 받은 세포를 선별하여 배양한다. 그런 다음, 변경된 유전자를 가지고 있는 배양된 세포를 원래의 간 조직에 다시 추가한다. 이러한 세포는 선별에 대한 이점이 존재하거나 간 조직을 재생하는 능력이 있어야만 유전적으로 변형된 세포가 그 치료적 특성에서 효과를 나타낼 수 있다.

(adenosine deaminase) 결핍증, 낭포성 섬유증(cystic fibrosis), 뒤센 근이영양증(Duchenne's muscular dystrophy), 가족성 고지혈증(familial hypercholesterolemia) 등일 것이다. 각각의 경우에서, 그 유전자 결손이 알려져 있으며, 그 발현 양식이 연구되고 발현된 유전자 산물의 기능이 밝혀져 있다.

유전자 기반 치료를 성공적으로 수행하려면 그 유전자를 적절한 세포에 표적화할 수 있어야 한다.이것은 두 가지 방법, 즉 표적 세포가 생명체 밖에 있는 체외(*ex vivo*) 방식과 표적 세포가 생명체 내부에 존재하는 체내(*in vivo*) 방식으로 수행될 수 있다. 많은 방법이 유전 분자를 전달하는 동안 세포 환경을 조절할 수 있는 *ex vivo* 기술에 의존한다. 가족성 고지혈증의 유전자 치료를 위한 잠재적인 *ex vivo* 전략은 그림 6-38에 요약하였다.

잠재적 치료용 DNA는 수용 세포 유전체의 일부가 되는 방식으로 세포에 전달되어야 한다. 이를 위해서는 두 가지 기본적인 방법들, 즉 물리적으로 DNA를 첨가하고 통합되도록 하는 방법과 바이러스를 사용하여 DNA 흡수를 촉진하는 방법이 있다. 더 많은 수의 표적 세포에 DNA를 통합시킬 수 있기 때문에, 바이러스 접근법이 가장 많이 사용되어 왔다. 그러나 바이러스(사용된 레트로바이러스와 DNA 바이러스 모두)는 나중에 면역학적인 문제를 일으킬 수 있다.

DNA를 유전체에 통합하기 위한 세 번째 방법이자 잠재적으로 가장 선택적인 방법은 최근에 개발된 CRISPR/CAS 9 체계를 사용하여 특정 유전체 서열 또는 위치를 표적으로 삼는 것이다. 이 방법은 박테리아에서 바이러스 침입에 대한 방어 역할을 하는 박테리아 CRISPR 체계를 기반으로 한다. 이 체계는 DNA 서열을 특이적으로 인식하고 염기쌍을 통해 특정 유전자좌에 결합하는 RNA에 의존한다. CRISPR 분자에 의해 인식된 DNA는 CAS 9 단백질이라고 하는 CRISPR 길잡이 RNA와 단백질 복합체에 의해 절단된다. 길잡이 RNA는 절단 기계를 단일 유전자좌로 가져오기 위해서 유전체 서열에 특이적으로 결합해야 한다. CRISPR 기계의 염기쌍 도메인에 대한 인간 유전체 서열을 대체함으로써 길잡이 RNA를 변화시키면, 이 체계가 매우 특정한 관심 위치에서 인간 유전체를 변경하도록 변경할 수 있다. 이것은 인간 유전체의 특정 부위, 예를 들어 질병을 유발하는 유전자 서열에서의 변화를 유도하기 때문에 유리하다. 만약 줄기세포에 적용하면 유전 질환에 대한 치료적 개입이 가능해진다. 어떤 경우든 변경된 유전자를 포함하는 세포는 그 생명체 내로 대체되어야 한다.

유전병의 수만큼의 많은 전략이 있으며, 모든 질병에 하나의 접근 방식을 적용할 수는 없다. 예를 들어, 골격근 세포에서 장기간 단백질을 안정하게 발현시키는 것은 가능하다. 그러므로, 유전자 산물이 세포 밖에서 사용된다면(예를 들어, α-1 안티트립신은 간에서 만들어지는 분비성 분자이지만, 이것이 결핍되면 폐질환을 유도함), 골격근을 단백질 합성 "공장"으로 사용할 수 있을 것이다. 더 나은 분자적 기술과 더 많은 모델 시스템을 사용하여 유전자-기반 치료법의 효율성이 높아지고, 관련 지식이 확장되면, 특이적으로 고안된 DNA 분자로 인간의 질병을 치료하는 능력에 큰 희망을 줄 수 있을 것이다.

요약

세포 기능의 중심적 조절자는 핵이다. 핵은 세포 내에서 대부분의 DNA를 수용하며, 이 저장된 정보를 사용하여 세포가 발달하고 생존할 수 있도록 허락하는 능력을 가지고 있다. 생명체의 유전체는 핵 내에서 세포가 필요한 특정 유전자 부분을 식별하고, 이러한 유전자를 적절한 방식으로 발현하게 하는 단백질의 작용을 받는다. 이 과정에는 몇 가지 단계들이 존재하며, 유전자 발현의 조절은 이런 단계의 어떤 혹은 모든 단계에서 일어날 수 있다. 유전자의 잘못된 발현은 질병의 근본 원인이 될 수 있다. 그러므로, 세포는 유전체 부분이 변화될 때 이를 감지하고 수정하는 효율적인 방법을 가지고 있다. 특정 효소 체계의 돌연변이는 생명체가 외부 영향에 반응하는 방식에 영향을 줄 수 있다. 예를 들어, 간에서 발현되는 시토크롬 P450 유전자의 돌연변이는 개인이 특정 약물의 대사를 저조하게 함으로써, 그 약물이 처방되면 합병증을 유발할 수 있다. 전체 유전체의 염기서열 분석과 단백질체학이라는 새로운 기술의 출현으로, 의학은 이제 개인화된 치료법을 향한 새로운 길을 시작하고 있다. 이것은 개인의 유전적 구성을 이해함으로써, 개인화되고 최적화된 형식의 치료법을 의료팀이 제공할 수 있음을 의미한다. 이는 치료의 원치 않은 부작용을 상당히 제거할 수 있기 때문에, 의료 체계에 큰 변화를 일으킬 것이다. 따라서 유전학에 대한 지속적인 이해와 유전학의 작동 원리에 대한 이해는 미래에 의학을 더 발전시킬 것이다.

Suggested Readings

Asbersold R, Mann M. Mass spectrometry-based proteomics. *Nature* 2003;422:198–207.

Crisp M, Liu Q, Roux K, Rattner JB, Shanahan C, Burke B, Stahl PD, Hodzic D. Coupling of the nucleus and cytoplasm: role of the LINC complex. *J Cell Biol* 2006;172:41–53.

Dean DA, Strong DD, Zimmer WE. Nuclear entry of nonviral vectors. *Gene Ther* 2005;(11):881–890.

Dewar JC, Hall IP. Personalized prescribing for asthma: is pharmacogenetics the answer? *J Pharm Pharmacol* 2003;55:279–289.

Dietel M, Sers C. Personalized medicine and development of target therapies: the upcoming challenge for diagnostic molecular pathology. A review. *Virchows Arch* 2006;(6):744–755.

Hunter CV, Tiley LS, Sang HM. Developments in transgenic technology: applications for medicine. *Trends Mol Med* 2005;11:293–298.

Ingelman-Sundberg M. Pharmacogenetics of cytochrome P450 and its application in drug therapy: the past, present, future. *Trends Pharmacol Sci* 2004;16:337–342.

Kozarova A, Petrinac S, Ali A, Hudson JW. Array of informatics: applications in modern research. *J Proteome Res* 2006;5:1051.

Lambert MW. The functional importance of lamins, actin, myosin, spectrin, and the LINC complex in DNA repair. *Exp Biol Med* 2019;1–25.

Qadir MI, Bukhat S, Rasul S, Manzoor H, Manzoor M. RNA therapeutics: identification of novel targets leading to drug discovery. *J Cell Biochem* 2019;1–32.

Tsongalis GJ, Silverman LM. Molecular diagnostics: a historical perspective. *Clin Chim Acta* 2006;2:350–355.

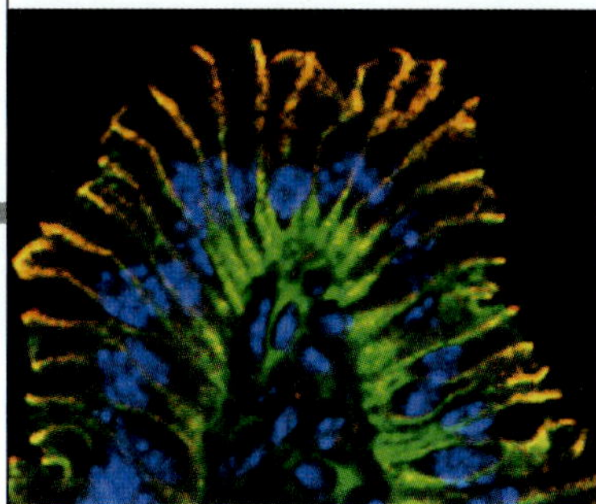

Chapter 7

세포 접착과 세포외 기질

다세포 생물은 세포가 서로 결합할 수 있기에 존재한다. 세포가 다른 세포나 물질에 부착하는 과정을 **세포 접착**(*cell adhesion*)이라 한다. 세포는 **세포-세포 접착(cell-cell adhesion)**이라는 과정으로 서로 직접 결합하거나 세포 결합을 위한 구조적 뼈대를 제공하는 세포 외부의 성분에도 결합한다. 이 세포 외부 성분을 종합적으로 **세포외 기질**(*extracellular matrix*, ECM)이라고 한다. 이러한 ECM에 대한 세포의 결합을 **세포-기질 접착(cell-matrix adhesion)** 혹은 **세포-기저층 접착(cell-substratum adhesion)**이라고 한다.

세포 접착과 ECM은 모두 조직 구조와 기능의 발달 및 유지에 매우 중요하다. 따라서 기질이나 세포 접착에서의 이상은 조직 기능을 손상시키고 인간 질병을 유발한다. 이러한 이상은 백혈구 접착에 관여하는 분자를 암호화하는 유전자의 돌연변이나 수포창(pemphigus)이라는 질병처럼 특정 세포 부착 분자에 대한 자가면역 공격과 같이 선택적일 수 있다. 또는 접착의 상실로 암세포가 다른 조직으로 전이되거나 퍼지는 것을 촉진하게 되는 것처럼 암을 유발하는 축적된 변화의 한 부분일 수도 있다.

세포 접착은 정적인 과정일 뿐만 아니라, 생리학적 및 병태생리학적 조건에서 접착 구조의 조립 및 해체에 대한 세포 신호로 조절되는 매우 역동적인 과정이다. 예를 들어, 배아 발달 중 세포의 이동은 세포-세포 접착 및 세포-기질 접착의 협력적 변화를 수반한다. 또 다른 예는 **각질세포(keratocytes)**라고 불리는 상피세포에서 볼 수 있다. 이 세포는 서로 단단히 결합되어 체액 손실, 감염 및 일상 활동의 마모로부터 인간을 보호하는 피부 장벽 특성을 제공해야 한다. 하지만, 상피조직의 각질세포는 외부 표면에서 끊임없이 손실되고, 여러 층으로 된 상피조직의 기저층으로부터 대체된다. 이 세포는 신체의 위치에 따라 대략 28일에 한 번씩 갱신된다. 따라서 각질세포에는 지속적인 상향 이동이 있으며, 이는 세포-세포, 세포-기저층 접착 모두의 변화를 수반한다. 혈소판과 같은 다른 세포는 혈액에서 자유롭게 순환해야 하므로 비접착성이어야 한다. 그러나 상처가 나면, 혈소판은 빠르게 접착이 되어 지혈, 즉 출혈을 막는 혈액 응고에 참여해야 한다. 세포는 분명히 그 접착력을 조절하는 기전을 가지고 있어야 한다. 세포 내에서 발생하는 "내부에서 외부로(inside-out)"의 신호는 세포 표면의 점착성을 수정하여 세포 이동과 같은 세포 기능의 변화를 초래한다. 반면에 "외부에서 내부로(outside-in)"의 신호는 세포 접착의 변화를 통해 외부 환경에 대한 정보를 세포에 제공한다. 이러한 신호는 유전자 활성과 분화, 세포 증식, 세포자멸(apoptosis)과 같은 세포 기능의 중요한 조절자이다. 세포와 ECM 사이에도 역동적 관계가 존재한다. 세포는 그 기질을 생산하고 또한 기질을 분해하는 효소를 생산하여, 기질의 구성과 조성의 변화를 조절한다. ECM의 주된 기능은 조직에 모양, 강도 및 탄력성을 제공하는 것이다. ECM은 또한 세포 접착을 위한 기질 역할을 한다. 하지만, 기질은 또한 세포의 활동을 조절한다. 기질은 그것에 결합하는 성장인자의 중요한 저장고이며, 세포와 기질 간의 선택적 상호작용을 통해 수많은 "외부에서 내부로" 향하는 세포 접착 신호를 생성한다.

세포 접착을 이해하려면, 세포 접착을 매개하는 분자(**세포 접착 분자, cell adhesion molecules, CAMs**)와 이러한 분자를 다중 단백질 부착 복합체로 조직화하는 과정, 그리고 세포 신호 전달 경로에 의한 단백질-단백질 상호작용의 조절 등에 대해 알아야 한다. CAM의 도메인 구조는 특정 세포-세포 및 세포-기질 접착의 정확한 조직을 결정한다. 세포 신호 분자에 의한 인산화 및 탈인산화와 같은 CAM의 변형은 세포 행동 및 기능에 영향을 미치는 접착 복합체의 조립 및 분해를 조절한다. 이 장에서는 CAM의 구조적 특징, 상호작용 및 건강과 질병에서의 조절에 대한 현재 지식을 요약한다.

세포 접착

대부분의 세포 접착 분자는 네 종류의 유전자 군 중의 하나에 속한다

대부분의 CAM은 캐드헤린(cadherins), 면역글로불린(immunoglobulin, Ig), 셀렉틴(selectins), 인테그린(integrins)의 4개의 유전자군 중 하나에 속한다(그림 7-1). 프로테오글리칸(proteoglycans)은 다른 부류의 CAM으로 간주될 수 있다. CAM은 또한 칼슘 의존성 및 칼슘 비의존성 CAM으로 분류될 수 있다. 캐드헤린과 셀렉틴의 접착 성질은 칼슘에 의존하는 반면, 인테그린과 IgCAM의 결합은 칼슘과 무관하다.

CAM은 전형적인 단일 막관통 단백질(single-pass transmembrane protein)이다. 그러므로 CAM은 접착에 참여하는 세포외 도메인(extracellular domain), 세포막에 단백질을 고정하는 막관통 도메인(transmembrane domain) 그리고 세포골격에 부착을 매개하는 세포질 도메인(cytoplasmic domain)을 가지고 있다. 세포질 도메인은 먼저 다기능 어댑터 단백질을 모집하고, 이는 차례로 CAM을 세포골격에 직접 또는 간접적으로 연결한다. 세포질 도메인은 또한 세포내 신호전달 분자와 상호작용하는 영역이며, 따라서 신호전달에 의한 세포 접착의 조절에 관여한다. 거의 예외 없이, 단백질의 N-말단 부분은 세포외 도메인을 형성하고, C-말단 부분은 세포질 도메인을 형성한다.

접착 분자의 접착 결합은 **동종 친화적(homophilic)**이거나, **이종 친화적(heterophilic)**이다. 동종 접착(homophilic adhesion)은 동일한 유형의 CAM 분자의 세포외 도메인 간의 상호작용에 의해 매개됨을 의미한다. 반면, 이종 접착은 CAM의 세포외 도메인이 다른 세포에 존재하는 다른 유형 분자의 세포외 도메인과 결합하거나 아니면 ECM과의 상호작용에 의해 매개되는 접착을 의미한다(그림 7-1). 세포-세포 접착은 항상 그런 것은 아니지만 일반적으로 동종 친화성이고, 세포-기질 접착은 항상 이종 친화성이다. 세포 부착은 또한 동형(homotypic) 또는 이형(heterotypic)일 수 있다. 동형 접착은 상피세포와 같은 동일한 유형의 세포 간의 접착을 의미하는 반면, 이형 접착은 백혈구와 내피세포 사이 또는 세포와 ECM과 같은 다른 유형의 세포 간의 접착이다. CAM은 분산되어 분포되거나, 뭉쳐진(clustered) 형태로 막에 분포될 수 있다. 인테그린 및 캐드헤린과 같은 CAM의 뭉침 현상은 특정 생리적 자극의 결과로 발생할 수 있다. 신호전달은 CAM의 뭉침 현상으로 인해 발생하여 세포 기능에도 영향을 줄 수 있다. 따

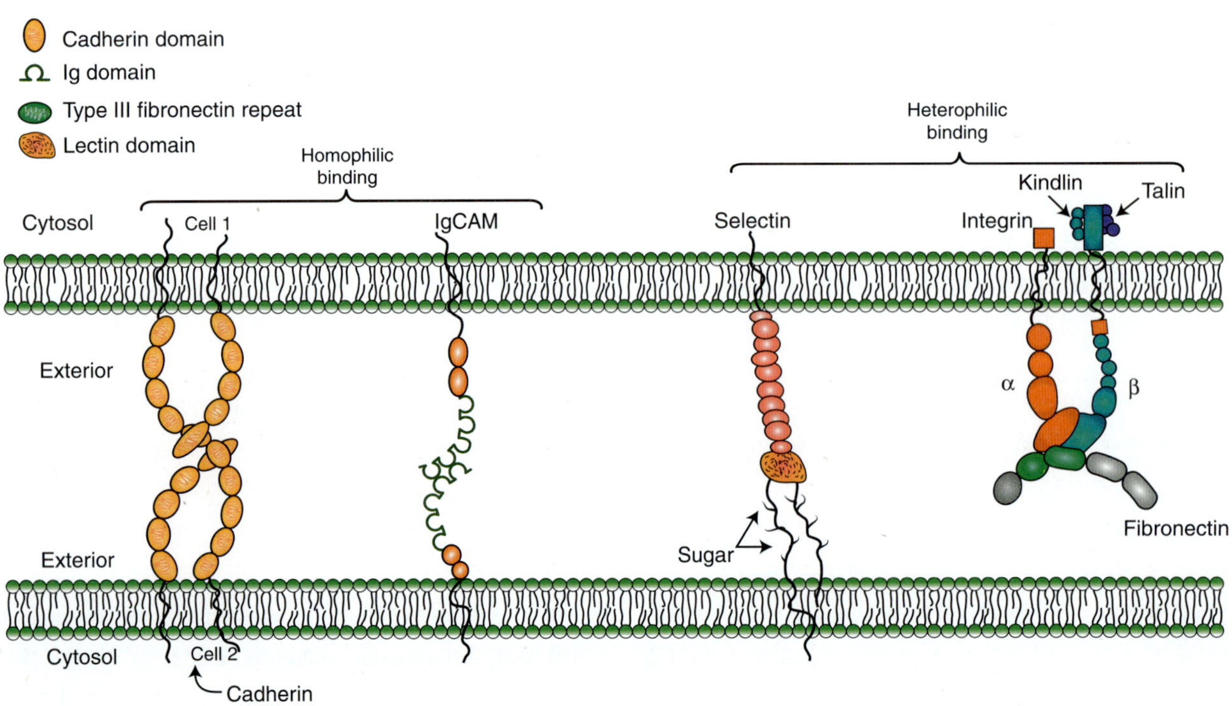

그림 7-1. 세포 접착 분자의 유형

라서 자극에 의한 CAM의 뭉침은 중요한 기능적 조절 단위이다. CAM의 뭉침과 세포 접착에는 두 가지 유형의 분자 간 상호작용을 포함한다. 개별 세포에서 분자 사이의 상호작용이 CAM의 뭉침을 형성하는 것을 시스-결합(cis interaction)이라고 하는 반면, 인접 세포에 있는 CAM과의 결합을 트랜스-결합(trans interaction)이라고 한다. 시스- 및 트랜스-결합은 폐쇄소대(zonula occludens) 또는 밀착연접(tight junction) 및 부착소대(zonula adherens) 또는 부착연접(adherens junction)과 같은 접착 복합체의 형성에 관여한다. 접착은 상피세포 사이의 단단한 밀착연접에서처럼 단단하거나 백혈구와 내피세포의 상호작용에서처럼 느슨할 수 있다.

캐드헤린은 칼슘 의존성 세포–세포 접착 분자이다

캐드헤린은 칼슘 의존성 세포–세포 접착 분자군의 구성원이다. 캐드헤린은 유형-I(예: E-캐드헤린 및 N-캐드헤린)과 유형-II(예: 캐드헤린-6 및 11)의 전형적인 캐드헤린과, 데스모좀성(desmosomal) 캐드헤린[예: 데스모콜린(desmocollin)과 데스모글레인(desmoglein)], 그리고 원시적 캐드헤린(protocadherins, α, β 및 γ)으로 분류된다. 유형-I 캐드헤린은 분리된 조직의 종류에 따라 E-캐드헤린(상피), N-캐드헤린(신경), P-캐드헤린(태반) 및 R-캐드헤린(망막)을 포함한다. E-캐드헤린(epithelial cadherin)이 그 전형적인 예라고 할 수 있는데, 이들은 상피세포에서 널리 발현된다. 전형적으로, 캐드헤린의 세포외(extracellular, EC) 도메인은 독특하게 5–34개의 유사한 하부 영역의 반복으로 이루어진 원통 모양이며, 대부분의 캐드헤린은 5–6개의 EC를 가지고 있다. E-캐드헤린의 세포외 도메인은 칼슘 결합 부위를 포함하는 6개의 EC 도메인으로 구성된다. 칼슘의 존재하에 이량체 E-캐드헤린의 세포외 도메인은 인접 세포의 E-캐드헤린의 세포외 도메인에 결합하여 세포-세포 접착을 형성한다(그림 7–1 참조). Ca^{2+}이 제거되면, EC 영역은 붕괴되고 접착성을 잃는다. E-캐드헤린을 포함한 대부분의 캐드헤린에 의한 접착 결합은 우선적으로 동종 결합이며, 동형 결합이다. 물론 예외는 존재한다.

캐드헤린의 세포질 도메인은 **α-카테닌(α-catenin)**, **β-카테닌(β-catenin)** 그리고 δ-카테닌으로도 알려진 p120-카테닌(p120 catenin)과 같은 카테닌 단백질과 결합한다(그림 7–12 참조). 세포질 도메인은 p120-카테닌 및 β-카테닌에 결합한다. P120-카테닌은 E-캐드헤린과 β-카테닌 간의 결합을 안정화시키는 반면, β-카테닌은 α-카테닌(액틴-결합 단백질)에 결합하여 캐드헤린-카테닌 복합체를 액틴 세포골격에 연결한다. 이러한 단백질-단백질 결합은 세포-세포 접착 및 부착연접 형성에 중요하다. 실험적으로 카테닌과의 결합을 막기 위해 E-캐드헤린의 세포질 도메인에 돌연변이를 유도하면 세포 간 접착이 사라진다. 캐드헤린에 의한 동형 결합은 상피 조직에서 부착연접의 동적 구조 형성에 관여한다. 또한 E-캐드헤린의 결합은 배아 발달 동안, 특히 두개골 신경 능선(cranial neural crest, CNC) 형성에서 조직의 분리에 기여한다. CNC 형성 동안 신경 능선 세포(neural crest cells)는 상피간엽이행(epithelial-to-mesenchymal transition, EMT) 및 집단 세포 이동을 포함한 일련의 과정을 거친다. 이동 전에는 신경 능선 세포는 높은 수준의 E-캐드헤린을 발현한다. 그러나 이동이 시작될 때 신경 능선 세포에서는 N-캐드헤린의 발현이 증가하고, E-캐드헤린 발현이 감소하여 EMT 및 세포 이동을 유도한다. 그러나 남아 있는 E-캐드헤린은 세포가 상호 연결된 상태로 이동하는 과정인 집단 세포 이동에 필요하다. 이 부분은 이 장의 뒷부분에서 자세히 설명한다. E-캐드헤린은 신경 능선이 형성되는 과정에서 집단 세포 이동 동안 세포-세포 접착에 필수적으로 필요하다.

E-캐드헤린 기반의 세포-세포 접착은 세포 증식의 접촉 억제(contact inhibition)에도 기여한다. 따라서 E-캐드헤린의 돌연변이 또는 발현 억제는 위암 및 유방암과 같은 특정 유형의 암 발병에 중요한 역할을 한다. E-캐드헤린 기반의 세포-세포 접촉의 상실은 또한 암세포의 EMT를 유도하여 종양의 전이를 유도한다. 유사하게, 데스모좀성 캐드헤린의 결함은 많은 유형의 인간 질병을 유발한다. 데스모좀 및 데스모좀성 캐드헤린은 고체 조직의 원래의 모습을 유지하는 데 중심적인 역할을 한다. 따라서 유전, 감염 또는 자가면역 병인으로 인한 데스모좀의 파괴는 심근병증(cardiomyopathies), 수포성 표피박리증(epidermolysis bullosa) 및 천포창(pemphigus)과 같은 많은 병태생리학적 상태를 초래한다. 심상성 수포창(pemphigus vulgaris)은 이 장의 뒷부분에서 특정 임상 사례와 함께 자세히 논의된다(임상 증례 7–1)

면역글로불린 계열은 많은 중요한 세포 접착 분자를 포함한다

이 CAM 계열에서 세포외 도메인은 항체 분자나 면역글로불린(immunoglobulin, Ig)의 기본적인 하위 도메인 구조와 유사한 하나 이상의 하위 소단위가 있으나, 일반적으로 여러 개 소단위를 갖고 있는 것이 특징이다(그림 7–1 참조). 이러한 Ig 하위 소단위의 구조는 칼슘 이온보다는 이황화 결합(disulfide bond)에 의해 안정화돼서 이들 분자는 칼슘 비의존성 접착에 참여한다. 이들에 의한 접착은 동종 친화적 또는 이종 친화적일 수 있지만, 일반적으로 동일한 유형의 세포 사이의 동형 결합이다(그림 7–1 참조) .

Ig 계열은 크고 다양하다. 아마도 Ig 하위 소단위의 기본 구조가 다양하고, 여러 다른 결합 기능에 쉽게 적응할 수 있기 때문일 것이다. IgCAM 계열은 조직 기원에 따라 3개의 주요 계열로 분류된다. 신경계의 IgCAM은 신경세포 부착 분자(neural cell adhesion molecule, NCAM)를 비롯하여, L1, SynCAM으로 구성되며, 이들은 신경계의 발달 및 재생 과정에서 신경세포의 유도(guidance), 속상 수축(fasciculation) 및 다발형성(bundling)에 관여한다. 뉴런의 NCAM, L1 및 SynCAM은 시냅스의 미세 구조를 안정화하고 신경전달 물질(neurotransmitter) 방출과 뉴런 가소성(neuronal plasticity)에서 역할을 한다. 상피세포에서, Ig 계열의 분자인 넥틴(nectin)은 E-캐드헤린과 강하게 결합한다. 접합부 부착 분자(junction adhesion molecules, JAM)는 IgCAM의 또 다른 계열이다. JAM2는 상피 및 내피 세포의 밀착연접에 위치한다. 혈관 IgCAM에는 림프구 기능 관련 항원 2(lymphocyte function related antigen 2, LFA-2)와 3(LFA-3), 세포간 접착 분자(intercellular adhesion molecule, ICAM), 혈관 세포 접착 분자(vascular cell adhesion molecule, VCAM)가 포함된다. LFA-2와 LFA-3은 T 세포에 존재하는 반면, ICAM 및 VCAM은 내피 세포에 존재한다. LFA-2와 LFA-3 사이의 이종 친화성 결합은 T 세포의 세포-세포 접착에 기여한다. ICAM과 VCAM은 백혈구의 인테그린(integrin)과 함께 내피 ICAM과 VCAM 사이의 이종 친화성 결합을 통해 염증 반응 동안 내피 세포에 대한 백혈구의 접착에서 중요한 역할을 한다.

이러한 다양한 접착 분자 계열의 세포질 도메인은 액틴 세포골격 및 스펙트린(spectrin) 막 골격과의 결합에 관여한다. 예를 들어, NCAM은 단일 유전자로부터 유도된 mRNA의 차별적 스플라이싱을 통해 다른 COOH 말단을 가지는 여러 분자를 생성한다. 이를 통해 일련의 서로 다른 분자들이 생성되는데, 막 고정 부위를 가지지 않는 수용성 형태와, 서로 다른 크기를 가지는, 즉 분자량 120, 140 그리고 180 kDa의 세 가지 막-고정 형태를 만든다(그림 6-3). 가장 큰 두 가지 형태의 분자는 막관통 도메인과 세포질 도메인을 갖지만, 120-kDa 형은 두 도메인 모두 가지지 않으며, 따라서 글리코실포스파티딜이노시톨 (glycosylphosphatidylinositol) 연결에 의해 세포막에 고정된다. 구조에서의 이러한 변화는 기능 조절의 다양한 기회를 제공한다. 140 kDa 형의 세포질 영역은 세포골격 단백질인 α-액티닌(α-actinin)과 결합하고, 180 kDa 형은 α-액티닌, 액틴(actin), 그리고 스펙트린(spectrin)과 결합한다. 액틴-결합 단백질의 또 다른 계열인 이즈린(ezrin), 래딕신(radixin), 그리고 모에신(moesin) 등의 ERM 단백질은 L1의 세포질 도메인과 결합한다. 넥틴(nectin)의 세포질 도메인은 접착 분자를 액틴 세포골격에 연결하는 아파딘(afadin)에 결합한다. ICAM은 또한 액틴 세포골격과 결합하고, 세포골격의 재구성을 매개하는 외부에서 내부로의 신호를 전달한다.

NCAM과 다른 신경 IgCAM의 기능적 결함은 알츠하이머병(Alzheimer's disease), 정신 분열증(Schizophrenia) 및 우울증과 같은 많은 퇴행성 신경질환의 발병 기전과 관련이 있다. 염증 반응에서 ICAM과 VCAM의 역할은 잘 알려져 있다. ICAM-I는 내피 세포에서 낮은 수준으로 항상 일정하게 발현된다. 그러나 이의 발현은 TNF-α, IL-1β 및 IFN-γ와 같은 염증성 자극에 반응하여 증가한다. 따라서 항-TNF-α 항체 치료는 ICAM-1 발현을 효과적으로 감소시킨다. ICAM-I 발현은 크론병(Crohn's disease) 및 궤양성 대장염(ulcerative colitis)을 포함하는 염증성 장 질환(inflammatory bowel disease, IBD) 환자의 장 점막에서 증가한다. ICAM-I은 구르기(rolling), 접착(adhesion) 및 이동(migration)의 세 가지 중요한 과정을 포함하는 백혈구의 혈관외 유출(extravasation)에서 중요한 역할을 한다. ICAM-I는 접착에 필요하므로 매력적인 치료 표적이다. 실제로, **ICAM-1 안티센스 올리고뉴클레오티드**(antisense oligonucleotide, alicaforsen으로도 알려짐)는 IBD 환자를 치료하기 위해 고려되고 있다. 크론병 치료에서 알리카포센의 효능은 고무적이지는 않지만, 2상 임상 시험은 궤양성 대장염 환자의 치료에서 유망한 결과를 낳았다.

셀렉틴은 탄수화물 결합성 접착 수용체이다

셀렉틴은 이름에서 알 수 있듯이, 반대편 세포 표면의 특정 탄수화물 잔기에 결합하는 **렉틴**-유사 영역(lectin-like domain)을 NH_2 말단에 가지고 있기 때문에, 이종 친화성의 세포-세포 접착에만 독점적으로 참여한다(그림 7-1 참조). 셀렉틴은 염증 및 지혈 반응 동안 백혈구와 혈소판의 부착을 시작하는 주요 생리학적 역할을 한다. 셀렉틴 기능 조절의 결함은 혈전(thrombus) 형성과 연관되며, 염증성 질환의 발병에도 관여한다. 따라서 셀렉틴은 겸상적혈구병(SCD), 급성 심근경색증(acute myocardial infarction) 및 악성종양을 치료하기 위한 치료제 개발의 표적이 된다.

셀렉틴은 세포 발현 위치에 따라 명명되었으며, 혈소판(platelet), 내피(endothelial) 세포 및 백혈구(leukocte) 표면에 각각 존재하는 P-셀렉틴, E-셀렉틴 및 L-셀렉틴의 세 가지 구성원이 있다(표 7-1). 예외적으로, P-셀렉틴은 활성화된 내피 세포에서도 발현이 된다. 셀렉틴은 긴 세포외 도메인(리간드의 탄수화물 부분에 결합), 막관통 도메인 및 짧은 세포질 도메인(세포골격에 결합)을 갖는 막관통 단백질이다. 세 가지 셀렉틴의 세포외 도메인은 모두 렉틴 도메인, 상피세포 성장인자(epidermal grwoth factor, EGF) 도메인 및 공통적인 반복 부위로 구성되어 있다. 각각의 셀렉틴의 공통 반복 횟수는 서로 다르다. 가장 긴 P-셀렉틴은 9개의 공통 반복을, 중간 크기의 E-셀렉틴은 6개의 공통 반복을, 그리고 가장 짧은 L-셀렉틴

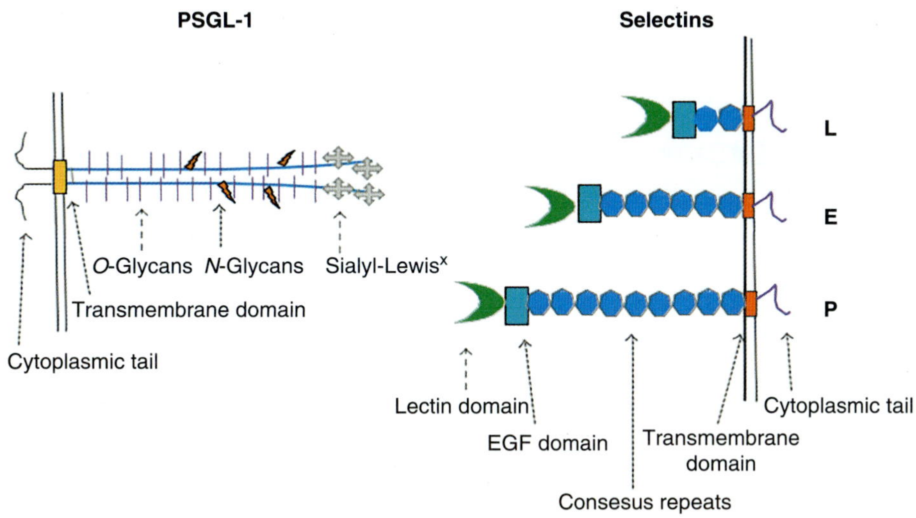

그림 7–2. 셀렉틴과 PSGL-1의 구조적 특징. (*Kappelmayer, Nagy*. Biomed Res Int 2017, https://doi.org/10.1155/2017/6138145, 허가에 따라 색상 변형)

표 7–1. 여러 셀렉틴의 특징

	Cellular Expression	Protein Ligands	Rolling Velocity of Leukocytes
P-selectin (GMP-140, PADGEM, CD62P)	Activated endothelium and platelets	PSGL-1 CD24	Slow
E-selectin (ELAM-1, CD62E)	Activated endothelium	PSGL-1 ESL-1 L-selectin Podocalyxin	Slow
L-selectin (MEL-14, CD62L)	Constitutive expression on leukocytes	PSGL-1 GlyCAM-1 MAdCAM-1 CD-34 Podocalyxin	Fast

은 2개의 공통 반복을 가진다(그림 7–2).

셀렉틴의 접착 결합은 칼슘-의존적이다. 셀렉틴은 작은 시알산(sialyl), 퓨코실(fucosylated)화된 올리고당에 약하게 결합한다. 가장 기본적인 셀렉틴 리간드는 사당류인 시알산-루이스 X 당류(sialyl-Lewis X saccharides, sLe^x)이다. 이들은 또한 프로테오글리칸 및 당단백질의 글리칸에 높은 친화력으로 결합한다. 특성이 가장 잘 알려진 리간드 또는 상대수용체(counterreceptor)는 대부분의 림프구에서 발현되는 뮤신-유사 당단백질(mucin-like glycoprotein, GP)인 P-셀렉틴 GP 리간드-1(P-selectin GP ligand-1, PSGL-1)이다. PSGL-1은 세 가지 셀렉틴 모두에 높은 친화력을 가진다. 물론 다른 리간드도 존재한다. ESL1 및 포도칼릭신(podocalyxin)은 다양한 선택성으로 셀렉틴에 결합한다(표 7–1). E-셀렉틴은 리간드 결합에서 가장 관대한 반면, P-셀렉틴 및 L-셀렉틴은 황산화된 티로신 잔기가 있는 리간드에 이상적으로 결합한다.

셀렉틴과 PSGL-1은 염증 반응 동안 백혈구 모집에 중요한 역할을 한다. 내피 P-셀렉틴은 백혈구 PSGL-1과 결합한다(나중에 참조). 이 과정의 조절 이상은 병리학적 상태로 이어진다. 예를 들어, 푸코스 수송체(fucose transporter)를 암호화하는 유전자에 돌연변이가 있는 환자는 정상적으로 글리코실화된 PSGL-1을 형성할 수 없기 때문에, 어떤 셀렉틴과도 결합할 수 없다. 이 환자는 백혈구 침윤에서 결함을 나타내며, 세균 감염으로 고통받는다. P-셀렉틴은 재발성 혈전색전증(recurrent thromboembolism)의 위험 인자로 간주되어 왔으며, 수용성의 P-셀렉틴의 양은 심혈관 질환이 있는 환자에서 증가된다. 실험적으로 항-P-셀렉틴 항체는 둔기 흉부 외상(blunt thoracic trauma) 후 폐동맥 섬유소 축적을 방지하는 것으로 보인다.

만성 염증은 SCD의 발병 기전에서 중요한 원인이다. SCD의 만성 염증성 혈관병증(vasculopathy)은 백혈구의 동원과 혈전 형성을 수반하여 허혈성(ischemic) 조직 손상을 유발한다. 따라서 셀렉틴은 SCD 치료를 위한 치료제 개발의 표적이다. 셀렉틴과 그 리간드가 암 진행에 관여한다는 증거도 있다. 암세포는 백혈구 및 내피 세포에 대한 결합을 촉진하는 셀렉틴 리간드(뮤신, mucins)를 발현하여 종양 전이 동안 혈관외 유출을 유발한다. 또한 암세포 자체는 셀렉틴을 거의 발현하지 않으므로 먼 거리로 이동하여 전이암을 형성하는 데 도움이 된다.

인테그린은 세포-세포 접착과 세포-기질 접착을 위한 이량체 수용체이다

이름에서 알 수 있듯이, 인테그린(integrin)은 세포를 조직으로 통합하는 역할을 한다. 인테그린은 세포외 기질의 구성요소와 결합하는 세포 표면 수용체로서 작용한다. 이러한 세포-기

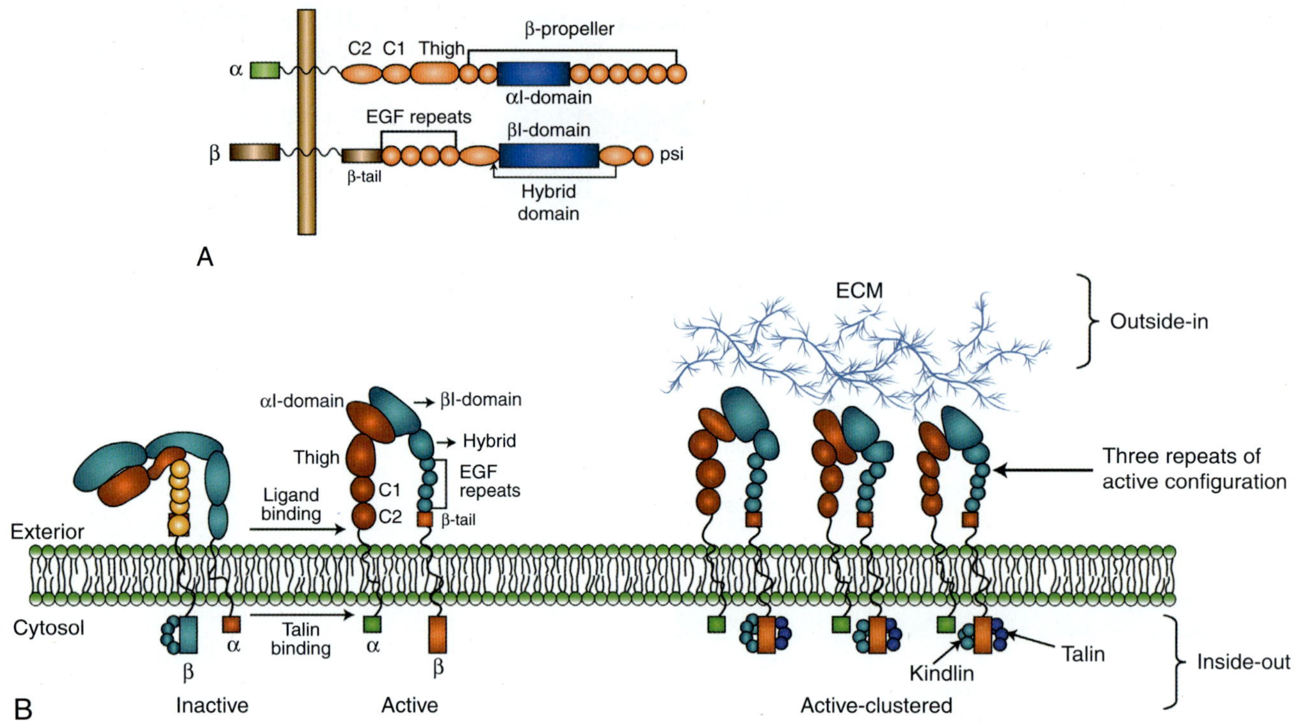

그림 7-3. 인테그린 활성화 및 집단화(clustering). (A) 인테그린 소단위의 도메인 구조, (B) 인테그린의 활성화 및 집단화.

질 접착은 조직에서 세포의 물리적인 접착을 제공한다. 인테그린은 또한 림프구 세포에서 세포-세포 접착을 조절한다. 인테그린을 통한 견고한 접착은 염증 반응 동안 백혈구가 혈관 내피를 통해 혈관 밖으로 이동할 수 있게 한다. 암세포는 종양이 전이되는 동안 이러한 혈관외 유출을 이용한다. 인테그린의 또 다른 중요한 기능은 신호전달이다. 세포내 및 세포외 단백질과 인테그린의 결합은 세포 증식, 분화, 운동성 및 세포 생존과 같은 다양한 세포 기능을 조절하는 세포 신호전달 경로를 개시한다. 인테그린은 물리화학적 감지기이다. ECM의 특정 구성 요소가 인테그린에 결합하면 "외부에서 내부로의(outside-in)" 신호전달로 세포 생존 신호가 시작된다. 이러한 결합이 소실되면 생존 신호의 상실을 초래하여 "아노이키스(anoikis)"라고 하는 분리-유도 세포자멸(detachment- induced apoptosis) 과정을 초래한다. 암세포의 유전자 돌연변이는 암세포가 아노이키스에 내성을 갖도록 하여 전이를 가능하게 한다. 세포 내 단백질과 인테그린의 결합은 세포 이동과 같은 세포 기능을 조절하는 "내부에서 외부로(inside-out)"의 신호를 시작한다. 다시 말해서, 암세포는 암전이 동안 인테그린 신호전달 기전을 조절한다.

인테그린은 다른 접착 수용체와 달리, 하나의 α 소단위와 하나의 β 소단위로 구성된 이종이량체의 막관통 단백질이다(그림 7-3 참조). 척추동물 조직에는 18개의 α-소단위체와 8개의 β-소단위체가 알려져 있다. 이러한 소단위들은 다양한 두 가지 조합으로 쌍을 이루어 별개의 기능을 가진 적어도 24개의 서로 다른 이종이량체를 형성한다. 인테그린은 관련된 소단위에 기초하여 다른 소 계열로 분류될 수 있다. 따라서 α_1-인테그린은 8개의 다른 β-소단위와 결합하여 리간드 특이성이 다른 일련의 우세한 기질 수용체를 생성할 수 있다. 대조적으로, α_2-인테그린은 3개의 다른 β-소단위와 결합하여 림프계 세포의 세포-세포 접착 수용체를 생성한다.

인테그린 소단위는 세포외 도메인, 단일 막관통 도메인 그리고 세포질 도메인으로 구성된다(그림 7-3, A). α-소단위의 세포외 도메인은 7개의 날이 있는 β-프로펠러 머리 도메인(the seven-bladed β-propeller head domain), 허벅지(thigh) 도메인, 2개의 종아리(calf) 도메인 및 금속 이온 의존성 리간드 결합 부위를 갖는 큰 αI-도메인으로 구성된다. 약 200개의 아미노산으로 구성된 I-도메인은 β-프로펠러의 두 번째 날과 세 번째 날 사이에 삽입된다. β-소단위의 세포외 도메인은 PSI(plexin-semaphorin-integrin) 도메인, 잡종(hybrid) 도메인, 잡종 도메인에 삽입된 βI-도메인(αI-도메인과 상동)으로 구성된다. β-소단위는 또한 4개의 EGF 반복 부위와 β-꼬리 도메인을 가지고 있다. 인테그린의 세포질 도메인은 짧고 하위 도메인 구조가 없다. 일부 인테그린의 αI-도메인 및 βI-도메인은 상당히 선택적인 결합 특성을 나타내는 반면, 다른 인테그린의 선택성은 낮다. 따라서 $\alpha_5\beta_1$은 ECM 단백질인 피브로넥틴(fibronectin)의 **아르기닌-글리신-아스파르트산(arginine-glycine-aspartic aicd,**

단일 글자 아미노산 암호로는 **RGD**)의 삼펩티드 서열과 결합하는 한편, $\alpha_v\beta_3$는 비트로넥틴(vitronectin), 피브로넥틴, 피브리노겐(fibrinogen), 폰빌레브란트 인자(von Willebrand factor, vWF), 트롬보스폰딘(thrombospondin) 그리고 오스테오폰틴(osteopontin)을 포함하여, 다양한 종류의 기질 구성 성분과 결합한다. 한 가지 흥미로운 예는 $\alpha_4\beta_1$이며, 이것은 피브로넥틴의 특정 영역에 결합할 수 있지만 내피 세포에서는 Ig 계열 접착 수용체인 VCAM과도 결합할 수 있다. 또한 개별 세포 유형은 일반적으로 여러 인테그린을 발현한다. 예를 들어, 혈소판은 피브리노겐, 피브로넥틴, vWF 그리고 비트로넥틴과 결합하는 $\alpha_{IIb}\beta_3$(GPIIb/IIIa)를 주로 발현하고, 소량의 $\alpha_v\beta_3$, $\alpha_5\beta_1$, $\alpha_2\beta_1$ 그리고 $\alpha_6\beta_1$도 발현한다(그림 7-25 참조).

최근 연구에 따르면, ECM 단백질의 EILDV 및 REDV 서열도 동위형(isoform) 특이적 방식으로 인테그린과 결합한다. 예를 들어, $\alpha_5\beta_1$은 피브로넥틴의 EILDV 및 REDV 서열과 결합한다. 이러한 선택적 결합은 세포 이동, 증식, 분화 및 생존과 같은 별개의 세포 기능을 조절하는 고유한 신호전달 체계를 유발하는 것으로 생각된다. 세포-세포 간 결합을 위한 리간드는 신데칸(syndecan), 테트라스파닌(tetraspanin) 및 CD47과 같은 막관통 단백질이다. 세포질 도메인은 탈린(talin) 및 킨들린(kindlin) 같은 단백질과 결합하며, 이는 차례로 α-액티닌(α-actinin), 빈쿨린(vinculin), 팍실린(paxillin), 필라민(filamin) 및 텐신(tensin)과 같은 다중 세포골격 결합 단백질을 통해 액틴 세포골격과 결합한다. 세포 내 단백질 복합체는 내부 및 외부 신호전달 모두에서 중요한 역할을 하는 세포내 신호전달 단백질과 역동적인 상호작용을 한다.

앞서 지적한 바와 같이, α-소단위의 αI-도메인은 β-프로펠러의 두 번째 날과 세 번째 날 사이에 삽입되고, β-소단위의 βI-도메인은 잡종 도메인에 삽입돼서, 리간드 결합에 사용할 수 없어 인테그린을 비활성 상태로 유지한다. 인테그린의 세포외 도메인은 친화도가 낮은 비활성 상태에서 친화도가 높은 활성 상태로 변환될 수 있다(그림 7-3, B). β-소단위의 세포질 도메인에 탈린 및 킨들린이 결합하면 '내부에서 외부로의' 신호조절을 통해 활성 상태로 구조적 변화를 유도하여 I-도메인이 특정 리간드에 결합할 수 있도록 한다. 이 기전은 나중에 설명하겠지만, 세포 행동을 조절하는 데 중요하며, **인테그린 활성화(integrin activation)**라고 한다. 활성 상태는 2가 양이온인 Mn^{2+} 또는 Mg^{2+}에 의존하고, 비활성 상태는 칼슘에 의해 안정화된다. 비활성 상태에서 α- 및 β-소단위체는 칼슘에 의해 서로 가깝게 유지된다. 활성화 과정에서 결합된 칼슘의 방출은 α- 및 β-소단위의 분리를 초래한다. 부분적으로 활성인 상태의 인테그린에 대한 리간드 결합 또한 추가적인 구조 변화를 유도하고 활성 상태를 강화할 수 있다. 세포내 신호전달 또는 ECM에 대한 결합에 의한 인테그린의 활성화는 세포막에서 인테그린의 집단화(clustering)를 유도한다.

세포 접착의 중요한 특징은 인테그린 또는 캐드헤린과 같은 CAM의 작고 단단한 부분적 집단이 세포-세포 및 세포-기질 접착에 기여하는 느슨한 응집체를 형성한다는 것이다. 나노급 초해상도 현미경(nanoscale superresolution microscopy) 개발의 최근 발전에 힘입어 세포 활동 및 세포외 자극에 대응한 인테그린의 집단화 과정에 대하여 자세한 기전을 규명하였다. 수용체 집단화의 장점은 수용체-리간드 상호작용의 총결합력(avidity) 향상 및 선택성 증가, 접착 강도 및 역학 조절, 신호의 공간적 분리를 포함한다. 인테그린은 이동하는 세포가 기질에 대해 여러 개의 부착을 형성하는 초점접촉(focal contact) 또는 초점접착(focal adhesion)의 조립 및 분해에 필수적인 역할을 한다. 초점접착은 인테그린의 세포외 도메인과 기질 리간드의 결합, 그리고 세포질 도메인과 액틴 세포골격의 결합에 의해 형성된다. 세포골격과의 결합은 인테그린, 팍실린, **초점접착 키나아제(focal adhesion kinase, FAK)** 및 기타 액틴-결합

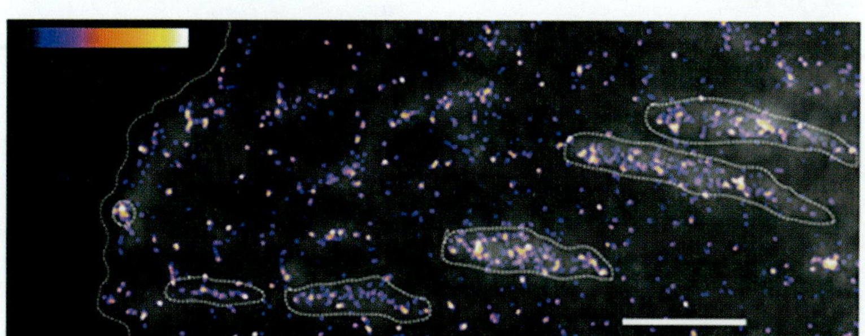

그림 7-4. 이동하는 세포에서 인테그린 집단화의 계층적 조직. 피브로넥틴이 도포된 기질에 30분 동안 퍼진 마우스 배아 섬유아세포의 모양. 항팍실린 1차 항체(Paxillin 항체, BD 바이오사이언스)와 알렉사플로어-647(AlexaFlour-647)이 표지된 항마우스 2차 항체로 염색된 세포 내 팍실린의 dSTORM 영상. 회색조(gray scale)는 TIRF 이미지를 나타내는 반면, 가색된 영상은 재구성된 초해상도 이미지(superresolution image)를 보여준다. 색상 코드(Color code, 왼쪽 상단 모서리, 왼쪽에서 오른쪽으로)는 분자의 강도 증가를 나타낸다. 왼쪽에서 오른쪽으로 세포 가장자리, 초기 접착, 성숙 접착, 성숙한 접착이 점선으로 둘러싸여 있다. 눈금자 = 2 μm. (*Changede, Sheetz.* BioEssays *2016;39:1, 1600123*에서 승인 받아 수정)

단백질을 포함하는 초점접착 복합체(focal adhesion complex)의 인산화에 의해 매개되는 조립 및 분해로 조절된다. 그림 7-4는 이동하는 마우스 배아 섬유아세포에서 팍실린의 나노 규모의 집단화를 보여주는 초해상도 현미경 이미지이다. 상보적인 신호는 특정 세포 기능을 조절하는 하나의 인테그린의 집단화에서 독립적으로 발생할 수 있다. 따라서 인테그린 및 기타 CAM의 집단화는 다양한 세포 기능의 동적 조절을 위한 필수적 조절 기전이다.

인테그린 활성은 암, IBD 및 다발성 경화증(multiple sclerosis)을 비롯한 많은 인간 질병의 발병 기전에 관여한다. 통제되지 않은 증식, 세포 생존을 위한 변형된 스트레스 반응, 침윤 또는 전이는 암의 특징 중 일부이다. 인테그린은 암세포의 이러한 모든 특성에서 중요한 역할을 한다. 다양한 종류의 인테그린이 흑색종, 유방암, 전립선암, 췌장암 및 폐암과 같은 암세포에서 과발현된다. 조절되지 않은 인테그린의 기능은 인테그린을 활성화시키는 신호의 변형 또는 인테그린 활성화에 의한 하위 신호의 변형으로 인해 통제되지 않은 암세포의 증식을 유발하고, 암에 적대적인 미세 환경에서도 생존이 가능하게 한다. 인테그린은 세포 이동, 특히 염증 반응에서 백혈구 구르기(rolling) 및 혈관외 유출(extravasation)에 필수적인 역할을 한다. 인테그린의 이러한 특성은 전이 및 침윤에서 암세포에 의해 변형된다. 다양한 인테그린의 정상적인 기능 또한 비정상적인 기능도 IBD, 류마티스 관절염, 다발성 경화증 및 심혈관 질환과 같은 다양한 질병의 발병 기전과 관련이 있다. 따라서 인테그린은 많은 질병에 대한 약물 개발의 중요한 표적이다. 특정 인테그린을 표적으로 하는 여러 약물이 최근 암 및 기타 질병에 대해 개발되었다. 예를 들어, Cilengitide($\alpha_v\beta_5$의 RGD의 사펩티드)는 재발성 교모세포종의 치료를 위한 임상 3상 시험으로 진행되었다. $\alpha_5\beta_1$-인테그린의 키메라 인간 IgG4 항체 억제제인 볼로식시맙(Volociximab)은 전이성 흑색종에 대한 2상 임상 시험 중이다. 다른 인테그린 기반 치료 후보로는 다발성 경화증에 대한 나탈리주맙(natalizumab, 항-α4-인테그린 항체)과 림프구 침윤을 표적으로 하는 크론병이 있다.

세포 간 연접

세포 표면에서 CAM의 조직화된 집단화는 **세포 연접**(cell junction)이라고 하는 특수 접착 구조를 형성한다. 이러한 연접은 세포-세포 또는 세포-기질 간의 접착 이외에도 매우 선택적 기능을 수행한다. 이러한 특별한 기능에는 세포 사이의 공간을 밀봉하고, 세포 극성을 조절하며, 직접 세포 간 통신에 참여하는 것이 포함된다.

전자현미경을 통한 세포 연접의 분석은 세포의 여러 위치에서 다른 형태의 접착 복합체의 구조를 규명했다. 그들의 초미세 구조적 모양과 기능에 기초하여, 장 점막, 폐의 기관지 상피, 신장의 세뇨관과 같은 단순 상피세포(simple epithelial cells)의 정단 측면 경계(apicolateral border)에 존재하는 세 가지 유형의 연접이 확인되었다(그림 7-5). 연접 복합체(junctional

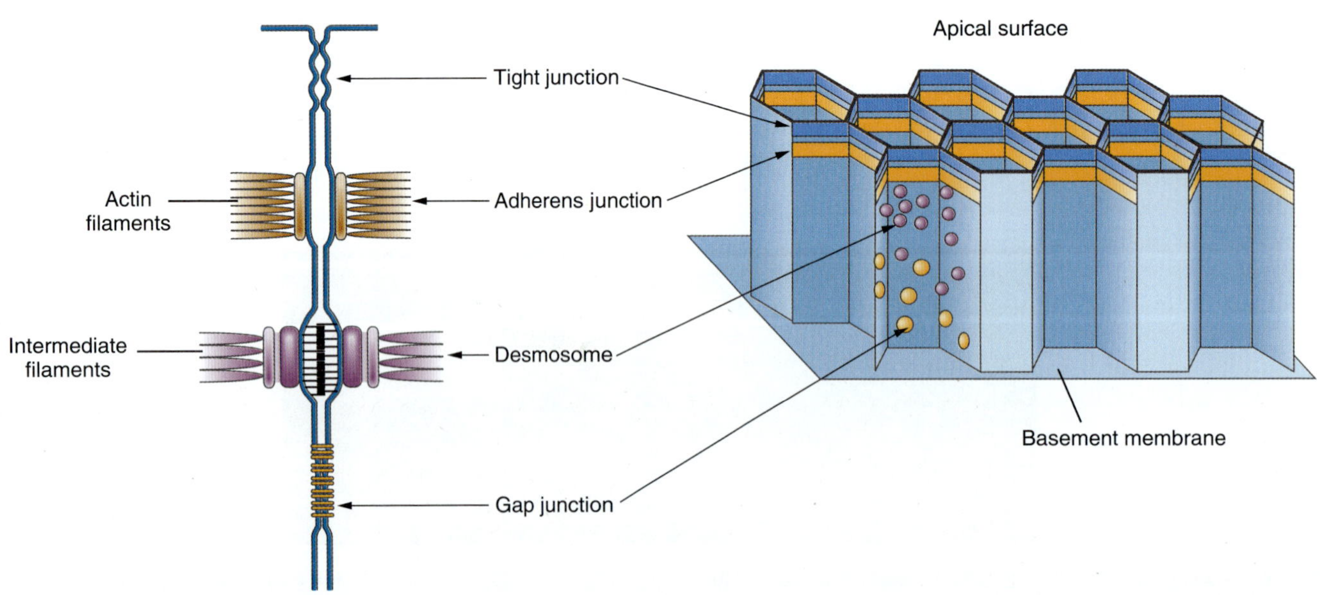

그림 7-5. 세포 간 연접과 연접 복합체. 단순 상피세포는 정단 측면 경계에 연접 복합체를 가지고 있다. 그들은 밀착연접(tight junction), 부착연접(adherens junction), 그리고 데스모좀(desmosome)이다. 밀착연접과 부착연접은 작은 띠구역으로(zonular) 세포 주변에 퍼져 있는 반면, 데스모좀은 반점으로(punctuate) 나타난다. 데스모좀은 또 하나의 반점 연접인 간극연접(gap junction)처럼, 연접 복합체 바로 밑에도 존재한다.

complex)는 정단에서 기저부까지 **밀착연접(tight junction)** 혹은 폐쇄소대(zonula occludense, ZO), **부착연접(adherens junction)** 혹은 부착소대(zonular adherens), **데스모좀(desmosome)** 혹은 접착반(macula adherens)로 구성되어 있다. 밀착연접은 상피조직의 장벽 기능과 울타리 기능을 제공하는 반면, 부착연접은 상피세포의 극성 형성 및 유지에 중요하다. 데스모좀의 주요 기능은 세포-세포 간 접착 및 조직 구조의 안정화이다. 네 번째 유형의 세포 간 연접은 세포 간 통신에서 중요한 역할을 하는 간극연접(gap junction)이다.

다양한 상피세포의 세포-기저층 접촉면에서, 기질에 대한 접착은 헤미데스모좀(hemidesmosome, 반구체)이라고 하는 다른 유형의 세포연접에 의해 유지된다. 이의 구조는 데스모좀의 반쪽을 닮았으나 분자 조성에서는 서로 다르다. 이동하는 세포는 초점접착(focal adhesion)이라고 하는 연접 복합체에 의해 세포 기질과 초점접촉을 한다. 헤미데스모좀과 초점접착은 세포-기질 접착을 통해 그 위치에서 세포를 안정화시키는 역할을 한다. 이 연접들의 구조와 기능은 다음 절에서 더 자세히 설명한다.

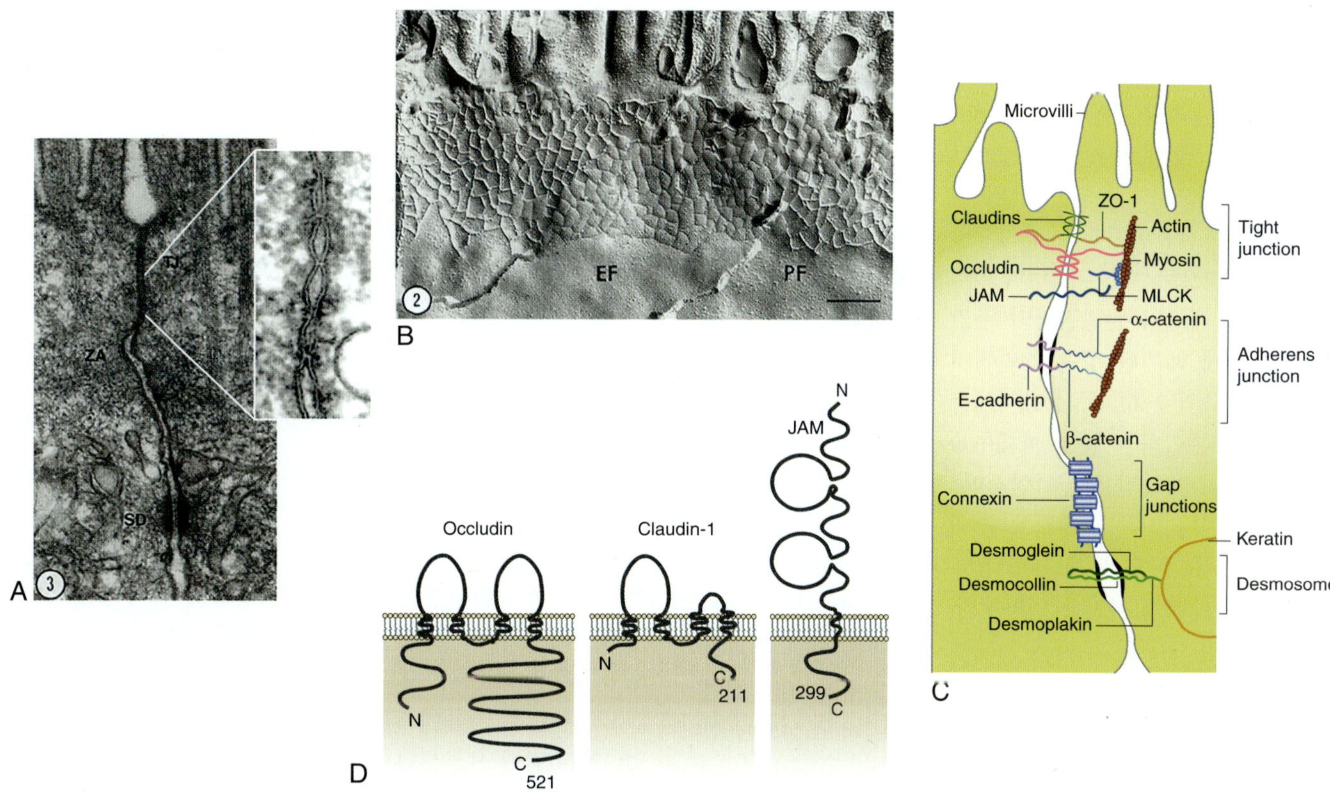

그림 7–6. 밀착연접은 다중단백질 복합체의 접합 가닥이다. (A) 소장에서 연접 복합체와 종말그물(terminal web)의 구성 사이의 밀접한 관계가 얇은 절편 조직의 전자현미경 사진에 설명되어 있다. 밀착연접(TJ) 수준의 세포질에서 핵심 미세섬유는 70Å 섬유의 기질에 얽힌 조밀한 다발로 나타난다. 70 Å 섬유 받침은 부착소대(ZA) 또는 중간 연접의 막을 따라 정렬되고 핵심 미세섬유 다발은 부착 구역에서 더 확산되어 있다. 헤미데스모좀(SD)의 플라크를 통과하는 수많은 각질세섬유(tonofilament): 이 각질세섬유 중 일부는 부착 영역에 들어가고 다른 일부는 기저 영역을 형성한다. 80,000×. 삽입된 이미지는 막의 "입맞춤(kiss)"를 보여주는 고배율의 TJ 영역이다. (B) 아프리카 발톱 개구리(*Xenopus laevis*) 소장의 흡수 세포 사이에서 발견되는 균일하게 가교 결합된 밀착연접 연결망. 원형질(PF) 또는 세포외(EF) 면의 짧은 능선 또는 홈은 각각 예각으로 교차하여 유사한 모양의 일련의 인접 다각형을 형성하며, 세포 표면에 대해 특별한 방향성을 나타내지는 않는다. 막대는 별도로 표시하지 않는 한 전자현미경 사진에서 0.25 μm를 나타낸다. 60,000×. (C) 장 상피 세포의 정단부 부착연접 복합체의 도식. 밀착연접 단백질에는 클로딘, 오클루딘, 접합부 부착 분자(JAM) 및 폐쇄소대 단백질-1(ZO-1)이 포함되는 반면, E-캐드헤린, α-카테닌 및 β-카테닌은 상호작용하여 부착연접을 형성한다. 미오신 경쇄 키나아제(MLCK)는 접합부 주변 액토미오신 고리와 연결된다. 간극연접은 커넥신의 조립에 의해 형성된 인접한 세포 사이의 관형 연결이다. 데스모좀은 데스모글레인, 데스모콜린, 데스모플라킨 및 케라틴 필라멘트 간의 상호작용에 의해 형성된다. (D) 오클루딘에는 2개의 세포외 고리와 함께 4개의 막관통 도메인이 있다. 첫 번째 고리는 글리신 및 티로신 잔기의 높은 함량(60%)이 특징이다. 클로딘-1은 또한 4개의 막관통 도메인을 가지고 있지만 오클루딘과 서열 유사성을 나타내지는 않는다. 클로딘-1의 세포질 꼬리는 오클루딘의 꼬리보다 짧다. 접합부 부착 분자(JAM)는 단일 막관통 도메인을 가지며, 그것의 세포외 도메인은 이황화 결합에 의해 형성된 2개의 면역글로불린 유사 고리를 보유한다. ([*A*] *Hull, Staelin*. J Cell Biol *1979;81:67-82*, 허가; *Tsukita, Furose, Itoh. Nat Rev 2001;2:285*, 허가; [*B*] *Hull, Staelin*에서 변형. J Cell Biol *1976;68:688-704*, 허가, [*C*] *TurnerJR. Intestinal mucosal barrier function in health and disease*. Nat Rev Immunol *2009;9:799-809*, 허가, [D] *Tsukita, Furose, Itoh*. Nat Rev *2001;2:285*에서 허가를 받아 변형.)

밀착연접은 세포의 투과성과 세포 극성을 조절한다

상피세포의 단층은 장 점막(intestinal mucosa)을 둘러싸고 있다. 유사하게, 상피 내막은 기도(airways) (세기관지, bronchiole 및 폐포, alveoli), 신세뇨관(renal tubule) 및 선관(glandular duct)에도 존재한다. 상피조직의 주요 기능은 상피를 가로질러 거대분자의 확산을 방지하는 장벽(barrier)의 기능이다. 장 점막에서 상피는 독소, 알레르겐(allergen) 및 병원체가 장 내강(lumen)에서 점막 너머로 확산되는 것을 방지한다. 이 장벽 기능은 정단-측면 경계에 있는 세포 둘레에 완곡한 띠를 형성하여 세포 주위의 공간을 밀봉하는 밀착연접(tight junction)에 의해 활성화된다. 밀착연접은 다중 단백질 복합체에 의해 형성되고 유지된다. 서로 다른 상피에서 발견되는 밀착연접은 특정 단백질 구성과 밀착연접의 역학 조절 기전을 제외하고는 구조와 구성 단백질 유형이 동일하다. 밀착연접 생물학은 장 상피에서 가장 많이 연구되어 왔으므로, 이 장에서는 장 상피에 대해 집중적으로 다룬다.

밀착연접은 전자현미경과 면역형광현미경으로 볼 수 있지만 광학현미경으로는 볼 수 없다. 투과전자현미경에서, 밀착연접은 인접 세포의 원형질막의 바깥 면들끼리 맞닿아 접촉점이 밀접하게 폐쇄된 정단-측면에서 전자가 밀집된 영역으로 관찰된다(그림 7-6). 동결 조직에서 세포막을 안쪽 면과 바깥쪽 면으로 분리하는 **동결 파쇄(freeze fracture)** 기법을 활용한 전자현미경 사진은 밀착연접이 정단-측면 가장자리 주위에서 구역이나 띠를 형성하는 막 입자들의 결합으로 구성되어 있음을 볼 수 있게 해 주었다(그림 7-6). 입자는 밀착연접의 막관통 단백질 분자를 나타낸다. 띠를 형성하는 가닥의 수와 밀착연접 구조의 두께는 거대분자에 대한 상피 투과성(permeability)에 반비례한다. 장 상피의 장벽 기능은 체강 질병(셀리악 병, celiac disease)과 같은 많은 질병에서 소실되어 있다. 대조군과 셀리악병 환자에서 공장 상피(jejunal epithelium)의 동결 파쇄 전자현미경 사진은 장 투과성이 높은 체강 질병인 셀리악병 환자에서 가닥 수와 밀착연접 두께가 상당히 낮은 것을 보여준다(그림 7-7).

밀착연접 가닥의 구성에 대한 논쟁은 1986년 첫 번째 밀착연접 특이적 단백질인 폐쇄소대 단백질-1(zonula occludens-1, ZO-1)이 발견되고, 뒤이어 씬귤린(cingulin)이라는 또 다른 밀착연접 특이적 단백질이 확인될 때까지 계속되었다. 밀착연접의 단백질 구성 이론은 **오클루딘(occludin)**이라고 하는 최초로 알려진 밀착연접의 막관통 단백질의 발견으로 더욱 뒷받침되었다. 밀착연접과 관련된 다른 오클루딘 관련 단백질은 **트리셀룰린(tricellulin**, MarvelD2) 및 MarvelD3이 있다. 트리셀룰린은 주로 상피 단층의 삼세포 접합부(tricellular junction)에 국한되어 있고, 후속 연구에서 **클로딘(claudin)** 및 JAM과 같은 추가 막관통 단백질이 확인되었다. **오클루딘**, **클로딘** 그리고 트리셀룰린의 세포질 도메인은 ZO-1, ZO-2 및 ZO-3에 결합한다. ZO 단백질은 PDZ 도메인을 함유한 어댑터 단백질로서 씬귤린 및 액틴-결합 단백질과 같은 많은 판(plaque) 형성 단백질과 결합한다. 이 다중 단백질 복합체는 상피세포의 정단면에서 액틴-미오신 띠에 결합하여 정단-측면 막에 고정된다. 밀착연접의 조립 및 유지에는 액틴 세포골격과의 결합이 중요하다. 사이토칼라신-D(cytochalasin-D)을 처리하여 액틴 세포골격을 파괴하면 밀착연접의 붕괴와 장벽 기능의 상실을 초래한다. 밀착연접의 세포 내 위치와 완전성은 밀착연접 단백질에 대한 면역형광 염색과 공초점현미경으로 관찰할 수 있다(그림 7-8, A). 이러한 기술은 상피세포의 정단면에 있는 이러한 단백질의 분포가 철망 모양의 형태임을 보여준다. 예를 들어, 염증성 사이토카인에 의해 밀착연접을 파괴하면, 밀착연접 단백질은 세포 간 연접부에서 세포질 구획으로의 재분배가 일어남을 보여준다(그림 7-8, B).

오클루딘은 처음에 밀착연접의 주요 단백질로 간주되었지만, 2000년에 오클루딘 녹아웃 마우스(knockout mice)는 오클루딘이 없어도 장과 기타 상피조직에서 밀착연접이 형성될 수

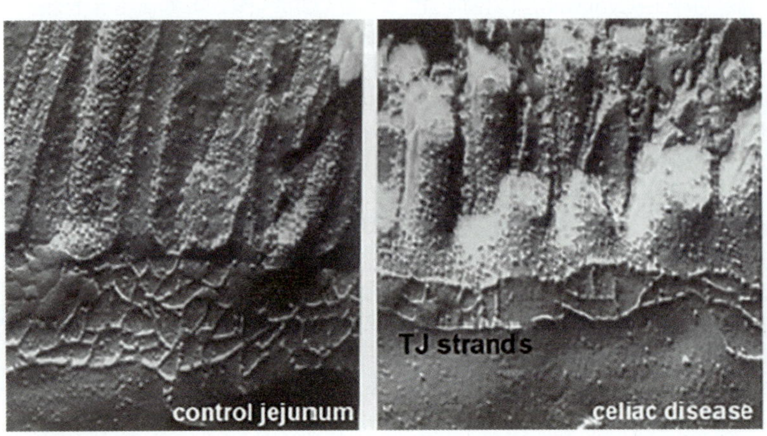

그림 7-7. 장 질환에서 단절된 밀착연접 가닥. 대조군과 급성 체강 질병 환자의 공장에서 나온 상피 밀착연접합의 동결 파쇄 전자현미경 사진. 셀리악병 환자의 공장은 밀착연접에서 수평으로 배향된 가닥의 수의 감소와 밀착연접의 가닥으로 형성된 망조직의 깊이에서 상당한 감소를 보여준다. 또한, 셀리악병 환자에서는 가닥의 불연속성이 나타난다. (*Rosenthal, Barmeyer, Schulzke*에서 발췌. Tissue Barriers *2015;3:1-2, e977176*, 허가)

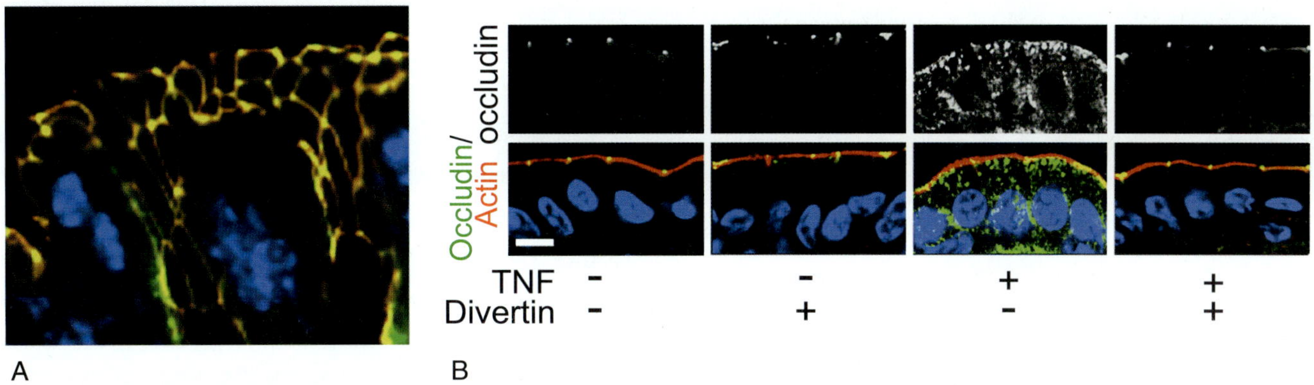

그림 7-8. 상피세포 밀착연접의 형광 표지. (A) 마우스 대장의 냉동 절편을 면역형광법으로 오클루딘(초록색) 및 ZO-1(붉은색)을 염색하였다. 핵은 DNA 결합 형광 염료(파란색)로 염색되었다. 공초점형광현미경 이미지는 결장 상피 세포의 정단 말단에 밀착연접 조직을 보여준다. (B) TNF-α는 접합부에서 세포질로 오클루딘의 재분배를 유도한다. 마우스에 대조군 또는 TNF-α를 주사하였다. 대장의 냉동 절편을 면역형광법으로 오클루딘(초록색)을 염색하였다. 액틴섬유(붉은색)는 형광표지된 팔로이딘(phalloidin)으로 염색하였고, 핵(파란색)은 형광염료로 염색하였다. 그림은 TNF-α가 밀착연접을 방해함을 보여준다. 실험군의 생쥐에서 공장에 다이버틴(divertin, MLCK 억제제)을 관류시켰는데, 이는 다이버틴이 TNF-α가 매개하는 밀착연접의 파괴를 차단한다는 것을 보여준다. ([*A*] *Rao et al.* 미공개; [*B*] *Graham et al.* Nat Med 2019, https://doi.org/10.1038/s41591-019-0393-7에서 허가를 받아 수정.)

있음을 보여주었다. 이 놀라운 관찰로 오클루딘은 밀착연접의 조립에는 필요하지 않다는 결론을 도출하게 되었고, 이는 밀착연접 조립에서 오클루딘의 역할을 이해하기 위한 수많은 후속 연구로 이어졌다. 밀착연접의 조립은 오클루딘이 없이도 발생하지만, 정상적인 생리 조건에서 오클루딘은 다양한 상피의 밀착연접에 널리 분포되어 있어 밀착연접에서 오클루딘의 기능을 계속 조사하는 실험실은 거의 없다. 이러한 여러 연구는 오클루딘이 밀착연접의 동적 역학, 세포 사멸 및 세포 이동과 같은 세포 기능에 요구되고 있음을 나타낸다.

오클루딘은 4개의 막관통 도메인을 가지고 있으며, 2개의 세포외 고리(extracellular loop)와 하나의 작은 세포질 고리(cytoplasmic loop)를 갖는 테트라스파닌(tetraspanin)이다. C-말단 및 N-말단 도메인은 세포질로 확장된다(그림 7-6, D). 세포외 루프는 인접 세포에 있는 오클루딘의 세포외 루프와 동종 친화성 결합을 형성하고, 세포질 도메인은 ZO-1, ZO-2, 그리고 ZO-3과 결합한다. 세포질 도메인은 또한 **단백질 키나아제**(**protein kinase**), **단백질 포스파타제**(**phosphatase**), Rab GTPase와 같은 다양한 세포 신호전달 분자와 결합한다. 오클루딘의 세포질 도메인은 10개 잔기로 형성된 서열에 있는 세린, 트레오닌 및 티로신 잔기에 인산화가 많이 발생한다. 오클루딘의 가역적 인산화는 밀착연접의 조립을 조절한다. 트레오닌 잔기의 인산화는 밀착연접에서 오클루딘의 조립 및/또는 유지에 필요한 것으로 보이지만, 티로신 잔기의 인산화는 오클루딘의 분해 및 밀착연접의 분해와 관련이 있다. 최근 연구에서, 오클루딘의 세포질 도메인에서 인산화가 많이 일어나는 부분을 "오클루딘 규제 모티프(occludin regulatory motif) 또는 ORM"으로 규정했다. 오클루딘의 부재 또는 ORM의 결손은 밀착연접의 동적 특성을 약화시키고, 장 및 신장 세뇨관 상피에서 집단적 세포 이동을 차단한다.

클로딘(23-25 kDa MW)도 테트라스파닌이지만 오클루딘(59-66 kDa MW)보다 작다. 인간 세포에서 27개의 클로딘 유전자 동위형이 확인되었지만, 그들의 발현은 조직과 종에 따라 다르다. 클로딘의 C-말단 도메인 또한 ZO 단백질 및 액틴 세포골격과 결합한다. 세포 사이의 오클루딘 세포외 고리의 결합은 분명히 장벽 기능을 형성한다. 클로딘 세포외 고리의 결합은 특정 이온에 대해 선택적인 구멍을 형성한다. 클로딘-2는 나트륨 투과성이 높은 양이온 선택성 기공을 형성하는 반면, 클로딘-16은 마그네슘 및 칼슘에 대한 선택성인 기공을 형성한다. 클로딘-1 및 클로딘-3은 장벽 기능의 형성에 역할을 하는 것으로 보이지만, 클로딘의 장벽 기능은 잘 이해되지 않고 있다.

밀착연접의 주요 역할 중의 하나는 "**장벽**(**barrier**)" 기능 또는 "**개폐**(**gate**)" 기능이다. 밀착연접은 인접한 세포 사이의 공간을 막아 거대분자와 상피를 가로지르는 특정 이온의 확산에 대한 장벽을 형성한다(그림 7-9, A). 이는 상피세포층이 생물학적 구획을 분리하는 장벽 역할을 할 수 있고, 상피세포가 한 구획에서 다른 구획으로 통행을 조절할 수 있음을 의미한다. 밀착연접이 잘 형성된 상피를 가로질러 정단면과 기저면 사이의 전기 저항을 측정해 보면, 사용한 배지나 각 구획의 저항보다 훨씬 더 크게 기록된다. 이를 **상피조직 관통 저항**(**transepithelial resistance, TER**)이라고 한다. TER은 밀착연접에 의해 세포 간 공간이 단단히 차단되어 상피를 가로지르는 이온 확산에 대한 저항으로 발생한다(그림 7-9, B 참조). 전류를 전달하는 이온은 상피를 가로질러 이동할 수 있는 것보

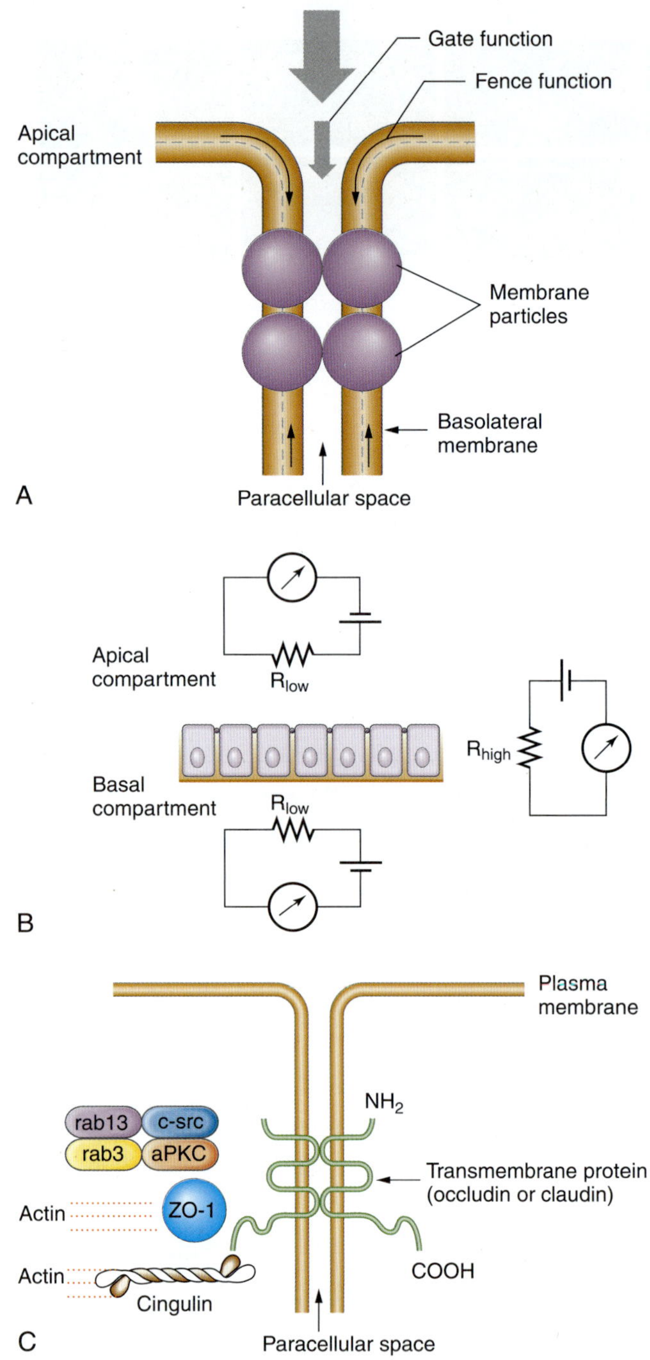

그림 7-9. 밀착연접의 구조와 기능. (A) 밀착연접의 "개폐(gate)" 기능은 이웃 세포 간 통로의 투과성을 조절하는 성질을 일컬으며, "울타리(fence)" 기능은 정단막과 기저측면 세포막에서 분자를 분리하여 유지시키는 것을 말한다. (B) 밀착연접의 낮은 투과성은 정단과 기저 구획들 사이의 상피세포 층 전체에 높은 전기적 저항을 일으킨다. (C) 밀착연접의 구조와 기능에 기여하는 몇 가지 분자를 제시하였다.

다 정단면이나 기저면의 배지 내에서 훨씬 더 쉽게 이동할 수 있다. 실험적으로, 과산화수소, 삼투압 스트레스 또는 염증성 사이토카인에 의해 밀착연접을 파괴하면 TER이 감소한다. 따라서 TER은 이온 및 용질에 대한 상피 투과성의 지표이다.

밀착연접의 장벽 기능은 장의 상피, 신장 세뇨관, 기도, 그리고 혈관을 따라 늘어선 내피, 특히 뇌혈액 장벽(blood-brain barrier)에서 광범위하게 연구되었다. 장에서 밀착연접의 붕괴나 상피 투과성의 증가는 IBD, 과민성 대장증후군(irritable bowel syndrome), 체강 질환(celiac disease) 및 감염성 장염(infectious enterocolitis)과 같은 수많은 위장 질환의 발병 기전과 높은 연관성이 있다. 장 상피의 밀착연접이 파괴되면 지질다당류(lipopolysaccharide, LPS)와 같은 박테리아 독소가 문맥, 간, 이어서 전신 순환으로 흡수되어 내독소혈증(endotoxemia)이라는 상태를 유발한다. 내독소혈증은 비만, 당뇨병 및 심혈관 질환을 포함한 많은 전신 질환을 유발하거나 촉진할 수 있다. 기관지 및 폐포 상피 밀착연접의 파괴는 알레르기성 비염 및 기도의 천식과 관련이 있으며, 유사하게 세뇨관 상피 장벽의 결함은 많은 신장 질환과 연관되어 있다.

장벽 기능의 두 가지 뚜렷한 구성요소는 **기공 경로(pore pathway)**와 **누출 경로(leak pathway)**이다. 밀착연접 투과성의 기공 경로는 이온에 대한 투과성을 나타내며 다른 이온에 대한 선택성을 나타내기도 한다. 이 기공은 다른 클라우딘 동위형 단백질의 세포외 고리 사이의 결합으로 형성된다. 예를 들어, 클로딘-2에 의해 형성된 기공은 나트륨에 선택적인 반면, 클로딘-16에 의해 생성된 기공은 마그네슘과 칼슘에 선택적이다. 기공 경로의 정확한 기능은 불분명하다. 클로딘-2 발현은 IBD와 같은 많은 질병에서 증가하지만, 발병 기전에서 그 역할은 이해되지 않고 있다. 클로딘-16 유전자의 돌연변이로 인한 **가족성 저마그네슘혈증**(*familial hypomagnesia*)이라고 하는 유전적 장애는 신장 세뇨관에서 마그네슘 재흡수 과정에서 클로딘-16의 역할의 중요성을 보여준다. 이 질환의 저마그네슘혈증 및 고칼슘혈증(hypercalcemia)은 신장석회증(nephrocalcinosis)과 관련이 있다. 그러나 마그네슘 기공 이론은 극히 단순하다. 실험적 연구와 클로딘-16 녹아웃 마우스는 나트륨 투과성의 결함이 저마그네슘혈증으로 이어지는 주요 원인임을 시사했다. 클라우딘 발현과 관련된 또 다른 질병은 클로딘-14 돌연변이 유발성 난청이다. 아직 정황적인 증거에 머무르고 있지만, 와우내 공간(intracochlear space) 내벽을 가로지르는 K^+ 투과성의 결함이 제안되고 있다.

기공 경로와 달리, 누출 경로에 있는 분자의 투과성은 크기 및 운반하는 전하와 무관하다. 폴리에틸렌 글리콜(PEG) 같은 전하를 띠지 않는 용질의 투과성을 분석한 연구는 누출 경로와 기공 경로를 구분했다. 분자 반경이 4Å인 PEG 분자는 명백히 크기에 비례한 투과성을 나타낸다. 이 경로는 이온 전하 구별, 선택성 및 다른 상피에서 투과성 변화 정도를 보여준다. 앞서 설명한 것처럼, 전하의 선택성은 관련된 클라우딘의 종류에 따라 결정되고, 선택성의 정도는 클라우딘의 발현 정도에 따라 결정된다. 반면에 누출 경로는 분자 반경이 4Å보다 큰 PEG 분자의 확산을 방해한다. 그러나 4Å 이상에서는 경로가 크기나 전하 구별을 나타내지 않았다. 따라서 기공 경로(전기 저항)와 누출 경로(마커에 대한 투과성)가 서로 직접적인 상관성이 없음을 인식하는 것이 중요하다. LPS에 대한 투과성의 증가를 유도하고 내독소혈증을 유발하기 위해서는 누출 경로의 붕괴가 필요하다. 사실, 산화적 스트레스, 삼투압 스트레스, 기계적 스트레스 및 염증성 사이토카인은 병태생리학적 조건에서 누출 경로를 방해한다. 사이토카인은 기공 경로에는 영향을 주지 않고 누출 경로만을 방해할 수 있다. 기공 경로는 다른 클라우딘의 발현 변화에 의해 변경될 수 있는 반면, 누출 경로는 액틴 세포 골격의 파괴에 매우 민감하다. 염증성 사이토카인 및 산화 스트레스에 의한 누출 경로 및 장벽 기능 장애는 다른 상피에서 액틴 세포골격의 파괴와 관련이 있다. IBD의 두 가지 주요 염증 매개체인 종양 괴사 인자-α(TNF-α)와 인터루킨-13(IL-13)은 시험관 내에서 장 상피의 밀착연접 장벽을 파괴한다. 흥미롭게도, TNF-α는 장벽의 누출 경로를 향상시키는 반면, IL-13은 기공 경로를 활성화한다. TNF-α는 미오신 경쇄 키나아제(myosin light chain kinase, MLCK) 의존적인 기전에 의해 거대분자 투과성을 증가시키기 위해 밀착연접 구조를 파괴한다(그림 7-8, B). IL-13은 장 상피에서 클로딘-2의 발현을 증가시키고 양이온 투과성을 증가시킨다. 산화적 스트레스는 다양한 인간 질병의 발병에 관여하는 또 다른 중요한 염증 매개체이다. 과산화수소 매개 산화 스트레스는 액틴 세포골격의 리모델링과 관련된 밀착연접 장벽 기능을 방해한다. 산화 스트레스에 의한 밀착연접의 파괴는 오클루딘 및 기타 밀착 접합 단백질의 티로신 인산화 및 드레오닌 탈인산화와 관련이 있다. 디로신 키나아제 및 단백질 트레오닌 포스파타제(PP2A 및 PP1)의 억제제는 밀착연접의 산화 스트레스 매개 파괴 및 거대분자 마커에 대한 투과성을 차단한다.

밀착연접의 두 번째 중요한 역할을 "**울타리 기능**(**fence function**)"이라고 한다(그림 7-9, A 참조). 상피세포는 형태학적으로나 기능적으로 모두 극성(polarity)을 갖고 있다. 조직의 기질에 부착된 상피세포의 표면을 기저면(basal surface)이라 하고, 열린 공간(장, 관, 관내강)과 마주하는 표면을 정단면(apical surface)이라고 한다. 대부분 상피세포는 입방체 또는 원통형 모양이다. 밀착연접은 원형질막을 정단면과 기저측면으로 분리한다. 형태학적으로 정단면 표면은 막이 미세 융모로 접혀 있기 때문에 기저측면 표면과는 다르다. 기능적으로 **정단막**(apical membrane)에 존재하는 기능성 단백질은 **기저측막**(basolaterial membrane)에 있는 단백질과 구별된다. 이 극성은 다른 상피의 특정 기능에 중요하다. 막 분자의 측면 확산은 매우 빠르다. 그러나 정단막의 구성요소가 기저측막의 구성요소와 혼합되거나 그 반대의 경우도 밀착연접에 의해 방지된다. 밀착연접의 이러한 속성을 울타리 기능이라고 하며, 세포 극성을 유지하는 데 도움이 된다. 밀착연접의 파괴는 세포 극성의 손실로 이어지고, 세포 극성의 손실은 분화가 잘 일어나지 않는 상피세포암(carninoma cell)의 일반적인 특징이다.

부착연접은 세포-세포 간의 연결 및 세포 신호전달에 중요하다

부착연접(adherens junction)은 세포 정단면에 존재하는 연접 복합체(junctional complex) 중 밀착연접의 바로 아래 위치하고 있다. 부착연접은 폭이 거의 20 nm인 세포 간 공간에 의해 분리된 평행한 인접 세포막을 가지고 있으며, 낮은 전자 밀도의 세포질 판(cytoplasmic plaque) 그리고 **액틴 세포골격**으로 이루어진 미세섬유들과의 연계가 특징이다(그림 7-5 참조). 단순 상피세포에서, 부착연접은 작은 띠 모양(zonular)이며(따라서 이름이 zonula adherens이다), 액틴 섬유로 이루어진 고리에 의해 연결된 세포 전체의 주변으로 뻗어 있다. 그림 7-10은 장 상피에서 E-캐드헤린과 β-카테닌이라는 2개의 부착연접 단백질의 면역형광 위치를 보여준다. 이 z-축의 이미지는 이러한 부착연접 단백질이 상존하여 띠 모양을 형성하고 있음을 보여준다. 다른 세포 유형에서 부착연접은 다양한 형태를 갖는데, 예를 들면 심장근 세포에서 광범위하게 나타나는 **부착연접판**(**fasciae adherentes**)이나 섬유아세포 및 다른 이동성 세포에 의

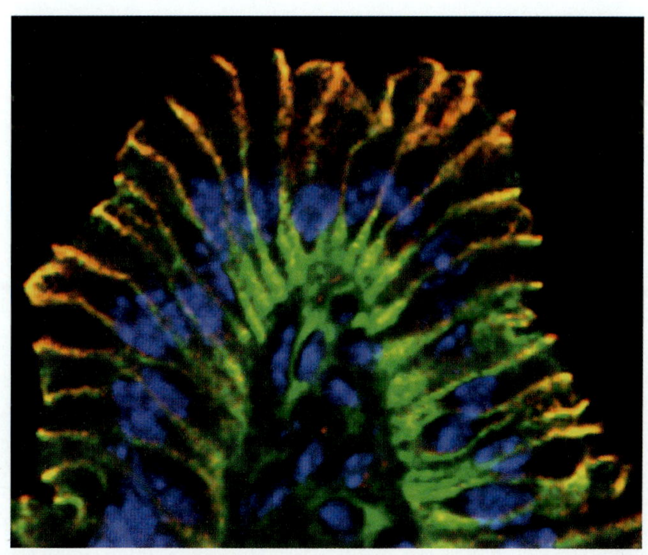

그림 7-10. 상피 부착연접의 형광 표지. 마우스 회장의 동결 절편을 면역 형광법으로 E-캐드헤린(초록색)과 β-카테닌(붉은색)을 염색하였다. 핵은 DNA 결합 형광 염료(파란색)로 염색하였다. 공초점형광현미경 사진은 결장 상피세포의 측면 막을 따라 부착연접 조직을 보여준다. (*Shukla, Meena, et al.* Am J Physiol (GI&Liv) *2016;310: G705*, 허가를 받아 변형.)

해 형성되는 더 작은 반점형 연접들을 볼 수 있다.

부착연접의 주된 기능은 세포-세포 접착이다. 부착연접과 데스모좀이 둘 다 존재하는 단순 상피조직에서, 이들은 모두 조직의 응집력에 기여한다. 데스모좀이 비교적 적은 단순 상피조직에서는 부착연접이 아마도 접착에 주요 기여를 하는 반면, 데스모좀이 풍부한 층상 상피조직에서는 부착연접들은 보조적인 기여를 할 가능성이 높다. 상대적인 풍부도에 관계없이 부착연접과 데스모좀은 상호의존적이다. 세포 사이의 초기 접촉은 "접착 지퍼(adhesion zipper)"를 형성하는 작은 부착연접에 의해 서로 맞물리고 접착되는 사상위족(*filopodia*; 단수, filopodium)을 형성하는 미세한 과정에 의해 이루어진다(그림 7-11, A). 그런 다음, 세포 간 접촉은 데스모좀 형성에 의해 안정화된다. 부착연접의 추가 성숙은 데스모좀에 의한 안정화에 달려 있다. 생쥐를 실험적으로 조작하여 데스모좀의 접착이 소실되거나, 인간의 유전성 돌연변이에 의해서 데스모좀이 형성되지 않으면, 부착연접은 안정화되지 못하며 각질세포(keratinocyte)의 접착 소실로 인해 표피는 서로 떨어지게 된다. 부착연접 형성의 기초가 되는 액틴 고리의 수축은 세포의 판의 형태 발생학적 변화를 일으킬 수 있다. 예를 들어, 액틴 고리의 수축은 배아 발달 동안 중추 신경계의 전구체인 신경관을 형성하기 위해 **신경판(neural plate)**을 굴릴(rolling) 때 세포판(cell sheet)의 형태적 변화를 유발한다. 그러한 수축성은 아마도 더 광범위한 중요성을 가지는 것으로 보이지만 완전히 연구되어 있지는 않다(그림 7-11, B). 유사하게, 부착연접은 단순 상피에서 밀착연접을 안정화시킬 가능성이 있다.

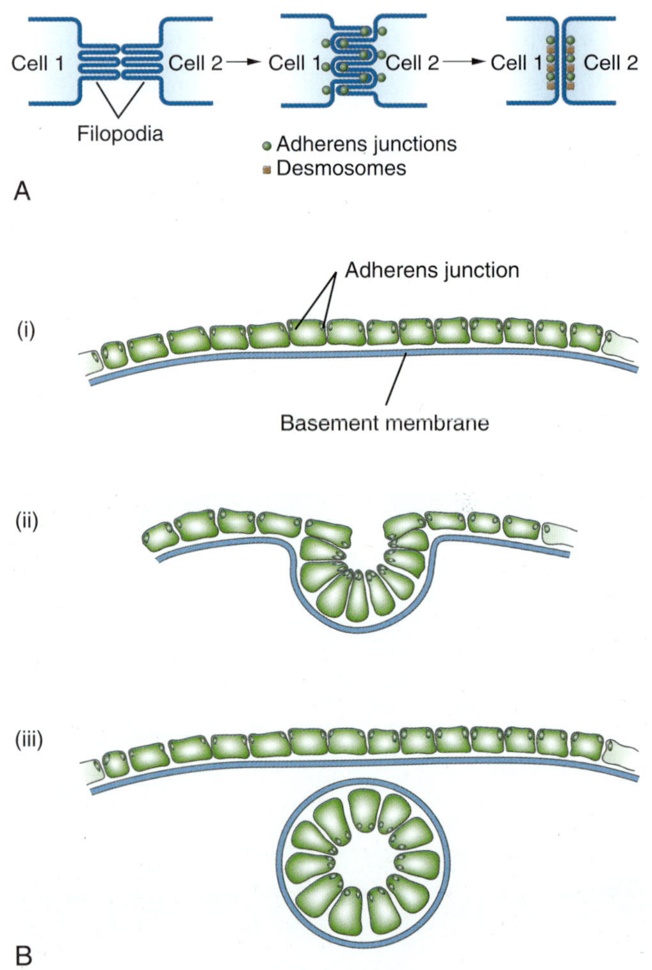

그림 7-11. 부착연접의 기능. (A) 초기의 세포 접촉은 사상 위족(filopodia)에 의해 이루어진다. 이렇게 서로 맞물린 반점 모량의 부착연접이 형성되어 접착 지퍼(adhesion zipper)를 구성한다. 그런 다음, 그 접착은 확장되고 데스모좀의 형성으로 안정화된다. (B) 배아 발생 동안 상피세포층의 휘어짐은 정단측면의 부착연접 밑에 있는 액틴 섬유 고리가 수축되어 이루어진다. 이것이 주머니의 끈처럼 작용하여 그 세포의 정단을 조인다. 이 과정은 신경관의 생성에서와 같이 관 형성을 초래한다.

상피조직에서 부착연접의 주요 부착 분자는 E-캐드헤린이지만, 다른 조직에서는 다른 캐드헤린으로 대체되기도 한다(그림 7-12). 앞서 논의한 바와 같이, 캐드헤린의 세포외 도메인은 인접 세포의 캐드헤린과 동종 친화성 결합을 형성하며, 이러한 결합에는 칼슘이 필요하다. 칼슘이 없는 배지에서 단순 상피를 배양하면 부착연접은 파괴되고 상피의 구조가 소실되어, 세포는 둥근 모양을 가지게 된다. 만약 배지에 칼슘이 첨가되면 부착연접이 형성되고 세포가 상피로 조직화된다. 세포질에 존재하는 E-캐드헤린의 협력자는 p120-카테닌, α-카테닌, γ-카테닌(플라코글로빈, plakoglobin) 및 β-카테닌이다. 캐드헤린-카테닌 복합체는 α-액티닌과 같은 액틴-결합 단백질과 결합한다. 이 단백질 복합체는 액틴 세포골격, 특히 액틴-미오신 고리에 정박되어 있다. α-액티닌은 캐드헤린-카테닌 복합체를 액틴 세포골격에 연결한다. 이러한 개념은 캐드헤린-카테닌 복합체에 결합된 α-액티닌이 아닌 유리 α-액티닌만이 F-액틴에 결합한다는 관찰에 의해 도전받았다. 이로 인해 캐드헤린-카테닌-액틴 복합체와 F-액틴을 연결하는 데 추가 협력자가 관여하는지에 대한 의문이 제기됐다. 실험적 증거는 부착연접 복합체가 포르민(formin) 및 빈쿨린(vinvulin)과 같은 다른 액틴-결합 단백질과도 상호작용함을 제시했다. 캐드헤린-카테닌 복합체와 액틴 세포골격의 결합은 부착연접의 조립과 유지에 필수적이다. α-카테닌의 결손은 부착연접의 붕괴로 이어진다. 또한 사이토칼라신-D와 같은 독소에 의한 액틴 세포골격의 붕괴는 부착연접의 붕괴를 초래한다.

부착연접의 세포 내 단백질 복합체는 단백질 키나아제 및 단백질 포스파타제와 같은 많은 신호전달 분자와 상호작용하며, 이는 부착연접 역시 세포 내 신호전달 경로에 의해 동적으로 조절됨을 시사한다. P120-카테닌은 Rho/Rac 활동과 E-캐드헤린의 내포작용 및 회전율을 조절하는 p190RhoGAP와 결합한다. E-캐드헤린은 카테닌의 결합에 필요한 세린 및 티

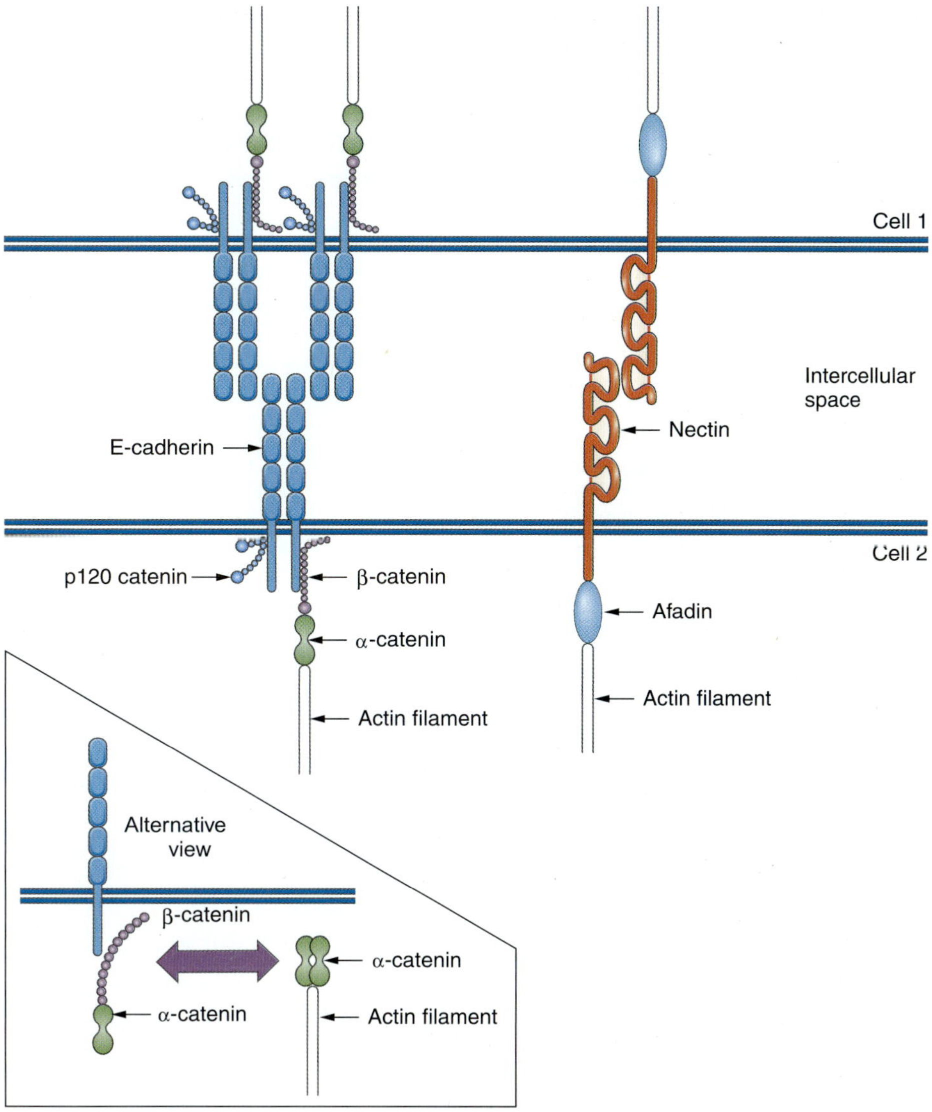

그림 7-12. 부착연접의 분자 구조. 두 가지 유형의 접착 분자인 E-캐드헤린과 면역글로불린 계열 단백질인 넥틴(nectin)이 관여한다. E-캐드헤린의 세포질 영역은 β-카테닌(β-catenin)에 결합하고, 이는 차례로 α-카테닌(α-catenin)에 결합한다. 이 복합체는 E-캐드헤린을 세포골격에 연결시킬 수도 있지만, 다른 관점에서는(상자 내부) 전체 복합체가 동시에 형성될 수는 없음을 시사한다. 넥틴은 아피딘(afidin)에 의해 액틴과 결합한다.

로신 잔기에서 심한 인산화가 일어난다. E-캐드헤린 및 β-카테닌은 c-Src 및 c-Fyn과 같은 Src 계열 키나아제에 의해 티로신 잔기에서 인산화된다. β-카테닌의 654번 티로신 잔기(Y654)의 인산화는 E-캐드헤린과의 결합을 저해한다. 정상적인 부착연접에서 β-카테닌은 β-카테닌 결합 부위에 인접한 부위에서 E-캐드헤린에 결합하는 단백질 티로신 포스파타아제(PTP1B)에 의해 탈인산화 상태로 유지된다. 예를 들어, 과산화수소와 같은 활성산소종 또는 아세트알데히드와 같은 알코올 대사산물에 의한 PTP1B를 억제하면 β-카테닌의 티로신 인산화가 억제되고 부착연접의 붕괴를 초래한다.

Ig 계열의 분자인 **넥틴(nectin)**은 부착연접에서 캐드헤린과 함께 존재한다. 캐드헤린과 달리, 넥틴에 의한 결합은 칼슘과 무관하다. C-말단의 PDZ 결합 모티프는 AF6/아파딘(afadin)과 결합하고, 아파딘은 α-카테닌에 결합하여 액틴 세포골격과 상호작용한다. 아파딘과 α-카테닌은 모두 F-액틴에 결합한다. α-카테닌에 대한 결합은 또한 넥틴-아파딘 복합체가 캐드헤린-카테닌 복합체와 상호작용할 수 있음을 시사한다. 넥틴의 세포외 도메인은 동종 친화적 또는 이종 친화적 방식으로 인접한 세포의 넥틴과 결합한다. 넥틴 기반의 세포 결합의 정확한 기능은 불분명하다. 그러나 세포-세포 접촉이 초기에 형성되는 동안 넥틴은 세포 연접에서 먼저 응집되고, 그 다음으로 캐드헤린이 응집된다. 넥틴의 이형 결합은 캐드헤린을 세포-세포 경계로 모집하는 데 기여할 수 있다. 이것은 시냅스 연결에서 더욱 일반적 현상이다.

β-카테닌은 부착연접에서의 중요한 역할뿐만 아니라, 세포 증식을 조절하는 필수 신호 분자이다(그림 7-13). 세포질에 자유롭게 존재하는 β-카테닌은 정상적으로는 단백질 가수분해에 의해 분해된다. 자유 β-카테닌은 APC(adenomatosis polyposis coli, 대장선종 용종), 액신(axin), 카제인 키나아제-1α(casein kinase-1α) 및 GSK-3β를 포함하는 수용성 다중

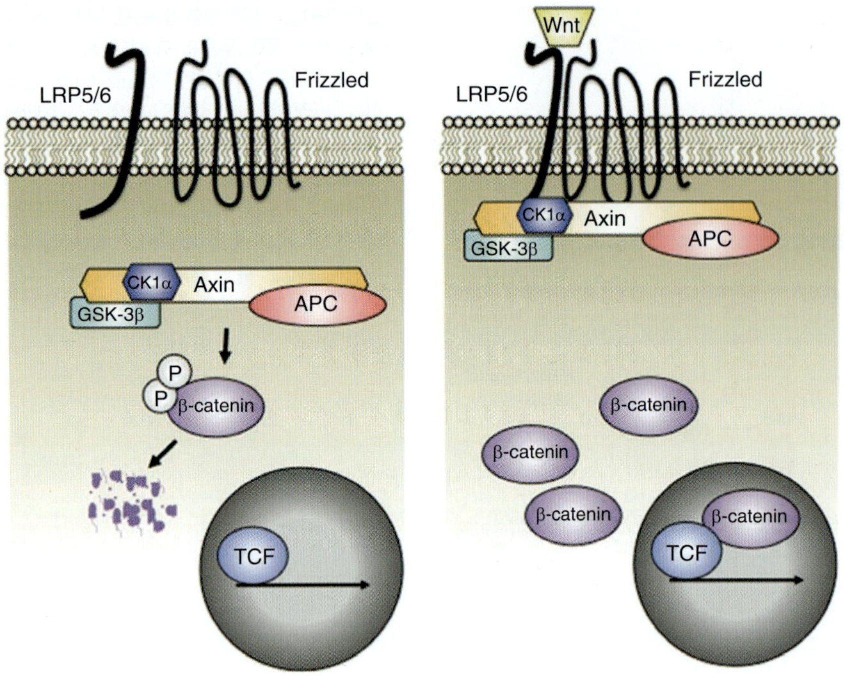

그림 7-13. Wnt 신호전달 경로. Wnt가 없는 경우(왼쪽), 세포질 β-카테닌은 APC-액신 비계 복합체 내에서 카제인 카나아제-1α(casein kinase-1α, CK1)와 글리코겐 합성 효소 카나아제-3β(glycogen synthase kinase-3β, GSK3β)에 의해 지속적으로 인산화된다. 이 인산화는 β-카테닌이 유비퀴틸화되고 프로테아좀에 의해 빠르게 분해되도록 한다. Wnt 활성화 동안(오른쪽) GSK3β 활성은 Lrp5/6에 의해 직접 억제되어 β-카테닌이 축적되고, 핵으로 이동한 후, LEF/TCF 계열 구성원과 상호작용하여 전사를 촉진한다. (*McEwen, Escobar, Gottardi*, Subcell Biochem *2012;60:171*. https://doi.org/10.1007/978-94-007-4186-7_8, 허가를 받아 변형)

단백질 복합체를 형성한다. 키나아제는 β-카테닌을 인산화시켜 복합체에서 방출한다. 인산화된 β-카테닌은 특정 E3 리가제(βTrCP)에 의해 인식되며, 이는 프로테아좀 복합체에 의한 유비퀴틴화 및 빠른 분해를 촉매한다. Wnt가 세포 표면 수용체인 Frizzled에 결합하여 **Wnt 신호전달 경로(Wnt signaling pathway)**를 활성화하면, APC-액신 복합체와의 상호작용을 방해하고 β-카테닌 인산화를 방지함으로써 β-카테닌 분해를 억제한다. 종양 억제제인 APC는 포스타제에 의한 β-카테닌 탈인산화를 억제함으로써 β-카테닌의 인산화 의존적인 파괴에 참여한다. 따라서 **Wnt 신호전달 경로의 활성화**는 핵으로 들어가서 전사인자로 기능하는 β-카테닌 양을 증가시킨다. 핵에서 β-카테닌은 TCF/LEF(T-세포 인자/백혈병 증강 인자, T-cell factor/leukemia enhancer factor) 계열의 구성원과 복합체를 형성하여 세포 증식 및 형질전환에 영향을 미치는 여러 유전자의 전사를 활성화한다. Wnt 신호전달 경로는 배아 발달, 정상적인 조직 유지, 그리고 비정상적으로 활성화되는 경우 암에서 중요하게 작용한다. Wnt 및 기타 신호 경로에 대한 자세한 내용은 9장에서 설명한다.

데스모좀은 조직의 완전성을 유지한다

세포 연접 접합체의 세 번째이자 가장 기본적인 연접은 데스모좀(desmosome)이다(그림 7-5 참조). 밀착연접과 부착연접과는 달리, 데스모좀은 세포 표면에서 대략 직경 0.5 μm 미만의 둥근 영역을 차지하고 있는 점 모양의 연접이다. 하지만, 데스모좀은 연접 복합체에 국한되지 않고 일반적으로 세포-세포 접촉면에 널리 분포한다. 그 주된 기능은 강력한 세포간 접착을 제공하고, 인접 세포의 세포골격 사이의 연결점으로 작용함으로써 조직 완전성(integrity)를 유지하는 것이다(그림 7-14). 많은 조직에는 세포를 관통하여 뻗어 있는 구조적 비계(structural scaffolding)를 가지고 있다. 세포 골격을 이루는 중간섬유(예, 사이토케라틴, cytokeratin)는 그러한 구조의 기둥으로 작용하고, 데스모좀은 그들 사이를 연결시킨다. 데스모좀-중간섬유 복합체(desmosome-intermediate filament complex)는 지속적인 스트레스와 마모에 노출되어 있는 표피와 같은 조직에서 잘 발달되어 있으며, 기본적으로 조직의 구조 유지에 중요하게 기능한다.

전자현미경 사진은 데스모좀의 세포질 쪽 면이 한 다발의 중간섬유와 연결된 밀집된 판 구조(dense plaque)로 되어 있음을 보여준다(그림 7-15). 세포간 공간은 폭이 30 nm 이상이며, 접착하고 있는 세포의 막과 데스모좀 사이로 뻗친 가지들이 달린 중앙선이 있는 것이 특징이다. 이 구조는 아마도 고도로 조직화된 접착성 물질의 배열을 보여주는 것으로서, 이러한 조직은 결과적으로 데스모좀이 왜 그렇게 강한 접착력을 가지는지를 설명할 수 있다.

데스모좀에는 **데스모콜린(desmocollin)**과 **데스모글레인(desmoglein)**이라는 두 가지 유형의 접착 분자가 있다. 이들은 캐드헤린 계열을 대표하며, 데스모좀성 캐드헤린(desmosomal cadherin)으로도 알려져 있다(그림 7-16). 그들의 세포외 영

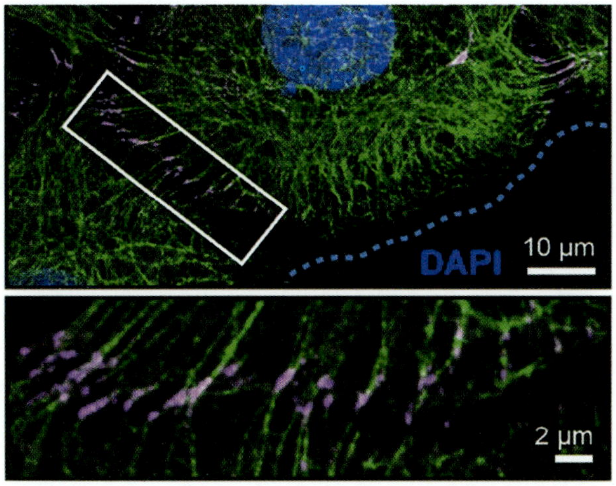

A

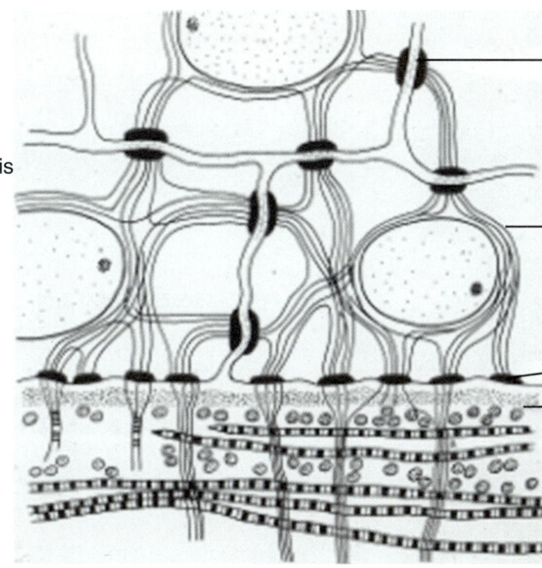

B

그림 7–14. 데스모좀-중간섬유 복합체는 상피조직, 특히 표피를 강화한다. (A) 배양된 상피세포에서 데스모좀-중간섬유 복합체를 보여주는 형광현미경 사진. 항데스모플라킨 항체로 염색한 데스모좀(붉은색); 항케라틴 항체로 염색한 중간섬유(초록색); 핵(파란색). (B) 기저 표피에서 데스모좀-중간섬유-헤미데스모좀 복합체를 보여주는 그림. ([*A*] *Moch M, Schwarz N, Windoffer R, Leube RE. Keratin-desmosome scaffold: pivotal role of desmosomes for keratin network morphogenesis.* Cell Mol Life Sci *2019;77:543–558*로부터 허가; [*B*] *Ellison JE, Garrod DR.* J Cell Sci *1984;72:163-172*, 허가를 받아 변형.)

역은 중앙선 구조를 형성하고, 세포질 영역은 짙은 판구조에 위치하는데, 여기에는 3개의 다른 분자들, 즉 세포골격과의 결합을 제공하는 플라코글로빈(plakoglobin), 플라코필린(plakophilin), 그리고 데스모플라킨(desmoplakin)이 있다. 플라코글로빈과 플라코필린은 β-카테닌과 연관이 있는 반면, 데스모플라킨은 세포골격 연결 단백질(cytoskeletal linker protein)인 플라킨 계열(plakin family)에 속한다. 데스모좀과 관련된 인간의 질병은 드물지만 자가 면역 질병 및 유전 질병이 모두 포함된다. 이러한 상태는 피부 이상이나 심근증(cardiomyopathy)을 초래할 수 있다. 데스모좀에 영향을 미치는 자가 면역 질병인 천포창(pemphigus)은 임상 증례 7-1에서 다루었다. 비록 이들은 조직에서 필수적인 구조적 역할을 하지만, 데스모좀에 의한 부착은 역동적이고 가역적이다. 그것은 표피조직과 같은 상피의 재생에 필요한 세포의 상향 이동을 허락해야 하고(층상구조를 위해), 필요할 때, 예를 들면 상처의 봉합이나 재상피화(re-epithelialization)시 이동할 수 있도록 세포를 놓아주어야 한다.

임상 증례 7-1 심상성 수포창

조앤(Joanne)은 제2형 당뇨병의 병력이 있는 58세의 백인 여성으로, 입천장(구개)에 반복적으로 통증이 있는 궤양이 생겨 치과를 방문했다. 이러한 궤양은 지난 1년 간 재발 및 치료가 반복되었으며, 최근에는 음식을 먹기가 어려울 정도로 통증이 심해졌다. 그녀는 지난 4개월 동안 체중이 약 30파운드 줄었다. 그녀는 지난 몇 년 동안 태양 아래서 많은 시간을 보내지 않았음에도 불구하고 심한 물집이 생기는 일광 화상을 입었다고 말했다. 그녀는 물집이 점점 더 심해지는 것 같다고 말하

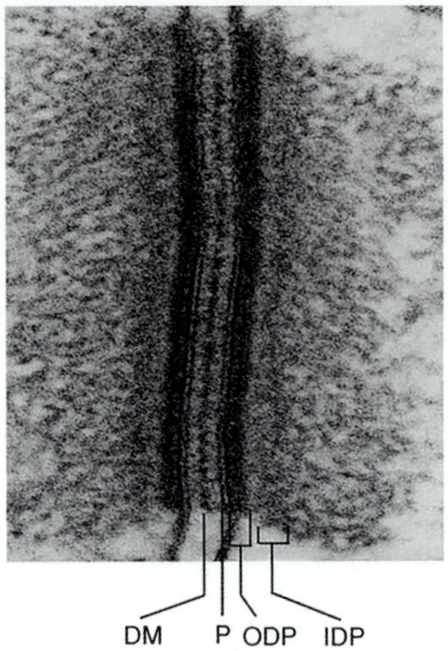

그림 7-15. 소 혀의 데스모좀 전자현미경 사진. *IDP*, 내부 조밀한 판 구조(inner dense plque); *ODP*, 외부 조밀한 판 구조(outer dense plaque). *P*, 원형질막; 데스모좀의 너비는 약 5 μm 정도이다. (*Yin T, Green K. Regulation of Desmosome Assembly and Adhesion. Semin* Cell Dev Biol *2004;18:665–667*, 허가)

며, 현재 그녀의 등에 물집 화상이 몇 개 있다고 말했다. 그녀의 내과의는 단순 포진의 재발 여부를 진단하기 위해, 그녀의 구강 궤양에 대해 아시클로버(acyclovir)를 투여하기 시작했다. 의사는 또한 그녀 화상에 바세린(petroleum gel)과 하이드로코르티손(hydrocortisone) 크림 사용을 권장했다.

치과 의사는 검사에서 정교하게 부드러운 볼 점막과 구개 점막 모두에서 상당한 진무름(erosion)이 있음을 확인하였다. 그는 조앤의 이마에 여러 개의 침식성 병변이 있고, 목 뒤쪽에 2개의 크고 이완된 수포 병변(blistering lesion)이 있다고 언급했다. 이 물집 중 하나는 조앤이 치과 의사에게 가리키기 위해 밀고 나가는 동안 파열되었다. 치과 의사는 나오는 투명한 액체를 닦아내려고 시도하였지만, 파열된 물집 주변의 피부는 가벼운 원형 문지르기 동작만으로도 벗겨졌다. 치과 의사는 미생물 검사를 위해 구강 스크레이핑을 하고, 칸디다균이 의심되어 경험적으로 니스타틴(nystatin) 구강 세척제를 처방했다. 그는 또한 그녀가 그녀의 "화상"을 치료받기 위해 피부과 전문의에게 진찰을 받을 것을 권했다.

그 다음 주, 조앤은 피부과 의사에게 진찰을 받고 몸통

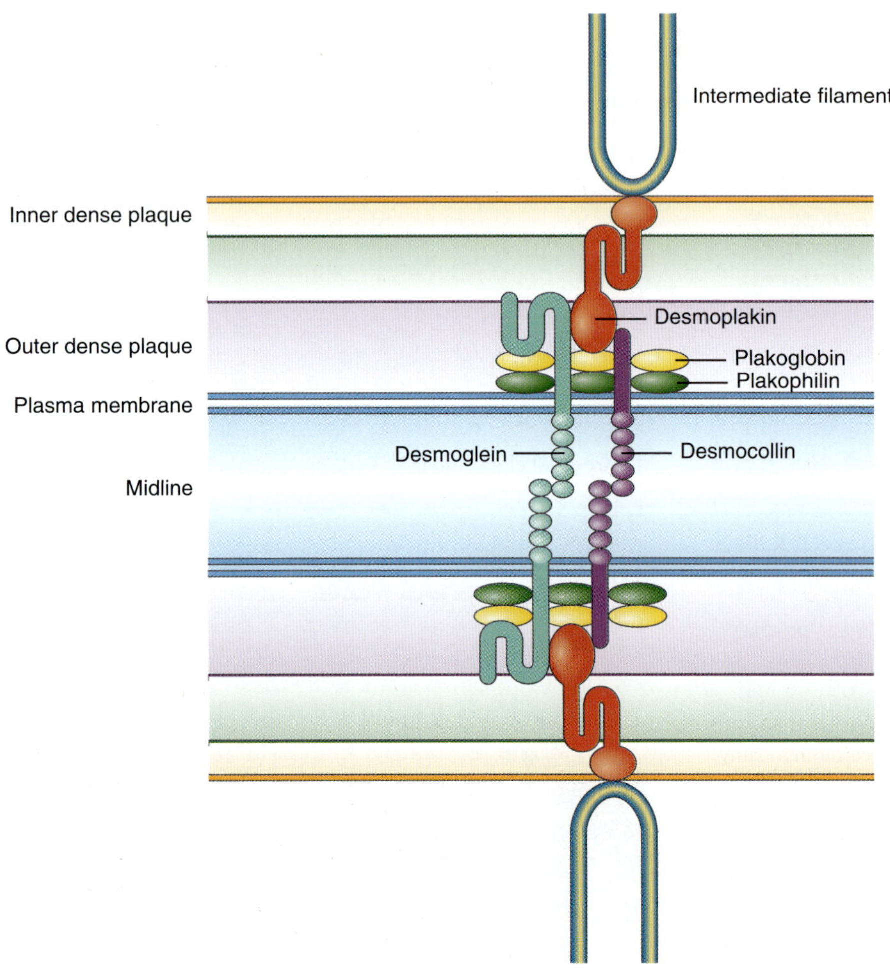

그림 7-16. 데스모좀의 분자 조성

에 수포성 병변이 여러 개 더 생겼고, 구강 통증은 호전되지 않았다고 보고했다. 피부과 전문의는 얼굴과 몸통 검사에서 여러 개의 이완된 물집을 관찰했지만, 물집을 둘러싼 피부는 특별히 붉지 않았다. 또 다시 물집 가장자리를 약간 문지르면 피부가 벗겨졌다. 물집 중 하나의 가장자리에 대한 펀치 생검(punch biopsy)과 병변 가장자리 바로 옆에 있는 두 번째 생검이 수행되었다. 일상적인 조직 검사는 "비석 열(row of tombstones)"과 유사한 세포가 있는 기저막 영역뿐만 아니라 기저막 영역에서 이탈된 여러 개의 각질세포도 보여주었다. 주변 피부의 직접적인 면역 형광은 IgG의 세포간 침착을 보여주었으며, ELISA를 통한 혈액 검사는 데스모글레인-1 및 데스모글레인-3에 대한 IgG 항체를 보여주었다.

심상성 수포창(Pemphigus Vulgaris)의 세포생물학, 진단 그리고 치료

심상성 수포창은 일반적으로 중년(40–60세) 성인에게 영향을 미치는 드문 만성 수포성 질환이다. 증상은 일반적으로 구강 점막에서 먼저 시작되지만 곧 피부 물집이 생길 수 있다. 전형적인 피부 소견은 팽팽한 수포가 아니라 이완된 수포이다. 심상성 수포창은 거의 항상 초기에 구강 점막을 침범하고 구강 궤양이 나타나는데, 이는 적절히 음식을 섭취하기 힘들 만큼 고통스러울 수 있다. 또한 다른 점막 부위도 포함될 수 있다. 초기 단계에서, 이 질병은 종종 헤르페스(herpes) 또는 칸디다증(candidiasis)으로 오진되기도 한다.

심상성 수포창은 데스모글레인에 대해 형성된 자가항체에 의해 발생한다. 데스모글레인은 데스모좀을 구성하는 접착 분자이며 세포 간 접착에 결정적으로 중요하다. 자가항체는 이러한 캐드헤린형 분자의 막 표면 항원 결정기(epitopes)를 표적으로 하여 그 접착 기능을 차단하거나, 그 단백질의 분해를 일으킨다. 데스모좀의 손실은 피부 세포(각질세포)가 서로 접착할 수 없게 하여 온전한 피부가 제공하는 장벽을 파괴한다. 이로 인해 피부층이 분리되어 물집이 생긴다. 물집이 진피 자체가 아니라 표피/진피 접합부에 주로 생기기 때문에 물집은 팽팽하기보다는 느슨하다.

조직학적으로, 기저 각질세포는 여전히 기저막에 부착되어 있지만, 서로에게는 부착되지 않아 "비석(tombstoning)"이라고 하는 특징적인 모습을 보인다. 각질세포와 기저층 사이에 축적된 액체는 물집을 형성하고 양성 니콜스키(Nikolsky) 징후를 나타낸다. 이는 피부를 약간 문지르면 가장 바깥쪽 층의 각질이 벗겨지는 현상이다. 혈청 검사뿐만 아니라 병변 부위의 직접적인 면역형광은 일반적으로 원인 인자인 데스모글레인 1과 3에 대한 IgG를 나타낸다. 치료하지 않고 그대로 두면 심상성 수포창은 항상 진행성이며 일반적으로 치명적이다. 스테로이드는 대부분의 환자에서 증상을 크게 개선한다. 사용되는 스테로이드의 용량은 일반적으로 다소 높다[(1–1.5 mg/kg/1일 프레드니손(prednisone)]. 일단 질병이 조절되면 스테로이드를 병변이 재발하지 않는 최저 수준까지 매우 천천히 줄인다. 스테로이드의 장기간 사용은 심각한 부작용을 일으킬 수 있으므로 스테로이드를 점차 줄이면서 유지를 위해 다른 면역조절제를 사용할 수도 있다. 아자치오프린(azathioprine) 또는 마이코페놀레이트 모페틸(mycophenolate mofetil)이 이러한 목적으로 가장 일반적으로 사용된다. 초기 치료에 반응하지 않는 질병에 대해서는, 리툭시맙(rituximab), IVIG, 혈장교환술(plasmapheresis) 또는 시클로포스파미드(cyclophosphamide) 같은 보다 강한 항면역 치료제가 제공될 수 있다. 이러한 치료 전략으로 심상성 소포창의 사망률이 상당히 감소하였다.

간극연접은 세포-세포 통신을 위한 통로이다

연접 복합체의 일부는 아니지만, 세포 간 막에서 더 일반적인 분포를 하는 네 번째 유형의 세포 연접은 간극연접(gap junction)이다. 이 연접은 전자현미경으로 관찰했을 때 세포 간 접합에서 특징적인 간격(폭<2 nm)이 확인되었다. 간극연접의 기본적 기능은 **세포-세포 통신(cell-cell communication)**이다. 조직에서 분리하여, 절편이 아닌 평면상에서 전자현미경으로 간극연접을 보면, 각각 약 7 nm 직경의 원형 입자가 중앙에 하나의 점을 가진 뗏목 같은 모습을 하고 있다. 각 입자를 **커넥손(connexon)**이라 하는데, 각 점은 커넥손의 중앙을 통과하는 통로의 말단을 나타낸다(그림 7–17). 세포 간 통신의 경로를 제공하는 것이 바로 이 통로이다. 간극연접에 의한 통신은 신경이나 심장 근육과 같은 흥분성 조직과 상피와 같은 비흥분성 조직 모두에서 세포 기능의 중요한 통합자이다. 심장 근육에서 간극연접은 전기적 자극이 근육 섬유 사이로 전파되는 경로를 제공하므로 심장 박동의 조정에서 중요하게 작용한다. 여기서 심장 근육은 전기적으로 서로 연결되어 있다고 한다. 상피에서는, 작은 대사 산물과 신호 분자가 세포 사이를 통과하는 **대사적 협동(metabolic cooperation)**에 있어서 중요하게 기능한다. 후자의 기능은 성체 조직에서뿐만 아니라 배아의 발생 과정에서 필수적이다. 어떤 경우에는 뉴런이 **전기적 시냅스**로 알려진 간극연접으로 연결되어 있다. 이러한 통로를 통한 전송은 화학적 시냅스보다 수천 배 더 빠르다. 장내 뉴런과 장 평활근 세포에 있는 간극연접의 집단은 장 연동에서 중요한 역할을 하는 **넥서스(nexus)**라고 한다.

세포 간 의사소통은 커넥손의 중앙 통로가 이웃 세포들의 세포질 간에 작은 수용성 분자가 통과할 수 있도록 수용성 연결을 제공하기 때문에 가능하다. 이 통로의 크기 한계는 약 1 kDa으로, 무기 이온과 작은 당과 같은 분자, 그리고 펩티드나 고리형 AMP(cyclic AMP)와 이노시톨 트리포스페이트

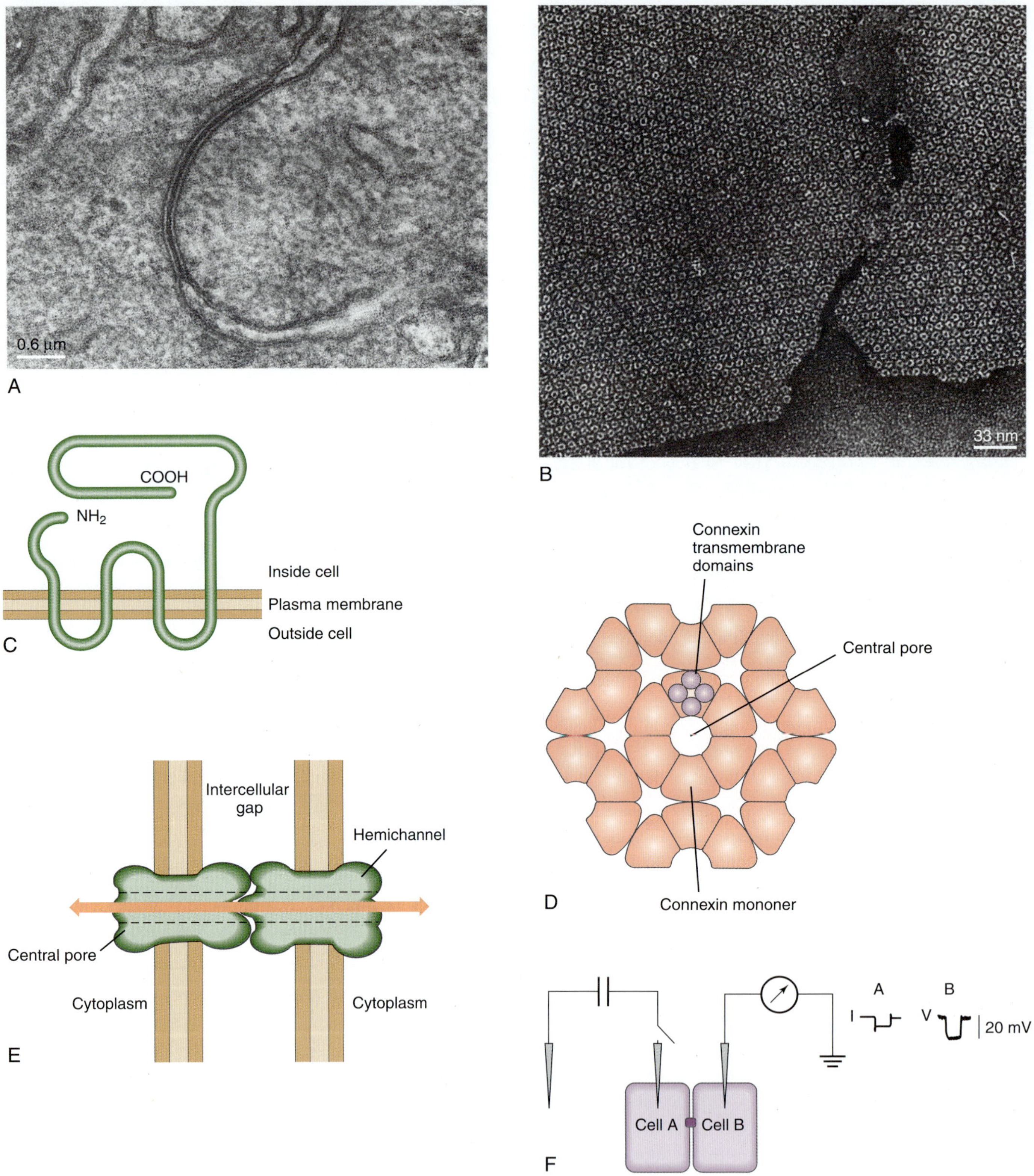

그림 7-17. 간극연접의 분자 구조와 기능. (A) 세포막의 근접 접근(2 nm)을 보여주는 간극연접의 전자현미경 사진. 눈금자는 0.6 μm의 크기이다. (B) 중앙에 구멍을 가진 커넥손을 보여주는 간극연접 표면의 전자현미경 사진. 눈금자는 33 nm이다. (C) 커넥신은 4개의 막관통 영역을 가진다. (D) 6개의 커넥신 분자가 커넥손의 통로를 형성한다. (E) 인접한 세포 사이에 2개의 헤미데스모좀이 만나면 세포 간 통신이 수립된다. (F) 인접한 세포는 간극연접에 의해 전기적으로 연결된다.([*A*], [*B*]: *Gilula NB. Gap junctional contact between cells. In: Edelman GM. Thiery-J-P, eds.* The Cell in Contact: Adhesions and Junctions as Morphogenic Determinants. *New York: John Wiley* & *Sons, 1985:395-405*로부터 허가.)

(inositol trisphosphate)와 같은 작은 신호 분자는 통과할 수 있으나 2 kDa보다 더 큰 분자는 통과할 수 없다.

커넥손은 **커넥신(connexin)**이라고 하는 20–60 kDa 단백질로 구성된다. 이들은 계열 단백질로 20개의 커넥신 유전자가 인간에서 확인되었다(그림 7-17, A). 커넥신은 4개의 막관통 도메인을 가지고 있는데, 밀착연접 단백질인 오클루딘(occludin)이나 클로딘(claudin)과는 유사하지만, 이와 관련성은 없다. 커넥신의 NH_2 말단과 COOH 말단이 모두 세포 내에 존재하므로, 막관통 도메인은 1개의 세포 내 고리와 2개의 세포외 고리에 의해 연결되어 있다. 6개의 커넥신 분자는 커넥손이나 반쪽 통로(hemichannel)를 구성하는 육량체(hexamer)를 형성한다(그림 7-17, B 참조). 커넥신의 세포외 고리가 다른 세포의 표면에 존재하는 다른 커넥손의 고리와 연결됨으로써 간극연접에 의한 통신이 이루어진다(그림 7-17, C 참조). 간극연접은 동형(homotypic) 또는 이형(heterotypic)이다. 일부 세포에는 동형 통로가 존재하는 반면, 많은 다른 세포에는 이형 통로가 있다. 이형 통로에서는 커넥신의 다른 동위형(isoform)이 참여하고, 커넥신 동위형은 투과성을 결정한다. 예를 들어, 커넥신-43 동형 통로는 커넥신-32 통로보다 ATP 및 ADP에 대해 100배 더 높은 투과성을 갖는다.

세포외 도메인은 인접 세포의 유사한 도메인과 결합하는 반면, 세포질 도메인은 α-카테닌, β-카테닌, ZO-1, ZO-2, 플라코글로빈, 데스모플라킨 및 플라코필린-2와 같은 다양한 단백질에 결합한다. 이 다중 단백질 복합체는 액틴 세포골격에 정박되어 있다. 커넥손 통로는 세포 내 신호에 의해 조절되어 세포 간 통신이 차례로 조절될 수 있도록, 열리거나 닫힌 형태를 취할 수 있다. 간극연접의 기능을 조절하는 것으로 알려진 신호 중 일부는 세포 내 pH, 칼슘 및 커넥신의 가역적 인산화이다. 간극연접을 통한 세포 간 통신은 세포 내 미세 전극을 통해 세포 사이에 전류를 통과시키거나(그림 7-17, D 참조), 한 세포에 저분자량 형광 염료를 주입하고, 이웃 세포로 확산된 형광을 형광현미경을 통해 감지함으로써 증명할 수 있다.

커넥신 유전자의 돌연변이는 심혈관계 이상과 백내장(cataract)을 비롯한 다양한 인간 질병과 관련이 있다. 예를 들어, 커넥신 계열 중의 하나인 커넥신 43α1의 돌연변이는 얼굴, 눈, 사지, 그리고 치아의 발생학적 이상을 수반할 수도 있는 눈-코-치아-골격 이형성증(*oculodentodigital dysplasia*)이라고 하는 한 증후군과 관련이 있다. 커넥신-26의 돌연변이는 신경감각 난청으로 이어지며, 커넥신-43, 46 및 50의 돌연변이는 백내장 및 심장 기능 부전과 관련이 있다.

헤미데스모좀은 세포-기질 접착을 유지한다

특정 상피조직, 특히 표피의 세포-기질 접착은 **헤미데스모좀**(반접착반, hemidesmosomes)이라고 하는 특수한 연접에 의해 매개된다. 전자현미경으로 볼 때 반쪽 데스모좀과 닮은 모습에서 명명된 헤미데스모좀은 상피세포의 기저 표면과 그 밑의 기저막(basement membrane) 사이의 강한 결합에 관여하고, 세포 내에서 중간섬유 세포골격에 연결을 제공한다.

헤미데스모좀은 세포 골격과 상호작용하는 밀도가 높은 세포질 판(cytoplasmic plaque)을 갖고 있다(그림 7-18). 기저막 내에서 **고정섬유**(*anchoring filaments*)라고 불리는 미세섬유가 그 세포질 판 반대편의 원형질막의 바깥 표면으로 연결되어 있는 것으로 보인다. 그러면 고정섬유는 기저막에서 그 하부의 콜라겐성 기질로 뻗어 있는 고정원섬유(anchoring fibril)에 연결된다. 따라서 헤미데스모좀은 세포질에서부터 기저막을 통해 기질 아래까지 뻗어 있는 일련의 접촉성 섬유를 연결하는 기능을 제공하는 것으로 보인다.

헤미데스모좀의 분자적 조성을 분석하면 반쪽 데스모좀 사이의 초미세 구조적인 유사성은 전혀 존재하지 않는다(그림 7-19). 헤미데스모좀의 주요 접착 분자는 **$\alpha_6\beta_4$ 인테그린($\alpha_6\beta_4$ integrin)**이다. 또한 **BP180**이라고 불리는 제 II형 막단백질(NH_2 말단은 세포질에 있고, COOH 말단은 세포 바깥쪽에 있다)도 역시 존재한다. (여기서 BP는 bullous pemphigoid를 뜻하는 것으로, 이것은 자가항체가 이 180 kD 단백질을 표적으로 하는 자가면역성 수포 장애인 천포창을 의미한다.) 세포질 판에는 2개의 분자가 플라킨 계열의 구성원이자 데스모플라킨(desmoplakin)과 관련된 분자인 사이토케라틴, BP230 및 플렉틴과의 연결에 관여한다. 세포막 밖에서, 고정용 섬유는 ECM 단백질인 라미닌(laminin) 군의 일원인 라미닌 5로 구성된 것으로 보이며, $\alpha_6\beta_4$ 인테그린 결합을 위한 기질을 형성한다. 고정용 원섬유는 콜라겐 계열의 특수 구성원인 제 VII형 콜라겐으로 구성된다.

사이토케라틴(cytokeratin) 섬유, 헤미데스모좀, **고정섬유**, 그리고 고정원섬유에 의해 형성되는 구조적 연계는 말 그대로 표피(epidermis)를 진피(dermis)에 정박(anchor)시킨다. 다양한 유전적 질환이 이 **진피-표피 연접(dermal-epidermal junction)**에 영향을 미친다. 특정 **사이토케라틴**, **$\alpha_6\beta_4$ 인테그린**, **라미닌 5**, 또는 **콜라겐 VII** 유전자의 돌연변이는 다양한 형태의 **수포성 표피박리증(epidermolysis bullosa, EB)**을 유발하며, 이들은 일종의 수포성 질환(blistering disease) 계열로, 극단적인 표피 약화에서부터 신생아 치사에 이르기까지의 다양한 정도의 표피 박리가 발생하는 질병이다. [단순성 표피수포증(Simplex Epidermolysis Bullosa, EB simplex)는 케라틴 섬유와 관련이 있어

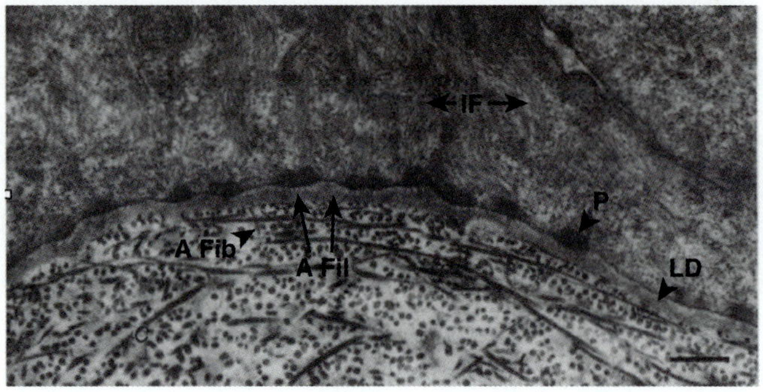

그림 7–18. 전자현미경으로 관찰된 헤미데스모좀의 구조. (A) Fib, 고정원섬유(anchoring fibril); *A Fil*, 고정섬유(anchoring filament); *IF*, 중간섬유; *LD*, 기저막의 밀도층(lamina densa of basement membrane); *P*, plaque. 눈금자 = 0.4 μm. (*Ellison JE, Garrod DR.* J Cell Sci *1984;72:163-172*로부터 허락.)

표피의 수포를 일으키고, 연접형 표피수포증(EB junctional form)은 $\alpha_6\beta_4$ 인테그린이나 라미닌 5와 관련이 있어 초기 유아에서 치명적이며, 이영양성 표피수포증(EB dystrophica)은 고정섬유와 관련이 있어 합지증(syndactyly)을 야기하는 표피수포를 일으킨다.] 데스모좀처럼, 헤미데스모좀은 강력한 접착을 제공하지만, 필요할 때 이를 제어할 수 있어야 한다. 예를 들어, 표피에서 세포의 보충은 기저층에서 일어난다. 필요에 따라, 세포는 상부 표피 세포층과 합쳐지기 위해 기저층으로부터 위로 이동해야 한다. 이를 위해서, 세포는 기저막과 접촉을 포기하기 위해 헤미데스모좀에 의한 접착성을 잃어야 하며, 이는 조절된 방법으로 이루어져야 한다. 마찬가지로, 표피의 상처에 가까이 가기 위해 세포 이동이 일어나는 동안에는 세포가 헤미데스모좀 접착

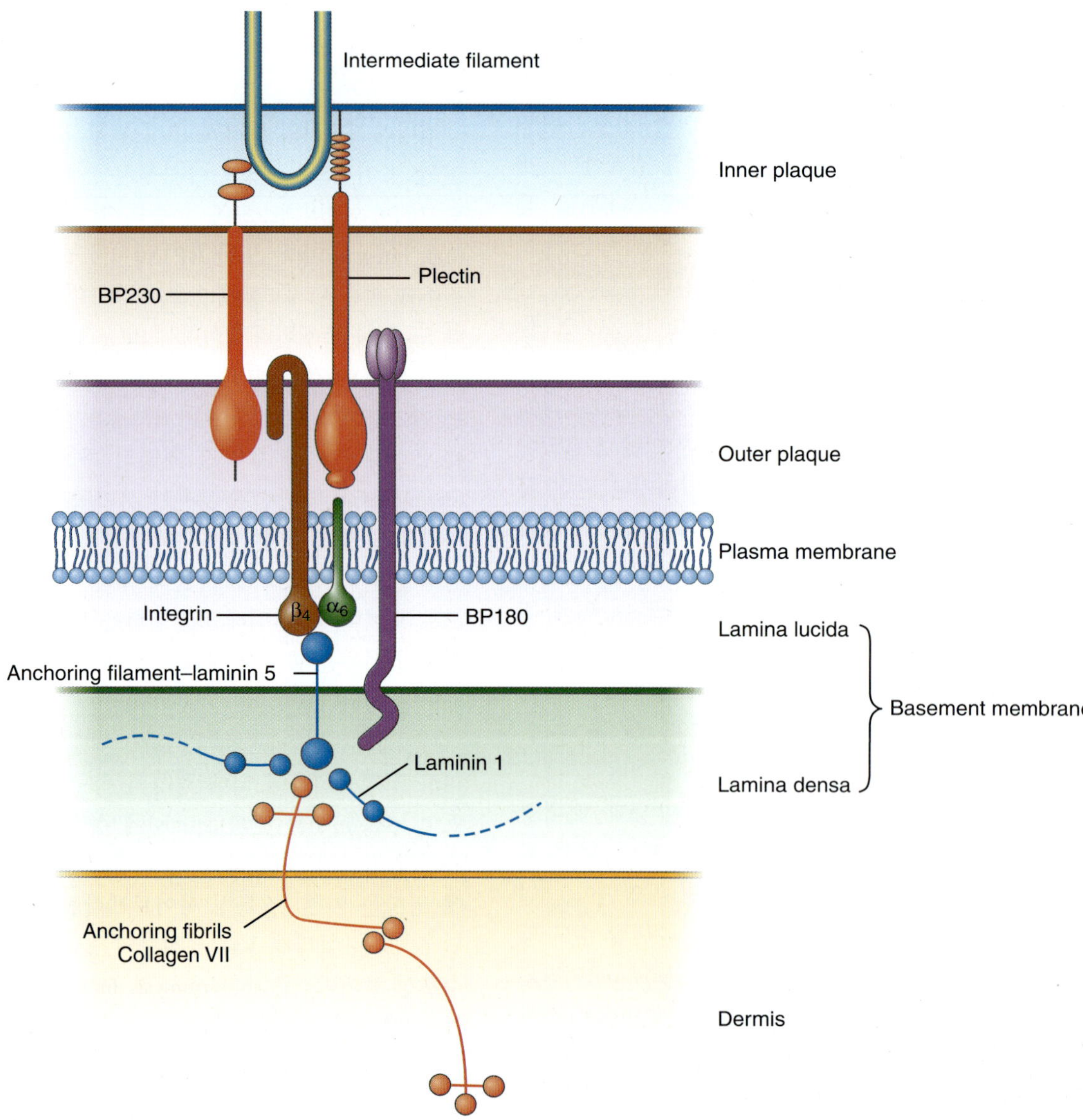

그림 7–19. 헤미데스모좀의 분자 구성.

을 잃어야 하지만, 상처 봉합이 완료되면 다시 접착성을 획득해야 한다.

초점접촉은 기질과 함께 형성하는 접착이다

세포 접촉의 형성은 상처 치유 및 백혈구 유출 또는 종양 세포 전이와 같은 하나의 세포가 이동할 때 중요하다. 세포 이동 및 초점접촉(focal contacts)의 형성은 세포 배양에서 잘 연구될 수 있다. 조직 배양시 세포를 유리나 플라스틱 배양접시에서 배양하면, 세포는 그 표면에 부착하여 그 주위로 퍼져나간다. 이들은 종종 가장자리가 얇고, 핵은 부피가 크고 중심 근처에 존재하고 있어 마치 계란 프라이 모습과 유사하다. 실제로, 세포는 유리나 플라스틱에 직접 접착하는 것이 아니라, 표면에 흡착되어 있는 ECM 분자의 얇은 층에 부착한다. 이 ECM 분자 중 주성분은 피브로넥틴으로 이는 조직 배양액의 혈청 성분에 풍부하고, 일반 세포에 의해서도 분비된다(그림 7-20).

이 흡착된 층에 대한 접착은 주로 인테그린에 의해 매개되며, $\alpha_5\beta_1$ 인테그린이 피브로넥틴의 주 수용체이다. 효율적으로 기능하기 위해서 인테그린은 세포 표면에서 함께 집단을 형성해야 한다. 뻗어 나가는 세포의 가장자리에서, 인테그린은 모여서 **초점 복합체(focal complexes)**라고 하는 작은 구조물(<1 μm)을 형성한다. 세포 퍼짐이 진행됨에 따라, 이 복합체는 **초점접착(focal adhesions)** 혹은 초점접촉이라고 하는 약간 더 큰 확장된 구조물로 발달한다(그림 7-21). 이들은 세포와 기질 사이에 형성된 효과적인 접착연접이다. 세포의 아랫면은 평평하지 않다. 초점접촉은 세포막과 기질 사이에 가장 근접한 결합 영역(약 15 nm)이다. 세포질에서, 초점접촉은 액틴 세포골격과 결합되어 있다. 잘 펼쳐진 세포에서, 액틴 섬유는 다발로 묶여 그 세포의 중심에서 시작되어 초점접촉에서 끝나는 **긴장섬유(stress fibers)**를 형성한다.

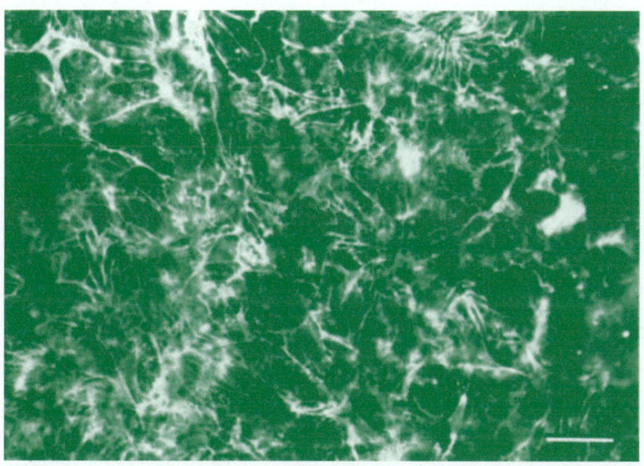

그림 7-20. 배양된 세포에서 생성된 피브로넥틴을 보여주는 형광현미경 사진. (*Mattey DL, Garrod DR*. J Cell Sci *1984;67:171-188*로부터 허가.)

초점접촉은 접착점으로 작용하는 것은 물론이고 신호 전달에서도 중요한 위치이다. 세포 외부의 신호는 세포 기능을 조절하는 한편, 세포 내부에서 발생하는 신호는 세포 접착을 조절한다. 인테그린 소단위의 세포질 도메인은 50개까지의 서로 다른 종류의 구조적 신호전달 분자를 모아 접착 연결체나 신호전달 기능에 참여할 수 있다.

가장 초기에 형성되는 초점 복합체는 빈큘린(vinculin)이나 팩실린(paxillin) 같은 세포골격 연결 단백질을 불러 모으게 되며, 여기에는 신호전달 분자인 **초점접착 키나아제(focal adhesion kinase, FAK)**가 동반된다(그림 7-22). FAK는 단백질 기질의 특정 티로신 잔기에 인산기를 첨가하는 효소인 **티로신 키나아제(tyrosine kinase)**이다. 단백질 키나아제(protein kinase)에 의한 인산화와 단백질 포스파타제(protein phosphatase)에 의한 탈인산화는 단백질 활성과 기능의 중요한 조절자이다. 초기 초점 복합체 성분의 인산화는 다른 구조적 성분들인, **탈린(talin)**과 **텐신(tensin)** 같은 연결체 단백질, **직신(zyxin)** 같은 일부 신호전달 물질, 그리고 또 하나의 티로신 키나아제인 **c-Src**를 소집한다. 더 이상의 변화는 그 복합체의 성숙이나 또는 분해를 초래할 수 있다. 액틴 세포골격의 조절은 또한 초점접촉과 긴장섬유의 형성을 결정한다. 이 과정에 관여하는 주요 신호 분자는 **소형 GTPase(small GTPase)** 중 Rho 계열 단백질이다. 이들 분자는 GTP가 결합되어 있을 때 활성형이지만, 결합된 GTP가 GDP로 분해되면 불활성형이 된다. 이 계열의 주요 구성원으로는 ***cdc42***, ***Rac***, ***Rho***가 있다. *Rho*는 초점접촉과 긴장섬유의 형성을 촉진하는 반면, *Rac*은 맨 끝 가장자리에 위치하는 작은 접착을 갖는 크고 얇은 **접착성 세포족(lamellipodia)**을 형성하게 한다. *Cdc42*는 **사상위족(filopodia)**의 형성을 촉진하는데, 이것은 내부가 액틴섬유 다발에 의해 지지되고 기질과의 긴 접착이 형성되도록 하는 세포 표면에서부터 돌출되어 나온 폭이 좁은 돌기이다. *Rho*,

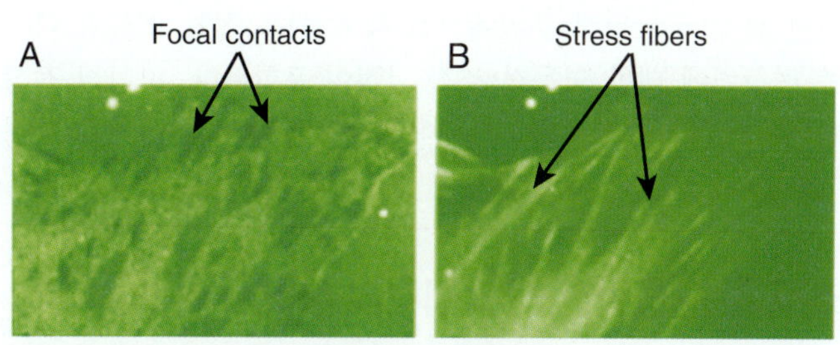

그림 7-21. 배양 세포의 초점접촉과 긴장섬유. (A) 세포의 초점접촉을 보여주는 간섭-반사현미경 사진. (B) 액틴 긴장섬유를 보여주는 형광현미경 사진. 각 긴장섬유가 초점접촉에서 어떻게 끝나는지를 보여준다. (*Morgan J, Garrod DR*. J Cell Sci *1984;66:133-145*로부터 허가.)

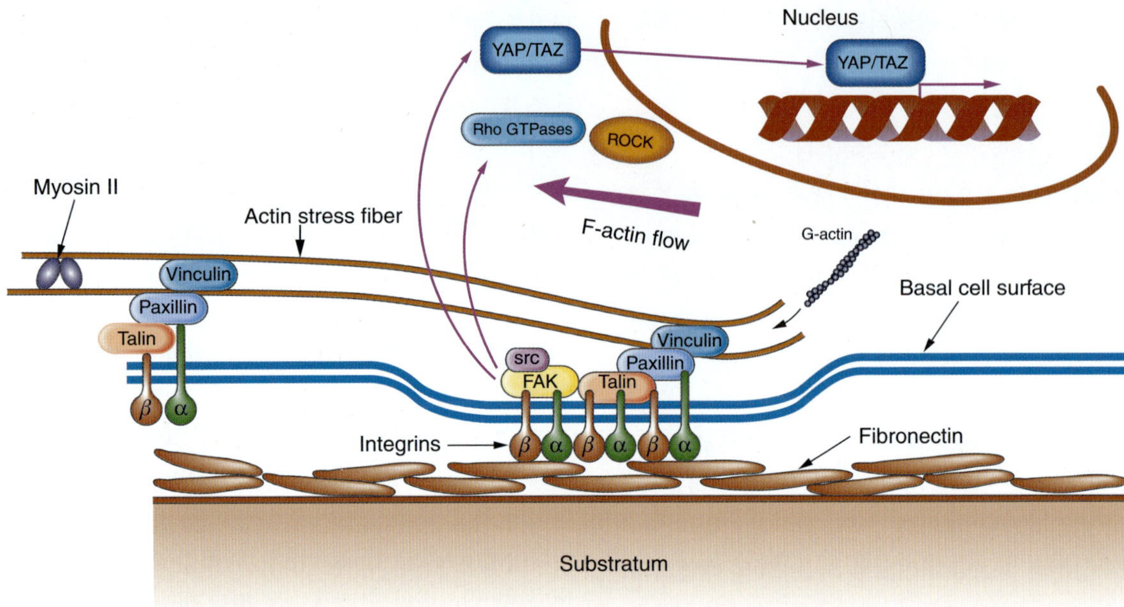

그림 7-22. **초점접촉 및 물성인지 신호전달의 분자 구성.** 뻣뻣한 ECM은 초점접착(ECM-인테그린-액틴 세포골격 기구)의 형성 속도를 증가시키는 반면, 유연한 ECM은 그 속도를 감소시킨다. 인테그린의 세포외 머리 도메인은 ECM에 결합하고, 인테그린의 세포질 도메인의 꼬리는 탈린 및 빈쿨린 같은 어댑터 단백질을 통해 F-액틴에 결합한다. 세포 앞쪽 가장자리에서 액틴 단백질 중합과 F-액틴의 확장은 액틴섬유의 역행 흐름과 방향성 있는 이동을 유도하며, 이는 또한 세포에서 미오신 II에 의해 매개되는 당기는 힘에 의해 촉진된다. 세포 이동성 외에도 물성인지 신호전달은 GTPase, Rho/Rac 활성 및 전사 인자 YAP/TAZ의 핵 이동을 조절하여 ECM의 물리적 특성에 대한 세포 반응을 조절한다.

Rac 또는 *CDC42* 발현이 감소되면 세포 이동은 차단되기 때문에, 이러한 모든 신호 분자가 세포 이동에 필요함을 나타낸다.

초점접촉과 그들의 조절 기전은 세포 배양을 통해 연구하기 비교적 쉽기 때문에 많이 알려져 있다. 세포 접착의 역동적 특성과 그 조절의 복잡성은 생체 내에서 세포 운동성을 제어하고, 다음 절에 논의되는 세포외 환경 신호에 반응하는 데 중요하다. 백혈구와 같은 일부 세포는 정상적인 기능의 일부로서 상당히 많이 이동한다. 이렇게 하려면, 그들은 접착과 세포골격을 역동적으로 조절해야 한다. 상피세포와 같은 다른 세포는 일반적으로 이동성이 낮지만, 암세포로 발전하면 주변 기질을 침투하여 신체의 다른 부위로 퍼지거나 **전이**된다. 이러한 과정에는 원래 부위에서의 세포-세포 접착 소실과 이동 중 접착력에 대한 역동적 조절 과정이 포함된다. 따라서 정상과 비정상 세포 행동을 모두 이해하기 위해서는 이러한 과정을 연구하는 것이 중요하다.

조직 기능을 위한 세포 접착의 역할

지금까지 이 장에서는 세포 접착의 핵심 요소인 접착 분자와 세포 간 연접을 다루었다. 이제부터는 세포 접착이 조직 기능과 세포 행동에 어떻게 관여하는지에 대해 살펴본다.

초점접촉과 물리적 신호전달

세포는 접착 수용체, 리간드 단백질, 당단백질, 프로테오글리칸, 성장인자와 같은 ECM 내의 화학적 신호 분자와 통신할 뿐만 아니라, 뻣뻣함(강성, stiffness) 및 유연함(compliance)과 같은 ECM의 물리적인 성질과 ECM으로부터 전달되는 힘에 반응한다. 환경으로부터의 물리적 신호(mechanical signals)에 대한 이러한 세포 반응을 조정하는 기전을 **물성인지 신호전달(mechanotransduction)**이라고 하며, 이 과정은 물리적 자극을 생화학적 반응으로 전환하고, 세포의 성장, 모양 및 이동을 변화시킨다. ECM에 상주하는 세포는 조직과 기관의 항상성을 유지하기 위해 ECM의 구조적 완전성을 지속적으로 평가하고 반응한다. **물성인지(mechano-sensing)**로 알려진, 세포가 ECM의 물리적 성질을 감지하는 이 과정은 인테그린과 액토미오신 세포골격을 통해 매개된다. 앞에서 논의된 초점접촉은 이러한 물성감지 복합체의 필수적인 구성요소이다. 물성감지 신호 입력에 대한 응답으로 세포는 전반적인 형태와 기능을 보존하기 위해 세포 행동의 변경과 ECM의 제거, 재배열 또는 수리를 포함하는 **물리적인 조절** 과정을 동원한다.

물성인지 신호전달은 혈류의 전단응력(shear stress)이나 근육 활동으로 인한 이완과 압축과 같은 수많은 물리적 자극으로 유발될 수 있다. ECM의 물리적 성질은 주로 탄성 섬유(elastic fiber), 섬유상 콜라겐(fibrillar collagen), 글리코사미노글리칸

(glycosaminoglycan) 및 프로테오글리칸(proteoglycan)에 주로 의존한다. ECM의 강성은 물리적인 힘의 전달을 증가시켜 초점 접착의 형태로 ECM-인테그린-액틴 세포골격 복합체 형성 속도를 조절한다. 뻣뻣한 ECM은 물성감지 복합체(ECM-인테그린-세포골격) 형성 속도를 증가시키는 반면, 유연한 ECM은 섬유형 액틴(F-액틴) 중합체의 후방 이동의 감소로 이 복합체의 형성 속도를 감소시킨다. 인테그린은 ECM을 세포 내 F-액틴 세포골격과 연결하는 데 필수적인 역할을 한다. 세포외 인테그린 머리 도메인은 ECM에 결합하고, 인테그린의 세포질 꼬리는 어댑터 단백질을 통해 액틴 세포골격에 결합한다. 탈린과 빈쿨린은 인테그린과 F-액틴을 연결하는 주요 성분이다. 단량체 액틴 단백질(G-액틴)은 세포의 앞쪽 가장자리에서 중합하여 F-액틴을 생성한다. F-액틴 섬유의 지속적인 중합 및 성장은 액틴 섬유의 역행 흐름에 의한 힘을 초래한다. 뻣뻣한 ECM에서 탈린과 빈쿨린에 의해 촉진되는 인테그린과 이들 액틴 섬유와의 증가된 결합은 역행 흐름을 늦춘다. 결과적으로, 세포는 F-액틴 확장을 수용하기 위해 세포막을 앞으로 밀어서 세포 돌출(protrusion)과 이동을 유도하며, 이는 세포 내 미오신 II(myosin II)가 매개하는 당기는 힘에 의해 촉진된다(그림 7-22).

ECM-인테그린-세포골격 복합체는 매우 역동적인 구조이며, 접착 단백질은 물성감지 복합체에 빠르게 결합하고 이탈한다. 탈린과 빈쿨린은 모두 살아있는 세포에서 물리적인 힘과 액틴과의 상호작용에 반응하여 활성화 과정을 거친다. 이러한 단백질의 활성화 및 그에 따른 F-액틴과 인테그린-ECM의 결합은 액틴 섬유의 역행 흐름을 늦추어 준다. 탈린과 빈쿨린의 활성화는 또한 그들의 회전율을 감소시킨다. 안정화된 탈린-빈쿨린 복합체는 인테그린의 활성 형태를 더욱더 유지한다. 탈린과 빈쿨린이 F-액틴의 역행 흐름에 관여하는 것은 FAK와 팍실린과 같은 다른 물성감지 신호 단백질의 모집과 해체를 조절하여 물성감지 복합체의 분자 화학량론을 조절하고 하위 신호전달 과정을 조절한다. FAK 및 팍실린의 모집은 각각 액틴 수축을 조절하는 Rho와 액틴 중합을 조절하는 Rac을 추가로 활성화한다. 이러한 되먹임 기전을 통해서 물성감지 복합체가 액틴 세포골격에 반응하고 모양을 변경할 수 있다.

F-액틴 세포골격은 물성감지 복합체를 다른 세포골격계 및 핵에 연결함으로써 물성신호 변환에 중요한 역할을 한다. ECM의 물리적 특성과 힘에 대한 세포 반응은 또한 유전자 전사 조절을 포함한다. 전사인자인 YAP과 TAZ는 뻣뻣한 ECM에 의존하는 방식으로 세포질과 핵 사이를 왕복하는 물성신호 전달자로 확인되었다. YAP/TAZ는 뻣뻣한 ECM 성질, 감소된 세포-세포 접촉, 혈류 전단 응력의 교란 및 밀집된 세포 단층(confluent cell monolayer)의 이완 등에 반응하여 활성화될 수 있다. 뻣뻣한 ECM은 ECM의 물리적 신호에 대한 응답으로 유전자 발현을 조절하는 YAP/TAZ의 핵 전위를 촉진한다. 물성감지 복합체의 물리적인 힘 의존적인 모양의 변화는 액틴 중합과 F-액틴 섬유의 수축성을 증가시켜서 YAP/TAZ 활성화를 촉진한다.

물성인지 신호전달의 비정상적인 조절은 여러 질병과 연관되어 있다. 세포가 ECM의 물리적 성질 변화를 감지하지 못하거나, ECM의 물리적 성질이 변화하는 것은 동맥경화(atherosclerosis), 섬유증(fibrosis), 심장 비대(cardiac hypertrophy), 근이영양증(muscular dystrophy) 및 암의 발병 기전에 중요한 역할을 한다. 노화에 의한 탄성 동맥(elastic artery)의 경직(stiffness)과 피부 주름은 주로 ECM에서 탄성 섬유 정상적 구조의 손실과 관련이 있다. 혈관은 혈류 전단 응력과 혈압으로 인한 물리적인 힘에 지속적으로 노출된다. 내피세포에서 과도한 물리적 힘에 의한 YAP/TAZ의 비정상적 활성화는 세포의 증식과 단핵구를 모집하는 접착 분자의 발현을 촉진하는데, 이는 동맥경화증 발병 동안 중요한 개시 과정이다. 장기간 물리적인 힘에 의해 활성화된 섬유아세포에서 비정상적인 ECM의 개보수(remodeling)나 과도한 ECM 침착은 ECM의 뻣뻣함을 증가시키고 조직 경화를 유발하여 세포 기능 장애 및 장기 부전(organ failure)으로 이어질 수 있다. 이러한 병리학적인 ECM 변화는 간경변(liver cirrhosis), 폐, 신장 및 심장 섬유화(fibrosis), 전신경화증(systemic sclerosis) 같은 섬유성 질환(fibrotic disease)의 주요 원인이 된다. 종양 미세 환경에서는 비정상적인 조직 구조, 기질 세포의 축적, 만성 염증, 조절되지 않은 단백질 분해효소(metalloproteases)에 의한 ECM의 개보수 및 증가된 물리적인 힘 및 압력과 함께 증가된 ECM 단단함은 모두 암의 악성 특성에 기여한다. 비정상적인 종양 미세 환경으로부터의 물리적 자극은 YAP/TAZ의 과활성화를 유도하여 제어되지 않은 세포 증식, 향상된 세포 생존, 증가된 암세포 이동 및 전이로 이어진다. 또한 종양 미세 환경에서 비정상적인 YAP/TAZ 활성화는 생존을 향상시키고 배아 줄기세포와 전구 세포의 분화를 방지하는 YAP/TAZ의 중요한 역할을 고려할 때, 종양 세포를 암 줄기세포/암 전구 세포로 역분화시킬 수 있다. 한편, 종양 미세 환경에서 증가된 암 연관 섬유아세포(cancer-associated fibroblasts, CAF)는 ECM의 뻣뻣함을 증가시키고, 종양 세포 은신처(tumor niche) 내에서 세포 구성을 재구성해서, 종양 세포 이동, 침습 및 혈관신생을 촉진한다.

세포 접합은 상피 장벽 기능과 극성을 유지한다

인체에는 200가지 이상의 서로 다른 세포 유형이 존재하며,

놀랍게도 이들 중 약 65%가 상피세포이다. 이들은 신체 표면과 내강을 덮고 있는 상피세포 판의 구성 요소이다. **상피조직(epithelia)**은 체내의 생물학적 구획들 사이를 기능적으로 물리적으로 분리시키며, 간혹 보호나 장벽 역할을 하기도 한다. 상피조직의 독특한 특징은 장의 상피나 기도의 기관지 상피처럼 조직 표면에서 외부 환경과 직접 접촉한다는 것이다. 따라서 표피(epidermis)는 수분 손실이나 환경의 병원체 및 독성 물질의 침입으로부터 인체를 보호하고, 끊임없이 받게 되는 가벼운 찰과상과 전단 응력(shear stress; 변형이나 절단을 유발하는)에 대응한다. 기도의 상피조직은 조직액으로부터 흡입된 공기를 분리하는 흡수 표면을 제공하지만, 기도의 청결을 유지하고 공기 중 병원균과 알러지 유발 물질의 유입에 대항하는 보호 장벽을 제공하기도 한다. 내장 점막은 조직액으로부터 장 내용물을 분리하여, 소화 기능과 소화된 생성물의 선택적 흡수를 제공하고, 알러지 유발 물질과 독소 및 병원체의 유입을 막아준다.

이러한 기능을 수행하려면, 모든 상피조직은 극성화(polarized)되어야 한다. 즉, 상피세포 정단막은 구조적으로 기능적으로 그 기저막 표면과는 다르다(그림 7-23). 표피와 같이 다층의 상피조직에서, 기저층은 그 아래 존재하는 기질과 부착하고, 외부 표면에서 유실되는 세포를 보충하기 위해 **줄기세포(stem cell)**의 집단으로부터 새로운 세포들을 생성한다. 그에 반해 바깥층의 세포는 죽거나 죽어가지만 위층으로 이동하는 과정에서 장벽 기능에 필수적인 강하고 불투과적 성질을 발달시킨다. 내장 점막과 같은 단순 상피조직에서는 각각의 세포들이 모두 구조와 기능에 있어 극성을 갖는다. 소장의 세포는 흡수에 특화된 정단면(apical surface)과 흡수된 분자를 순환계 및 조직으로 전달하는 독특한 특성을 갖는 기저측면(basolateral surface)을 갖는다. 이 상피조직의 세포는 상피 장벽 기능의 손실 없이 지속적으로 재생된다. 장 상피는 밀실(crypt)이라고 하는 기저부에 구덩이 같은 구조와 융모(villi)라고 하는 손가락 모양의 돌출부로 접혀 있다. 밀실의 바닥에 있는 줄기세포는 증식하고 위쪽으로 이동하면서, 다양한 유형의 장 상피세포로 분화하고, 융모의 끝에서 내강으로 떨어져 나간다.

내피 및 세뇨관 상피 같은 상피층은 운동성은 높지만 정단부 극성이 없는 중간엽 세포(mesenchymal cell)에서 유래된다. 발달 동안 중간엽 세포는 새로운 세포-세포 접착을 형성함으로써 형태를 변경할 수 있는데, 상피간엽이행(epithelial-to-mesenchymal transition, EMT)라고 하는 이 과정을 통해 새로운 정단기저(apicobasal) 극성을 확립하고, 궁극적으로 기능성 상피 판(epithelial sheet)를 형성할 수 있다. 세포 접착은 세포층의 온전함을 유지하고, 그 극성이 확립되고 유지될 수 있도록 하기 때문에, 상피조직 구조 및 기능의 중심이다. 여러 다른 세포-세포 접착 수용체는 종종 세포 극성 단백질 복합체의 위치를 결정하고, 그들의 활성화를 촉진하기 위해 협력한다. 부착연접과 데스모좀은 상피 구조의 확립 및 유지에 중요하지만, 밀착연접은 상피의 장벽 기능을 제공한다. 단순 상피조직에서, 세포-세포 접착 연접은 측면에 있고, 기저 표면에 위치하는 인테그린 매개 접착은 아래쪽 기저면에 존재한다. 정단면이 비접착성이라는 점은 매우 중요하다, 그렇지 않으면 장의 반대쪽 면은 서로 달라붙어 장의 내강이 막힐 것이다.

집단적 세포 이동 동안에도 세포의 극성은 유지된다

세포 상위 수준에서의 극성화는 집단 이동(collective migration)이라고도 하는 서로 부착된 세포덩어리로서의 상피세포의 이동에 필수적인 역할을 한다. 대표적인 예로는 상처 치료가 있다. 집단적 세포 이동 동안, 다세포 집단 내의 개별 세포는 상호의존적으로 움직이며, 이는 안정적이거나 또는 일시적인 세포-세포 접착을 통해 조정된다. 이동하는 동안 집단 내의 세포는 그 집단의 방향성 있는 이동의 핵심적 조절자인 접착을 유지한다. 캐드헤린 기반의 부착연접은 이동하는 세포 집단의 세포 사이의 주된 세포 간 접착이다. 집합적으로 이동하는 집단 내 세포의 극성화는 효율적인 이동을 지원한다(그림 7-24). 소위 **선도세포(leader cell)** 또는 **말단세포(tip cell)**라고 하는 고도로 전문화된 세포는 그 집단의 전면에 위치한다. 이 세포는 안내 신호를 감지하고 주변 ECM을 재구성하여 이동 방향을 지시한다.

선도세포는 일반적으로 전방 방향을 목표로 하는 두드러진 허족(pseudopodia)을 제시하고 세포내 전방과 후방의 극성화를 나타내므로 추종세포와는 형태학적으로 구별할 수 있다. 캐드헤린 기반의 부착연접은 선도세포의 전면에는 없으며, 이러한 비대칭적인 부착연접의 분포는 세포골격의 앞과 뒤, 그리고 선도세포 세포질 내의 극성화를 유도하기에 충분하다. 장력과 같은 다양한 기전이 세포-세포 및 세포-ECM 접착을 조절하여 전후방의 극성화 및 방향성 이동을 촉진한다. 캐드헤린 기반의 부착연접 외에도 세포 간의 밀착연접 및 간극연접 복합체도 선도세포의 극성화에 기여한다.

내부와 주변의 추종세포는 모두 부착연접의 비대칭 분포가 없어서, 집단 이동을 위해 선도세포로부터 유도된 방향 신호에 의존한다. 추종세포의 이동은 또한 캐드헤린 의존적 방향 이동에 의해 매개된다. 다세포 집단 내에서 세포-세포 및 세포-ECM 접착은 추종세포의 전후방 극성화를 제어하기 위한 장거리 방향 신호로서 통합된 힘을 제공한다. 흥미롭게도, 선도세포와 추종세포 사이의 부착연접은 선도세포에 효과적인 극성화 신호를 제공한다. 따라서 추종세포는 선도세포를

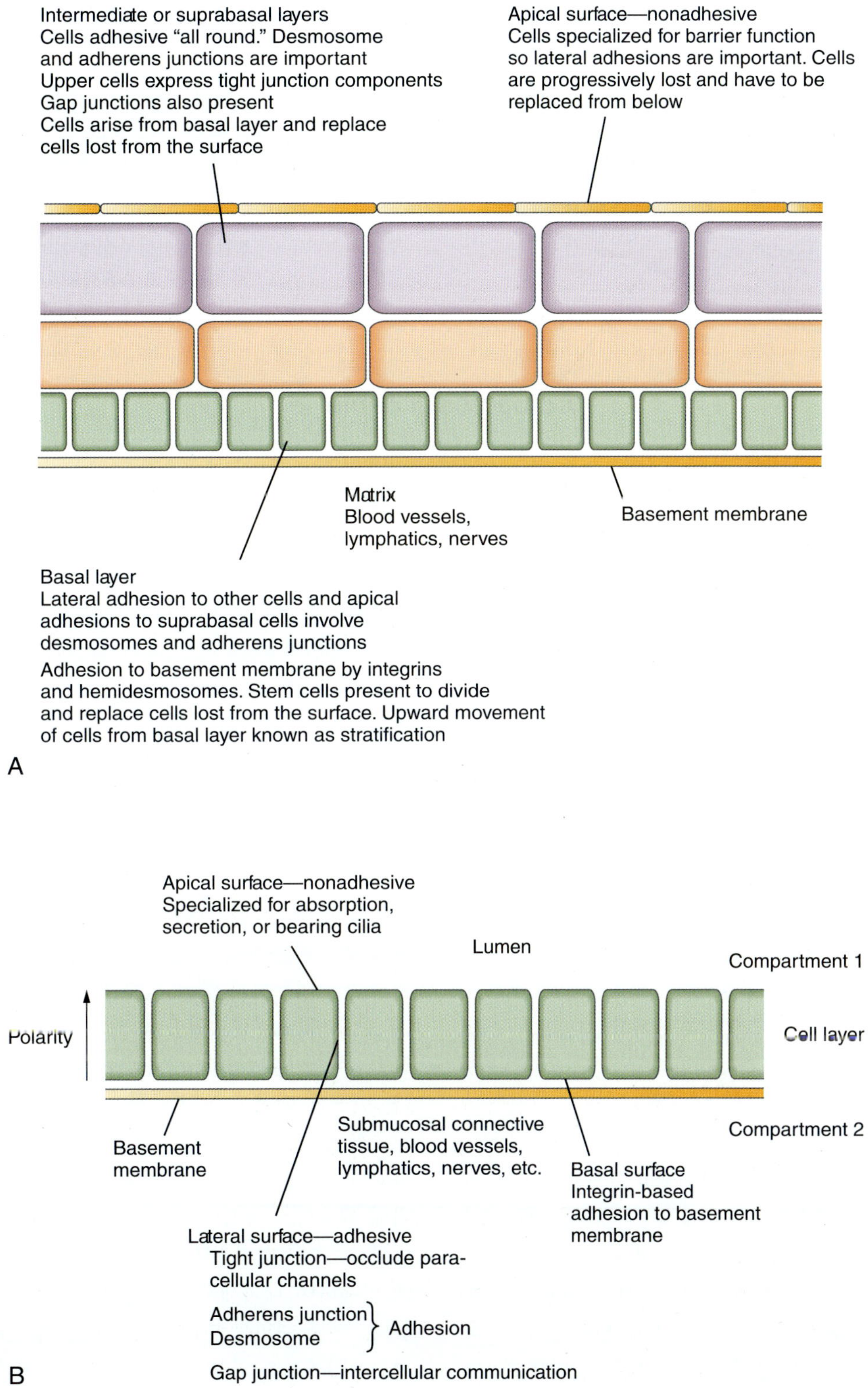

그림 7-23. 상피조직에서의 세포 접착. 접착 특성의 분포를 보여주는 다층 상피조직(A)과 단순 상피조직(B).

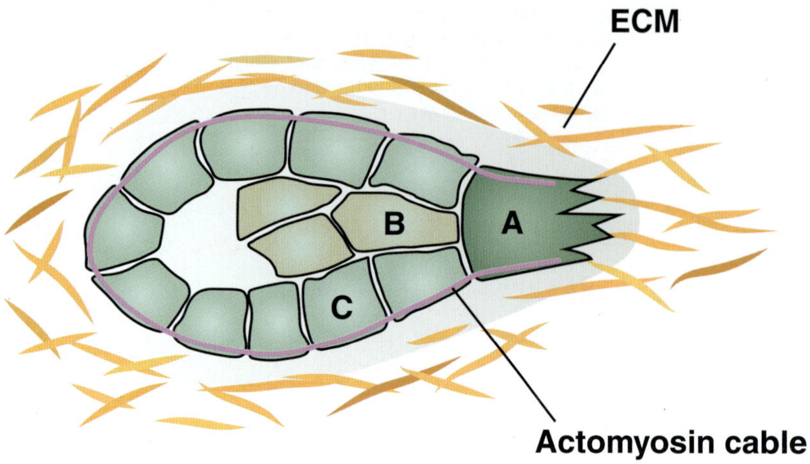

그림 7-24. 집단 이동 모형. 선도세포(A, 이동하는 세포의 전면에 있는 하나 또는 여러 개의 세포)는 환경 신호에 대응하여 돌출부 또는 선도 가장자리를 형성하여 이동 방향을 결정한다. 선도세포의 전후 극성은 측면과 후면의 세포-세포 접착의 비대칭 환경과 전면에서의 ECM 접촉에 의해 결정된다. 내부 추종세포(B, 이동 세포 집단 내부의 선도세포 뒤에 위치) 및 주변 추종세포(C, 세포 집단 외부에 위치)도 선도세포의 전후 극성 및 집단의 방향성 이동에 기여한다. 이동 집단의 외부 표면에 있는 주변 추종세포에서 형성된 커다란 액토미오신 섬유는 이동 그룹의 응집력을 유지한다.

따라갈 뿐만 아니라, 능동적으로 선도세포의 이동 방향을 조종한다. 이러한 협동 과정에서 집단 세포 이동의 효율성은 전체 세포 집단에서 응집된 단위 집단 활성의 합으로 달성된다.

집단 이동은 배아 발달 및 조직 항상성 동안 지배적이며, 종양 세포 침윤을 촉진한다. 많은 암에서 종양 세포 군집은 원발암에서 분리되어 전이를 시작할 수 있다. 또한 종양 세포 군집은 실험실 또는 생체 실험에서 단일 세포보다 전이를 시작하는 데 더 효율적이다. 암 환자 및 동물 모델의 증거는 집단 세포 침윤이 전립선, 췌장, 폐암, 대장암 및 유방암을 포함한 다양한 상피암의 전이를 매개한다는 것을 뒷받침한다. 환자의 순환 종양 세포(circulating tumor cells)에 대한 RNA 염기서열 분석은 플라코글로빈(데스모좀과 부착연접의 구성요소) 및 케라틴14(데스모좀에 풍부함)가 순환 종양 세포 군집에 풍부하고 전이 가능성을 증가시키는 것으로 확인했다.

백혈구는 감염 및 부상을 방지하기 위해 부착 및 이동해야 한다

지속적인 접착 상태를 유지해야 하는 상피조직 세포와는 대조적으로, 다른 유형의 세포는 구조적으로는 비접착성 이어야 하지만, 기능적으로 필요할 경우에는 이들의 접착성을 증가시킬 필요도 있다. 대표적인 예가 백혈구이다. 백혈구는 대부분 혈액 내에서 자유롭게 순환하며, 서로 달라붙거나, 다른 혈액 세포와 결합하거나, 혈관을 덮고 있는 내피세포와도 접착하는 경향이 없다. 하지만, 조직 손상이나 감염으로 인해 필요한 경우에는, 백혈구는 문제를 해결하기 위해 혈액을 떠나 적절한 부위에 서로 모여야 한다. 이를 소위 **염증 반응(inflammatory response)**이라고 한다. 이것은 백혈구와 그 상처 부위 근처의 작은 혈관을 감싸고 있는 **내피세포** 모두에 대한 접착 성질의 변화를 포함한다.

염증 반응은 손상된 조직에서 확산성 분자와 염증 매개체(inflammatory mediators)의 방출이나 보체(complement)의 활성화로 시작된다. 이들은 **바이벨-펠라드 소체(Weibel-palade bodies)**라고 불리는 내피세포 내부의 액포에 저장된 P-셀렉틴(P-selectin)의 빠른 세포 표면 발현과 E-셀렉틴(E-selectin)과 인테그린 리간드(ICAM-1 및 VCAM-1)의 표면 발현을 느리게 변화시킨다. 새로이 노출된 셀렉틴은 순환 중인 백혈구 표면의 탄수화물에 결합하여, 백혈구를 내피세포에 느슨하게 접착시킨다. 이 초기 접착은 백혈구가 자유로운 흐름을 느리게 하고, 혈류의 힘에 따라 천천히 내피세포 표면을 따라 구르도록 하는 것이다.

초기 접착과 염증 매개체는 백혈구가 내피세포에 강한 접착을 일으키는 반응을 유발한다. 이는 백혈구 표면에서 정상적으로는 기능하지 않는 인테그린 이량체를 활성화하여 백혈구가 내피세포의 Ig 계열의 접착 분자인 ICAM에 강하게 접착할 수 있도록 해주는 "내부에서 외부로"의 신호를 수반한다. 이러한 백혈구 부착은 백혈구가 내피세포 층의 정단면에서 CXCL1, CXCL2 또는 CXCL8에 결합함으로써 더욱 강화된다. 이 접착력은 견고하지만, 다음 단계인 혈관외 유출을 위해 세포의 이동을 허용한다. 여기에서, 백혈구는 혈관 내피에서 그 조직의 기질로 이동한다. 혈관외 유출은 염증 매개체에 반응하여 내피세포의 연접접촉이 느슨해지는 것과 관련이 있다. 혈관 내피를 따라서 존재하는 혈관주위세포(pericyte)는 혈관주위세포에 의해 발현이 증가되는 분자 및 케모카인에 의존하는 백혈구의 내피 층 침범에 대한 보다 관대한 진입점을 제공한다. 염증 신호에 반응하여, 내피세포와 혈관주위세포는 사이토카인 CXCL1의 발현을 증가시키고, 호중구와 같은 백혈구가 혈관 내부를 기어 다니며, 혈관에 인접한 내피와 혈관주위세포 사이의 구획으로 들어가는 것을 촉진한다. 한편, 호중구에서 방출된 CXCL2는 내피세포 연접에 위치한 수용체에 결합하여 호중구의 방향성 있는 이동을 유도한다.

혈관외 유출 후 백혈구는 **케모카인(chemokine)**이라고 불리는 조직에서 방출된 확산성 분자를 향하여 이동하는 **화학주성(chemotaxis)**에 의해 그 조직 내의 상처나 염증 부위로 이동한다. 백혈구는 특정 세포 표면의 G 단백질-결합 수용체(GPCR)에 의해 케모카인을 인식한다. 백혈구 세포 표면의 다양한 GPCR은 인테그린 활성화와 함께 백혈구의 순환 및 귀환(homing)을 유도할 수 있다. 많은 케모카인에 대한 GPCR 수용체는 주어진 케모카인의 수용체 종류와 케모카인이 결합하는 세포 표면의 위치에 따라 다른 반응을 자극할 수 있도록 하는 불규칙한 리간드 특이성을 나타낸다. 이동 기전에 대해서는 아직 완전히 이해되지 않았지만, 아마도 앞서 초점접촉에 대한 논의에서 언급한 접착 및 세포골격의 유동적 조절 유형과 관련이 있을 것 같다.

염증 반응은 상처나 국소 감염 후, 항상성을 복귀시키기 위한 방어 기전이다. 염증 반응은 조절된 방식으로 작용하는 것이 엄청 중요하다. 하지만, 이 반응은 과활성을 나타낼 수 있으며, 이 경우 관절염 같은 염증성 질환에 의한 조직 손상을 초래할 수 있다. 반대로, β_2 인테그린 유전자에서 생기는 희귀한 인간 돌연변이는 **백혈구 접착 결핍(leukocyte adhesion deficiency, LAD)**이라고 하는 질병을 일으킨다. E-셀렉틴 또는 인테그린 활성화 단계에서의 결함도 LAD를 유발할 수 있다. 이 질병에 걸린 환자는 백혈구 세포의 축적인 **고름(pus)**을 만들지 못하며, B 세포와 T 세포 면역결핍으로 인한 압도적인 감염으로 인해 사망하기 쉽다. 중증 LAD 환자는 일반적으로 1세 이전에 전염병에 걸린다.

혈소판은 혈병을 형성하기 위해 접착한다

정상적으로 혈액을 순환하는 작은 무핵 세포인 혈소판은 혈관 손상 부위에서 **혈전(blood clots)** 형성을 돕기 위해 빠르게 접착되어야 한다. 혈소판은 혈액 1 L당 $1.5\sim4.0\times10^{11}$개의 엄청나게 많은 수로 존재하며, 8-10일의 수명을 갖는다. 혈소판은 내피세포에서 방출되는 NO나 프로스타사이클린(PGI2) 같은 억제성 분자에 의존하는 활성화 신호가 없는 상태에서는 휴지 상태로 유지된다. 일단 활성화되면 혈소판은 혈관 손상으로 노출되는 콜라겐을 포함한 기질 구성성분에 부착될 수 있다. 폰 빌레브란트 인자(Von Willebrand factor, vWF)는 내피세포와 혈소판 α-과립(α-granules)의 바이벨-펠라드(Weibel-Palade) 소체에서 방출되는 기질 단백질이며, 피브린(fibrin)은 혈장에서 생성되어 혈전을 형성하는 단백질이다(그림 7-25). 혈소판은 또한 서로 응집할 수 있다. 혈소판의 활성화는 트롬빈(thrombin), 아데노신 이인산(adenosine diphosphate), 그리고 콜라겐 혹은 이로부터 파생된 펩티드를 포함한 다양한 수용성 작용제에 의해 유발될 수 있다. 혈소판 접착은 인테그린과 기타 접착 분자가 인식되기 이전부터 알려진 복잡한 명명법을 가지는 수많은 세포 표면 접착 수용체들과 연관되어 있다. 세 가지의 주요 혈소판 접착 수용체는 **GPIIb-IIIa**($\alpha_{IIb}\beta_3$ 인테그린), **GPIa-IIa**($\alpha_2\beta_1$ 인테그린), 그리고 네 가지 유전자 생성물로 구성된 비인테그린성 접착 복합체인 **GPIb-IX-V**이다. **GPIIb-IIIa**는 기질 분자인 피브리노겐, vWF, 피브로넥틴, 그리고 트롬보스폰딘 등 여러 기질 단백질과 결합하는 비특이적 인테그린이다. GPIa-IIa는 콜라겐의 주요 수용체이고, GPIb-IX-V는 비수용성인 vWF의 수용체이다. 혈소판 활성화는 이러한 수용체의 활성화, vWF의 방출, 그리고 궁극적으로 접착 결합으로 이어진다. 혈소판 활성화는 GPCR(예: 트롬복산-α2 또는 TxA2 수용체), PAR3, PAR4 및 PAR1(트롬빈 수용체)을 통한 G-단백질 매개 신호전달 경로의 활성화에 의해 추가로 증폭되며, 이는 PAF, 트롬빈, ADP, TxA2 및 에피네프린과 같은 혈소판 작용제(agonist)의 형성과 방출을 추가로 증가시킨다. 따라서 이러한 양성 되먹임 반응은 초기 신호를 증폭하고, **경화반(plaque)** 성장을 위한 혈소판의 신속한 활성화 및 모집을 강화한다. 활성화 신호와 억제 신호 사이의 균형 잡힌 혈소판의 활성화는 혈소판 응고의 적절한 기능에 필수적이지만, 이 균형이 무너지면 혈전증(thrombosis)과 출혈 장애(bleeding disorder)를 유발할 수 있다. 혈소판의 과활성화를 피하기 위해서는 내인성 억제 기전의 활성화와 혈소판 표면 수용체의 세포외 도메인의 절단 현상(shedding)이 모두 균형 작용에 필수적인 역할을 한다.

혈소판의 부적절한 접착은 폰 빌레브란트 병(von Willebrand disease; 임상 증례 7.2 참조), GPIb-IX-V 관여하는 **버나드-술리에 증후군(Bernard-Soulier syndrome; 거대 혈소판 증후군)**, GPIIIb-IIIa가 관여된 **글란쯔만 혈소판무력증(Glanzmann thrombasthenia)**을 포함하여, 접착 단백질 유전자에서의 돌연변이와 관련된 수많은 인간 유전병을 일으킨다. 또한 혈소판 접착이 부적절하게 개시되면 염증 반응 동안의 백혈구와 거의 동일하게 혈소판이 내피세포에 접착할 수 있다. 이것은 엄청나게 중요한 건강 문제인 **죽상 동맥경화증 병변(atherosclerotic lesions**, 그림 7-40 참조)과 **동맥경화성 혈전증(atherothrombosis**; 죽상경화증 병변의 갑작스런 파괴)을 유발한다.

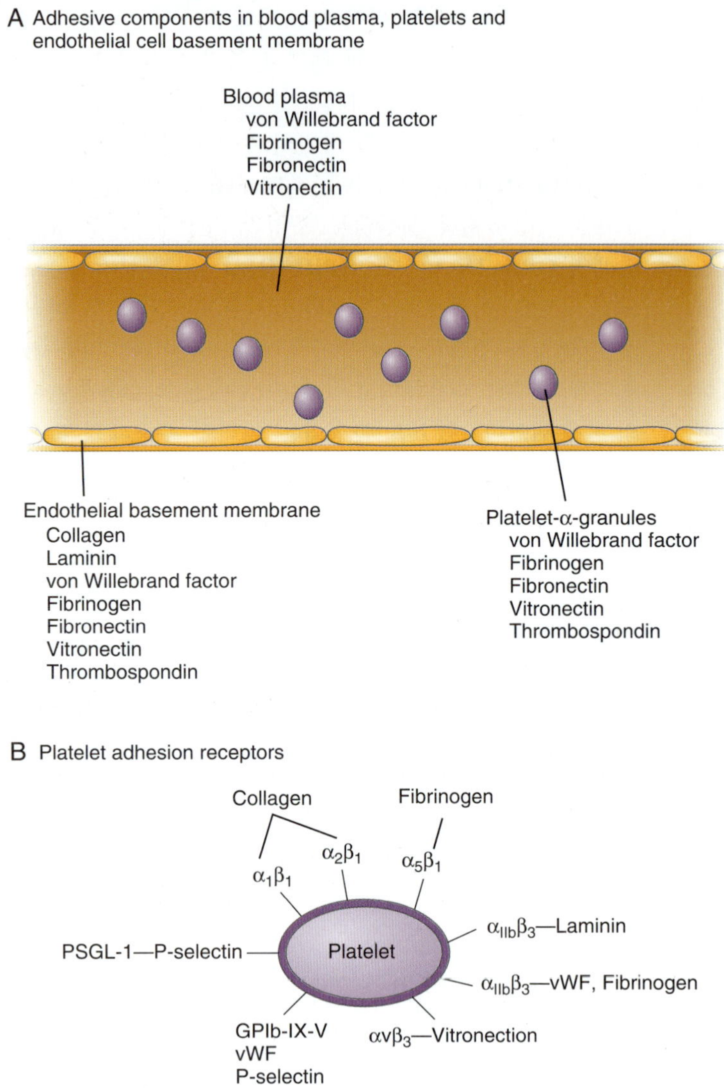

그림 7-25. 혈소판의 부착. (A) 부착 환경. 혈장, 혈소판, 그리고 내피세포 기저막에서 접착 분자 성분을 보여주는 도해이다. (B) 혈소판의 접착 수용체와 그 리간드. *PSGL-1*, (P-셀렉틴 당단백질 리간드-1, P-selectin glycoprotein ligand-1.)

임상 증례 7-2 빌레브란트 병

제시카(Jessica)는 29세 임산부로 임신 39주차에 수축을 겪으며 병원에 입원했다. 제시카의 첫 임신이었다. 그녀의 과거 주목할 만한 병력은 어린 시절 반복적인 코피와 임신 전 월경 기간이 최대 6일까지 지속되는 것이었다. 가족력은 특이하지 않았다. 그녀의 검사 결과는 정상이었고 자궁 경부 팽창은 3cm였다. 입원 당시, 실험실은 그녀의 9.8g/dL(정상>11g/dL)의 헤모글로빈 수치와 40초(정상 25–35)의 활성화된 부분 트롬보플라스틴 시간(partial thromboplastin time, aPTT)에 주목했다. 출산은 합병증 없이 진행되었지만, 그녀의 분만 약 4시간 후, 대량의 질 출혈이 급속하게 시작되어 30분 이내에 3개의 패드를 적셨다. 그녀는 현기증을 호소하였으며, 혈압은 이전의 120/80에서 85/50으로 떨어졌다. 그녀는 즉시 고용량 생리식염수를 마셨고, 혈액형을 포함한 통계학적 분석이 수행되었다. CBC는 6.5의 헤모글로빈(정상>11)을 나타내었지만, 혈소판 수치는 정상이었다. aPTT는 정상적인 프로트롬빈 시간(PT)에서 55초로 증가했다. 인자 VIII 수치는 35IU/dL로 낮았다. 그녀는 농축된 적혈구와 인자 VIII 두 단위를 수혈받았다.

폰 빌레브란트(von Willebrand) 병의 세포생물학, 진단 그리고 치료

제시카는 가장 흔한 인간 유전성 출혈 질환인 폰 빌레브란트 병(VWD)을 앓고 있으며, 이는 전체 개인의 최대 1%에서 발생한다. 제시카의 경우, 유전은 상염색체 열성일 가능성이 높았고, 이러한 점은 가까운 가족 구성원의 증상 부족을 설명한다. VWD는 혈관 손상 후 혈소판이 내피(혈관 내벽)에 부착하는 데 필요한 당단백질인 폰 빌레브란트 인자(VWF)의 결함으로 인해 발생한다. VWF는 혈소판과 혈관 내피 사이에 접착 다리(adhesive bridge)를 형성하는 것을 돕는 복잡한 거대 단백질이다. 이 크고 "끈끈한(sticky)" 단백질로 만들어진 이 접착 다리는 지혈과 응고를 시작하는 데 필요하다. 적절한 수준의 기능성 VWD가 없으면, 출혈 손상 후 정상적인 혈전이 발생하는 첫 번째 단계(일차 지혈)가 발생할 수 없다.

VWF는 전단응력이 증가되어 있는 모세혈관과 같은 작은 혈관에서 가장 필요하다. 그 결과 VWD의 임상 증상은 일반적으로 피부, 위장관, 여성 생식관과 같이 광범위하고 작은 혈관을 가진 조직에서 나타난다.

VWD는 VWF의 양이 감소하거나(유형 1), 비활성 또는 질적으로 손상되거나(유형 2), 또는 VWF의 완전한 부재로(유형 3) 발생할 수 있다. VWD의 주요 증상은 비정상적인 출혈이다. 가장 흔한 유형은 1형이며, 출혈 증상은 경미한 경우가 많지만, 유형과 침투에 따라 증상이 경미한 것부터 일상적으로 생명을 위협하는 것까지 다양하다. 환자는 최소한의 외상으로 때때로 코피나 잇몸 출혈을 경험할 수 있다. 여성은 정상보다 더 긴 생리 기간을 경험할 수 있다. 이 질병은 제시카와 같이 출산 중에 발생할 수 있는 주요 출혈 사건 이후에만 진단되는 경우가 많다.

점막 출혈, 월경이 많거나 연장된 기간 또는 출산 중 출혈 합병증의 병력이 있는 환자는 폰 빌레브란트와 같은 출혈 장애에 대한 정밀 검사를 받아야 한다. 실험실 검사는 종종 정상적인 응고 매개변수[프로트로빈 시간(PT) 및 활성화된 부분 트롬보플라스틴 시간(aPTT)] 및 정상적인 혈소판 수에도 불구하고, 장기간 출혈 시간을 보여준다. 출혈로 인해 헤모글로빈이 생명을 위협하는 수준으로 고갈되지 않았는지 확인하고 수혈의 필요성을 평가하기 위해 모든 환자에서 전체 혈구 수를 측정해야 한다. VWF 수준의 평가는 당단백질 결합 분석, 콜라겐 결합 분석, 리스토세틴(ristocetin) 보조인자 활성 또는 리스토세틴 유도 혈소판 응집 분석을 포함한 여러 검사를 사용하여 간접적으로 수행할 수 있다. VWF는 인자 VIII에 결합하여 혈장 내 인자를 안정화하므로 VWF의 감소는 인자 VIII의 양을 감소시켜 aPTT를 약간 증가시킬 수 있다.

VWD의 치료는 일반적으로 지원적이거나 예방적이다. 생리량이 많은 여성의 경우 에스트로겐 함유 피임약으로 출혈량과 지속 시간을 줄일 수 있다. 코나 구강 출혈이 있는 환자는 국소 트롬빈 요법을 사용할 수 있다. 경미한 출혈이나 경미한 외과적 시술을 받는 환자는 종종 내피세포에서 VWF의 방출을 자극하는 데스모프레신(desmopressin)으로 처치할 수 있다. 이 치료법은 제1형 질환(VWF 감소)에 효과적일 수 있지만, 제3형 질환(VWF의 완전한 부재)에는 효과가 없고, 제2형 질환(VWF의 질적 결핍)에서는 최소한의 효과를 나타내거나 심지어 해로울 수 있다. 환자는 비강 내 스프레이를 통해 이 약을 투여할 수 있으며, 과거에 좋은 반응을 보였던 환자의 경우 외래에서 환자가 경미한 출혈을 관리할 수 있다.

큰 출혈을 경험하거나 큰 수술이 예정된 환자의 경우 VWF를 직접 교체해야 하는 경우가 종종 필요하다. 여기에는 중간 순도 인자 VIII 및 정제된 VWF를 포함하여 고농도의 VWF가 포함된 혈액 또는 혈장 제품이 포함될 수 있다. 재조합 VWF는 2015년 FDA에서도 사용 승인을 받았다. 심각한 VWD에서 장기적인 VWF의 예방적 사용은 출혈 증상을 줄인다는 사실이 소규모 임상 시험에서 확인되었다.

VWD가 있는 여성의 출산은 다른 성인보다 더 위험하며, 일부 연구에서는 최대 20%의 여성이 유산이나 산후 출혈을 경험한다. 데스모프레신은 수축을 유도하기 때문에 분만 전 사용은 금지된다. 권장 사항은 인자 대체를 사용하여 분만 중 및 산후 VWF 및 인자 VIII 수준을 50 UI/dL로 유지하는 것이다. 제시카는 수혈과 인자 VIII 교체로 출혈 증상에서 회복되었다. 그녀는 인자의 수준을 검사하고, 그 수준이 감소했을 때 인자 대체를 함으로써 두 번 더 건강한 분만을 할 수 있었다. 임신 기간에, 그녀는 월경 기간 동안 출혈을 억제하는 에스트로겐 함유 피임약을 복용했다.

배아 발생에는 수많은 접착 의존성 반응이 관여한다

세포 접착은 배아 발생 전반에 걸쳐 중요한 기능을 한다. 포유류 발생에서 첫 번째 형태 형성 반응은 압밀(compaction)이며, 여기서는 느슨하게 결합된 세포나 8세포 배아의 할구(blastomere)가 그들의 접착을 "지퍼로 잠가" 단단히 결합된다(그림 7-26, A [i, ii]). 이 반응에는 접착 분자 E-캐드헤린과 기타 연접 구성 요소가 관여한다. 또한 이 단계에서 세포 사이의 밀착연접이 형성되기 시작한다. 속이 빈 공 모양의 세포인 배반포(blastocyst)가 형성되는 시기가 되면, 첫 번째 상피인 태반을 형성할 영양외배엽(trophectoderm)은 밀착연접, 부착연접, 그리고 데스모좀을 완전히 보완하고 있으며, 이 시기는 여전히 착상 전이다(그림 7-26, B). 착상 직후, 낭배 형성(gastrulation)이라고 하는 과정이 개시된다. 이것은 바깥쪽의 외배엽(ectoderm), 안쪽의 내배엽(endoderm) 그리고 중간의 중배엽(mesoderm)을 갖는 배아의 3-배엽성 구조를 만드는(어떤 사람들은 우리의 인생에서 가장 중요한 반응이라고 말하는) 반응이다(그림 7-26, C). 외배엽은 표피와 신경계를, 중배엽은 근육과 뼈를, 그리고 내배엽은 장과 그와 관련된 일부 관련 기관을 형성한다. 낭배 형성은(배아 기간에서) 다량의 세포 이동을 수반한다. 이것은 정확한 배아의 모양을 생성하고 서로에 대해 세포층을 올바른 위치로 배치한다. 이 반응은 E-캐드헤린과 같은 분자가 중요한 역할을 하는 세포 접착에 절대적으로 의존한다.

중추 신경계의 전구체인 신경관(neural tube)의 형성에는 다양한 캐드헤린 분자의 발현을 수반한다(그림 7-26, D). 신경관과 외배엽 사이의 연접으로부터 **신경능(neural crest)** 또는 외배엽성간충직(ectomesenchyme)이라고 하는 이동성 세포 집단이 생겨난다(그림 7-27). 이것이 주로 머리의 신경과 뼈를

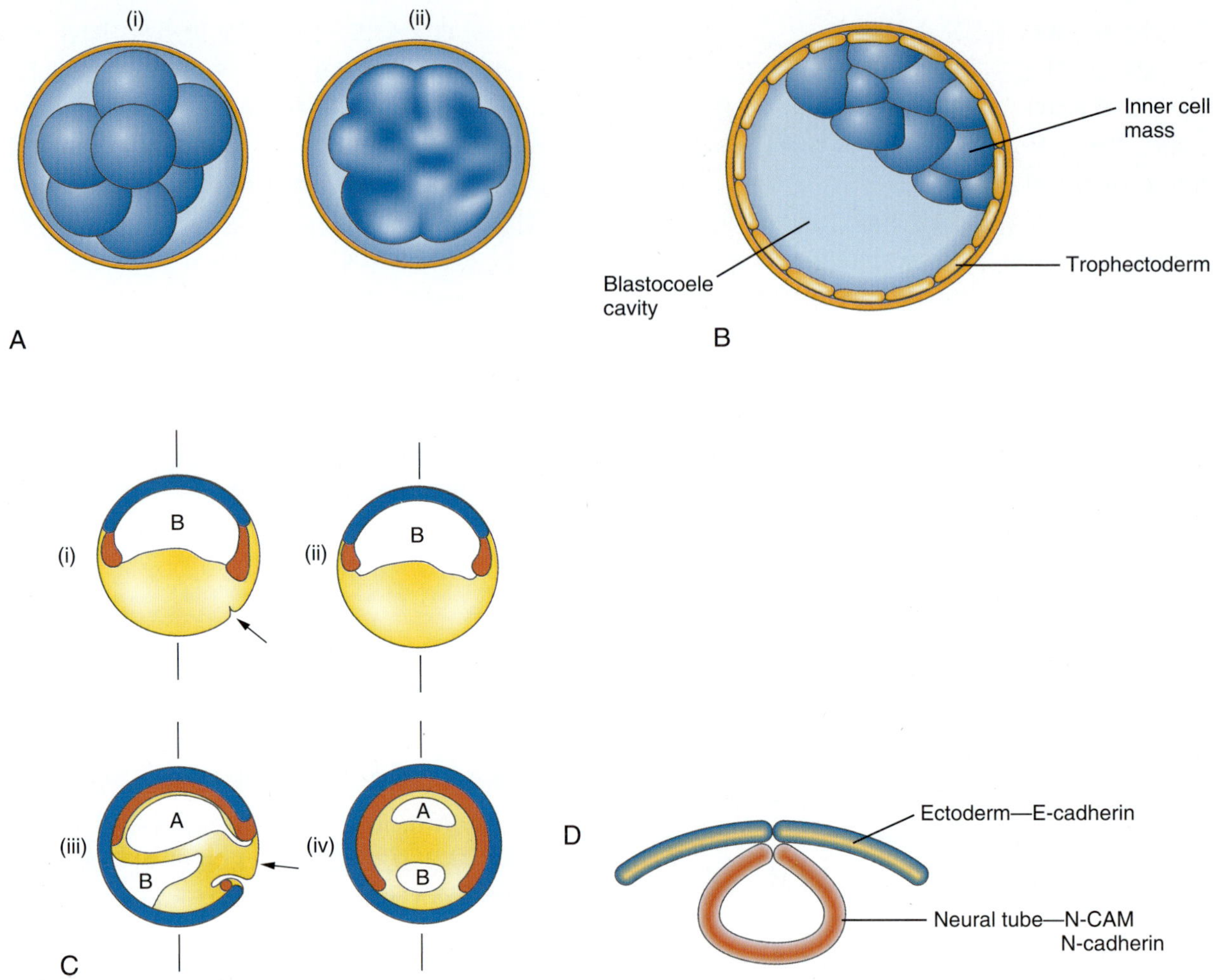

그림 7-26. 배아 발생에서 세포 접착. (A) 포유동물 배아에서의 압밀(compaction) 현상. (i) 초기 8-세포기에서 배아 세포인 할구는 느슨하게 부착되어 있다. (ii) 더 이상의 세포 분열 없이 접착점을 "지퍼로 잠근다". (B) 포배 단계에서 첫 번째 상피조직인 영양 외배엽(trophectoderm)이 형성된다. 이것은 내세포 덩어리(inner cell mass)와 체액으로 채워진 포배강을 가진다. (C) 양서류 배아에서의 낭배 형성; 태반을 형성하는 배아 외 조직의 존재로 낭배 형성이 더 복잡한 포유동물에서 보다 낭배 형성의 관찰이 더 쉽다. 초기 낭배의 세로 단면(i)과 가로 단면(ii). 원구상순부(원구순, blastopore lip, 화살표)의 형성과 함께 바로 세포 함입이 시작된다. (iii, iv) 원구순은 닫혀 있지 않지만 함입이 거의 완성된 후기 낭배의 비교 단면들. 외배엽(파란색); 중배엽(붉은색); 내배엽(노란색). A, archenteron(원장), 미래의 장 내강; B, blastocoele(난할강). 가로선들은 단면들 사이의 관계를 가리킨다. (D) 미래의 중추신경계인 신경관의 형성은 서로 다른 접착 분자들의 발현을 수반한다.

만들며, 몸통에서는 자율 신경계와 말초 신경계의 일부를 형성한다. 신경능 세포의 이동과 정확한 위치의 지정은 접착 분자, 특히 캐드헤린, 피브로넥틴, 그리고 인테그린과 같은 접착 분자의 발현에서 생기는 일련의 변화에 의해 조절된다. 이들이 이동을 개시시키고 안내한 다음, 세포가 정확한 위치에 도달하면, 세포를 정지시켜 서로 뭉치게 한다.

신경계의 발달은 직접적인 세포 이동과 신경섬유의 확장이 나타나는 여러 사례를 수반한다. 각각 이러한 반응이 일어나는 동안, 이동하는 세포는 정확한 표적에 도달하여야 한다. 예를 들어, 운동 신경세포는 적절한 골격근에 도달하여 이들과 시냅스를 형성하여야 하는데, 이를 **운동 종판(motor end plates)**이라고 한다. 마찬가지로, 감각 신경 섬유는 뇌의 적당한 부분과 연계되어 정확하게 지도화된 일련의 접속을 형성하여야 한다. 예를 들어, 병아리와 개구리에서는 눈의 신경섬유들이 반대쪽 측면의 **시개(optic tectum)**에 연결되어야 하며, 포유류에서 눈의 신경 섬유는 **시각피질(visual cortex)**로 연결되어야 한다. Ig 및 캐드헤린 계열의 구성원과 관련된 특정 접착은 이러한 복잡한 연결 과정의 안내에 중요한 역할을 한다. 세포 접착에 의해 결정되는 세포의 극성은 다양한 기관의 정상적인 발달에 필수적이다. 더욱이, 파괴된 세포 접착으로 인해 발생한 세포 극성의 손실은 세포 증식을 증가시키고 종양 형성을 유발할 수 있다.

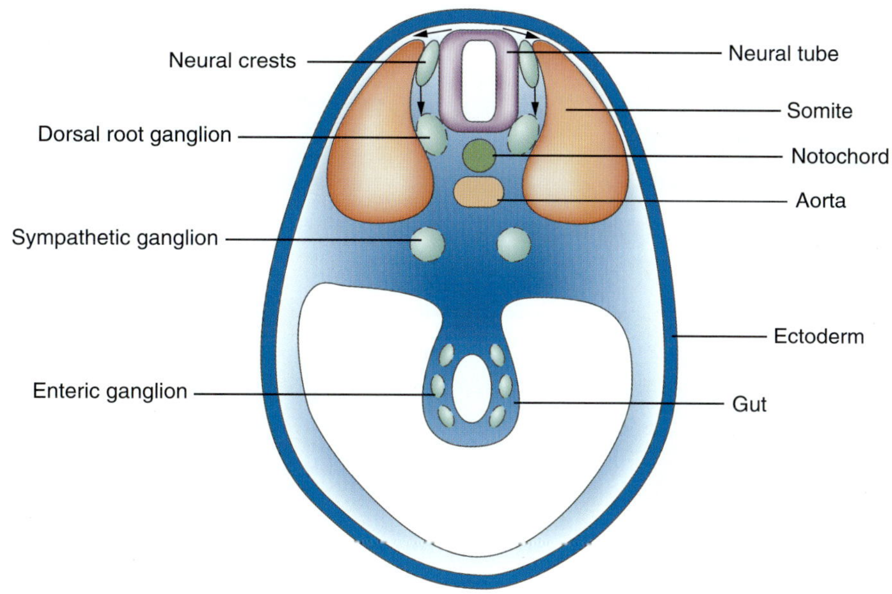

그림 7-27. 몸통의 신경능선과 그 유도체. 화살표는 신경능선 세포의 이동 경로를 가리킨다. 복부 경로는 신경절과 관련 신경세포를 만든다. 등쪽 경로는 피부의 색소 세포를 만든다. 세포 접착은 이동의 안내와 최종 위치 결정에 결정적인 역할을 한다.

세포 접착 수용체에 의한 신호 전달

CAM에 의한 또는 CAM이 관련된 신호전달은 앞에서 여러 번 언급되었다. 세포는 조직의 필수 구성 요소를 형성하기 위해 환경을 추적하고 수신하는 신호에 따라 반응해야 한다. 세포는 성장인자나 케모카인 같은 수용성 분자로부터 오는 신호를 받아들이는 다양한 표면 수용체를 가지고 있다. 하지만, 세포는 또한 환경을 구성하는 불용성 성분, 즉 ECM과 다른 세포로부터 오는 신호를 받기도 한다. 이러한 신호의 전달은 접착 분자나 접착 수용체들의 필수적인 두 번째 기능이다. 현대 연구는 특정 접착 분자에 의한 신호전달의 예를 많이 보고했다. 다음 절에서는 몇 가지 중요한 예를 설명하고자 한다.

세포의 이동과 증식의 접촉 억제

접착 분자의 특성이 알려지기도 전에 연구된 접착 신호전달의 중요한 한 가지 예는 접촉 억제(contact inhibition)로 알려졌다(그림 7-28). 따라서 조직 배양에서 기질의 표면 위를 이동하는 섬유아세포 같은 세포가 다른 세포와 만나게 되면, 그 이동을 선도하는 선두의 접착성 세포족(lamellipodium)은 먼저 다른 세포의 표면과 부착성 접촉을 형성한다. 새로이 형성된 세포의 부착은 부착 주변 영역에서 F-액틴의 역행 흐름을 감소시켜 세포의 이동 속도와 이동성을 감소시킨다. 세포-세포 접촉으로 인한 이러한 물리적인 제한은 또한 접촉된 세포의 유사분열을 억제하고 세포 분열을 감소시킨다. 세포-세포 접촉은 성장인자가 매개한 세포내 신호전달(예: ERK와 Akt)을 억제하여 G0/G1 단계에서 세포 정지를 유발하고, 물리적인 장력 또한 접촉된 세포에서 접촉 억제의 핵심 조절자인 YAP/TAZ 활성을 감소시킨다. 초기 방향에서 발생한 접촉 억제는 이동을 억제하고, 이에 따라 세포는 결국 다른 방향으로 이동하게 된다. 이러한 행동의 최종 결과는 세포가 배양에서 서로 넘어서 이동하지 않고, 대신 기질에 단층으로 남아 있게 되는 것이다. 일반적으로, 합류단층(confluent monolayer)의 세포, 즉 서로 접촉하여 연결된 층을 이루는 세포는, 완전히 정지되어 있지는 않더라도, 주변으로 많이 이동하지 않는다. 하지만, 그 단층에 실험적으로 상처를 입혀 자유로운 가장자리가 만들어진다면, 세포는 그 가장자리에서 상처 쪽으로 이동을 시작하고 그 단층을 복원한다. 접촉 억제는 유기체 내의 장기가 손상된 후 조직 재생 과정에서 장기의 적절한 크기를 유지하도록 한다는 점에서 중요하다. 많은 종류의 형질전환 세포(transformed cell)는 접촉 억제에 의해 조절을 받지 않는다는 사실이 밝혀졌기 때문에 접촉 억제 현상에 관해 처음에는 많은 관심이 쏠렸었다. 이동과 증식 측면 모두에서 접촉 억제의 상실은 암의 특징으로 간주되며, 이는 많은 악성 세포에서 부분적으로 E-캐드헤린의 상실로 인한 부착연접 형성의 결함과 연관되어 있다. 형질전환 세포는 다른 세포의 표면 위로 자유롭게 이동할 수 있고, 세포 성장을 계속할 수 있어, 종양 세포의 침윤적 행동(invasive behavior)을 분명히 모방할 수 있는 것으로 밝혀졌다.

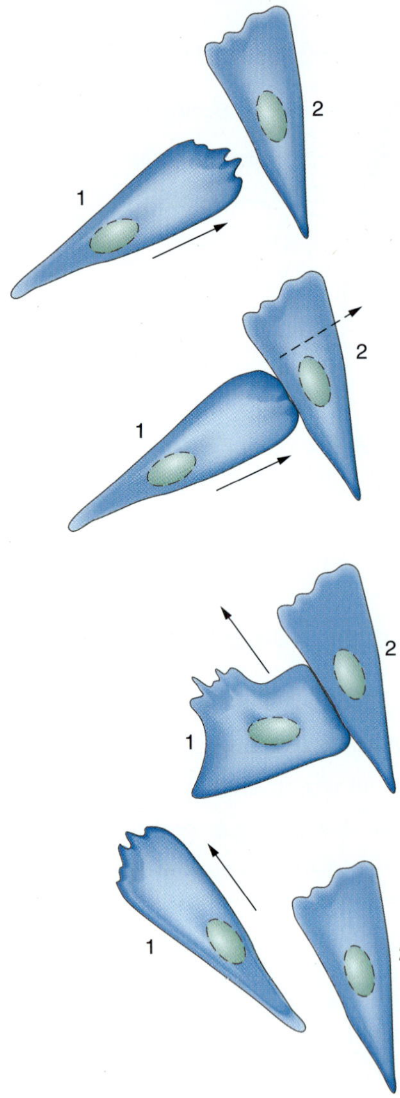

그림 7-28. **세포 이동의 접촉 억제.** 화살표 방향으로 이동하는 세포 1은 세포 2와 접촉하여 접착한다(설명을 위해 완전히 고정된 상태로 보여주었음). 초기 방향으로의 이동은 금지된다. 세포 1은 새로운 선도층(leading lamella)이나 접착용 세포족(lamellipodium)을 형성하여 서로 다른 방향으로 이동한다.

세포 성장과 세포 생존은 접착 의존적이다

세포-기질 접착은 세포 분열의 중요한 조절자이다. 세포가 증식하기 위해서는 기저층에 부착하여 퍼져야 한다(그림 7-29). 잘 퍼진 세포는 퍼짐이 제한된 세포보다 더 빨리 증식한다. 세포 조절의 이러한 측면을 **정박 의존성(anchorage dependence)**이라고 한다. 이것은 정상 혹은 변형되지 않은 세포의 특징이다. 이에 반하여, 형질전환 세포(예, 종양을 생성할 수 있는 세포)는 일반적으로 정박 비의존성이다. 따라서 이들은 배양시 ECM과 거의 또는 전혀 접촉하지 않고도 증식할 수 있으며, 부드러운 한천에 부유되었을 때도 증식할 수 있다. 세포 배양에서 정박-비의존성 성장은 생체에서 종양 세포가 기저막에서 떨어지게 되거나 복강 내 복수액에 부유되거나 하는 비정상적인 상황에서 성장할 수 있는 능력을 모방하는 것이다. ECM 접착에 의한 세포 증식의 조절에 관여하는 신호전달 경로는 인테그린과 Erk라고 하는 세포질의 단백질 키나아제가 관여한다. 세포가 기질에 접착하면, Erk가 활성화되어 세포핵으로 들어가 증식을 조절하지만, 세포가 부유 상태에 있으면, Erk는 세포질에 남아 있으며 세포 증식은 일어나지 않는다. Erk 활성의 조절은 액틴 세포골격과 긴장 섬유로의 조립을 조절하는 인테그린의 접착 능력에 의존하는 것 같다. 접착면의 단단함 정도 또한 소형 GTPase인 Rac1을 통해 매개되는 세포주기와 세포 성장을 조절한다. Rac1의 활성화는 세포주기 조절자인 사이클린 D의 발현을 증가시켜 세포 주기 진행 및 증식을 촉진한다.

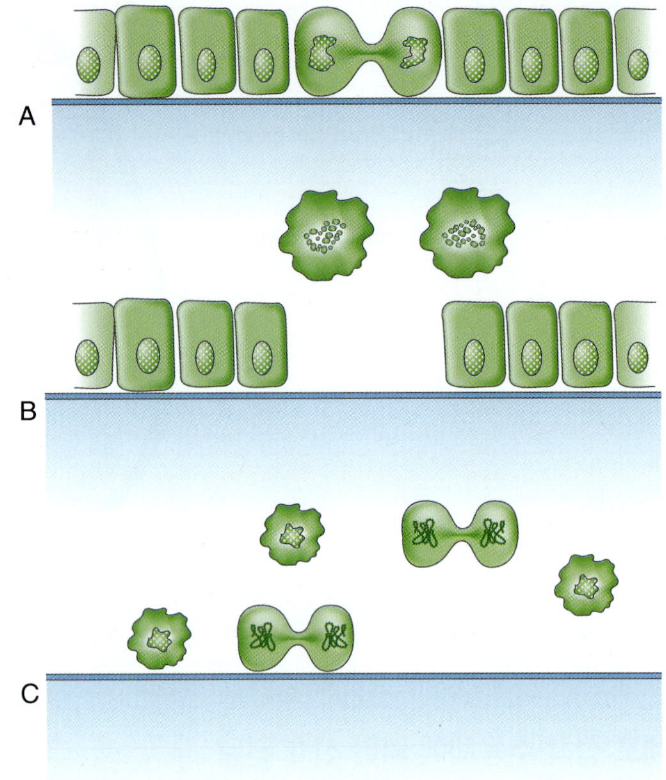

그림 7-29. **세포의 접착, 분열 그리고 세포 사멸.** (A) 정상 세포는 증식하기 위해 기질에 접착을 필요로 하는 정박 의존성(anchorage dependent)이다. (B) 기질에서 분리된 세포는 일종의 프로그램된 죽음이나 세포자멸인 아노이키스(anoikis)를 겪는다. (C) 많은 종양 세포는 부유 상태로도 생존하고 증식한다.

반대로, 기질 접촉에서 방출된 세포는 예정된 세포사(programmed cell death) 혹은 세포자멸(apoptosis)을 겪는 경향이 있다(그림 7-29 참조). 기질로부터의 방출로 개시되는 이 특정한 형태의 세포 죽음을 **아노이키스(anoikis)**라고 한다. 세포-ECM 결합의 분리에 대한 반응으로, 미토콘드리아 외막의 내부에서 세포자멸 촉진 단백질인 Bid와 Bam(BH3-only 단백질의 구성원)이 활성화되어 Bcl-2 계열 단백질인 Bax-Bak의 다량화를 촉진하게 된다. 다량화된 Bax-Bak은 미토콘드리아 외막에 채널을 생성하여 미토콘드리아 투과성을 증가시키고, 시토크롬 C를 방출함으로써 내재성 세포자멸 경로(intrinsic apoptosis pathway)를 활성화한다. 또한 ECM에서 세포가 분리되면 세포막 사멸 수용체(death receptor)인 Fas와 그 리간드의 발현이 증가되어 아노이키스 실행 과정에서 외인성 세포자멸 경로(extrinsic apoptosis pathway)의 중요한 역할을 지원한다. 많은 형질전환 세포 또는 종양 세포의 또 다른 특징은 비정상 상황에서도 생존하는 능력인데, 예를 들자면 아노이키스에 대한 감수성이 없다는 것이다. 정상 세포는 아노이키스를 피하기 위해 세포-기질 접착으로부터 오는 생존 신호가 필요하지만, 많은 종양 세포는 그러한 신호를 필요로 하지 않는다.

정상 조직의 기능에서 세포 생존과 세포자멸의 조절의 예는 **유선(mammary gland)**으로부터 얻을 수 있다(그림 7-30). 임신 중에 유선은 ECM의 정교한 발달과 유선 상피조직 성장으로 인해 확장되어 모유를 생산할 수 있게 된다. 수유기가 끝나면, 이 과정은 역전된다. **기질성 메탈로프로티네이즈(MMP)**라고 하는 효소가 그 기질을 분해한다. 결과적으로, 많은 상피세포가 접착할 수 있는 기질이 없게 된다. 그럼으로써, 유선 상피조직 세포는 인테그린-매개성 **생존 신호(survival signal)**를 잃게 되어 세포자멸을 겪는다. 종양 세포에서 세포 증식의 정박 의존성 상실 및 아노이키스를 회피할 수 있는 능력은 종양 침습 및 전이에 중요한 역할을 담당한다. 종양 세포 및 종양과 연관되어 있는 기질 세포에서 분비되는 MMP에 의한 주변 ECM의 분해는 원발성 종양으로부터 종양 세포의 분리 및 이들의 원거리 침윤을 더욱 향상시킨다.

세포 접착은 세포 분화를 조절한다

유선은 또한 세포 접착에 의한 세포 분화 조절에 대한 잘 밝혀진 예를 제공한다(그림 7-30 참조). 유선의 주된 기능은 수유(lactation) 동안 모유를 생산하는 것이다. 모유 단백질을 암호하는 유전자의 활성화는 두 가지 신호의 조합에 의존하는 것으로 나타났다. 하나는 호르몬 프로락틴(prolactin)으로부터 오는 확산성 신호이고, 다른 하나는 β-인테그린에 의해 매개되는 접착 신호이다. 따라서 수유 중인 유선의 상피세포를 프로락틴의 존재 하에서 콜라겐 상에서 배양하면 생존하지만 모유단백질을 생산하지 않는다. 하지만, 라미닌(laminin)을 배양 기질로 사용하면 모유 단백질이 생산된다. 세포 접촉과 접착을 통해 발생하는 신호에 의해 유전자 발현과 세포 분화의 조절에 대한 많은 다른 예도 존재한다. 줄기세포 은신처(niche)라고 알려진 줄기세포의 주변 환경은 줄기세포의 항상성, 자가 재생 및 분화를 조절하는 필수적인 역할을 한다. ECM의 뻣뻣한 정도, 전단응력, 정수압(hydrostatic pressure) 및 물

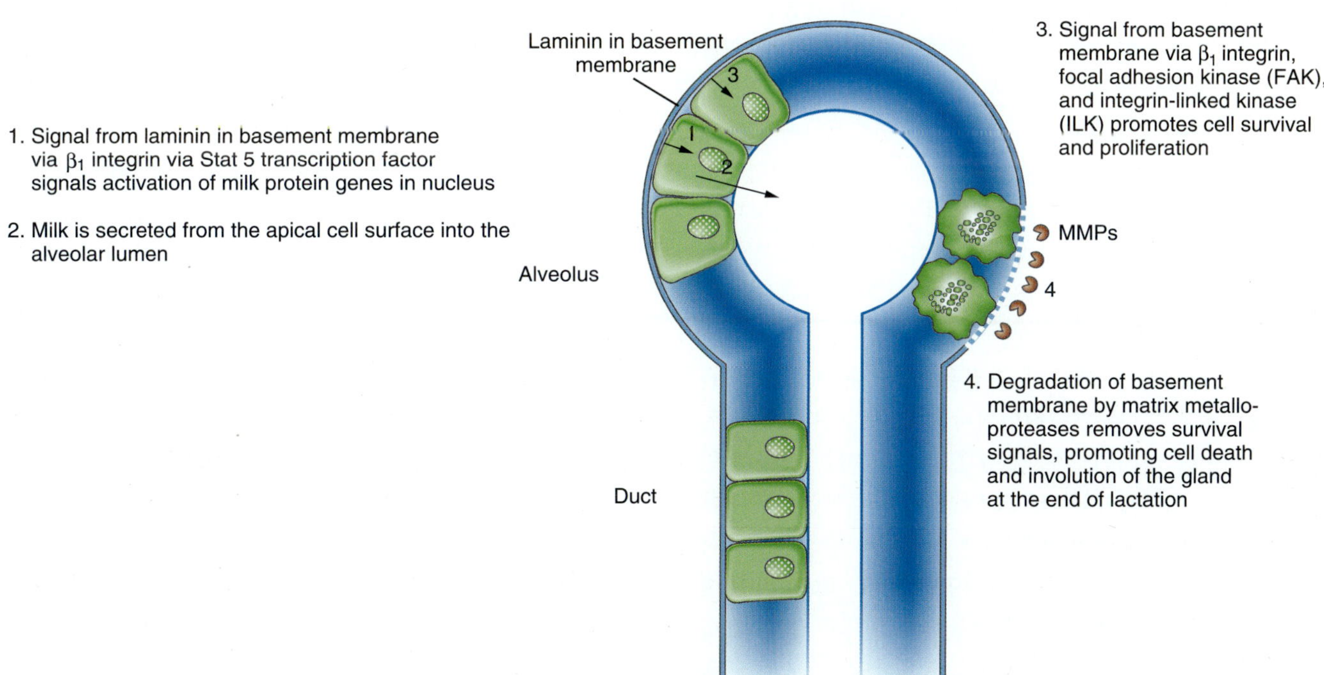

그림 7-30. 유선. 세포 접착 신호전달에 의한 세포의 생존과 분화 조절의 좋은 예.

리적인 힘은 모두 특정 환경 신호에 대응하여 줄기세포/전구세포가 기능적인 세포 유형으로 분화하도록 유도할 수 있다. 인테그린은 줄기세포 분화에 중요한 역할을 한다. 인테그린 A2(CD49b)는 유선 내강 전구세포, 골수 내의 중간엽 줄기세포 및 제대혈(umbilical cord blood) 세포 표면의 표지자이다. 인테그린 A6(CD49f)과 히알루론산(hyaluronic acid) 수용체인 CD44는 여러 암 유형의 암 줄기세포의 표지자로 인식되고 있다. 세포와 ECM의 접촉과 줄기세포의 운명 사이에 대한 상호 조절은 후반부 절에서 자세히 논의될 것이다.

세포외 기질

모든 조직은 세포 구성 요소와 세포외 구성 요소 두 가지로 구성된다. 후자는 ECM을 구성하는 다양한 특수 구조로 구성되어 있다. 이 기질의 분자 성분은 조직 세포에 의해 분비되고 일정 부분은 조립된다.

ECM의 양은 조직마다 매우 다양하게 나타난다. **뼈(bone)**와 **연골(cartilage)**, 그리고 피부의 **진피**에서는 조직의 대부분이 세포외 기질로 구성되어 있다. 반대로, 상피조직과 근육에서는 조직의 대부분은 세포이며, 세포외 기질은 그 세포 요소를 둘러싸거나 기저를 이루는 기저막이나 기저층에 국한되어 있다. ECM의 조성과 양은 그 조직의 기능에 따라 다르다. 뼈는 근력을 위해 석회화되어 있고 주로 ECM으로 구성되어 있어서, 근력을 제공하고, 부드러운 조직을 지지하며, 이동 과정에서 지렛대 기능을 촉진하기 위해 근육 부착 기능을 수행할 수 있다. 연골 또한 주로 ECM으로 구성되어 있지만, 연골은 마디마다 관절을 제공하는 동시에, 압축에 저항해야 하고, 단단한 뼈 사이에서 완충작용을 제공해야 하므로, 뼈와는 매우 다른 성질을 갖는다. 진피는 표피를 하부 조직에 결합시켜 피부에 가해지는 스트레스를 분산시키기 위해 큰 강도와 탄력성을 제공할 필요가 있다. 기저막은 필연적으로 세포 접착을 위한 얇은 지지층이어야 하지만, 콩팥과 같은 조직에서는 다른 특수한 기능을 가지기도 한다.

성체에서, 대부분의 세포외 기질은 느린 순환을 보인다. 즉, 이들은 본질적으로 영구적이거나 반영구적이다. 하지만, 이들은 골절이나 상처의 치유와 같은 부상에 따른 변화에 반응하는 능력을 유지해야 한다. 또 다른 유형의 기질인 혈전은 부상에 대한 반응으로 정확한 위치에 신속하게 형성되어야 하지만, 부상이 회복되면 다시 분산되어야 한다. ECM의 조절은 또한 손상 또는 종양 성장에 반응하여 새로운 혈관을 생성하는 혈관신생(angiogenesis)에서도 중요하다. 기질의 역할은 전적으로 구조적인 것만은 아니며, 수화(hydration) 정도와 주변 환경의 pH도 조절한다. ECM은 그 구성성분에 결합하는 접착 수용체에 의해 세포에 전달되는 신호의 기초를 제공하며, 그 구성성분에도 가역적으로 결합하는 성장인자의 저장고 역할을 한다. ECM의 주요 성분에는 콜라겐(collagen), 엘라스틴(elastin) 같은 섬유질 단백질과 피브로넥틴(fibronectin), 프로테오글리칸(proteoglycan), 라미닌(laminin) 같은 당단백질(glycoprotein) 등 두 종류의 거대분자가 포함되며, 이에 대해서는 다음 절에서 더 자세하게 설명한다.

콜라겐은 세포외 기질에서 가장 풍부한 단백질이다

콜라겐은 주로 섬유아세포에서 분비되며, 인체 전체 단백질의 최대 30%를 차지한다. 콜라겐은 단일 단백질이 아니라 유전적으로 뚜렷하게 구별되는 28개의 단백질군으로 구성된다. 콜라겐은 모든 결합조직에서 가장 기본적인 구조적 성분이다. 이들은 세 가지 아미노산이 반복되는 서열, 즉 **트리펩티드(tripeptide)**인 **글리신-X-Y(glycine-X-Y)**의 존재가 특징이며, 여기서 X와 Y는 일반적으로 프롤린(proline)이나 **하이드록시프롤린(hydroxyproline)**이다(하이드록시프롤린은 번역 후 변형에 의해 히드록실기가 첨가되어 변형된 프롤린이다). 모든 콜라겐은 삼량체(trimer)로서, 적어도 일부 또는 대부분 단백질 사슬의 삼중나선(triple-helix) 형성에 관여한다. 글리신-X-Y 트리펩티드는 그 삼중나선 구조에서 핵심적인 역할을 한다.

서로 다른 군의 구성원은 그들이 형성하는 구조에 따라 몇 그룹으로 나눌 수 있다. 이 그룹에는 원섬유-형성(fibril-forming) 혹은 **섬유상 콜라겐(fibrillar collagen)**, 원섬유-결합 콜라겐(fibril-associated collagen), 망-형성 콜라겐(network-forming collagen), 정박 원섬유(anchoring fibril), 막관통 콜라겐(transmembrane collagen), **기저막 콜라겐(basement membrane collagen)** 그리고 기타 종류들이 있다. 지금까지 가장 풍부한 그룹은 섬유상 콜라겐이며, 전체 콜라겐의 약 90%를 차지한다. 이들 중, 제I형과 제V형 콜라겐으로 구성된 원섬유는 뼈의 구조적 골격을 형성하고, 제II형과 제XI형 콜라겐은 관절 연골의 섬유상 기질을 만든다. 이러한 콜라겐의 구조는 조직의 필수적인 특징인, 큰 인장강도(tensile strength)와 비틀림 안정성(torsional stability)을 제공한다. 제IV형 콜라겐(type IV collagen)의 유연한 삼중나선은 기저막에서 망(meshwork)을 형성한다. 제IX, XII 그리고 XIV형 콜라겐은 원섬유-결합 콜라겐들로 다른 콜라겐에 의해 형성된 콜라겐 원섬유와 결합하는 단순 분자이다. 콜라겐 유형 XIII, XVII, XXIII 및 XXV는 세포 접착에 영향을 미치는 수용체로 세포 표면에 발현된다. 앞에서 헤미데스모좀의 부착 분자인 BP180으로 설명되었던 제XVII형 콜라겐은 기저막 내에 콜라겐성 영역을 가지고 있으며, 헤미데스모좀의 판으로 뻗어 있는 비콜라겐성 영역을 가진 막관통 단백질이다.

다른 콜라겐은 단백질 사슬이 다른 삼량체 조합으로 구성되어 있기 때문에 다른 구조와 특성을 가지고 있다(그림 7-31). 이들은 3개의 동일한 사슬로 구성된 동종삼량체(homotrimer)이거나 2개 또는 3개의 상이한 사슬로 구성된 이종삼량체(heterotrimer)일 수도 있다. 제II형과 제III형 콜라겐은 동종삼량체의 예이며, 제I과 제IV는 이종삼량체이다. 그 사슬은 α-사슬(α-chain)이라고 불린다. 따라서 제II형 콜라겐에 대한 구조식 혹은 분자 조성은 [α1(II)]3이고, 제I형 콜라겐은 [α1(I)]2 α2(I)이다. 각각의 서로 다른 α 사슬은 다른 유전자에 의해 암호화된다.

모든 콜라겐의 특징은 3개의 α-사슬이 서로 꼬여서 형성된 삼중나선(triple helix)의 존재이다. 이 삼중나선의 하부 구조를 만드는 소위 콜라겐 도메인은 α-나선 형성의 전제 조건인 (Gly-X-Y)$_n$ 반복 아미노산 서열을 가지고 있다. 콜라겐 도메인은 제I형과 같은 원섬유형 콜라겐에서처럼 분자의 대부분을 포함할 수도 있고, 제XVII형과 같은 특수화된 콜라겐에서처럼 분자의 일부로 제한될 수도 있다. 많은 트리펩티드 반복에서 X나 Y 위치에 존재하는 하이드록시프롤린은 분자 간 수소 결합의 형성을 가능하게 하므로 나선의 안정성에 필수적이다. 원섬유 형성 콜라겐에서, 삼중나선 도메인은 길이가 300 nm(약 1,000개의 아미노산)이다(그림 7-31 참조). 이러한 많은 삼중나선 분자(다소 혼란스럽게도 단량체라고도 함)의 대부분은 나선 표면에 노출된 아미노산 곁가지와 비나선 말단 도메인의 상호작용을 통해 원섬유로 조립된다. 원섬유에서, 나선 단량체의 말단은 40 nm 거리만큼 떨어져 있고, 연속적인 단량체의 열은 인접한 열에 대해 약 27 nm 엇갈리게 배열되어 있어서, 약 67 nm의 주기성(D-주기라고 함)을 유발한다. 이 엇갈린 배열은 광학현미경과 전자현미경으로 볼 때 원섬유 콜라겐의 특징적인 줄무늬 형태를 설명한다.

여기에서 다양한 콜라겐의 하부 구조에 관하여 더 자세하게 설명하는 것은 부적절하다. 제IV형 콜라겐에 대해서는 이 장의 후반부에 기저막에 대한 논의에서 추가로 설명한다. 콜라겐 섬유에 의해 형성되는 구조는 정말로 놀랄만하다. 예를 들어, 힘줄(tendon)은 큰 폭의 중간 길이 콜라겐 섬유로 구성되는데, 이들은 서로 엄격하게 평행을 잘 유지하고 있어서 반복되는 장력에도 견디도록 해 준다. 이러한 길고 평행한 원섬유 다발의 형성은, 부분적으로는 콜라겐 분자의 자가 조립에, 그리고 부분적으로는 콜라겐 분자를 만드는 세포의 활성에 따라 달라진다.

콜라겐 단백질의 합성은 섬유아세포의 소포체에서 일어난다(그림 7-32). 여기서 프롤린 잔기의 수산화와 탄수화물 사슬의 추가 같은 번역 후 변형(posttranslational modification)이 일어난다. 여기에서 또한 단백질 사슬은 프로콜라겐(procollagen)

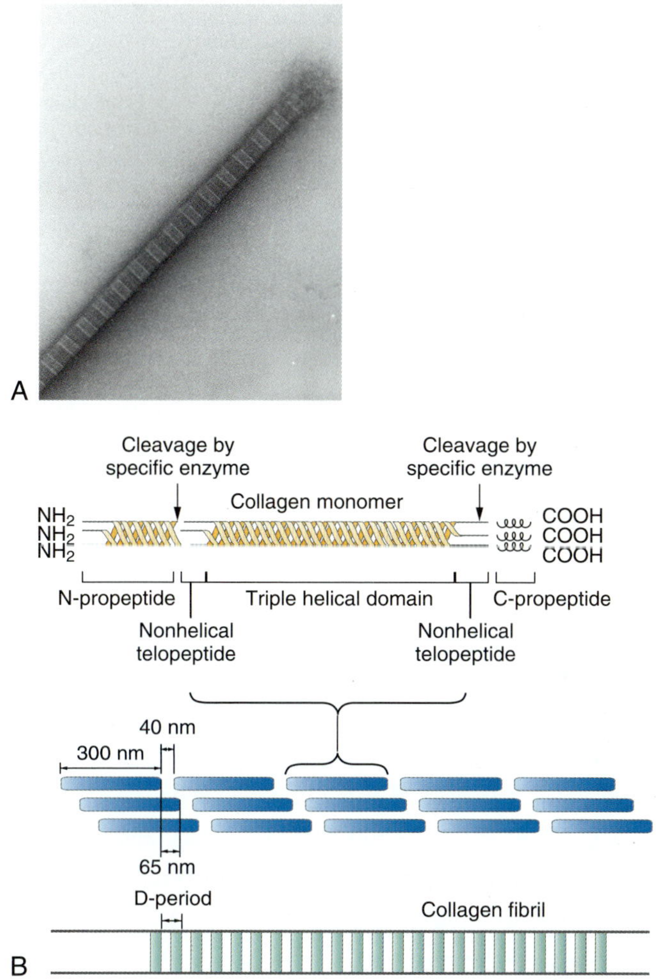

그림 7-31. 섬유상 콜라겐의 분자 구조. (A) 힘줄에서 얻은 제I형 콜라겐 섬유의 줄무늬 모습을 보여주는 전자현미경 사진. (Helen Graham과 Karl Kadler 박사 제공) (B) 섬유 조립을 보여주는 도해. 프로콜라겐(procollagen)의 N-프로펩티드와 C-프로펩티드가 절단되어, 각 말단에 비나선형의 말단펩티드(telopeptides)를 가신 삼중나선의 콜라겐 난량체를 만든나. 이 단량체는 규칙적인 방식으로 조립되어 줄무늬형 콜라겐 섬유를 형성한다.

이라고 하는 삼중나선으로 조립된다. 전구콜라겐에서 단백질 사슬은 성숙된 콜라겐보다 NH_2와 COOH 말단이 더 길다. 이 여분의 조각을 각각 N-말단 전구펩티드(N-propeptide)와 C-말단 전구펩티드(C-propeptide)라고 한다. C-말단 전구펩티드는 삼중나선의 형성을 개시하도록 하며, 나선의 형성은 N-말단 쪽으로 진행된다. 그런 다음, 전구콜라겐은 **골지체**를 통하여 공정을 거치며, **트랜스 골지망**(**trans-Golgi network**, TGN)에서 **골지-원형질막 수송체**(**Golgi to plasma membrane carriers**, GPC)라고 하는 소포로 포장된다. GPC가 형성되는 동안, 특정 효소가 N-말단과 C-말단 전구펩티드를 절단하는데, 이것은 줄무늬 콜라겐 원섬유의 **자가-조립**(**self-assembly**)을 개시하도록 하는 필수 단계이다. 그 초기 원섬유는 GPC 내에서 길이와 수가 증가한다. 그런 다음, GPC-함유 섬유들은 그 세포

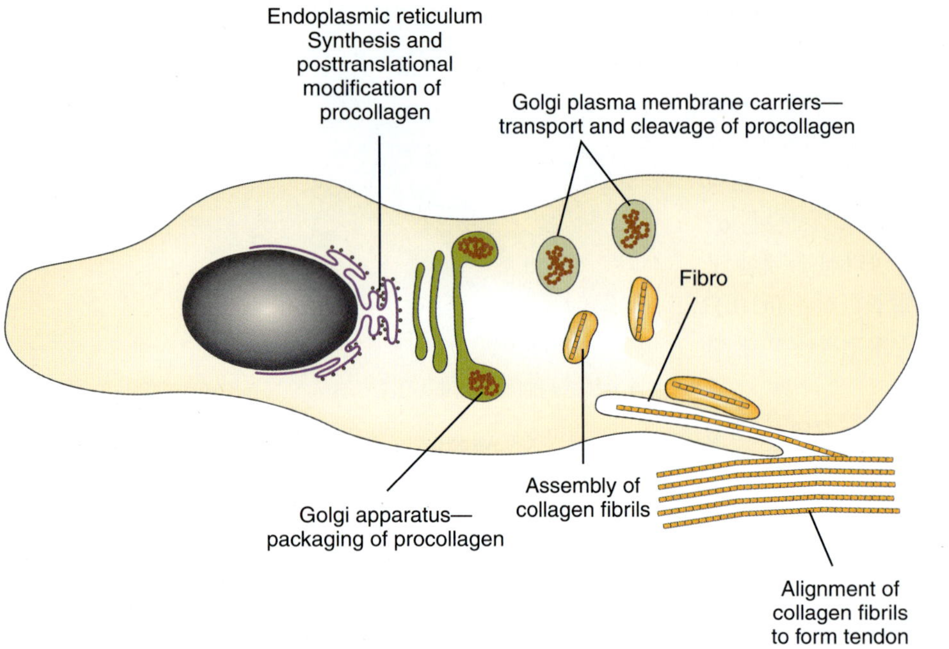

그림 7-32. 세포가 콜라겐 원섬유를 합성하고 힘줄을 구성하기 위해 평행 배열로 조립하는 방법.

표면과 결합하여 그 세포로부터 섬유를 돌출시키는 **섬유침적자(fibropositor)**라고 하는 구조물을 형성하고, 거기서 다른 원유들과 규칙적인 평행 배열로 결합하여 다발을 형성한다. 따라서 힘줄에서 원유의 평행한 열은 힘줄 섬유아세포로부터 생성된다. 이 과정은 태아 발생 동안에만 일어난다. 그 후 힘줄은 평행 배열에 더 많은 원섬유를 추가하여 성장한다.

콜라겐 유전자의 돌연변이는 연골 형성 부전(chondroplasia), 골 형성 부전(osteogenesis imperfecta), 알포트 증후군(Alport syndrome), 엘러-단로스 증후군(Ehler-Danlos syndrome) 그리고 이영양성 EB(dystrophic EB)를 비롯한 다양한 인간 질병을 초래하며, 기타 콜라겐의 이상은 관절염과 골다공증을 일으킨다. 상처 치료 동안에는 콜라겐의 재구성이 일어나야 한다. 효소 중 기질성 메탈로프로티네이즈 계열의 특정 구성원은 이 과정에 필요한 콜라겐의 분해에 관여한다. 이 효소는 연골과 뼈의 개보수에 관여하는 비대성 연골세포(hypertrophic chondrocytes), 조골세포, 파골세포는 물론 섬유아세포, 그리고 과립세포(granulocytes) 같은 면역세포를 포함하여 다양한 종류의 세포들에 의해 생산된다. 종양 형성 과정에서 콜라겐 교차결합 및 침착이 증가하면 ECM이 단단해지고, 조직 형태 형성이 중단되며, 세포 표면 수용체가 콜라겐에 결합하여 활성화된 신호전달이 촉진되어 종양의 진행이 향상된다.

글라이코사미노글라이칸과 프로테오글라이칸은 수분을 흡수하고 압력에 대한 저항력을 준다

ECM의 또 다른 부피가 큰 구성성분은 글라이코사미노글라이칸(glycosaminoglycans, GAG)이라고 하는 긴 탄수화물 사슬이다. 일반적으로 GAG은 단백질과 결합하여 프로테오글리칸(proteoglycan)을 형성한다. GAG은 길고, 가지가 없는 사슬로 결합되어 있는 반복성 이당류로 구성되어 있다. 반복단위 중의 하나는 **아미노당(amino sugar)**인 N-아세틸글루코사민(N-acetylglucosamine)이고, 다른 하나는 우론산(uronic acid)인 글루쿠로닉산(glucuronic acid)이거나 이두론산(iduronic acid)이다(그림 7-33). GAG은 대부분의 당이 카르복시산(carboxylic acid)기를 가지고 있기 때문에 강하게 음으로 하전되어 있으며, **콘드로이틴황산(chondroitin sulphate)**, **더마탄황산(dermatan sulphate)**, **헤파란황산(heparan sulphate)**, **케라탄황산(keratan sulphate)**에 있는 아미노당은 보통 황산화(sulphated)되어 있다. 이 긴 탄수화물 사슬은 조직 구조와 기능에서 중요한 역할의 바탕이 되는 두 가지 중요한 특성을 가진다. 첫째, 단백질 사슬과는 달리, 탄수화물 사슬은 빽빽한 단위로 접혀지지 않는다. 둘째, 그 음전하는 Na^+와 같은 **삼투압 활성(osmotically active)**이 있는 양이온을 끌어당기고, 궁극적으로 다량의 물을 끌어당기게 된다. 이러한 특성은 GAG이 많은 공간을 채우고, 관절의 연골에 가해지는 엄청난 압력과 같은 압축력에 저항할 수 있음을 의미한다.

황산화되지 않은 GAG인 하이알루론산(hyaluronic acid, HA)은 25,000개의 이당류 단위로 구성되어 있으며 조직에 널리 분포되어 있다. HA는 단백질이 없는 형태로 골지체 대신 세포 표면의 막에서 합성된다. HA 분자는 수백만 달톤의 분자량에 도달할 수 있으며, 물로 부풀려진 단일 분자는 10^7 nm^3의 공간을 채울 수 있다. HA는 관절(joints)의 윤활제이며, 배아 발생과 상처 치유에서 세포 이동을 촉진한다.

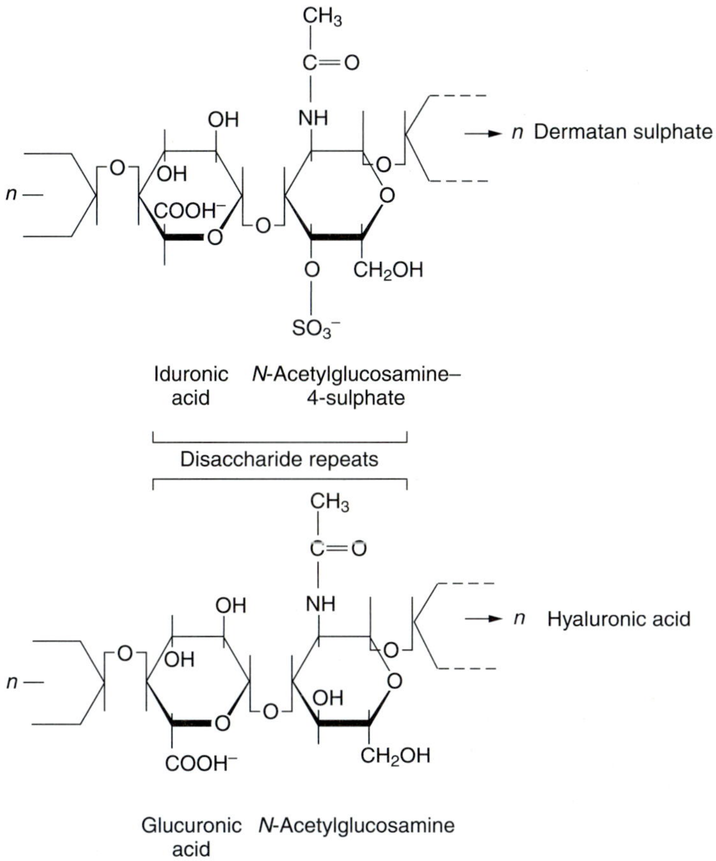

그림 7-33. 황산화 및 비황산화 글라이코사미노글리칸을 구성하는 반복 탄수화물 단위.

프로테오글리칸은 폴리펩티드 사슬인 **핵심 단백질(core protein)**에 공유 결합된 황산화 GAG으로 구성되어 있다(그림 7-34). 이들은 크기와 탄수화물 조성에 있어 매우 다양하다. 가장 큰 것은 질량의 95%까지가 탄수화물로 구성될 수 있고, 연골의 주성분인 **아그레칸(aggrecan)**은 분자량이 약 3백만 달톤에 이른다. 다른 쪽의 극단으로, **데코린(decorin)**은 40 kDa의 분자량을 가지고 있으며 단일 탄수화물 사슬을 갖는다. 본질적으로 거대 분자인 아그레칸은 연골에서 1억 달톤 수준의 분자량을 갖는 거대 복합체를 형성하며, 5×10^{16} nm^3의 공간을 차지한다. 아그레칸 집합체는 중앙의 핵심 HA 분자로 구성되어 있으며, 많은 수의 아그레칸 분자들이 연결 단백질에 의해 측면으로 결합되어 있는 구조이고, 그 전체적인 하부 구조는 전자현미경 하에서 볼 때 병 닦는 솔을 닮았다. 프로테오글리칸은 그 공간을 채우는 물리적인 성질과는 별도로 몇 가지 추가적인 기능을 가지고 있다. 예를 들어, **섬유아세포 성장인자(FGFs)**나 **형질전환 성장인자(TGF-α)** 또는 케모카인 같은 성장인자들과 결합하여 이 확산성 신호 분자들의 활성/이용성을 조절할 수 있다. 버시칸(versican)의 G3 도메인은 EGF와 유사한 반복을 가지고 있으며, 이는 상피세포 성장인자 수용체(EGFR) 신호전달을 활성화하고 세포 성장 및 이동을 촉진할 수 있다. 대조적으로, 데코린은 TGF-β에 직접 결합하여 세포 성장을 억제할 수 있다. 데코린은 또한 콜라겐에 결합하는 능력을 통해 콜라겐 섬유의 형성에도 관여한다. 펄레칸(*perlecan*)이라고 하는 또 다른 프로테오글리칸은 콩팥 기저막의 필수 성분으로 혈장의 여과에 기여한다. 일부 프로테오글리칸은 ECM의 성분이 아니라 막관통 단백질이다. 예를 들어, **신데칸(syndecan)**들은 초점접촉이 점차 성질에 기여하는 내재성의 막 프로테오글리칸이다.

엘라스틴과 피브릴린은 조직 유연성을 제공한다

장력(tensile), 비틀림(torsion) 그리고 포괄적 힘에 저항하는 것과 더불어, 조직은 교란된 후 정상적인 모양으로 되돌아오는 능력인 탄성(elasticity)을 상당히 필요로 한다. 이러한 성질은 피부, 폐 그리고 혈관에서 특별히 중요하다. **조직 탄성(tissue elasticity)**은 콜라겐 섬유와 잘 짜여진 **탄성 섬유(elastic fiber)**의 망에 크게 의존한다. 탄성 섬유의 기본적인 성분은 단백질인 엘라스틴(elastin)과 피브릴린(fibrilin)이다(그림 7-35). 엘라스틴은 대동맥의 주요 성분으로 전체 무게의 50%까지를 차지한다. 엘라스틴은 그 탄성 성질에 관여하는 일련의 **소수성 도메인**과 이웃 분자들과의 가교 결합 형성에 관여하는 라이신(lysine)이 풍부한 α-나선 연결(α-helical linker) 부분을 갖는다. 결과적으로 형성되는 ECM 복합체는 같은 크기의 탄성 밴드

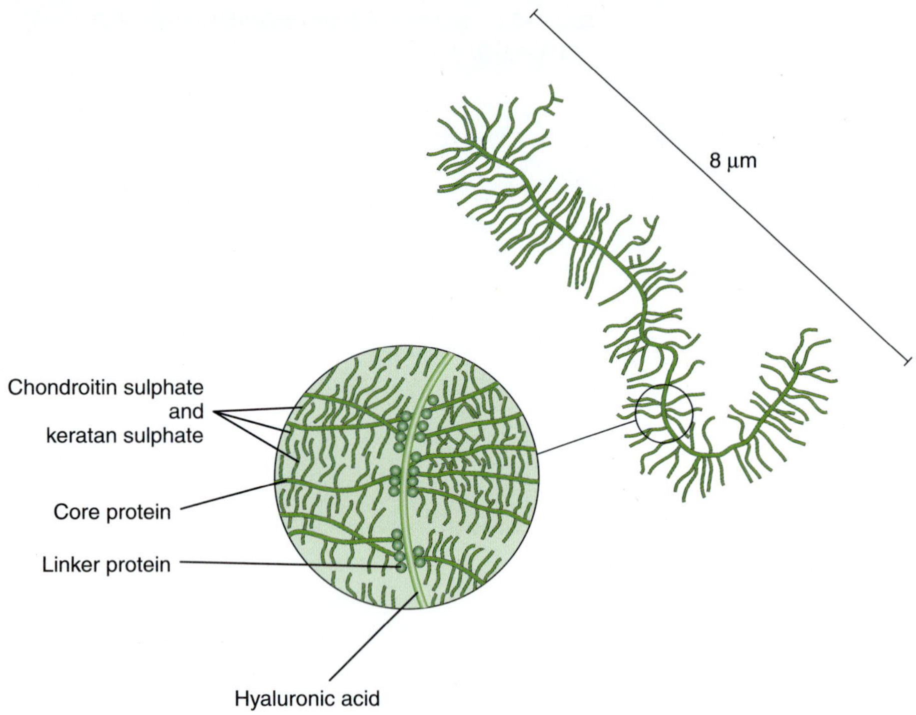

그림 7-34. 연골의 거대 프로테오글리칸인 아그레칸의 구조.

보다 5배의 신장 능력(extensibility)을 부여하는 망으로 구성된다.

탄성 섬유는 피브릴린 단백질로 구성되어 있는 10-nm 직경의 **미세 단섬유**(**microfibril**)로 된 외피로 덮여 있는데, 이들은 탄성 섬유 조립에 중요하다. 피브릴린 유전자에서의 돌연변이는 **마르판 증후군**(**marfan syndrome**)이라고 불리는 인간의 유전병을 유발하며, 이 경우 탄성 섬유들이 불완전하여 심하면 대동맥의 파열이 발생할 수 있다. 엘라스틴 유전자의 돌연변이는 주요 동맥의 협착을 유발한다. 반대로, 혈관 벽에서 엘라스틴 과잉 생산은 동맥경화의 발병 기전에 기여할 수 있다. 아스파라긴산 프로테아제 및 MMP와 같은 탄성 섬유 분해효소는 탄성 섬유를 분해하여 Gly-Val-Ala-Pro-Gly(VGVAPG) 같은 탄력적인 펩티드 단편을 방출한다. VGVAPG 펩티드는 혈관 질환 및 암이 발병하는 동안 단핵구 및 섬유아세포를 모집하는 케모탁신(chemotaxin)으로 작용하여 혈관 내막이 두꺼워지고 종양의 진행을 초래한다.

피브로넥틴은 세포 접착에 중요하다

피브로넥틴(fibronectin)은 세포 접착과 세포 행동을 조절하는 역할을 담당하는 많은 비콜라겐성 ECM 단백질 중 가장 잘 연구되었다. 처음 발견되었을 때, 피브로넥틴은 정상 세포의 배양물보다 특정 종양 세포의 배양물에서 훨씬 덜 풍부하여 종양세포의 접착성과 전이성을 낮추는 데 기여할 수 있음을 시사하였기 때문에, 상당한 흥분을 불러 일으켰다. 한편, 피브로넥틴 기질 생산은 종양 진행에 기여할 수 있는 종양 혈관계 주변에서도 유의하게 증가한다

피브로넥틴은 배아 발달에서 중요하며, 낭배 형성 운동의 유도와 신경능 세포의 이동을 위한 기질(substratum)을 제공한다. ECM의 성분으로서 뿐 아니라, 수용성 형태의 피브로넥틴은 혈장에도 풍부하며, 혈전 형성, 상처 치료 그리고 식균 작용에 기여하는 것으로 믿어진다.

피브로넥틴은 2개의 유사하거나 동일한 단백질 사슬로 이

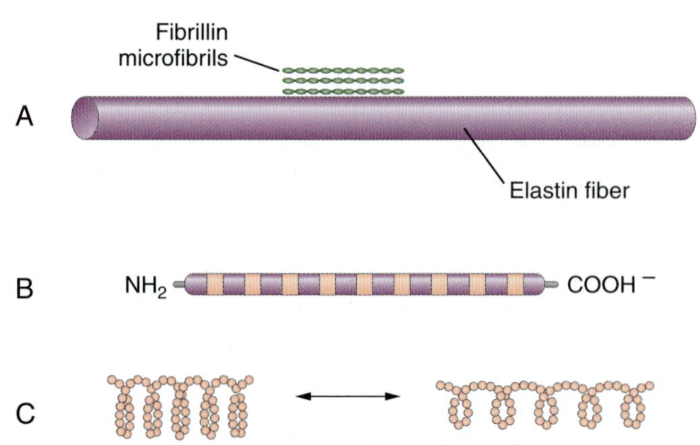

그림 7-35. 탄성 섬유. (A) 탄성 섬유는 피브릴린의 미세섬유로로 둘러싸인 엘라스틴 중심 핵(central core)으로 구성되어 있다. 전체는 γ-글루타밀-리신(γ-glutamyl-lysine) 결합으로 가교되어 있다. (B) 엘라스틴 분자는 친수성(보라색)과 소수성(분홍색) 도메인이 연속으로 반복되는 분자로 구성되어 있다. (C) 소수성 도메인은 탄성을 담당한다.

루어진 이량체이며, 각각의 사슬은 약 200 kDa의 분자량을 가지며, COOH 말단들 근처에서 2개의 이황화 결합으로 서로 연결되어 있다(그림 7-36). 이 사슬의 주요 구조적 성분은 술통 모양의 제III형 피브로넥틴(fibronectin type III) 반복서열이다. 그 사슬을 따라 헤파린(heparin), 콜라겐, 세포 결합 그리고 자가-결합을 위한 도메인을 포함하여 상호작용 영역을 위한 다양한 부위가 분포되어 있다. 주요 세포 결합 부위는 유형 III 반복 중의 하나에서 뻗어 나와 노출된 고리에 존재하는 삼펩티드 서열(Arg-Gly-Asp, 아미노산 암호 단일 글자로 RGD)이다. 이 부위는 세포의 피브로넥틴 주 수용체인 $\alpha_5\beta_1$ 인테그린의 결합 부위이다. 신데칸은 피브로넥틴에 결합하고 인테그린 매개 세포 이동 및 세포내 신호전달을 향상시키기 위해 인테그린과 함께 작용하는 공동수용체로서 기능하는 또 다른 세포 표면 수용체 군이다. RGD 서열은 다른 기질 단백질, 예를 들어 혈전 단백질인 피브리노겐에서도 발견되었다. 뱀은 독에서 RGD-함유 단백질인 디스인테그린(disintegrin)을 생산하여 혈액 응고를 막으며, RGD 펩티드에 기초한 약물들 역시 항응고제로서 개발되었다.

라미닌은 기저막의 핵심 성분이다

기저막의 중요한 구성 요소는 삼량체 단백질인 라미닌(laminin)이다. 라미닌은 서로 다른 유전자의 생성물인 3개의 서로 다른 단백질 사슬들, α, β 그리고 γ로 구성되어 있다. 각각은 실제로 하나의 유전자군이며, 다양한 α, β 그리고 γ 사슬(5개의 α 사슬, 4개의 β 사슬, 그리고 3개의 γ 사슬)이 조합되어 다양한 라미닌을 형성한다. 지금까지 16개의 서로 다른 라미닌 이종삼량체가 확인되었다.

선형적인 라미닌 분자는 **라미닌-1(laminin-1)**이다. 라미닌-1은 α1β1γ1의 삼량체 사슬로 구성되어 있기 때문에 라미닌-111이라고도 한다. 라미닌-1은 약 400 kDa의 α 사슬과 각각 200 kDa씩인 β와 γ 사슬로 구성되어 있다(그림 7-37). 이 사슬은 함께 모여 십자 모양의 분자를 형성한다. 세 가지 모든 사슬의 NH_2 말단 영역과 α 사슬의 COOH 말단에는 구형 영역이 있다. β와 γ 사슬의 COOH 영역은 α 사슬의 막대 모양 영역과 결합하는 코일형 코일 α-나선 영역을 형성한다. 십자 모양 구조의 NH_2 말단 구형 영역은 자가 결합을 위한 도메인을 가지고 있어서 라미닌이 기저막 구조의 기초가 되는 망을 형성할 수 있도록 한다. COOH 말단 구형 영역은 세포 결합 부위를 가지고 있는데, 예를 들어 $\alpha_6\beta_1$ 인테그린을 통한 결합이 가능하다. 라미닌-5와 같은 다른 형태의 라미닌은 3개의 NH_2 말단 끝이 잘린 사슬들로 구성되어 십자형을 형성하지는 않지만, 그럼에도 불구하고 다른 기저막 성분과 결합하여 헤미데스모좀 접착을 위한 기층을 형성한다.

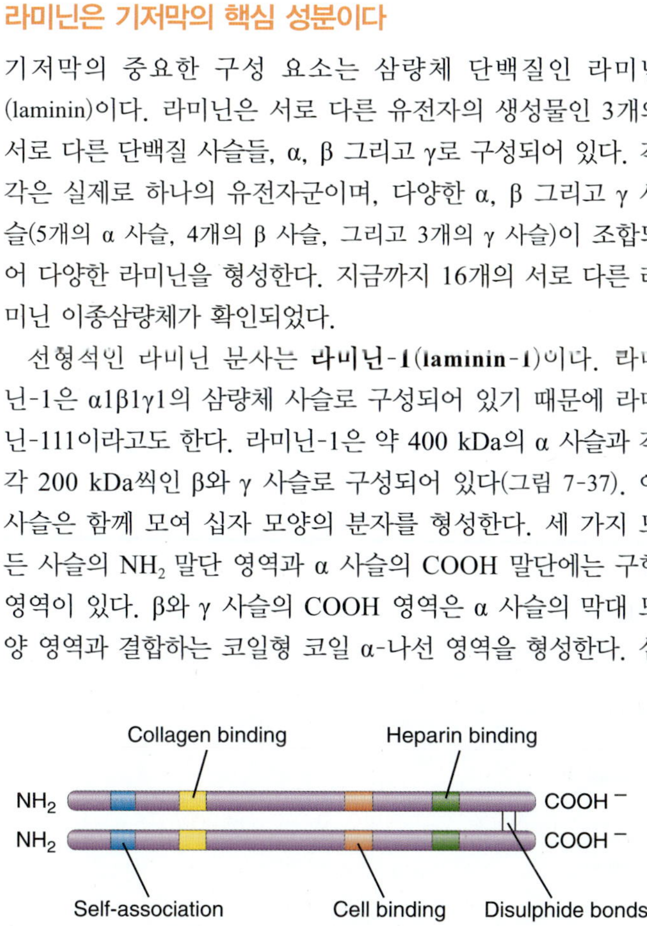

그림 7-36. 다양한 결합 부위를 보여주는 이량체 피브로넥틴.

많은 선천성 질병이 라미닌 사슬의 돌연변이와 관련이 있다. **선천성 근이영양증 1A형**은 라미닌 α2-사슬의 돌연변이로 인해 발생한다. 라미닌 β2-사슬의 돌연변이는 신부전 및 시력 상실과 관련된 피어슨 증후군(Pierson syndrome)을 유발한다. 라미닌 332의 모든 사슬(α3, β3, γ2)의 돌연변이가 **접합부 표피박리증(junctional epidermolysis bullosa)** 환자에서 발견되었으며, 이 환자는 표피와 기저 진피의 분리로 인해 경미한 물리적 충격에 대한 반응으로 피부가 쉽게 무르고 물집이 잘 생기는 증상이 있다. 라미닌-332는 또한 PI3K 및 RAC1 하위의 라미닌-322 상호작용의 활성화와 기저막 구성 요소 및 세포 표면 수용체(예: 인테그린, 신데칸 및 EGFR)와 상호작용하는 종양 형성에서 중요한 역할을 한다.

기저막은 세포 접착을 위해 특화된 얇은 기질층이다

기저막(basement membrane)은 얇은(50–100 nm) ECM의 연속적인 층으로 상피세포와 내피세포 층의 아래에 위치하고, 근육세포, 지방세포 그리고 슈반 세포를 둘러싸고 있다. 이들은 발달 초기에 형성되어, 거대분자 필터로 조직을 분리하고, 세포 부착을 위한 기질을 형성하며, 밑에 있는 결합조직에 세포층을 연결하는 기능을 한다. 전자현미경은 기저막의 두 가지 성분을 보여준다. 하나는 세포의 기저면 옆에 위치한 투명하거나 또는 전자 투과성이 높은 층이고, 다른 하나는 그 아래의 어둡거나 전자 밀도가 높은 층이다. 이 층을 각각 **투명층(lamina lucida)**과 **치밀층(lamina densa)**이라고 한다(그림 7–19 참조).

기저막은 여러 단백질과 프로테오글리칸이 고도로 가교 결합된 복합체이다(그림 7–38). 구성성분은 제IV형 및 제VII형 **콜라겐, 라미닌, 니도겐/엔택틴(nidogen/entactin)**이라고 불리는 단백질, 그리고 헤파란 황산(heparan sulfate) 프로테오글리칸이다. 전체적으로 약 50가지의 기저막 단백질이 확인되었으며, 그중 콜라겐, 특히 제IV형 콜라겐이 모든 기저막의 50%를 구성한다. 서로 다른 조직의 기저막은 세포 접착에 대한 일반적인 요구 사항 외에도 조직 특이적 성질을 갖는다. 그 특이성은 제IV형 콜라겐과 라미닌, 헤파란 황산 프로테오글

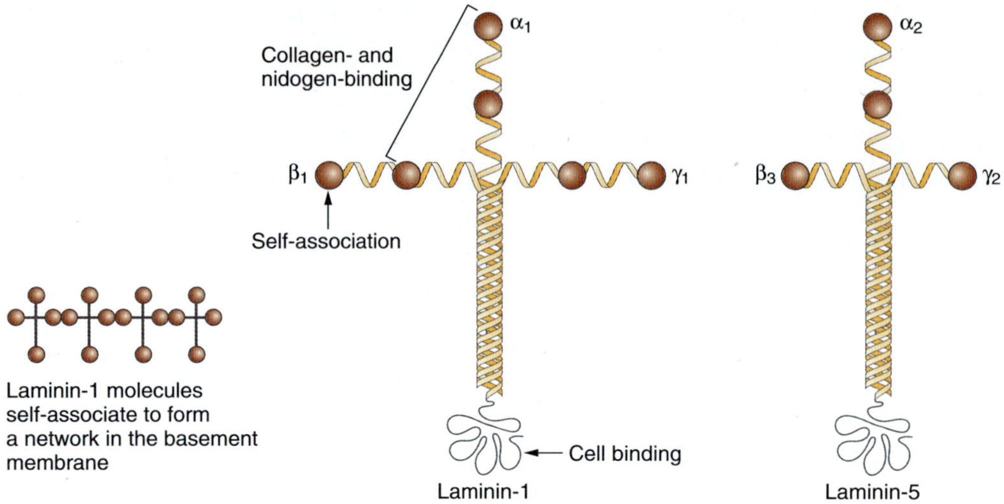

그림 7-37. 라미닌의 구조.

리칸의 서로 다른 동위형에 의해 부여된다. 따라서 7종의 서로 다른 제IV형 콜라겐과 12종의 서로 다른 라미닌이 알려져 있다. 이러한 특이성은 서로 다른 조직과 기관의 다양한 기능을 조절하는 데에 중요하다.

주요 기저막 성분 중 라미닌과 제IV형 콜라겐은 다른 성분과 달리 판형 구조(sheetlike structure)로 자가 조립되는 능력을 가지고 있다. 배양 세포에 의한 기저막 조립에 대한 연구에 따르면, 라미닌이 먼저 인테그린 접착 수용체(특히 β_1)와 막관통 프로테오글리칸인 디스트로글리칸(dystroglycan)을 통해서 세포 표면과 결합하여 망을 형성한다. 제IV형 콜라겐은 독립적이지만 연계된 망을 형성하며, 둘 사이의 상호작용은 니도겐/엔택틴에 의해 촉진된다. 이 복합체는 이후 다른 기저막 구성성분의 결합을 위한 비계(scaffolding)를 형성한다. 그런 다음, 제VII형 콜라겐은 제IV형 콜라겐과 상호작용하여 이 구조를 더욱 안정화시켜 기저막 형성을 촉진한다. 정교하게 가교 결합된 기저막은 구분된 별개의 조직층 사이의 세포 및 분자의 이동에 대한 효율적인 장벽이다. 동시에 기저막의 구조는 염증 반응 중 면역 세포의 침윤과 같은 특정 병태생리학적 조건에서는 이동을 허용한다.

기저막은 수많은 인간 질병의 표적이다. 제IV형 콜라겐 α_5 사슬의 돌연변이는 신장염과 청각 소실증을 수반하는 질병인 **알포트 증후군(Alport syndrome)**과 관련이 있다. 조기 유아 사망을 초래하는 심각한 피부 수포성 질병인 연접부 수포성 표피박리증(junctional EB)은 라미닌-5 사슬을 암호화하는 유전자의 돌연변이와 관련이 있는 반면, 합지증(syndactyly)을 초래하는 중증 쇠약성 수포창인 이영양성 EB(dystrophic EB)는 제

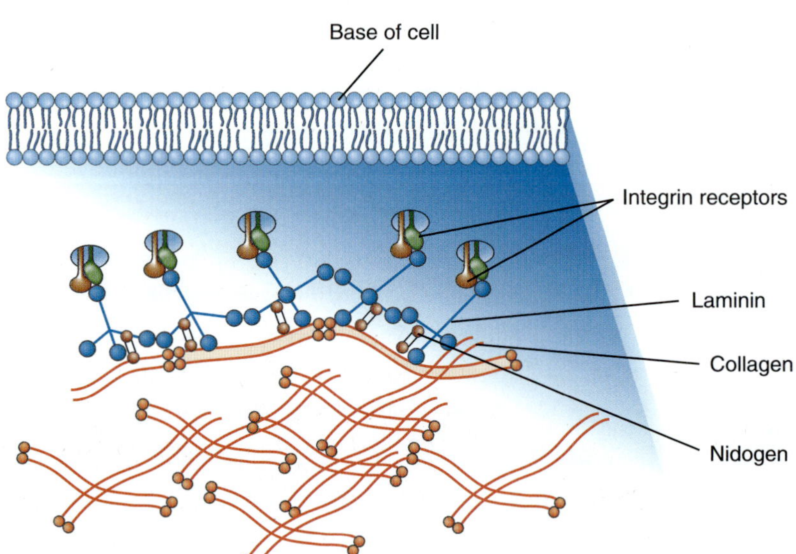

그림 7-38. 기저막의 분자 조성.

VII형 콜라겐 유전자의 돌연변이와 그에 따른 정박 섬유 부재의 결과로 나타난다. 신장의 사구체 기저막에 존재하는 제 IV형 콜라겐 α_3 사슬에 대한 자가 항체는 **굿패스쳐 증후군**(**Goodpasture syndrome**)과 관련이 있다.

종양 성장(**tumor growth**)의 핵심 요소는 새로운 혈관이 생성되는 **혈관신생**이다. 성장하는 종양은 새로운 혈액 공급 없이는 직경이 수 mm를 초과할 수 없거나, 산소 결핍으로 사망한다. 종양 세포는 혈관신생을 촉진하는 성장인자를 생성한다. 기저막은 내피세포의 증식과 이동을 저해하여, 새로운 혈관이 생성되기 위해 분기하는 것을 방지한다. 종양이 성장하는 동안, 종양 근처의 기질 내 염증 세포와 기질 세포는 기질성 메탈로프로티네이즈들을 만들어 혈관의 기저막을 분해하는데, 이로써 내피세포가 증식하고 이동하여 종양 공급로로 작용하는 새로운 혈관을 생성할 수 있게 한다. 이 과정에 대한 연구는 혈관신생의 억제가 종양 성장을 예방하는 데 이용될 수도 있다는 희망을 제공하고 있다.

피브린은 혈액 응고를 위한 기질이며 필요시에 신속하게 조립된다

혈전의 주요 ECM 성분은 세포와 기타 ECM 성분이 결합하는 탄성망(elastic network)을 형성하는 피브린(fibrin)이라고 하는 단백질이다. 망을 형성하기 위한 피브린의 중합은 혈장에 상당량(2-4 g/L)으로 존재하는 그 전구체 분자인 피브리노겐(fibrinogen)이 효소 트롬빈(thrombin)에 의해 분해되면서 일어난다. 피브리노겐 분자는 길이가 45 nm인 길쭉한 구조로서, 두 세트의 Aα-, Bβ-, 그리고 이황화 결합으로 결합된 γ 사슬로 구성된다(그림 7-39). 각 분자는 꼬인 코일 부분에 의해 가운데 E 도메인에 연결된 2개의 바깥쪽의 D 도메인으로 구성된다. 트롬빈은 Aα 사슬로부터 피브리노펩티드 A(*fibrinopeptide A*)라고 불리는 작은 조각을 절단하여 중합을 시작한다. 이것은 D와 E 도메인의 말단-중앙의 상호작용에 의한 이중가닥의 원섬유 형성뿐만 아니라, 혈전의 망을 형성하기 위한 측면과 분지 원섬유의 상호작용을 조절한다. 이 망은 인자 XIII(factor XIII) 또는 혈장 **트랜스글루타미나아제**(**transglutaminase**)라고 하는 효소의 작용에 의해 분자간 **E-(감마-글루타밀) 라이신 결합**[**E-(γ-glutamyl) lysine bond**]을 통한 공유적 가교(covalent cross-linking)에 의해 안정화된다. 가교-결합이 이루어진 혈전은 상당한 탄성을 가지며, 길이가 1.8배로 더 늘어났다가도 원래의 형태로 회복될 수 있다. 혈액 응고가 조절될 수 있도록 트롬빈 생성이나 인자 XIII 활성 모두에 대한 저해 기전이 존재한다.

피브린은 ECM 성분인 피브로넥틴과 헤파린, 성장인자인 FGF-2와 혈관 내피 성장인자(vascular endothelial growth factor, VEGF) 그리고 사이토카인인 **인터루킨-1**(**interleukin-1**)을 비롯한 다양한 세포외 성분과 결합하는 상호작용을 한다. 또한 **혈관 내피 캐드헤린**[**vascular endothelial(VE)-cadherin**], ICAM-1, 혈소판 인테그린인 $\alpha_{IIb}\beta_3$, 그리고 백혈구 인테그린인 $\alpha_m\beta_2$(Mac-1)를 포함한 수많은 CAM에 대한 결합 부위를 가지고 있다. 이들은 혈관신생을 촉진하고, 혈소판을 생성 중인 **혈전**에 통합시키고, **단핵구**와 **중성구**를 각각 소집하는 데에 중요하다. 피브린과 그 분해 산물은 또한 내피 표면의 초저밀도 지단백질 수용체(very-low density lipoprotein receptor, VLDLR)에 결합하여 백혈구 이동을 더욱 촉진할 수 있다.

필요할 때 빠르게 형성될 필요와 더불어, 혈전은 그 기능이 더 이상 필요하지 않거나 부적절하게 형성되는 경우 분산되어야 한다. 섬유소용해(*fibrinolysis*)라고 하는 분산 과정은 피브

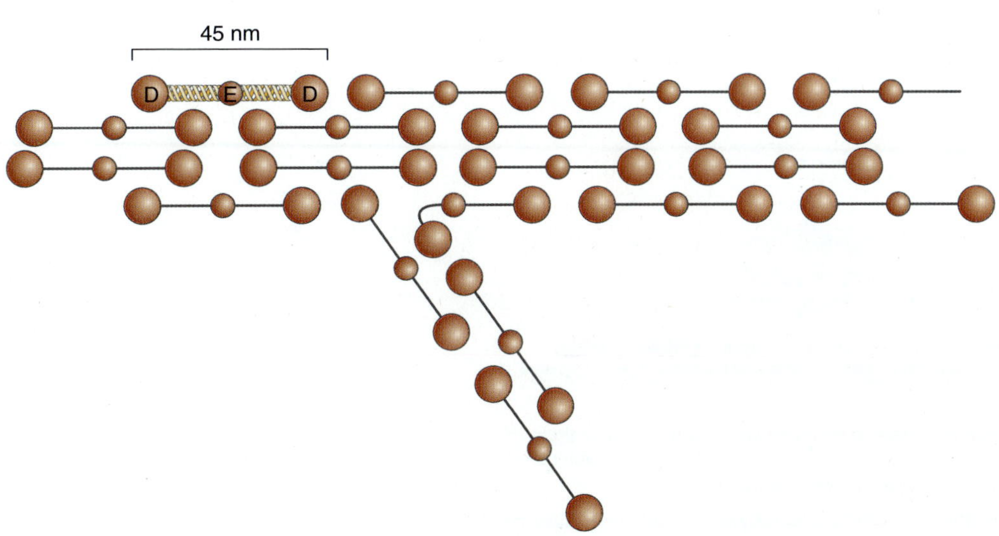

그림 7-39. 피브린 분자의 구조와 혈액 응고 과정에서 형성되는 분지형 섬유들.

린을 자르는 플라스민(plasmin)이라는 효소에 의해 매개된다. 플라스민은 **조직형 플라스미노겐 활성자(tissue plasminogen activator)** 또는 **유로카나아제형 플라스미노겐 활성화제(urokinase-type plasminogen activator)**의 작용을 통해, 전구체 단백질인 **플라스미노겐(plasminogen)**의 절단에 의해 활성화되며, 이는 피브린에 결합하여 분해를 촉진한다.

혈액 응고에서의 폰 빌레브란트 인자

폰 빌레브란트 인자(von Willebrand factor, vWF)는 혈전 형성의 개시와 진행을 매개함으로써, 혈관 손상에 대한 혈소판의 주요 반응에서 핵심적인 역할을 한다(그림 7-40). 혈류는 혈관벽에서 상당한 **전단력(shear forces)**을 발생시키고, 이 힘은 세포의 부착을 방해한다. vWF는 혈관벽의 콜라겐과 혈소판 사이에서 세포 접착이 충분히 발생할 수 있도록 다리를 형성한다. 성숙한 vWF는 이황화 결합으로 서로 결합된 다수의 동일한 소단위들로 구성된 다량체 단백질이다. 각 전구체 소단위는 그에 결합된 상당한 수의 탄수화물 사슬을 갖는 2,050개의 아미노산으로 구성된 단일 단백질 사슬이다. 이 소단위는 그 COOH 말단 사이의 이황화 결합으로 서로 연결되어 약 500 kDa 분자량의 이량체를 형성한다. 그 이상의 조립은 효소 **퓨린(furin)**에 의한 NH_2 말단으로부터의 전구펩티드 절단을 필요로 하고, 그런 다음 NH_2 말단은 이황화 결합에 의해 서로 연결된다. 이러한 연결은 10,000 kDa가 넘는 다량체가 형성될 때까지 진행될 수도 있다. 전자현미경은 길이 1,300 nm, 가로 200~300 nm에 이르는 거대한 다량체를 보여준다. vWF 다량체는 세포 내에서 합성되어 내피세포의 바이벨-펠라드(Weibel-palade) 소체와 혈소판 및 거핵구(megakaryocytes, 혈소판으로 되는 큰 세포)의 α-입자에 저장된다. 일부 vWF는 내피세포에 의해 지속적으로 분비되어, 이 단백질의 잔류 혈장 농도를 나타낸다. 내피세포와 혈소판에 의한 **조절적 분비(regulated secretion)**는 혈관 손상에 대한 반응으로 일어난다. vWF 단량체는 콜라겐과 응고인자 VIII(factor VIII)에 대

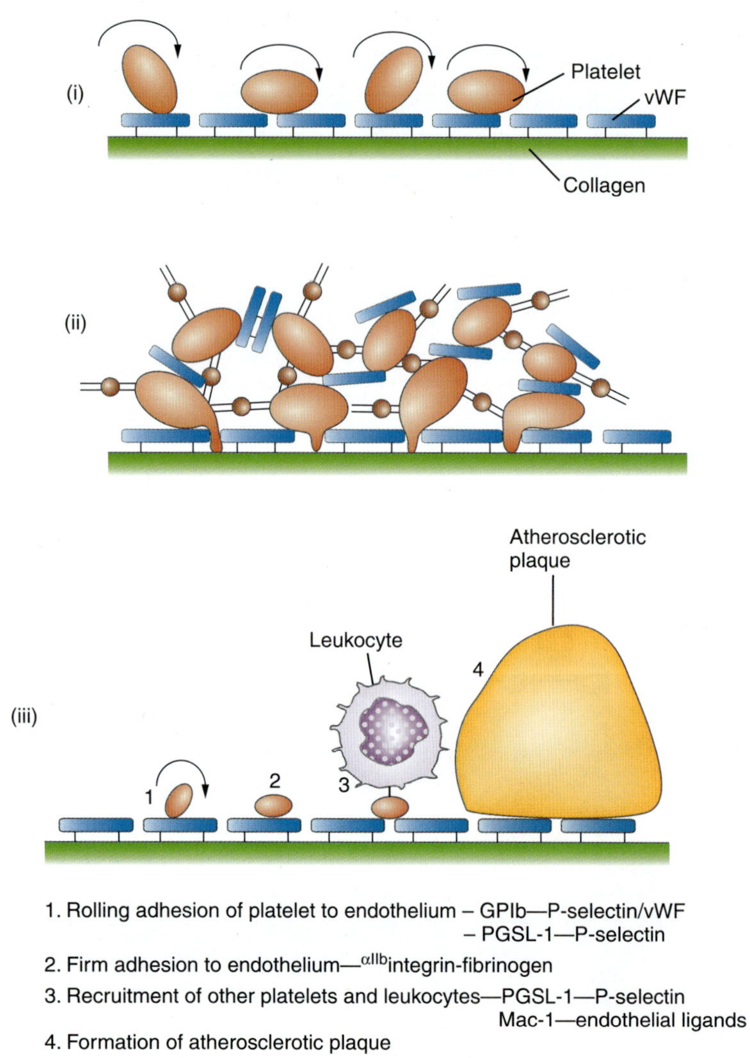

그림 7-40. 혈소판의 정상 접착과 비정상적 접착. (i) 폰 빌레브란트 인자(vWF, 푸른색)는 노출된 내피세포 기저막의 콜라겐(초록색)에 접착하고, 혈소판은 느슨하게 접착하여, 혈류의 힘에 따라 굴러다닌다. (ii) 혈소판은 콜라겐에 안정적인 접착을 형성하고 vWF와 피브리노겐(갈색)에 의해 매개되는 응집으로 더 많은 혈소판이 달라붙는다. 그러면 혈전이 계속해서 성장한다. (iii) 혈소판은 내피세포의 표면에도 접착해서 다른 혈소판과 백혈구를 소집하여 혈전 형성을 개시하고, 결국 동맥 경화반(atherosclerotic plaque)의 발생을 유발한다.

한 결합 부위뿐만 아니라, 콜라겐과 혈소판 접착 수용체인 GPIb(GPIb-IX-V 복합체의 일부) 및 GPIIbβ_3에 대한 결합 부위를 가지고 있다. 그러므로, 다량체 복합체는 글자 그대로 결합 부위들이 털을 곤두세우고 있는 실이라고 할 수 있다. 더 큰 다량체일수록 혈전 형성을 촉진하는 데에 더 큰 효과를 가진다.

초기 혈소판 접착은 혈소판 표면의 GPIb가 vWF에 결합함으로써 매개되고, 이는 차례로 콜라겐에 결합한다. 이 부착은 쉽게 떨어져 견고한 접착을 일으키지는 않는다. 대신 이러한 유형의 접착을 보이는 혈소판은 혈류가 흐르는 힘에 따라 표면을 따라 굴러간다. 혈소판 표면의 셀렉틴 분자와 vWF의 탄수화물 사슬 사이에서의 결합도 초기 접착에 기여할 가능성이 있다.

GPIb-vWF 상호작용은 세포 내 Ca^{2+} 농노와 신호선날 효소인 **단백질 키나아제 C(protein kinase C)**의 변화를 포함하는 혈소판 내 세포 신호전달을 생성한다. 이러한 신호전달의 기능은 혈소판 인테그린인 GPIIbβ_3의 활성화를 일으켜서 vWF에 견고하게 접착하도록 매개하는 것이다.

vWF는 혈소판 접착 분자에 대한 다수의 결합 부위를 가지고 있기 때문에, 이들 사이에서 다리를 형성함으로써 혈소판 응집을 중개할 수 있다. 혈소판은 또한 혈액 응고 과정에서 다른 중요한 참여자인 피브리노겐과 피브린에도 접착한다. vWF와 피브린은 혈전 형성 과정에서 상호 보완적 역할을 하는 것으로 보인다. 따라서, vWF는 피브리노겐이 없는 경우, 높은 전단 속도로 빠른 혈전 형성을 매개하지만, 그 혈전은 불안정하다. 피브리노겐의 존재 하에서 혈전 발생은 느리지만 더 안정적이다. 따라서 vWF나 피브리노겐의 선천적 결함을 가지고 있는 환자는 혈액 응고 질환을 가진다.

피브린에서 볼 수 있듯이, vWF에 의한 혈전 형성 과정은 조절이 필요하다. 이런 조절은 **ADAMTS13**이라고 하는 혈장 효소에 의해 세포 바깥에서 수행되며, 이 효소는 vWF 다량체를 절단하여 그들의 크기를 제한하고, 과도한 혈전 형성을 방지할 수 있다. ADAMTS13의 정상적인 기능은 이 효소에 대한 유전자의 돌연변이가 **만성 재발성 혈소판 감소 자반병(chronic relapsing, thrombocytopenic purpura)**이라고 하는 질병을 일으키기 때문에 분명히 중요하다. 혈전의 비정상적인 기능은 **중풍(stroke)**, **관상동맥 혈전증(coronary thrombosis)**, **정맥염(phlebitis)**, **정맥 혈전증(phlebothrombosis)** 같은 혈소판 질환을 유발할 가능성이 있으므로 혈전에 관련된 기전을 이해하는 것이 중요하다.

폰 빌레브란트병이 있는 일부 환자는 위장관 혈관 기형의 증상을 나타내기도 하며, 이는 이러한 환자에서 소화관 출혈을 유발한다. 지혈(hemostasis)의 주요 조절자로서 VWF는 주로 혈관 형성을 억제한다. vWF가 결핍된 세포에서 발견되는 과활성화된 VEGFR-2 신호는 vWF가 생리학적 수준에서 VEGF 신호를 유지하여 비정상적인 조절로 인하여 불안정하거나 약하고, 혈액이 유출되는 혈관의 형성을 방지함으로써 혈관신생을 제어할 수 있음을 시사한다.

ECM과 줄기세포의 상호작용은 세포의 줄기세포능 및 가소성에 중요하다

줄기세포(Stem cell)는 자가 재생 및 딸세포를 고유한 기능을 가진 특수한 세포 유형으로 분화하는 광범위한 능력을 가진 세포 집단이다. 배아줄기세포(embryonic stem cell)는 신체를 구성하는 모든 종류의 세포로 분화할 수 있는 반면, 상피줄기세포, 장줄기세포, 조혈모세포(hematopoietic stem cell), 중간엽줄기세포(mesenchymal stem cells, MSC) 같은 성체줄기세포(adult stem cell)는 보다 한정된 분화 잠재력을 가지고 있다. 줄기세포의 재생과 분화는 ECM이 핵심 구성 요소인 은신처(niche)로 알려진 국소 미세 환경에 의해 조절된다. 줄기세포와 ECM 간의 상호작용은 줄기세포의 이동, 증식, 생존 및 분화에 영향을 미친다. 줄기세포와 재생 의학에 대해서는 13장에 자세하게 논의되어 있다. 여기서는 줄기세포와 ECM 상호작용에 중점을 둔다.

ECM의 강성(stiffness)과 형태는 줄기세포의 운명을 제어하는 역할을 한다. ECM 구성 요소의 공간적인 분포는 액틴 세포골격을 재구성하여 상피줄기세포 분열의 축 방향을 결정하게 된다. 길쭉한 모양의 줄기세포는 둥근 섬 모양의 줄기세포보다 분화가 시작될 가능성이 낮다. 잘 펼쳐진 MSC는 파골세포와 연골세포로 분화되는 경향이 있는 반면, 둥근 모양의 MSC는 지방생성(adipogenesis)을 선호한다. 더욱이, MSC를 둘러싼 ECM의 증가된 강성은 골 분화를 촉진하는 반면, MSC 은신처에 있는 연한 ECM은 지방세포 분화를 향상시킨다. 액체의 흐름에 의해 발생한 전단응력 같은 물리적인 힘은 MSC가 연골 세포로 보다 빠르게 분화하도록 촉진하는 것으로 나타났다. 유방 상피 줄기세포는 ECM 강성이 증가할 때 기저 상피세포로 우세하게 분화하지만, 노화는 물리적 변화에 대한 감수성과 분화능을 감소시킨다.

줄기세포-ECM의 상호작용은 주로 인테그린에 의해 매개된다. 은신처 내에서 물리적인 힘이나 기타 ECM 수용체에 의해 시작된 신호와 함께 ECM과 인테그린 상호작용은 줄기세포의 자가 재생 및 분화의 균형을 유지하는 데 중요하다. 기저막 성분(예: 라미닌, 피브로넥틴 및 콜라겐 IV)에 대한 인테그린의 결합은 많은 줄기세포 유형에서 비대칭적인 세포분열을 촉진한다. 라미닌에 결합한 인테그린 α6/ITGA6/CD49f는 여러 성체 줄기세포 유형에서 발현되며, 다양한 암 줄기세포에 대한 표지자로 인식되고 있다. 인테그린에 의해 매개된 물성감지신호전달(mechanotransduction)은 ECM으로부터 발생하는 생물리학적 신호를 감지하고, 세포 골격을 변경하고 유전자 전사를 변경하여 세포 반응을 조절한다. 뻣뻣한 ECM에 반응하는 Rho-ROCK 신호전달 활성화는 MSC에서 골 형성을 촉진하고 신경 분화보다 성상세포로의 신경 줄기세포 분화를 선호한다. 인테그린 및 라미닌 외에도 CD44 및 Robo4 같은 세포-ECM 상호작용을 매개하는 다른 중요한 ECM 구성 요소는 조직이식(transplantation) 동안에 은신처로 조혈모세포의 귀환(homing) 및 정착(settling)에 중요한 역할을 한다.

전사인자 YAP/TAZ 및 마이오카딘 관련 전사인자(myocardin-related transcription factor, MRTF)/혈청 반응인자(serum response factor, SRF)에 의한 전사 조절은 줄기세포능과 가소성을 제어하는 데 있어서 그 역할이 점점 더 중요해지고 있다. 증가된 F-액틴 조립으로 인해 감소된 G-액틴/F-액틴 비율은, 세포질에 격리되어 있던 MRTF를 방출하여 핵으로 이동을 유도하고, 전사 조절을 위한 SRF의 보조인자 역할을 수행할 수 있게 한다. MRTF/SRF 신호는 조혈모세포가 발달 과정에서 골수에 정착하기 위해 필요하다. YAP는 Rho GTPase 의존적인 방식으로 액토미오신 세포골격의 장력에 반응하여 활성화된다. YAP/TAZ의 활성화는 장줄기세포 및 신경줄기세포와 같은 성체줄기세포 및 특정 암줄기 유사 세포의 줄기세포능 유지에 기여한다. 활성화된 YAP/TAZ는 또한 YAP/TAZ에 의한 라미닌 α5-소단위의 전사 증가에 의존하는 라미닌-511 기질 침착을 촉진함으로써 줄기세포 은신처를 지원할 수 있다.

인간 질병의 발병 및 치료에서의 ECM

조직 항상성을 유지하는 데 있어 ECM의 중요한 역할을 감안할 때, ECM 조절의 장애는 다양한 병리학적 상태와 연결되어 있다. *COL1A1*(콜라겐 I α-사슬)과 같은 ECM 구성 요소 유전자의 돌연변이는 ECM의 구조에 영향을 주어 골 형성 결함을 유발할 수 있다. MMP 및 ADAM과 같은 ECM을 분해하는 단백질분해효소의 과활성화에 의한 ECM 분해 증가는 심근세포의 수축성을 감소시키고 뼈의 연골을 파괴하여 각각 심근병증 및 골관절염을 유발한다. 반대로 ECM의 과잉 생산과 과도한 침착은 섬유증(fibrosis)을 유발한다. 섬유성 ECM은 섬유아세포를 자극하여 ECM 생성을 더욱 증가시키고 섬유증을 악화시킬 수 있다. 심한 섬유증은 장기 부전을 일으키고 간암, 폐암, 유방암과 같은 암 발병 위험을 높인다.

균형 잡힌 ECM은 세포 증식과 세포자멸을 조절하고, 악성 종양 진행을 억제하는 조직 구조와 세포 극성을 유지하는 데 필수적이다. 암 연관 섬유아세포, 내피 세포, 면역 세포 및 종양 세포와 같은 암 미세환경(tumor microenvironment) 내의 다양한 기질세포(stromal cell)는 종양 형성을 촉진하는 종양 ECM의 형성에 중요한 역할을 한다. ECM 구성 요소의 유전자(예: 콜라겐 IV)의 과발현 및 증가된 교차 결합으로 인한 ECM 경화는 종양 세포 생존을 촉진하고 전이성 은신처에서 전이성 종양 세포의 성장을 촉진한다. ECM의 강성이 증가하면 β1-인테그린 집단화, 초점접착 형성 및 물성감지신호전달을 통한 PI3K 신호전달을 촉진하여 침윤과 종양 진행을 유도한다. 유방암 환자의 종양에서 프로테아제 억제제 발현의 증가는 양호한 예후와 상관관계가 있는 반면, MMP 발현의 증가는 나쁜 예후 및 재발 증가와 관련이 있다. ECM은 또한 종양 성장을 촉진하기 위해 혈관신생을 조절한다. ECM 내의 테나신 C(tenascin C)는 췌장암 세포의 생존과 증식을 촉진하는 것 외에도, 혈관신생을 촉진하고 혈관 투과성을 향상시킨다. 면역 세포와 암세포의 이동을 조절하는 것은 암세포 ECM이 종양 진행을 촉진하는 또 다른 중요한 조절 기전이다. 면역 세포는 암미세환경에서 면역 세포의 모집 및 활성화를 조절하는 인테그린 매개 접착을 통해 ECM과 상호작용한다. ECM 섬유의 구성과 구조는 또한 면역 세포와 종양 세포의 이동을 조절한다. 느슨한 형태의 ECM 영역은 세포 이동성을 촉진하는 반면, 조밀한 형태의 ECM 영역은 세포 이동을 방해한다. 제한된 ECM의 기하학적 구조는 또한 종양 덩어리의 가장자리에서 종양 세포의 수포 형성 이동 양식(bleb migration pattern)을 변형하고 촉진하는 암세포 능력을 제어한다. 또한 ECM은 VEGF, PDGF 및 TGF-β와 같은 성장인자의 저장소 역할도 하며, ECM 재형성으로 인한 방출은 종양 성장 및 진행을 추가로 조절한다.

ECM은 죽상동맥경화증, 자가면역, 염증성 질환 및 암을 포함한 다양한 질병에서 실질적으로 변형되기 때문에, 질병 관련 ECM 분자를 직접 표적으로 하는 것은 매력적인 치료 전략이다. 히알루론산/CD44 신호전달 경로를 방해하거나, CD44 또는 히알루론산을 세포독성 약물 표적화 전략으로 사용하는 것은 암 치료를 위한 수많은 표적 치료 접근법에서 검토되어 왔다. ECM은 또한 약물 전달 및 전달을 조절하는 능력을 고려할 때 약물 전달 및 효능을 개선하기 위한 유용한 치료 대상이다. 한 가지 전략은 항암제 분포를 개선하기 위해 ECM을 조절하여 혈관을 정상화하는 것이다.

요약

세포 접착과 ECM은 인간 조직의 정상적 구조와 기능의 근본이다. 접착은 주로 4개의 접착 수용체 군인, 캐드헤린 계열, Ig 계열, 셀렉틴 계열, 그리고 인테그린 계열 중 하나에 속하는 분자에 의해 매개된다. 접착 수용체는 보통 세포 연접에

덩어리져서 모여 있으며, 데스모좀과 부착연접은 세포-세포 접착을 중개하는 반면, 헤미데스모좀과 초점접촉은 세포-기질 접착을 중개한다. 또한 세포 내 연접에는 이웃 세포 간 통로의 투과성과 극성을 조절하는 밀착연접과 세포 간 통신을 용이하게 하는 간극연접이 있다. 세포 부착 기능에 참여하는 것 외에도, 접착 수용체는 이동, 증식, 분화, 생존을 포함하여 여러 분야의 세포 행동을 조절하는 신호를 전달한다. 감염 시의 백혈구와 혈액 응고 과정에서의 혈소판의 예에서 알 수 있듯이, 비접착성 세포가 빠르게 접착성으로 변하게 되는 세포 접착은 명백히 역동적 과정이다.

ECM은 많은 성분을 가지며, 그중 가장 풍부한 것은 섬유성 콜라겐이다. 이들은 힘줄과 진피에 힘을 제공하고, 뼈와 연골의 기초를 형성한다. 대부분의 조직은 물을 흡수하고, 특히 연골에서는 많은 양의 GAGs와 프로테오글리칸(proteoglycan)이 존재하는데, 이들은 음으로 하전된 다량체로서 물을 흡수하고 압력에 저항한다. 조직의 탄력성은 엘라스틴과 피브릴린으로 구성된 탄성 섬유에 의존적이다. 상피와 같은 많은 조직의 세포는 기저막에 접착하며, 그 기본적인 성분은 라미닌(laminin)과 제IV형 콜라겐(type IV collagen)이다. 서로 다른 조직의 기저막은 분자 조성의 차이에 따라 특이한 성질을 갖는다. 대부분 세포외 기질은 원래 반영구적이지만, 혈전은 상처에 반응하여 빠르게 형성된다. 혈전 기질의 주요 성분은 vWF와 피브린이며, 이들 모두 혈소판 접착에 기층을 제공한다. 모든 유형의 세포연접과 그에 상응하는 세포 기능은 세포 내 신호전달에 의해 조절된다. 유전적, 화학적, 환경적 요인에 의한 서로 다른 세포 접착의 조절 장애는 병태생리학적 상태를 초래하며, 많은 주요 인간 질병과 관련이 있다.

Suggested Readings

Anderson JM, Van Itallie CM. Physiology and function of the tight junction. *Cold Spring Harb Perspect Biol* 2009;1:a002584, https://doi.org/10.1101/cshperspect.a002584.

Bonnans C, Chou J, Werb Z. Remodeling the extracellular matrix in development and disease. *Nat Rev Mol Cell Biol* 2014;15:786–801.

Buckley A, Turner JR. Cell biology of tight junction barrier regulation and mucosal disease. *Cold Spring Harb Perspect Biol* 2018;10(1) https://doi.org/10.1101/cshperspect.a029314.

Cooper J, Giancotti FG. Integrin signaling in cancer: mechanotransduction, stemness, epithelial plasticity, and therapeutic resistance. *Cancer Cell* 2019;35:347.

Kappelmayer J, Nagy Jr. B. The interaction of selectins and PSGL-1 as a key component in thrombus formation and cancer progression. *BioMed Res Int* 2017; https://doi.org/10.1155/2017/6138145. Article ID 6138145.

Mège RM, Ishiyama N. Integration of cadherin adhesion and cytoskeleton at adherens junctions. *Cold Spring Harb Perspect Biol* 2017;9:a028738 https://doi.org/10.1101/cshperspect.a028738.

Mouw JK, Ou G, Weaver VM. Extracellular matrix assembly: a multiscale deconstruction. *Nat Rev Mol Cell Biol* 2014;15:771–785.

Multhaupt HA, Leitinger B, Gullberg D, Couchman JR. Extracellular matrix component signaling in cancer. *Adv Drug Deliv Rev* 2016;97:28–40.

Panciera T, Azzolin L, Cordenonsi M, Piccolo S. Mechanobiology of YAP and TAZ in physiology and disease. *Nat Rev Mol Cell Biol* 2017;18:758–770.

Skerrett IM, Williams JB. A structural and functional comparison of gap junction channels composed of connexins and innexins. *Dev Neuro biol* 2017;77(5):522. https://doi.org/10.1002/dneu.22447.

Spindler V, Waschke J. Pemphigus—a disease of desmosome dysfunction caused by multiple mechanisms. *Front Immunol* 2018;9:136.

Venhuizen JH, Zegers MM. Making heads or tails of it: cell–cell adhesion in cellular and supracellular polarity in collective migration. *Cold Spring Harb Perspect Biol* 2017;9: pii: a027854.

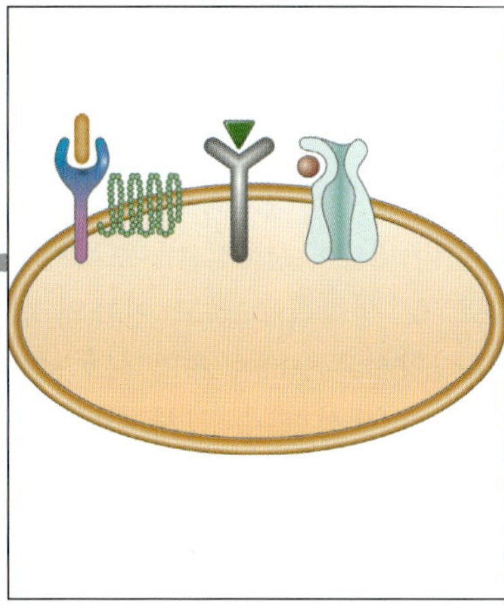

Chapter 8

세포 간 신호전달의 일반 유형

세포 간 신호전달 분자는 리간드로 작용한다

화학적 구조와 무관하게, 세포 간 신호를 전달하는 분자는 **리간드**(**ligand**)로 작용하며, 표적 세포에서 특정 **수용체**(**receptor**)에 결합하여 생물학적 반응을 시작한다(그림 8-1). 너무 크거나 지나치게 친수성이어서 원형질막을 통과하기 어려운 분자는 원형질막에 있는 수용체를 사용하여 표적 세포 내부로 신호를 전달한다. 원형질막에 존재하는 수용체는 세포 외부의 리간드 결합 도메인(ligand binidng domain), 막관통 도메인(transmembrane domain) 그리고 생물학적 반응을 유도하여 세포 내 반응을 개시하는 세포질 도메인(intracellular domain)을 포함하고 있다. 이러한 원형질막 수용체는 이온 통로, 효소, 혹은 효소에 결합된 형태일 수 있다. 더 작고 소수성인 리간드는 원형질막을 가로질러 확산되고 표적 세포 내부에 존재하는 수용체를 활성화시킨다. 이러한 세포 내 수용체는 대부분 유전자 전사에서 변화를 유발하는 전사인자(transcription factor)이다. 세포 간 신호전달 리간드와 수용체는 낮은 수준으로 발현되며, 따라서 전통적인 생화학적 접근을 통해서는 분리하고 규명하는 것이 어렵다. 분자생물학과 약리학의 최근 발전은 이러한 문제점을 극복하고 세포 간 리간드와 수용체가 동정 및 규명되는 속도를 상당히 증가시켰다. 이러한 정보는 끊임없이 변화하는 환경에 대응하기 위해 세포가 사용하는 복잡한 세포 반응과 분자 반응에 관한 새로운 통찰력을 제공해 주었다.

세포는 신호전달 분자에 다른 반응을 나타낸다

세포는 특정 신호에 선택적으로 반응할 수 있어야 하고, 동시에 다른 신호를 무시해야만 한다. 이렇게 서로 다른 반응이 나타나는 이유는 리간드, 수용체, 그리고 반응에 관여하는 세포 내 신호전달 경로들이 조합되어 다양한 변화가 생길 수 있기 때문이다. 리간드가 없거나 감소된 양으로 존재한다면 반응은 없을 것이다. 그 리간드가 고농도로 존재하더라도, 그 표적 세포가 적절한 수용체를 발현하지 않으면, 그 또한 반응은 나타나지 않는다. 그리고 동일한 리간드라고 할지라도 모든 세포에서 반드시 동일한 생물학적 효과를 생성하는 것도 아니다. 예를 들어, 아세틸콜린(acetylcholine)은 심장과 골격근에서는 수축을 조절하지만, 침샘에서는 분비를 조절한다(그림 8-2).

같은 리간드와 결합하지만 수용체에 차이가 있는 수용체 아형(subtype)이나, 수용체는 동일하지만 세포 내에서 상호작용하는 신호전달 분자가 다를 경우에는 결과적으로 서로 다른 반응이 나타날 수 있다. 마지막으로, 세포 행동에 변화를 결정하는 것은 바로 노출된 개별 리간드 모두에 대한 세포 반응의 총합이다. 리간드의 조합이나 표적 세포의 생리적 상태, 혹은 이 두 가지가 모두 약간만 변화해도 고도로 다양한 반응이 관찰될 수 있다.

세포 간 신호전달 분자는 다중적 기전을 통해 작용한다

세포 간 신호전달 반응에 대한 우리의 이해가 높아짐에 따라, 세포 간 신호전달 분자 부류 사이의 명확한 구분이 모호해졌다. 전통적으로, 신호전달 분자는 작용하는 거리와 리간드의 근원에 따라 내분비(endocrine), 주변분비(paracrine), 자가분비

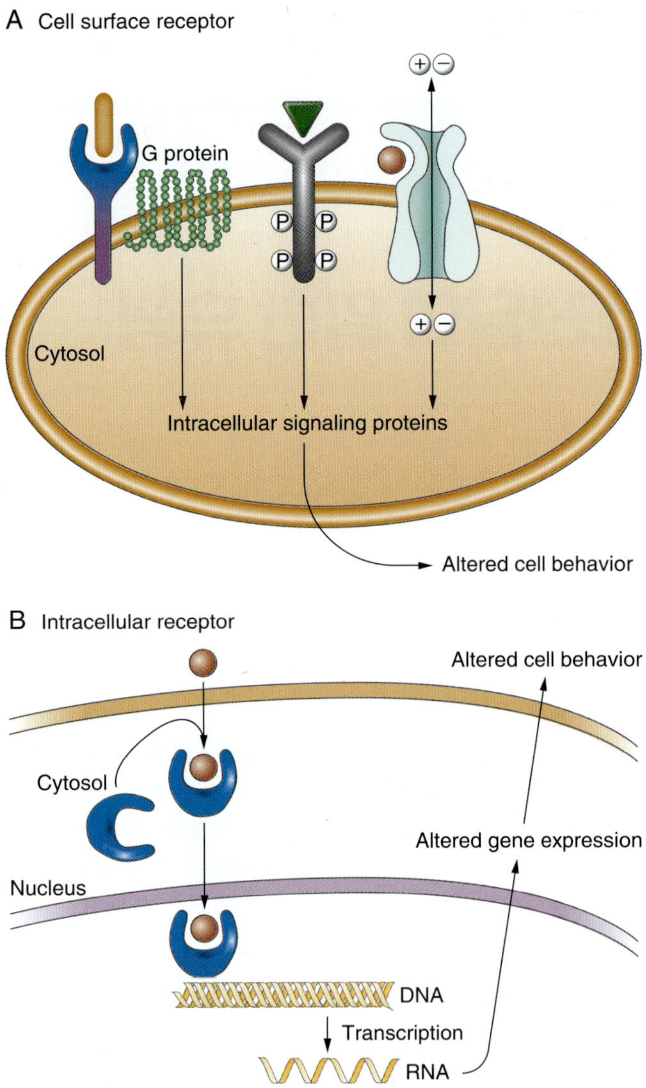

그림 8-1. 세포 간 신호전달 분자는 리간드로서, 특정 표적 세포 수용체와의 상호작용을 통해서 그 효과를 발휘한다. 크고 친수성인 신호전달 분자는 확산으로는 표적 세포에 들어갈 수 없고 세포 표면 수용체와 상호작용을 통하여 그 효과를 발휘한다(A). 이러한 수용체들은 이온 통로일 수도 있고, G-단백질-결합성이거나 또는 효소 결합형일 수 있다. 하위 이차 전달자 경로에서의 수용체 매개성 변화는 세포 행동을 변화시킨다. 작고 소수성인 신호전달 분자는 표적 세포로 쉽게 확산되어 그 세포 내에 위치하는 수용체와 상호작용한다(B). 이러한 리간드-수용체 복합체는 DNA의 조절 영역에 결합하여 세포 행동을 바꾸는 새로운 유전자 산물의 전사를 촉진한다.

(autocrine) 그리고 접촉분비(juxtacrine) 등으로 분류되어 왔다(그림 8-3).

하지만, 개별 신호전달 분자는 여러 다중적 기전을 통해 작용할 수 있다. 예를 들어, 상피세포 성장인자(epidermal growth factor, EGF)는 이웃 세포에 결합하고 직접적인 접촉을 통해 신호를 전달할 수 있는(접촉분비 신호전달) 막관통 단백질(transmembrane protein)이다. 상피세포 성장인자는 또한 특정 단백질 분해효소에 의해 절단되어, 순환계로 방출되고, 호르몬(hormone)으로 기능할 수 있다(내분비 신호전달). 에피네프린(epinephrine)은 신경전달 물질로 기능하며(주변분비 신호전달), 일종의 신체 호르몬으로 작용한다(내분비 신호전달). 표적세포 수용체는 물론, 리간드의 구조 및 생화학 그리고 이들의 합성/분포/대사에서의 광범위한 다양성은 100여 개의 신호전달 분자들만으로도 무한 수의 신호를 생성할 수 있게 한다. 다음 절에서는 임상적으로 중요한 세포 간 신호전달 경로를 예로 들어, 다양한 종류의 세포 간 신호전달 분자의 고유한 세포 생물학적 특성을 제시하고자 한다.

호르몬

호르몬은 생명체가 장거리에 걸쳐 세포의 다양한 활동을 조정할 수 있게 한다. 특화된 내분비선(뇌하수체, 갑상선, 부갑상선, 췌장, 부신선, 생식선)과 기타 기관은 화학적으로 여러 다양한 호르몬을 분비/방출한다(표 8-1). 이 호르몬은 순환계로 들어가서 몸 전반에 위치한 표적 세포에 작용한다. 호르몬은 몸 전체에 분포하고 있으므로 여러 다른 기관에서 동시에 변화를 유발할 수 있다. 하지만, 호르몬이 표적 세포에 도달하기 위해 이동하는 장거리 이동은 몇 분에서 몇 년에 걸친 생리학적 과정(생식, 성장, 발달 및 신진대사)의 조절로 그의 작용을 제한한다. 호르몬은 두 가지 뚜렷하게 구별되는 계열, 즉 **세포 내 수용체(intracellular receptor)**와 상호작용하는 작은 지용성 분자(small lipophilic molecule), **세포 표면 수용체(cell surface receptor)**와 상호작용하는 수용성 분자(hydrophilic molecule)로 나누어질 수 있다. 뚜렷하게 구별되는 각 계열의 특징은 다음 절에서 설명한다. 마지막으로, 호르몬 기능을 미세-조정하는 복잡한 음성과 양성 되먹임 기전(negative feedback mechanism)은 물론, 두 가지 호르몬 사이의 상호작용을 설명하기 위해 시상하부-뇌하수체 축(hypothalamic-pituitary axis)을 활용한다.

지용성 호르몬은 세포질 내 수용체를 활성화시킨다

작은 지용성 호르몬은 다양한 목록의 생물학적 과정을 조절한다. 프로게스테론(progesterone), 에스트라디올(estradiol) 그리고 테스토스테론(testosterone) 같은 성 호르몬은 생식선에 의해 생성되며, 성적 분화와 기능을 조절한다. 피질성 스테로이드(corticosteroids)는 부신에서 합성되며, 기능에 기초하여 두 부류로 나누어진다. 즉, 당질 코르티코이드(glucocorticoids)는 서로 다른 여러 세포 유형에서 포도당 생성을 증가시키고, 무기질 코르티코이드(mineral corticoids)는 신장의 염분과 수분 균형을 조절한다. 티록신(thyroxine)은 갑상선에서 합성되며, 거의 모든 기관에서 신진대사를 조절한다. 비타민 D_3(Vitamin D_3)는 Ca^{2+} 대사와 뼈 성장을 조절한다. 레티노산(retinoic acid)과 기

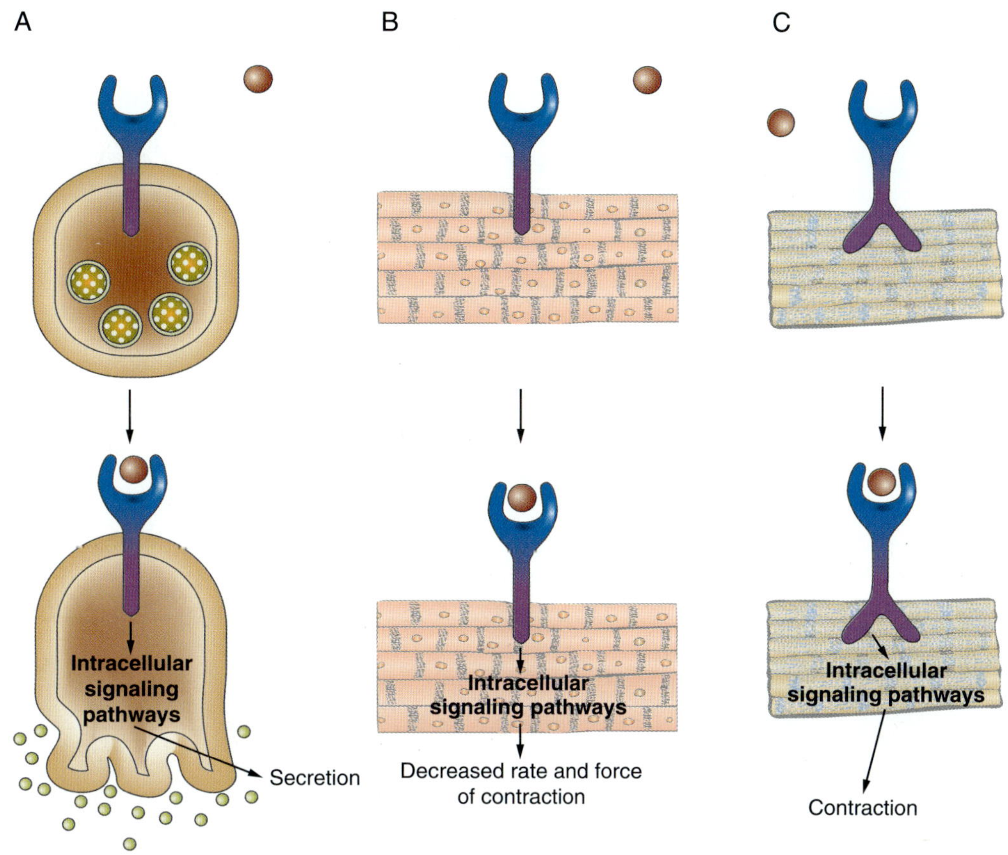

그림 8-2. 신호전달 분자는 여러 목적으로 사용될 수 있으며, 차별적 반응을 유도한다. 침샘에서(A), 아세틸콜린은 무스카린성 수용체 아형을 활성화하여 분비를 유발한다. 심장근육에서는(B), 동일한 무스카린성 수용체 아형에 대한 아세틸콜린에 의한 활성화는 전혀 다른 생물학적 효과를 나타내는데, 심장의 수축력과 속도를 감소시킨다. 세포 행동에서의 이런 차별적 효과는 그 두 세포 유형에서 무스카린성 수용체가 세포 내의 서로 다른 신호전달 경로와 연결되기 때문이다. 골격근에서의(C), 아세틸콜린은 서로 다른 수용체 아형인 니코틴성 수용체를 활성화하여 근육 세포의 탈분극과 수축을 일으킨다.

타 레티노이드(retinoid)는 발생에서 중요한 역할을 한다. 모든 지용성 호르몬은 지질 이중층을 가로질러 자유롭게 확산하여, 세포질 수용체와 상호작용하고 특정 유전자의 발현을 변화시킨다. 표적 세포나 표적 조직에서 호르몬의 궁극적인 효과를 결정하는 것은 활성화되거나 불활성화되는 특정 유전자이다.

지용성 호르몬이 작용하는 기간은 그 합성과 대사로 결정된다. 모든 스테로이드는 콜레스테롤(cholesterol)로부터 합성되며, 비슷한 화학적 골격을 가지고 있다. 스테로이드를 생성하는 세포는 소량의 호르몬 전구체만을 저장하고 있으나, 성숙된 활성 호르몬은 저장하지 않는다. 세포가 자극을 받으면 그 전구체를 활성 호르몬으로 전환시키고, 이 호르몬은 원형질막을 가로질러 확산하여 순환계로 들어간다. 이 과정은 몇 시간에서 며칠이 걸릴 수 있다. 스테로이드는 친수성 환경에는 용해도가 낮기 때문에, 혈류에서 단백질 운반체에 강하게 결합되어 있다. 이것은 호르몬의 분해를 극단적으로 느리게 하고 스테로이드 호르몬이 수 시간에서 며칠 동안 순환계에 남아 있게 한다. 따라서 일단 스테로이드 호르몬 반응이 일어나면, 반응은 장기간 지속될 수 있다.

레티노이드는 구조적으로는 스테로이드 호르몬과 관련이 있지만, 콜레스테롤이 아닌 레티놀(retinol; vitamin A)로부터 합성된다. 레티놀은 간과 혈류에서 높은 농도로 발견되며, 여기서 혈청-결합 단백질과 복합체를 형성한다. 레티놀은 원형질막을 가로질러 확산하여 세포질의 레티놀-결합 단백질과 복합체를 형성한다. 세포질의 레티놀은 일련의 탈수소화효소(dehydrogenases)에 의해 레티노산으로 전환된다. 새로이 합성된 이 레티노산은 확산으로 세포를 빠져나와 이웃 세포에 작용한다. 레티노산은 그를 합성하는 세포의 세포질에 머물러 있으면서 신호를 전달할 수 있다는 점에서 매우 독특하다.

갑상선 호르몬(thyroid hormone) 합성은 특이하고 복잡하다. 갑상선은 **타이로글로불린(thyroglobulin)**이라고 불리는 크고 다량체의 세포외 당단백질에 아미노산 잔기 형태로 많은 양의 갑상선 호르몬을 저장한다. 타이로글로불린은 정단막에서 내포작용으로 들어오며 그 세포 내에서 콜로이드성 방울로 보인

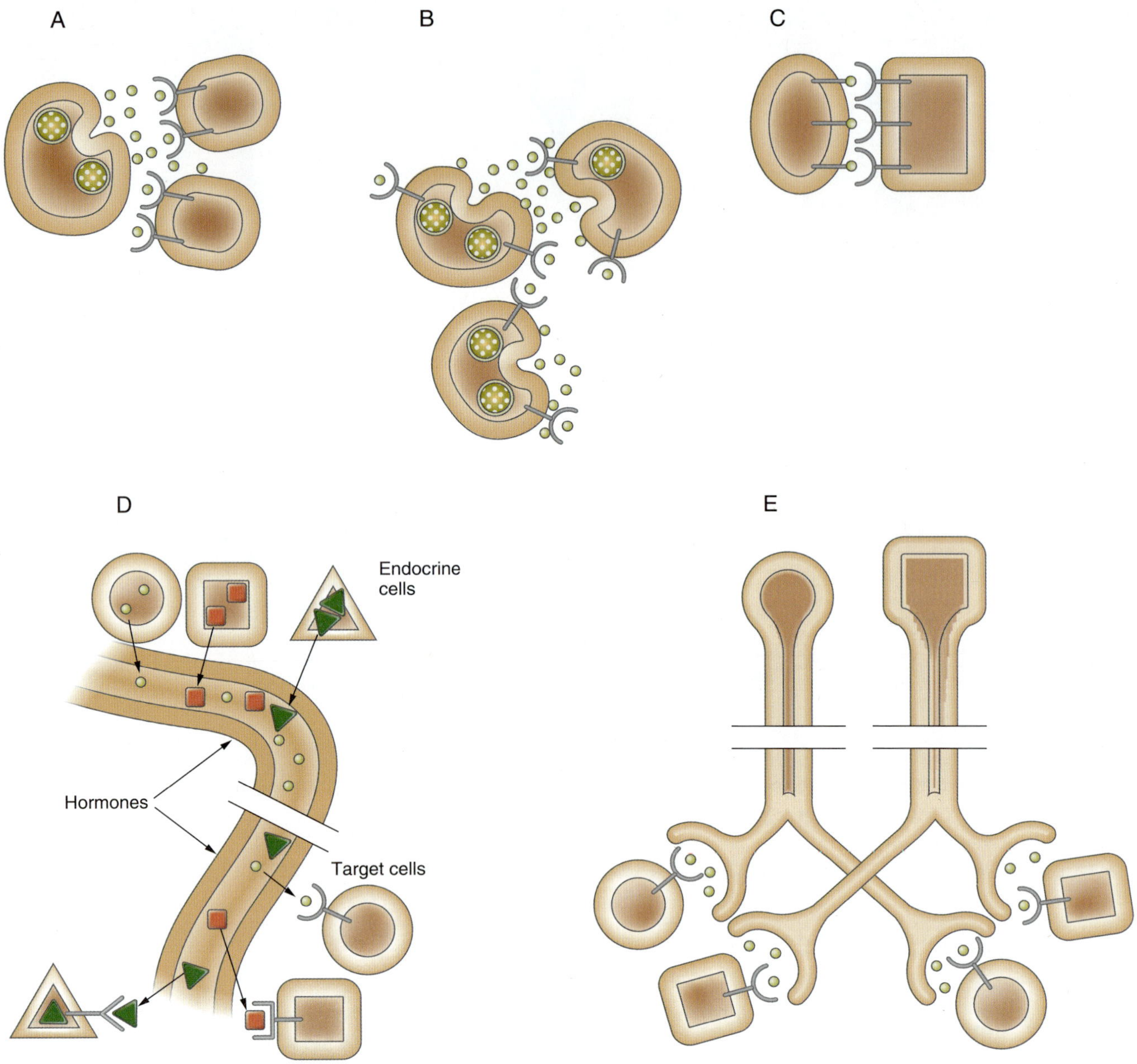

그림 8-3. 세포 간 신호전달의 일반적 체계도. 세포 간 신호전달은 단거리(A-C) 또는 장거리(D, E)에서 발생할 수 있다. 주변분비(paracrine) 신호전달에서는(A) 화학물질이 세포외 환경으로 방출되어 적절한 수용체를 발현하는 인접 표적 세포에게 그 효과를 발휘한다. 자가분비(autocrine) 신호전달에서는(B) 신호전달 분자를 합성 및 방출하는 세포 또한 그 표적 세포가 된다. 접촉분비(juxtacrine) 신호전달에서는(C) 신호전달 분자가 원형질막에 붙은 채로 남아 있으며, 이웃 표적 세포의 수용체와 상호작용한다. 내분비(endocrine) 신호전달에서는(D) 호르몬이 순환계로 방출되어 몸 전반에 분포하지만, 적절한 수용체를 발현하는 세포의 행동만을 바꾼다. 시냅스(synaptic) 신호전달(E)은 먼 거리를 건너 일어나는 특수한 형태의 주변분비 신호전달로서, 신호는 그 생물의 전체 길이에 걸쳐 존재할 수 있는 신경세포 돌기를 따라 멀리까지 전달된다. 시냅스 신호전달의 특이성은 신호전달 분자나 신경전달 물질이 아니라 시냅스 접촉의 형성에 의해 생성된다.

다. 이 방울은 라이소좀과 융합하고, 여기에서 타이로글로불린이 분해되어 티록신(thyroxin, T_4)과 3,5,3′-삼요오드티로닌(3,5,3′-tri-iodothyronine, T_3)이 방출된다. 이 과정은 매우 비효율적이며 수 시간에서 수일이 걸릴 수 있다. 2~5개의 T_4 분자가 유리하려면 1개의 타이로글로불린 분자(거의 5,500개 아미노산 잔기와 300개의 탄수화물 잔기를 갖는다)의 완전한 분해가 필요하다. 그런 다음, T_3와 T_4는 기저막을 가로질러 확산하여 순환계로 들어간다. T_3와 T_4는 혈액의 친수성 환경에서 용해도가 낮기 때문에, 운반체 단백질에 단단하게 결합한다. 이러한 결합은 분해를 억제하여 반응이 수 시간에서 수일 동안 지속되게 한다.

지용성 호르몬 수용체는 핵 수용체 군의 구성원이다

지용성 호르몬에 대한 수용체는 형태가 동일하지는 않지

표 8-1. 대표적인 호르몬의 주요 생물학적 활성

Hormone	Site of Origin	Major Biological Activity
Proteins/polypeptides		
Insulin	Pancreatic β cells	Carbohydrate utilization
Growth hormone–releasing hormone (GHRH)	Hypothalamus	Stimulate growth hormone secretion
Growth hormone	Anterior pituitary	General stimulation of growth
Luteinizing hormone (LH)	Anterior pituitary	Stimulate LH secretion
Parahormone	Parathyroid	Increased bone resorption
Follicle-stimulating hormone (FSH)	Anterior pituitary	Stimulate ovarian follicle growth and spermatogenesis
Thyroid-stimulating hormone (TSH)	Anterior pituitary	Stimulate thyroid hormone secretion
Erythropoietin	Kidney	Increase red blood cell production
Prolactin	Anterior pituitary	Stimulate milk production
Glucagon	Pancreas	Stimulate glucose synthesis
Insulin-like growth factor-1	Liver	Stimulate bone and muscle growth
Small peptides		
Somatostatin	Hypothalamus	Inhibit growth hormone release from anterior pituitary
TSH-releasing hormone (TRH)	Hypothalamus	Stimulate TSH release from anterior pituitary
LH-releasing hormone (LRH)	Hypothalamus	Stimulate LH secretion from anterior pituitary
Vasopressin/antidiuretic hormone (ADH)	Posterior pituitary	Elevate blood pressure, increase kidney water resorption
Oxytocin	Posterior pituitary	Stimulate smooth-muscle contraction
Amino acids		
Norepinephrine	Adrenal medulla	Increase blood pressure and heart rate
Dopamine	Hypothalamus	Inhibit prolactin secretion
Lipophilic hormones		
Estradiol	Ovary, placenta	Develop/maintain secondary male sex characteristics
Cortisol	Adrenal cortex	Metabolism, suppress inflammatory reactions
Progesterone	Ovary, placenta	Prepare uterus for pregnancy, maintain pregnancy
Testosterone	Testis	Develop/maintain secondary male sex characteristics
Thyroxine	Thyroid	Increase metabolic activity in many cells
Retinoic acid	Diet	Epithelial cell differentiation

만, 진화적으로 관련이 있으며 **핵 수용체 군(nuclear receptor superfamily)**이라고 하는 큰 계열에 속한다. 이 계열에는 또한 세포 내 대사물에 의해 활성화되는 수용체도 포함된다. 단지 DNA 염기서열 분석만으로 확인되고 그 리간드가 확인되지 않은 구성원을 **고아 수용체(orphan receptor)**라고 한다. 핵 수용체 계열의 구성원은 리간드 결합, DNA 결합 그리고 전사 활성화를 위한 도메인을 가지고 있다.

지용성 호르몬 수용체는 세포질, 핵, 혹은 두 군데 모두에 존재하며, 그곳에서 다른 단백질과 복합체를 형성한다(그림 8-4). 리간드가 결합하면, 이 복합체가 분리되고, 수용체의 이량화(dimerization)가 발생하고 인산화되며, DNA에 결합하여 특정 표적 유전자의 전사를 촉진하게 된다. 비활성화 상태의 갑상선 호르몬 수용체는 핵에 위치하며 전사를 억제하는 형태로 DNA와 복합체를 형성한다(그림 8-4 참조). 이 경우 리간드-수용체 복합체는 DNA와 결합한 채로 남아 있으면서 전사를 활성화시킬 수 있는 형태로 구조적 변화를 겪는다. 리간드가 해리되면, 그 수용체는 탈인산화되어 비비활성 상태/위치로 되돌아간다. 초기에, 이러한 수용체는 소수의 특정 유전자만 직접적으로 전사를 활성화시킨다. 이러한 1차 단계 유전자 산물은 다른 유전자를 활성화시켜서 지연된 2차 반응을 생성한다. 이러한 수용체의 활성이 유전자의 전사와 동의어가 되었지만, 작은 지용성 호르몬의 일부 효과는 유전체와 상관없이 세포 과정을 직접 조절함으로써 나타날 수 있다는 증거가 늘고 있다.

펩티드 호르몬은 막-결합 수용체를 활성화한다

펩티드 호르몬의 크기는 단순한 삼펩티드(tripeptide) 구조인 갑상선자극호르몬 방출호르몬(thyrotropin-releasing hormone, TRH)에서부터 198개 아미노산으로 이루어진 단백질인 프로락틴(prolactin), 당 수식된 여러 소단위 구조를 가지는 다량체인 인간 융모막 성선자극호르몬(human chorionic gonadotropin, HCG)까지 다양하다. 이 물질은 환경에 대한 빠른 반응을 매개하므로, 원형질막에 인접한 분비 소낭에 저장되어 있어서 즉시 방출될 수 있다. 펩티드 호르몬의 합성과 방출은 조절된 외포작용 경로(exocytotic pathway)를 통하여 일어난다(4장 참조). 펩티드 호르몬 방출을 유발하는 환경 신호는 또한 펩티드 호르몬의 합성도 자극하므로 방출된 호르몬은 고갈되지 않고 지속적으로 유지된다. 방출된 호르몬은 혈액 내에 몇 초 또는

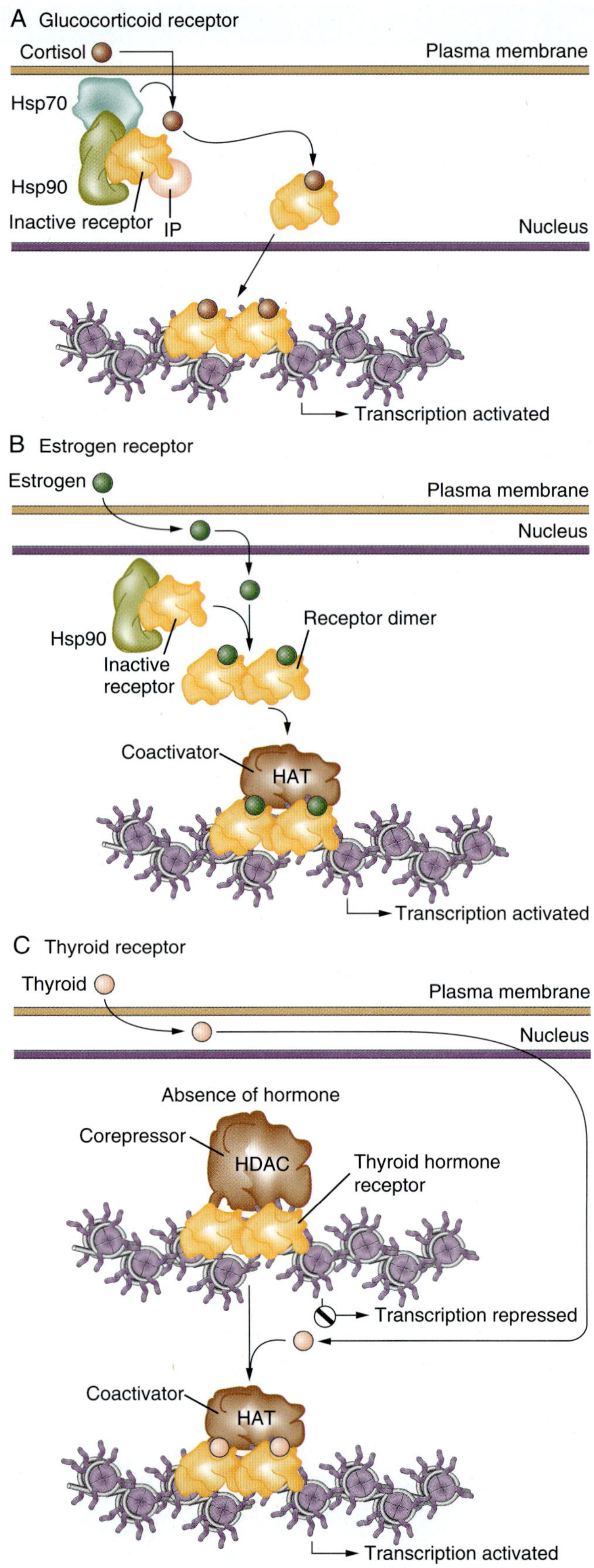

그림 8-4. 핵수용체 군 구성원에 의한 유전자 조절. (A) 비활성 글루코코르티코이드 수용체는 열충격 단백질 90(Hsp90)과 70(Hsp70), 그리고 이뮤노필린(immunophilin, IP)을 포함하는 복합체로 세포질 내에 위치한다. 그 수용체에 코티솔(cortisol)이 결합하면 그 부속 단백질이 제거되고, 활성화된 리간드-수용체 복합체가 핵으로 이동하여 거기서 표적 유전자를 활성화한다. (B) 비활성 에스트로겐 수용체-Hsp90 복합체는 핵에 위치한다. 에스트로겐 결합으로 Hsp90이 제거되고, 활성화된 수용체는 이량체화하여 공동활성자인 히스톤 아세틸전이효소(HAT)와 함께 DNA에 결합하고 표적 유전자를 활성화한다. (C) 갑상선 호르몬 수용체는 리간드와 무관하게 DNA와 결합한다. 리간드가 없을 때에 그 수용체는 공동억제자(corepressor)인 히스톤 탈아세틸화효소(HDAC)와 복합체를 형성하여 유전자 전사를 막는다. 호르몬이 존재하면, 리간드-수용체 복합체는 공동활성자인 HAT와 결합하여 표적 유전자 발현을 활성화한다.

몇 분 동안 존재했다가 혈액/조직의 단백질 분해효소에 의해 분해되거나 세포로 흡수된다. 수용성 호르몬은 원형질막을 가로질러 확산할 수 없으며, 표적 세포의 표면에 존재하는 수용체에 결합하여 그 효과를 발휘한다. 그 신호는 수용체의 세포질 영역 내부로 전달되며, 2차 전달자의 생성을 수반한다(9장 참조). 몇몇 수용체는 순차적 인산화 반응을 활성화하고, 다른 수용체는 G-단백질을 활성화한다. 지용성 호르몬과는 대조적으로, 펩티드 호르몬은 거의 즉시 그리고 대개 짧은 기간만 지속된다. 한 가지 예외는 성장 호르몬(growth hormone, GH)인데, 이는 하위 단계의 유전자가 전사되도록 해서 오래 지속되고 심지어는 비가역적인 변화가 생기도록 할 수 있다(임상 증례 8-1).

임상 증례 8-1 제1형 당뇨병

12세 소녀 캐롤린(Carolyn)은 7학년을 시작하기 전에 일상적인 신체 검사를 위해 주치의를 방문했다. 특별한 불편함은 없지만, 어머니는 캐롤린이 여름 내내 계속 목이 마르고 최근에는 평소보다 더 피곤해 보인다고 했다.

신체검사에서, 캐롤린은 말랐지만 그녀의 나이대로 보이는 잘 성장 발달된 소녀였다. 그녀는 정상적인 2차 성징들을 보여주었고 혈압과 맥박도 정상이었다. 그녀의 안저소견을 포함하여 HEENT 검사(머리, 귀, 눈, 코, 그리고 목구멍)도 정상적이었다. 심장과 폐도 깨끗하고, 복부 검사도 정상이었다. 하지만, 검사하는 도중에 소변을 보기 위해 양해를 구하고 물을 마셨다. 신경학적 검사도 정상이었다. 의사는 혈액 시료를 옆방의 혈액 검사실로 보내고 소변 샘플을 요청하였다.

실험실 검사에서 혈당은 360mg/100cc, 나트륨은 124mg/dL, 칼륨은 5.2로 나타났다. 그녀의 소변은 낮은 비중을 나타냈고, 4+ 당과 2+ 케톤을 보여 주었지만, 단백질이나 백혈구는 없었다. 그녀의 헤모글로빈 A1c는 8.5%였고, 갑상선 자극 호르몬(TSH) 수치는 9.8였다.

의사는 엄마와의 문진에서 조기 심장 질환, 암, 그리고 당뇨에 대한 가족력이 없음을 확인하였다.

제1형 당뇨병의 세포 생물학, 진단 그리고 치료

캐롤린은 제1형 당뇨병을 가지고 있다. 그녀는 현재 고혈당증, 포도당-유도성 삼투 이뇨, 그리고 아마도 탈수에 따른 증상을 나타내고 있다. 소위 말하는 소아형 당뇨(juvenile form of diabetes mellitus)는 보통 어린 환자들에게서 발생한다. 사춘기 스트레스로 시작되는 것은 드문 일이 아니며, 직계 친척의 당뇨병이 발병 가능성을 높이지만, 항상 가족력과 관련이 있는 것은 아니다. 제1형 당뇨병은 β-세포 특이적 항체에 의해 췌장의 인슐린-분비세포가 "자가 면역적(autoimmune)"인 파괴로 인해 발생한다. 인슐린 생산이 부족하면 순환하는 인슐린 수치가 감소한다. 인슐린은 세포 표면 단백질과 상호작용하여 말초 표적 조직에 의한 포도당 흡수를 조절한다. 순환하는 인슐린이 부족하면 혈류에 포도당이 축적되어 단기 및 장기 독성 효과를 유발할 수 있다. 단기 효과에는 케톤증(ketosis), 탈수, 체중 감소, 그리고 치료하지 않을 경우에는 심각한 산증(acidosis)과 사망에 이를 수 있다. 장기적인 영향에는 망막 질환, 신경계 및 감염 후유증, 심혈관 위험 증가 등이 있다. 이는 또한 종종 다른 내분비 조직을 표적으로 삼을 수 있는 다른 자가면역 현상과 관련이 있다. 이 경우에는 높은 수준의 TSH가 갑상선 호르몬의 자가면역 파괴와 결과적으로 TSH의 뇌하수체 생성의 증가로 인한 근본적인 하시모토 갑상선염(Hashimoto's thyroiditis)을 반영했을 가능성이 있다. 캐롤린의 피로는 새로 진단된 당뇨병으로 인한 것일 수 있지만, 갑상선 기능 저하증도 한 몫을 하고 있을 수 있다.

캐롤린은 가족의 지원을 받고 있는 똑똑한 소녀이다. 그녀는 극단적인 저혈당증과 케토산증(ketoacidosis)을 피하기 위해 신중한 혈당 조절의 필요성을 이해할 것이다. 담당 의사는 이미 혈당 수준을 자가검사하는 것에 대해, 그리고 휴대용 인슐린 펌프의 잠재적인 유용성에 대해서 그녀에게 설명했다. 그리고 식이요법의 기초에 대한 교육을 시작함으로써 자신의 포도당 대사에 평생 주의를 기울이게끔 할 것이다.

그녀가 자신의 만성질환에 대한 갑작스런 발견에 적응하는 동안, 의사는 심혈관계, 신장, 그리고 안과 합병증에 대해 이해하도록 그녀를 도울 것이다. 의사는 또한 그녀의 HbA1c(당화된 헤모글로빈) 수준을 추적하여 그녀가 볼 수 있도록 함으로써 혈당이 잘 조절되고 있으며, 합병증을 지연시키거나 막을 수도 있음을 깨닫게 하여 그녀를 응원해 줄 것이다.

시상하부-뇌하수체 축

전형적인 뇌하수체 호르몬의 합성작용은 시상하부 신경세포와 말초 내분비선을 포함하는 복잡하고 통합된 되먹임 고리에 의해 조절된다(그림 8-5). 이러한 복잡한 **양성과 음성 되먹임** 고리는 뇌하수체 호르몬 분비가 그 생물의 모든 환경 측면에 따라 조율될 수 있게 한다.

전형적으로 뇌하수체는 5종의 서로 다른 세포를 가지고 있으며, 각각의 세포 유형은 생물학적으로 특별히 중요한 호르몬(들)을 분비한다. 즉, 신체자극세포(somatotropes)는 성장 호르몬(growth hormone)을 분비하고, 유즙분비세포(lactotropes)는 프로락틴(prolactin)을 분비하며, 피질자극세포(corticotropes)는 부신피질자극 호르몬(adrenocorticotropic hormone, ACTH)을 분비하고, 갑상선자극세포(thyrotropes)는 갑상선자극 호르몬(thyroid-stimulating hormone, TSH)을 분비하며, 생식선자극세포(gonadotropes)는 여포자극 호르몬(follicle-stimulating hormone, FSH)과 황체형성 호르몬(leutenizing hormone, LH)을 분비한다. 뇌하수체는 또한 성장인자(growth factor), 사이토카인(cytokines) 그리고 신경전달 물질(neurotransmitters)을 포함하여 많은 비전형적 호르몬을 합성한다.

전형적인 뇌하수체 호르몬의 분비는 시상하부의 신경세포에 의해 조절되는데, 이들은 표적 조직, 호르몬 되먹임, 그리고 다른 뇌 영역으로부터 오는 자극으로부터 입력을 받는다. 이 신경세포는 규칙적인 간격으로 신호를 보내어 적절한 내분비계 기능에 필수적인 시상하부 펩티드 호르몬의 주기적 방출을 일으킨다. 이러한 물질은 혈류, 특히 상부나 하부 뇌하수체 동맥으로 방출되기에 호르몬으로 분류된다. 시상하부 호르몬은 문맥 순환을 통해 이동해서 특정 뇌하수체 세포에 존재하는 수용체를 자극하여 하나 혹은 그 이상의 뇌하수체 호르몬의 방출을 활성화하거나 억제한다. 그러면 뇌하수체 호르몬은 생식선 같은 표적 조직에 작용하여 펩티드 호르몬과 스테로이드 호르몬 등 또 다른 호르몬의 방출을 자극한다. 성장 호르몬의 분비는 뇌하수체 호르몬 분비에 영향을 주는 다양한 인자 중 가장 훌륭한 예이다. 성장 호르몬의 양은 출생 전과 출생 후, 그리고 사춘기의 급속성장기 동안 대사 연료의 가용성과 함께 조화롭게 조절되어야만 한다(그림 8-6).

성장인자

성장인자는 수정에서 사망에 이르기까지 세포 성장과 생존을 위해 중요한 역할을 하는 많은 수의 폴리펩티드를 말한다. 모든 세포는 하나 이상의 성장인자를 합성한다(표 8-2). 대부분의 경우, 성장인자의 원래 이름은 현재 알려진 생물학적 활

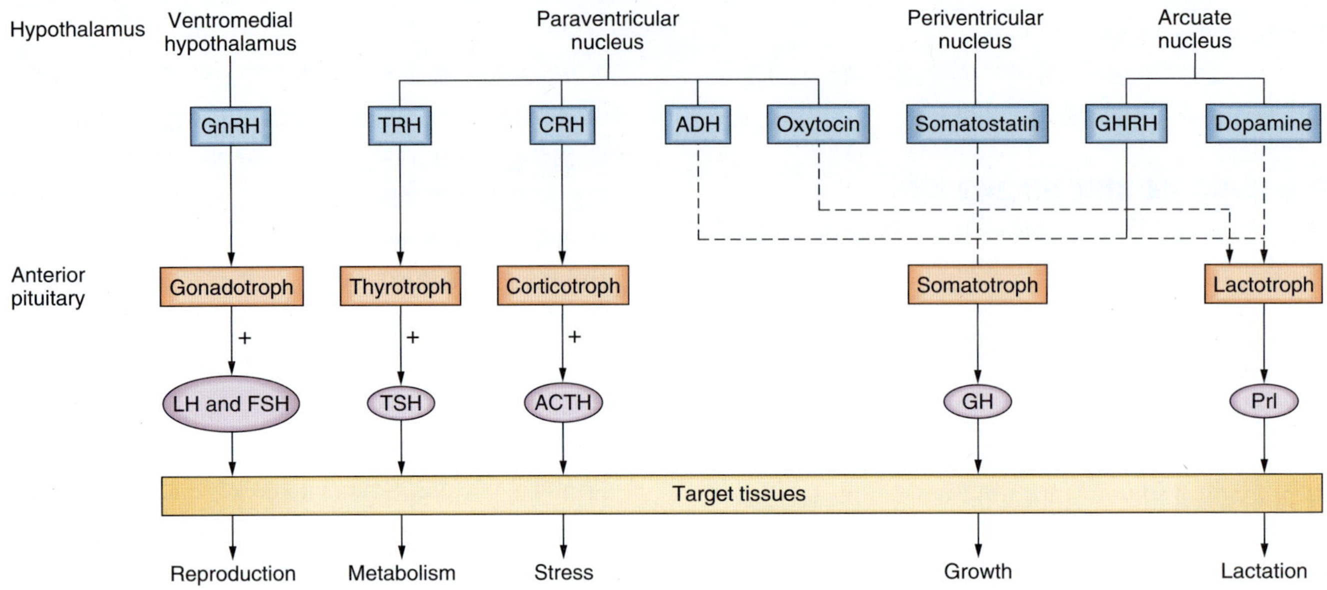

그림 8-5. 뇌하수체 호르몬에 대한 시상하부 조절. 시상하부의 다양한 핵과 영역에 있는 신경세포는 신호전달 분자를 시냅스가 아닌 혈류로 방출한다. 이 신경전달 분자(파란색)는 혈류를 따라 뇌하수체로 이동하며, 그곳에서 하나 이상의 뇌하수체 호르몬(보라색)의 방출을 자극하거나(실선) 억제한다(점선). ACTH, 부신피질자극 호르몬(adrenocorticotropic hormone); ADH, 항이뇨 호르몬(antidiuretic hormone); CRH, 부신피질자극호르몬 방출호르몬(corticotrophin releasing hormone); FSH, 여포자극 호르몬(follicle-stimulating hormone); GH, 성장 호르몬(growth hormone); GHRH, 성장호르몬 방출호르몬(growth hormone-releasing hormone); GnRH, 생식선자극호르몬 방출호르몬(gonadotropin-releasing hormone); LH, 황체형성 호르몬(leuteinizing hormone); TRH, TSH 방출 호르몬(TSH-releasing hormone); TSH, 갑상선자극 호르몬(thyroid-stimulating hormone).

성을 반영하지 못한다. 어떤 성장인자는 일반적 생리적 효과가 주변 분비성일지라도, 더 먼 거리에서도 작용할 수도 있다. 따라서 일부 성장인자는 호르몬으로 분류하기도 하며, 세포 성장을 조절하는 일부 호르몬이 성장인자로 분류되는 것은 드문 일이 아니다. 성장인자는 다음의 세 가지 방식 중 하나로 작용한다. 분열촉진인자(mitogen)는 세포 증식을 자극하고, 영양인자(trophic factor)는 성장을 촉진하며, 생존인자(survival factor)는 세포자멸(apoptosis)을 저해한다. 많은 성장인자는 다면 발현성(pleiotropic)이다—즉, 동일한 세포 내에서도 여러 가지 효과를 나타내거나, 서로 다른 세포 유형이나 동일한 유형의 세포에서도 서로 다른 반응을 보이기도 한다. 세포의 환경에 따라서, 성장인자는 어떨 때는 세포 성장을 촉진할 수도 있고 다른 시기에는 성장을 억제할 수 있다. 성장인자 신호전달의 이상은 여러 종류의 암을 유발하는 원인이다(10장 참조). 골수 이식을 위한 줄기세포 수확은 물론, 신경 퇴행성 질병의 치료, 화학요법과 바이러스 감염으로부터의 부작용을 치료하기 위한 치료 약물은 성장인자 신호전달 경로를 목표로 삼는다(13장 참조).

신경 성장인자

신경 성장인자(Nerve Growth Factor, NGF)는 1950년대에 발견되어 최초로 규명된 성장인자이다. NGF와 신경영양인자(neurotrophin) 계열의 다른 구성원(표 8-2 참조)은 뉴런의 발달과 생존을 조절한다. 신경영양인자 계열 구성원 간의 주요 차이점은 그들의 합성 부위와 작용하는 표적 세포이다. 신경계가 발달하는 동안, 뇌, 척수, 그리고 말초신경계에 있는 신경세포의 50% 이상은 일상적으로 죽는다. 이러한 과도한 수의 신경세포는 모든 시냅스 후 세포(postsynaptic cell)가 신경의 지배를 받을 수 있게 한다. 향후 시냅스 후 세포(postsynaptic cell)로부터 분비되는 NGF는 가장 근접한 축삭돌기(axon)의 성장추(growth cone)에 있는 NGF 수용체에 결합한다. NGF 수용체의 활성화는 유전자 발현을 변경시키며, 특히 세포자멸을 촉진하는 유전자를 억제(하향-조절, down-regulate)하고(11장 참조), 생존과 신경 돌기 확장을 촉진하는 유전자를 활성화(상향-조절, up-regulate)한다. NGF를 받지 못하는 신경세포는 결국 죽고, NGF를 받은 신경세포만이 살아남아서 시냅스 후 세포를 자극한다. 알츠하이머(Alzheimer)병, 파킨슨(Parkinson)병, 헌팅턴(Huntington)병, 다발성 경화증(multiple sclerosis), 뇌척수염(encephalomyelitis), 당뇨병성 신경병(diabetic neuropathies), 척수 상해(spinal cord injury)와 같은 신경 퇴행성 질병에서 신경세포의 사멸을 최소화하기 위해 NGF나 기타 신경영양인자를 사용하는 것에 관심이 집중되어 왔다.

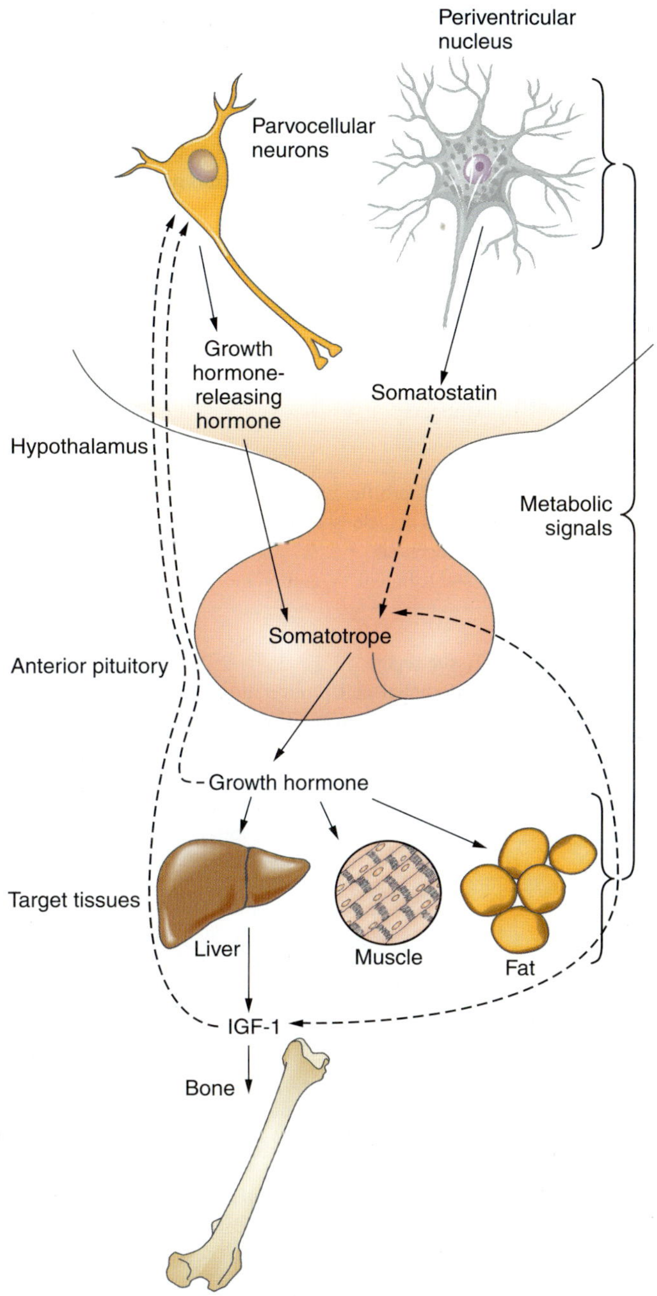

그림 8–6. 성장 호르몬의 방출 조절. 뇌하수체로부터의 GH 방출은 성장 호르몬-방출 호르몬(GHRH)에 의해 자극되며, 밤에 정점에 이르렀다가 낮 동안에는 높은 수준에 이르는 성장억제 호르몬인 소마토스타틴(somatostatin)에 의해 저해된다. 이렇게 방출된 성장 호르몬(GH)은 근육과 지방세포의 성장을 촉진하고, 간으로부터 인슐린 유사 성장인자-1(IGF-1)의 방출을 자극한다. 그런 다음, IGF-1는 뼈의 성장을 자극한다. 적절한 대사 연료가 있으면, 말초 표적 조직으로부터 온 대사 신호가 시상하부에 작용하여 GH 방출을 자극한다. GH와 IGF-1은 음성 되먹임을 제공하여, 시상하부로부터 GHRH의 방출을 저해한다. IGF-1은 또한 뇌하수체의 신체성장 자극세포(somatotropes)로부터의 GH 방출을 저해한다.

성장인자 계열

모든 성장인자는 아미노산 서열과 그들을 활성화시키는 수용체에 기초하여 여러 계열로 분류된다(표 8–2 참조). 성장인자 군의 크기나 생물학적 활성에는 상당한 차이가 존재한다. 상피세포 성장인자(epidermal growth factor, EGF) 계열의 두 가지 구성원은 EGF와 변형 성장인자(transforming growth factor-α, TGF-α)이다. EGF와 TGF-α는 동일한 수용체와 상호작용하며, 많은 수의 조직에서 분열촉진인자로 작용한다. 혈소판유래 성장인자(Platelet-derived growth factor, PDGF) 계열의 두 구성원인 PDGF와 혈관내피 성장인자(vascular endothelial growth factor, VEGF)는 손상 후 조직 복구에 중요하다. 섬유아세포 성장인자(Fibroblast growth factor, FGF) 계열은 가장 큰 계열 중의 하나이며 22개의 분열촉진 성장인자(mitogenic growth factor)를 포함한다. FGF 계열의 구성원은 새로운 혈관이 형성되는 혈관신생작용(angiogenesis)에서 중심적인 역할을 한다. TGF-β 계열도 크며, 그 구성원의 생물학적 활성은 매우 다양하다. 낮은 농도의 TGF-β는 성장을 자극하고, 높은 농도에서는 성장을 저해한다. 뼈형성 단백질은 골형성 작용(osteogenesis)과 초기 배아 축의 확립을 촉진한다. 인히빈(inhibin)/액티빈(activin)은 전통적인 호르몬으로 작용할 때는 FSH 분비를 저해하고, 성장인자로서는 배아의 척삭(notochord), 체절(somites), 그리고 신경관(neural tube)의 형성을 조절한다. 호르몬과 겹치는 또 다른 계열은 인슐린 유사 성장인자(insulin-like growth factor, IGF) 계열이다. 인슐린과 IGF(IGF-1과 IGF-2)는 유사한 구조를 가지고 있지만, 그 생물학적 활성은 확실히 다르다. 즉, 인슐린은 동화작용 활성을 촉진하며 유사분열 촉진 활성을 갖지 않지만, IGF는 유사분열 촉진인자, 영양인자, 그리고 생존 인자로 작용한다. 임상적으로 중요한 두 가지 기타 성장인자 계열로는, 항바이러스성 활성을 나타내며 C형 간염 치료에 사용되는 인터페론(interferon) 계열과, 종양 억제제로 작용하는 종양괴사인자(tumor necrosis factor, TNF) 계열이다.

성장인자의 합성과 방출

사실상 모든 세포는 폴리펩티드성 성장인자를 합성하며, 일반적으로 조절되는 외포작용으로 이들을 분비한다(4장 참조). 그 주요 예외는 조혈 성장인자(hematopoietic growth factor) 계열이다. 이들은 저장되지 않으며, 오히려 필요할 때 빠르게 합성된다. 성장인자의 방출 및 가공에 관여하는 기전은 다양하다. 대부분의 FGF 계열의 구성원은 전통적인 리더 서열(leader sequence)을 가지고 있어서 일반적으로 조절되는 외포작용 경로를 통하여 효율적으로 분비될 수 있다. 그러나 FGF-1은 스

표 8-2. 주요 성장인자군

Signaling Molecule	Source	Major Biological Activity
Neurotrophins		
Nerve growth factor (NGF)	Brain, heart, spleen	Neuronal differentiation and survival
Brain-derived neurotrophic factor (BDNF)	Brain and heart	Neuronal differentiation and survival
Neurotrophin 3 (NT-3)	Brain, heart, kidney, liver, thymus	Neuronal differentiation and survival
Epidermal growth factor (EGF) family		
EGF	Salivary gland	Cell proliferation
Transforming growth factor-α (TGF-α)	Many cells/tissues	Cell proliferation
Fibroblast growth factor (FGF) family		
Fibroblast growth factors (22 total)	Many cells/tissues	Mitogenic
Transforming growth factor (TGF)-β family		
TGF-β	Platelets	Inhibits proliferation
Inhibins/activins Bone morphogenetic proteins (>30 total)	Neural tissue	Inhibits follicle-stimulating hormone (FSH) secretion
		Osteogenesis
	Vascular smooth muscle	Establishment of embryonic axis
Transforming growth factor (TGF)-β family		
TGF-β	Platelets	Tissue repair
Inhibins/activins	Neural tissue	Endothelial cell proliferation
Bone morphogenetic proteins (>30 total)	Vascular smooth muscle	↑ Vascular permeability
Hematopoietic growth factors		
Erythropoietin	Kidney	↑ Red blood cell production
Colony-stimulating factors (CSFs)	Endothelium, T cells, fibroblasts, macrophages	↑ Red blood cell production
Thrombopoietin	Liver	↑ Red blood cell production
Insulin-like growth factor (IGF) family		
IGF-1	Many cells/tissues	Mitogenic, trophic, survival
IGF-2	Many cells/tissues	Fetal growth
Tumor necrosis factor (TNF) family		
TNF-α and TNF-β	Macrophages, natural killer cells, T lymphocytes	Tumor regression
Interferons (types I and II)	**Helper T cells**	**Antiviral activity**
Interleukins (29 total)	**T, B, and mast cells predominantly**	**Proliferation and differentiation of T and B lymphocytes**

트레스 조건 하에서는 비전형적 방출 기전에 의해 방출된다. 일부 FGF 구성원은 세포질과 핵에 축적되어 다른 단백질과 복합체를 형성한다. EGF 계열의 두 구성원인 EGF와 TGF-α는 막-결합 전구체들로 합성되며, 이들은 절단되어 더 작은 수용성 펩티드로 된다. 그 전구체와 수용성 펩티드는 모두 생물학적 활성을 갖는다. 유선에서는 전구체형이 우선적으로 발현된다. PDGF 또한 정전기적 상호작용을 통하여 원형질막에 유지될 수 있으나, PDGF는 막관통 도메인을 가지고 있지는 않다. IGF-1과 IGF-2는 IGF-결합 단백질과 결합된 채로 혈청에서 발견된다. 이러한 격리 현상은 몇 가지 기능을 제공한다. 즉, 성장인자의 반감기를 연장시키고, 성장인자의 저장고를 형성할 뿐만 아니라, 성장인자와 수용체의 상호작용을 막아 성장인자의 활성을 억제한다. 성장인자 신호전달의 중지를 위한 주요 기전은 수용체-중개 내포작용(receptor mediated endocytosis)과 리소좀에 의한 분해이다(4장 참조).

성장인자 수용체는 효소와 연결되어 있다

모든 성장인자 수용체는 막-결합성 효소-연관 수용체(membrane-bound enzyme-linked receptor)이다. 다른 막 수용체처럼, 이들은 3개의 도메인, 즉 세포외 리간드(성장인자) 결합 도메인, 막관통 도메인 그리고 그 자신이 효소 활성을 갖거나 아니면 효소로 작용하는 또 다른 단백질과 복합체를 형성하는 세포질 도메인을 가지고 있다. 대부분의 성장인자 수용체는 수용체성 티로신 키나아제(receptor tyrosine kinase)이다. 성장인자가 결합하면, 여러 세포 내 신호전달 분자의 티로신 잔기에서 인산화가 유도되며, 이 분자는 신호를 그 세포의 내부로 전달한다. 티로신 키나아제(tyrosine kinase)인 FGF 수용체(FGFR)의 활성화는 이 장의 뒤에서 자세하게 설명한다. 하지만, 모든 성장인자 수용체가 티로신 키나아제성 수용체인 것은 아니다. TGF-β는 수용체성 세린-트레오닌 키나아제(receptor serine-threonine kinase)를 활성화시키는데, 이것은 SMAD 단백질-전사인자의 인산화를 일으켜 결국 하위 유전자의 전사를 변화시킨다. 에리트로포이에틴(erythropoietin)과 사이토카인은 야누스 키나아제(Janus kinase) 경로를 통하여 신호를 전달한다. 성장호르몬, 프로락틴, 그리고 콜로니 자극인자(colony-stimulating factors, CSFs)는 JAK-STAT 경로를 통해서 신호를 전달한다. 이들 세포 내 신호전달 경로는 9장에서 자세하게 설명한다.

일부 성장인자는 주변분비성과 자가분비성이다

성장인자는 생물학적 효과를 발휘하기 위해 여러 다양한 신호전달 방식을 사용한다. 대부분 성장인자는 주변분비(paracrine) 방식으로 신호를 전달한다. 즉, 하나의 세포에서 합성되어 이웃 세포에 영향을 미친다. 하지만, 성장인자는 또한 자가분비(autocrine) 방식으로 신호를 전달할 수도 있다. 일례로서, 면역 반응 동안 도움 T-세포(helper T-cell)의 증식이 있다. 항원 제시 대식세포(antigen presenting macrophage)는 인터루킨(interleukin-1, IL-1)을 분비하는데, 이것은 휴지기의 도움 T-세포에 있는 IL-1 수용체와 결합하여 그 세포를 활성형 T-세포로 전환시킨다. 이렇게 활성화된 세포는 IL-2를 합성하여 분비하고 IL-2 수용체를 발현한다. 분비된 IL-2는 자신을 합성하는 세포의 IL-2 수용체와 결합하여 증식을 유도한다. T-세포가 증식하지 않는다면, 면역 반응은 상승하지 않을 것이다. 또 다른 예는 PDGF인데, 상처 치유 동안 평활근세포와 섬유아세포에 대한 주변분비 작용으로 가장 잘 알려져 있다. 태반이 형성되기 위해서는 영양막세포(cytotrophoblast)의 빠른 클론 증식이 필요하다. 이 증식은 영양막세포에 의한 PDGF의 분비 결과로서 일어난다. 이 세포는 또한 PDGF 수용체를 발현하므로, PDGF에 반응하여 증식한다.

어떤 성장인자는 원거리로 작용한다

장거리에 걸쳐 신호를 전달하는 성장인자의 능력은 이들이 치료제로 사용될 수 있게 하였다. 실제로 화학요법을 받는 암 환자에게 CSF를 투여하는 것은 표준 관행이 되었다. 그 근원은 서로 다르지만, 외인성 CSF는 내인성 CSF와 동일하게 작용하며, 화학요법으로 파괴되는 빠른 분열성 조혈세포 집단을 보충하기 위해 필요한 줄기세포 집단을 동원한다. 골수 이식 수술을 위해 채취된 골수가 많은 수의 줄기세포들을 포함하도록 하기 위해서도 이와 동일한 방법이 사용된다. 보다 최근에는, 뇌졸중 동물 모델에서 과립구 CSF(G-CSF)가 뇌에서 혈관-뇌 장벽을 가로질러 뇌의 수용체와 상호작용하여 경색 크기를 감소시키는 것으로 확인되었다.

세포외 기질 성분과 상호작용하는 성장인자들

다양한 성장인자와 사이토카인은 특정 탄수화물 성분과 결합하는 것으로 보고되었다. FGF와 탄수화물과의 상호작용은 광범위하게 연구되어 왔다(그림 8-7). 네 가지의 FGFR는 모두 티로신 키나아제성 수용체이다. 세포외 기질 단백질인 헤파란황산(heparan sulfate, HS)과 글라이코사미노글라이칸(glycosaminoglycan)(7장 참고)이 존재하면, 견고한 FGF/FGFR/HS(2:2:2) 이량체가 형성된다. 그런 다음, 이 이량체는 세포질 도메인을 활성화하여 수용체의 인산화 전달을 유도한다. 일단 인산화되면, 그 수용체는 계단식의 하위 신호전달 반응을 활성화한다. 수용체를 활성화하는 것 이외에도, 성장인자와 세포외 기질 성분 사이의 상호작용은 이 특정한 성장인자를 저장하고 농축하는 기전을 제공할 수도 있다. FGF

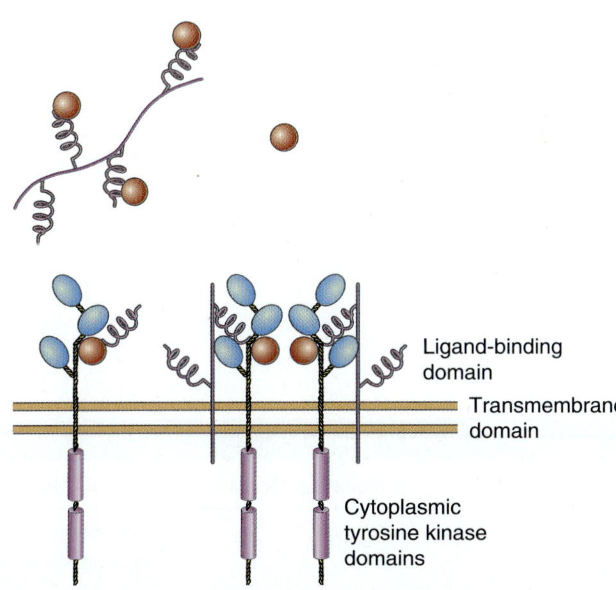

그림 8-7. 세포외 기질 성분은 섬유아세포 성장인자 활성을 조절한다. FGF는 세포외 기질의 프로테오글리칸에서 발견되는 헤파란황산(heparan sulphate) 결사슬과 상호작용하여 원형질막에 결합한다. 이 프로테오글리칸은 FGF에 낮은-친화력 수용체로 작용하여 FGF를 격리시킴으로써 그 분해를 막는다. 헤파란황산과 FGF의 상호작용은 그 수용체(FGFR)와의 높은-친화력 상호작용에 필요하다. FGF/FGFR/heparan sulphate(HS)(2:2:2) 이량체의 형성은 FGF 신호전달을 활성화하는 세포질 수용체인 티로신 키나아제 도메인의 인산기 전이반응(transphosphorylation)을 유도한다.

뿐 아니라, TNF-α와 인터루킨-2 역시 탄수화물 서열을 인식하며, 이 인식이 그 생물학적 활성을 조정한다. 하지만, 이것이 모든 성장인자 수용체의 일반적인 특징은 아니다. 이량체의 EGFR에는 EGF만 결합한다.

히스타민

히스타민은 즉각적인 과민 반응, 알러지(allergy) 반응, 위산 분비, 기관지 수축, 그리고 신경전달 물질 방출의 조절 등을 포함하여 다양한 과정을 매개한다. 모든 조직이 히스타민을 가지고 있지만, 피부, 기관지 점막, 장 점막에서 가장 높게 나타난다. 내인성 히스타민은 국소 환경으로 방출되어 주변분비 방식으로 이웃 세포의 활성에 영향을 준다. 뱀의 독, 세균 그리고 식물은 임상적으로 중요한 외인성 히스타민의 근원이다. 알러지 반응에 사용하는 베나드릴(Benadryl)과 드라마민(Dramamine), 궤양/속쓰림 치료에 사용되는 타가메트(Tagamet) 등 많은 유명한 OTC 약품은 히스타민 신호전달에 길항적으로 작용한다.

내인성 히스타민은 국부적으로 합성되며, 대부분 기관계에서 분비 과립에 저장된다. 세포질 히스티딘은 히스티딘 탈탄산효소(histidine decarboxylase)에 의해 히스타민으로 전환된다. 히스타민은 분비 과립으로 수송되어, 헤파린(heparin)이나 콘드로이틴황산 프로테오글라이칸(chondroitin sulfate proteoglycan)과 복합체를 형성하고 세포가 활성화될 때까지 저장된다. 말초 조직에서는 비만세포와 호염기성 백혈구가 히스타민의 1차 근원이다. 다양한 내인성과 외인성 화합물이 히스타민 외포작용 방출(exocytotic release)을 자극한다. 일부 약물, 뱀 독, 고분자량 단백질, 그리고 염기성 화합물(X-선 조영제 등)은 비만세포 막을 변형시켜 히스타민의 비외포작용 방출(non-exocytotic release)을 유도한다. 또한 열과 물리적 압박들(긁힘 같은 자극)도 히스타민을 방출시킨다. 세포가 일단 히스타민 저장물을 방출하고 나면, 공급이 정상 수준에 도달하기까지 수 주일이 걸릴 수도 있다. 또한 면역계의 일부 세포(혈소판, 단핵구/대식세포, 중성구, 그리고 T 세포와 B 세포 등)는 즉시 방출되는 다량의 히스타민을 합성한다. 히스타민의 신호전달은 분자가 불활성형으로 바뀌는 대사과정이나 특정 수송체에 의해 세포 내로 흡수되는 두 가지 기전에 의해 종료된다.

히스타민 수용체 아형들

H_1, H_2, H_3, 그리고 H_4로 명명된 네 가지 서로 다른 수용체는 히스타민의 작용을 매개한다(표 8-3). 이 G-단백질-결합 수용체(G-protein-coupled receptor)는 Ca^{2+}이나 cAMP의 2차 전달자 체계, 혹은 둘 모두를 사용한다(9장 참조). H_1과 H_2 수용체는 항히스타민 요법의 주요 표적이며, 1960년대 중반에 최초로 기술되었다. H_3와 H_4 수용체는 최근에 와서야 규명되었다. H_1 수용체는 평활근과 내피세포에서 발현되며, 알러지 질환과 과민성 쇼크(anaphylaxis)의 많은 증상에 관여한다. H_2 수용체는 위장관에서 발견되며, 위산 분비의 주요 매개체이다. H_3 수용체는 히스타민-함유 신경세포에서 발현되며, 히스타민 방출과 합성의 되먹임 저해를 매개하는 시냅스 전 자가수용체(presynaptic autoreceptor)로 작용한다. H_4 수용체는 조혈 세포와 면역적격 세포(immunocompetent cell)에서 우선적으로 발현되며, 비만세포(mast) 및 호산구(eosinophil)의 화학주성과 소집에 관여한다. 최근의 연구에 따르면, 천식 치료에 사용하는 H_1 수용체 길항제의 효과가 없는 것은 H_4-수용체를 차단하지 못해서 비만세포, 호염기성구, 그리고 호산구가 폐로 모이는 것을 막지 못하기 때문이다. 히스타민 신호전달을 일으키는 세포 사건을 상세히 설명하기 위해서는 이들 수용체 아형에 대한 추가적 연구가 필요하다.

표 8-3. 히스타민 수용체 아형(subtype)

Receptor	Signaling Mechanism	Distribution	Major Biological Activity
H_1	$G_{q/11}$	Smooth muscle Endothelial cells CNS	Bronchoconstriction and vasodilation Sleep and wake cycles
H_2	G_s	Gastric parietal cells Cardiac muscle Mast cells CNS	Gastric acid secretion Smooth-muscle relaxation Cognition
H_3	$G_{i/o}$	CNS	Neurotransmitter release, obesity, movement disorders, narcolepsy, schizophrenia, Parkinson's disease
H_4	$G_{i/o}$	Mast cells Hematopoietic cells	Chemotaxis, allergy, asthma

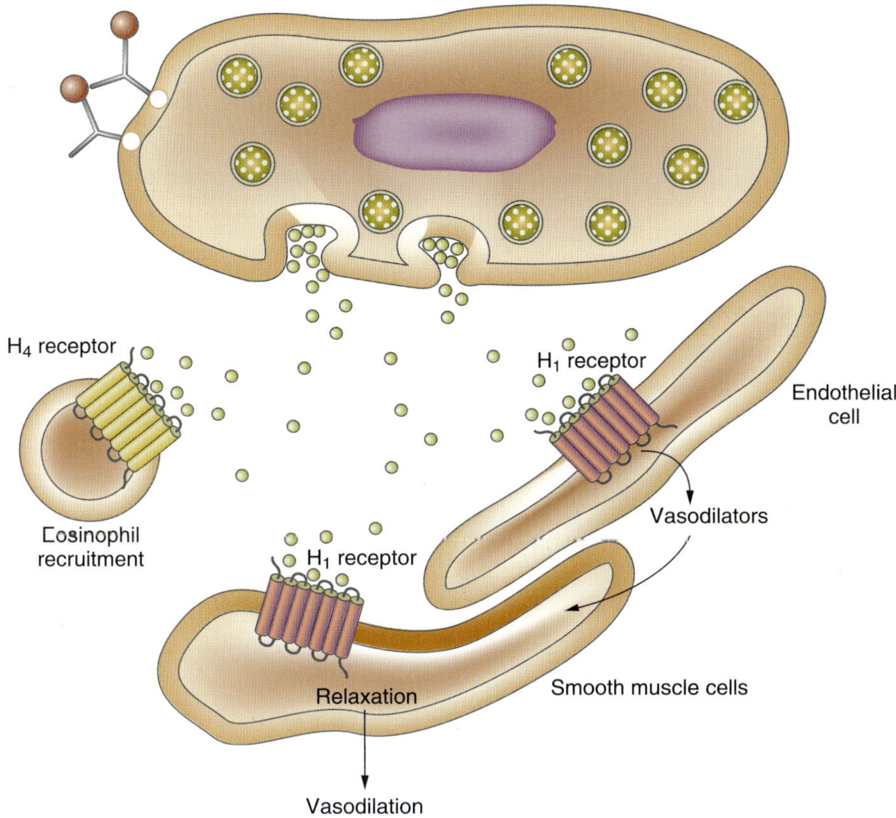

그림 8-8. 비만세포의 탈과립화 및 히스타민 신호전달. 혈액의 비만세포와 호산구는 히스타민으로 채워져 있는 많은 수의 분비과립을 가지고 있다. 알러지 반응의 경우, 비만세포에서 막에 고정된 IgE 항체에 알러지 유발 물질(allergen)이 결합하면 히스타민-함유 과립의 방출이 개시된다. 방출된 히스타민은 내피와 평활근의 H_1 수용체에 결합하여 혈관 이완을 유도한다. 농도가 충분히 높으면, 그 방출된 히스타민은 호산구의 H_4 수용체에 작용하여 감염 지역으로의 이동을 유도한다. 그런 다음, 이 호산구는 추가적인 히스타민을 방출함에 따라 그 반응을 악화시킬 수 있다.

비만세포의 히스타민 방출과 알러지 반응

히스타민의 활성 중에서 가장 잘 규명된 것은 알러지 반응에서의 역할이다(그림 8-8). 벌의 독 단백질이나 특정 식품 같은 항원에 처음 노출되면, B 림프구가 활성화되어 항원의 다양한 영역을 인식하는 항체를 생산한다. 이 항체 중 일부가 IgE 분자이다. 비만세포는 이 IgE 항체에 결합하는 Fc 수용체를 발현하며, 그 결과 IgE-Fc 수용체 복합체는 그 항원에 대한 수용체를 형성한다. 두 번째 항원 노출이 발생하면, 새로운 항원은 고정된 이들 IgE-Fc 수용체 복합체에 결합하여 이 복합체를 이량체로 만든다. 이량체화는 세포 내 Ca^{2+} 수준을 증가시키는 세포 내 신호전달 과정을 활성화시키고, 히스타민-함유 분비과립의 외포작용인 **탈과립화(degranulation)**를 일으킨다. 방출된 히스타민은 내피세포의 H_1 수용체에 결합하여 모세혈관의 투과성을 증가시킨다. 백혈구와 호산구가 그 지역으로 이동하여 항원을 중화하고 조직 손상을 보수한다. 내피세포 H_1 수용체의 활성화는 또한 산화질소(nitric oxide, NO)를 포함한 국소 혈관 이완제의 생성을 자극한다. 평활근 세포 H_1 수용체의 히스타민에 의한 활성화 역시 혈관 이완에 기여한다. 국소적인 비만세포의 탈과립화가 일어나는 조직에서도, 히스타민 농도는 그 호산구의 H_4 수용체를 활성화하기에 충분할 수 있으며, 이때 세포는 알러지 반응 부위로 이동할 것이다. 이러한 반응이 과하게 일어나면 치명적인 면역 쇼크 반응이 발생할 수 있다. 비만세포로부터 히스타민이 방출되기 위해서는 사전 감작(사전 민감화, prior sensitization)이 필요하지 않다. 실제로, 일부 약물과 관련된 '알러지 반응'은 사전 탈감작(prior desensitization) 없이도 비만세포의 탈과립화를 활성화시키는 능력에서 기인한 것일 수 있다.

기체: 산화질소와 일산화탄소

일산화탄소(CO)와 산화질소(NO)는 한때는 독성 오염물질로만 생각되었으나, 지금은 중요한 세포 간 신호전달 물질로 인식되고 있다. NO는 신경계, 면역계, 순환계에서 중요한 주변분비 신호전달 인자이다. 순환계에서, CO와 NO는 모두 혈관 이완을 매개한다. 사실, NO는 많은 내인성과 외인성 평활근 이완제에 대한 공통적인 최종 매개체이다. 협심증 환자에게 니트로글리세린(nitroglycerin)을 투여하면, 혈류에서 빠르게 NO로 전환되며, 여기서 생성된 NO는 관상동맥 혈관으로 들어가 혈관을 이완시킴으로써 혈류량이 증가된다. 패혈성 쇼크에서는 그람 음성 세균으로부터 방출되는 세포벽 물질이 대식세포로부터 NO의 방출을 유발시키는데, 이로써 광범위한 혈관 이완이 발생하여 극적이고 때로는 치명적일 수 있는 혈압

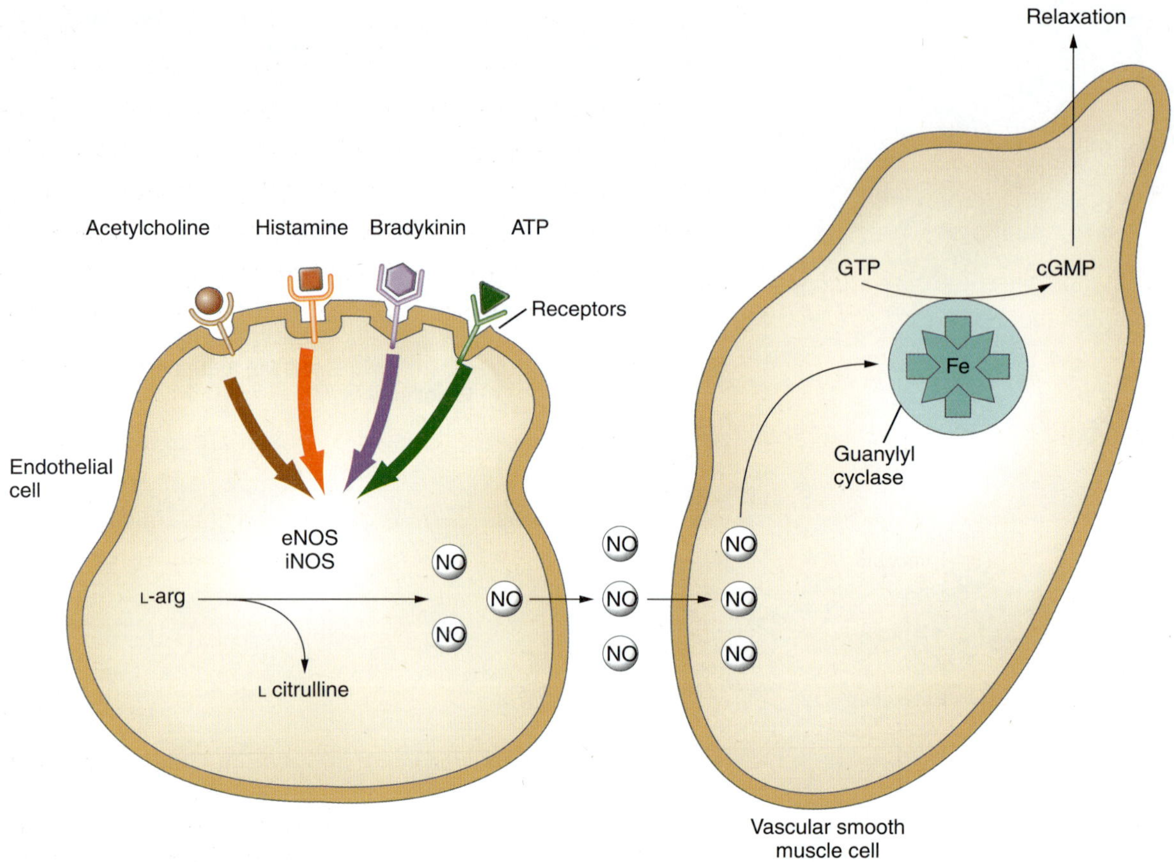

그림 8-9. 산화질소에 의한 내피세포 이완. 내피세포의 eNOS는 아세틸콜린(acetylcholine), 히스타민(histamine), 브래드키닌(bradkinin), 그리고 ATP를 포함하여 다양한 세포 내 신호전달 분자에 반응하여 NO를 생산한다. NO는 내피 세포 밖으로 나와 혈관의 평활근 세포로 확산되고, 그곳에서 구아닐산 고리화효소(guanylate cyclase)의 헴 기 부분(철)에 결합한다. 이것이 고리형 구아노신 일인산(cyclic guanosine monophosphate, cGMP)의 수준을 증가시켜서, 궁극적으로 평활근 이완 및 혈관 확장을 일으키는 cGMP-의존성 키나아제들을 활성화한다. 스트레스 동안에는 유도성 NOS(iNOS)가 활성화되고 NO 수준이 상승하게 된다.

강하를 초래한다. 발기부전증의 치료 약물은 NO의 하위 이차 신호전달 인자인 구아닐산 고리화효소(guanylyl cyclase)를 저해한다.

NO의 혈관 이완 효능은 이미 잘 알려져 있다(그림 8-9). 산화질소 합성 효소(nitric oxide synthase, NOS)는 L-아르기닌(L-arginine)을 시트룰린(citrulline)으로 전환시켜 NO를 유리시킨다. 세포와 조직은 세 가지의 NOS 동위형 효소를 발현한다. 즉, 신경세포형 NOS(nNOS; NOS-1)는 뇌에서 발견되었고, 유도성 NOS(iNOS; NOS-2)는 원래 대식세포로부터 분리되었으며, 내피세포형 NOS(eNOS; NOS-3)는 내피세포에서 발견되었다. 이 효소는 NO-매개 신호전달을 조절하는 중요한 지점이다. eNOS는 내피세포에서 지속적으로 발현되며, 따라서 정상적인 혈관 긴장을 유지하는 데에 필요한 NO의 기본적인 생산을 담당한다. NO는 쉽게 세포 밖으로 확산된다. NO는 단 몇 초에 불과한 반감기를 가지고 있기 때문에, 이웃 평활근 세포에만 작용할 수 있다. 구아닌 고리화 효소의 활성 부위에 있는 헴 기(heme group, 철이 존재함)에 결합하는 NO는 그 효소를 활성화시켜 세포 내 고리형 구아노신 일인산(cyclic guanosine monophosphate, cGMP)의 수준을 증가시킨다. 그러면 cGMP는 다시 cGMP 의존성 단백질 키나아제(cGMP dependent protein kinase)를 활성화시키는데, 이들은 평활근을 이완시키는 단백질의 인산화 및 활성화를 일으킨다. 스트레스 조건하에서는 새로운 형태의 NOS인 iNOS가 발현된다. iNOS는 근본적으로 조절되지 않으며, 일단 유도되면 오랜 기간 동안 높은 NO 수준을 유지시킬 수 있어서, 임상적으로 심각한 저혈압을 초래한다.

CO의 세포 간 매개체로서의 기능은 최근에 와서야 설명되었다. 마이크로좀의 헴 산화효소(microsomal heme oxygenase)가 헴 분해를 촉매하는 동안, 유의미한 양의 세포 CO가 부산물로 생산된다. 헴 산화효소는 모든 조직에서 발견되며, 따라서 CO는 모든 세포에서 생성된다. CO는 비교적 불활성이며, 철-함유 화합물하고만 반응한다. CO는 NO가 활성화시키는 동일한 수용성 구아닐산 고리화 효소를 활성화시키지만 NO보다는 훨씬 능력이 떨어진다. 어떤 경우에는 CO가 NO 신호전달에 길항적으로 작용할 수도 있다. CO는 또한 산소 감지, 산소 의존성 유전자 발현 변화, 그리고 신경 신호전달에 관여하는 것으로 알려져 있다.

에이코사노이드

에이코사노이드(eicosanoids)는 20-탄소의 다중 불포화 지방산들이 산화되어 생기는 물질로서 **프로스타글란딘(prostaglandins)**, **트롬복산(thromboxane)**, **류코트리엔(leukotrienes)**, **엔도카나비노이드(endocannabinoids)**, 그리고 **에이코사노이드(eicosanoids)**가 포함되는 물질 계열이다. 이들은 빠르게 분해되기 때문에, 에이코사노이드는 자가분비 신호전달과 주변분비 신호전달에 국한되어 작용한다. 에이코사노이드 신호전달의 변화는 출산 시기의 동맥관(ductus arteriosus) 폐쇄 부전, 혈소판 응집, 염증 및 면역 반응, 기관지 수축, 자연 유산과 관련이 있다. 대중적인 비처방 약물이면서 비스테로이드성 항염증제(nonsteroidal anti-inflamatory drugs, NSAIDs)인 아스피린(aspirin), 아세트아미노펜(acetaminophen; 약품명 Tylenol), 그리고 이부프로펜(ibuprofen; 약품명 Advil) 등은 에이코사노이드-매개 신호전달 경로를 표적으로 한다.

세포는 필요에 따라, 물리적, 화학적, 호르몬적 자극에 반응하여 에이코사노이드를 합성한다. 모든 에이코사노이드는 공통 전구체인 아라키돈산(arachidonic acid)으로부터 합성된다(그림 8-10). 원형질막의 세포질 표면에 위치하는 인지질이 포스포리파아제 A(phospholipase A)의 가수분해 작용으로 분해되어 아라키돈산이 방출된다. 아라키돈산은 자극되지 않은 세포에서 다시 되돌아가 막에 통합된다. 자극된 세포에서는 몇 가지 서로 다른 경로에 의해 아라키돈산이 에이코사노이드로 전환된다. 아라키돈산을 프로스타글란딘으로 전환시키는 **고리형 산소화효소들(cyclooxygenases, COX)**은 COX-1과 COX-2의 두 가지가 존재한다. 두 효소 모두, 자극성 혹은 비자극성 프로스타글란딘 합성 작용에 기여하며 NSAIDs의 표적이다. 아라키돈산을 류코트리엔으로 전환시키는 효소는 **지질산소화효소(lipooxygenase)**로, 인간에서는 5가지가 존재한다. 이 계열

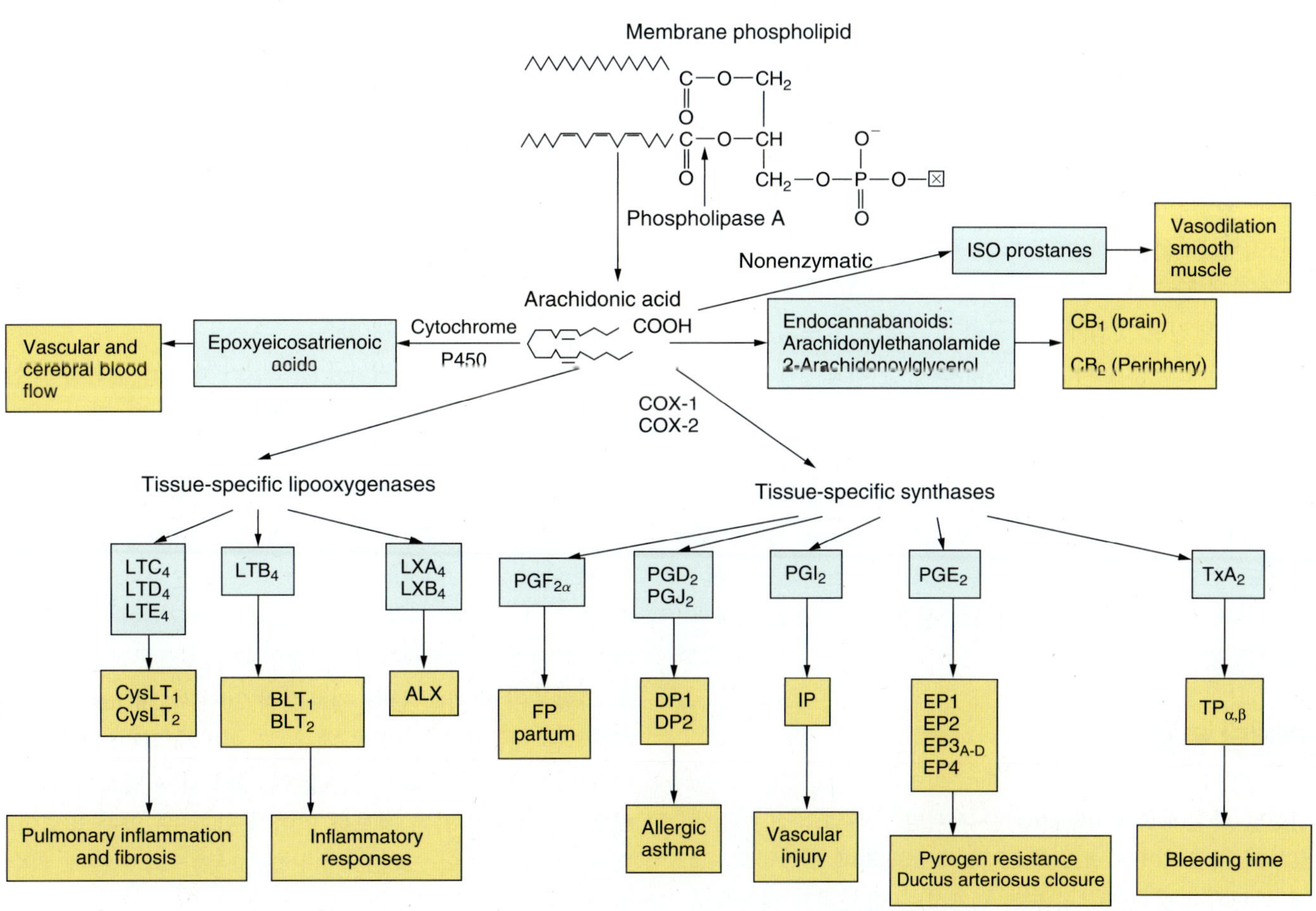

그림 8-10. 에이코사노이드 매개성 세포 간 신호전달. 원형질막 인지질들 중 포스포리파아제 A(phospholipase A)에 의한 가수분해로 유리되는 아라키돈산은 모든 에이코사노이드 계열 구성원의 전구체이다. 주요 신호전달 대사산물(파란색), 그 수용체(노란색), 그리고 생물학적 반응(노란색)을 열거하였다.

에서 가장 최근 밝혀진 엔도카나비노이드는 주로 신경계에서 합성되어 시냅스 틈으로 즉시 방출되며, 시냅스 소낭에는 저장되지 않는다. 아라키돈산을 엔도카나비노이드로 전환시키는 효소는 아직 잘 밝혀져 있지 않다. 에폭시에이코사트리엔산(epoxyeicosatrienic acid)은 신장과 심혈관 기능의 중요한 조절자로, 내피세포에서 시토크롬 p450 효소에 의해 합성된다. 에이코사노이드는 아라키돈산이 자유라디칼의 공격으로 분해되면서 비효소적으로 생성된다는 점에서 독특하다. 일단 합성되면, 에이코사노이드는 세포 밖으로 수송된다. 프로스타사이클린(prostacyclin)과 트롬복산(thromoboxane)에 대한 특정 수용체가 밝혀져 있다. 내인성 에이코사노이드 신호전달 과정을 종결시키는 분자적 기전에 대해서는 잘 설명되어 있지 않지만, 일부 신호전달 과정은 표적세포에 의해 흡수된 후 효소에 의해 분해되어 종결된다. 에이코사노이드는 다양한 종류의 G-단백질 결합성 세포 표면 수용체에 결합하여 그 효과를 발휘한다(그림 8-10 참조). 프로스타글란딘의 경우, 7가지 서로 다른 수용체 아형들, 즉 EP_1, EP_2, EP_{3A-D}, 그리고 EP_4가 동정되었다. EP_3 수용체는 발열 반응(fever response)에 참여하고, EP_4 수용체는 동맥관 폐쇄에 관여한다. 엔도카나비노이드는 카나비노이드 수용체인 CB_1과 CB_2에 대한 내인성 리간드이다. 이들은 대마초(Cannabis sativa), 마리화나(marijuana)와 해시(hashish)의 잎에 존재하는 향정신성 성분에 대한 수용체와 동일하다. CB_1은 신경계에서 우선적으로 발현되며 마리화나에 의한 "황홀경(high)"에 관여한다. 뇌에서 엔도카나비노이드의 신호전달은 운동, 학습과 기억, 통증 수용, 식욕, 체온, 구토의 조절에 관련되어 있다. CB_2는 주로 면역계에서 발현된다. 최근에 발견된 것임에도 불구하고, 수많은 CB_1과 CB_2 작용제(agonist)가 통증과 다발성 동맥경화증을 치료하기 위해 이미 임상시험 중에 있다. 프로스타글란딘의 농도나 조성이 약간만 변화하는 것으로도 매우 광범위한 종류의 반응이 나타나는 것은 세포가 다수의 에이코사노이드 수용체를 발현시키기 때문이다. 그리고 에이코사노이드 계열의 일부 구성원은 동일한 수용체와도 상호작용할 수 있다. 예를 들어, 아이소에이코사노이드는 트롬복산 수용체들 중의 하나와 상호작용 함으로써 혈관의 평활근 행동을 변화시킨다.

신경전달 물질

신경전달 물질(neurotransmitter)은 자극받은 시냅스 전 신경세포로부터 방출되어 시냅스 후 표적 세포의 막에 결합하고, 그 표적 세포에서 반응(흥분성 또는 억제성)을 유도하는 화합물로 정의된다. 어떤 신경전달 물질은 신경전달 물질뿐 아니라 호르몬으로서도 작용할 수 있다. 예를 들어, 신경전달 물질인 에피네프린(epinephrine)은 부신샘에서도 생산되며, 세포에서 글리코겐 분해가 일어나게 한다. 신경전달에서 결함은 신경질환이나 정신질환과 관련되어 있다. 치료 약물 및 기분전환용 향정신성 약제의 약리학적 기초를 이해하기 위해서는 시냅스 전달에 대한 기초적인 이해가 필요하다.

전기적 및 화학적 시냅스

신경계에서, 정보는 **시냅스(synapse)**라고 하는 특수한 접촉 부위를 통하여 한 세포에서 다음 세포로 전달된다(그림 8-11). 화합물을 사용하여 정보를 전달하는 시냅스를 **화학적 시냅스(chemical synapse)**라고 한다. 화학적 시냅스가 일반적이며 신경계에 한정되어 있다. **전기적 시냅스(electrical synapse)**는 비교적 드물며 신경세포와 비신경세포에서 모두 발견된다. 전기적 시냅스에서는 시냅스 전 세포의 막 탈분극이 **간극 연접(gap junction)**을 통해 직접적으로 시냅스 후 세포로 전달되기도 한다. 간극 연접은 양 방향성으로 이온 전류를 어느 방향으로도 통과시킨다. 전기적 시냅스를 가로지르는 신호전달은 거의 순간적으로 발생하며 실패하지 않는다: 즉, 시냅스 전 세포에서의 활동전위(action potential, AP)는 시냅스 후 세포에서 항상 활동전위를 생산하게 된다. 무척추동물에서, 전기적 시냅스는 회피 반사를 매개하여 동물이 그 위험으로부터 빠르게 벗어나게 해준다. 인간에서 전기적 시냅스는 한 기관 내의 모든 세포가 하나의 큰 단위나 **다핵성 단위체(syncytium)**로 기능하게 한다. 전기적 시냅스는 심장의 동시 발생적 박동, 장에서의 연동 운동, 발생 중인 신경계의 협조적 성장과 성숙, 그리고 성인 뇌의 특수화된 지역에서 이웃하는 신경세포의 동시 통합 활성을 가능하게 만든다.

화학적 시냅스는 먼 거리를 가로질러 빠르고 정확하게 신호를 전달하는 주변분비 신호전달의 특수화된 한 가지 형태이다. 중추신경계(CNS)에서 화학적 시냅스는 뉴런 사이에서 신호를 전달한다. 말초신경계에서는 화학적 시냅스가 정보를 신경세포에서 근육 세포와 선(gland) 세포로 전달한다. 화학적 시냅스에서 시냅스 전 세포는 전기 신호를 화학 신호로 전환시킨다. 이 화학적 신호는 표적 세포로 전달되어 거기서 다시 전기적 신호로 재전환된다. 성장인자나 호르몬과는 달리, 신호 화합물이 시냅스 틈을 가로질러 20에서 50 nm의 거리를 횡단하는 데는 단 1밀리 초 혹은 그 이하가 걸린다. 실무율을 나타내는 전기적 시냅스와는 달리, 화학적 시냅스는 여러 근원으로부터 유입되는 정보를 받아 통합할 수 있는 능력이 있으며, 학습과 기억 그리고 기타 더 고등한 뇌 기능에 필수적인 과정이다.

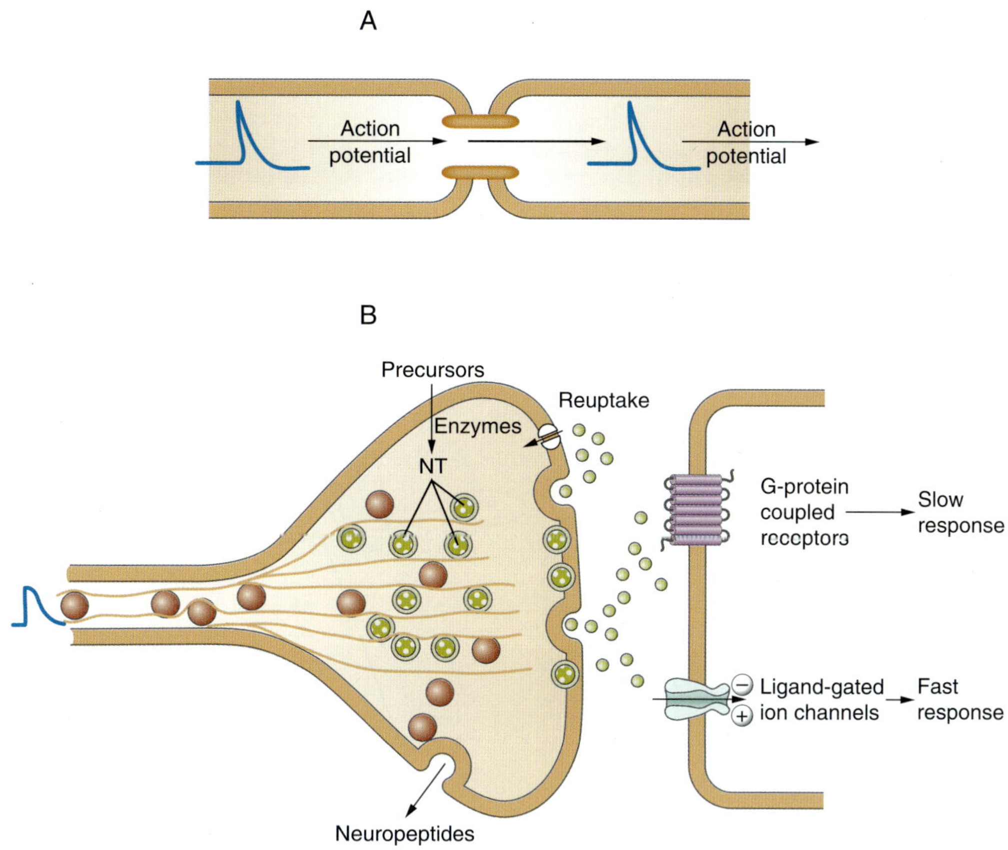

그림 8-11. 전기적 및 화학적 시냅스. 전기적 시냅스(A)에서 간극연접합 전류가 시냅스 전 세포에서 시냅스 후 세포로 직접 흐를 수 있게 한다. 화학적 시냅스(B)에서 시냅스 전 세포는 전류를 화학적 신호로 변환한다. 시냅스 소낭에 위치한 신경전달 물질(노란색)과 고밀도-핵심 과립(dense core granule)에 위치한 더 큰 신경펩티드가 화학 신호를 형성한다. 신경전달 물질은 시냅스 틈으로 방출되어 시냅스 후 세포의 리간드 매개 G 단백질 결합 수용체 또는 리간드 매개 이온 통로 수용체와 상호작용한다. 신경펩티드(빨간색) 방출은 시냅스 틈에 인접하여 발생한다. 이러한 화학 물질이 충분한 탈분극을 생성하는 경우에만 시냅스 후 세포에서 활동전위가 생성된다.

전형적인 화학적 시냅스: 신경근 연접

뇌나 척수 운동신경의 축삭 말단과 골격근 세포 사이에는 신경근 연접(neuromuscular junction)이 형성된다(그림 8-12). 근육에 도달하기에 앞서 축삭은 여러 개로 분지되어 시냅스성 종말 팽대부(synaptic varicosity)나 시냅스성 신경섬유 말단(synaptic bouton)을 형성한다. 이 시냅스성 신경섬유 말단은 슈반 세포(Schwann cell)의 원형질막에 의해 수초로 둘러싸이지만, 수초가 벗겨지면, 하나의 축삭이 근육 내 수백 개의 근섬유를 신경 지배하게 된다. 모든 시냅스성 신경섬유 말단 혹은 축삭의 말단 끝은 근육 막과의 연접부 홈(junctional fold) 혹은 함입부와 가깝게 연립해 존재한다. 신경근 연접(neuromuscular junction)의 시냅스 전과 시냅스 후 양쪽 면들은 고도로 조직화되어 있다. 신경지배가 일어나는 근육 원형질막의 특수화된 지역을 **운동 종판(motor end plate)**이라고 한다.

전기적 활동전위는 시냅스 전 세포에 의해 화학적 신호로 전환된다. 그 활동전위는 시냅스 전 막을 탈분극시켜 전압 감응성인 Ca^{2+} 통로를 연다. 이러한 Ca^{2+}의 유입은 각각 약 1000–50,000개의 신경전달 물질인 아세틸콜린(acetylcholne)을 가지고 있는 시냅스 소낭의 이동을 촉진한다. 대략 10%의 소낭이 활성 영역의 원형질막에 결합하여 즉시 외포작용을 일으킨다. 나머지 소낭은 활성 지대에 근접하여 위치해 있으며, 거기서 인산 단백질의 한 계열인 시냅신(synapsin)을 통해 액틴 세포골격에 가역적으로 묶여 있다. 이 소낭은 필요에 따라 활성 지대로 이동하여 외포작용을 준비한다. 이렇게 두 가지 시냅스 소낭을 유지하는 것은 또 하나의 활동전위가 빠르게 연속하여 도착할 경우 아세틸콜린을 방출시키는 데 사용될 수 있도록 해준다. 신경전달 물질의 외포작용에는, 비신경세포에서 조절되는 외포작용이 일어날 때와 동일한 여러 가지 소낭 표적화와 융합 반응이 관계되어 있다(4장 참조). 하지만, 신경전달 물질의 분비는 축삭 말단에 활동전위가 도착하는 것과 밀접하게 연결되어 있으며, 시냅스 소낭이 국소적으로 재순환된다는 점에서 차이가 있다. 시냅스 소낭을 회수하고 다시 채

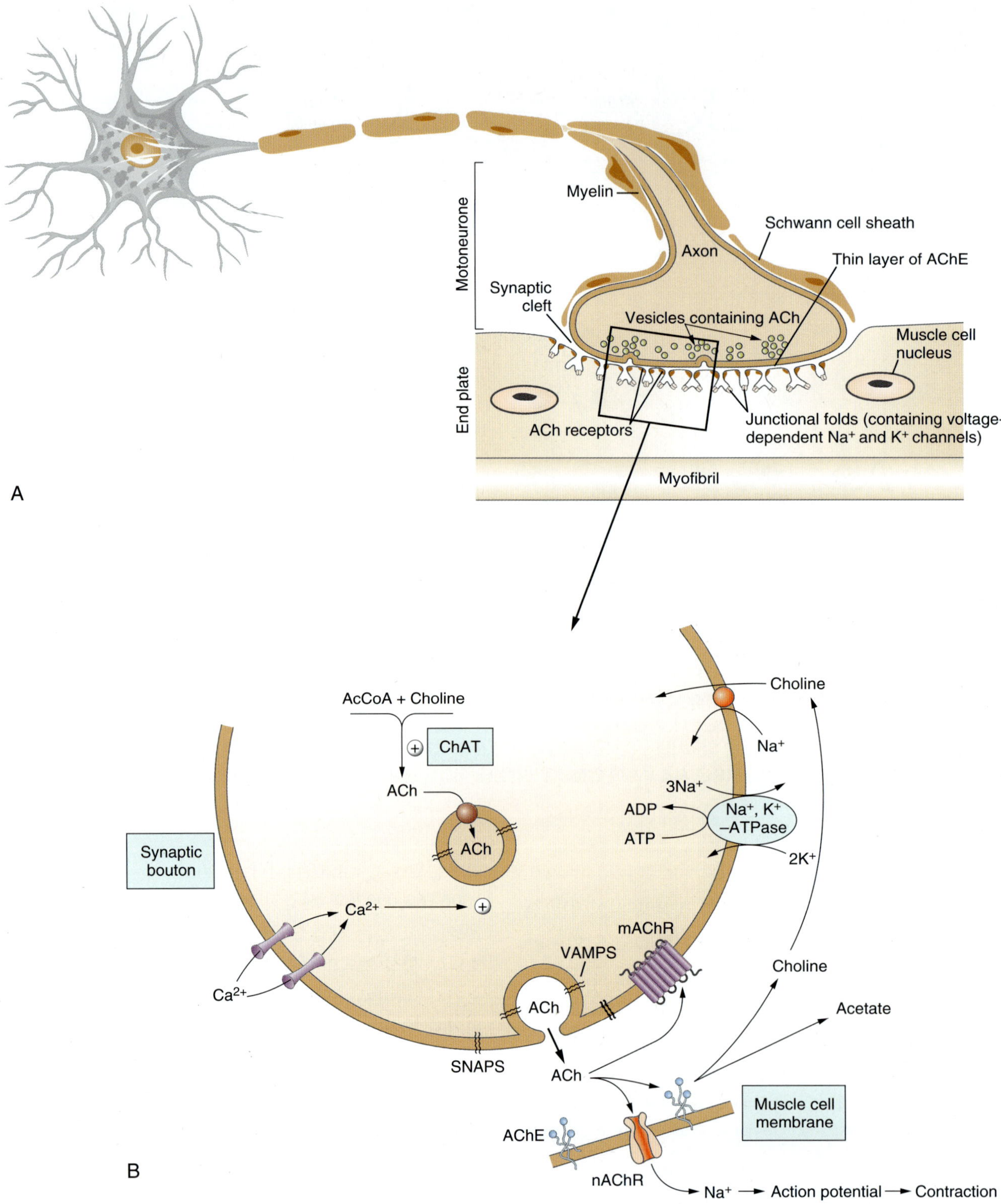

그림 8-12. 신경근 연접에서의 시냅스 전달. (A) 신경근 연접(neuromuscular junction)은 이곳을 지배하는 α-운동 신경세포로부터 나온 시냅스성 신경섬유 말단과 근섬유의 특수한 신경 종판으로 구성된다. 아세틸콜린은 운동 신경세포 말단에서 합성되어 시냅스 소낭(노란색)에 포장된다. (B) 아세틸콜린이 방출되면, 시냅스 틈을 가로질러 확산되어 리간드 개폐성 이온 통로(빨간색)에 결합한다. 근육 세포로 들어가는 Na^+ 분자의 수는 그 신경세포에서 방출되는 아세틸콜린 분자의 수에 의존적이다. 충분한 탈분극이 있다면, 근육 세포에서 활동전위가 생성되어 수축이 일어날 것이다. 시냅스 틈에 위치하는 아세틸콜린에스터라아제(acetylcholinesterase)는 아세틸콜린을 아세트산(acetate)과 콜린(choline)으로 가수분해한다. 그 콜린은 시냅스 전 틈에서 흡수되어 시냅스 소낭을 다시 채우는 데 사용된다.

우는 전체 과정은 1분 이내로 완료된다.

이렇게 세포외로 배출된 신경전달 물질은 그 신호를 시냅스 후 표적 세포로 전달한다. 아세틸콜린과 모든 신경전달 물질은 시냅스 틈을 가로질러 확산하여 시냅스 후 세포막의 특정 수용체에 결합한다. 신경근 연접의 경우, 아세틸콜린 수용체는 근육 원형질막 연접 접힘의 시작 부위에 농축되어 있다. 아세틸콜린이 그 수용체에 결합하면 약 1밀리 초 동안 이온 통로가 열리고, 그 시간 동안 약 50,000개의 Na^+ 분자가 근육 세포 안으로 들어간다. 이 Na^+ 분자가 그 종판 전위를 탈분극시키고, 그 반응/탈분극은 방출되는 신경전달 물질의 양에 비례한다. 그 탈분극이 역치를 초과하면, 전압-의존성 통로들이 열리고, 근육막 전반을 통하여 활동전위가 퍼져 근육 수축에 필요한 세포 내 반응이 개시된다(2장과 3장 참조). 중증 근무력증(Myasthenia gravis)은 근육 세포에서 발현되는 아세틸콜린 수용체의 아형에 대하여 자가 항체가 만들어지는 자가 면역 질환이다. 이 자가 항체는 수용체를 차단해서 운동 종판으로부터 수용체가 사라지게 한다. 수용체가 없으면 화학적 신호가 여전히 만들어진다 하더라도 신호는 전달되지 않는다.

화학적 신호 및 신경전달 물질이 인접 세포에는 영향을 주지 않고 다음 신경전달 물질이 방출되기 전에 제거되는 것은 필수적 과정이다. 아세틸콜린의 경우, 시냅스 틈의 효소인 아세틸콜린에스터라아제(acetylcholinesterase)가 신경전달 물질을 아세트산(acetate)과 콜린(choline)으로 가수분해한다. 아세틸콜린을 가수분해하는 데 필요한 시간은 1밀리 초 이하이다. 많은 수의 신경가스와 신경 독물은 아세틸콜린에스터라아제를 저해하여 아세틸콜린의 작용을 연장시킨다. 이 물질의 농도가 충분히 높으면, 호흡에 필수적인 근육의 이완을 막아 결국은 치사에 이르게 할 것이다. 신경세포 막에서 Na^+/choline 동반 수송체는 콜린을 신경세포로 되돌려 수송하며, 수송된 콜린은 거기서 더 많은 신경전달 물질을 합성하는 데에 사용될 것이다(임상 증례 8-2).

임상 증례 8-2 중증 근무력증

제인 크로포드(Jane Crawford)는 피로감으로 내과 전문의를 찾아온 37세의 기혼모이다. 그녀는 아이들을 기를 때 쉽게 할 수 있었던 최소한의 육체적인 노력조차도 힘들다고 말했다. 또한 그녀는 자주 눈꺼풀이 무겁고 아침에 TV를 보다 잠든다고 했다. 남편은 제인의 목소리가 변했으며, 최근에 훨씬 더 비음으로 되었다고 말했다.

크로포드 부인은 예전에는 육체적으로 비교적 건강한 편이었다. 10대였을 때, 그녀는 양쪽 손가락이 모두 쓰리고 부어 있었는데, 그녀가 다니던 대학교의 의사는 이것이 조기 류머티스성 관절염일 것으로 생각했었다. 하지만, 그녀의 위를 거북하게 했던 2달 여 간의 고용량 아스피린 치료 후 그 증상들은 사라져 다시는 재발하지 않았다.

신체검사에서, 크로포드의 혈압은 130/85mmHg였고, 맥박은 정상으로 규칙적이었으며, 심장은 잡음 없이 정상적인 크기였고, 갑상선도 정상으로 촉진되었다. 그녀는 비만이 아니었고, 복부 검사도 정상이었다. 빈혈의 명백한 징조들도 없었으며, 심부 인대 반사작용을 포함하여 총체적인 신경학적 검사도 정상이었다. 하지만, 눈 운동 검사 동안 검사자의 손가락을 위 아래로 따라가는 데에 어려움이 있었다. 이 검사를 과장해서 반복적으로 실시하였다. 게다가, 손바닥을 위로 한 채 팔을 앞으로 뻗으라고 요청하였을 때, 겨우 2.5분 정도 밖에 그 자세를 유지하지 못하였다. 정맥 주사를 포함해 필요하다면 소량의 아트로핀(atropine)을 맞을 수도 있는 검사를 하겠다고 그녀의 동의를 얻은 후, 의사는 그녀에게 정상 식염수에 녹인 에드로포늄(edrophonium) 2 mg을 주사하였다. 5분 후, 의사는 그녀에게 팔-뻗기를 반복하도록 요청하였다. 기쁘게도, 그녀는 이제 최소 6분 동안 팔을 뻗은 채로 있을 수 있음을 발견하였다. 더욱이, 그녀는 눈꺼풀이 더 이상 무겁게 느껴지지 않는다고 하였다.

중증 근무력증(Myasthenia Gravis)의 세포 생물학, 진단 그리고 치료

크로포드 부인의 병은 초기 중증 근무력증이다. 이 병은 신경지배가 이루어지는 신경 종판 근처의 근육막에서, 정상 수의 아세틸콜린 수용체가 소실되어 발생되는 후천적 질병이다. 수용체 수가 감소하면 근육이 수축을 시작할 수 있지만 장기간 유지할 수 없다. 따라서 근육 피로가 빠르게 발생한다. 근무력증의 초기 징후에는 지속적인 수축이 필요한 근육의 피로를 반영하는 눈꺼풀 처짐이 있다. 빠른 피로를 포함한 전신 근육 피로가 뒤따를 수 있다. 치료하지 않으면 호흡 근육이 영향을 받아 호흡 부전 및 사망에 이를 수 있다. 크로포드 부인의 병이 자가 면역에 의한 것이라는 소견은 류머티스성 증상이 나타났던 그녀의 과거 병력으로 인해 제기된 것으로서, 그녀의 혈청에서 IgG 항콜린에스터라아제 수용체에 대한 항체가 높은 수준으로 관찰됨으로써 확인할 수 있었다.

치료를 위한 어떤 노력을 하기에 앞서, 의사는 근무력증과 함께 공존할 수도 있는 질병들을 배제시키기 위해 홍반성 낭창(lupus erythematosus)과 류머티스성 관절염, 그리고 갑상선 관련 질병을 위한 몇 가지 혈액 검사를 주문하였다. 또한 흉선종(thymoma)의 가능성을 배제시키기 위해 종격동(mediastinum)에 대한 컴퓨터 단층 촬영 검사도 주문하였다.

모든 검사 결과가 음성으로 나왔을 때, 의사는 크로포드 부인에게 아세틸콜린에스터라아제(acetylcholinesterase) 모방 약제인 피리도스티그민(pyridostigmine)을 낮은 용량으로 하루에 세

번 먹도록 지시했다. 크로포드 부인은 근력의 뚜렷한 회복 및 피로의 감소와 함께 훌륭한 반응을 보였다. 현재로 보아, 담당 의사는 그녀가 어떤 항면역치료도 필요하리라고는 생각하지 않는다. 하지만, 그는 그녀가 남은 생 동안 비교적 자주 정기 검사를 받을 필요가 있으며, 차후에는 용량이나 기타 치료에서 변화가 필요할 수도 있다고 조언하였다.

신경전달 물질의 특징, 합성, 그리고 대사

신경전달 물질은 세 가지 범주; 즉, 아미노산류(amino acids), 아민류(amines), 펩티드류(peptides)의 세 가지로 나뉠 수 있다(표 8-4). 아미노산과 아민은 CNS에서 빠른 시냅스 전달(밀리 초 이하에서 밀리 초 단위)을 매개한다. 아세틸콜린은 모든 신경근 연접에서 빠른 시냅스 전달을 매개한다. 아미노산과 아민류 전달 물질은 축삭 말단에서 합성되어 시냅스 소낭에 저장된다. 아미노산인 글루탐산(glutamate)과 글리신(glycine)은 단백질에서 발견되며, 모든 세포의 세포질에 풍부하다. γ-아미노부티르산(γ-aminobutyric acid, GABA)과 기타 아민류는 전구체 분자로부터 합성하는 데에 필요한 특정 효소를 가지고 있는 신경세포에서만 발견된다. 콜린 아세틸기전달효소(choline acetyltransferase)는 미토콘드리아의 아세틸조효소 A(acetyl coenzyme A)를 공여체로 사용하여 세포질의 콜린을 아세틸화시킨다. 일단 합성되면, 이 신경전달 물질은 소낭 막에 매립되어 있는 수송체에 의해 **시냅스 소낭(synaptic vesicle)**에 농축된다. 아세틸콜린을 제외하면, 신경전달 물질은 Na^+/신경전달 물질 동시 수송체를 통한 시냅스 전 세포로의 재흡수에 의해 시냅스 틈으로부터 제거된다. 이 수송체들은 치료 약물이나 기분 전환 약물의 주요 작용 부위이다: 코카인은 노르에피네프린(norepinephrine), 세로토닌(serotonine), 도파민(dopamine)의 재흡수를 저해한다; 예전의 항우울제는 노르에피네프린과 세로토닌 재흡수를 억제하고, 보다 새로운 항우울제[플루옥세틴 염산염(fluoxetin hydrochloride), 상품명 Prozac)]는 세로토닌의 재흡수를 특이적으로 차단한다.

신경펩티드성(neuropeptide) 전달 물질은 장과 신경계 전반에서 발견된다. 이 펩티드 혹은 폴리펩티드는 세포체의 소포체에 의해 합성되고, 분비 소낭으로 포장되어, 빠른 축

표 8-4. 주요 신경전달 물질과 그 수용체

Transmitter	Receptor Families/Subtypes	Signaling Mechanism
Amino acids	NMDA, AMPA, kainate	Ion channel
Glutamate (Glu)	$MGluR_1$, $MGluR_2$, $MGluR_3$, $MGluR_4$, $MGluR_5$, $MGluR_6$, $MGluR_7$	G-protein coupled
	GlyR, NMDA	Ion channel
Glycine (Gly)	$GABA_A$	Ion channel
γ-Aminobutyric acid (GABA)	$GABA_B$	G protein-coupled/Ion channel
	$GABA_C$	Ion channel
Nucleotides		Ion channel
ATP	$P2X_1$, $P2X_2$, $P2X_3$, $P2X_4$, $P2X_5$, $P2X_6$, $P2X_7$P2Y	G-protein coupled
Adenosine	A_1, A_{2A}, A_{2B}, A_3	G-protein coupled
Amines	Nicotinic (Nm and Nn)	Ion channel
Acetylcholine	M1, M2, M3, M4, M5	G-protein coupled
	α_{1A}, α_{1B}, α_{1D}	$G_{q/11}$ coupled
Norepinephrine	α_{2A}, α_{2B}, α_{2C}	$G_{i/o}$ coupled
	β_1, β_2, β_3	G_s-protein coupled
Dopamine	D_1, D_2, D_3, D_4, D_5	G-protein coupled
Serotonin	$5HT_3$	Ion channel
	$5HT_1$, $5HT_2$, $5HT_4$, $5HT_5$, $5HT_6$, $5HT_7$	Gs-protein coupled
Histamine	H_1, H_2, H_3, H_4	Gs-protein coupled
Neuropeptides		
Cholecystokinin (CCK)	CCK_1, CCK_2	Gs-protein coupled
Neuropeptide Y	Y_1, Y_2, Y_3, Y_4, Y_5	Gs-protein coupled
Opioid (enkephalins, dynorphin)	δ, κ, μ	Gs-protein coupled
Lipids		
Endogenous cannabinoids	CB	Gs-protein coupled

삭 수송을 통해 축삭 말단으로 수송된다. 아편류(opioid) 신경펩티드는 세 가지 뚜렷하게 구별되는 계열들, 즉 엔케팔린(enkephalins), 엔도르핀(endorphins), 다이노르핀(dynorphins)으로 분류된다. 세 가지는 모두 큰 전구체 분자로 합성되며, 이들은 복잡한 절단과 번역 후 변형을 겪고 생물학적으로 활성인 분자가 된다. 개개의 분비 소낭은 다수의 신경펩티드를 함유할 수도 있다. **분비 소낭(secretory vesicle)**은 시냅스 소낭보다 더 크고 축삭 말단에 더 자유롭게 분포되어 있다(그림 8-11 참조). 이 소낭은 전자현미경 사진에서 검은 모습을 보이기 때문에 큰 고밀도-핵심 소낭(large dense-core vesicle)이라고도 한다. 시냅스 소낭처럼, 분비 소낭의 외포작용은 Ca^{2+}의 증가로 개시된다. 하지만, 원형질막과 분비 소낭의 융합은 활성대나 시냅스 틈 내에서만 일어나는 것이 아니라 그 축삭의 말초 근처의 어디에서나 일어난다. 분비 소낭은 시냅스 틈으로부터 다소 먼 거리에 위치해 있기 때문에, 이 지역의 Ca^{2+} 수준이 분비 소낭의 방출을 유발하는 수준에 도달하기 위해서는 수 차례의 고빈도성 활동전위가 필요할 수도 있다. 그러므로, 신경펩티드의 방출에 걸리는 시간은 아미노산이나 아민류의 방출 시간보다 훨씬 더 길어 50밀리 초 혹은 그 이상이다. 신경펩티드는 세포외 단백질 분해효소에 의해 분해되며, 이것이 신호전달을 종결시킨다.

신경전달 물질 수용체들

두 가지 종류의 신경전달 물질 수용체가 존재한다. **전달물질 개폐성 이온통로(transmitter-gated ion channel)**와 **G-단백질 결합성 수용체(G-protein-coupled receptor)**가 그들이다. **빠른 화학적 시냅스 전달(fast chemical synaptic transmission)**은 신경전달 물질-개폐성 이온 통로 수용체에 의해 매개된다. 이 수용체는 막 관통 구멍을 형성하는 다량체 단백질이다. 신경전달 물질이 그 수용체에 결합하면, 구멍이 열려 이온이 세포질로 흘러들어온다. 흥분성 신경전달 물질(아세틸콜린과 글루탐산)의 수용체는 활동전위의 발화를 위해 시냅스 후 막을 역치전위로 탈분극시키는 Na^+ 혹은 Na^+과 K^+의 유입을 허용하는 양이온 통로이다. 억제성 신경전달 물질(GABA와 glycine)의 수용체는 시냅스 후 막을 과분극시켜 활동전위를 억제하는 K^+이나 Cl^- 통로이다. 바비투르산(Barbiturate)이나 디아제팜(Diazepam, Valium) 같은 진정제는 GABA 수용체에 결합하여 이온-개폐성 통로의 활성화에 필요한 GABA 농도를 감소시킴으로써 GABA의 저해 작용을 강화시킨다.

느린 시냅스 전달(Slow synaptic transmission)은 G 단백질-결합 수용체에 의해 매개된다. 이 수용체는 그들이 일으키는 광범위한 대사 효과들 때문에 종종 대사성 수용체(metabotropic receptor)라고도 부른다. 세 가지의 신경전달 물질 모두 G 단백질-결합 수용체와 상호작용하며, CNS에서 느린 시냅스 전달을 매개한다. G 단백질-결합 수용체는 일곱 번의 막 관통 도메인을 가지는 고분자의 단일 폴리펩티드이다. 그 수용체에 결합된 리간드는 시냅스 후 막의 세포질 쪽에 위치하는 작은 G 단백질을 활성화시킨다. 그런 다음, 이 활성화된 G 단백질은 직접 이온 통로를 열거나, 이온 통로를 간접적으로 열게 하는 세포 내 계단식 반응이 개시되도록 한다(9장 참조). 예를 들어, 세 가지 부류의 아편 수용체인 μ, Δ, κ는 아데닐산 고리화효소(adenylate cyclase)를 저해하고, 이것이 cAMP 수준을 감소시켜서, K^+ 전류를 활성화시키고 Ca^{2+} 전류를 저해한다. 모르핀(morphine)은 이 아편 수용체와 상호작용을 통하여 그 진통 효과를 만들어낸다.

신경전달 물질 기능의 다양화와 수렴

신경전달 물질은 발산과 수렴, 두 가지 양식을 모두 나타낸다. **발산(divergence)**에서는 단일 신경전달 물질이 여러 수용체를 활성화할 수 있도록 한다. 아세틸콜린은 활성화된 수용체에 따라 단일 신경전달 물질에서 기인하는 서로 다른 여러 효과가 나타나는 좋은 예이다. 니코틴성 아세틸콜린 수용체(nicotinic acetylcholine receptor)는 리간드 개폐성 통로이며, 오직 수 밀리 초만 지속되는 흥분성 반응을 일으킨다. 한 예는 앞 절에서 자세하게 설명한 신경근 연접이다. 반대로, 무스카린성 아세틸콜린 수용체(muscarinic acetylcholine receptor)는 G 단백질-결합 수용체이며, 다양한 여러 반응을 일으킨다: 즉, 심장에서 발견되는 M2 아형은 K^+ 통로를 열어 수 초 동안 지속되는 과분극을 생성하고; M1, M3 그리고 M5 아형은 2차 전달자인 포스포리파아제(phospholipase)를 활성화시키며; M4는 또 다른 2차 전달자인 아데닐산 고리화효소(adenylate cyclase)를 저해한다(그림 8-2 참조). **수렴(convergence)**에서는 여러 신경전달 물질이 개별 수용체를 통해 작용함으로써 동일한 하위 신호전달 경로를 활성화시킨다.

시간적, 공간적 통합

CNS는 그 생물의 필요와 환경으로부터의 요구를 균형 잡는 과정에서 다양한 근원으로부터 오는 정보를 통합해야만 한다. CNS에서, 하나의 시냅스 후 신경세포는 수천 개의 시냅스로부터 수많은 입력을 받을 것이다. 일정 시간에 걸쳐 이 모든 입력을 단일 세포 출력으로 통합하는 과정을 **시공간적 통합(spatiotemporal summation)**이라고 한다. 각 시냅스에서, 신경전달 물질의 방출은 시냅스 후 표적 세포의 막전위에 변화를 일으킨다. 이 시냅스 중 어떤 것은 흥분성이어서 **흥분성 시냅스 후 전위(excitatory postsynaptic potentials, EPSPs)**라고 하는

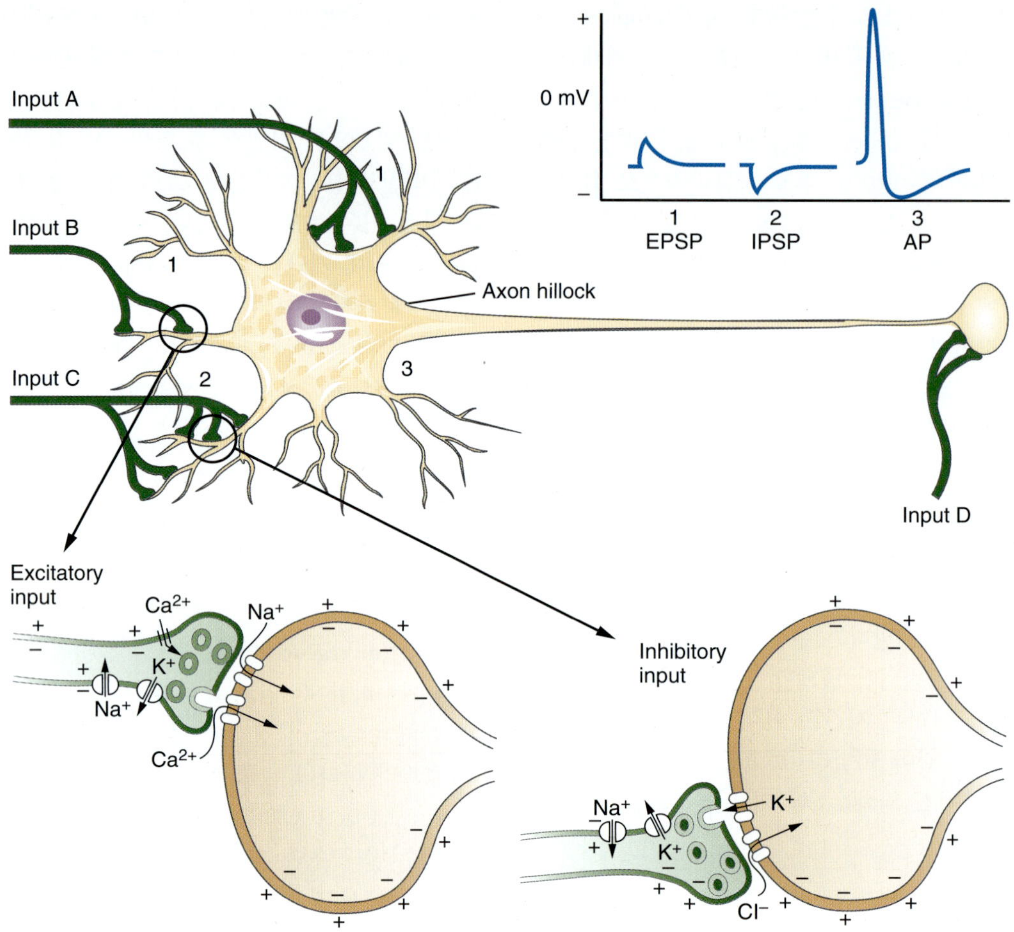

그림 8–13. 중추 신경계의 시냅스 전달. 중추 신경계의 신경세포는 세포체(입력 A), 수상돌기 가지(입력 B와 C), 그리고 말단 단추들(입력 D)에 분포된 많은 시냅스 접촉을 가지고 있다. 이들 접촉 중 어떤 것은 흥분성으로, 흥분성 시냅스 후 전위(EPSPs; 입력 A와 B)를 발생시키고, 다른 것은 억제성으로, 억제성 시냅스 후 전위(IPSPs, 입력 C)를 발생시킨다. 활동전위(AP)를 발화시킬 것인지의 궁극적인 결정은 시간이 지나면서 이 모든 입력의 가중된 통합으로 결정된다.

작은 탈분극을 일으킨다. 다른 시냅스는 억제성이어서 **억제성 시냅스 후 전위(inhibitory postsynaptic potentials, IPSPs)**라고 하는 작은 과분극을 생산한다. IPSPs와 EPSPs 둘 모두 크기와 기간이 다양하다. 이 신호는 축삭 둔덕(axon hillock)으로 가서 거기서 공간적으로 시간적으로 통합된다. 흥분성 입력이 지배적이면, 그 세포는 탈분극되어 전압-민감성 Na^+ 통로가 열릴 것이다. 충분한 수의 통로가 열리면, 활동전위가 생성될 것이다. 억제성 신호들이 지배적이면, 과분극이 생겨 활동전위가 저해될 것이다(그림 8–13).

요약

다세포 생물에서 이루어지는 매일의 종합적인 생리활성과 행동의 조화를 얻기 위해, 개별 세포는 그들의 환경을 감지하고 그 변화에 반응해야만 한다. 이런 임무를 완수하기 위해, 세포는 수백 가지의 세포 간 신호분자를 이용하여 시공간적으로 통합된 신호를 거의 무한대에 가까운 수로 생산해낸다. 세포 간 신호전달에 관여하는 분자/세포학적 사건을 이해하는 것은, 인간의 질병을 진단하고 치료하는 데 필수적이다. 내분비계 질환, 신경퇴행성 질병, 그리고 모든 형태의 암을 포함한 여러 질병에서, 세포 사이에서 일어나는 소통의 결함은 질병을 촉발하는 사건이다. 그리고 세포-세포 신호전달 분자의 활성을 모방하거나 막는 물질은 일반적인 약제가 목표로 하는 것이다. 이런 물질로는 아스피린이나 아세트아미노펜 그리고 이부프로펜 같이 널리 사용되는 일반 약제; 인슐린이나 에스트로겐 같은 처방 약품; 운동능력의 개선을 위해 남용되는 성장 호르몬 및 적혈구생성소 그리고 마리화나나 코카인 같은 기분 전환용 약제가 있다.

Suggested Readings

Emer M, Smyth EM, Grosser T, FitzGerald GA. Chapter 37: Lipidderived autacoids: eicosanoids and platelet-activating factor. In Brunton LL, Hilal-Dandan R, Knollmann BC, editors. *Goodman &Gilman's: The Pharmacological Basis of Therapeutics.* NewYork: McGraw-Hill Medical Publishing Division, 2017.

Free BR, Clark J, Amara S, Sibley DR. Chapter 14: Neurotransmission in the central nervous system. In Brunton LL, Hilal-Dandan R, Knollmann BC, editors. *Goodman & Gilman's The Pharmacological Basis of Therapeutics.* New York: McGraw-Hill Medical Publishing Division, 2017.

Kandel ER, Schwartz JH, Jessell TM, Siegelbaum SA, Hudspeth AJ, Mack S. Chapter 8: Overview of synaptic transmission. In *Principles of Neural Science.* 5th ed. The McGraw-Hill Companies, Inc, 2013.

Molitch ME, Schimmer BP. Chapter 42: Introduction to endocrinology: The hypothalamic-pituitary axis. In Brunton LL, Hilal-Dandan R, Knollmann BC, editors. *Goodman & Gilman's: The Pharmacological Basis of Therapeutics.* New York: McGraw-Hill Medical Publishing Division, 2017.

Sibley DR, Hazelwood LA, Amara SG. Chapter 13: 5- Hydroxytryptamine (serotonin) and dopamine. In Brunton LL, Hilal-Dandan R, Knollmann BC, editors. *Goodman & Gilman's The Pharmacological Basis of Therapeutics.* New York: McGraw-Hill Medical Publishing Division, 2017.

Skidgel RA. Chapter 39: Histamine, bradykinin, and their antagonists. In Brunton LL, Hilal-Dandan R, Knollmann BC, editors. *Goodman & Gilman's The Pharmacological Basis of Therapeutics.* New York: McGraw-Hill Medical Publishing Division, 2017.

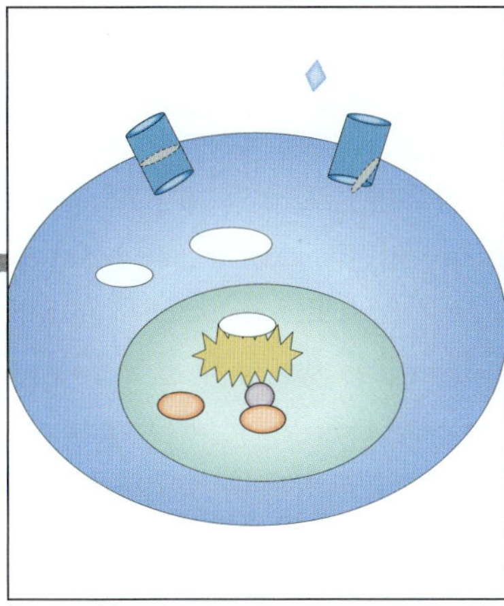

Chapter 9

세포 내 신호전달 반응

서론

세포들이 서로 통신하는 방법이 없었다면 다세포 생물은 복잡한 척추동물로 진화하지 못했을 것이다.

척추동물이든 무척추동물이든 모든 복잡한 생명체는 세포를 생성하고, 조직(tissue)과 같은 고차원적인 구조를 구성해야 하며, 조직은 서로 모여 함께 기관(organ)을 생성해야 한다. 이러한 복잡한 과정이 발생하려면 특정 세포가 주변의 다른 세포에게 선택적인 신호를 보내기 위한 구별되는 신호를 가져야 하고, 동시에 외부 환경의 변화를 감지하는 수단이 있어야 한다. 세포 간 소통은 다음의 두 단계에 의존한다. 첫째, 신호 발생 세포(signaling cell)가 지시 신호를 보내고, 둘째, 반응 세포(responding cell)가 지시 신호를 수신하고 그에 따라 행동을 조정한다. 신호전달 경로(signal transduction pathway)는 외부 자극으로부터의 신호가 반응 세포의 외막에서 핵으로 이동하게 하여 세포가 반응하거나 또는 변화가 일어나게 한다. 신호전달 경로의 복잡성은 생명체의 복잡성에 비례하여 그 수와 조절 방식이 증가한다. 그러나 이러한 조절 과정을 가능하게 하는 많은 기본 원칙이 유지되고 있다. 일반적으로 외부 자극은 반응 세포의 원형질막 또는 세포질에 있는 수용체(receptor)에 의해 감지되어 수용체 활성화를 유도하고, 궁극적으로 전사인자의 활성화 및 유전자 발현 변화로 이어지는 일련의 과정을 시작한다. 이 장에서는 세포 분화, 생존 및 증식에 관련된 주요 신호전달 경로의 예를 제시한다. 그것은 세포 신호의 다양성과 복잡성, 정상적인 생리학적 발달에서의 역할뿐만 아니라 암 발달 및 진행에 미치는 영향을 나타낸다.

세포 표면 수용체에 의해 매개되는 신호전달

효과적인 세포 간 통신은 신호전달 세포에서 분비되는 신호 분자뿐만 아니라 신호를 감지하는 반응 세포의 능력에도 의존한다. 이러한 과정이 정확한 방식으로 조절되도록 하기 위해 매우 다양한 세포 표면 수용체가 있다.

키나아제 수용체 신호전달

효소 활성을 갖는 세포 표면 수용체(효소 수용체)는 신호전달 방식으로 인산화(phosphorlyation)을 이용하는 키나아제(kinase)이다. 리간드에 의한 효소 수용체의 활성화는 수용체에서 기질 단백질로 인산기(phosphate group) 이동을 유도한다. 일반적으로 인산화는 세린(Ser), 트레오닌(Thr), 티로신(Tyr) 잔기에 인산기의 공유결합에 의해 발생한다. 수많은 신호전달 경로들, 특히 수용체이면서 티로신 키나아제(receptor tyrosine kinase)를 사용하는 경로에서, 첫 번째 인산화는 동일한 수용체 유형의 다른 분자에서 발생한다. 대부분 동종 수용체의 두 분자가 리간드에 결합하여 이 두 분자가 이량화(dimerization)되어 동종이량체(homodimer)를 형성한다. 이량화는 수용체가 서로를 인산화하도록 하는 교차-인산화(cross-phosphorylation)를 통해서 활성화되도록 한다. 일단 활성화되면, 수용체의 키나아제 활성은 세포막에 매우 근접한 위치의 신호전달 연쇄반응(signaling transduction cascade) 단백질로 유도되는데, 이는 자체적으로 가지고 있거나 아니면 수용체에 결합하는 다른 단백질을 통해서 발생한다. 세포 표면 수용체 키나아제에 의한 인산화를 통해 활성화되는 세포 내 신호전달자(intracellular signal transducer)는 종종 키나아제 자신이며, 이는 결국 전사인자의 활성화와 유전자 발현의 변경으로 이어지는 연속적인 인산화 반응 사슬을 형성한다.

많은 고등 척추동물에서 효소 수용체 티로신 키나아제를 통한 신호전달은 가장 일반적으로 사용되는 세포 간 소통 형태이다. 이러한 종류의 신호전달은 특히 조직을 형성하고 구성하는 과정 그리고 성체와 발달 중인 생명체 모두에서 무수히 많은 생리적 및 세포학적 과정에 필수적이다. 효소 수용체 키나아제에 대해 현재 이해되고 있는 많은 것은 세포외 신호전달 분자가 확인되고 신호전달 경로가 설명되었던 발달 조직에 대한 연구에서 비롯되었다. 이러한 연구는 정상 및 병리학적 상태 모두에서 조직 형태 형성, 기관 기능 및 세포 유형 유도의 분자적 기반에 대한 지식을 심화하는 데 도움이 되었다.

수용체성 티로신 키나아제

수용체성 티로신 키나아제(receptor tyrosine kinase)는 신호전달 분자와 결합하고 기질에 티로신 잔기를 전달하는 세포 표면 효소 수용체이다. 이러한 수용체는 많은 종류의 세포성 상호작용에서 중요한 역할을 담당한다. 주로 수용체성 티로신 키나아제와 관련된 리간드는 섬유아세포 성장인자(fibroblast growth factor, FGF), 표피세포 성장인자(epidermal growth factor, EGF), 인슐린, 혈관내피 성장인자(vascular endothelial growth factor, VGEF) 같은 성장인자로, 다양한 생물학적 활성을 갖는다. 이러한 수용체를 통한 신호전달은 일반적으로 Grb2/Sos 경로, 포스파티딜이노시톨-3-키나아제(phosphatidylionsitol-3-kinase, PI3K) 경로 또는 포스포리파제 C(phospholipase C, PLC) 경로 중 하나를 통해 이루어진다(그림 9-1). 모든 수용체가 신호 전달을 위해 동일한 경로를 사용한다는 점을 고려할 때, 특정 성장인자에 반응하는 세포의 능력은 세포 표면에서 올바른 수용체성 티로신 키나아제의 발현에 따라 결정된다.

섬유아세포 성장인자

섬유아세포 성장인자(FGF)는 세포 이동 및 증식 조절, 세포의 특화 및 분화, 배아와 배아 조직의 축 형성(axial patterning), 기관과 기관계의 형성과 같은 많은 생물학적 사건 조절에 관

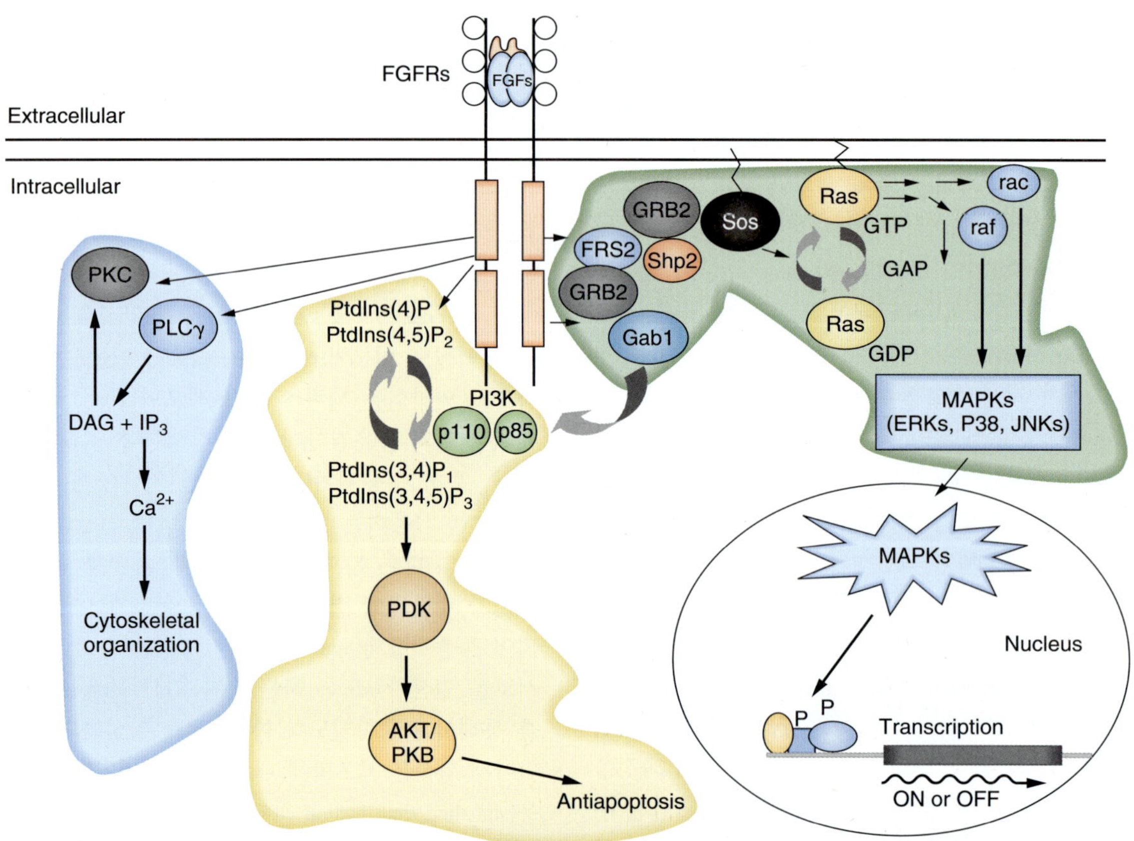

그림 9-1. 섬유아세포 성장인자(FGF) 신호전달 경로. 활성화된 FGF 수용체(FGFRs; 붉은 직사각형)는 포스포리파제 Cγ(PLCγ) 경로(파랗게 강조된 부분), 포스파티딜이노시톨-3-키나아제(PI3K)-AKT 단백질 카나아제B(PKB) 경로(노랗게 강조된 부분), 그리고 FRS2-Ras-MAPK 경로(녹색으로 강조된 부분)를 자극한다. 활성화된 MAPK(ERK, p38, JNK)는 핵으로 이동하여 거기서 전사인자를 인산화(P)하여 표적 유전자를 조절한다. (*Dailey L., et al.,* Cytokine Growth Factor Rev. *2005;16:233*로부터 허가를 받아 변형.)

여한다. 또한 FGF 신호전달 경로는 발생과 세포 생리학에서의 중요한 역할로 인해 수용체 티로신 키나아제를 통한 신호전달을 설명하는 좋은 예가 된다. FGF 리간드가 세포 표면의 FGF 수용체들(FGFRs)에 결합하면 FGF 신호전달 경로의 활성화가 시작된다(그림 9-1 참조). 이러한 결합은 세포 내 도메인에서 수용체의 FGFR 이량화 및 자가인산화(*autophosphorylation*)를 유도한다. 이 자가인산화 과정은 하위 신호전달 복합체의 모집 및 조립을 허용한다. FGF 신호는 PI3K/AKT 경로, PLCγ/Ca^2 경로, 레트로바이러스-연관성 DNA 서열(Retrovirus-associated DNA sequence, RAS)/분열촉진인자-활성화 단백질 키나아제(mitogen-activated protein kinase, MAPK) 경로 등 세 가지 경로 중 하나를 통해 전달되며, 후자가 가장 일반적인 경로이다(그림 9-1).

RAS/MAPK 경로에 의한 신호전달

RAS/MAPK 경로의 활성화는 활성화된 FGFR이 FGFR 기질 2α(FRS2α)라고 하는 막 고정 단백질에 결합하여 티로신 잔기를 인산화할 때 발생한다. FRS2α의 인산화는 구아닌 뉴클레오티드 교환인자(guanine nucleotide exchange factor, GEF)인 Sos와 복합체를 형성하고 있는 Grb2(작은 어댑터 분자)와의 결합을 촉진한다.

RAS 활성화는 RAS에 결합된 GDP가 GTP로 대체될 때 발생하는데, 이 반응은 Sos에 의해 촉매된다. RAS 활성화는 Raf, MEK(MAPK/Extracellular-signal-related kinase), 그리고 다시 이들 MEK에 의해 조절되는 키나아제인 ERK1(extracellular signal regulated kinase 1)과 ERK2가 포함되는 계단식의 인산화/활성화 연쇄반응을 작동시킨다. 일단 ERK가 핵으로 들어가면, ERK는 FGF-반응성 유전자를 전사하는 전사인자를 인산화시켜 활성화함으로써 FGF 매개 신호전달을 완성한다.

척추동물에서 RAS/MAPK 경로는 세포 소통을 위해 가장 흔히 사용되는 경로 중의 하나로서, 수많은 신호 분자와 수용체가 신호전달 임무를 완성하기 위해 RAS/MAPK 경로를 선택하였다(그림 9-2). 효소 활성의 수용체성 티로신 키나아제

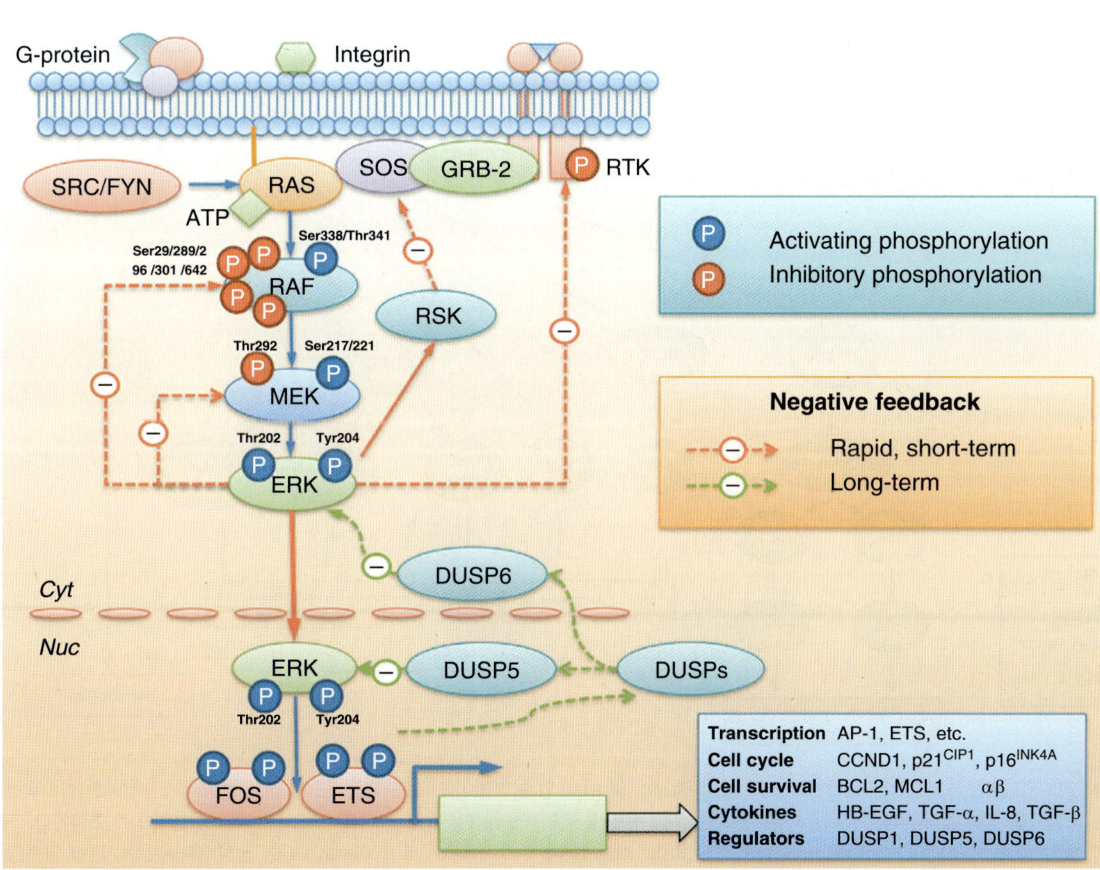

그림 9-2. MAPK 경로의 활성화 및 되먹임 조절. 전형적인 MAPK 경로는 상위 수용체 티로신 키나아제(RTK) 또는 RAS, BRAF 및 MEK1의 돌연변이에 의해 인간 종양에서 활성화된다. RTK는 어댑터 단백질(예: GRB-2)과 교환 인자(예: Sos)를 모집하여 RAS를 활성화시킨다. RAS의 활성화는 인산화를 통해 MEK-ERK의 계단식 활성화를 조절하는 RAF 이량체의 형성을 촉진한다. ERK 경로 활성은 그 경로를 음성으로 조절하는 DUSP 단백질의 전사 활성화를 포함하여 여러 수준에서 음성 되먹임에 의해 조절된다. ERK는 또한 인산화를 통해 CRAF 및 MEK 활성을 직접 조절한다. ERK 또는 ERK의 직접적인 기질인 RSK는 여러 잔기에서 Sos를 인산화하여 활성을 억제함으로써 RAS 활성을 음성적으로 조절한다. (*Liu et al.*, Acta Pharm Sin B *2018;8(4):552-562*에서 발췌)

및 그 관련 경로와 유사하게, RAS/MAPK 경로는 다양한 수용체-리간드 쌍과 작업함으로써 다양한 요구에 부응하도록 활용될 수 있다.

RAS/MAPK 경로의 변형은 많은 유형의 종양에서 발견된다. RAS는 인간 암에서 가장 빈번하게 돌연변이가 발생하는 유전자 중의 하나이다. RAS의 발암성 돌연변이는 대부분의 췌장암, 방광암, 비소세포폐암, 결장직장암, 갑상선암, 전립선암에서 발견된다. BRAF 또한 다양한 암에서 자주 돌연변이가 일어나는 유전자이다. BRAF V600E 돌연변이는 50% 이상의 흑색종(melanoma)과 유두 갑상선 암(papillary thyroid carcinoma)에서 RAS/MAPK 경로가 활성화되는 전형적인 예이다. BRAF V600E 억제제는 높은 효능으로 흑색종 치료를 위해 임상에서 사용된다. RAS/MAPK 경로 활성화는 WAVE 복합체와 같은 여러 액틴 중합 조절자에 대한 ERK의 활성 증가를 통해 증식을 증가시키고 세포 운동성을 증가시킨다. ERK는 또한 RAS/MAPK 경로를 여러 전사 경로의 활성화에 연결한다.

RAS/MAPK 경로의 억제는 종종 역설적으로 하위 신호전달 경로의 활성화와 관련이 있다. 예를 들어, BRAF의 억제는 MAPK 또는 ERK의 활성화로 이어진다. 이러한 현상은 신호전달 경로 내의 여러 음성 되먹임 고리 때문이다. 따라서 특정 경로의 한 구성 요소를 억제하면 그 경로의 하위 조절인자가 활성화될 수 있다. 이것은 또한 RAS/MAPK 경로 내에서 보상 기전의 존재를 나타낸다. 더욱이, RAS/MAPK 경로의

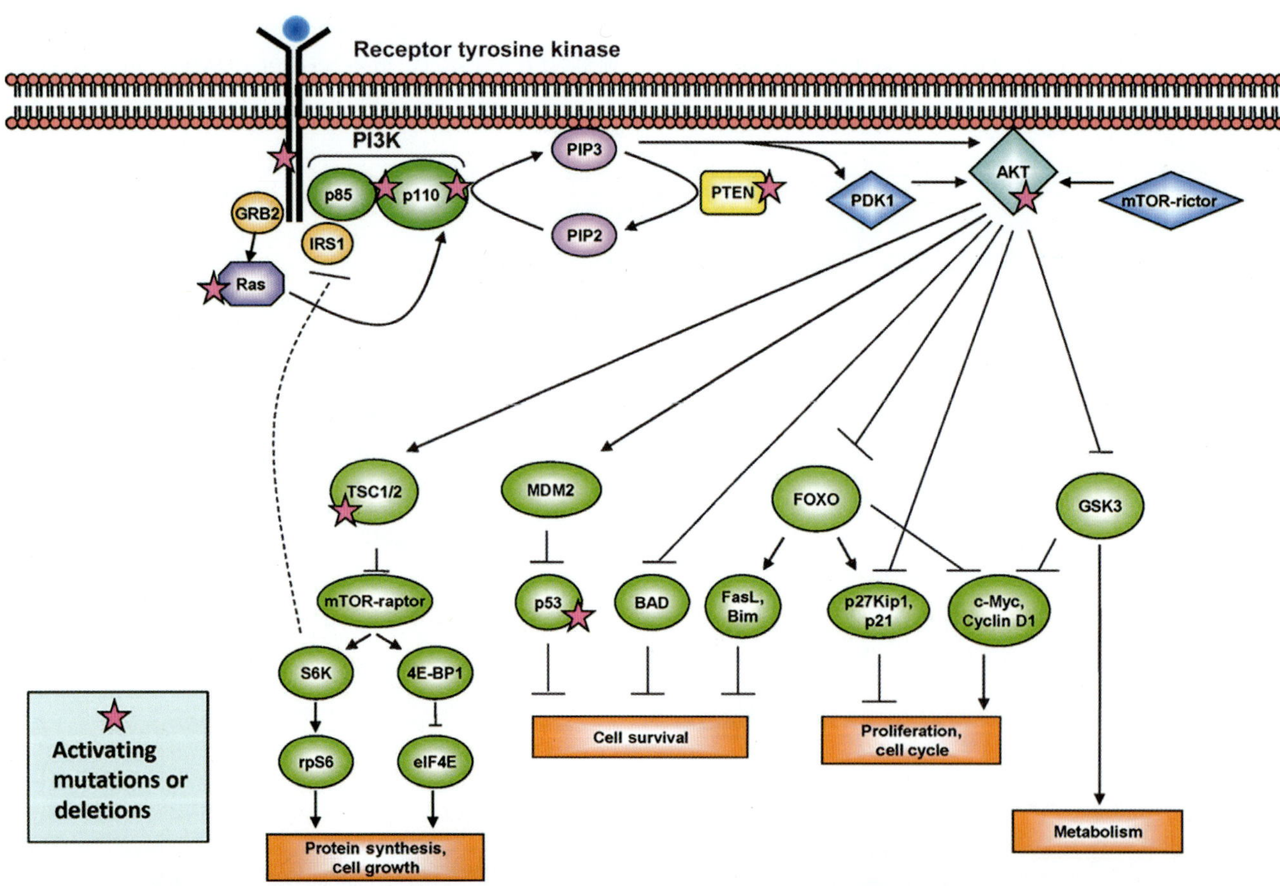

그림 9-3. 암에서 PI3 키나아제-AKT 경로 돌연변이. PI3 키나아제(p85 및 p110)의 돌연변이는 세포 생존, 증식, 대사 향상 및 단백질 합성을 촉진하기 위한 AKT의 활성화를 통해 광범위한 영향을 미친다. PI3 키나아제 경로는 종양 유발 RAS와 협력하며, 종양 억제제 PTEN에 의해 음성적으로 조절된다. 붉은색 별은 주요 경로 조절 장치의 돌연변이를 나타낸다. 경로상의 단백질에 대한 약어: *BAD*, Bcl-2-associated death promoter; *Grb2*, 성장인자 수용체 결합 단백질 2(growth factor receptor-bound protein 2), *IRS1*, 인슐린 수용체 기질 1(insulin receptor substrate 1), *MDM2*, murine double minute 2, *mTOR*, 라파마이신의 포유류 표적(mammalian target of rapamycin), *PDK1*, 3-포스포이노시타이드 의존성 단백질 키나아제 1(3-phosphoinositide-dependent protein kinase 1), *PI3K*, 포스포이노시타이드-3-인산화효소(phosphoinositide-3 kinase), *PIP2*, 포스파티딜이노시톨 비스포스페이트(phosphatidylinositol bisphosphate), *PIP3*, 포스파티딜이노시톨 삼인산(phosphatidylinositol triphosphate), *PTEN*(phosphatase and tensin homolog deleted on chromosome ten), *RAPTOR*, TOR의 조절 관련 단백질(regulatory associated protein of TOR); *RICTOR*, 라파마이신의 포유동물 대상의 라파마이신 불감증 동반자(rapamycin-insensitive companion of mammalian target of rapamycin); *TSC*, 결핵(tuberous sclerosis). (*Baselga J. Targeting the phosphoinositide-3 (PI3) kinase pathway in breast cancer*. The Oncologist *2011;16:12-19*에서 발췌.)

억제는 종종 또 다른 신호전달 경로, 즉 PI3K 경로의 교차 활성화로 이어진다. 이러한 기전은 단일 표적 요법에 대한 종양 내성 기전의 기초가 된다.

PI3K/AKT 경로에 의한 신호전달

PI3K/AKT의 활성화는 수용체 티로신 키나아제, G-단백질 결합 수용체(GPCR), 인테그린, B-세포 수용체, T-세포 수용체와 같은 여러 상위 신호와 RAS의 활성화를 통해 발생할 수 있다. PI3K/AKT 경로는 세포 성장, 증식 및 세포자멸을 조절하므로 주요 생존 경로이다(그림 9-3). PI3K는 포도당 대사 조절 역할을 통해 단백질 생합성에도 큰 영향을 미친다. 이 경로의 전형적인 활성화 과정은 PI3K의 활성을 통해 포스파티딜이노시톨-3,4,5-트리포스페이트(PIP3)라는 지질 생성을 유도한다. PIP3는 원형질막의 내부와 결합하여 표적의 플렉스트린 상동(pleckstrin homology, PH) 도메인에 결합하여 AKT를 비롯한 여러 단백질의 활성화를 유도한다. 또한 AKT는 PDK1에 의해 트레오닌 308(T308)에서 인산화되고 활성화된다. 완전한 AKT 활성은 포유류 라파마이신 복합체 2(mammalian target of rapamycin complex 2, mTORC2)의 세린 473(S473)에 의존적 인산화에 의해 달성된다.

PI3K 활성은 탈인산화효소(포스파타제, phosphatase)와 PTEN(tensin homolog protein) 단백질에 의해 억제된다. PTEN은 PIP3를 탈인산화하여 PI3K와 AKT 활성화 작용을 길항적으로 억제하는 지질 포스파타제이다. AKT는 BAD와 전사인자 FOXO의 억제를 통한 세포자멸의 주요 억제제이며, p21과 p27 같은 세포주기 억제제를 억제하여 증식을 촉진한다.

인간 질환과 많은 유형의 암에서 PI3K/AKT 경로의 역할은 중요하다. PI3K는 당뇨병, 심혈관계 질환, 신경계 질환, 그리고 암과 관련된 주요 경로이다. PI3K 또는 그 경로를 활성화시키는 돌연변이는 유방암, 전립선암, 교모세포종양 및 기타 여러 암에서 자주 발견된다. 중요한 점은, PTEN은 인간 암에서 가장 빈번하게 돌연변이되는 종양 억제인자 중의 하나이므로, PI3K/AKT 경로는 항암 요법에서 중요한 표적이 되고 있다(임상 증례 9-1).

임상 증례 9-1 전립선 암

피터 밀러(Peter Miller)는 10년 전에 전립선암 진단을 받은 69세의 백인 남성이다. 당시 증상은 없었으나 직장수지검사(digital rectal examination, DRE)가 양성으로 판정되어 시행한 전립선 특이항원(prostate-specific antigen, PSA) 검사 결과에서 10.3 이상이었다. 생검 검사에서, 자기공명영상(MRI) 유도 생검 코어 12개 중 7개에서 전립선 선암종(prostatic adenocarcinoma) 의심이 확인되었고, 큰 전립선 종양 크기가 확인되었다. 글리슨 점수(Gleason score)는 4 + 3이었고, 따라서 그는 고위험군으로 간주되었다. 비뇨기과 종양 외과 의사를 방문한 피터는 근치적 수술 전립선 절제술을 받았으며, 수술 후 종양 절제면은 음성이었다. 수술 후 PSA 수치는 0.01로 나타나 원발성 전립선 종양이 완전히 제거되었음을 나타냈다. 피터는 수술에서 빠르게 회복하여 은퇴한 회계사의 일상 생활로 되돌아갔다. 피터는 여행을 좋아했다. 그는 플로리다에 있는 그의 별장으로 자주 여행을 갔고 가끔 유럽이나 남태평양 여행을 즐겼다. 그렇지만 피터는 외과전문의의 조언에 따라 종양 재발에 대한 PSA 수치를 계속 검사했다. 5년 전 피터의 PSA 테스트 중 하나는 1.2였고, 6개월 후에는 7.8로 상승했다. 피터는 그의 외과 의사를 방문했고, 그 의사는 그의 종양이 재발되고 있다고 말했다. 피터는 암 전문의에게 소개되었고, 그는 그에게 안드로겐 박탈 요법(androgen deprivation therapy, ADT) 치료제인 루프론(Lupron)을 투여했다. PSA 검사 결과 ADT 기반 치료가 0.2 이하로 내려갔고, 약 2년 동안 이 범위에 머물면서 효과가 있었던 것으로 나타났다. 피터는 ADT 요법을 좋아하지 않았다. 왜냐하면, 그는 기력과 성욕을 잃었고 가슴에 약간의 통증을 느꼈기 때문이다. 불행히도, 약 2년의 루프론 복용 후, 두 번의 후속 PSA 검사에서 지속적인 증가를 보였다. 피터는 새로운 항안드로겐 치료제인 엔잘루타미드(enzalutamide)를 투여받았고, 의학 종양학자의 검사를 계속 받았다. 하지만 14개월도 안 되어서, 피터는 전이성 골종양이 발병하였는데, 이는 전립선 특이 막항원(prostate-specific membrane antigen, PSMA)-PET 스캔에서 확인되었다. 그의 척추와 하나의 골반뼈가 전이된 부위에 포함되어 있었다. 현재 그의 치료 방법에 대한 선택에는 전이성 종양 성장을 억제하기 위한 화학요법, 방사선 또는 방사성 의약품, 그리고 임상적 골절을 예방하기 위해 뼈 손실에 대한 비스포스포네이트(bisphosphonate) 또는 데노수맵(Denosumab)이 있다. 임상 시험 중인 새로운 접근법인 면역 요법도 포함된다.

전이성 전립선 암에 대한 세포생물학, 진단 및 치료

피터는 전립선암 진단을 받았는데, 전립선암은 전 세계 남성에게 가장 흔한 비피부암(nonskin cancer)이다. 전립선암의 위험 요인으로는 나이, 인종, 가족력(가족성 전립선암, familial prostate cancer)이 있고, 부수적인 요인에는 식이요법, 비만, 흡연, 국소염증(local inflammation), 그리고 화학물질에 대한 노출이 포함된다. 전립선암은 유전체 불안정성(genomic instability)이 특징이며, 일반적으로 TMPRSS-ERG 유전자 융합과 종양 억제제 및 종양 유전자의 빈번한 체세포 유전자 변화(돌연변이, 복제수 변화, mRNA 변화)가 대표적이다. 주요 종양 억제 유전자는 PTEN, RB1, p53, ABI1이다. 전립선암과 관련된 일반적인 경로는 PI3 키나아제, MAP 키나아제, WNT, 염색질 리모델링 및 DNA 복구 경로이다. 자주 돌연변이되는 유전자는 IDH1, SPOP, FOXOA1이며, 안드로겐 수용체(AR)가 가장 흔하다. 국소 전립선암은 방사선 치료(전립선 절제술 또는 방사선)로 완치율이 높다. 이에 반해 전이성 전립선암은 치료가 불가능하다. 전이성 전립선암의 발병은 종종 수년이 걸린다. 환자들은 전이성 전립선암에 굴복하기 전에 몇 가지 치료 요법을 받는다.

전립선 종양의 성장은 안드로겐에 의존한다. 역사적으로 안드로겐의 근원, 즉 테스토스테론 생성을 제거하기 위한 거세는 전립선암의 첫 번째 치료법이었다. 후속 치료 방식은 안드로겐 생성 및 안드로겐 수용체 경로를 화학적으로 제어하기 위해 개발되었다. 피터 밀러의 사례에서 예시된 바와 같이, 이러한 치료법은 질병의 다른 단계에서 적용되며, 질병 진행 단계와 함께 안드로겐 경로 활성의 관찰 수준에 따라 달라진다.

전립선 상피세포는 PSA를 발현한다. 전립선암 검진을 위한 바이오마커로서 PSA의 활용은 의문시되어 왔지만, PSA는 치료에 대한 반응으로 종양 완화 및 재발 상태를 추적하는 훌륭한 표지자이다. PSA의 분비원이었던 피터의 1차 종양이 제거되자 PSA 수치가 낮아졌다. 전립선 절제술과 피터 종양의 제거에 따른 PSA 수치의 증가는 PSA를 분비하는 종양 세포가 다시 돌아오는 것을 나타낸다. 이것은 임상적으로 "생화학적 재발(biochemical recurrence)"이라고 부른다. 생화학적 재발 당시 피터는 ADT 약물인 루프론을 투여받았다. 루프론은 LHRH 생성을 차단함으로써 황체호르몬 방출 호르몬(luteinizing hormone-releasing hormone, LHRH)의 길항제로서 작용하며, 이후 체내에서 테스토스테론 수치를 낮추게 된다. 이것은 피터의 종양 세포가 감소하여 PSA 수치를 낮추었다. ADT 기간 동안 피터는 피로, 성욕 상실, 유방의 성장, 유두통 등의 부작용이 나타났다. ADT의 다른 부작용으로는 기분 변화, 발기부전, **일과성 열감(hot flash)**, 근육량과 힘의 상실, 골량 감소, 골절 등이 있다. 치료 후 약 2년 후에 피터의 PSA 수치가 다시 증가하여 종양 세포가 다시 나타났음을 나타냈다. 이 단계는 거세 저항성 전립선암(castration-resistant prostate cancer, CRPC)이라고 불리는데, 표준 ADT 치료에 대한 반응이 상실되는 것이 특징이다. 대부분의 CRPC 종양은 ARv7과 같은 비정상적인 스플라이스 형태의 AR을 포함하여 높은 수준의 AR 발현이 특징이다. 피터는 2세대 항안드로겐 제제인 엔잘루타미드(enzalutamide)인 잔디(Xandi)를 투여받았다. 엔잘루타미드는 리간드 결합 부위에서 DHT와 경쟁하는 항 AR 길항제이다. 임상시험 결과에서, 엔잘루타미드의 종양 수축에 대한 효과가 높고 뼈 전이에 따른 통증 감소 등 삶의 질 향상이 나타났다. ADT 동안, 데노수맵은 ADT를 받는 남성의 골밀도 손실을 방지하고 골절을 줄이기 위해 처방될 수 있다. 데노수맵은 RANKL(receptor activator of nuclear factor-KB ligand)와 결합하는 재조합 인간화 항체(recombinant humanized antibody)로, 파골세포(osteoclast)의 형성과 기능 및 생존의 중요한 매개체이다. 피터에게서 뼈로 전이가 발견되었을 때, 이 암은 전이성 CRPC 단계로 접어들었다. 불행하게도, 피터의 수명을 연장시킬 수 있는 추가적인 치료 선택권(위 참조)이 있지만, 현재까지 전이성 CRPC 전립선암에 대한 치료법은 없다.

JAK/STAT 경로에 의한 신호전달

이전에 논의된 성장인자 수용체와 달리 야누스 키나아제/신호전달 및 전사 활성자 단백질(the Janus kinase/signal transducer and activator of transcription, JAK/STAT) 경로는 티로신 카나아제 수용체 신호전달에 약간의 변형을 제공한다. FGFR은 고유의 키나아제 활성을 가지고 있지만, JAK/STAT 경로에서 촉매 활성은 리간드 결합 수용체와는 다른 별도의 단백질에 존재한다(그림 9-4).

JAK는 일반적으로 STAT 단백질의 인산화에 의한 조절을 통해 표적 세포 내에서 행동을 조절하기 위한 세포외 신호를 전달하는 데 기여한다. JAK 단백질 계열은 JAK1, JAK2, JAK3 및 TYK2의 4가지 구성원으로 구성되며, 이들은 모두 키나아제 효소 활성을 가지고 있다. 동종 수용체에 대한 세포외 리간드의 결합은 수용체 이량화를 초래하여 수용체 관련 JAK의 모집을 유도한다. JAK는 서로 인산화될 수 있으며, 이는 효소 활성을 증가시키고 수용체의 JAK 매개 인산화를 유도한다. 수용체의 인산화된 부위는 STAT 단백질의 결합을 유도하는 부위로서 역할을 한다. 그런 다음, STAT 단백질은 인산화된 수용체에 결합해서 STAT 단백질의 JAK 매개 인산화를 유발하고, 그 결과 STAT 단백질은 수용체에서 분리된다. 인산화된 STAT 단백질은 동종이량체 또는 이종이량체를 형성하고 핵으로 이동된다. 일단 핵에 들어가면 세포 표면 수용체에 의해 감지된 초기 세포외 신호에 특이적인 표적 유전자의 전사를 시작한다. 전사인자의 STAT 계열에는 STAT1, STAT2, STAT3, STAT4, STAT5A, STAT5B, STAT6 등의 7가지 구성원이 있다. 이들 모두 특정 표적 유전자의 전사를 촉진할 수 있다.

JAK/STAT 경로에 의한 신호전달은 정상적인 동물 발생에서 많은 역할을 한다. 예를 들어, JAK/STAT 신호는 조혈 세포(hematopoietic cell) 분열을 조절하고 세포 분화를 촉진할 수 있다(예: 유전자를 활성화하여 한 세포 유형을 다른 세포 유형으로 분화시킴). JAK/STAT 경로는 초기 배아 발달에도 필요하다. 예를 들어, JAK 또는 STAT 단백질의 돌연변이나 손실은 실험용 작은 초파리(*Drosophila melanogaster*)에서 불안정한 눈 형성 또는 불규칙한 신체 분할을 유발할 수 있다.

JAK/STAT 경로는 면역 세포에서 가장 중요한 신호전달 경

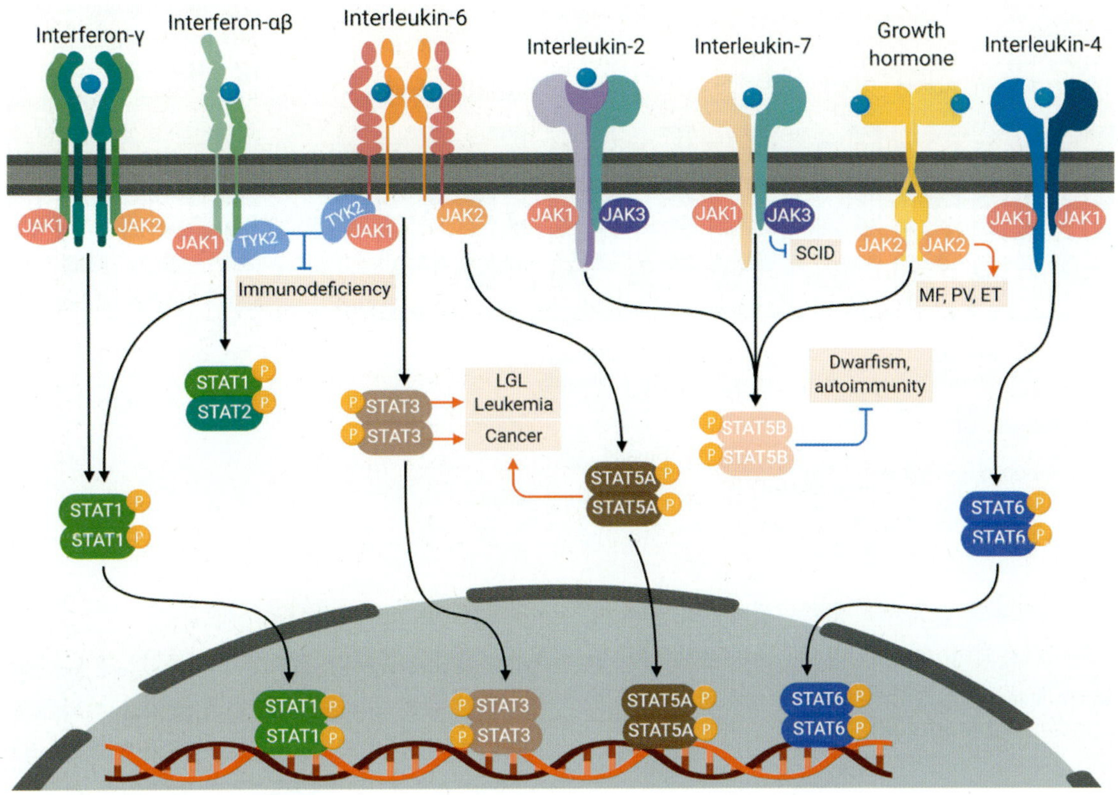

그림 9-4. JAK/STAT 신호전달 경로 및 관련 질환. JAK 및 STAT 단백질 조절 이상을 일으키는 돌연변이는 많은 인간 질병과 관련이 있으며, 특히 면역 결핍 및 암이 가장 대표적이다. (*By Baylee Porter, Maria Ortiz, and Leszek Kotula, chapter authors' figure.*)

로 중 하나이다. 이는 사이토카인 신호전달에 중요하므로 자극에 반응하여 면역 세포의 활성화 및 이동에 영향을 미치기 때문이다. 예를 들어, STAT1의 활성화는 세포 분열을 억제하면서 염증과 관련된 유전자의 전사를 촉진할 수 있다. 다른 STAT 단백질은 면역계 내의 특정 세포 유형을 활성화할 수 있으므로, 수용체에 결합된 세포외 리간드의 유형에 따라 어떤 종류의 면역 반응이 개시되는지를 결정한다. 예를 들어, STAT5는 백혈구를 활성화하고 이동을 유도할 수 있는 반면, STAT6은 B-세포를 활성화하고 면역글로불린 E의 생성을 촉진할 수 있다.

비정상적인 JAK/STAT 신호전달은 종양 성장 및 암과 관련이 있다. JAK/STAT 경로는 세포 분열에 관여하는 유전자의 전사를 촉진할 수 있기 때문에, 이 경로 조절의 이상은 종양 성장을 유도할 수 있다. 예를 들어, STAT3 및 STAT5는 각각 흑색종 및 전립선암의 침윤성 종양에 대한 표지자로 간주되고 있다. 유선 조직(mammary gland tissue)의 동적인 특성(dynamic nature)으로 인해 JAK/STAT 신호전달은 유선 조직 내에서 활성화되어 임신 및 수유 중 세포자멸을 방지한다. 그러나 STAT3 양의 증가 또는 활성의 증가는 각각 세포 분열을 촉진하는 유전자인 c-Myc과 세포자멸을 억제하는 BCL-2 유전자의 전사를 증가시켜 유선 조직에서 세포자멸을 억제하고 세포 증식을 유지할 수 있으며, 그 결과 악성 유방암을 형성하는 비정상적인 세포 증식이 발생한다. 다른 키나아제 의존성 경로와 마찬가지로, JAK/STAT의 과도한 활성은 JAK 또는 STAT 단백질 합성의 증가나 두 단백질 중 한 단백질 활성의 증가 또는 두 가지 변화의 조합으로 야기된다.

JAK2의 돌연변이는 백혈병, 진성적혈구증가증(polycythemia vera, PV), 골수섬유증(myelofibrosis, MF), 본태성 혈소판증가증(essential thrombocythemia, ET) 같은 다양한 혈액 장애와 관련이 있다. 따라서 JAK2 돌연변이의 검출은 이러한 질병의 위험 인자로 간주된다. STAT 유전자의 돌연변이 또한 면역 세포의 JAK/STAT 신호전달을 증가시켜서 면역 세포의 증식과 활성을 촉진하여 혈액 장애를 유발할 수 있다(그림 9-4).

수용체성 세린-트레오닌 키나아제

수용체성 티로신 키나아제와 유사하게, 수용체성 세린/트레오닌 키나아제(Serine/Threonine Kinase)는 인산화를 통해 신호를 전달하도록 활성화되는 세포 표면 수용체이다. 그러나 티로신 잔기를 인산화하는 대신에, 이들 키나아제는 기질에서 세린 또는 트레오닌 아미노산 잔기를 인산화시킨다. 수용체성

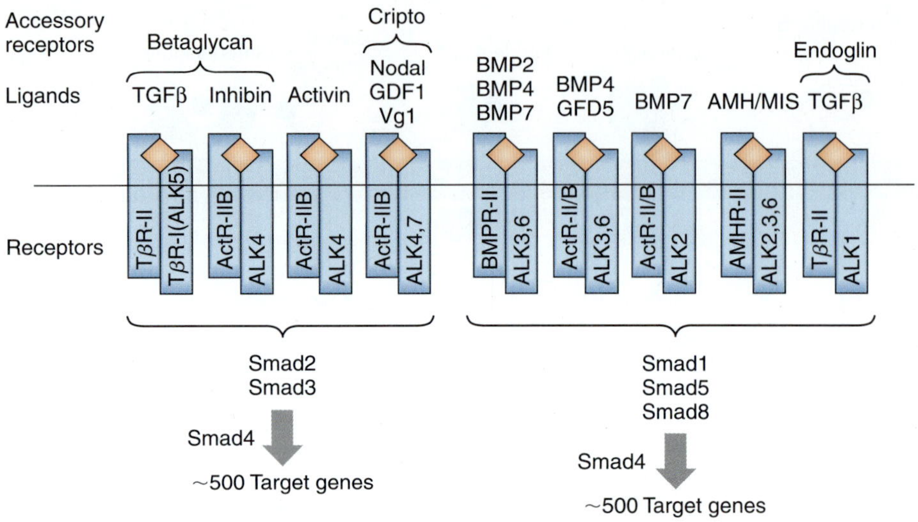

그림 9-5. 형질전환 성장인자(TGF-β)와 TGF-β 유사 리간드, 그리고 척추동물에서의 I형 수용체와 II형 수용체 사이의 관계. 노달(Nodal) 리간드는 ActR-IIB-Alk4 이종이량체에 결합한다. 그 활성화된 수용체는 노달 신호를 Smads 2와 3을 통하여 보내는데, 이는 Smad 4와 이종이량체를 형성하여 표적 유전자를 활성화한다. 비교를 위해 골형성 단백질(BMP) 신호전달 경로를 오른쪽에 보여주었다. (*Shi Y, Massague J. Cell 2003;113:685*로부터 허가를 받아 변형.)

세린/트레오닌 키나아제의 신호전달 경로는 생명체 발달의 여러 다른 지점에서 사용되며, 리간드 종류, 신호 분자 유도자(signaling molecule inducer)의 유형, 리간드가 생성되고 신호전달을 제어하는 시간과 장소에 따라 크게 달라진다.

TGF-β 수용체

세린/트레오닌 수용체의 중요성은 형질전환 성장인자-β(TGF-β) 계열 구성원의 신호전달 역할에서 분명해진다. TGF-β 계열의 하위 구성원은 TGF-β, BMP(골형성 단백질) 및 액티빈(activin)을 포함하는 구조적 및 기능적 상동성을 보여주는 연관 신호 분자로 구성된다(그림 9-5).

TGF-β 신호전달

TGF-β 수용체의 형성과 활성화는 수용체성 티로신 키나아제와 다르다. 첫째, TGF-β 수용체는 I형(TβR-I)과 II형(TβR-II)의 두 가지 수용체 아형으로 구성되며, 이들 수용체 중 어느 것도 단독으로 TGF-β 신호에 결합하여 그 신호를 전달하지 못한다. 대신 리간드 결합으로 두 수용체의 복합체가 형성되었을 때만 기능적 수용체가 형성될 수 있다(그림 9-6). 일반적으로, TβR-I는 신호전달 수용체이고, TβR-II는 리간드 결합 수용체인 것으로 보인다. TGF-β는 먼저 II형 수용체에 결합하고, TGF-β 분자에서 구조적 변화를 일으켜서 I형 수용체가 인식할 수 있게 한다. TGF-β와 I형 수용체의 결합으로 I형 수용체가 II형 수용체에 근접하게 됨에 따라 I형 수용체의 세린과 트레오닌 잔기가 인산화되고 키나아제 활성이 나타나게 된다. 그러면 I형 수용체는 하위 신호전달 분자를 인산화시킴으로써 TGF-β 신호를 전달하게 된다.

골형성 단백질 신호전달

기관 형성(organogenesis) 및 세포 유도(cell induction) 과정의 중요한 신호 분자는 골형성 단백질(BMP)이다. TGF-β 수용체군을 통한 BMP의 신호전달은 초기 발생 과정과 골 형성을 위한 조골세포 분화에서 주요한 신호전달 경로이다.

TGF-β 수용체를 통한 BMP 신호전달의 활성화는 유형 I과 유형 II 수용체 아형 모두에 대한 BMP 결합을 필요로 한다. BMP는 II형 수용체가 I형을 인산화할 수 있도록 I형과 II형 수용체를 근접하게 만드는 다리 역할을 한다. 일단 인산화되면, I형 수용체는 키나아제 역할을 하여 BMP 신호를 하위 작용기로 전달한다. 이제 TAK1-MMK3/6-p38/JNK 경로나 Smad 경로, 두 신호전달 경로 중 하나의 활성화가 발생할 수 있다(그림 9-5).

TAK1은 분열촉진인자 활성화 단백질 키나아제 키나아제 키나아제(mitogen-activated protein kinase kinase kinase, MAPKKK)군의 구성원이다. BMP 신호가 TAK1-MMK3/6-p38/JNK 경로를 통해 전달될 때, TAK1은 활성화된 BMP 수용체에 의해 모집되고 인산화된다. 이는 순차적인 인산화 반응을 일으켜서, 궁극적으로 전사인자 ATF-2의 활성화와 그 부속 유전자의 발현을 증가시킨다.

반면 BMP 신호가 Smad 신호 경로를 통해 전달되면 Smad1, Smad5 또는 Smad8 단백질이 I형 수용체에 의해 소집된다(그림 9-6 및 9-7). 여기에서 이들은 인산화되어 세포질로 방출된다. 현재 BMP 리간드 특이적인 Smad 단백질은 수용체와 직접 결합하지 않는 단백질인 Smad4와 결합한다. 이 새로운 복합체인 Smad1/5/8-Smad4 복합체는 세포질에서 핵으로 이동한다. 그런 다음, Smad1/5/8-Smad4 이종이량체는 핵에서 ATF-2에 결합하여 활성화하고, 활성화된 ATF-2는

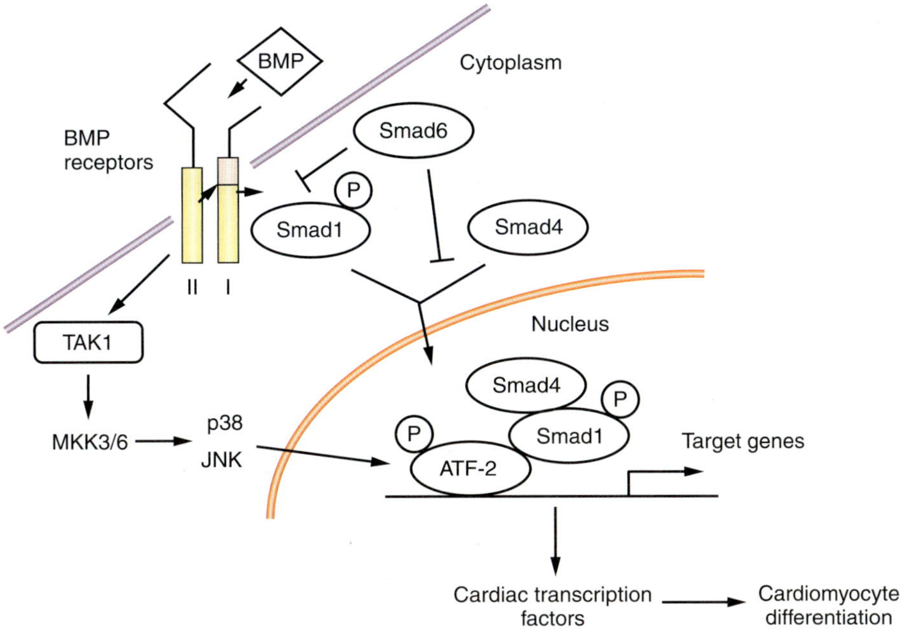

그림 9-6. 심장 발생 유도에 관여하는 골형성 단백질(BMP) 신호전달 경로의 모식도. BMP 신호는 TAK1 신호전달 경로를 통하거나 Smad 단백질, 특히 Smad1과 4를 통하여 전달된다. Smad1/4 이종이량체는 ATF-2 전사인자와 결합하여 BMP-반응성 유전자를 활성화한다. 분열 촉진인자 활성화 단백질 키나아제(Mitogen-activated protein kinase)인 MKK3/6를 통한 대체 TAK1 경로에 의해서도 동일하게 이루어질 수 있으며, 이 키나아제는 스트레스 활성화 단백질 키나아제인 p38과 JNK를 계속 인산화하고 활성화하여 ATF-2를 활성화한다. (*Monzen K, Nagai R, Komuro I. Trends* Cardiovasc Med *2002;12:263*로부터 허가를 받아 변형.)

이제 BMP 반응성 유전자를 전사할 수 있다.

비키나아제성 수용체의 신호전달

키나아제 의존성 세포 신호전달은 신호전달에서 큰 역할을 하

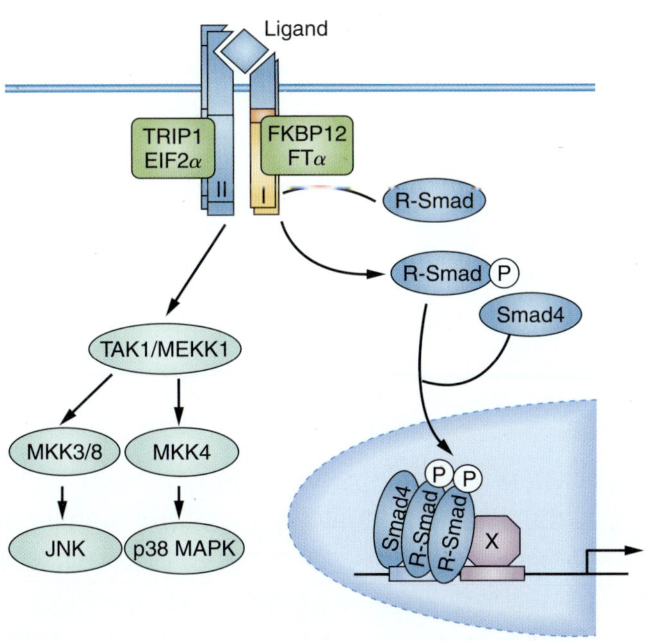

그림 9-7. Smad-비의존성 경로를 통한 TGF-β 수용체의 신호전달. TGF-β 신호는 TAK1/MEKK1 또는 smad 경로처럼 서로 다른 신호전달 경로를 통해 진행될 수 있다. 이것은 주로 JNK, p38, MAPK, 또는 smad 같은 서로 다른 전사 실행 분자의 활성화를 통하여 아마도 서로 다른 유전자 프로그램을 활성화한다. (*Derynck R, Zhang YE.* Nature *2003;425:577*로부터 허가를 받아 변형.)

지만, 세포는 이 키나아제 의존성 신호전달 경로에만 국한되지 않는다. 실제로 수용체 키나아제 활성을 사용하지 않고서 신호를 전달할 수 있는 세포 경로가 존재한다. 이러한 경로에는 Wnt/β-카테닌, 헤지호그(Hedgehog, HH) 및 노치(Notch) 신호전달 경로가 포함된다. 이들 각각의 경로는 대부분의 세포 유형에서 발견될 수 있고 다양한 세포 반응에서 역할을 하지만, 모두 신호전달을 촉진하기 위해 키나아제 활성을 직접 사용하지는 않는다. 대신에, 전사 활성화제의 분해를 차단하거나(Wnt/β-카테닌), 전사 활성인자가 전사 억제제로 전환되는 것을 방지하거나(HH), 표적 유전자에서 전사 억제인자를 대체한다(노치).

윈트(Wnt)/β-카테닌 신호전달

Wnt/β-카테닌 신호전달 경로는 여러 세포 경로에 관여하며 척추동물의 배아 발달에 필수적이다. Wnt 신호전달은 세포의 분화, 세포 운명 결정, 축 형성, 세포 이동 및 세포 극성 조절에서 특히 중요하다. Wnt 단백질은 분비된 자리에서 세포외 기질과 결합하여 Wnt 단백질을 생산한 동일한 세포 또는 이웃 세포에 작용할 수 있는 당단백질이다. 또한 Wnt 단백질은 멀리 떨어진 표적 세포에 신호를 전송하기 위해, 세포 신호전달과 유사한 방식으로 신호를 이웃 세포로 전송하여 한 세포에서 변화를 유발해서 다른 종류의 분비성 신호전달 분자가 생산되도록 함으로써 장거리의 신호전달을 위한 일종의 세포간 전달을 하는 것으로 보인다.

Wnt 신호전달은 주로 관여하는 Wnt 단백질과 그 수용체의 종류에 따라 달라지는 많은 세포 반응을 유도할 수 있다. 인

간에는 19개의 Wnt 계열 동위형(isoform)이 있으며, 두 가지 다른 계열의 Wnt 수용체, 즉 프리즐드(Frizzled, Fzd)와 프리즐드 공동 수용체로 기능하는 저밀도 지질단백질 수용체 관련 단백질(low-density lipoprotein receptor related protein, LRP)이 있다. Wnt 단백질이 활성화 신호 또는 억제 신호를 유도할 수 있다는 사실을 고려할 때, Wnt/β-카테닌 신호전달 경로는 원하는 생물학적 반응을 유도하기 위해서 관련된 단백질 사이의 섬세한 조절이 필요하다. Wnt에 의해 유도된 다양한 세포 반응은 Wnt가 여러 신호전달 경로에 참여함을 시사한다. 실제로, Wnt 신호전달은 전형적인 Wnt 신호전달(canonical Wnt signaling, Wnt/β-카테닌), 비전형적인 평면 세포 극성 경로(planar cell polarity pathway, Wnt/극성 경로)와 Wnt/칼슘 경로(noncanonical Wnt/calcium pathway, Wnt/Ca^{2+} 경로)의 세 가지 방법 중 하나로 발생할 수 있다(그림 9-8).

전형적인 Wnt/β-카테닌 경로에서 Wnt 리간드가 없으면 Wnt 신호는 꺼진다. Wnt 리간드가 없으면 단백질 β-카테닌은 다른 단백질로 구성된 복합체에 의해 프로테오솜 매개 분해의 표적이 된다. 이 복합체는 글리코겐 합성효소 키나아제-베타(glycogen synthase kinase-beta, GSK3β), Axin, APC(adenomatosis polyposis coli), 디쉐블드(Disheveled, Dsh), 카제인 키나아제 1α (casein kinase 1α, CK1α) 및 GBP/Frat으로 구성되어 있다. 이 복합체와 결합할 때, β-카테닌은 CK1α와 GSK3β에 의해 인산화되어 유비퀴틴 리가아제 복합체(ubiquitin ligase complex, β-TrCP)에 의한 유비퀴틴화 표적이 됨에 따라, 궁극적으로 프로테오솜 복합체에 의해 분해된다. β-카테닌의 분해는 세포질 β-카테닌의 축적과 핵으로의 이동을 방지하여 이 경로를 통한 표적 유전자의 전사(예: c-myc, cyclin D)를 효과적으로 억제한다. Wnt 신호전달은 Wnt 단백질 리간드가 Frizzled 및 공동 수용체인 LRP5/6에 결합할 때 개시되며, 이는 분해 복합체를 파괴하여 β-카테닌의 세포질 축적을 유도한다(그림 9-8, A). 그런 다음, β-카테닌은 핵으로 이동하여 유전자 전사의 변화를 통해 세포 행동을 변경할 수 있다. 핵에서 β-카테닌은 잠재적 전사인자인 T-세포 인자/림프 인핸서 결합 인자(T-cell factor/lymphoid enhancer-binding factor, TCF/LEF 계열)를 활성화하여 초기 신호 자극에 대한 반응으로 유전자 전사를 조절한다.

비정형적인 Wnt/칼슘 경로는 세포 내의 칼슘 수준을 조절하는 데 도움이 되는 기능을 하며, β-카테닌과 독립적으로 작용한다. Wnt/β-카테닌 경로와 유사하게, Wnt/칼슘 신호전달은 Wnt가 Frizzled(Fzd) 수용체에 결합할 때 시작된다. Wnt와 Fzd의 결합은 디아실글리세롤(DAG) 및 이노시톨 삼인산(IP3) 단백질을 생성하는 삼량체 G-단백질 및 PLC 효소를 활성화해서, 궁극적으로 소포체에서 칼슘을 방출하게 한다. 세포질 칼슘의 증가는 단백질 키나아제 C(PKC)뿐만 아니라 칼시뉴린(calcineurin, CaN) 및 칼슘/칼모듈린 조절성 키나아제 II(calcium/calmodulin-regulated kinase II, CamKII)를 활성화한다. CamKII의 활성화는 신호에 대한 응답으로 세포 이동 및 세포 접착을 조정한다. 그러나 CaN 활성화는 TCF/LEF 매개 유전자 전사를 억제할 수 있으며, 이는 Wnt 신호전달이 Wnt 단백질, 그 수용체 그리고 그 신호가 전달되는 경로에 의존하는 세포 반응을 반대적으로도 유도할 수 있음을 보여준다(그림 9-8, B).

비전형적인 Wnt/극성 경로 신호전달 또한 β-카테닌과 독립적으로 세포에 작용한다. Wnt 리간드는 Fzd 및 다른 공동 수용체에 결합하여 G-단백질인 Rho를 활성화하고, 이는 차례로 Rho-연관 키나아제(Rho-associated kinase, ROCK)를 활성화한다. ROCK는 세포 내에서 액틴 세포골격 역학의 주요 조절자이며, Wnt에 의해 매개된 활성화는 초기 배아 발달 동안 운동성 및 이동을 촉진하고, 심지어는 위장관 형성을 촉진하는 것과 같은 세포 신호전달에 대한 반응으로 세포 극성을 유도하는 주요 조절자이다.

Wnt 단백질 계열은 처음 발견된 이후로 암과 연관되어 왔다. 전형적인 Wnt 신호전달은 종종 유방암과 관련이 있고, 증가된 Wnt 경로의 활성은 세포에서 β-카테닌 수준의 상승에 의해 결정될 수 있는데, 이는 일반적으로 유방암 환자의 나쁜 예후로 귀결된다. β-카테닌 양의 증가는 많은 다른 이상으로 인해 발생할 수 있지만, Wnt 리간드 가용성의 증가는 β-카테닌 과발현의 알려진 전조 현상이며 유방암 세포 전이와 관련이 있다.

Wnt 과발현은 유방암, 교모세포종, 식도암 및 난소암과 같은 여러 암 유형에서 발견될 수 있으며, 이는 Wnt 리간드의 가용성 증가가 보편적으로 발암성 사건으로 간주될 수 있음을 시사한다. 또한 Wnt 신호 조절 장애 및 상피-중간엽 전이(epithelial-mesenchymal transition, EMT)와의 연관성은 이 경로를 암 진행 및 암 전이의 주요 조절자로 만든다(그림 9-9).

헤지호그 신호전달

헤지호그(Hedgehog, HH) 신호전달 단백질은 1970년대 후반에 처음 발견되었다. 이 유전자의 돌연변이로 인해 돌연변이 초파리에서 "고슴도치(hedgehog)"와 같은 모양이 나타났다. 현재까지 HH 신호전달 경로는 척추동물에서 가장 광범위하게 연구된 신호전달 경로 중 하나이다. HH 신호전달은 소닉 헤지호그(Sonic hedgehog, SHH) 리간드의 번역 및 번역 후 변형에 의해 시작된다. SHH는 자가적 단백질 분해 과정을 거쳐 N-말단 신호전달 도메인("SHH-N"이라고 함)과 현재 알려진 신호전달 기능이 없고 자유롭게 분리되는 C-말단 단편을 생성한

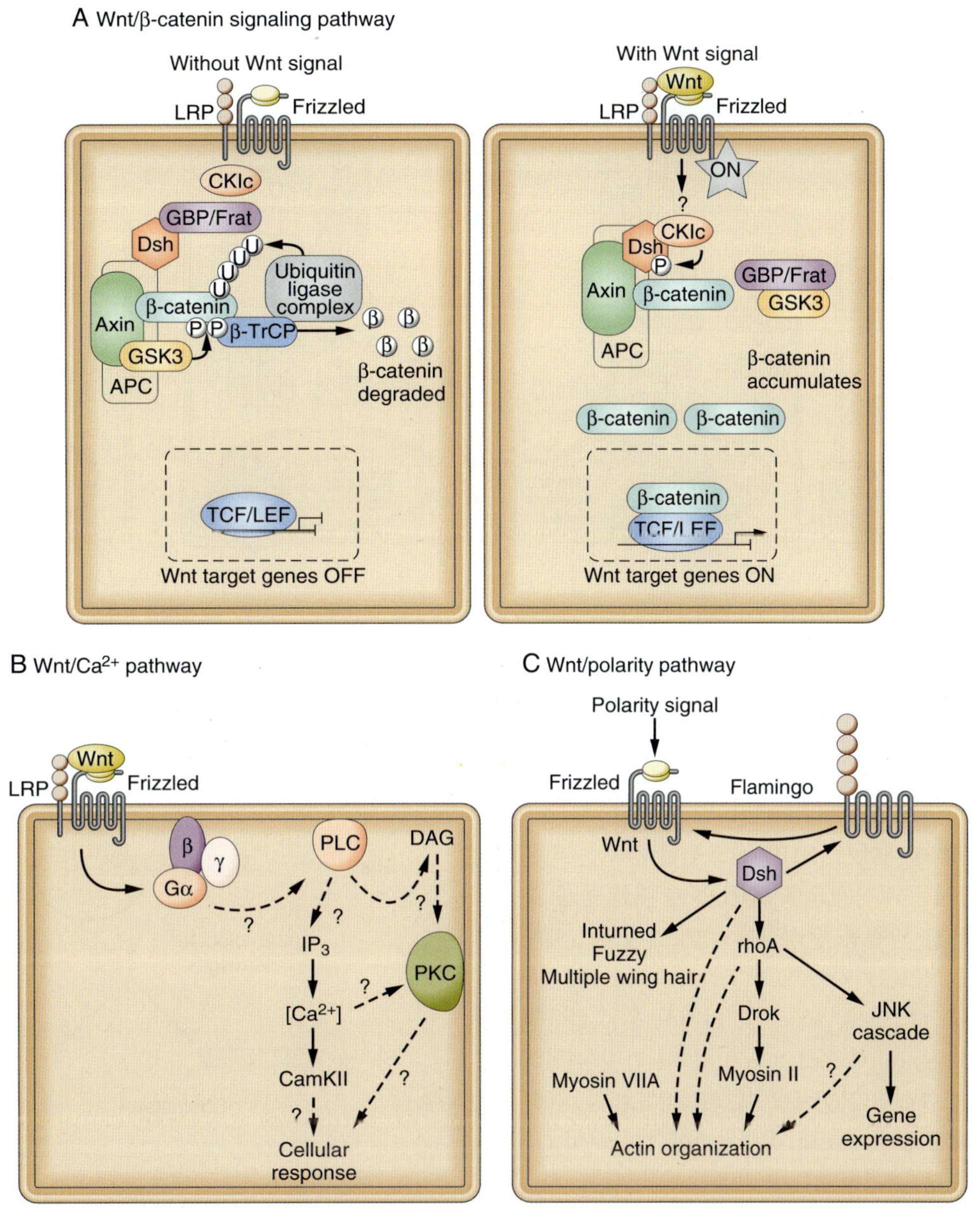

그림 9-8. Wnt 신호전달 경로는 다양하다. (A) 전형적인 Wnt/β-카테닌 신호전달 경로는 β-카테닌의 가용성에 크게 의존한다. Wnt 리간드가 없는 경우 β-카테닌은 β-TrCP에 의해 유비퀴틴 표지되어 프로테오솜에 의해 분해된다. Wnt 리간드의 결합은 이러한 분해 복합체 형성을 억제하여 β-카테닌의 유비퀴틴화를 방지한다. β-카테닌은 세포질에 축적되고, 핵으로 이동하여 TCF/LEF 전사인자를 활성화하여 유전자 전사를 촉진할 수 있다. (B) 비전형적 Wnt/Ca^{2+} 신호전달은 GPCR 활성화에 의존하여 소포체에서 세포내 Ca^{2+}를 방출하며, 이는 Wnt/Ca^{2+} 신호전달 반응을 촉진하기 위해 칼모듈린, 칼시뉴린 및 CaM 카나아제와 같은 Ca^{2+} 의존성 효소를 활성화한다. (C) Wnt/극성 신호전달은 특히 배아 발생 동안 세포 운동성을 조절하기 위해 세포를 극성화할 수 있다. (*Miller JR*. The Wnts. Genome Biol *2001;3:3001.1*로부터 허가를 받아 변형.)

다. SHH-N 단편은 카르복실 말단에 공유결합으로 콜레스테롤 그룹을 추가하기 위해 추가 변형되어 트래피킹(trafficking), 분비 및 동족 수용체에 대한 결합을 촉진한다(그림 9-10).

SHH-N 리간드는 리간드를 생성한 세포에 직접 작용하거나(*in cis*), 주변 세포에 작용할 수(*in trans*) 있다. 콜레스테롤기가 추가되면, SHH-N은 이를 생성한 세포 표면과 밀접하게 결합되어 SHH 생성 세포에서 멀어지는 SHH-N 농도 기울기를 효과적으로 생성한다. 주변의 세포는 이 SHH-N 농도 기울기에 따라서 반응한다. 고농도의 SHH-N 신호를 감지하는 신호-수신 세포(signal-receiving cell)는 유전자 전사를 준비하기 위해 전사 활성인자의 합성을 시작한다. 그 반대 효과가 다른 세포에서도 발생한다. 즉, 저농도의 SHH-N을 감지하거나 또는 전혀 감지하지 않는 세포는 전사 억제인자의 합성을 시작하고 HH 경로가 아닌 다른 경로에 의존한다.

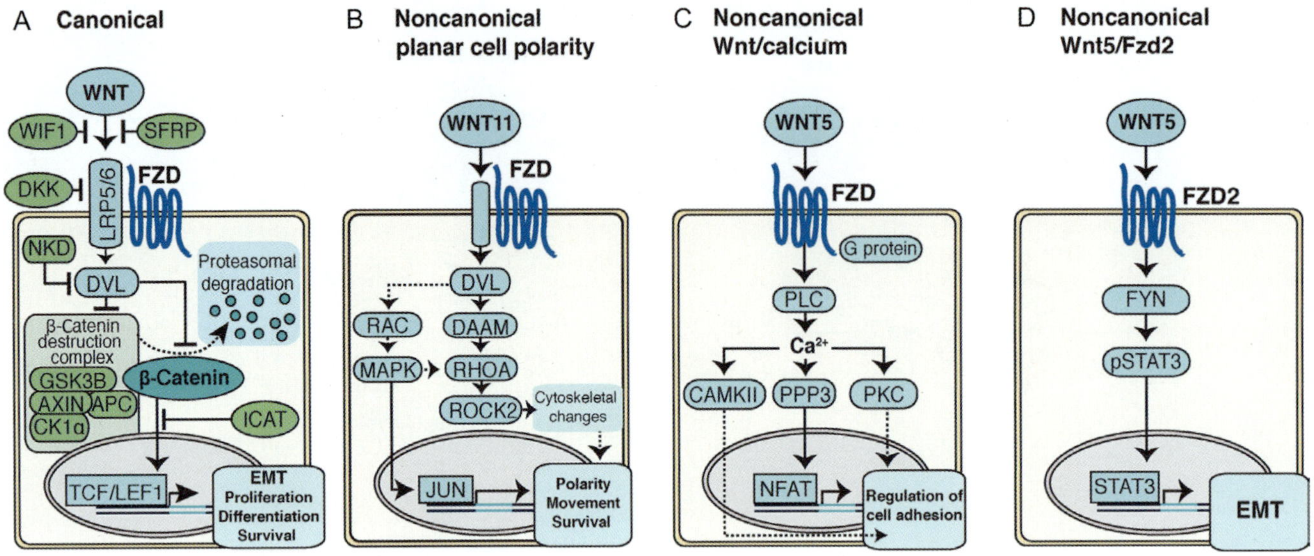

그림 9-9. 암에서 Wnt 신호전달. (A) 전형적 Wnt 경로. Wnt 신호가 없을 때 β-카테닌 분해 복합체는 프로테아솜 분해를 위해 β-카테닌을 표지한다. Wnt 신호가 존재하면 분해 복합체가 형성이 억제되어 β-카테닌의 안정화와 핵 전위가 발생하여 표적 유전자의 전사가 활성화된다. (B) 비전형적인 평면 세포 극성(PCP) 경로는 계단식 신호전달을 활성화하여 세포골격 변화뿐만 아니라 세포 극성, 이동 및 생존의 변경을 초래한다. (C) 비전형적 Wnt/칼슘 경로 신호는 세포내 칼슘을 활성화하고, 이는 차례로 추가 신호를 통해 세포 접착을 감소시킨다. (D) 비전형 Wnt5/Fzd2 경로. Fzd2 수용체 및 FYN을 통한 Wnt5 신호는 STAT3 전사를 활성화하여 암세포에서 상피-중간엽 전이(EMT)를 유도한다. (*Sandsmark E, et al.* Oncotarget *2017;8:9572-9586.*)

정상적인 동적 평형 상태에서, SHH 신호전달 경로는 기본적으로 불활성인데, 이는 부분적으로 SHH-N에 대한 동종 수용체인 SMO가 PTCH1 막관통 단백질에 의해 억제되기 때문이다. SMO의 억제는 융합 키나아제(the kinase Fused, Fu), 융합 억제인자(suppressor of Fused, SuFu) 및 키네신 운동 단백질 Costal2(kinesin motor protein Costal2, Cos2) 등 세 가지 이상의 단백질로 구성된 다중단백질 복합체를 형성을 유도한다. 이러한 다량체 단백질 복합체는 세포의 미세소관에 결합하여 Gli 전사인자를 물리적으로 격리함으로써 핵으로의 이동을 효과적으로 방지한다. Gli 전사인자의 격리는 두 조각으로 Gli 절단을 유도하게 되는데, 그중 하나가 아연-집게 DNA 결합 도메인(zinc-finger DNA binding domain, 전사 활성화 도메인 없음)이다. 이 Gli 조각은 핵으로 이동할 수 있지만, 전사 활성이 없어서 물리적인 억제인자 역할을 하여, 다른 전사인자가 Gli 표적 유전자에 결합하는 것을 효과적으로 방지하여 전사를 억제한다(그림 9-11).

SHH-N이 PTCH1에 결합하면 SMO에 대한 후자의 억제 효과가 완화된다. SMO의 활성화는 Gli에 대한 SuFu의 억제 영향을 방해하여 전사인자의 GLI 계열의 억제인자인 Gli3과 함께 활성인자 Gli1과 Gli2의 절단을 방지한다. 그런 다음, Gli 전사인자가 활성화되고 전사 활성화 도메인을 유지한 상태로 유전자 전사를 조절하기 위해 핵으로 전위된다(그

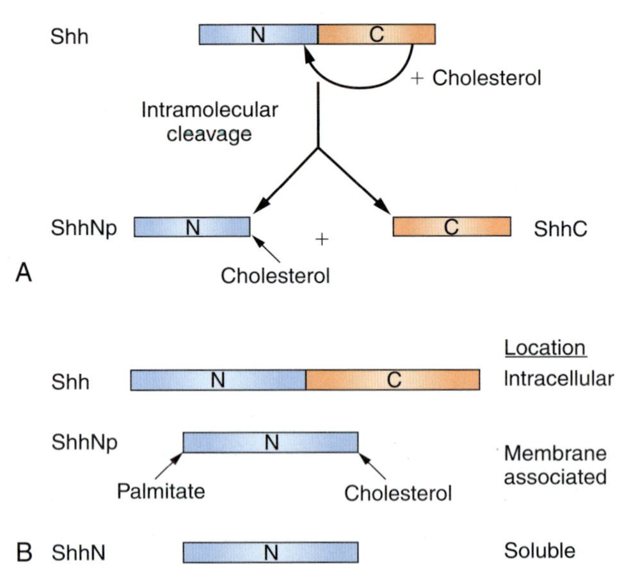

그림 9-10. SHH 리간드는 기능적으로 구별되는 펩티드로 절단될 수 있다. (A) SHH 리간드는 분자내 절단을 거쳐 두 가지 기능적으로 구별되는 산물을 생성한다. SHH-N은 콜레스테롤 그룹이 추가되고 핵으로 전위되어 유전자 전사를 차단할 수 있으며, SHH-C는 세포질로 자유롭게 확산된다. (B) 형태에 따라 SHH는 세포의 다른 위치에만 국한될 수 있다. 절단되지 않은 SHH 리간드는 세포 내에 위치하는 반면 팔미토일화된(palmitoylated) SHH-N은 막에 결합된 상태로 유지된다. 팔미토일이나 콜레스테롤이 없는 SHH-N은 가용성으로 남아 있으며, 유전자 전사를 조절하기 위해 핵으로 이동할 수 있다. (*Goetz JA, et al.* Bioessays *2002;24:15*로부터 허가를 받아 변형.)

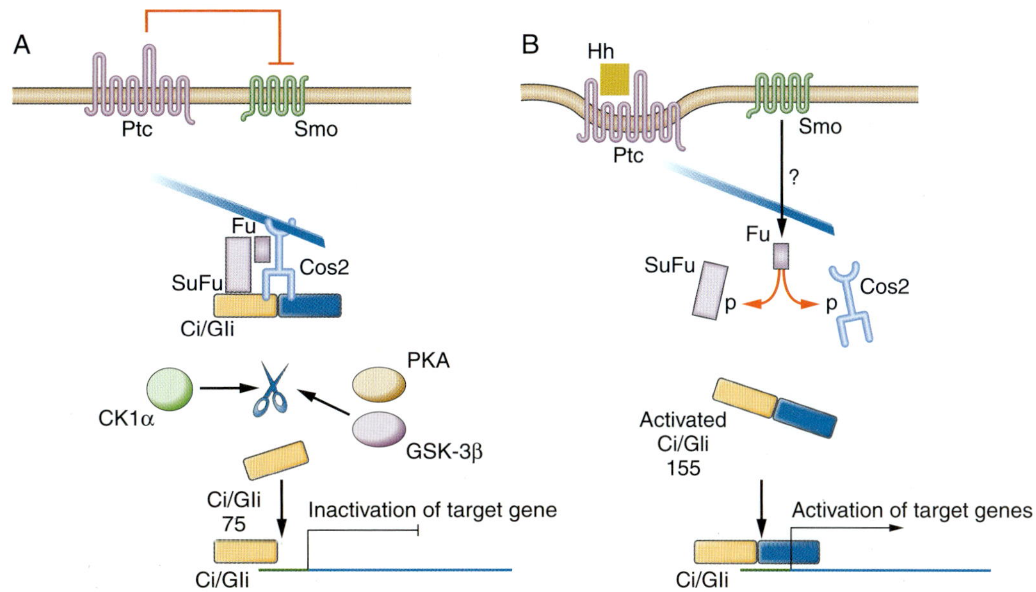

그림 9-11. 헤지호그(HH) 신호전달은 전사인자 Gli의 활성에 영향을 미친다. (A) HH 리간드가 없을 때 Ptch는 Smo의 활성을 억제하여 Fused(Fu), Fused 억제인자(SuFu) 및 Costal 2(Cos2)로 구성된 복합체가 형성된다. Fu-SuFu-Cos2 복합체는 Gli 전사인자를 절단하여 전사 활성을 포함하지 않는 Gli 단편을 생성한다. 전사적으로 불활성인 Gli 단편은 핵으로 전위돼서 다른 전사인자를 물리적으로 방해하여 Gli 표적 유전자의 전사를 억제한다. (B) HH 신호의 결합은 Smo에 대한 Ptch의 억제를 해소하여 Fu-SuFu-Cos2 복합체 형성을 파괴한다. 따라서 Gli 전사인자는 절단되지 않은 상태로 유지되고, 전사 활성화 특징을 유지하면서 핵으로 전위되어 Gli 표적 유전자의 전사를 촉진할 수 있다. (*Bijisma MF* et al. Bioessays *2004;26:387*로부터 허가를 받아 변형.)

림 9-10, B). 전사인자의 Gli 계열은 세포 증식(n-MYC, cyclin D1 및 cyclin D2), 세포 부착(snail), 혈관신생(VEGF)과 관련된 많은 표적 유전자를 조절할 수 있으며, 심지어 HH 신호전달 단백질의 전사를 활성화해서 HH 신호전달 양성 되먹임 조절을 촉진한다.

HH 신호전달은 초기 배아 형성, 특히 척추동물의 사지 발달에서 가장 중요하다. 실제로, HH 유전자의 돌연변이는 마우스 배아의 사지 형성에 영향을 미치고 세포 운명 결정을 부정적으로 조절하며, 심지어 유선조직, 신경조직 및 조혈조직에서 성체 줄기세포 증식에도 영향을 미칠 수 있다. 예를 들어, 배아 조직의 특정 부위에서 SHH 단백질의 발현 양상과 기간은 사지의 성장 여부와 새로운 사지의 길이를 결정한다(그림 9-12). 돌연변이 외에도 외인성 기형 유발 물질 및/또는 HH 경로 억제제의 섭취 또한 정상적인 배아 발생에 영향을 미칠 수 있다. HH 신호전달이 방해된 배아는 만기가 되면 다양한 신체적 결함을 가질 수 있다. HH 신호전달에 결함이 있는 경우 배아 200개 중 1개가 자가 유산된다. 비정상적인 HH 신호로 인해 발생하는 선천적 결함의 가장 심각한 예는 사이클로피아(cyclopia)이다. 그 경우, 배아의 전뇌(prosencephalon)는 눈의 궤도를 2개의 별개의 공동으로 나누지 못하므로, 태아는 보통 한쪽 눈을 가지고 태어나거나 코가 없는 상태로 태어나기도 한다.

선천적 결함 외에도 HH 신호전달의 이상은 암을 유발할 수 있다. 앞에서 논의된 바와 같이, 활성화된 HH 신호전달은 Gli 계열의 전사인자를 통해 유전자 전사를 조절할 수 있다. HH 신호전달의 비정상적인 활성화는 다양한 측면에서 발생할 수 있는데, SHH-N 리간드 방출의 증가 및 가용성 증가, SMO 수용체의 가용성 및/또는 활성의 증가, Gli 전사인자의 가용성 증가, 또는 이러한 가능성의 다양한 조합에서 발생할 수 있다. 실제로, HH 신호전달은 초기 발견 이후 암 치료 연구의 주제였다. 많은 암 유형은 유방, 폐, 뇌, 전립선 및 피부를 포함하여 이들 조직에서 증가된 HH 신호를 나타내었다.

HH 신호전달은 악성 종양으로 진단되는 가장 일반적인 암의 형태인 기저세포 암(basal cell carcinoma)에서 가장 자주 인용된다. 기저세포 암 환자는 종종 억제성의 PTCH의 손실 및/또는 SMO 수용체의 활성 증가를 나타낸다. 따라서 HH 신호전달 경로의 증가된 활성은 성체 줄기세포가 궁극적으로 종양 형성에 기여하는 암 줄기세포로의 변형을 촉진함으로써 종양 형성을 유발할 가능성이 있다. 또한 증가된 HH 신호전달은 전이와 관련된 단백질의 발현에도 영향을 미칠 수 있다. 상피세포에서 E-캐드헤린의 손실은 밀착연접(tight junction)의 손실을 초래하여 전이 암세포의 이동성을 증가시킨다. HH 경로에 대한 많은 길항제(antagonist)가 합성 및 시험되고 있지만, 가장 일반적인 치료 방식은 HH 리간드 계열에 대한 SMO 수용체를 표적으로 하는 것이다.

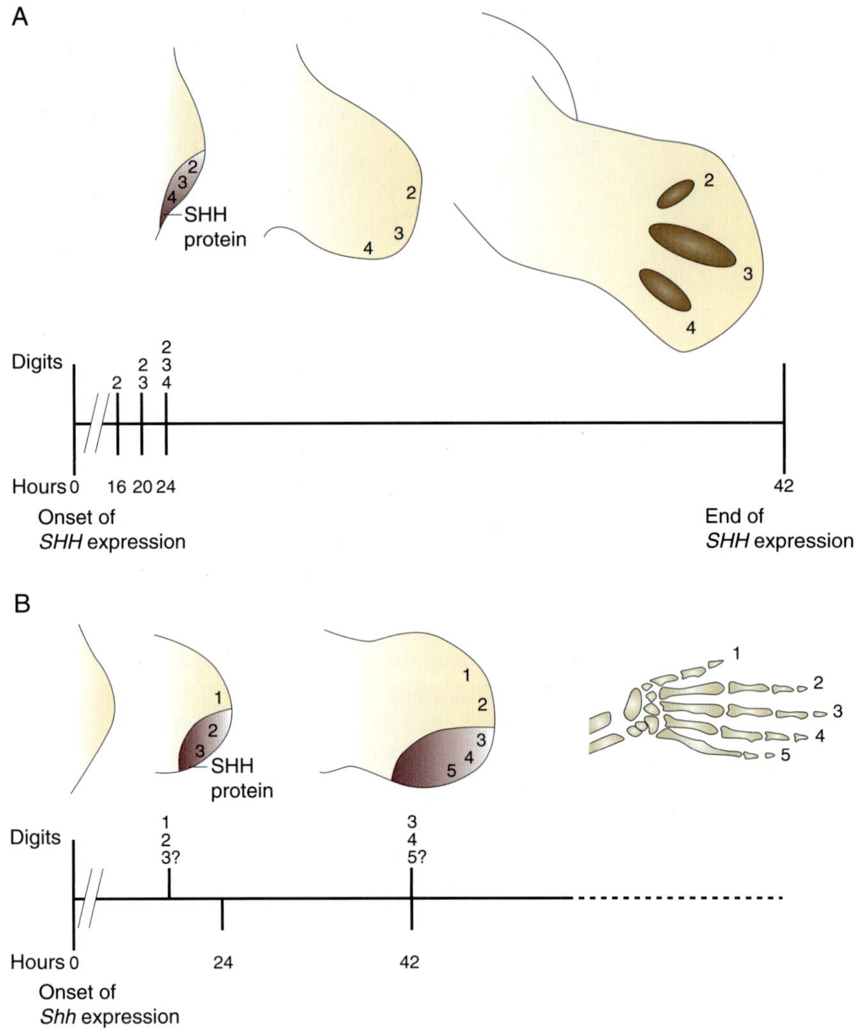

그림 9-12. SHH 리간드는 정상적인 사지 발달에 필수적이다. 사지의 형성은 SHH 리간드 발현에 크게 의존한다. 배아 발달 동안 SHH 리간드 발현이 지속되는 말단 영역은 더 긴 사지를 형성하는 반면, SHH 리간드가 적거나 감소된 영역은 사지가 짧거나 형성되지 않는다. (*Tickle C*, Nat Rev Mol Cell Biol *2006*;*7*: *45-53*에서 발췌)

노치 신호전달

노치(Notch)는 대부분의 척추동물에서 발견되는 고도로 보존된 신호 단백질 계열로서, Notch1, Notch2, Notch3, Notch4의 구성원으로 구성된다. 노치 유전자는 실험용 작은 초파리(Drosophila melanogaster)에서 처음으로 확인되었는데, 이는 이 유전자의 돌연변이가 파리 날개에 구멍 또는 노치(notch)를 생성했기 때문이다. 노치 단백질은 세포외 수용체 도메인(Notch extracellular domain, NECD)과 세포질 도메인(Notch intracellular domain, NICD)을 포함하는 막횡단 단백질과 유사한 구조 및 기능을 공유한다.

노치 단백질은 배아 발달, 특히 세포 운명 결정과 관련된 과정에서 중요한 역할을 한다. 노치 신호전달의 역할은 발달 중인 심장에서 관찰할 수 있다. 배아 발생 동안 초기 심장 내의 판막 형성은 심장 내막 세포가 심장 젤리(cardiac jelly)라고 알려진 심근층과 심장 내피층을 분리하는 공간으로 떨어져 나와 이동하는 것을 필요로 한다(그림 9-13, A). 원래 조직의 특정 부위에서 세포가 박리되기 위해서는 이러한 세포 유형에서 일반적으로 발견되지 않는 생리학적 특성의 변화가 필요하다. 따라서 심근내막 세포(endocardial cell)는 EndMT라고도 알려진 내피세포에서 중간엽으로의 전환을 거쳐야 하며, 이는 이러한 세포에 운동성을 제공하여 심장 젤리로 이동하게 해준다. 심장 젤리에서 심장 내막 세포 집단의 확립은 심장 판막의 증식과 형성을 촉진한다.

노치 신호전달은 노치 리간드인 재그드(Jagged) 또는 델타(Delta)를 포함하는 가까이 인접한 세포가 노치 막단백질을 발현하고 있는 세포에 근접할 때 시작된다. 두 세포의 근접한 접근은 리간드가 노치에 결합할 수 있게 하는데, 이는 기본적으로 NICD의 단백질 분해 절단을 유도하여 노치 신호전달을 위해 세포를 준비한다. 그런 다음, NICD는 CSL이라고 불리는 전사인자 복합체에 결합하고 조절할 수 있는 핵으로 이동하여 EndMT를 촉진하는 방향으로 유전자 발현을 효과적으로 변경할 수 있다(그림 9-13, B). 리간드 결합 시 노치의 단백질 분해 절단은 두 단계로 발생한다. 노치가 리간드에 결합하면 ADAM/TACE라고 하는 세포외 기질 단백질 분해효소에 의해 S2 부위에서 NECD가 절단되어 활성 노치 세포외 절단 부위(Notch extracellular truncation, NEXT)가 방출되며, NEXT는 추가로 S3과 S4 부위에서 절단되어 NICD를 세포질로 방출한다. 노치가 없는 경우 CSL은 전사 억제인자를 모집하여 억제 DNA-결합 복합체(repressive DNA-binding complex)로 작용하여 전사를 효과적으로 방지한다. 그러나 CSL이 NICD에 결합하면 NICD가 활성화 단백질이 되어 노치 표적 유전자의 전사가 촉진된다(그림 9-14).

노치 신호전달의 결과로서 EndMT가 시작되면 세포는 증식의 증가, 이동성의 증가 및 운동성의 증가 같은 특성을 갖게 된다. 노치 표적 세포가 획득한 이러한 생리적 특성은 초기 심장 발달을 촉진하는 데 노치에 의해 유도된 유전자 전사의 중요성을 강조한다. 그러나 과잉으로 활성화된 노치 신호는 척추동물에서도 해로울 수 있고, 특정 집단에서 비정상적인 세포 증식으로 이어질 수 있다는 점에 유의하는 것이 중요하다. 예를 들어, 비정상적인 노치 신호전달은 많은 유형의 암에서 발견될 수 있지만, 특히 T-세포 급성 림프모구성 백혈병(T-cell acute lymphoblastic leukemia, T-ALL)에서 자주 발견된다. 노치 신호전달에서 증가된 활성은 노치 유전자 자체의 돌연변이나 전형적인 노치 억제인자 내의 돌연변이 때문일 수 있다. T-ALL의 경우, 노치 신호전달은 알려진 종양 유전자인 c-myc와 협력해서 새로운 단백질 합성을 촉진하여 백혈병 세포 증식 및 생존을 촉진할 수 있다. 또한 노치 단백질은 세포 운명 결정에 중요한 역할을 하기 때문에 암 줄기세포 개체군을 유지하는 역할에 대해서 오랫동안 논의되었다. 실제로, 증가된 노치 신호 또한 줄기세포와 같은 세포 표현형을 유지하는 데 필요한 유전자를 활성화할 수 있으며, 따라서 증가된 노치 신호로 인해 전이암 유형을 촉진할 수 있다.

호르몬 수용체

키나아제 또는 단백질 분해 과정에 의존하지 않는 세 번째 유형의 세포 간 소통의 범주는 펩티드성 또는 비펩티드

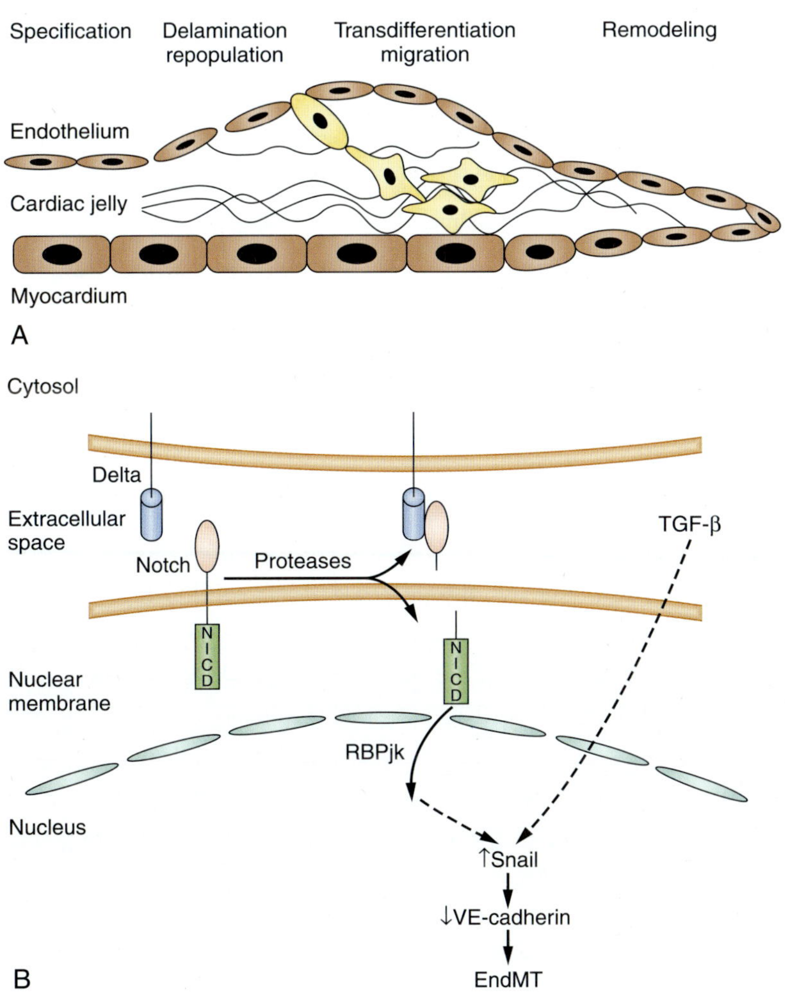

그림 9-13. 심장 내막융기(endocardial cushion) 및 심장 판막 형성 동안 노치 신호를 통한 EndMT. (A) 심장 판막 발달에 대한 해부학적 개요. 발달 중인 심장관(heart tube)은 심근의 외층과 심장 젤리라고 하는 세포외 기질에 의해서 분리된 내피 세포의 내층을 포함한다. 심장 판막이 형성되는 동안 미래의 판막 부위를 덮는 일련의 내피 세포가 박리, 분화 및 심장 젤리로 이동하도록 선택되는데, 이 과정을 내피-중간엽 전이(endothelial-to-mesenchymal transition, EndMT)라고 한다. (B) 발달 중인 심장 내막융기에서 노치 신호는 전사인자 Snail(또는 Slug)의 활성을 증가시키는 것으로 알려진 변형 성장인자-β2(TGF-β2)의 발현을 증가시킨다. Snail의 활성은 세포를 함께 결합하는 데 필요한 접착 분자인 VE-캐드헤린의 억제로 이어질 수 있다. 내피 세포 층 내에서 세포-세포 접착의 하향 조절은 내피 세포의 박리 및 심장 젤리로의 이동의 첫 번째 단계일 수 있다. 노치 신호가 TGF-β 신호(점선)와 무관하게 Snail을 활성화할 수 있다는 일부 증거도 존재한다. 이 신호전달은 심장 내막 세포 사이, 즉 자가분비 신호전달이며, 심장 내막 세포와 심근 세포 사이가 아니라는 점을 주목하자. (*Armstrong EJ, Bischoff J.* Circ Res *2004;95:459* 로부터 허가.)

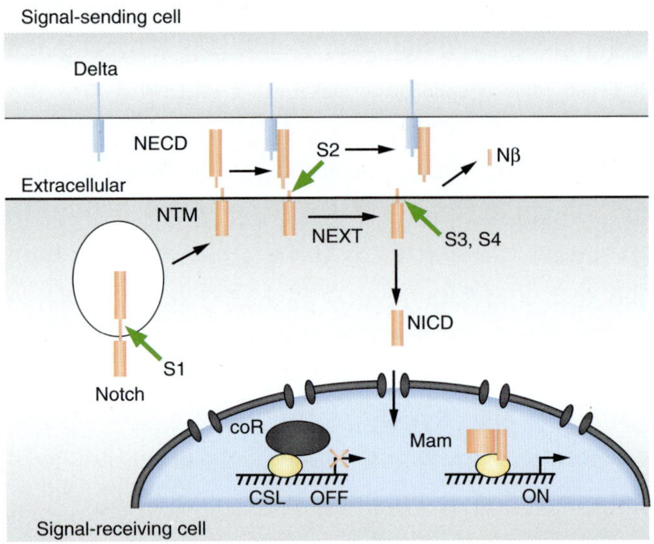

그림 9-14. 핵 전사 인자인 CSL에 대한 델타-의존성 노치 신호전달 모형. 신호전달 세포의 표면에 있는 Delta는 반응하는 세포의 표면에서 S1-절단형 노치와 결합한다. 노치의 리간드-의존성 S2 절단은 노치 세포외 절단형(Notch extracellular truncation, NEXT)이라고 하는 노치의 활성화된 막-결합 형태를 만들고, 이것은 S3와 S4 부위에서 추가로 가공된다. 이것은 노치세포 내 영역(NICD)을 방출시켜 핵으로 이동하도록 하고, 그곳에서 공동억제자인 coR을 대체함으로써 CSL을 탈억제시킨다. (*Schweisguth F. Curr Biol 2004;14:R129* 로부터 허가.)

(nonpeptide)성 호르몬을 사용한 신호전달이다. 이 경우 신호전달 세포는 호르몬을 분비하고, 그 호르몬은 호르몬에 선택적인 수용체를 발현하는 표적 세포와 상호작용한다.

이 과정은 호르몬을 분비하는 하나의 세포에서 시작되며, 호르몬을 분비하는 세포의 유전자 발현 변화와 무관하게 표적 세포는 생화학적 변화를 겪게 된다. 이것은 주요 목적이 반응 세포(responding cell)에서 표적 유전자를 변경하는 것이 아니기 때문에, 신호전달 기전에서 호르몬을 이용한 세포 간 통신과는 다르다. 그러나 스테로이드 호르몬처럼 특정 호르몬의 주요 작용 방식이 유전자 발현의 변경을 유도하는 호르몬 부류도 존재한다. 스테로이드 호르몬은 구조적으로 콜레스테롤에서 파생된 비펩티드성 분자이며, 코르티솔(cortisol), 프로게스테론(progesterone), 테스토스테론(testosterone), 알도스테론(aldosterone), 17β-에스트라디올(17β-estradiol) 및 1,25-디하이드록시비타민 D_3(1,25-dihydroxyvitamin D_3)을 포함한다. 스테로이드 호르몬과의 구조적 차이에도 불구하고, 3,5,3-트리요오드티로닌(3,5,3-triiodothyronine, 갑상선 호르몬) 및 레티노산(retinoic acid, 비타민 A) 등의 분자는 수용체의 구조적 및 기능적 유사성으로 인해 실제로 스테로이드 호르몬 유사 분자로 간주된다.

스테로이드 호르몬

스테로이드 호르몬은 표적 세포에서 유전자 발현을 변화시킨다는 점에서 사이토카인이나 성장인자 신호전달과 비슷하지만, 스테로이드 호르몬은 완전히 다른 신호전달 방식을 사용한다. 따라서 수용체와 상호작용하기 위해 스테로이드 호르몬은 앞서 설명한 세포 내 단백질 키나아제의 계단식 신호전달이 아니라 세포막을 통해 확산된다. 이것은 스테로이드 호르몬 수용체가 호르몬 리간드에 결합될 때 유전자 발현에 직접적인 영향을 미칠 수 있기 때문에, 리간드 활성화 전사인자로 간주될 수 있음을 의미한다. 스테로이드 호르몬은 막을 통해 확산될 수 있는 지방 친화적인(lipophilic, 지방을 좋아함) 특성을 가지고 있기 때문에 원형질막을 통해 확산될 수 있으며, 세포 내 수용체에 도달할 수 있다.

스테로이드 호르몬 수용체의 구조는 이러한 신호전달이 기능할 수 있게 한다. 스테로이드 호르몬 수용체에는 세 가지 주요 기능적 도메인, 즉 분자 중앙의 DNA-결합 도메인(DNA-binding domain), 단백질의 N-말단에 위치한 전사 활성화 도메인(transcriptional activation domain), C-말단의 스테로이드 결합 도메인(steroid binding domain)이 존재한다(그림 9-15).

척추동물(태아와 출생 후 모두)에서 호르몬은 그들의 분해를 방지하고 혈액 내 용해도를 증가시키는 단백질과 결합된 형태로 혈류를 통해 운반되며 순환계에 의해 전신으로 운반된다. 그러나 오직 호르몬 수용체를 발현하는 세포만이 반응할 수 있다. 안드로겐(androgen), 프로게스테론(progesterone), 에스트라디올(estradiol), 비타민 D_3(vitamin D_3)의 수용체는 핵에 있는 반면, 글루코코르티코이드(glucocorticoid, 당질코르티코이드) 수용체는 세포질에 있다(그림 9-16). 리간드가 결합하지 않은 비활성 상태의 핵 스테로이드 호르몬 수용체가 특정 DNA 프로모터 서열에 결합되어 잠재적으로 전사 억제제로 작용한다는 증거도 존재한다.

스테로이드 호르몬이 수용체에 결합하면, 세포질 수용체는 핵으로 이동하고 핵 수용체는 구조적 변화를 거쳐 활성 형태로 전환된다. 두 경우 모두에서 호르몬-결합 수용체는 호르몬 반응성 유전자의 프로모터 영역에 있는 각각의 호르몬 반응요소(hormone response element)에 결합한다. 일단 DNA에 결합되면, 호르몬 수용체는 전사 활성화 도메인을 통해 전사 기구에 필요한 다른 구성 인자를 모집하고 조립하여 표적 유전자의 전사를 개시한다. 표적 유전자는 전령 RNA(mRNA)로 전사되고, 이는 계속해서 스테로이드 호르몬에 대한 반응으로 나타나는 세포의 행동을 변화시키는 단백질로 번역된다.

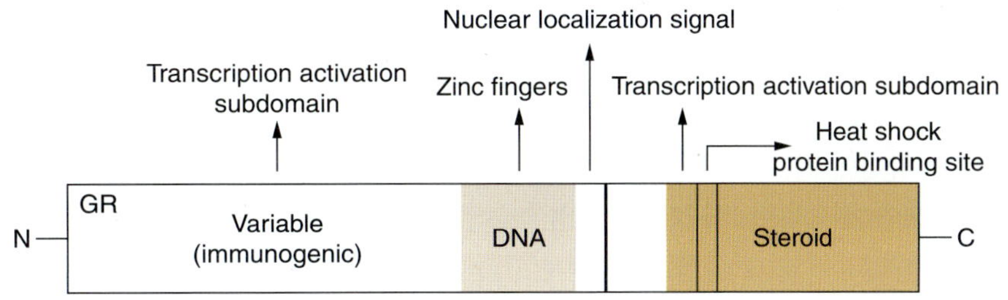

그림 9-15. 전형적인 스테로이드 호르몬 수용체의 모형. 글루코코르티코이드(Glucocorticoid) 스테로이드 호르몬 수용체는 스테로이드 호르몬 수용체의 구조에 대한 모형을 제공한다. 기능을 유도하는 구조적 특징들에는 (1) Steroid, 즉 C-말단의 스테로이드 결합 도메인, 그리고 (2) DNA, 즉 수용체를 스테로이드 호르몬-반응성 유전자의 프로모터에 있는 특이 반응 요소에 결합시키는 DNA-결합 도메인이다. 기타 기능적 도메인에는 전사 기구의 분자를 반응성 유전자의 프로모터로 소집하는 전사 활성화 하위 도메인, 호르몬-결합 수용체를 핵으로 이동시키는 데에 사용되는 핵 위치 신호, 그리고 열 충격 단백질 결합 부위로, 리간드 비결합 상태에서 열 충격 단백질 90(Hsp90)과 결합하여 점유되지 않은 수용체가 DNA에 결합하는 것을 방해한다. 그리고 아연-집게(zinc finger) 구조는 수용체가 DNA의 나선 홈에 물리적으로 단단히 결합하기 위한 단백질의 구조적 모티프이다. (*Devlin TM, ed. Textbook of Biochemistry with* Clinical Correlations, *5th ed. New York: Wiley-Liss, 2002*로부터 허가를 받아 변형.)

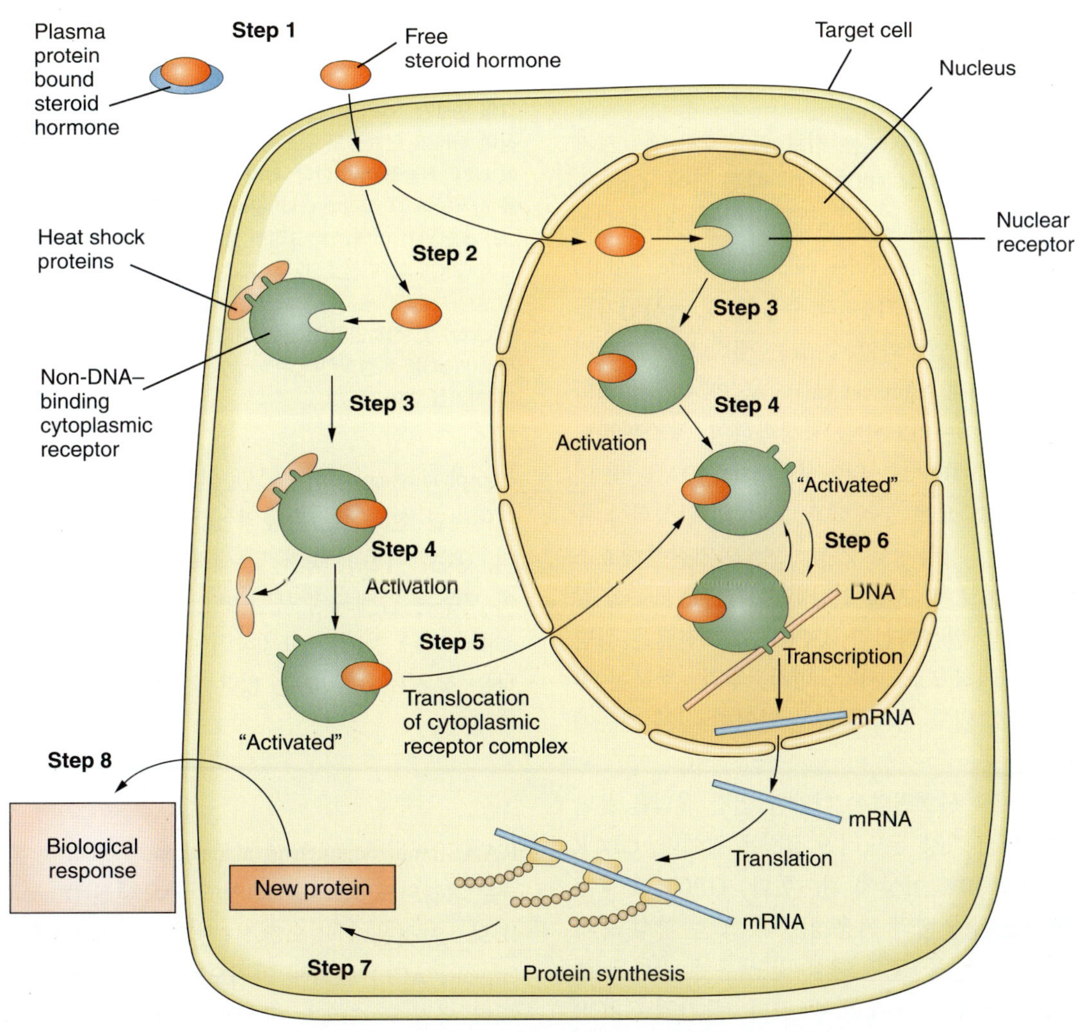

그림 9-16. 스테로이드 호르몬 작용의 단계적인 모형. 1단계: 순환하는 수송 단백질로부터 유리 호르몬의 분리. 2단계: 유리 리간드가 세포질로 혹은 핵으로의 확산. 3단계: 활성화되지 않은 세포질이나 핵 수용체에 유리 리간드의 결합. 4단계: 세포질이나 핵 호르몬-수용체 복합체가 활성형인 DNA-결합형으로 활성화. 5단계: 활성화된 세포질 호르몬-수용체 복합체가 핵으로 이동. 6단계: 활성화된 수용체-호르몬 복합체가 DNA 내의 특이 반응 요소에 결합. 7단계: 호르몬-반응성 유전자에 의해 암호화된 새로운 단백질의 합성. 8단계: 특이적으로 유도된 단백질에 의해 중개되는 표적 세포의 표현형이나 대사 활성에서의 변화. (*Devlin TM, ed. Textbook of Biochemistry with* Clinical Correlations, 5th ed. *New York: wiley-Liss, 2002.*)

G-단백질 연관 수용체의 신호전달

GPCR(G-protein coupled receptor) 신호전달은 척추동물에서 가장 광범위한 신호전달 단계 중 하나이다. GPCR은 일반적으로 이종삼량체 G-단백질 복합체에 결합된다. GPCR을 활용하는 두 가지 주요 신호전달 체계는 자율 신경계(autonomic nervous system)와 레닌-안지오텐신-알도스테론 체계(renin-angiotensin-aldosterone system, RAAS)이다.

GPCR 신호전달

GPCR 신호전달은 리간드가 GPCR에 결합할 때 시작된다. 리간드의 결합은 GPCR의 구조 변화를 유도하여 G-단백질은 Gα와 Gβγ 소단위들로 분리되며, 여기서 Gα는 결합된 GDP를 GTP로 교환하여 활성형 GTP-결합 Gα 복합체를 만든다(그림 9-17). 이 두 가지 소단위는 모두 특정 2차 전달자의 활성화 조절에 중요하다.

GPCR과 관련된 알파 소단위에는 서로 다른 2차 전달자가 연계된 여러 하위 유형이 있다(그림 9-18). 예를 들어, Gαs 소단위는 아데닐 고리화효소(adenylate cyclase)를 활성화하여 고리형 아데노신 일인산(cyclic adenosine monophos-phate, cAMP) 양을 증가시킨다. cAMP의 증가는 막 수용체 및 전사인자를 비롯한 여러 다른 기질을 인산화할 수 있는 세린/트레오닌 키나아제인 단백질 키나아제 A(protein kinase A, PKA)를 활성화한다. 한편, Gαq 소단위는 PLC-β를 활성화하여, 포스파티딜이노시톨 비스포스페이트(PIP_2)를 디아실글리세롤(DAG) 및 이노시톨 1,4,5-삼인산(IP_3)으로 분해하고, PKC의 활성화를 유도한다. Gβγ 소단위는 이량체로 기능하고, 인지질분해효소(phospholipase), 이온 통로 및 지질 인산화 효소(lipid kinase) 같은 수많은 신호 분자를 활성화한다. GPCR 신호전달은 광범위한 세포 유형에 관여하므로, 시각, 미각, 후각, 호르몬 방출, 면역 반응 및 세포 밀도 감지와 같은 다양한 신체 기능에 있어서 중요하다.

당연히 과도한 GPCR 신호전달은 다양한 인간 질병을 유발할 수 있으며, 그중에서 가장 두드러진 질병은 암이다. GPCR은 모든 인간 질병의 30% 이상에 관여한다. GPCR 신호전달 내의 많은 이상은 수용체의 가용성 증가 또는 활성 증가로 인한 것일 수 있으며, 둘 모두 증식 및 생존에 관련된 세포 경로의 과도한 활성화를 초래할 수 있다. 증가된 GPCR 활성은 증가된 cAMP를 유발할 수 있으며, 이는 차례로 ERK를 활성화하여 암 줄기세포와 관련된 유전자의 발현을 촉진할 수 있다. 한편, 증가된 GPCR 활성화는 궁극적으로 생존 유전자의 발현을 촉진할 수 있는 포스파티딜이노시톨

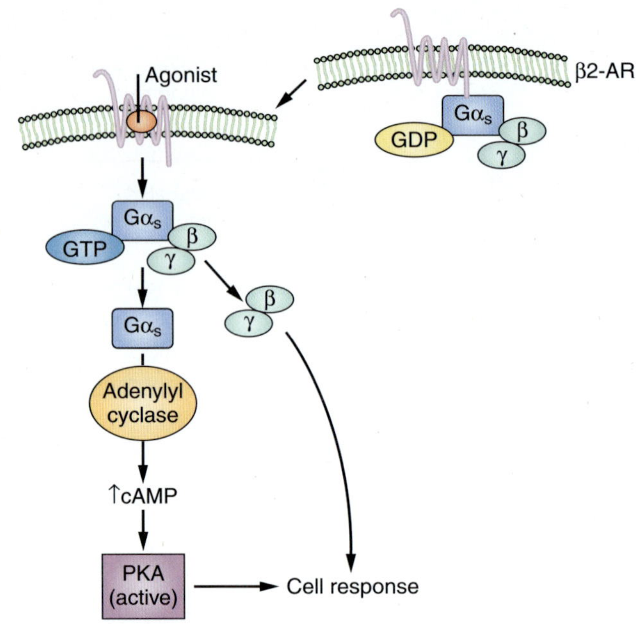

그림 9-17. GPCR 신호전달. 리간드 또는 작용제(agonist)의 결합에 반응하여, GPCR 단백질의 구조적 변화는 Gα- 및 Gβγ-소단위를 방출하여 GPCR에 GEF 기능을 부여한다. GEF 활성은 GPCR 단백질이 GDP 분자의 방출을 자극하여 그 자리에 GTP 분자의 결합을 허용한다. GDP의 방출은 Gα- 및 Gβγ-소단위가 아데닐릴 고리화 효소와 같은 여러 조절 단백질을 활성화함으로써 GPCR 매개 신호전달을 계속할 수 있게 하고, 이는 차례로 cAMP 수준을 증가시킨다. 증가된 cAMP는 다른 7회-막관통 수용체(7-transmembrane receptor) 및 전사인자와 같은 여러 기질을 인산화할 수 있는 단백질 키나아제 A(PKA)를 활성화한다. (*Pierce, et al.* Nat Rev Mol Cell Biol *2002;3:639-650*허가를 받아 변형.)

(phosphatidylinositol)을 통한 신호전달을 개시할 수 있다.

이러한 신호전달 활동의 급격한 증가는 비정상적인 세포 증식, 생존, 이동성 증가 및 세포자멸 감소를 유발할 수 있으며, 이 모두는 암세포의 특징이다. GPCR은 경쟁 분자(competitive molecule)나 항체를 사용하여 수용체 활성을 길항적으로 작용하는 것을 목표로 하는 많은 임상시험의 표적이 되고 있다(그림 9-18).

RASS 신호전달

RAAS(renin-angiotensin-aldosterone system)의 가장 활성형 성분은 8펩티드(octapeptide)인 안지오텐신 II(angiotensin II, Ang II)로, 이것은 안지오텐신-전환 효소(angiotensin-converting enzyme, ACE)에 의해 안지오텐시노겐(angiotensinogen)이 분해되어 생긴다. GPCR 군의 일부인 AT1 및 AT2는 Ang II 신호전달을 매개한다. AT2 수용체에 대해서는 알려진 바가 거의 없지만, AT2 수용체는 Ang II에 의해 신호전달 통로로 사용되는 주요 수용체인 AT1에 대한 균형을 유지하는 작용을 하는 것으로 생각된다(그림 9-19). Ang II는 강력한 세포

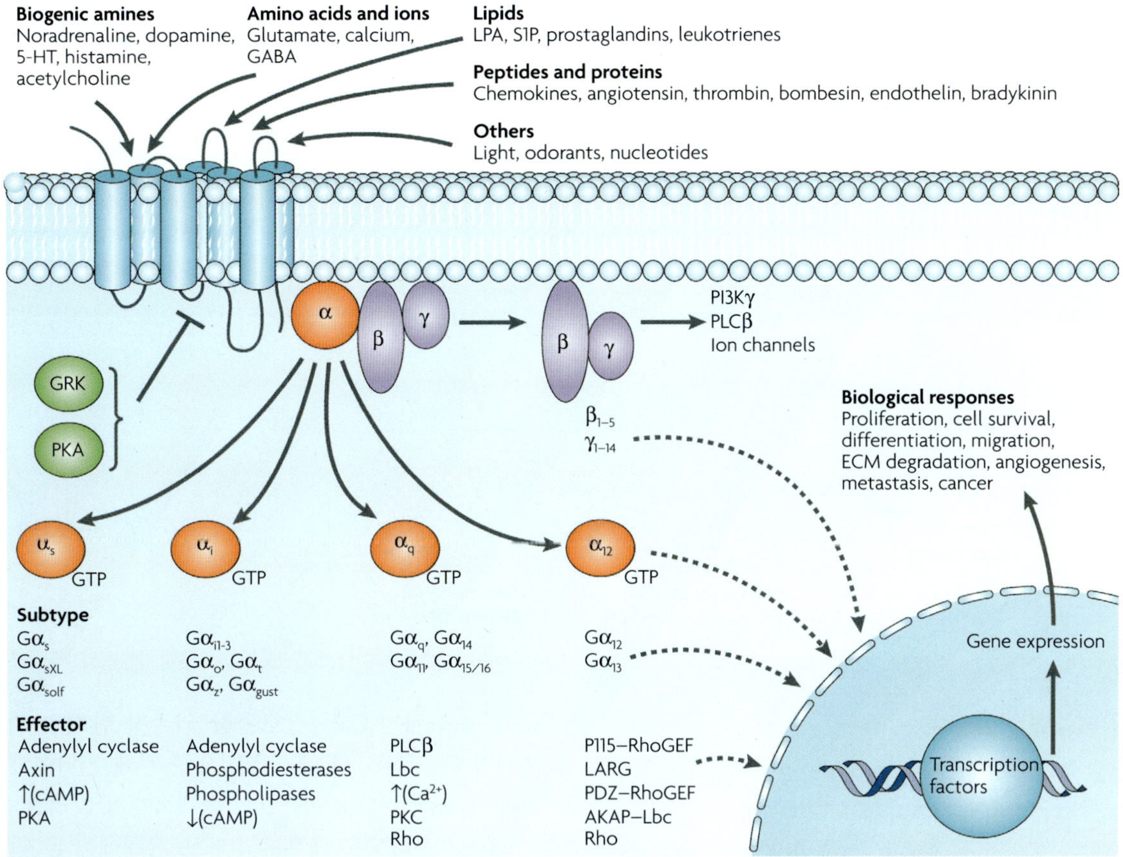

그림 9-18. G-단백질 결합 수용체(GPCR) 리간드 및 소단위의 다양성. 다양한 리간드는 GPCR을 사용하여 세포에서 다양한 신호전달 경로를 활성화한다. G-단백질의 α-소단위는 4개의 하위군($Gα$, $Gα_i$, $Gα_q$ 및 $Gα_{12}$)으로 나누어지고, 단일 GPCR은 이들 중 어느 것과도 교환 가능하게 결합할 수 있으며, 모두 다른 하위 조절 단백질을 활성화한다. GPCR 신호전달 경로의 변경은 암의 진행 및 전이를 초래할 수 있다. (*Dorsam, et al.* Nat Rev Cancer *2007;7:79-94*에서 발췌.)

내 Ca^{2+} 증가를 유발한다. 이러한 증가는 흥분-수축 연계 반응(excitation-contraction coupling)과 Ca^{2+} 의존성 신호전달 경로를 개시하는 데 모두 중요하다. AT1 수용체에 의해 사용되는 신호전달 경로 중 하나는 Gαq이다. 앞에서 설명한 것처럼, Gαq는 PLC를 활성화하여 PIP_2를 IP_3 및 DAG로 분해한다. 그 후, IP_3는 IP_3 수용체(IP_3R)를 자극하여 근형질 세망(sarcoplasmic reticulum, SR)에서 Ca^{2+}의 방출을 유발한다. 또한 RAAS는 RAS/MAPK, JAK/STAT 및 Ca^{2+}/칼모듈린(Ca^{2+}/calmodulin, 나중에 자세히 설명) 같은 여러 전달 경로를 활성화하는데, 이들 모두는 심장 세포 비대 및 세포 생존 증가와 관련이 있다(그림 9-19).

이온 통로 수용체

리간드-수용체 상호작용에 더하여, 이 장에서는 세포질의 칼슘 농도 변화에 반응하여 발생하는 것과 같은 이온 의존적 세포 신호전달 작용의 중요성을 강조했다. Ca^{2+}의 측면에서 보면, 이러한 이온은 자극에 대응하여 발생한 막 전위의 변화에 반응하여 칼슘 이온에 대한 선택적 투과성을 갖는 전압-개폐형 이온 통로(voltage-gated ion channel)와 같은 이온 통로를 사용할 수 있다. 세포 외부의 Ca^{2+} 농도는 세포 내부보다 몇 배 더 높기 때문에, 막의 탈분극은 Ca^{2+} 통로를 활성화(즉, 통로의 열림)하여 Ca^{2+}가 세포 내부로 유입되도록 한다. 또한 세포는 세포질로 방출될 수 있는 특수한 구획 내에 칼슘 저장소를 가질 수 있다. 증가된 세포질 Ca^{2+}는 신경전달 물질의 방출, 근육 세포의 수축, 유전자 전사의 증가 같은 무수한 세포 변화를 초래하도록 특정 단백질의 발현을 조절한다.

리간드-개폐형 이온 통로(ligand-gated ion channel)는 특정 단백질의 결합에 의해 활성화된다. 리간드-개폐형 이온 통로의 가장 대표적인 예는 PLC에 의한 PIP_2 가수분해의 생성물인 IP_3가 결합하면 활성화되는 IP_3R이다(이 장의 앞부분에서 논의됨). IP_3가 동종 수용체에 결합하면 통로가 활성화되어 근형질 세망 및 소포체에서 세포질로 Ca^{2+}가 방출된다. 이러한 리간드-개폐형 이온 통로를 통한 Ca^{2+}의 방출은 학습 및 기억뿐만 아니라, 세포 증식, 세포 성장, 세포자멸, 발달을 조절할 수 있다.

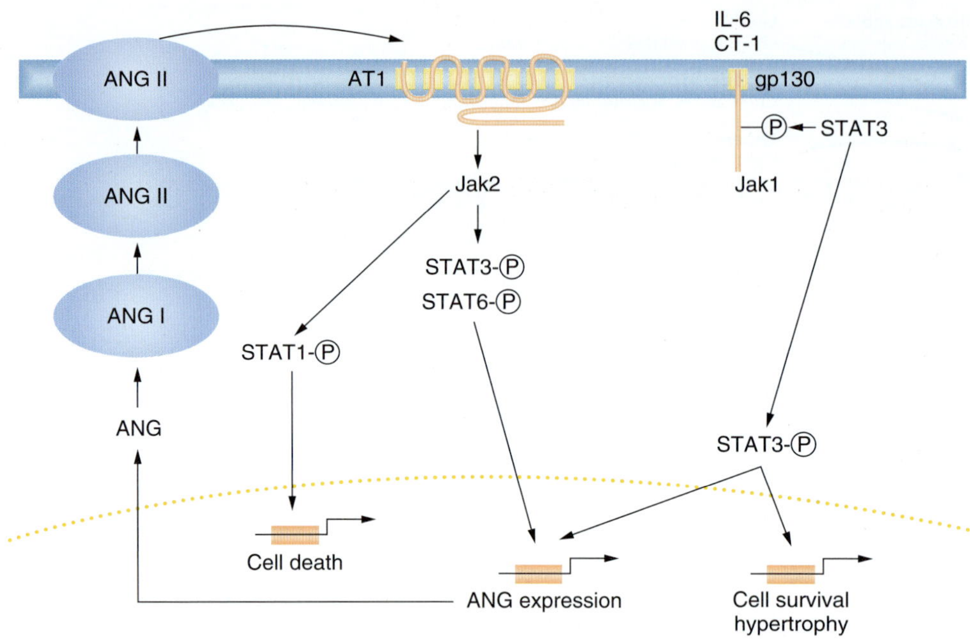

그림 9-19. 작용제에 의해 유도되는 Jak/STAT 신호전달 모형. 각각의 수용체에 대한 작용제의 결합은 티로신 인산화와 티로신 키나아제인 Jak2의 활성화를 유발하고, 이는 AT1 수용체와 결합하여 STATs 같은 하위 신호전달 성분을 활성화한다. 활성화된 STAT는 이종이량체를 형성하고, 핵으로 이동하여 표적 유전자의 전사를 활성화한다.

칼슘/칼모듈린(Ca^{2+}/CaM)

이 장의 앞부분에서 논의한 바와 같이, 칼슘 이온은 키나아제(protein kinase), 포스파타제(phosphatase), 프로테아제(protease), 엔도뉴클레아제(endonuclease) 같은 단백질의 효소 활성을 조절하여 세포 내 활성에 영향을 줄 수 있으므로 특정 계단식 세포 신호전달에 필수적이다. 외부에서 칼슘을 조달할 수 있는 이유는 대부분 생명체에서 세포가 세포외 환경보다 수십 배 낮은 세포 내 칼슘 농도를 포함하기 때문에 실현 가능하다. 세포외 공간에서 세포질로의 칼슘 유입은 종종 1차 신호전달자(예: 수용체 또는 호르몬)에 의해 매개된다. 세포질 공간에서 Ca^{2+}의 급격한 증가는 차례로 칼슘-의존성 효소의 활성을 조절할 수 있다. 그러나 세포 내 칼슘 농도는 정확하게 조절되어야 한다. 그렇지 않으면, 세포질 공간에서 높은 Ca^{2+} 농도의 지속으로 칼슘-의존성 효소가 과다하게 활성화되어 종양 생성이나 세포자멸과 같은 유해한 세포 신호전달을 유발할 수 있다. 따라서 세포는 세포 내 공간에서 Ca^{2+} 수준을 엄격하게 조절하기 위해, Ca^{2+} 수송체(Ca^{2+} transporter), 감지자(sensor) 또는 완충자(buffer)로 작용하는 단백질을 포함하고 있다. 여기서는 칼슘/칼모듈린 신호전달 경로 내에서 두 가지 유형의 2차 신호전달자인 칼모듈린(calmodulin)과 칼시뉴린(CaN)에 대해 논의한다.

칼모듈린은 칼슘 이온이 결합할 때 활성화되는 Ca^{2+}-결합 조절 단백질로, Ca^{2+} 샤페론(chaperone)으로 작용하여 서로 다른 세포 유형 내에서 특정 역할을 하는 칼슘-의존성 효소와의 상호작용과 기능을 촉진할 수 있다. 이러한 칼슘/칼모듈린-의존성 효소에는 Ca^{2+}/칼모듈린-의존성 단백질 키나아제(CaM 키나아제, CaMK), CaN 및 미오신 경쇄 키나아제(myosin light chain kinase, MLCK)가 있다. 현재 4개의 알려진 CaMK(I–IV)가 있으며, 각각은 대부분의 세포 유형에서 존재하여 Ca^{2+} 매개 신호를 조절한다. CaMK는 유전자 전사 및 단백질 합성을 포함한 다양한 세포 기능을 조절하거나 특정 세포 유형을 활성화시킬 수도 있다. 예를 들어, 칼슘 이온과 CaMK는 핵으로 이동하여 전사를 촉진하는 CaMKII와 단백질 합성을 저해하는 CaM-KIII를 인산화하여 활성화시킬 수 있다. 다른 효소 계열과 마찬가지로, 한 효소의 활성은 다른 효소에 대해 길항적으로 작용하는 것으로 보이며, 이는 초기 자극의 원천과 각 효소의 풍부한 정도에 달라질 수 있다.

키나아제뿐만 아니라, 증가된 세포 내 Ca^{2+} 농도는 CaN (protein phosphatase 2B, PP2B라고도 함) 같은 탈인산화 효소를 활성화할 수 있다. 세린/트레오닌 키나아제로서 이들 잔기에 인산기를 추가하는 CaMK와 달리, CaN은 세린/트레오닌 포스파타아제(serine/threonine phosphatase)로 인산화된 세린/트레오닌 잔기에서 인산화기를 제거한다. 예를 들어, CaN은 활성화된 T-세포 핵인자(nuclear factor of activated T cell, NFAT) 계열의 전사인자를 탈인산화해서 핵 이동을 촉진하여 유전자 전사를 촉진한다(다음 절에서 설명). 종합하면, 세포질 내 칼슘 이온 농도의 증가는 CaN 및 칼모듈린과 같은 칼슘-반응성 단백질에 의해 조절되어 특정 세포 반응을 유도하기 위한 Ca^{2+}-의존성 경로의 과도한 활성화 또는 과소 활성화를 방지할 수 있다(임상 증례 9-2).

임상 증례 9-2 비후성 폐쇄성 심근병증

데이비드 밀러(David Miller)는 최근에 대학 육상부에 도전하기로 결정한 19세의 아프리카계 미국인 남자 대학생이다. 데이비드는 여유롭게 수영을 하면서 규칙적으로 운동을 해왔지만 격렬한 신체 활동을 규칙적으로 하지는 않았다. 육상부 가입을 위한 첫 번째 시도에서 데이비드는 약간의 흉부 압박감, 두근거림 및 약간의 숨가쁨을 느끼기 시작했지만, 휴식을 취하고 물을 마신 후에는 기분이 나아지기 시작했다. 데이비드는 육상부에 들어갔고, 440 m을 달리는 동안 첫 육상부 훈련에서 다시 흉부압/숨가쁨을 느꼈고, 곧이어 현기증을 느낀 후 순간적으로 기절하며 트랙으로 넘어졌다. 그는 빠르게 의식을 회복하고 증상이 가라앉았으며 기분도 괜찮다고 했다. 그의 동료는 이띠한 발작 활동도 목격하지 못했다고 말했다. 예방 조치 차원에서 코치는 나머지 육상 경기에서 그를 배제하기로 하였으며, 육상 연습을 재개하기 전에 검사와 의료 허가를 위하여 팀 의사를 만날 것을 요구했다. 데이비드는 증상의 재발 없이 다음 주에 육상부 주치의에게 갔다. 검사 결과에서, 데이비드는 기립성 경사(orthostatic tilt)가 없는 110/70 mmHg의 정상 혈압, 72 BPM의 정상 맥박, 그리고 호흡수도 정상이었다. 신체 검사에서, 의사는 데이비드가 왼쪽 흉골 경계를 따라 수축기 중간 상승/감퇴 잡음(mid-systolic crescendo/decrescendo murmur)을 가지고 있으며, 좌우로 변위된 심근 충동(apical impulse)을 가지고 있다고 언급했다. 데이비드에게 발살바 기동(Valsalva maneuver)을 수행하라고 요청했을 때, 그는 잡음이 증가했다는 것을 알아차렸다. 데이비드는 검사에서 정상적인 폐, 복부, 사지, 그리고 신경학적으로도 정상 판정을 받았다. 데이비드는 자신이 심장 잡음의 병력이 없고, 가족 중에 심장병이나 돌연사도 없었지만, 그의 아버지는 그가 4살 때 교통사고로 돌아가셨기 때문에 그가 어떤 건강 상태에 있었는지 기억하지 못했다고 말했다. 데이비드가 사무실에 있는 동안 주치의는 심전도 검사(ECG)를 실시하고, 전체 혈구 수를 포함한 일상적인 혈액 화학 검사를 위해 채혈했다. 사무실의 심전도 검사 결과, 좌심실비대증(left ventricular hypertrophy, LVH)이 나타났고, 주치의는 잡음과 LVH를 추가로 평가하기 위해 데이비드의 심장 초음파 검사를 예약했다. 심장의 메아리(echo)는 증가된 좌심실 벽의 크기, 좌심실 유출 경로를 따라 증가된 유속 및 비후성 폐쇄성 심근병증(hypertrophic obstructive cardiomyopathy, HOCM)을 암시하는 경미한 승모판 역류(mitral valve regurgitation)를 나타낸다. 주치의는 데이비드의 상태에 대해 베타 차단제(beta blocker)를 처방했고, 격렬한 운동과 무거운 리프팅은 피하라고 강력히 권고했다. 데이비드는 주치의의 조언을 따랐고, 모든 증상은 완전히 해결되었다. 불행하게도, 그는 육상부를 그만 두어야 했다.

비후성 심근병증(HCM)의 세포생물학, 진단 그리고 치료

비후성 심근병증(HCM)의 만연한 형태인 HOCM은 운동선수를 포함한 젊은 사람들에서 급사의 주요 원인이다. 그것은 모든 인종에 걸쳐 남성과 여성에게 동등하게 영향을 미치고, 일반 성인 인구에서 1:500의 비율로 발생한다. 미국에서 HOCM은 주로 운동선수 중 1:220,000의 비율에 이르는 연간 100명 미만의 사망에 책임이 있다. HOCM은 가장 흔히 상염색체 우성 상태로 유전되며, 가장 흔한 유전적으로 전달되는 심근병증이다. HOCM은 가장 일반적으로 근절 단백질을 암호화화는 유전자의 돌연변이로 인해 발생하며, 이는 근원섬유 및 근세포에서 구조적 이상을 유발하여 비정상적인 심장력(cardiac force) 생성 및 전도 이상을 유발한다.

심장 근절(cardiac sarcomere)은 심근 세포의 수축 단위이다. 근절 형성에 관여하는 단백질은 주로 액틴 필라멘트, 미오신 단백질 및 티틴(titin)으로 구성된 두껍고 얇은 필라멘트로 구성된다. 수축은 근절의 두꺼운 필라멘트와 가는 필라멘트의 미끄러짐 및 맞물림에 의해 발생하며, 이 두 필라멘트 사이에는 일련의 고도로 조절되고 정밀한 상호작용이 필요하다.

근절 단백질을 암호화하는 9개의 기본 유전자에서 800개 이상의 돌연변이가 대가족 코호트에서 비후성 심근병증(HCM)을 일으키는 것으로 확인되었다. 이러한 원인 유전자 중 MYH7(베타 미오신 중쇄, beta myosin heavy chain)과 MYBPC3(미오신 결합 단백질 C, myosin-binding protein C)의 2개 유전자는 HCM 사례의 절반을 담당하고 있는 가장 흔한 형태이다. 다른 7개의 주요 유전자 결함은 TNNT2(심장 트로포닌 T, cardiac troponin T), TNNI3(심장 트로포닌 I, cardiac troponin I), TPM1(알파 트로포미오신, alpha tropomyosin), ACTC1(심장 알파 액틴, cardiac alpha actin), MYL2(미오신 경쇄 조절 단백질, Regulatory myosin light chain), MYL3(필수 미오신 경쇄, Essential myosin light chain) 및 CSRP3(시스테인 및 글리신이 풍부한 단백질 3, cysteine and glycine rich protein 3)에서 발견된다. 소규모 가족과 산발적인 사례에서 관찰된 또 다른 17개의 원인 유전자도 있다. 이러한 것들이 직접적인 결함이지만, 이들의 변화는 근절 단백질 구조 및 기능의 변화에 대한 반응으로 부수적인 결함(proximal effect)을 초래한다. 부수적인 결함의 예로는 칼슘 민감도의 변경이 있다. HCM의 동물 모델에서, 근형질세망(sarcoplasmic reticulum)에서는 칼슘이 감소하고 세포질에서, 칼슘이 증가하는 비정상적인 세포 내 칼슘 분포가 확인되었다. 이것은 세포 신호전달의 중요한 변화를 초래한다. 세포 내 칼슘의 증가는 칼모듈린과 연관되어 차례로 칼시뉴린 포스파타제를 증가시킨다. 칼시뉴린은 심장 비대를 증가시키는 유전자를 활성화시키는 NFAT 전사인자를 탈인산화한다. 이것은 HCM 동물 모델과 인간 임상 시험에서 사실로 입증되었다. L형 칼슘 통로 억제제인 딜타젬(Diltazem)은 마우스 HCM 모델에서 세포 내 칼슘을 감소시키고 심장 비대를 억제하는 것으로 처음 입증되었다. 더 최근에는 MYBPC3에 돌연변이가 있는 HCM 피험자를 포함하는 소규모 무작위 인체 시험에서도 동일함이 입증되었다.

근섬유 수축을 지원하는 근절 기능의 분자적 손상으로 인한 물리적 힘의 손실은 근육이 두꺼워지는 주요 원인이다. 이러한 표현형 변화는 심장 근육에 의한 보상 방식을 초래하여 신체 전체에 적절한 조직 관류를 유지하기에 충분한 물리적인 힘을 생성할 수 있다.

이러한 돌연변이와 관련된 임상적 징후는 근절 단위의 전체 기능에 대한 영향을 나타내는 돌연변이의 위치 및 유형에 따라 경증에서 중증까지 다양하다. 그러나 질병 발병 및 임상 양상에 대한 여러 인자적인 영향으로 인해 특정 돌연변이를 임상 결과와 연관시키기는 어렵다. 많은 경우에서 증상이 없으며, 이 경우와 같이 심장 기능 검사나 격렬한 신체 활동 시에만 질병이 나타난다. 시간이 지남에 따라 상태는 심장 비대를 유발하고, 가장 흔히 LVH로 나타난다. 확장된 심장 근육은 심장 판막 기능을 방해하여 심장 잡음(heart murmur) 및/또는 비정상적인 전기적 활성도를 유발할 수 있으며, 이는 부정맥(arrhythmias) 및 심방 세동(atrial fibrillation) 및 심부전 같은 후속 합병증을 유발할 수 있다.

치료 방법에는 격렬한 운동과 무거운 물건을 드는 것을 피하는 것과 함께 베타 차단제와 선택적 칼슘 통로 차단제가 포함된다. ACE 억제제 및 질산염은 부하 후 감소하며, 좌심실 유출 경로 폐색을 악화시킬 수 있으므로 피해야 한다. 중격근 절제술은 약물 및 생활 습관 변화로 증상이 잘 관리되지 않는 사람을 위해 남겨진다.

칼시뉴린/NFAT 신호전달

CaN/NFAT 경로는 칼슘-의존적 방식으로 GPCR 신호전달의 하위에서 작동한다. 세포가 스트레스를 받을 때 GPCR은 PLC를 막으로 모집하여 PIP_2를 DAG와 IP_3로 분해한다. IP_3는 SR에서 칼슘 이온(Ca^{2+})의 방출을 자극하여 세포질 Ca^{2+}의 농도를 증가시킨다(그림 9-20). 세포에서 Ca^{2+} 농도가 증가함에 따라 칼슘-의존성 세린/트레오닌 키나아제인 칼모듈린은 세린/트레오닌 포스파타제인 CaN을 활성화시키고, 일반적으로는 세포질에서 발견되는 전사인자인 NFAT을 활성화시킨다. 전사인자인 NFAT 계열에는 NFATc1, NFATc2, NFATc3, NFATc4, NFATc5 등 5가지 구성원이 있으며, NFATc5를 제외한 모든 기능은 칼슘-의존적 방식으로 기능한다. 활성화된 NFAT는 핵으로 이동하여 인터루킨-2(interleukin-2, IL-2)와 같은 표적 유전자의 전사를 촉진하며, 이는 세포 스트레스의 결과로서 다른 사이토카인의 생산 증가와 함께 T-세포 반응을 활성화할 수 있다. NFAT는 DNA에 약하게 결합하기 때문에 표적 유전자의 전사를 촉진하기 위해 다른 전사인자, 특히 AP-1과 협력해야 한다. 후천적 면역 반응(adaptive immune response) 외에도 CaN/NFAT 신호전달은 골격근 및 심장 근육뿐만 아니라 신경계와 같은 다른 기관계의 발달에도 관련되어 있다. 예를 들어, 칼슘 의존적인 NFAT 활성은 다른 전사인자와 협력하여 일부 집단에서 축색돌기(axon)의 성장을 조절하는 동시에 발달 중인 뇌에서 신경망 형성을 촉진할 수 있다.

표적 유전자의 전사를 조절하는 그 역할로 인해 CaN에 의한 NFAT의 활성화는 세포 증식, 생존, 이동 및 분화와 관련된 유전자의 전사를 촉진하는데, 이 모든 기능은 일반적으로 악성 세포 유형과 관련된 기능이다. 전임상 연구에서 CaN 억제제를 사용하면 아마도 세포 분열을 중단시켜서 암세포의 세포자멸 비율이 증가하는 것으로 나타났는데, 이는 CaN/NFAT 경로가 악성 종양에서 잠재적인 치료 후보가 될 수 있음을 시사한다. 그러나 이러한 발견이 NFAT 계열의 모든 구성원에게 적용되는 것은 아니다. 일부 NFAT 단백질은 종양 형성을 촉진하는 반면, 다른 단백질은 종양 억제 역할을 하는 것으로 보인다. 예를 들어, NFAT1은 실험적으로 암세포의 침윤을 촉진함으로써 유방암에서 종양형성 유전자의 역할을 하는 것으로 보이지만, NFAT5는 운동성과 이동성은 조절하지만 침윤을 촉진하지는 않는다(임상 사례 9-2).

암에서 비정상적인 신호전달

종양 성장을 위해서는 특정 세포 과정을 유도하기 위한 신호전달 경로의 협력이 필요하다. 현재 종양 형성 과정에서 중요한 것으로 인식되는 10가지 **특징적인 세포 과정**이 있다. 세포자멸에 대한 저항성, 유전적 불안정성(genetic instability), 지속적인 증식, 복제 불멸성(replicative immortality)의 활성화, 성장 억제 신호의 극복, 침윤과 전이 유발, 혈관신생 촉진, 세포 대사 변경, 염증 및 면역 반응의 회피 등이 그것이다(그림 9-21). 국소적인 종양의 성장은 대부분의 종양 유형에 대해 억제되거나 제어될 수 있으므로 환자의 사망을 초래하지는 않는다. 암의 사망률은 생물학적으로 이동성 및 침윤성, 변경된 미세 환경(microenvironment), 가소성(plasticity), 집락화(colonization)의 네 가지 과정을 포함하는 전이성 종양에서 가장 흔히 발생한다(그림 9-22). 이 장의 설명을 통해, 계단식 세포 신호전달 사이나 그 내부에서 정교한 균형이 유지되어야 함을 이해할 수 있으며, 따라서 이러한 조절의 변경은 암 발병을 초래할 수 있다.

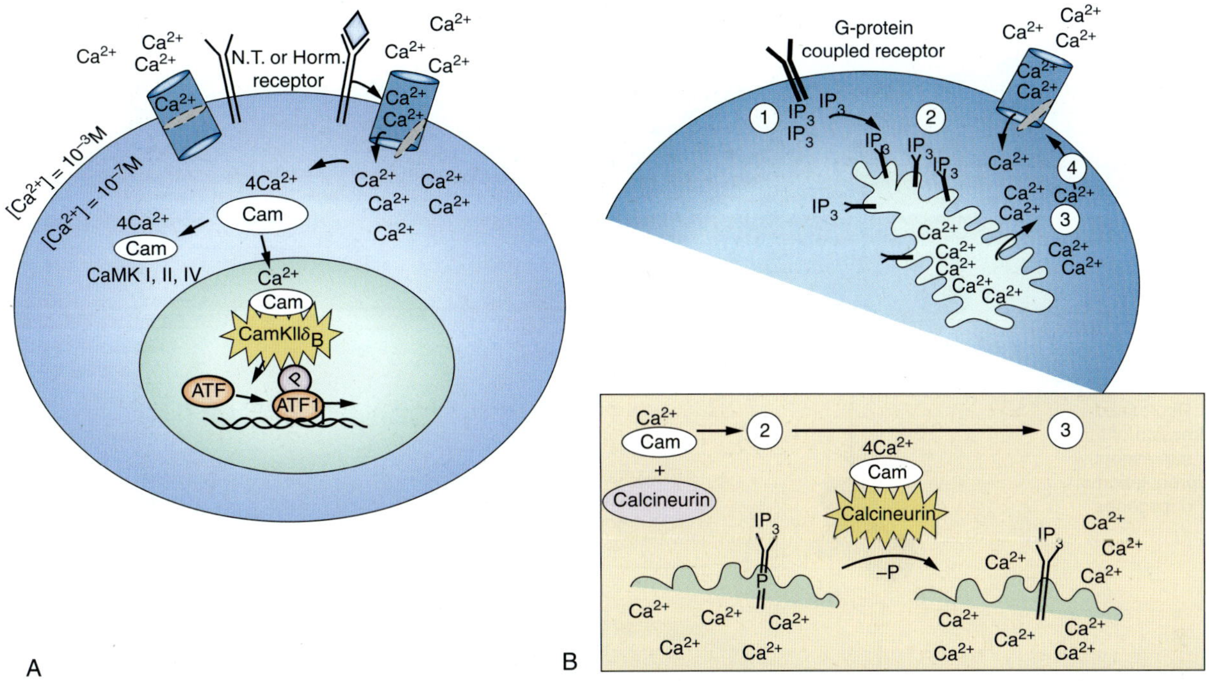

그림 9-20. **(A) CaM 키나아제의 활성화.** 신경전달 물질(N.T.)이나 호르몬(Horm) 수용체 활성화에 의해 조절되는 Ca^{2+}의 세포 내 진입으로 세포 내의 Ca^{2+}의 농도가 증가한다. Ca^{2+} 이온은 칼모듈린(CaM)에 결합하고, Ca^{2+}/칼모듈린 복합체는 CAMKI, -II, 그리고 -IV 같은 키나아제를 활성화한다. Ca^{2+}/칼모듈린은 또한 핵으로 이동하여 CaMKII의 핵 내 동형단백질인 CaMKIIdB를 활성화하고, 널리 사용되는 전사인자(예, ATF1)를 활성화할 수 있다. **(B) 칼시뉴린의 활성화.** (A 패널에서처럼) Ca^{2+} 의존적인 칼모듈린의 활성화는 탈인산화효소인 칼시뉴린의 활성화로 이어진다. G-단백질 결합 수용체의 활성화는 IP_3 형성을 유발하고(1), 이들은 소포체(ER)의 IP_3 수용체에 결합하여 활성화시킨다(2). 칼시뉴린은 IP_3 수용체를 탈인산화하여, ER에 저장되어 있는 Ca^{2+}을 세포질로 방출시키고(3), 이어서 원형질막-결합 Ca^{2+} 통로의 활성화가 일어난다(4).

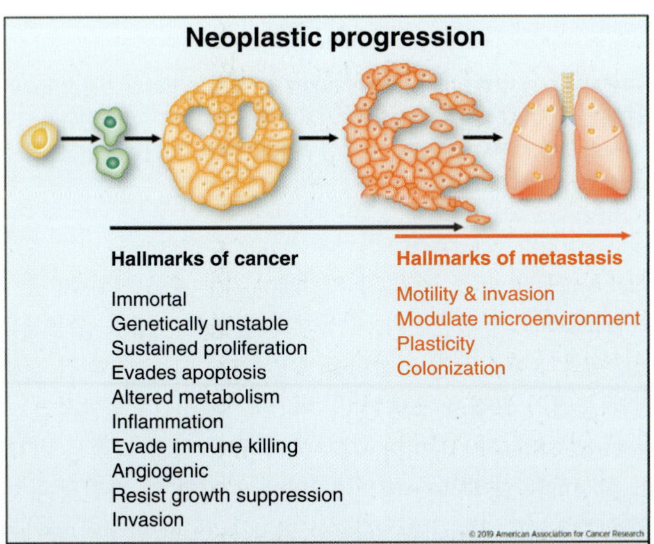

그림 9-21. 암세포가 전이 과정을 시작하기 위해서는 특정한 특성이 필요하다. 악성 조직은 숙주에 대한 위협을 제거하도록 설계된 미세환경에 적응하는 능력이 특징이다. 그렇기 때문에 암세포는 영양분이 고갈되고, 면역체계의 공격을 받았을 때도 자신의 환경에서 번성할 수 있는 능력을 얻게 되며, 이동하여 멀리 떨어진 조직에서 성장할 수 있다. (*Welch DR, Hurst DR*. Cancer Res *2019, https://doi.org/10.1158/0008-5472.CAN-19-0458, Hallmarks of Cancer, Hanahan and Weinberg, 2011* Cell *144 https://doi .org/10.1016/ j.cell. 2011.02.013.*로부터 발췌.)

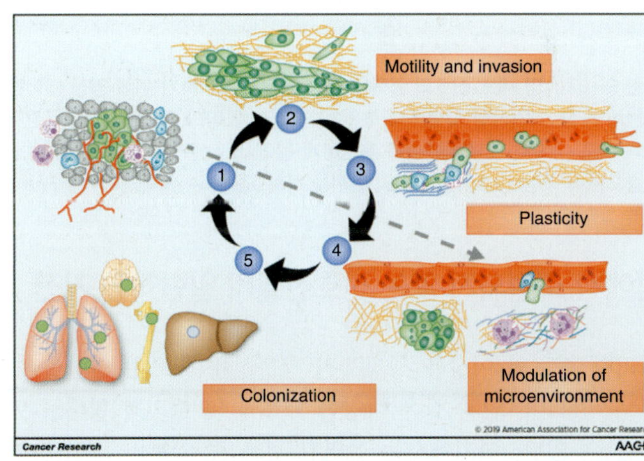

그림 9-22. 암세포 전이의 병인성(Pathogenesis). 환자의 사망은 전이로 알려진 알려진 과정으로 인해서, 원발성 종양 세포가 종양 부위에 유지되지 못하는 결과로써 발생한다. 전이 과정은 세포 이동성 및 침습, 종양 미세환경의 변경, 세포 가소성, 근위 및 원위 조직의 군집화의 4가지 과정을 포함한다. (*Welch DR, Hurst DR*. Cancer Res *2019, https://doi.org/10.1158/0008-5472. CAN-19-0458*로부터 발췌.)

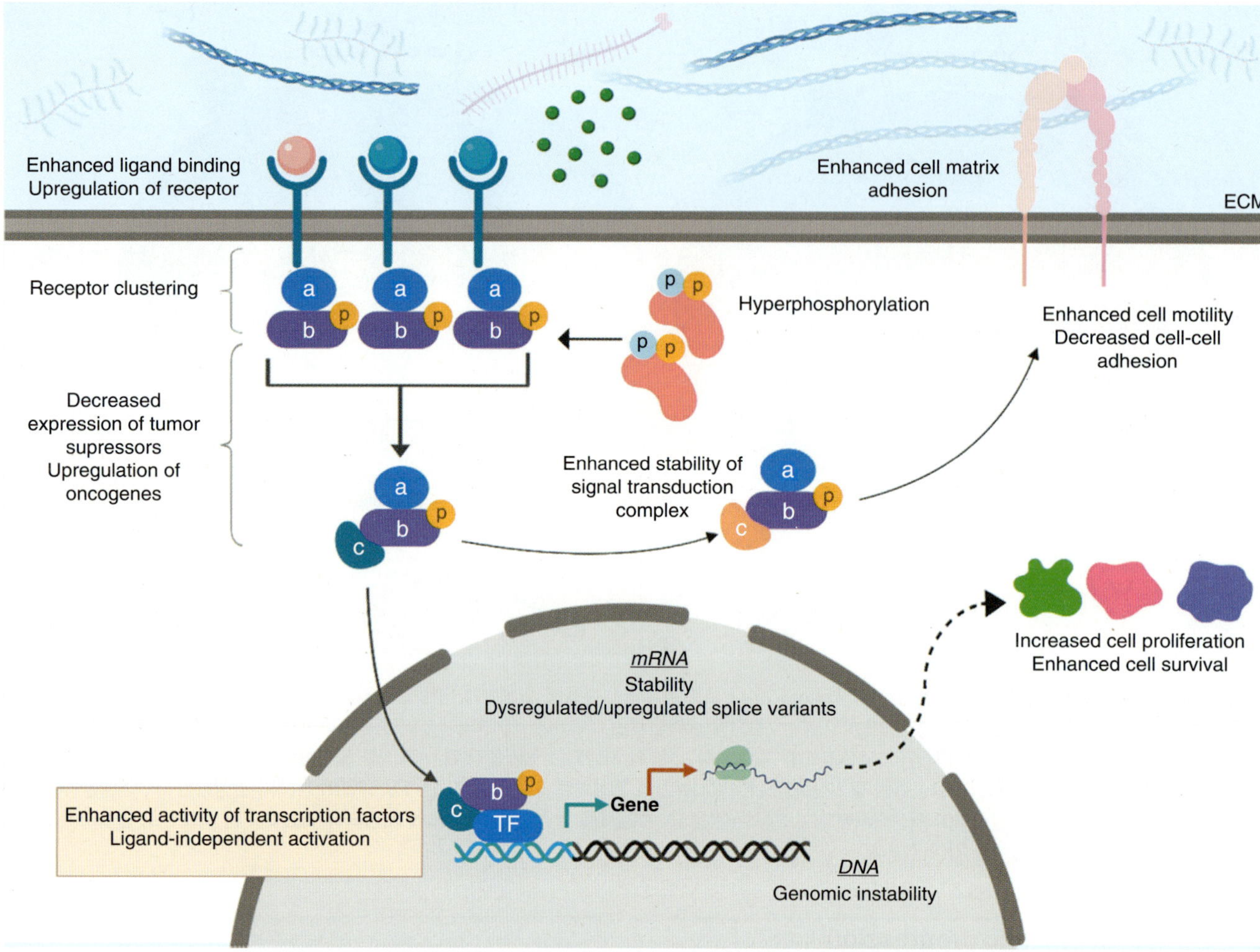

그림 9-23. 암 세포 신호의 증폭은 종양 성장을 지원하기 위해 양성 되먹임 조절을 구동하는 다단계 과정이다. 세포외 리간드 및 동족 수용체의 가용성 증가는 수용체 응집, 과인산화 및 활성화를 유발한다. 이에 따라, 자신과 다른 유전자 전사를 조절할 수 있는 암유발 유전자를 전사하기 위한 전사인자의 핵 전위가 급증하여 세포 내에서 신생물 변화를 촉진하게 된다. 또 다른 기전으로는, 특정 신호전달 과정의 증폭은 전사 수준에서 또는 단백질이 번역된 후 단백질 안정성을 변경함으로써 특정 종양 억제인자의 발현을 하향조절할 수 있다. (*Baylee Porter* and *Leszek Kotula*, 저자의 그림)

암에서 조절되지 않는 신호전달의 일반적인 기전

이러한 경로의 이상은 생명체의 항상성에 해로운 영향을 미칠 수 있으며, 암과 같은 다양한 세포적 및 물리적 형태로 이어질 수 있다. 여기에서는 설명된 경로 중 일부의 조절 장애가 어떻게 세포의 새로운 성장으로 이어질 수 있는지 간략하게 논의한다(그림 9-23).

신생물 형질전환(neoplastic transformation) 및/또는 종양 성장을 지원할 수 있는 몇 가지 일반적인 기전이 있다. 종양 세포 내에서 활성화된 내인성 경로부터 살펴보자. 각각의 조절 수준에서, 비정상적인 조절은 유전자 변형(예: 돌연변이, 증폭 및 결실에 의한 유전자 변경, 또는 하위의 mRNA 발현 증가나 단백질의 안정성 증가의 결과일 수 있음)에서 비롯될 수 있다. 막에서 성장 신호의 활성화는 종종 성장인자 수용체(EGFR, FGFR 또는 HER2가 여기에서 가장 좋은 예임)의 증폭(amplification)과 연관된다. 수용체의 활성화는 종종 수용체의 이량체화와 후속적인 인산화를 수반한다. 이는 세포 간 신호전달 물질의 모집을 초래한다. 여기에 해당하는 일반적인 예는 Grb2, Sos, PI3K이다. 대부분의 종양 형성 과정은 PI3K의 활성화를 포함하기 때문에, 암에서 PI3K의 관련성은 아무리 강조해도 지나치지 않는다. PI3K는 또한 활성의 증가가 일반적으로 종양 성장을 촉진하는 종양유전자의 전형적인 예이다. PI3K의 활성화, 예를 들어 PI3KCA의 활성화는 유전자의 증폭이나 키나아제 도메인(촉매 도메인)을 활성화하는 돌연변이의 두 가지 주요 기전을 통해 발생한다. 증가된 키나아제 활성은 차례로 PIP_3 생성을 증가시키고, AKT를 통한 여러 신호전달 마디(node)를 활성화한다. 이 일반화된 개략도(그림 9-23)에서, 세포 내 신호의 증폭은 종종 발암성 기능을 가진 단백질(예: PI3K 또는 mTORC2)의 발현 증가 및/또는 종양 억제인자의 발현 감소(예: PTEN)에 의해서 발생하고 있음을 강조한다. 유전자 증폭이나 기능을 활성화시키는 돌연변이(function-activating mutation)는 종양유전자와 관련된 빈번한 조절 이상이다. 반대로 종양 억제인자의 기능은 기능 상실 돌연변이(loss-of-function mutation) 및/또는 유전자 결실로 획득될 수 있다. 암세포의 신호전달 경로에는 일반적으로 여러 종양 억제인자가 포함되어 있으며, 세포 증식, 생존, 세포 이동성, 세포-세포 및 세포-기질 접착을 통해 종양 진행을 제어하는 종양유전자 마디가 있다.

세포 외부에서 시작되고 세포질에서 증폭 및 변형되는 대부분의 신호는 세포 기능을 담당하는 특정 유전자 집단의 발현을 조절하기 위해 전사인자를 활성화하는 핵에서 끝난다. 유전자 증폭, 구조적 돌연변이, 리간드 또는 DNA 결합 부위 돌연변이를 통한 전사인자의 활성화는 종양 진행에서 중요한 역할을 한다. 이에 해당하는 가장 좋은 예는 전립선암의 myc 및 안드로겐(androgen) 수용체 또는 백혈병의 STAT3이다. 여러 유전자 발현를 통해 전달되는 전사인자의 신호는 다시 세포질과 원형질막으로 돌아와서 세포 표현형을 조절한다.

요약

신호전달은 세포가 어떻게 신호를 수신하고, 수신한 신호의 결과로서 어떤 세포 내 변화를 유도하고, 그에 대한 반응으로 어떻게 세포가 세포의 행동을 변경시키는지를 설명한다. 신호전달은 다세포 생명체의 초기 발달, 기능 및 생존에 필수적이다. 신호는 환경이나 다른 세포로부터 수신되며, 여러 단백질 간의 상호작용, 핵 활성 및 유전자 전사의 조절, 그리고 추가적인 세포 내 신호전달을 통해 수신 세포가 반응할 수 있다.

많은 세포 신호전달 과정은 여러 신호 전달자의 기능을 통해서 세포의 항상성을 유지하기 위해 서로 복잡하게 얽혀져 있다. 이러한 신호전달의 한 범주에는 신호를 수신하는 수용체, 단백질을 인산화하는 키나아제(세린/트레오닌/티로신), 키나아제와 기질을 결합하는 어댑터 단백질, 자극에 대한 반응으로 유전자 발현을 변경하는 전사인자가 포함된다. 다른 신호전달 경로는 조절 단백질 전구체의 분해를 통해 전사 억제인자를 조절한다. 또 다른 신호전달 과정은 호르몬 신호선날과 전사 조절인자로서 기능하는 동종 수용체에 의존한다. 여기에 설명된 경로는 세포 간 및 세포 내 신호전달이 생명체의 발달, 세포 항상성 유지, 그리고 이러한 경로의 이상이 어떻게 질병으로 이어질 수 있는지에 대한 작은 예에 불과하다. 이러한 경로에 대한 연구를 통해 질병 이면의 기본 발병 기전을 설명하고 질병에 대한 진단 및 치료를 개선할 수 있다.

Suggested Readings

Brechbiel J, Miller Moslin K, Adjei AA. Crosstalk between hedgehog and other signaling pathways as a basis for combination therapies in cancer. *Cancer Treat Rev* 2014;40:750–759. https://doi.org/10.1016/j.ctrv.2014.02.003 Epub 2014 Feb 24.

Gocek E, Moulas AN, Studzinski GP. Non-receptor protein tyrosine kinases signaling pathways in normal and cancer cells. *Crit Rev Clin Lab Sci* 2014 Jun;51(3):125–137. https://doi.org/10.3109/10408363.2013.874403 Epub 2014 Jan 22.

Nemere I, Pietras RJ, Blackmore PF. Membrane receptors for steroid hormones: signal transduction and physiological significance. *J Cell Biochem* 2003;88:438–445.

Rawlings JS, Rosler KM, Harrison DA. The JAK/STAT signaling pathway. *J Cell Sci* 2004;117:1281–1283.

Roskoski R. The ErbB/HER family of protein-tyrosine kinases and cancer. *Pharmacol Res* 2014;79:34–74. https://doi.org/10.1016/j.phrs.2013.11.002.

Sheppard K, Kinross KM, Solomon B, Pearson RB, Phillips WA. Targeting PI3 kinase/AKT/mTOR signaling in cancer. *Crit Rev Oncog* 2012;17(1):69–95.

Shi Y, Massague J. Mechanisms of TGF-β signaling from cell membrane to the nucleus. *Cell* 2003;113:685–700.

Thisse B, Thisse C. Functions and regulations of fibroblast growth factor signaling during embryonic development. *Dev Biol 2005*;287:390–402.

Welch DR, Hurst DR. Defining the hallmarks of metastasis. *Cancer Res* 2019; https://doi.org/10.1158/0008-5472.CAN-19-0458.

Wodarz A, Nusse R. Mechanisms of Wnt signaling in development. *Annu Rev Cell Dev Biol* 1998;14:59–88. 294 Goodman's Medical Cell Biology

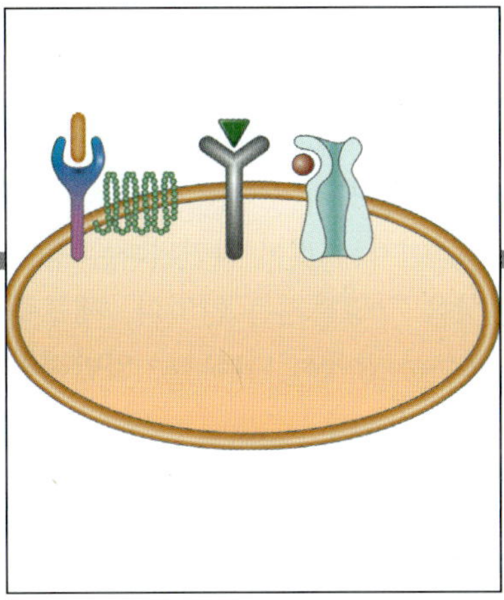

Chapter 10

세포주기와 암

세포주기: 역사

성인의 인체는 약 200조(2×10^{14})개의 세포로 구성되어 있으며, 이 모든 세포는 수정란 또는 접합체인 단일 세포에서 기원한 것이다. 성인의 경우, 사멸 또는 다른 방식으로 손실된 세포를 대체하기 위해 지속적으로 분열하거나, 분열하여 대체하는 능력을 보유하고 있는 세포의 하위 집단이 존재한다. 세포 증식과 분열 과정은 여러 가지로 복잡하게 조절되는 수많은 단계를 필요로 한다. 세포는 크기가 커져야 하고, 그들의 DNA와 염색체에 포함된 유전적 내용을 복제하여야 하며, 세포분열 시 염색체를 정확히 분리하여 각 딸세포가 부모 염색체 성분의 복사본을 정확히 얻을 수 있게 해야 한다.

20세기 중반까지 현미경에 의한 세포의 시각화에 기초한 지배적인 견해는 대부분의 세포 활동은 현미경 전문가가 다양한 단계의 세포를 시각화할 수 있는 활동적인 세포 분열 동안에 발생한다는 것이었다. 대부분의 세포는 유사분열 사이의 "간기(interphase)" 또는 비분열 상태에 있었고, 현미경 관찰자에게는 다소 조용한 것처럼 보였다. 이러한 인식은 1953년 런던 해머스미스(Hammersmith) 병원의 작은 실험실에서 일하던 방사선 생물학자인 알마 하워드(Alma Howard)와 그녀의 물리학자 동료인 스티븐 펠크(Stephen Pelc)가 세포주기 구획화에 대한 우리의 근본적인 이해를 크게 바꾼 획기적인 논문을 발표하면서 급속히 바뀌게 되었다. 하워드와 펠크는 빠르게 분열하는 누에콩(*Vicia faba*)의 뿌리를 ^{32}P 오르토인산(orthophosphate)에 노출킨 다음 일정 간격으로 자동방사선촬영(autoradiography)을 수행함으로써, DNA 합성이 없는 일정 간격이 선행되고, 유사분열 이전에 DNA 합성이 없는 간격이 이어지는 단계 사이의 구분된 간격 동안(S기) DNA 합성이 발생한다는 것을 입증했다. 이러한 간격은 각각 G1 및 G2로 알려지게 되었다(그림 10-1). 많은 사람에게 알마 하워드와 스티븐 펠크에 의해 이루어진 세포주기 구획화의 발견은 왓슨(Watson), 크릭(Crick), 윌킨스(Wilkins), 로잘린드 프랭클린(Rosalind Franklin)이 같은 해에 발표한 DNA 구조에 대한 설명만큼이나 중요한 것이었다.

세포주기를 통한 세포의 진행을 조절하는 기전은 복잡하고 진화 전반에 걸쳐 고도로 보존되어 있다. 그러므로, 효모에서 식물, 성게, 조개, 개구리 그리고 포유류 세포에 이르기까지 광범위한 단세포 및 다세포 생명체에서 세포주기가 어떻게 작동하는지에 대한 지식을 얻을 수 있다. 2001년의 노벨 생리의학상은 리랜드 하트웰(Leland Hartwell), 폴 너스(Paul Nurse), 그리고 팀 헌트(Tim Hunt)에게 수여되었다. 이들은 모두 비포유동물 모델 유기체와 유전 및 분자 생물학 접근법의 조합을 사용하여 세포주기를 조절하는 기전을 규명하였다. 다양한 모델 유기체를 사용하는 많은 다른 연구자들의 공헌에 힘입어서, 이들은 사이클린(cyclin)과 사이클린 의존성 키나아제(cyclin dependent kinase, CDK)라고 불리는 단백질들이 잘 조절되는 방식으로 세포를 주기 중의 한 시기에서 다음 시기로 이동시킨다는 사실을 발견했다. CDK를 자동차의 엔진에, 사이클린을 기어박스에 비교하면, 엔진이 공회전하여 세포가 정지 상태를 유지할 지 또는 엔진이 기어에 맞물려 들어가 세포주기를 통해 세포가 앞으로 구동할지 여부를 결정할 수 있다. 만약 엔진이나 기어박스의 어떤 구성 요소가 손상되면, 세포는 고유한 조절 기전을 잃어 암이 될 위험성이 높아진다.

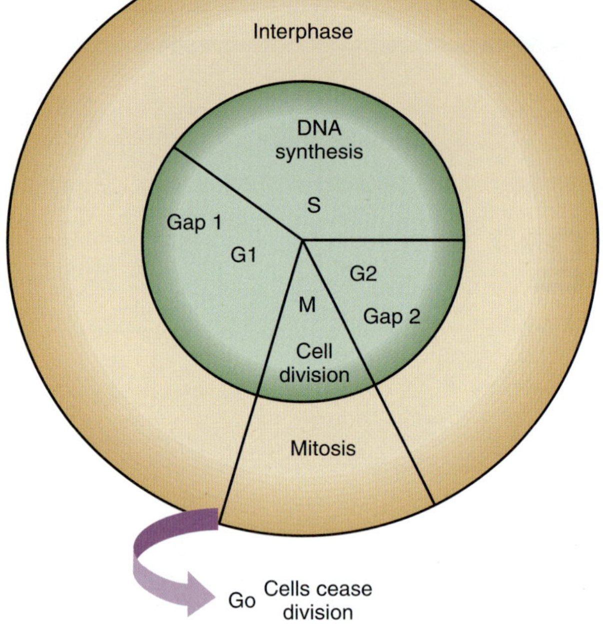

그림 10-1. 세포주기의 특정 시기를 표현한 도식.

1960년대 말에, 하트웰은 세포주기를 규명하기 위해 유전학의 능력을 이용하게 되었다. 그는 하나의 모델 체계로서 제빵효모인 사카로미세스 세레비시아(*Saccharomyces cerevisiae*)를 사용했는데, 이 생물은 세포주기를 연구하는 데 아주 좋은 점이 많은 것으로 드러났다. 일련의 정밀한 실험을 통해 그는 세포주기를 조절하는 유전자에 조건부 돌연변이(conditional mutation)가 일어난 효모세포를 분리할 수 있었는데, 이 세포는 허용 온도(permissive temperature)에서는 세포 증식이 가능하지만, 비허용 온도에서는 세포주기의 다양한 단계에서 세포의 증식을 정지시켰다. 이러한 접근법을 이용하여, 그는 세포주기 조절에 직접 관여하는 100개 이상의 유전자를 성공적으로 규명하였으며, 이들을 세포 분열 주기 유전자(CDC, cell division cycle gene)라고 명명했다. 이 유전자 중의 하나인 효모(*S. cerevisiae*)의 cdc28은 세포주기의 G1기를 통한 세포주기 진행의 첫 번째 단계, 즉 "개시(start)"를 조절하는 CDK이다.

하트웰이 도입한 세포주기 조절의 또 다른 중요한 개념은 스트레스나 환경적 변화 후에 활성화되는 세포주기 검문지점(cell-cycle checkpoint)의 개념이다. 교란되지 않은 세포에서 세포주기 진행의 유전학적 분석 외에도 하트웰은 이온화 방사선에 의한 DNA 손상에 대한 효모의 민감성에 대해서도 연구했다. DNA가 손상되면 세포가 일시적으로 정지된다는 관찰을 바탕으로, 그는 세포가 일시적으로 정지하고 DNA 손상을 복구한 다음 세포주기의 다음 단계로 진행한다는 개념을 강조하기 위해서, 1989년에 세포주기 검문지점이라는 용어를 만들었다. 25년 전에 해머스미스 병원의 방사선 생물학자인 알마 하워드는 누에콩 뿌리에서 빠르게 증식하는 세포가 이온화 방사선에 노출된 후 유사분열에 들어가는 것이 지연된다는 점을 기민하게 지적했지만, 이 현상을 명명하지는 않았다. 세포주기 검문지점 조절의 상실은 대부분 암에서 나타나는 일반적인 특징이다.

폴 너스는 하트웰과 유사한 접근 방식을 사용했지만, 다른 유형의 효모인 쉬조사카로미세스 폼베(*Schizosaccharomyces pombe*, *S. pomb*)를 모델 유기체로 활용했다. 이 효모는 진화 초기에 분기했던 제빵효모의 먼 친척이다. 1970년대 중반 너스는 *S. pomb*에서 *cdc2* 유전자를 확인하고서, 이것이 G2에서 유사분열(mitosis, M)로의 전환에 중요한 역할을 한다는 것을 보여주었다. 그는 이 유전자가 추가적인 세포주기 전환에 참여한다는 사실을 나중에 발견했는데, 이 유전자는 바로 하트웰이 제빵효모에서 발견했던 *cdc28*("개시, start") 유전자와 동일하고, G1에서 S로의 전환을 제어한다는 것을 발견했다. 연이어 너스는 사람에서 해당 유전자를 분리했다. 그것은 CDK를 암호화하는 것으로 후에 CDK1[사이클린 의존성 키나아제 1(cyclin-dependent kinase 1)]이라고 불리게 된다. 그런 다음, 너스는 CDK1의 활성화가 가역적 인산화(즉, 인산기의 추가 또는 제거에 의한 가역적 변형)에 의존한다는 사실을 보여주었다. 이러한 초기 발견 이후에 사람의 몇 가지 다른 CDK에 대한 해석이 이루어졌다.

CDK는 여러 사이클린(cyclin) 중 하나와 복합체를 형성하여 활성화된다. 사이클린은 1980년대 초 팀 헌트(Tim Hunt)에 의해 우즈 홀(Woods Hole)의 해양 생물학 실험실(Marine Biological Laboratory, MBL)에서의 생리학 수업 중에 우연히 발견되었다. 그는 성게(푼쿨라타, *Arbacia punctulata*)의 배아에서의 동시적 난할 과정 중에, 특정 단백질이 각 세포 분열에서 파괴되었다가 다시 다음 주기 때 재합성된다는 사실에 주목했다. 그는 이 단백질의 연속적인 합성과 분해를 반영하기 위해 **사이클린(cyclin)**이라는 용어를 만들었다. 그의 발견은 곧 조앤 루더맨(Joan Ruderman)에 의해 조개의 난할배에서 확인되었고, 후에 포유동물의 세포에서도 확인되었다. 이 세포에서는 다수의 사이클린이 세포주기의 서로 다른 시기에 서로 다른 CDK와 상호작용한다. 이러한 상호작용은 인산화에 의해 활성화되거나 비활성화되는 조절 단백질을 지정하고 선택함으로써, 세포주기 조절에 대한 특이성을 부여한다. 주목할 만한 것은 세포주기 조절에 관련된 중요한 기본 원리의 대부분이 식물, 두 종류의 진화적으로 분기된 효모, 성게 배아, 조개 배아 그리고 개구리에서 얻어진 것이며, 이는 기초적인 생물학적 과정을 발견하고 분석하는 데에 포유류가 아닌 비포유류 체계가 중요했다는 것이다.

암의 특징 중 하나는 통제되지 않는 형태의 세포 증식이다. 모두 그런 것은 아니지만, 대부분 인간의 종양에서는 하나 혹은 그 이상의 세포주기 검문지점이 손상되어 세포가 조절되지 않는 방식으로 증식한다. 물론 아직은 이해가 불완전하지만, 세포 증식을 조절하는 상세한 기전에 대한 이해가 인간의 종양이나 정상 조직, 혹은 동물 모델에서 수행된 분자생물학적 분석으로부터 획득되고 있다. 사이클린과 CDK 외에도, 세포주기의 역동성을 조절하는 수많은 단백질과 경로가 존재하며, 이들 중 다수는 종양유전자(암유전자, oncogene)와 종양억제유전자(암 억제유전자, tumor suppressor)로 분류될 수 있다. 종양유전자는 정상적인 세포주기 진행을 촉진하는 데 중요한 산물인 정상 유전자(원종양유전자, protooncogene)의 돌연변이형이다. 이들에서 돌연변이가 발생하면 종양유전자는 통제되지 않은 성장을 촉진한다. 종양 억제유전자는 통제되지 않는 증식을 억제하는 역할을 하므로 돌연변이가 되거나 소실되면 세포가 비정상적으로 증식한다. 따라서 종양유전자는 세포 증식의 가속 페달로, 종양 억제인자는 브레이크로 간주될 수 있다. 종양유전자는 일반적으로 *Ras* 유전자에서 발견되는 것과 같은 활성화 돌연변이(activating mutation)를 통해서 활성화된다. 대조적으로, 종양 억제유전자는 돌연변이, 후성유전학적 변형(예: DNA 메틸화) 및/또는 유사분열 재조합(상동염색체 간의 재조합), 결실 또는 염색체 손실의 결과로서 이형접합체 소실(loss of heterozygosity)에 의해 그 기능을 잃게 된다.

세포주기는 사이클린과 관련 단백질에 의해 조절된다

사이클린

1982년 여름, 팀 헌트는 매사추세츠 주 우즈 홀에 있는 해양생물학 실험실에서 연례 생리학 과정을 가르치도록 초청되었다. 그의 모델 생명체는 성게 A. 푼클라타(*A. punctulata*)로 알이 체외에서 수정되고, 수정된 난자는 반복적인 분열을 겪는다. 헌트와 생리학 수강생은 수정 직후 난자를 ^{35}S-메티오닌으로 표지한 후, 아크릴아미드 젤 전기영동과 자가방사선 촬영을 통해 10분 간격으로 단백질 변화를 추적했다. 대부분의 단백질은 예상대로 시간이 지남에 따라 축적되었지만 한 단백질의 양의 수준은 진동하였다(oscillated). 그 단백질은 세포 분열 후에 축적되었다가 세포가 유사분열에 들어가면서 빠르게 사라졌다(그림 10-2, 헌트와 동료들의 논문 원본에서 발췌). 이와 같이 진동하는 성질에 따라 이 단백질을 '사이클린'이라고 부르게 되었다.

사이클린은 세포주기 조절에 중심적으로 관여하는 단백질 계열이며, 구조적으로 보존된 "사이클린 상자(cyclin box)" 영역에 의해 구별될 수 있다. 이 사이클린 상자는 약 150개의 아미노산 잔기로 구성되어 있으며, 이는 CDK를 비롯한 단백질 결합에 중요한 5개의 나선 영역으로 구성되어 있다. 20가지 이상의 사이클린 또는 사이클린 유사 단백질이 확인되었으며, 이들 중 많은 기능이 이제 알려지고 있다. 그 기능이 규명된 것은 크기가 약 60 kDa이며 유사분열을 포함한 세포주기의 모든 단계를 통해 세포의 진행을 허용하는 데 중요한 역할을 한다(그림 10-3).

사이클린은 전효소(holoenzyme)인 CDK 복합체의 조절 소단위로서, 사이클린과 CDK의 복합체는 표적 기질을 인산화시

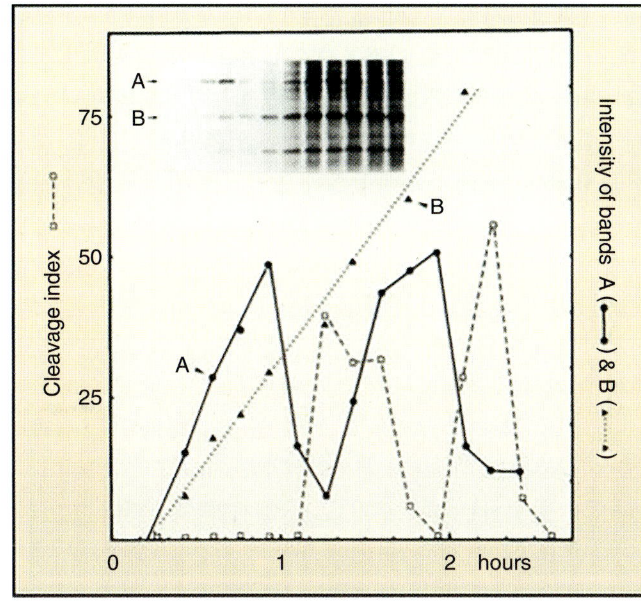

그림 10-2. 수정된 성게알에서 사이클린의 발견. 성게 알바시아의 수정란은 방사성 메티오닌으로 표시되었고, 추출물은 SDS-폴리아크릴아미드 젤에서 분리되었다. 단백질 젤의 방사선 사진은 사이클린이라고 하는 하나의 단백질이 축적되어 유사분열에서 급격히 파괴된다는 분명한 결과를 보여준다. 굵게 진동하는 검은색 선(실선)은 사이클린의 존재를 나타내고, 상호 파선(열린 사각형)은 유사분열 시간을 나타내며, 선형 파선(삼각형)은 단백질 B의 축적을 나타낸다. (*Evans, T et al* Cell *1983;33:389-396*에서 변형)

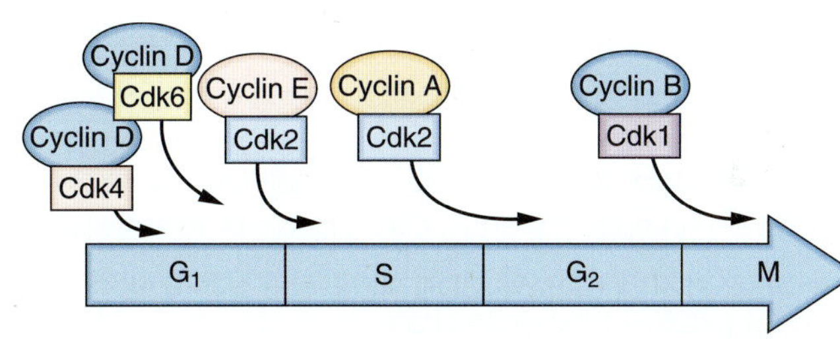

그림 10-3. 세포주기의 여러 단계에서 사이클린 의존성 키나아제(CDK)와 각각의 파트너 사이클린의 연관성. 세포주기 동안 다양한 사이클린은 동종의 결합 상대인 CDK와 쌍을 이루어 특정 기능을 수행한다. 이 그림은 세포주기가 정점에 도달하고 세포주기 관련 활동을 수행할 때 CDK와 특정 사이클린의 연관성을 보여준다.

키고 불활성화시킴으로써 세포주기 검문지점의 통과를 조절한다. 사이클린은 서로 다른 CDK와 연합하여 세포주기 중의 여러 다른 시기에 특정한 기능이 작동할 수 있도록 한다(그림 10-3 참고). 암과 관련한 비정상적 사이클린 발현은 B-세포 림프종(B-cell lymphoma)에서 흔히 발견되는 염색체 절단 부분이 분리되어 이곳에서 사이클린 D1(cyclin D1)이 암호화된다는 것이 알려지면서 처음 인식되었다. 거의 같은 시기에, 사이클린 D1이 부갑상선 선종(parathyroid adenoma)에서 흔히 나타나는 염색체 11번의 역위 연결부에서 독자적으로 분리되었는데, 여기서는 부갑상선 호르몬 유전자의 조절 영역과 사이클린 D1 유전자가 나란히 존재하고 있었기 때문이다. 결과적으로 여러 사이클린, 특히 사이클린 E(cycin E)의 과발현이 이 종양에서 발생하는 세포주기 조절 해제와 연관되어 있었다. 사이클린 E의 과발현은 G1기에 머무는 시간을 줄이므로 세포가 조기에 S기로 진입하게 한다. 사이클린 E는 또한 염색체의 안정성(chromosome stability)을 유지하는 데 중요한 중심체(centrosome)의 복제를 촉진하기도 한다. 그림 10-3는 사이클린 A, B1, D1, D3 그리고 E 등을 포함하여, 세포주기의 여러 시점에서 CDK와 짝을 이루어 세포주기가 잘 통제된 상태에서 진행되도록 하는 주된 사이클린들을 보여주고 있다. 세포 증식을 제어하는 조절 기전의 붕괴가 종양 형성을 유도하듯이, 몇몇 사이클린은 종종 종양에서 과발현된다.

사이클린-의존성 키나아제

CDK(Cyclin-Dependent Kinase)들은 사이클린/CDK 복합체들에서 촉매 소단위로 기능한다. 모든 기능이 잘 정의되지는 않지만 약 26가지의 CDK와 CDK-유사 단백질들이 밝혀져 있다. CDK는 7개 아미노산의 공통 서열(PSTAIRE)을 특징으로 하는 공통 사이클린 결합 도메인을 가지고 있다. CDK들은 망막모세포종(retinoblastoma, Rb) 단백질 및 E2F 전사인자를 비롯하여 여러 기질을 인산화시키는 능력이 있는 세린/트레오닌 키나아제(serine/threonine kinase)이다. G1을 통과하고 S기로 진입에는 적어도 세 가지 CDK(CDK4, CDK6 그리고 CDK2)가 연속적으로 관여함으로써 조절된다(그림 10-3 참고). 다른 활동 중에서 사이클린 D와 복합체를 이루는 CDK4는 단백질 Rb 계열 단백질의 인산화를 매개하는 것으로 보인다. 망막모세포종 단백질(pRb)의 추가 인산화는 사이클린 D/CDK6과 마지막으로 사이클린 E/CDK2에 의해 매개된다. 다른 세포 활동과 결합된 이러한 순차적인 인산화는 G1기를 통한 세포의 순차적인 진행을 허용한다. 사이클린 E/CDK2의 활성은 세포가 G1기에서 S기로의 이동에 필수적이며, 유사분열기에 적절히 염색체가 둘로 나뉠 수 있도록 하는 중심체(centrosome)의 복제에도 반드시 필요하다.

S기를 통한 진행은 주로 사이클린 A/CDK2 복합체에 의해 이루어진다. S기 중에는 사이클린 A/CDK2가 전사, DNA 복제와 복구 등에 관여하는 여러 단백질과, S기를 완료하고 G2로의 진입을 위해 꼭 필요한 단백질을 인산화시킨다. 이 복합체에 의해 인산화된 단백질 중에는 E2F1 및 B-Myb와 같은 전사인자; RPA와 같은 DNA 복제에 관여하는 DNA 단일가닥 결합 단백질; BRCA1, BRCA2 및 Ku70과 같은 DNA 복구에 참여하는 단백질이 있다. 세포가 S기를 완료하고 G2기로 이동하기 시작하면, A-형 사이클린이 CDK1(역사적인 이유로 Cdc2로도 표시되기도 함)과 연합한다. 세포가 G2기를 통과하여 진행하면 사이클린 A는 유비퀴틴(ubiquitin)-매개성 단백질 분해 기전에 의해 파괴되고, 사이클린 B의 합성이 활성화된다. G2기 중기에서 후반기 동안, 사이클린 B/CDK1 복합체는 G2/M기로의 전환 과정과 유사분열을 통한 세포의 진행 동안 여러 필수적인 역할을 형성하고 수행한다(그림 10-3 참조). 적어도 70가지의 단백질이 사이클린 B/CDK1 복합체의 기질로 확인되었다. 세포질에서 사이클린 B/CDK1 복합체는 전기(prophase) 중에 중심체와 결합하고(나중에 설명), 중심체-결합 운동단백질(centrosome-associated motor protein)을 인산화시킴으로써 중심체의 분리를 촉진한다. 이 복합체는 또한 일련의 히스톤을 인산화시킴으로써 염색체의 응축에도 관여하며, 전기 중의 골지체 분해와 라민 A(lamin A)와 라민 B를 모두 인산화시켜 핵층의 분해에도 관여한다. 동일한 이 복합체의 불활성화 또한 분열기에서 빠져나와 G1기로 진입하는데 중요하게 작용한다. 이러한 불활성화는 사이클린 B의 유비퀴틴화(ubiquitination)와 유비퀴틴 라이게이즈(ubiquitin ligase)인 후기-촉진 복합체(anaphase-promoting complex, APC)에 의해 매개되는 단백질 분해 작용에 의해 유비퀴틴화된 사이클린 B가 분해됨으로써 이루어진다.

사이클린-의존성 키나아제의 저해제

만일 키나아제가 지속적으로 활성화된 상태로 존재하고, 그 기질이 영구적으로 인산화된 상태로 유지되면 세포주기 조절 회로가 엉망이 될 것이다. 따라서 놀라울 것도 없이, CDK의 억제인자가 당연히 존재한다. 적어도 두 가지의 별개 CDK 저해제(CDK inhibitor, CKI) 계열이 존재한다. CIP/KIP 계열의 원형은 p21로서, 거의 동시에 서로 다른 세 연구팀에 의해 규명되었으며, 결과적으로 여러 개의 이름으로 불리게 되었다. 현재는 가장 일반적으로 p21 혹은 $p21^{waf1/cip1}$으로 불리는데, 이러한 이름은 단백질의 분자량을 반영한 것이다. p21 외에도, 이 계열의 키나아제 저해제로는 관련 단백질인 p27과 p57이 포함되며, 이들은 모두 CDK1/사이클린 B, CDK2/사이클린 A, CDK2/사이클린 E, CDK4/사이클린 D, CDK6/

사이클린 D 등과 결합하여 복합체를 형성함으로써 이 복합체의 키나아제 활성을 저해한다. 두 번째 CKI 그룹의 전형적인 구성원은 p16으로, INK4 단백질 계열에 속한다. 이 단백질은 Rb나 관련 "포켓(pocket)" 단백질인 p107 혹은 p130 중 하나에 의존적이다. 구조나 기능에 기초하면, 이 CKI 계열의 다른 구성원에는 p15, p18, p19라 불리는 것이 포함될 수 있다. 이 키나아제 저해제 계열의 명칭은 일반적으로 위첨자 "INK4"를 포함한다(예, $p16^{INK4}$). p21 계열의 키나아제 저해제와 달리, INK4 단백질(INK4 proteins)은 CDK4와 CDK6에만 독점적으로 결합하여 이들 CDK와 사이클린의 결합을 방해하여 키나아제 활성을 억제한다(임상 증례 10-1).

임상 증례 10-1 만성 골수성 백혈병

68살의 변호사인 톰 존스(Tom Jones)는 지난 6개월 동안 건강하게 지내다가 다이어트를 하지 않았는데도 살이 빠지기 시작했고 포만감이 커졌다는 사실을 알게 됐다. 그는 또한 체중 감량에도 불구하고 바지가 예전보다 허리가 더 꽉 조이는 것처럼 보였고, 특히 식사 후에 편안함을 느끼기 위해 허리띠를 풀어야 했다. 톰은 또한 최근에는 좀 더 피곤해져서 법률 회사에서 14시간 동안 일하고 싶지 않다고 말했다. 톰의 아내는 그의 건강이 걱정되기 시작했고 검진을 위해 내과 의사에게 가자고 제촉했다. 톰이 검진을 받으러 갔을 때, 의사는 복부 검사에서 왼쪽 늑골 가장자리 아래 5 cm까지 확장된 커다란 비장(비장 비대, splenomegaly)이 있음을 발견했다. 톰의 전체 혈구수 검사(complete blood count, CBC) 또한 그의 백혈구(WBC) 수가 70,000 cells/UL로 증가한 것으로 나타났으며, 그의 헤마토크릿(hematocrit)은 30으로 낮게 나타났다. 그의 의사는 말초 혈액 도말 검사를 위해 그의 혈액을 보냈고, 그 결과 증가된 수의 골수 아세포(myeloblast), 골수 세포(myelocyte) 및 유핵 적혈구(nucleated red blood cell)를 확인하였다. 톰은 골수 생검을 수행한 혈액 전문의에게 의뢰되었으며, 골수 세포주의 확장과 거핵구의 돌출과 함께 과세포성(hypercellularity)을 확인하였다.

만성 골수성 백혈병(CML)의 세포 생물학, 진단 그리고 치료

톰의 골수는 또한 만성 골수성 백혈병(chronic myelogenous leukemia, CML)의 특징으로 알려진 비정상적으로 작은 염색체인 필라델피아 염색체(Philadelphia chromosome)에 대하여 양성이었다. 그의 혈액 전문의는 톰에게 CML을 진단하고 혈액학적 관해(hematologic remission)를 유도하기 위해 티로신 키나아제 억제제인 이마티닙 메실레이트(imatinib mesylate)를 투여하기 시작했다. 톰은 3개월 만에 혈액 전문의를 재방문하였을 때, CBC가 정상이었고 더 이상 비장 비대의 징후를 보이지 않았다. 혈액 전문의는 톰이 고아였고 동종 골수 이식에 적합한 기증자가 없었으므로 이 반응을 보고서 기뻐하였다.

CML은 성인에게 영향을 미치는 모든 백혈병의 약 20%를 차지한다. CML에 대해 현재 선택되는 치료법은 티로신 키나제 억제제 이마티닙 메실레이트이지만 동종 골수 이식이 유일하게 입증된 치료법이다. 이마티닙으로 치료받은 사람은 전체 생존율이 83% 이상이지만 초기 치료 후에 폭발적 재발 위기(blast crisis)가 발생하며 예후가 좋지 않다. CML의 특징인 필라델피아 염색체는 ABL 종양유전자가 9번 염색체의 장완에서 22번 염색체의 장완에 있는 특정 중단점 집단 영역(breakpoint cluster region, BCR)으로 전위된 결과이다. *BCR/ABL* 유전자 융합은 CML 표현형의 발달로 이어지는 티로신 키나아제 활성을 갖는 융합 단백질의 생성이다. 그 전위의 원인은 알려져 있지 않다. 소칼 점수(Sokal scoring) 시스템은 예후 지표로 사용되며, 소칼 지수가 0.8 미만인 저위험 환자는 완전한 세포유전학적 반응을 달성할 가능성이 91%이다.

CML의 원인이 되는 BCR/ABL 융합 단백질의 지속적인 티로신 키나아제 활성은 세포주기의 정상적인 진행에 심각한 파괴를 초래한다. 그 효과는 여러 가지이며, G1/S기 검문지점의 손실을 유발하고 유전체 불안정을 초래한다. CML의 한 가지 기전은 핵에 존재함으로써, 종양 억제인자의 기능을 수행하던 CDKi p27의 인산화를 유발해서 세포질에 존재하게 하여 발암 기능을 하도록 전환하는 것이다. 또 다른 기전은 CDKi p27의 억제 표적이며, G1/S기 경계를 통해 세포 진행을 촉진하는 사이클린 D 계열의 수준을 증가시키는 것이다.

Cdc25 포스파타제

단백질의 인산화 상태가 가역적일 수 있도록 보장하는 세포 전략은 정해진 기질에 대한 특이성을 가진 탈인산화효소(포스파타제, phosphatase)의 활성을 포함하는 것이다. 세포주기 조절에 참여하는 포스파타제의 한 가지 예는 Cdc25 계열(Cdc25 family)의 포스파타제이다. 세포주기 조절에서 이들의 주요 기능은 인산화된 다양한 CDK에서 인산기를 제거하여 세포주기의 단계적 진행을 가능하게 하는 것이다. 예를 들어, CDK2는 트레오닌 14와 티로신 15 잔기를 인산화하며, 이렇게 인산화되면 세포는 G1기에서 S기로 진행하지 못한다. Cdc25A는 인산화된 티로신과 인산화된 트레오닌 및 세린을 탈인산화할 수 있는 이중 기능성 포스파타제이다. Cdc25A가 CDK2의 인산화된 트레오닌 14와 인산화된 티로신 15에서 인산기를 제거하면, 세포는 S기로 진입한다. DNA 손상이 이중가닥 파손(double-strand break)의 형태로 발생하면, 유비퀴틴 매개 과정에 의해 Cdc25A가 분해되어 G1/S 단계 경계에서 세포주기 정지와 함께 CDK 트레오닌 14 및 티로신 15의 지속적인 인산화가 발생한다. 유사하게, CDK1은 키나아제 wee1과 CDK

활성화 키나아제(CDK activation kinase)에 의해 동일한 두 잔기에서 인산화된다. Cdk1이 티로신 15 잔기에서 탈인산화되지 않는 한, 세포는 G2/M 경계에서 세포주기를 멈추고 분열기로 진행하지 못하게 된다. Cdc25C 포스파타아제는 CDK1을 탈인산화시키는 데 필수적이며, 따라서 세포가 분열기로 진입할 수 있게 한다. 주목할 점은 Cdc25C가 없는 상황에서는 그 연관 단백질인 Cdc25A가 이 활성을 대신할 수 있다는 것이다.

p53

가장 일반적으로 돌연변이되거나 손실되는 종양 억제유전자 중 하나는 p53이며, 이러한 현상은 모든 인간 종양의 50% 이상에서 발견된다. p53 단백질은 G1/S와 G2/M 검문지점의 핵심 조절인자로 작용한다. 그 기능은 너무나도 중요하여 "유전체의 수호자(guardian of the genome)" 혹은 "성장과 분열을 위한 세포 문지기(the cellular gatekeeper for growth and division)" 등으로 불린다. 인간의 경우, p53에 대해 이형접합성으로 태어난 개인은 어린 시절에 여러 유형의 종양이 발생한다. 이는 리-프라우메니(Li-Fraumeni) 증후군으로 알려져 있으며, 유사분열 재조합 및 이형접합 상실(LOH)의 결과로서 *p53* 대립유전자 모두가 기능을 상실한 특징을 갖는 종양이다. p53의 아미노말단 서열은 전사 도메인 역할을 하며, 카르복시 말단 서열은 p53이 동종이량체나 동종사량체를 형성하는 데 필요한 것으로 보인다. p53 단백질은 *p21*, *GADD45*[성장 지연, DNA 손상 유발성 유전자(a growth arrest, DNA damage-inducible gene)], 그리고 MDM2(p53의 음성 조절자로 알려져 있는 단백질)를 암호화하는 유전자를 포함하여 세포주기 조절에 참여하는 수많은 유전자의 전사를 활성화한다. p53에 의해 수행되는 필수 역할 중 하나는 유전물질 손상 후에 나타나는 세포의 G1기 멈춤 현상에 관여하는 것이다. 아마도, 이러한 멈춤은 DNA 복제나 세포 분열 전에 DNA의 복구가 일어날 기회를 제공하기 위한 것으로 보인다. 만약 손상이 너무나 크면, p53은 심각하게 손상된 세포가 세포주기를 진행하게 하기보다는 세포자멸 경로를 통해 프로그램된 세포의 사멸을 촉발한다. 정상적인 p53 기능이 결핍되어 있는 종양 세포는 효과적으로 G1기에서 정지되지 않고, S기나 G2/M을 진행할 가능성이 더 높다. 때때로 이러한 손상된 세포 중 일부는 세포자멸을 피하고 종양 진행에 기여한다.

p53 단백질은 적절한 인산화에 의해 활성화되면, 여러 표적 유전자를 차례로 활성화시키는 전사인자로 작용할 수 있다. 세포주기 검문지점의 측면에서 본다면, 가장 중요한 표적은 p21 유전자이다. DNA 손상 후 p53은 특정 아미노산의 인산화에 의해 활성화되며, 이는 p21 유전자의 전사를 유도하고 p21의 mRNA와 단백질 수준을 증가시키게 된다. p21 단백질은 차례로 사이클린 E/CDK2와 사이클린 D/CDK4 혹은 사이클린 D/CDK6 복합체와 결합하여 CDK의 키나아제 활성을 억제한다. CDK2의 표적 중 하나는 또 다른 유명한 종양 억제유전자인 pRb 단백질이다. CDK에 의한 pRb의 인산화는 세포를 G1에서 S기로 진행하도록 하는 데 필요하다. 따라서 CDK/사이클린 복합체와의 결합에 의해, p21은 pRb의 인산화를 억제하고 G1/S기 세포주기 정지를 일으키는 두 번째 기전으로 작용한다.

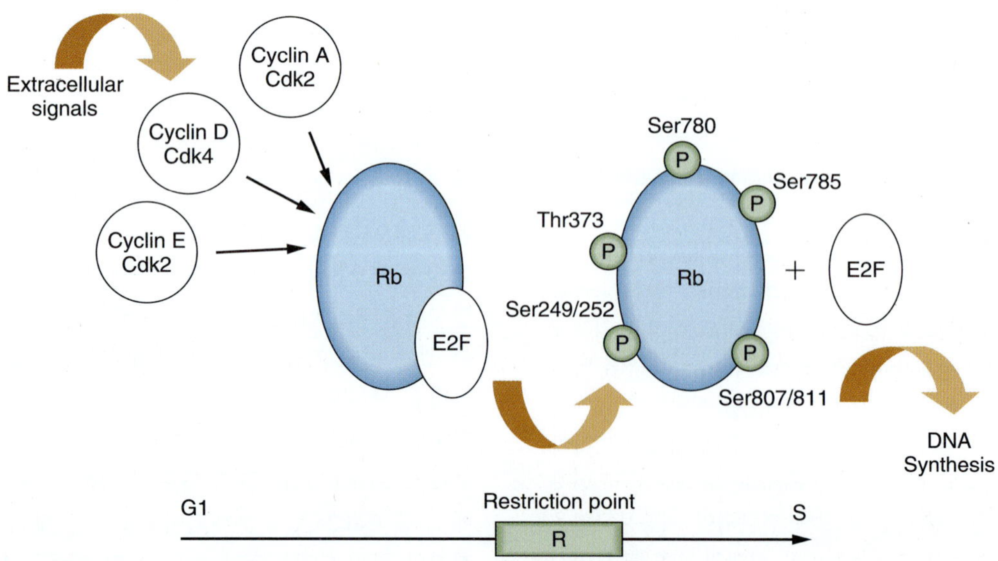

그림 10-4. 사이클린/사이클린 의존성 키나아제(CDK) 복합체에 의한 pRb의 인산화, pRb 비활성화 및 E2F 전사인자 방출. 그림은 사이클린/CDK 복합체에 의한 pRb의 과인산화를 보여주는데, 이는 E2F 전사인자의 방출과 결과적으로 많은 수의 세포주기 조절 유전자의 전사를 초래한다.

pRb

앞서 지적한 바와 같이, 망막모세포종(pRb) 단백질은 주요 종양 억제유전자로서, 인간의 모든 종양 중 거의 절반에서 돌연변이가 발생한다. 이 명칭은 아동기에 눈에서 발생하는 암인 망막모세포종(retinoblastoma)에서 유래한 것이다. 이 경우, 질병의 40%가 유전성이며, 대부분 환자의 양쪽 눈 모두에서 암을 발생시킨다. 나머지 경우는 주로 산발적이며, 대개 한쪽 눈에만 암이 발생한다.

세포유전학적 연구에 따르면, 13번 염색체, 특히 염색체 장완의 결실은 13번 염색체에 결함이 있는 유전성 망막모세포종 환자에게서 흔히 발생하는 것으로 나타났다. 1970년대 초, 이 관찰을 통해 알프레드 누드슨(Alfred Knudson)은 암에 대한 "이중 충격(two hit)" 가설을 제안했으며, 그 공로로 라스커상(Lasker Award)을 수상했다. 이 이론은 개인이 돌연변이 종양 억제유전자의 대립인자를 하나 유전 받았다면, 종양이 형성되기 위해서는 오로지 단 한 번의 추가적(또는 두 번째) "충격(hit)"만 발생하면 된다는 주장이다. 두 번째 히트는 p53 및 리-프라우메니 증후군에 대해 설명된 것과 유사한 유사분열 재조합(상동염색체 간의 재조합) 및 결과적인 LOH로 인한 기능적 대립유전자의 독립적 돌연변이 또는 기능적 대립유전자의 손실의 형태일 수 있다. 이 가설은 망막모세포종과 기타 여러 유전성 및 비유전성 암에 대해 검증되었다. 비유전성 암의 경우에는 첫 번째 충격이 체세포에서 발생하고 이어 동일한 세포에서 두 번째 충격이 나중에 발생한다.

pRb 단백질은 세포주기에서 여러 가지 다양한 기능을 가지고 있다. 한 가지 두드러진 역할은 G1기에서 S기로의 진행을 조절하는 역할이다. 저인산화 상태(인산화 수준이 낮은 상태)의 pRb 단백질은 사이클린 D/CDK4 및 사이클린 E/CDK2 복합체와 결합한다. 이렇게 저인산화된 상태의 pRb 단백질은 또한 전사인자인 E2F와 결합하여 불활성화시키는데, 이런 작용은 G1에서 S기로의 전이에 중요한 유전자의 전사를 억제한다. 따라서 저인산화 상태의 pRb는 세포가 G1에서 S기로의 세포주기 진행을 억제한다. pRb 단백질은 G1기 초기에서 중반 사이에 사이클린 D/CDK4에 의해, 그리고 G1기 말에는 사이클린 E/CDK2에 의해 분자 일부가 인산화된다. 사이클린 D/CDK4에 의해 G1기 후반의 pRb가 카르복시 말단 영역에서 인산화되면, 복합체를 이루던 E2F가 방출되어 전사인자로 활동할 수 있게 된다. pRb의 과인산화는 결과적으로 E2F 반응성 유전자의 전사를 발생시키며, 그 산물은 세포가 G1기에서 S기로 진입하도록 하는 데 필요한 것이다(그림 10-4, 임상 사례 10-2).

임상 증례 10-2 폐경 후 유방암

메리 무어(Mary Moore)는 56세의 폐경 후 백인 여성으로, 그녀의 수면이 방해받을 정도로 심한 안면홍조와 식은땀을 흘렸다. 산부인과 전문의는 그녀의 이러한 증상에 대해 에스트로겐과 프로게스틴을 함께 복용할 것을 제안했으며, 그녀는 이 약을 약 4년 동안 복용해 왔다. 의사는 그녀가 폐경 후 호르몬 대체 요법(postmenopausal hormone replacement therapy, HRT)을 함께 복용하고 있기 때문에 매년 유방 X-선 촬영을 해야 한다고 권고했지만, 그녀는 최근 유람선을 타고 유럽을 여행하면서 X-선 촬영을 건너뛰었다. 미국으로 돌아온 그녀는 유방 X-선 촬영 일정을 다시 잡는 것을 잊었다. 그녀는 왼쪽 가슴이 특히 부드럽다고 느꼈고 젖꼭지 근처에서 응어리 같은 것을 느낄 수 있었다. 그녀는 응어리가 있다고 생각한 부위 근처에서 왼쪽 유두가 수축되고 움푹 들어간 것을 발견한 후 산부인과에 가서 검사를 받기로 결정했다.

폐경 후 유방암(Postmenopausal Breast Cancer)의 세포 생물학, 진단 그리고 치료

그녀의 주치의는 신체검사에서 그녀의 왼쪽 가슴에 2 cm의 단단한 응어리를 느꼈고, 그녀의 왼쪽 겨드랑이에 림프절 장애(lymphadenopathy)가 있는 것 같다고 걱정했다. 의사는 메리에게 HRT 복용을 중단하라고 조언하고, 메리의 신체 소견을 평가하기 위해 초음파로 진단 유방 X-선(diagnostic mammogram) 촬영을 지시했다. 유방 X-선 촬영에서 메리의 왼쪽 유방에 2–2.5 cm의 덩어리가 나타남에 따라 절제 유방 생검(excisional breast biopsy)을 위해 외과의에게 의뢰되었다. 생검에서 나온 병리학 보고서에서 에스트로겐 수용체(ER+) 및 프로게스테론 수용체(PR+)를 갖고 있지만, 인간 상피세포 성장인자 수용체 2(HER2 음성)에 대해서는 음성인 침윤성 관 암종(infiltrating ductal carcinoma, IDC)임이 밝혀졌다.

외과 의사는 겨드랑이 림프절을 제거하는 변형 근치 유방 절제술(modified radical mastectomy)을 권장했고, 메리는 가능한 한 빨리 수술을 받았다. 유방 절제술의 병리학 결과 메리의 겨드랑이에 있는 2개의 림프절에서 IDC를 발견했으며, 그녀는 방사선 치료를 위해 방사선 종양 전문의에게 의뢰되었다. 종양 전문의는 또한 그녀에게 아로마타제(aromatase) 억제제와 함께 사이클린 의존성 키나아제 억제제(CDK 4/6)인 리보시클립(ribociclib)을 복용할 것을 권장했다. 리보시클립은 CDK4와 CDK6의 ATP-결합 자리에 선택적으로 결합하여 세포주기 진행에 필요한 이들 효소의 키나아제 활성을 억제하는 소분자 억제제이다. 메리의 초기 치료에는 28일 주기의 1–21일에 매일 아침 리보시클립 600 mg과 아로마타제 억제제 레트로졸 2.5 mg이 포함되었다. 일반적인 리보시클립의 독성에는 호중구감소증, 혈소판감소증 및 간독성이 포함된다는 것을 알고서, 종양 전문의는 메리의 전체 혈구 수와 간 기능 검사를 정기적으로 확인했다. 종양 전문의는 또한 정기적으로 메리에게 연장된 QT 간격(prolonged QT interval, CDK 4/6 억제제의 또다른 알려진 독성)을 찾기 위해 ECG를 받도록 요청했다. 메리는 치료에 좋은 반응을 보였으나, 또 한번 안면 홍조와 식은땀을 느끼기 시작했다. IDC는 가장 흔한 유형의 유방암이며, 이러한 유형의 유방암은 여성이 나이 들어감에 따라 발병률이 증가한다. 폐경 후 호르몬 대체 요법(에스트로겐 + 프로게스틴)을 함께 사용하면 유방암의 위험이 증가하는데, 그 위험도는 장기간 사용하면 더 높아진다.

유사분열

유사분열이란 무엇인가?

유사분열(mitosis)은 엄격하게 조절되는 세포 분열 과정으로서, 핵분열(karyokinesis)과 두 딸세포로 나누기 위한 세포질분열(cytokinesis)을 포함한다. 이 과정은 전기(prophase), 전중기(prometaphase), 중기(metaphase), 후기(anaphase), 말기(telophase) 그리고 마지막으로 세포질분열기(cytokinesis)라는 뚜렷한 시기로 나눌 수 있다. 유사분열의 산물은 모세포의 DNA 함량과 동일한 DNA 함량을 가진 2개의 딸세포이다. 부모 세포의 특성에 따라, 딸세포의 표현형은 동일할 수도 있고 또 다를 수도 있다. 미분화된 성체 줄기세포 혹은 전구세포에서, 하나의 딸세포는 미분화 상태(자기재생성, self-renewing)를 유지하는 반면, 다른 딸세포는 분화된 세포계통으로 변할 수 있다.

간기와 유사분열

1950년대 초반까지도, 조직학자와 세포학자는 간기(interphase)란 본질적으로 세포의 정지 시기로서 모든 세포 내 활동은 분열기에 일어난다고 믿고 있었다. 이런 개념은 조직학적 절편에서 관찰되는 세포의 시각적 이미지에 기초한 것이었다. 대부분의 경우, 95% 이상의 세포가 "간기" 상태였고, 소수의 세포만 다양한 물리적인 세포 분열 상태로 존재했다. 과학자들이 간기 중에 발생하는 세포 활동의 중요성을 인식하게 된 것은 알마 하워드(Alma Howard)와 스티븐 펠크(Stephen Pelc)의 실험(앞의 내용 참고) 이후에 이루어진 것이다. 이런 활동은 복제, 전사 및 번역을 포함한 일반적인 세포 대사를 포함하며, 대부분은 증식 중인 세포에서 유사분열과 세포 분열을 위한 전단계적 사건을 준비한다(나중의 내용 및 그림 10-5 참조).

유사분열의 단계들

전기(Prophase)

전기에서는 핵막이 해체되기 시작하고, 핵 내의 염색질(크로마틴, chromatin)은 응축되어 광학현미경 하에서도 가늘고 긴 염색체로 보인다. 핵소체(nucleolus)은 사라진다. 중심체는 세포의 양 극단으로 이동하고, 미세소관이 중심체(centrosome)로부터 다른 중심체로, 그리고 중심체로부터 각 염색체의 동원체(centromere)에 있는 방추사부착점(키네토코어, kinetochore)으로 뻗어나가 분열방추(mitotic spindle)를 형성하게 된다.

전중기(Prometaphase)

전중기에 핵막이 사라지는 것이 이 시기의 시작을 알리는 지표이다. 여러 단백질이 동원체 내의 방추사부착점에 결합하며, 여기에 붙은 미세소관은 염색체를 움직여 세포의 중앙으로 이동시키기 시작한다.

중기(Metaphase)

염색체가 계속해서 응축되고 더 조밀해짐에 따라 염색체는 세포의 중심축을 따라 정렬되며, 이는 때때로 **중기판(metaphase plate)**으로 불리기도 한다. 이 시기에 각 염색체는 DNA 복제의 궁극적 산물인 쌍을 이루는 염색분체(chromatid)로 구성되어 있다. 염색체의 이러한 정렬 및 구성은 염색분체가 분리되는 유사분열의 다음 단계인 후기에서 개별 딸세포의 핵이 각 염색체의 완전한 복사본을 받도록 하는 데 도움이 된다.

후기(Anaphase)

후기에 짝을 이룬 염색분체는 이전에 묶여 있던 키네토코어에서 분리되고 무작위로 나누어져서 세포의 양극으로 이동한다. 염색분체(이제는 염색체로 표시됨)의 이동은, 방추 미세소관을 따라 키네토코어가 세포 중심부에서 세포의 극 쪽으로 이동하는 것과 극 쪽의 미세소관의 물리적인 상호작용의 조합으로 이루어진다.

말기(Telophase)

말기에는 염색체(이전의 염색분체)가 세포의 양쪽 극단에 도달하고, 딸세포 핵 주위에 새로운 막이 형성된다. 염색체는 분산되어 광학현미경으로 더 이상 별개의 염색체로 보이지 않는다. 방추사는 사라지고 세포질분열이 시작된다.

세포질분열기(Cytokinesis)

동물세포에서는 액틴 섬유로 이루어진 1개의 고리가 분열 중인 세포를 양 극단에서 거의 동등한 거리에서 둘러싸고, 이 고리를 수축시켜 각기 하나의 핵을 가진 2개의 딸세포로 나누

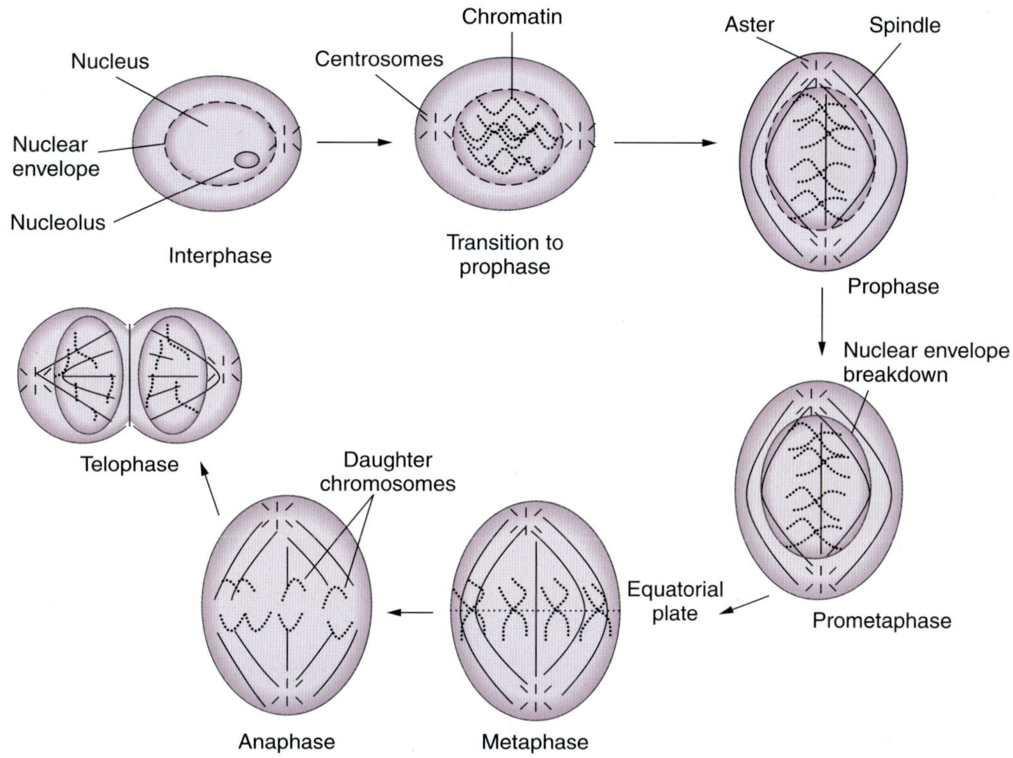

그림 10-5. 유사분열기의 다양한 단계를 통한 세포의 진행. G2기에서 나온 후, 세포는 전기로의 전환을 시작하여 여러 단계의 유사분열에 들어간다.

어줌으로써 세포질분열이 이루어진다. 새로 형성된 딸세포는 이제 새로운 세포주기를 시작할 수도 있고, 세포 분화 프로그램을 개시하기 위해 세포주기에서 빠져 나가 G0 상태로 존재할 수도 있다.

감수분열

유사분열은 기능적으로나 역학적으로도 감수분열(meiosis)과는 다르다. 유사분열의 목적은 두 딸세포가 부모 세포와 동일한 유전체 양을 똑같이 갖도록 하는 것이다. 따라서 분열하는 체세포의 DNA 전량은 2N에서 시작해서(여기서 N은 DNA의 반수체의 전량) DNA 복제 후에는 4N이 되었다가 다시 유사분열 후에는 2N으로 돌아온다. 감수분열에서, 정원세포(spermatogonium)와 난원세포(oogonium)는 4N의 세포로 감수분열에 들어가고 두 번의 연속적인 감소성 분열을 겪는다. 이때는 S기가 존재하지 않으며, 1N 상태(반수체)인 4개의 배우자를 만든다. 정자형성(spermatogenesis)의 산물은 4개의 기능적인 정자세포(spermatocyte)인 반면, 난자형성(oogenesis)의 산물은 하나의 기능적인 난세포(oocyte)와 3개의 극체(polar body)이다. DNA 전량이 4N에서 1N으로 감소하는 것 외에도, 감수분열의 주요 기능은 유전적 다양성을 확실히 보장하여 생성된 배우자가 일련의 감수분열에 의해 생산된 다른 어떤 배우자와도 유전적으로 동일하지 않도록 하는 것이다. 이것은 상동염색체들 사이의 교차에 의해 이루어지며, 이러한 교차는 이후에 발생하는 적절한 염색체 분리에 필요한 것으로 보인다.

감수분열은 복제를 완료하고 4N인 DNA 양을 가진 증식성 생식세포에서 시작된다. 이들은 남성에서는 정원세포(정자)라고 하고, 여성에서는 난원세포(난자)라고 한다. 첫 번째의 감수성 분열에서 핵막은 분해되고, 각 염색체의 두 염색분체는 공통의 방추사부착점에 의해 서로 붙은 채로 존재한다(감수분열 전기 I). 상동염색체는 쌍을 이루고, 각각 2개씩의 염색분체를 가진 2개의 상동염색체로 구성된 "이가(bivalent)"의 염색체를 구성한다. 따라서 하나의 이가염색체에는 4개의 염색분체가 존재한다. 한 쌍의 염색체는 하나는 부계성이고 다른 하나는 모계성 기원을 가지며 서로 길이를 따라 연합하게 되는데, 이는 **접합복합체(synaptonemal complex)**로 알려져 있다. 감수분열 전기 I의 이 단계는 쌍을 이루는 염색체가 응축되어 뚱뚱해 보이기 때문에 태사기(pachytene)라고 한다. 첫 분열 전기의 다음 단계는 복사기(diplotene)로서, 이 단계에서 염색체 쌍이 **교차점(chiasmata)**이라고 불리는 제한된 수의 개별 지점을 제외하고는 서로 분리되기 시작한다. 교차점은 쌍을 이룬 염색체 사이의 상호 재조합 지점이다. 이런 재조합 현상은 감수분열 I에서의 적절한 염색체 분리에 필요하며, 진화적 다양성의 기초가 된다.

접합된 상동염색체 쌍은 이제 세포의 중앙에 배열되고(중기 I), 감수분열 후기 I 중에 세포의 양극을 향해 무작위로 분리되기 시작한다. 이어 말기 I이 뒤따르고, 여기서 생긴 두 딸세포 내에는 2개의 염색분체로 이루어진 염색체가 존재하며, 이들은 교차가 발생한 끝부분을 제외하면 동일한 것이다. 핵막이 재형성되거나 세포가 감수분열 II기로 빠르게 진입할 수 있다. 이 두 번째 감수분열 단계는 DNA의 복제가 없는 상태에서 진행되며, 유사분열에서 관찰되는 형태적으로 인식 가능한 단계를 따라 진행된다. 중간의 S기가 없기 때문에, 결과적으로 생기는 배우자는 반수체(1N의 DNA 양)이다. 감수분열기의 감소성 분열과 이때의 재조합 결과에 대한 총괄적인 도해가 그림 10-6에 제시되어 있다.

감수분열의 기전이 남성과 여성에서 동일하다고는 하지만, 상당한 차이가 존재한다. 두 경우 모두에서, 감수분열 전기 I이 모든 시기 중 가장 오래 지속된다. 인간 여성에서 감수분열은 배아 발생 시기에 시작되며, 대략 임신 5개월이 되면 감수분열성 난모세포가 감수분열 전기 I의 태사기에서 중지되고 수십 년 동안 이 시기로 머물러 있게 된다. 개별 난모세포의 감수분열은 배란 직전까지도 완료되지 않으며, 이때 난모세포는 두 번의 연속적인 감수분열을 겪고서 하나의 성숙한 난자와 3개의 극체를 만들게 된다. 세포질의 분열은 불균등해서 난자만이 대부분의 세포질을 받고 나머지 극체는 궁극적으로 생존이 불가능한 정도의 적은 양의 세포질만 받게 된다. 난자 형성의 일련의 과정은 난원세포의 증식을 포함하며, 그중 일부는 4N의 DNA 양을 갖게 되고, G2기에서 정지되고 분화하기 시작한다. 이후 세포는 감수분열 전기 I의 복사기에서 중지되고, 이때의 세포가 제1난모세포(primary oocyte)로 지정된다. 배란 전에 감수분열이 활성화되어 2N 상태의 제2난모세포(secondary oocyte)와 결국 사라지게 될 2N 상태의 극체가 생성된다. 감수분열 II기에서 반수체(1N)의 알세포와 다른 극체가 생긴다. 첫 번째 분열로 생겼던 2N 극체도 역시 분열하므로, 궁극적으로는 하나의 알세포와 3개의 극체가 생기며, 이들은 모두 1N이다. 앞서 언급했던 것과 마찬가지로 남성의 감수분열은 기계적으로는 이와 유사하지만, 그 시기나 결과물은 다르다. 남성 생식세포의 감수분열은 사춘기까지 시작되지 않다가 이후 수십 년 동안 계속된다. 일단 감수분열 과정이 개시되면, 첫 감수분열기가 좀 길어지는 것을 제외하면 쉬는 시기나 방해를 받는 시기 없이 지속적으로 이루어진다. 분열 중인 정원세포는 1차 정모세포를 만들고, 이 정모세포는 첫 감수분열을 거쳐 2개의 2차 정모세포를 만든다. 개별의 2차 정모세포 각각은 두 번째 감수분열 단계를 거쳐 총 4개의 기능성 반수체 정자세포(spermatocyte)를 생성한다. 감수분열 과정의 진행과 정자 및 난자 형성 과정의 근본적인 차이점은 그림 10-7에 요약되어 있다.

유사분열의 세포주기를 조절하는 분자들 중 일부는 감수분열도 조절한다. 1970년대, 요시오 마수이(Yoshio Masui)는 MPF(성숙 촉진 인자, maturation-promoting factor)로 알려지게 된 인자를 발견했는데, 이것은 개구리의 난모세포 성숙

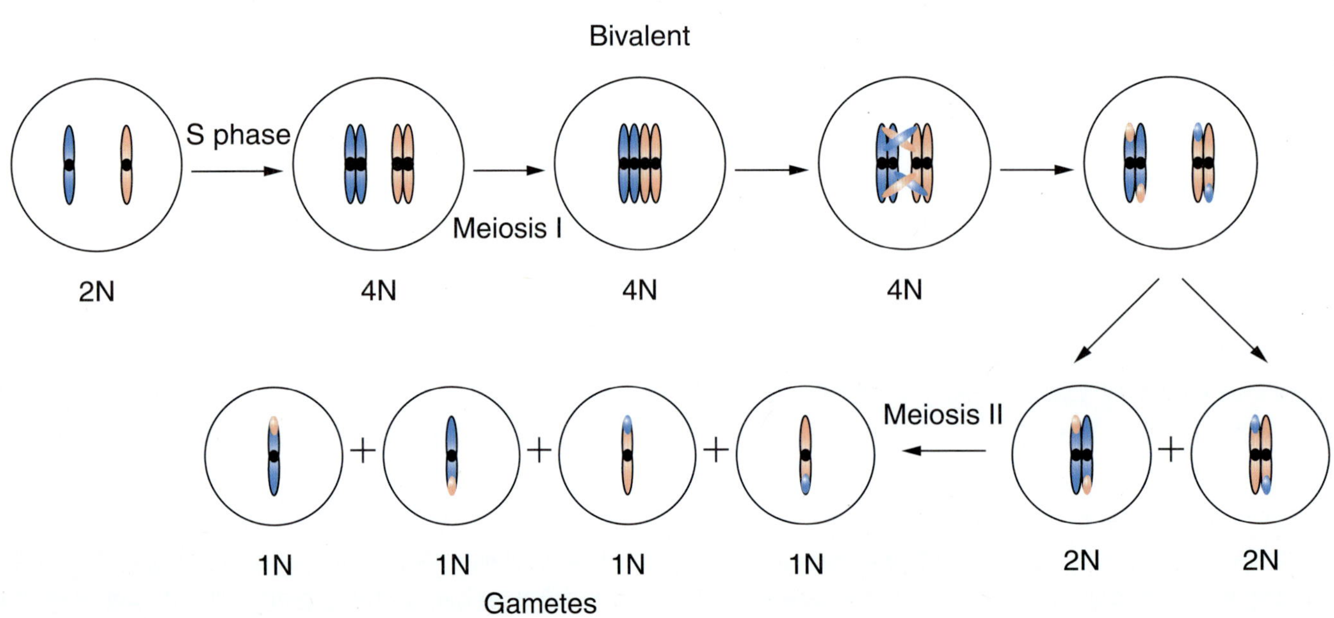

그림 10-6. 감수분열 중 감소 현상의 도식적 묘사. 그림은 감수분열 I기 동안 상동염색체 쌍 형성과 유전적으로 다른 배우자를 생성하기 위해 모계와 부계에서 파생된 염색체 사이의 재조합을 보여준다.

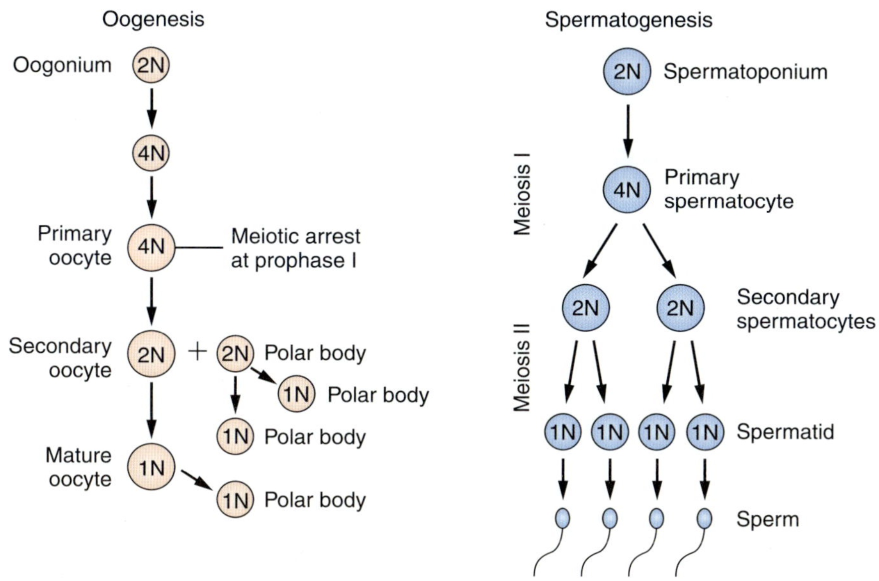

그림 10-7. 난자형성과 정자형성 과정의 비교 및 감수분열 결과물.

에 필수적인 것이었다. 나중에, MPF가 체세포의 유사분열로의 진입을 조절하는 동일한 인자인 Cdk1과 사이클린 B를 포함하는 단백질 복합체임이 밝혀졌다. 주목할 만한 것은, 처음으로 몰로니 설치류 육종 바이러스(Moloney murine sarcoma virus)에서 암유전자(oncogene)로 밝혀졌던 mos 원암유전자(protooncogene)는 쥐와 인간의 생식세포에서 높게 발현되며, 적절한 감수분열 진행에 필수적인 것으로 보인다. 그 활성이 저해되면 감수분열성 세포 성숙이 일어나지 않는다.

세포주기의 검문지점들

세포주기 검문지점(cell-cycle checkpoint)에 대한 개념은 1980년대에 리랜드 하트웰(Leland Hartwell)에 의해 도입되었다. 검문지점의 원리는 세포에 손상이 발생하면, 그 세포는 일정한 방식으로 세포주기를 중지시켜 세포주기의 다음 단계로 진행하기에 앞서 그 손상을 복구하도록 한다는 것이다. 다양한 세포주기 검문지점은 DNA 손상 또는 기타 다른 세포 스트레스에 대한 반응으로 특정 지점에서 세포주기의 진행이 지연되거나 중지되도록 하는 억제성 신호전달 경로의 결과로 생기는 것이다. 역사적으로, 검문지점은 세포가 다음 세포주기로 진행하기에 앞서 DNA의 온전함을 평가하는 세포주기 중의 특정 연결부로 정의되었다. 검문지점이라는 용어는 세포주기 진행의 중지나 DNA 복구 유전자의 유도, 그리고 세포자멸을 포함하는 DNA 손상에 대한 세포의 반응에 대한 전체적인 조화를 설명하는 데 사용되면서 요즘 들어 더욱 그 의미가 모호해졌다. 이렇게 확장된 정의는 세포주기 중단에 관여하는 단백질의 활성화가 DNA의 복구나 세포자멸에 참여하는 유전자의 발현으로 이어지기 때문에 그렇게 비합리적인 것은 아니다. 그러나 중요한 것은 손상 유도성 세포주기 중단이 없는 상황에서도 DNA 복구 경로가 작동하며, 세포자멸은 세포주기 중단 기구와는 독립적으로 발생할 수 있다는 것을 알아야 한다는 것이다. 따라서 DNA 손상 검문지점(*DNA damage checkpoint*)이라는 용어는 DNA 손상에 대한 반응으로 세포주기의 진행을 구체적으로 지연시키거나 정지시키는 경우에만 특이적으로 사용되어야 할 것이다.

앞서 논의한 바와 같이, G1/S와 G2/M 전이지점과 S기 진행은 방해받지 않은 세포에서 매우 엄격하게 제어된다. 세포주기를 통해 질서 있는 진행을 조절하는 데 관여하는 여러 가지 단백질은 검문지점 반응에도 역시 관여하며, 이들은 동일한 단백질이다. 따라서 DNA 손상 검문지점은 DNA 손상에 의해 활성화되는 독특한 경로라기보다는 정상적인 성장 조건에서 작동하는 생화학적 경로로서, 이들의 효과는 DNA 손상이 증가하면 증폭되는 것으로 보는 것이 좋겠다. 주요 검문지점은 G1/S 경계, 내부 S기 검문지점, G2/M 경계, 분열기 중 또는 방추조립 검문지점(spindle assembly checkpoint) 내에 존재하는 것 등이다.

DNA 손상 검문지점의 분자 구성 성분

DNA 손상 검문지점은 손상에 대한 감지기(sensor), 신호전달자(transducer) 그리고 실행분자(effector) 등 세 가지 주요 성분으로 조성된 복잡한 신호전달 경로의 결과로 생기는 것이다. 처음에는 효모에서, 그리고 좀 더 최근에는 인간 세포를 포함한 포유동물 세포에서 수행된 유전학적이고 생화학적인 연구는 DNA 손상에 대한 감지, 감지기로부터의 신호전달 그리고 DNA 손상 검문지점의 효과 단계에 참여하는 여러 가지 단백

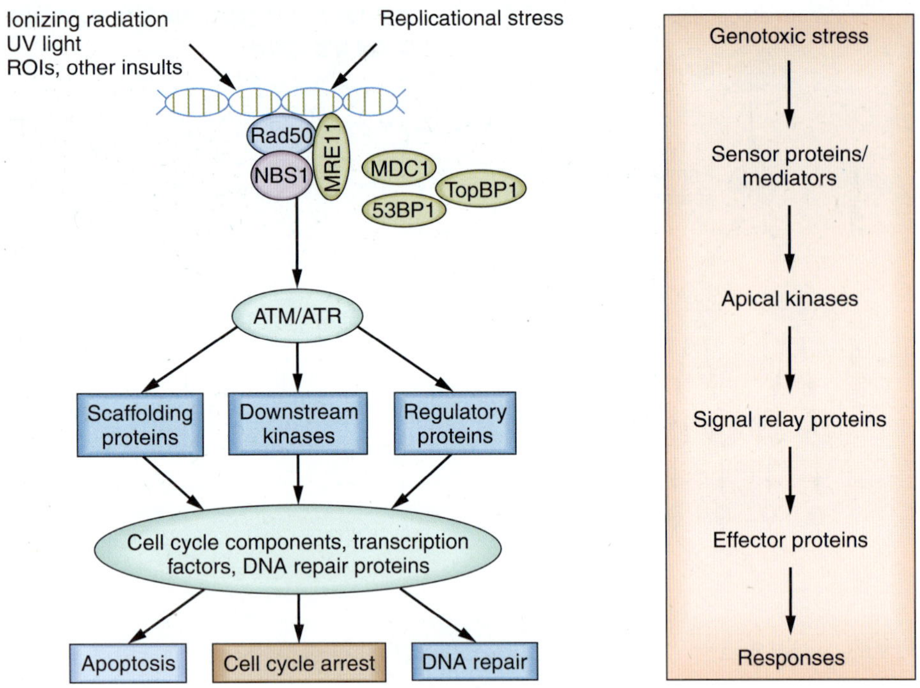

그림 10-8. DNA 손상에 의해 개시되는 신호전달 단계. 신호전달 단계의 각 수준에서 작용하는 신호분자 집단은 오른쪽에 표시된다. *ROI*, 관심영역(region of interest); *UV*, 자외선(ultraviolet).

질을 밝혀주었다(그림 10-8). 그러나 이러한 기능에 대한 분류는 이 성분 사이에 상당한 중첩이 존재하기 때문에 절대적인 것은 아니다. 예를 들어, 손상 감지기인 ATM은 신호전달자로 작용하기도 한다. 게다가, BRCA1, 클래스핀(Claspin), 53BP1 그리고 MDC1을 포함하는 네 번째 집단의 검문지점 단백질[종종 **매개자(mediator)**라고도 함]이 확인되었다. 개념적으로, 이러한 종류의 단백질 집단은 감지기와 신호전달자 사이에 위치한다. 감지기와 전달자로 기능하는 ATM의 경우에서와 마찬가지로, 이 매개자 단백질은 검문지점 반응의 한 단계 이상에서 참여하는 것으로 보인다.

G1/S, 내부-S, G2/M, 그리고 방추 조립 검문지점은 세포주기 내부의 독립된 검문지점을 대표한다고는 해도, 다양한 검문지점을 활성화시키는 손상 감지 분자는 각 검문지점에 의해 공유되거나, 하나 혹은 그 이상의 검문지점에서는 중요한 감지기 역할을 하지만 다른 검문지점에서는 보조적인 역할을 하는 것으로 보인다. 유사하게, 신호전달 분자로 참여하는 단백질 키나아제나 포스파타제는 여러 가지 DNA 손상 반응성 경로에 의해 다양한 정도로 공유된다. 비록 검문지점의 실행 분자 성분(단계 전이를 직접적으로 막는 단백질)이 검문지점 특이성을 결정하는 것이기는 하지만, 다양한 감지기, 매개자 그리고 신호전달자가 하나의 검문지점 경로에서 다른 것보다 더 중요한 역할을 할 수도 있다.

감지기에 의한 DNA 손상 부위의 인식

ATM과 ATR

DNA 손상 후, 세포주기 정지는 우선 ATM(ataxia telangiectasia mutated)과 같은 감지기에 의해 손상된 DNA 부위를 감지하고 인식하여 검문지점을 개시할 수 있게 해야 한다. ATM의 돌연변이는 희귀한 유전질병인 모세혈관 확장성 운동실조증(ataxia-telangiectasia, A-T)을 일으키는데, 이 질병은 소뇌의 퇴화, 면역결핍, 유전체 불안정성, 임상적 방사선에 대한 민감증, 그리고 발암 소인의 증가 등이 특징적이다. ATM은 350-kDa의 다량체 단백질로서, 포스파티딜 이노시톨 3-키나아제(phosphatidylinositol 3-kinase, PI3K)와 상당한 서열 유사성을 나타내지만, 지질 인산화 활성은 결여되어 있다. 그러나 이중가닥 DNA 절단을 유도하는 요인에 의해 활성화되는 단백질 키나아제 활성을 가진다. ATM은 분명히 단량체 형태로 DNA 절단부에서 DNA의 자유 말단에 우선적으로 결합한다. 세포가 이온화 방사선에 노출된 후에는 ATM은 자가인산화에 의해 활성화되고, Chk2, p53, NBS1, BRCA1 등 다수의 표적 단백질을 인산화시켜 활성화하는데, SQ와 TQ 서열 모티프에서 글루타민 앞쪽의 세린과 트레오닌 좌위가 관여한다. p53은 $S^{15}Q$에서 ATM에 의해 인산화되지만 $S^{37}Q$에서는 인산화되지 않기 때문에, 인접 서열들 역시 일부 특이성을 부여하는 것으로 보인다.

PI3K 관련 단백질인 ATR이 인간 유전체 데이터베이스에서

ATM 및 SpRad3(*S. pombe*로부터 분리)과 서열 상동성을 갖는 유전자로 발견되었으며, 따라서 ATR(*ATM* and *Rad3* related)이라고 명명되었다. 이 유전자는 C-말단의 키나아제 도메인과 다른 PI3K 계열에 대한 상동성 도메인을 갖는 303 kDa의 커다란 단백질을 암호화한다. 마우스에서 ATR이 제거되면 배아 치사를 일으킨다. 인간에서 ATR 활성의 부분적인 소실을 유발하는 돌연변이는 세켈 증후군(Seckel syndrome)과 연관이 있는데, 이 질병은 상염색체성 열성 질병으로 A-T와 일부 특징을 공유한다. ATM과 마찬가지로, ATR은 SQ/TQ 모티프에서 세린과 트레오닌 잔기에 대한 특이성을 가지는 단백질 키나아제이며, ATM에 의해 인산화되는 모든 단백질을 인산화시킬 수 있다. ATM과는 대조적으로, ATR은 이온화 방사선보다는 자외선(UV)에 의해 활성화되며, UV 조사 후 신호전달을 개시하는 PI3K 계열의 주요 구성원이다.

UV 조사에 대한 ATR의 상대적인 특이성은 이 효소가 UV에 의해 생성된 특정 형태의 DNA 손상을 직접 인식할 것이라는 가능성을 높였다. ATR은 DNA에 직접 결합하며(6-4), 광생성물을 포함하고 있는 UV-손상성 DNA 부위를 선호한다. ATR-DNA 상호작용에 대한 전자현미경 사진은 ATR에 의한 DNA 결합의 정도가 UV 조사량이 많아질수록 증가함을 보여준다. 그러나 ATM과는 달리 선형 DNA의 말단에는 거의 결합하지 않아, ATR이 DNA 이중가닥 손상은 효과적으로 인식하지 못함을 시사한다. 시험관 내에서의 ATR에 의한 p53의 인산화는 손상되지 않은 DNA를 첨가하면 활성화되며, 심지어 UV로 손상된 DNA를 추가해도 그 양에 의존적인 방식으로 인산화 정도가 더욱 활성화된다. 따라서 ATM은 이중가닥 손상에 반응하는 감지기(sensor)이면서 신호전달자(transducer)이고, ATR은 UV 조사로 인한 염기 손상에 대한 세포 반응에서도 유사한 역할을 담당한다.

중개 단백질은 감지기와 신호전달자에 동시에 결합한다

중개 단백질은 세포주기의 특정 시기에 DNA 손상 감지기 단백질과 연계되는 동시에 신호전달자와도 연계된다. 결과적으로, 중개 단백질은 활성화된 다양한 신호전달 경로에 특이성을 제공하는 데 도움이 된다. 중개자 단백질의 원형은 효모의 scRad9 단백질로, 이것은 효모의 scMec1(포유류의 ATR)에서 scRad53(포유류의 CHEK2나 Chk2)으로의 신호전달 경로에서 작용한다. 또 다른 중개 단백질은 두 가지 형태의 효모 *S. cerevisiae*와 *S. pombe* 모두에서 발견된 Mrc1(mediator of replication checkpoint)로, 이것은 S기 중에만 발현되며, scMec1/spRad3(ATR)에서 scRad53/spCds1(CHEK2)로의 S기 검문지점 신호전달에 필수적이다. 인간은 중개자 단백질 계열로 적합한 단백질-단백질 상호작용에 관여하는 보존성 BRCT 모티프를 포함하고 있는 적어도 세 가지의 단백질을 가지고 있다. 여기에는 p53과 결합하는 단백질인 53BP1, 토포아이소머라아제 결합 단백질인 TopBP1, 그리고 DNA 손상 검문지점 1의 중간 단백질인 MDC1(mediator of DNA damage checkpoint 1)이 있다. 이러한 단백질은 ATM 같은 DNA 손상 감지기, BRCA1이나 Mre11/Rad50/NBS1(M/R/N) 복합체 같은 DNA 복구 단백질, CHEK2 같은 신호전달자, 그리고 마지막으로 p53처럼 실행분자 단백질로 작용하는 분자들과 상호작용한다. DNA 손상 검문지점 반응은 이러한 단백질이 소실되었거나 수준이 낮아진 세포에서 손상된다.

신호 전달자 CHEK1과 CHEK2은 세포주기 조절에 관련된 키나아제이다

인간은 CHEK1과 CHEK2로 대표되는 적어도 두 가지의 키나아제를 가지고 있으며, 이들의 주된 기능은 세포주기 조절과 검문지점 반응에서 신호전달자로 작용하는 것이다. 이러한 키나아제는 각각 효모의 scChk1 및 scRad53/spCds1과의 상동성에 기초하여 확인되었다. CHEK1(마우스의 Chk1)과 CHEK2(마우스의 Chk2)는 세린과 트레오닌 키나아제로서, 서로 일정 부분 상동성을 가지며, 중간 정도의 기질 특이성을 나타낸다. 포유동물 세포에서는 ATM에 의해 감지되는 이중가닥 절단 신호가 주로 CHEK2에 의해 전달되고, ATR에 의해 감지되는 UV 손상 신호는 주로 CHEK1에 의해 전달된다. 물론 이 두 단백질의 기능 사이에는 일부 중복이 있다. 그러나 주목할만한 것은 Chk1이 결핍된 마우스($Chk1^{-/-}$)는 배아 치사성을 보이지만, Chk2가 결핍된 마우스($Chk2^{-/-0}$)는 생존이 가능하며 거의 정상에 가까운 검문지점 반응을 보인다는 것이다. 인간의 CHEK2의 돌연변이는 리-프라우메니 증후군(Li-Fraumeni syndrom, LFS)-유사성 암 증후군에 대한 유방암의 위험성을 증가시킨다.

p53과 Cdc25 포스파타제는 세포주기 조절을 위한 주요 실행 분자이다

두 가지 주요 실행 분자는 p53과 Cdc25 포스파타제이다(앞의 설명 참고). Cdc25 계열의 단백질은 다양한 CDK를 탈인산화하여 세포주기 진행이 이루어지게 한다. Cdc25 단백질은 그 자신이 인산화의 표적이며, 이는 14-3-3 단백질과 결합해서 자신을 감추거나, 핵으로부터 배제되거나, 유비퀴틴화를 일으켜서 프로테아좀 매개성 분해를 유발한다. 각각의 경우에, DNA가 손상된 후에는, Cdc25 포스파타제가 그 표적 CDK 단백질을 탈인산화시킬 수 없으므로 세포주기 정지가 발생한다. 일례로, Cdc25A의 저인산화 형태는 CDK2를 탈인

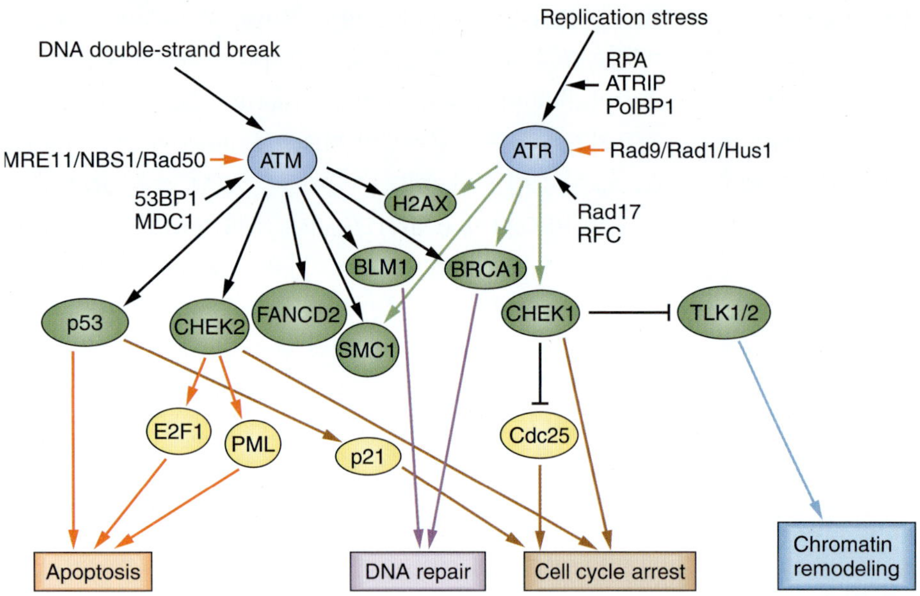

그림 10-9. DNA의 이중가닥 절단 또는 복제 스트레스에 의해 유도되는 계단식 신호전달. 그림은 각각 ATM과 ATR이 활성화된 후 활성화되는 다양한 경로를 보여준다.

산화시켜 G1/S 전이를 촉진하며, Cdc25C의 저인산화 형태는 CDK1을 탈인산화시킴으로써 G2/M 전이를 촉진한다(그림 10-9). 특정 잔기에서 Cdc25A 및 Cdc25C의 인산화는 G1/S 및 G2/M에서 각각 전위 또는 프로테아좀 매개 분해 및 정지로 인해 포스파타제의 효소 활성 손실을 초래한다.

G1/S 검문지점

세포가 방해를 받지 않고 증식하는 상태에서는 G1기에 있는 세포는 "제한 지점(restriction point)"(포유동물 세포)이나 "개시(start)"(출아성 효모) 단계에서 S기로 진입한다. 증식하는 인간 세포에서는 제한 지점이 실질적인 DNA 합성의 시작보다 2시간 정도 빠르다. 그러나 DNA 손상이 있는 경우에는 그 세포가 제한 지점을 통과했는지의 여부에 관계없이 S기로의 진입이 방지된다. 세포는 아마도 세포가 손상을 복구할 시간을 주기 위해 G1/S 검문지점에서 정지된다.

만약 DNA 손상이 화학치료제 같은 방사선 작용 모사물(radiomimetic agent)이나 이온화 방사선 등에 의해 유발된 DNA 이중가닥 절단(DNA double-strand break, DSB)이 포함된 것이면, ATM이 활성화되고 다수의 표적 분자들, 주로 p53과 CHEK2 등을 인산화시켜 활성화를 유도한다. 이런 인산화 사건의 결과 중 하나가 G1/S 검문지점에서 멈추는 것이다. DSB 형태의 DNA 손상에 이어 ATM은 인산화되고 활성화된다. 어떤 경우에는 CHEK2를 활성화하여 Cdc25A 포스파타아제를 인산화한다. CHEK2 및 기타 키나아제에 의한 이러한 인산화는 핵외 배출에 의해 불활성화되어 유비퀴틴이 매개하는 단백질 분해에 의해 Cdc25A의 비활성화를 유발한다. 활성 Cdc25A의 손실은 관련 사이클린을 인산화할 수 없는 CDK2의 인산화된(비활성) 형태와 미리 형성된 복제 개시 복합체 부위에서 복제를 시작하기 위해 인산화가 필요한 단백질인 Cdc45의 축적을 초래한다. 두 번째로, 약간 느리지만 좀 더 지속적인 경우에서는, 새로 활성화된 CHEK2와 마찬가지로 ATM이 p53을 인산화시킨다. ATM은 세린 15 잔기에서 p53을 인산화시키고, CHEK2는 세린 20에서의 인산화를 유발한다. 이런 인산화 사건은 핵으로부터의 p53 배출과 분해를 방지하며, 따라서 p53 단백질은 CDK2/사이클린 E와 CDK4/사이클린 D의 저해제인 p21의 전사를 유도하는 전사 활성자로 작용할 수 있다. 두 경로 모두 G1/S 검문지점의 기능적 구성 요소이며, 따라서 세포는 G1/S기 경계에 축적되도록 한다.

만약 발생한 DNA 손상이 이온화 방사선이 아니라 UV 광선 혹은 UV 모방제에 의해 유발된 경우라면 DNA 손상의 형태는 다르다. 이러한 유형의 손상에 대한 세포의 반응은 이중가닥 DNA 절단에 의해 유발된 것과 유사하지만 동일하지는 않다. UV 조사로 인한 DNA 손상은 ATM에 의해 감지되는 것이 아니라, ATR, Rad17-RFC, 그리고 9-1-1 복합체(Rad9, Rad1, Hus1을 포함하는 복합체)에 의해 감지된다. 일단 손상이 감지되면, ATR은 신호전달 키나아제인 CHEK1을 인산화시키고, 이것은 다시 Cdc25A를 인산화로 활성화시키며, 결국 G1 중지로 이끈다(그림 10-9 참고).

내재성 S기 검문지점

내재성 S기 검문지점(intra-S-phase checkpoint)은 세포가 DNA

를 복제하는 동안 발생한 손상이나 G1/S 검문지점을 통과하고도 복구되지 않은 DNA 손상에 의해 활성화된다. 두 경우 모두에서, 세포는 복제를 중단한다. 검문지점의 원래 정의는 다음 세포주기로의 진행에 앞서 반응의 완료를 보장하는 생화학적 경로의 관여를 의미하기 때문에, 내재성 S기 검문지점은 이런 정의와 잘 맞지 않는다고 할 수 있다. 그럼에도 불구하고, 검문지점의 기초가 되는 분자적 사건에 대한 우리의 이해가 더 명료해짐에 따라 이런 검문지점을 포함하도록 변형된 정의에는 잘 부합한다. 세포주기 검문지점은 분자적 조절 경로나 세포주기 사건이 순차적으로 진행되도록 하는 최종 산물로, 일련의 세포주기 과정의 순서화된 연속성을 보장하며, 이런 과정이 방해를 받으면 세포주기는 중지된다(그림 10-10).

내재성 S기 검문지점에 대한 손상 감지기는 검문지점을 이루는 커다란 일련의 단백질과 DNA 복구 단백질을 포함한다. DNA 손상이 뚜렷한 이중가닥 DNA에서 절단이나 틈이 생긴 DNA의 복제로 기인한 이중가닥 절단일 때는 ATM, M/R/N 복합체, 그리고 BRCA1 등이 검문지점을 활성화시키는 데 기여한다. 이러한 복구 단백질은 이중가닥 DNA 절단에 결합하거나(ATM) 또는 특수한 분지형 DNA 구조물에 결합(M/R/N 복합체, BRCA1, BRCA2)하기 때문에 아마도 감지기로 작용할 것으로 생각된다. 이들은 CHEK1과 CHEK2를 포함하는 경로를 통해 키나아제 신호전달 단계를 개시함으로써 내재성 S-기 검문지점에 참여한다(그림 10-9 참고).

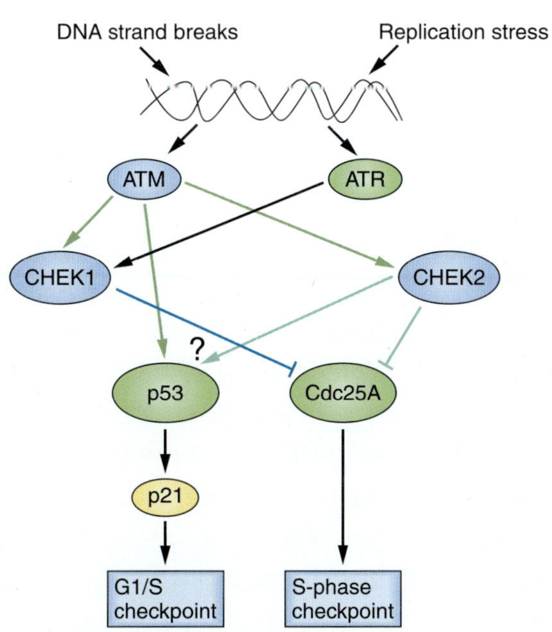

그림 10-10. S기 및 G1/S기 경계에서 검문지점 정지로 이어지는 주요 신호전달 경로.

내재성 S기 검문지점의 놀라운 특징 중의 하나는 이 검문지점과 이중가닥 DNA 절단 복구 사이의 밀접한 관계를 보여주는 방사선 저항성 DNA 합성(radioresistant DNA synthesis, RDS)이다. 야생형 세포에서 이온화 방사선은 활성적인 DNA 합성을 즉각 중단시킬 수 있다. 대조적으로, A-T 환자에서 얻은 세포는 지체 없이 S기를 통과하도록 계속 진행된다. 이러한 RDS는 또한 M/R/N 복합체의 소단위나 FANCD2(BRCA2)에서 돌연변이가 있는 세포에서도 발생하며, 내재성 S기 검문지점의 손상을 암시한다.

DNA가 UV 방사선 노출에 손상되어 피리미딘 이량체(pyrimidine dimer)를 생성하거나 혹은 화학물질에 의해 손상되어 부피가 큰 DNA 부가생성물(DNA adduct)이 생성되었을 때, 이러한 유형의 DNA 손상에 대한 주요 감지자로 작용하는 것은 ATR 단백질, 좀 더 정확하게는 ATR-ATRIP 이종 이량체(heterodimer)이다. ATR은 염색질(크로마틴)에 결합하는데, 우선적으로 UV 유발 손상부에 결합하여 활성화된다. 활성화된 ATR은 CHEK1을 인산화하고, 이는 차례로 Cdc25A를 인산화시켜 분해함으로써 복제 개시점에서 작용하지 못하도록 저해성 조절을 일으킨다(그림 10-10 참고).

G2/M 검문지점

G2/M 검문지점은 실제로 세포의 유사분열기 진입, 유사분열기 통과, 유사분열기 탈출을 조절하는 여러 검문지점을 나타낸다. S기 말기에 DNA가 손상되면 이미 분열을 개시한 경우일 때, 세포는 G2기 말기에 정지한다. 마찬가지로, DNA 이중가닥 절단에 의해 생긴 세포주기 정지는 ATM에 의해 매

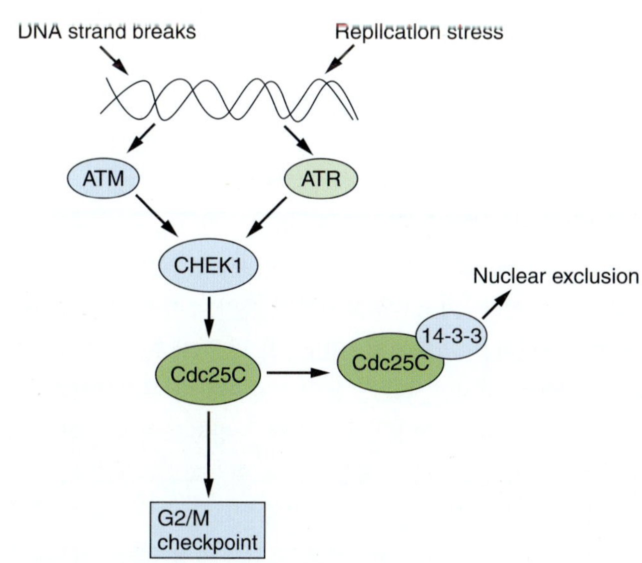

그림 10-11. G2/M 검문지점으로 이끄는 신호전달 경로.

개되고, 화학적 노출이나 UV 노출에 의해 생성된 손상에 의한 세포주기 정지는 ATR에 의해 매개된다. 이러한 신호는 CHEK2와 CHEK1을 통해 발생하여, p53의 인산화 및 활성화, 그리고 CDK 저해제인 p21의 발현을 유도함으로써 세포주기 검문지점에서 세포주기 정지를 일으킨다. ATM 또는 ATR 그리고 각각 CHEK2 또는 CHEK1에 의해 매개되는 두 번째 경로는 Cdc25A 및 Cdc25C 포스파타제 활성을 억제한다. WEE1 키나아제는 세포가 유사분열로 들어가는 것을 방지하기 위해 사이클린 B와 결합한 CDK1의 티로신 15 잔기를 인산화한다. 이 활성은 CDC25의 포스파타제 활성에 의해 상쇄된다. CDC25 활성이 DNA 손상에 대한 반응으로 감소되거나 손실되면, CDK1/사이클린 B 복합체의 인산화된 상태가 지속되고 세포가 정지되며 유사분열 검문지점이 시행된다. CDC25 활성이 회복되고 억제성 CDK1 인산기가 제거되면, 세포는 G2에서 유사분열로 진행될 수 있다(그림 10-11).

앞서 언급한 억제 경로는 우리가 가장 잘 이해하고 있지만, 오로라(aurora)나 폴로(polo) 카나아제처럼 아직 잘 이해되지 않는 다른 조절 단백질은 후기 G2에서 유사분열기로의 전환에 있어 중요한 역할을 한다. 오로라 키나아제(A, B, C)는 유사분열 동안 중심체에 위치하고 염색분체 분리 및 세포질 분열에 필수적인 역할을 하는 세린/트레오닌 키나아제 계열이다. 예를 들어, 오로라 A의 소실은 비정상적인 방추 형태를 초래하는 반면, 오로라 B의 소실은 염색체 오정렬 및 적절한 세포질분열의 실패를 야기한다. 전기의 개시를 조절하는 또 다른 핵심 단백질인 CHFR은 미세소관 및 중심체의 무결점 여부를 점검하는 또 다른 유비퀴틴 E3 리가아제이다. 세포가 미세소관이나 그들의 역동성을 방해하는 약물로 공격을 받으면, 염색체 응축과 중심체 분리가 지연된다. 이러한 약물이나 다른 유형의 스트레스 후, CHFR은 세포가 전기를 통과하는 진행에 필수적인 CDK1/사이클린 B 복합체가 핵으로 이동하는 것을 막는 방식으로 기능할 수 있다. 폴로-유사 키나아제(polo-like kinase, PLK)는 세포 대사에서 다양한 역할을 하는 5가지 키나아제 계열을 형성한다. PLK1 키나아제는 광범위한 종양에서 과발현되며, 높은 수준의 PLK1 발현은 나쁜 예후와 상관관계가 있다. PLK1은 유사분열 동안 주요한 조절 활성을 갖는다. 증식하는 세포에서, PLK1의 양은 세포주기의 G1 및 S기 동안에는 낮지만, G2기 동안에 증가하여 유사분열기에서 최고조에 도달한다. PLK1의 과발현은 방추조립의 결함을 유발하고, DNA 손상 후에 정상적으로 활성화되는 G2/M 검문지점을 무력화시킨다.

일단 분열기가 개시되면, 세포의 진행은 또 다른 검문지점인 "방추체 조립 검문지점(spindle assmebly checkpoint)"의 대상이 된다. 이 검문지점은 복잡하며, 사이클린 B와 시큐린(securin) 같은 몇 가지 핵심 단백질의 분해에 필수적인 유비퀴틴 리가아제(ubiquitin ligase) 활성을 갖는 아나페이즈-촉진 복합체/사이클로솜(anaphase-promoting complex/cyclosome, APC/C)으로 알려진 거대 거대분자 복합체를 비활성화함으로써 매개된다. 사이클린 B의 분해는 유사분열기에서 빠져나오기 위해 필요하고, 시큐린(securin)의 파괴는 염색분체 분리에 필요하다. 선택적인 단백질의 분해에서 APC/C 활성과 연관되거나 조절되는 추가적 단백질로는 MAD, BUB1, BUBR1 그리고 Cdc20 등이 있다. 이러한 인자의 소실은 방추 미세소관 조립이 방해를 받았을 때 세포가 적절히 중지할 수 있는 능력의 손상을 초래한다. 세포주기 중지가 제대로 이루어지지 않으면, 비정상적인 분열 양상이 생기며, 궁극적으로 비정상적인 염색체 수를 가진 세포가 출현하고, "세포분열 재앙(mitotic catastrophe)"이라는 죽음을 일으키는 결과를 초래한다.

세포주기 변경과 암

앞의 논의는 정상적으로 증식하는 세포에서 세포주기 조절에 필요한 여러 신호분자와 경로를 설명하는 것이었다. 돌연변이나 후성유전학적 변화가 신호전달 사건이나 경로 혹은 그들의 조합을 교란시키면, 종양 발생의 위험도는 증가한다. 거의 모든 인간 종양에는 세포주기 제어에 영향을 미치는 유전자 중 하나 이상에서 돌연변이가 동반되어 조절되지 않는 세포 증식을 유발한다. 원칙적으로, 세포주기의 손상은 세포주기 검문지점 또는 세포주기의 어느 단계에서도 발생할 수 있으며, 이들은 본격적으로 암으로 진행하는 중요한 단계를 나타낸다. 따라서 인간 종양은 부분적으로는 종양세포가 잃어버린 세포주기 조절 형태에 의해 특정 지어질 수 있다.

G1기에서 S기로의 교란과 암

과발현이나 이러한 복합체를 과활성으로 만드는 여타의 기전으로 인해 사이클린 D1이 CDK4나 CDK6와 비정상적인 복합체를 형성할 때, 세포는 마치 pRb가 소실되었거나 불활성화되어 있는 세포처럼 행동하여 유사분열 신호에 둔감하다. 이러한 세포는, 정상적이라면 pRb에 의해 S기로의 진행이 저해되도록 하는 생리학적 자극을 받아도 계속해서 증식한다. 이러한 비정상적 CDK 활성화나 pRb의 소실은 분명히 암과 연관되어 있으며, 실제로도 인간의 여러 가지 암에서 pRb 소실이나 CDK4, CDK6의 과활성화 혹은 둘 모두의 과활성화가 발견된다. CDK4와 CDK6의 과활성화는 D-형 사이클린의 비조절적인 발현, $p16^{INK4a}$의 소실이나 후성유전학적 침묵(silencing) 혹은 $p16^{INK4a}$의 저해 기능을 손상시키는 돌연변이를 통해 발생할 수 있다. 따라서 핵심 pRb 경로의 모든 요소

($p16^{INK4a}$, D-형 사이클린, CDK4, CDK6, 그리고 pRb 자신)는 잠재적인 종양유전자이거나 혹은 종양억제인자이며, 잠재적인 치료 표적이다.

인간 암에 대한 분자생물학적 분석은 이러한 개념을 완전히 뒷받침한다. 예를 들어, 사이클린 *D1* 단백질의 과발현뿐만 아니라 사이클린 *D1* 유전자의 재배열이나 증폭은 머리와 목의 편평세포암(squamous cell carcinoma), 자궁 경부의 암, 성상세포종(astrocytoma), 비-소세포성 폐암, 그리고 연조직 육종(soft tissue sarcoma) 등 여러 암에서 보고되어 있다. 특히 사이클린 *D1*의 유방암과의 빈번한 관련성은 잘 기록되어 있다. 사이클린 *D1* 유전자는 인간의 유선세포암 중 약 15~20%에서 증폭되어 있고, 그런 종양의 50% 이상에서 과발현된다. 사이클린 *D1* 단백질의 과발현은 유관상피내암종(ductal carcinoma in situ, DCIS) 같은 가장 초기 단계의 유방암에서는 공통적이지만, 비정형 유관증식증(atypical ductal hyperplasia) 같은 전암성 병변에서는 흔하지 않다. 따라서 사이클린 D1의 과발현은 유선상피세포의 악성 전환에 대한 표지자 역할을 할 수 있다. 사이클린 D1이 종양세포에서 과발현될 때, 이 과발현은 DCIS에서 침윤성 상피암에 이르기까지 유방암 진행의 전반에 걸쳐 동일한 수준으로 유지되며, 전이성 병변에서까지 유지된다.

사이클린 D2나 사이클린 D3 유전자와 같은 사이클린 D1 유전자 계열의 다른 구성원 역시 인간의 여러 암에서 종종 증폭되며, 다량의 단백질을 만들어낸다. 사이클린 D2의 과발현은 B-세포 림프구성 백혈병(B-cell lymphocytic leukemias), 림프구형질세포성 림프종(lymphoplasmcytic lymphomas), 만성 림프구성 백혈병(chronic lymphocytic leukemias) 및 정소와 난소에서의 생식세포 종양 등에서 흔히 나타난다. 사이클린 D3의 과발현은 교모세포종(glioblastomas), 신징임, 췌징임, 그리고 미만성 거대 B세포 림프종(diffuse large B-cell lymphomas)이나 다발성 골수종(multiple myelomas) 같은 여러 가지 B-세포 악성종양에서 볼 수 있다.

CDK4의 과발현은 종종 유전자 증폭의 결과로 유방암은 물론, 신경교종(gliomas), 다형성 교모세포종(glioblastoma multiforme), 육종(sarcoma), 뇌수막종(meningiomas)에서 발생한다. CDK4 및 CDK6의 소분자 억제제(small molecule inhibitor)는 이제 FDA에 의해 승인된 항암 요법이 되고 있다. 게다가, CDK4의 저해제인 $p16^{INK4a}$를 암호화하는 유전자의 소실이나 돌연변이 혹은 침묵으로 인해, 망막아종(retinoblastoma)을 포함한 약간 다른 형태의 종양인 골육종(osteosarcoma), 소세포성 폐암(small-cell lung cancer), 방광암 등이 pRb 단백질의 소실과의 관련성을 나타낸다.

암에서의 pRb 경로

망막모세포종 유전자(RB1)는 여러 유형의 암에서 손실된다. pRB 단백질은 저인산화 형태로 사이클린/CDK 복합체, 특히 CDK4/CDK6/사이클린 D 및 CDK2-사이클린 E와 복합체를 형성한다. G1기 동안 CDK4/6-사이클린 D 복합체는 단일 아미노산 잔기에서 pRB를 단일 인산화하여 G1기에 세포를 유지한다. G1 말기에 pRB는 과인산화되어 동일한 복합체에서 E2F 전사인자가 방출되고, 세포가 G1기에서 S기로 이동한다. E2F 전사인자의 활성화는 수백 개의 E2F 표적 유전자의 활성화를 초래하며, 이들 중 다수는 세포주기 조절 기능을 갖고 있다.

특이하게도, 대부분의 인간 종양은 주어진 종양에서 pRb 경로의 한 단계나 하나의 구성원만 손실 또는 돌연변이가 나타난다. 예를 들면, 사이클린 D1이 특정 종양에서 과발현되면, pRb와 $p16^{INK4a}$은 일반적으로 영향을 받지 않고 정상적으로 발현된다. 이것은 아마도 CDK4나 CDK6와 복합체를 이룬 사이클린 D1이 과도하게 존재하면, $p16^{INK4a}$의 저해효과를 회피하고 pRb의 기능을 무력화시키기에 충분하기 때문인 것 같다. 이러한 관찰은 pRb 경로가 선형이고, CDK4와 CDK6가 적어도 암 증식에 관한한 pRb의 주요 핵심 기질로 수렴됨을 제시한다. 이러한 관점에서, pRb 또는 이 경로의 어떤 구성 요소의 비활성화는 E2F 전사인자의 조절 상실을 초래하기 때문에 세포주기 제어에 필수적이며 종양에서 조절되지 않은 세포주기 및 세포 증식을 증가시키기에 충분하다. 이러한 음성적 제어 기전의 손실은 사이클린 E가 발암성이며, 유방 종양의 병리생물학에 기여하는 기전과 대조된다. 사이클린 E가 종양에서 과발현되는 빈도는 핵심적인 pRb 경로의 다른 돌연변이를 동반할 수 있음을 시사한다. pRb 경로 돌연변이의 존재 하에서도, 사이클린 E 과발현에 대한 명백한 선택은 아마도 복제 제어에서 사이클린 E1의 역할이 "하위"에서 작용하기 때문인 것으로 보이며, 이는 D-형 사이클린과 CDK4 및 CDK6에 대한 pRb-중심적 조절을 더욱 강조하는 것이다. 그러므로 pRb가 결핍된 세포에서 이 분자의 기능은 일반적으로 불필요하다.

암에서의 ATM

앞서 논의한 바와 같이, 다양한 유형의 유전독성 물질(genotoxic agent)은 특정 형태의 DNA 손상에 대한 뚜렷하고 중복되는 여러 가지 세포 반응을 유발한다. 다른 유형의 반응은 부피가 큰 DNA 부가생성물 또는 DNA 가닥 파손과 같은 별개의 손상 부위를 찾아내는 데 관여하는 특정 분자에 의해 매개된다. 이중가닥 DNA 절단은 이온화 방사선이나 방사선 유사체, 토포아이소머라아제(topoisomerase) 저해제를 포함한 다양한 유전독성 물질에 의해 생성되며, 이들 모두는 ATM 키나아제(ATM kinase)를 활성화한다. 모세혈관 확장성 운동실조증(ataxia-telangiectasia, A-T) 환자의 세포는 이러한 유전독성 물질에 극도로 민감해서 이런 형태의 유전독성 스트레스에 대한 세포 반응을 매개하는 여러 가지의 손상된 세포 신호전달 경로를 나타낸다. A-T는 림프구 악성세망조직 암을 비롯하여 이온화 방사선에 대한 극도의 민감성을 포함한 여러 가지 표현형적 이상이 특징이다. 이러한 다면발현적 표현형을 일으키는 것은 돌연변이 ATM 유전자인데, 대부분의 A-T 환자에서 이들은 조기 종결 단백질을 만드는 틀이동 돌연변이(frameshift mutation)에 의해 단백질의 활성이 사라져 불활성화되어 있다. 마우스에서 해당 유전자를 제거했을 때, 인간에서 A-T에 나타나는 대부분의 특징을 반영하는 표현형이 나타난다.

이형접합성 개인의 암 소인에서 돌연변이 ATM 유전자의 역할은 우려되는 부분이다. 특정 문제는 여성 A-T 보인자가 저선량 방사선 조사 후 암의 위험성이 증가하므로 진단용 유방암 검사(diagnostic mammography)를 피해야 하는지의 여부이다. 저선량 X-선 조사에 의해 유도된 ATM에서의 LOH는 그렇지 않은 여성의 소인이 있는 경우보다 암의 위험성을 증가시키기에 충분할 수도 있다. 돌연변이 ATM과 적어도 한 가지 유형의 악성종양인 T-전림프구성 백혈병(T-prolymphocytic leukemia, T-PLL)과의 연관성은 명백해 보이며, 따라서 ATM이 체세포에서의 종양 억제유전자임을 알 수 있다. T-PLL 환자의 종양 조직은 50% 이상의 사례에서 재배열이나 점돌연변이로 인한 ATM 대립유전자의 체세포 불활성화를 나타내는데, 이는 종양 억제유전자로서의 ATM의 역할을 뒷받침하고, ATM 기능과 T-PLL을 생물학적으로 연결한다.

유전적으로 조작된 ATM 결손 마우스($Atm^{-/-}$)는 공격적인 악성인 흉선 림프종이 발생하며, 보통 생후 4달 만에 사망한다. 그러나 유전적으로 다른 계통에서 만들어진 유사한 마우스 모델에서는 종양 발생의 평균 시기가 상당히 길었고, 동물의 50% 이상이 10개월까지 생존했다. 두 마우스 모델 사이의 이러한 암 감수성 차이는 아마도 두 계통 사이의 유전적 배경의 차이 때문일 것이며, A-T 환자에서 우리가 볼 수 있는 가변성을 반영한다.

암에서의 p53

모든 암의 절반 이상에서 돌연변이가 발견되는 p53 단백질은 정상 세포에서 낮은 수준으로 존재하는 사량체 전사인자로 기능한다. 세포가 스트레스를 받은 후, p53은 번역 후 변형을 거쳐 안정화되고, 세포 내에 축적된다. 스트레스 상황에서 p53은 전사인자로서 능력을 발휘하여, 세포 내 상황이나 손상의 정도, 기타 알려지지 않은 다른 여러 인자에 따라 세포주기 정지나 세포자멸에 관여하는 여러 유전자의 전사를 촉진한다. 세포나 종양에서 p53 기능이 소실된 경우의 약 90%에서 이 단백질의 돌연변이가 발견된다. 나머지 10%의 경우에는 이 단백질이 완전히 소실되어 있다. 돌연변이 p53을 가진 종양은 그 유전자 좌위에서 이형접합성을 소실하는데, 이는 전형적인 종양 억제유전자의 행동과 부합한다. 여러 종양 유형에서 입증된 모델은 p53의 한 대립유전자에서 돌연변이가 발생하고, 나머지 야생형 대립유전자가 유사분열성 재조합(상동 염색체 간의 재조합)에 의해 유발된 LOH의 결과로 마저 소실된다고 설명한다. 이런 발견은 p53에서의 LOH를 가진 종양은 *p53* 유전자를 가지고 있는 17번 염색체의 단완에 다중 연결된 여러 유전자좌에서도 이형접합성을 소실했다는 관찰과 일치한다.

p53 단백질은 여러 신호전달 경로의 필수 구성 요소이다. 따라서 이 경로 내의 타 유전자의 돌연변이나 타 유전자의 발현 변화는 p53의 기능에 영향을 미칠 수 있고, 결과적으로 p53에 의해 조절되는 신호전달 과정에 영향을 미칠 수 있다는 것은 당연한 일이다. 이런 단백질 중 두드러지는 것이 p53과 물리적으로 결합하여 p53의 안정성을 조절하는 MDM2이다. MDM2는 p53을 유비퀴틴화시켜 분해되도록 프로테아좀으로 수송하는 단백질이다. 여러 종양, 특히 육종(sarcoma)에서 증가된 MDM2 단백질의 수준은 MDM2 유전자의 증폭이나 유전자의 전사 증가 또는 mRNA의 번역 증가에 의한 결과이다. 정상 세포에서 p53이 ATM에 의해 인산화되면, MDM2에 대한 친화도가 감소하여 p53이 세포 내에 축적되어 전사인자로 활동하게 된다. MDM2가 과발현되었을 때는 사용 가능한 p53이 고갈되므로, p53의 소실과 일치하는 표현형을 모사하게 된다.

여러 가지 바이러스 단백질은 MDM2의 작용 방식을 모방하고, 세포를 효과적으로 p53 결핍 상태에 빠트린다. 일부 인간 유두종 바이러스(human papillomavirus, HPV) 아형 중, 특히 HPV16과 HPV18은 자궁경부암과 인후두암과 관련되어 있으며, 두 가지 발암성 단백질인 E6와 E7을 생성한다. E6 단백질은 p53과 특이적으로 결합하여 그 분해를 유발하는 데, 이것이 바로 자궁경부암에서는 왜 p53 돌연변이가 드문지를 설명해 줄 수 있다. 특히 두 번째 바이러스 단백질인 E7은 세포의 pRb에 결합하여 비활성화한다.

검문지점 키나아제들과 암

CHEK1과 암

종양에서 CHEK1 돌연변이는 매우 드물지만 발생한다. 이는 대장암, 위암, 그리고 자궁 내막암에 국한된 것으로 보인다. 미소부수체(microsatellite) 불안정성을 가지는 일부 대장암과 자궁 내막암은 폴리아데닌 서열에 하나의 아데닌이 삽입되거나 결실되어 CHEK1에 틀이동 돌연변이(frameshift mutation)가 생기는 것으로 보고되었다. 결과적으로, 조기 종결로 생성된 절단된 CHEK1 단백질은 촉매 도메인의 C-말단이 결손되어 있고, SQ가 풍부한 조절 도메인이 완전히 사라지기 때문에 그 기능의 결함이 있다.

또한 소세포성 폐암의 아형은 촉매 도메인에서 보존된 서열이 결핍된 더 짧은 CHEK1 단백질을 암호화하는 mRNA를 생산한다. 결실된 영역은 기질 선택성에 관여하는 것으로 보이지만, 이런 대체형 CHEK1이 태아의 폐나 소세포성 폐암에서는 우세하게 발현되어 중요하지만, 정상적인 성인의 폐나 다른 종류의 종양에서는 발현되지 않아 아직 밝혀야 할 부분으로 남아 있다. 주목할 만한 것은, 유전적으로 조작되어 Chk1이 완전히 사라진 마우스는 초기 배아 치사를 초래한다는 점이다. p53이 결핍된 닭의 종양 세포주에서 CHEK1의 결실은, 앞에서 언급한 인간의 일부 종양에서 나타나는 CHEK1의 이형접합성 절단 돌연변이와 마찬가지로, 이들 세포에서 치명적이지는 않다. DNA 손상 반응에서의 CHEK1 역할을 고려할 때, 암이 진행되는 동안 발생할 수 있는 CHEK1에서의 저형태성 돌연변이(hypomorphic mutation)나 기능상실 돌연변이(loss of function mutation)가 일부 종양에서 유전적 불안정성을 증가시키는 데 기여할 가능성은 있다.

CHEK2와 암

*CHEK2*의 유전적 변형이 암에 대한 소인을 증가시킬 수 있다는 첫 증거는 일종의 LFS를 가진 가족에서 희귀한 *CHEK2* 생식세포성 돌연변이의 발견이었다. LFS는 p53의 생식세포성 돌연변이와 처음으로 연관된 가족성 암 증후군이다. 이 증후군은 유년기 시절에 발병하는 여러 유형의 종양, 주로 유방암과 육종을 특징으로 한다. *CHEK2*의 다형성 변이체인 *CHEK2**1100delC는 하나의 C 결실로 인해 조기 종결된 단백질을 생산하며, LFS-유사 증후군을 나타내는 핀란드의 한 작은 가족에서 처음 확인되었다. 이 모든 경우에서, p53이 야생형이었다는 사실은 *CHEK2*에서의 생식세포성 돌연변이가 LFS에 걸리기 쉬운 대체형 유전 결합임을 나타냄을 시사한다.

*CHEK2**1100delC 대립유전자는 단일 뉴클레오타이드가 결실되어 조기 단백질 사슬 종결 및 CHEK 기능 상실을 초래하는 *CHEK2* 변이체이다. *CHEK2**1100delC 변이체가 LFS에서 발생한다는 관찰은 *CHEK2**1100delC가 유전성 유방암에서 과도하게 발현되는 것은 아닌지에 대한 많은 역학연구를 촉발시켰다. 이러한 연구의 주요 발견은 *CHEK2**1100delC가 낮은 침투성을 나타내는 유방암 감수성 대립유전자로서, 그 빈도는 일반적인 인간 집단에서 약 1.5% 정도라는 것이다. 주목할 만한 것은, *CHEK2**1100delC가 이미 밝혀진 2개의 유방암 감수성 유전자인 *BRCA1*과 *BRCA2*에 돌연변이가 있는 유방암 가족에서는 암 위험성을 증가시키지 않는다는 점이다. 이러한 관찰은 *CHEK2*, *BRCA1*, 그리고 *BRCpA2*가 모두 동일하게 DNA 손상 반응성 네트워크에 참여한다는 개념과 일치하며, 이들 유전자 중 하나의 돌연변이에 의해서도 기능이 교란될 수 있다는 생각과 부합하는 것이다. 분자 수준에서, 1100delC 절단은 키나아제 도메인을 사라지게 하고, 따라서 *CHEK2* 키나아제 활성이 사라지며, 절단된 단백질은 불안정하다. 남아 있는 야생형 대립유전자는 종양에서 종종 소실된다. 따라서 *CHEK2*의 기능은 종종 CHEK2 단백질의 현저한 감소 또는 부재와 함께 사라진다. 흥미롭게도, *CHEK2**1100delC 변이체는 유방암과 대장암에 대해 복합적인 가족력을 갖는 소수 가족에서 일반적으로 나타난다.

대립유전자 빈도가 서구 유럽, 북미와 핀란드 집단에서 유사한 *CHEK2**1100delC 변이체와는 달리, 역시 드문 LFS 가족에서 발견된 과오 변이체(missense variant)인 CHEK2 I157T는 어느 곳보다도 정상 핀란드 집단에서 훨씬 흔하다(5~6%). 이 변이 대립유전자는 무작위로 선택된 유방암 환자에서 상당히 많이 나타나는 것으로 보아, 이것이 핀란드인 집단 내의 많은 환자에서 유방암의 원인에 기여함을 시사한다. 기술적으로, 이 I157T는 *CHEK2**1100delC 변이체와는 다른 방식으로 효과를 발휘한다. *CHEK2**1100delC 변이체 단백질은 불안정하고, 동형접합체일 때는 영 돌연변이(null mutation)처럼 행동한다. 대조적으로, I157T 변이체는 안정적이고 우성-음성 돌연변이(dominant negative mutation)처럼 행동하므로, 나머지 야생형의 유전자가 존재해도 그 영향력을 행사한다. I157T 돌연변이 단백질은 이온화 방사선에 노출된 이후에 많은 생리학적 기질과 결합하는 야생형 CHEK2의 활성을 방해한다.

세포주기 조절에서의 마이크로-RNA

세포주기 조절 기전은 세포주기의 다른 시기에 유전자 발현과 번역, 인산화와 탈인산화에 의한 세포주기 조절 단백질의 활성화 및 억제, 그리고 분해에 의한 활성화 단백질 또는 억제 단백질의 제거를 포함하는 다면적이고 계층화된 일련의 정교한 조절에 의해 통제된다. 이 복잡한 조절 기구 위에는 일반적으로 각각의 활동에 억제 효과가 있는 조절 마이크로 RNA(miRNA) 집단이 겹쳐져 있다. 그 수가 수천 개에 달하는 마이크로 RNA는 길이가 20~25개 뉴클레오티드이며 게놈의 암호화 및 비암호화 영역 모두에서 유래하는 훨씬 더 큰 RNA 중합효소 2 전사체에서 파생된다. 그림 10-12는 전사 및 전사 후 수준에서 여러 세포주기 조절 구성 요소에 영향을

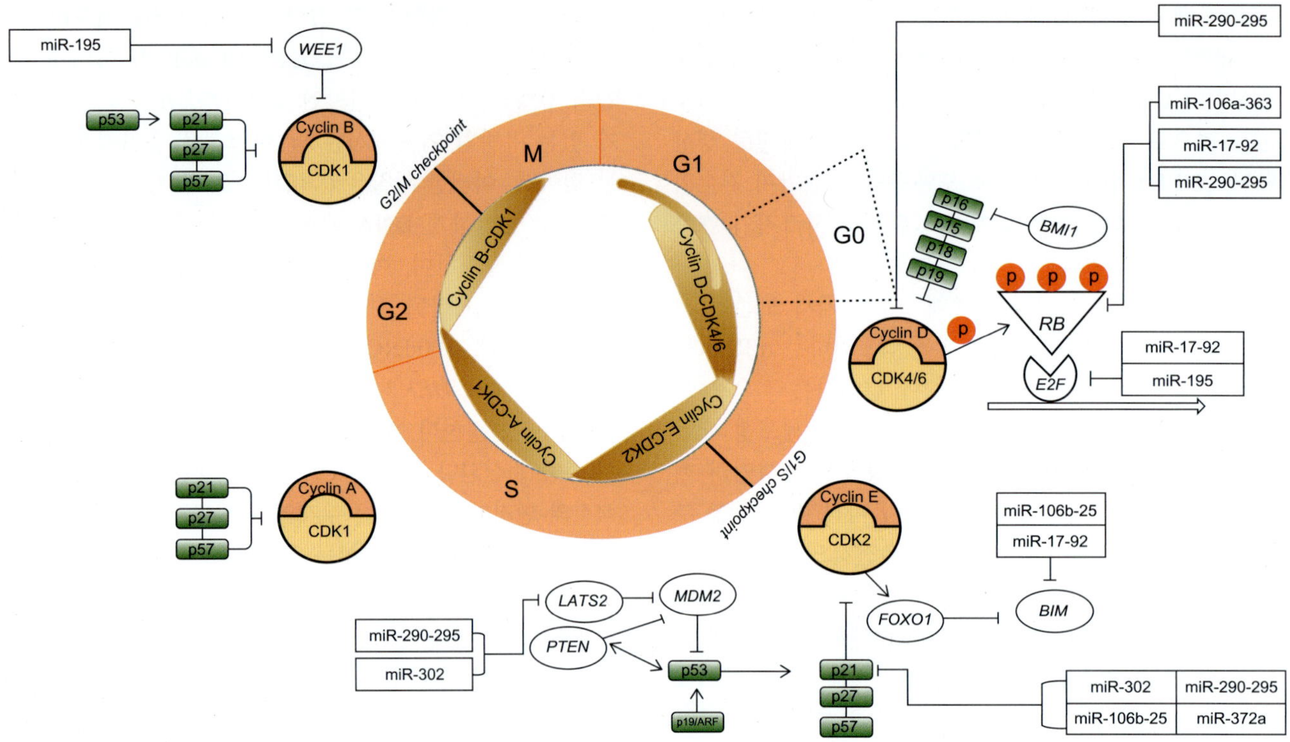

그림 10-12. 배아줄기세포의 세포주기 조절에 마이크로 RNA의 관여. 그림은 배아줄기세포(ESC)의 세포주기 진행을 보여준다. 사이클린, CDK 및 CDK 억제인자를 포함한 주요 조절 요소는 세포주기의 여러 단계에서 세포주기를 진행하는 일련의 신호전달 네트워크를 형성한다. 개별 miRNA 및 miRNA 집단은 세포주기 관련 구성 요소(예: 사이클린 D, 사이클린 E, *Rb*, p53, p21, *LATS2* 및 *PTEN*)를 직접 또는 간접적으로 억제하거나 자극하여 세포주기 진행을 조절하는 데 참여한다. 그중 miR-17-92, miR-290-295, miR-302, miR-106b-25, miR-106a-363은 ESC에서 풍부하게 발현된다. miR-92 및 miR-195에 의한 E2F의 억제는 여러 세포주기 관련 전사인자 및 단백질(예: *E2F* 계열, *CDK2* 및 *CDC25A*의 구성원)의 전사를 감소시켜 G1기의 지속 기간을 조절한다. 또한, G1/S 및 G2/M 검문지점 주요 조절자인 p53의 발현은 G1/S 전환을 촉진하는 miR-290-295 및 miR-302에 의한 간접 표적화로 인해 감소된다. 유사하게, p21 발현은 사이클린 E-CDK2 활성을 억제하는 miR-290-295, miR-372a, miR-302 및 miR-106b-25에 의한 억제로 인해 감소된다. (*Mens MMJ, Ghanbar M. Cell cycle regulation of stem cells in ES cells.* Stem Cell Rev *2018;14:309-322.*)

미치는 일부 마이크로 RNA에 대한 개요를 보여준다. 이 도해는 세포주기와 관련된 마이크로 RNA 활성에 대한 개요를 나타내지만, 많은 마이크로 RNA가 세포 유형별 방식으로 생성되기 때문에 제시된 계획은 불완전하다.

암 치료를 위한 세포주기 표적

암세포의 특징 중 하나는 세포주기 조절의 규제 완화이다. 세포 증식을 조절하는 것이 중요하기 때문에 여러 세포주기 조절제가 효과적인 항암 표적으로 등장했을 것이라 예상할 수 있다. 그러나 사실, 광범위한 노력에도 불구하고 표적 억제에 의해 효과적으로 이용된 세포주기 조절 단백질의 수는 매우 제한적이다. 일반적으로 성공하지 못한 이유는 대부분의 이러한 조절 구성 요소가 나타내는 다중 활동에 기인하며, 이에 따라 유해한 부작용을 야기하는 표적 외 억제에 대한 위험이 증가하기 때문일 것이다. 현재까지 가장 유망한 표적은 CDK4와 CDK6으로 세 가지 억제제, 팔보시클립(palbociclib), 리보시클립(ribociclib), 아베마시클립(abemaciclib)이 미국 식품의약국(FDA)의 임상 사용 승인을 받았다. 이러한 CDK는 사이클린 D와 복합적으로 작용하여 G1/S기의 경계를 통과한다. CDK4/CDK6의 과잉 생산과 마찬가지로 유전자 증폭 또는 다른 기전에 의한 사이클린 D의 과발현은 인간 암에서 일반적이다. 세 가지 CDK4/CDK6 억제제는 각각 호르몬 수용체-양성 유방암, HER2-음성 유방암에 임상 사용이 승인되었으며, 다른 유형의 암에 사용하기 위한 임상시험이 진행 중이다. PLK1의 소분자 억제제도 임상적으로 사용되고 있지만, 아직 FDA의 승인을 받지는 못했다. 볼라세르팁(Volasertib)은 PLK1의 고도로 선택적인 소분자 억제제로서, 키나아제에 대한 ATP 경쟁적 억제제로 작용한다. 볼라세르팁은 급성 골수성 백혈병(AML)이 있는 고령 환자를 대상으로 저용량 시타라빈(cytarabine)과 병용 사용하는 3상 시험이 수행되었다. 그러나 임상시험은 PLK1 억제제에 기인하는 부작용으로 인해 성공하지 못했다.

요약

새로운 기술의 출현으로, 세포주기와 그 조절에 대한 이해가 기하급수적으로 확장되었다. 우리는 이제 정상적인 세포주기 진행과 DNA 손상 및 기타 형태의 스트레스에 대한 세포 검문지점 반응을 제어하는 경로와 회로를 이해하게 되었다. 또한, 세포주기 진행과 세포 분열의 완전성을 유지하는 생화학적 및 유전학적 경로의 해독은 이러한 경로를 손상시키는 돌연변이가 세포주기 제어를 손상시키고 유전체 불안정성과 암으로 이어질 수 있는 방법을 이해하는 기초를 제공하고 있다. 이러한 경로의 엄청난 복잡성에도 불구하고 세포주기 회로의 다양한 구성 요소는 질병의 진단이나 예후를 위한 표지자로서 임상적으로 가치가 있는 것이 입증되기 시작했으며, 다른 구성 요소는 유망한 치료적 항암 표적으로 부상하고 있다. 예정세포사인 세포자멸로 이어지는 경로는 세포주기 조절에 참여하고 암에 대한 치료 표적을 제공하는 많은 동일한 분자에 의해서 매개된다. 기본적인 전략은 종양세포를 정지시켜서 종양의 성장을 막거나, 종양세포를 세포자멸로 이끌어 종양세포의 병변을 제거하는 화합물을 찾는 것이다. 이 장에서 논의되었던 대부분의 단백질은 현재 잠재적인 치료 표적으로 간주되며, 많은 대학 실험실과 제약회사에서 활발하게 연구 중이다. 그러나 종양세포는 대부분의 항암 치료를 벗어나도록 진화했으며, 이는 대부분의 새로운 치료 접근법이 단일 치료 전략보다는 복합적 치료가 되어야 함을 시사한다. 그럼에도 불구하고, 세포주기와 세포자멸 경로가 철저하게 밝혀짐에 따라, 현재 우리가 이렇다 할 만한 효과적인 치료법이 없는 많은 암이 가까운 장래에는 삶의 질 향상과 함께 개선될 것이라는 희망을 가질 수 있게 되었다.

Suggested Readings

Bertoli C, Skotheim JM, de Bruin RAM. Control of cell cycle transcription during G1 and S phases. *Nat Rev Mol Cell Biol* 2013;14:518–528.

Harashima H, Dissmeyer N, Schnittger A. Cell cycle control across the eukaryotic kingdom. *Trends Cell Biol* 2013;23:345–356.

Howard A, Pelc S. Synthesis of deoxyribonucleic acid in normal and irradiated cells and its relation to chromosome breakage. *Heredity* 1953;6(Suppl):261–273.

Lukas J, Lukas C, Bartek J. Mammalian cell cycle checkpoints: signaling pathways and their organization in space and time. *DNA Repair* 2004;3:997–1007.

Mens MMJ, Ghanban M. Cell cycle regulation of stem cells by microRNAs. *Stem Cell Rev* 2018;14:309–322.

Murray A, Hunt T. The Cell Cycle: An Introduction. New York: W. H. Freeman and Company; 1993.

Sánchez I, Dynlacht BD. New insights into cyclins, CDKs, and cell cycle control. *Semin Cell Dev Biol* 2005;16:311–321.

Santamaria D, Ortega S. Cyclins and CDKs in development and cancer: lessons from genetically modified mice. *Front Biosci* 2006;11:1164–1188.

Teixeira LK, Reed SI. Ubiquitin ligases and cell cycle control. *Annu Rev Biochem* 2013;82:387–414.

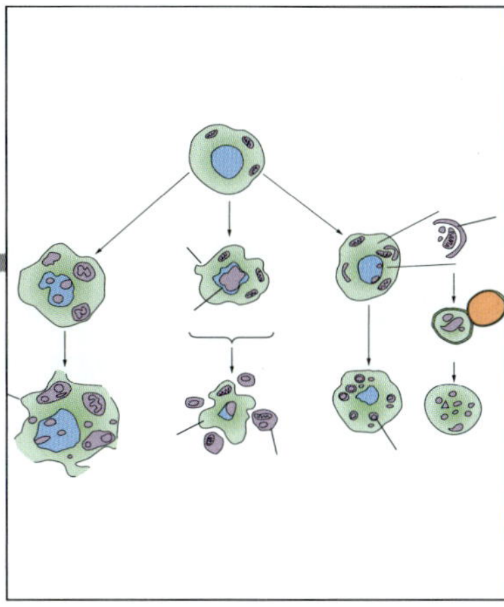

Chapter 11

조절된 세포사멸

세포사멸은 동물 발생의 다양한 측면과 성체 일생의 전반에 걸쳐서 중요하다

동물의 정상적인 발생 과정은 복잡한 생물체를 구성하는 다양한 종류의 조직 유형에 존재하는 세포를 만들고 유지하기 위한 세포 과정이 얼마나 잘 조절되느냐에 달려 있다. 이러한 유기적 조절의 명백한 예는, 전구세포(precursor cell 또는 progenitor cell)가 증식하여 특정 기능을 갖거나 특정 세포 유형으로 분화되는 것이다. 조금 덜 분명한 것은 대부분 조직 유형의 형성이나 유지에 중요한 또 다른 세포 운명인 '예정된 세포사'(programmed cell death, PCD)의 역할이다. '예정된 세포사'라는 용어는 처음에 이러한 세포의 죽음이 생물체에서 미리 정해져 있는 발생 계획의 일환으로 예상된 신체 부위에서 예측 가능한 발생 시기에 일어난다는 사실을 강조하기 위해 사용되었다. 발생 과정 중에는 예정된 세포사에 의해 신체 부위가 조각되고 일시적인 구조를 제거한다. 예를 들면, 개구리로 변화하는 과정에서 올챙이의 꼬리에 있는 세포가 없어진다거나, 척추동물의 사지 싹(limb bud)에서 손발가락 사이의 조직이 사라지고, 척추동물 신체에서는 내강의 조직이 사라져 공동화된다(그림 11-1).

또한 예정된 세포사는 발달 중인 동물에서 더 이상 필요하지 않게 된 세포나 원하지 않는 세포를 제거해준다. 예를 들어, 면역계에서 자신의 세포에 반응하는 다수의 자가 반응성 림프구나 유용한 항원-특이적 수용체를 생산하지 못하는 림프구는 예정된 세포사에 의해 제거된다. 신경계의 발생 과정 중에는 생성된 약 절반 가량의 뉴런이 성숙 과정 이후 곧 예정된 세포사를 겪는데, 이런 과정을 통해 새로 생겨난 뉴런 사이에 최적의 연결이 확립된다. 예정된 세포사는 성체시기까지 계속해서 중요한 역할을 담당하며, 이를 통해 세포분열에서의 균형을 유지하고, 결과적으로 조직과 기관, 그리고 신체 크기를 조절하게 된다. 개체에 위험한 세포들, 예를 들면 변형된 세포처럼 비가역적으로 손상을 입은 세포나 바이러스와 같은 병원체에 감염된 세포도 역시 예정된 세포사의 활성화에 의해 제거될 수 있다. 조절되는 세포사멸은 신속하고, 종종 면역 반응을 유발하지 않고 일어나기 때문에 조절되는 예정된 세포사의 발생 정도는 과소평가되었다. 처음에는 다세포 유기체에 고유한 것으로 믿어졌지만, PCD는 많은 효모 균주와 같은 단세포 진핵생물과 일부 원핵생물에서 발생하는 것으로 밝혀졌다.

이제 PCD는 형태학적으로 구별되는 세포 죽음이라는 더 큰 계열의 일부분인 것으로 알려져 있으며, 집합적으로 '조절된 세포사멸'(regulated cell death)이라고 하는데, 이 모두는 유전적 기전에 의해 제어된다. 예정된 세포사는 발생의 특정 단계 동안과 정상 조직 변화의 일부로서 발생하는 생리학적 죽음을 정의하는 데 사용되는 반면, 조절된 세포사멸은 세포 내 또는 세포 외의 강력한 교란에 의해 유발되는 세포 죽음을 포함하며, 이는 특정 분자에 의해 정확한 순서로 진행된다.

고유한 유전자 집단과 신호전달 경로가 활성화되는 조절된 세포사멸과 달리, 우발적인 세포 죽음은 일반적으로 세포 구성 요소를 손상시키는 물리적(예: 고온 또는 고압), 화학적(예: 상당한 정도의 pH 변화) 또는 물리적(예: 전단력) 성질의 심각한 손상으로 인해 발생한다. 이러한 형태의 세포 죽음은 조절될 수 없으며 사실상 빠르게 일어난다. 대부분의 경우에, 세포와 그 내부 소기관이 부풀어 오르고 파열되어 괴사(necrosis)

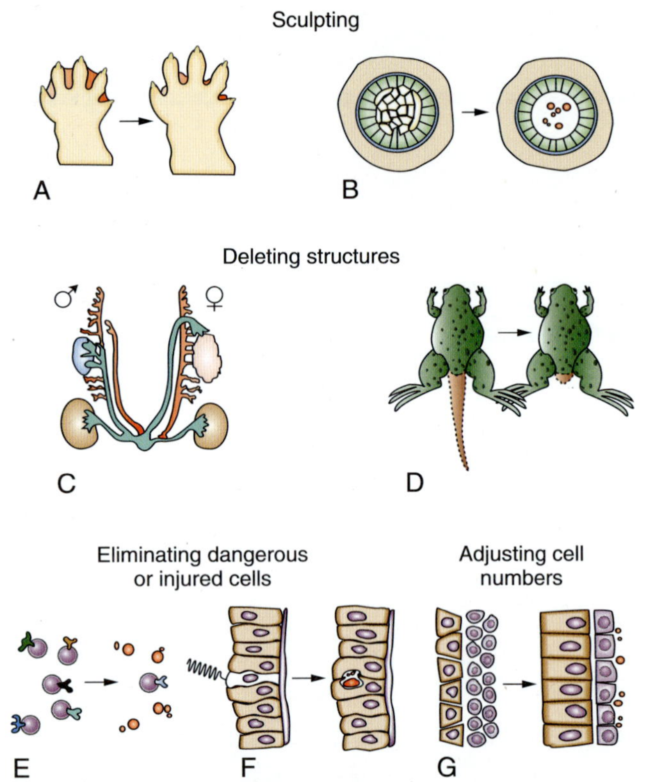

그림 11-1. 동물 발생 과정 중의 예정된 세포사. 예정된 세포사멸은 (A,B) 장기와 조직의 조각, (C,D) 발달 중 원하지 않는 구조의 삭제, (E,F) 변형, 손상 또는 감염을 포함한 손상되거나 유해한 세포의 제거, (G) 적절한 세포 수의 조정을 포함하여 발달 중 많은 다양한 기능을 수행한다.

라고 불리는 과정에 의해 내용물이 쏟아진다. 세포 내 물질의 방출에는 리소좀 및 기타 분해효소가 포함되기 때문에 괴사를 통한 세포 죽음은 주변 세포를 손상시키고, 주변 조직에 염증 반응을 유발한다. 대식세포와 다른 면역세포의 활성화 및 분비는 주변 조직의 손상에 기여한다.

예정된 세포사의 독특한 형태

설명된 첫 번째 유형의 예정된 세포사는 **세포자멸**(apoptosis; 그리스어의 식물이나 나무에서 계절이 바뀌어 잎이 떨어지는 것을 의미함)이다. 세포자멸의 초기 특성은 커(Kerr), 윌리(Wylie), 큐리(Currie)에 의해 1972년에 보고되었다. 세포자멸을 겪는 세포는 쭈그러들며, 핵과 염색질이 응축되는 현상을 나타낸다. 외적으로는 세포막이 불거져 나오기에 세포가 끓는 것처럼 보이는데, 이를 막의 "물집 형성(수포화, blebbing)"라고 한다. 이후 세포는 세포질 물질, 아직 손상되지 않은 세포 소기관 및 때때로 응축된 염색질 덩어리를 포함하는 세포자멸체(apoptotic body)라고 불리는 막 결합체로 조각이 날 수 있다. 전체 세포자멸 세포 또는 세포자멸체는 세포 구성 요소의 누출없이 식균 작용에 의해 즉시 제거되어 염증 반응이 없다.

다음으로 설명할 예정된 세포사는 많은 수의 세포질 액포가 나타나는 것이 특징인 자가포식형 세포사(autophagic cell death)이다. 자가포식형 세포사의 경우, 주로 소포체에서 파생된 이중막은 세포 소기관과 세포질 물질을 삼키는 세포질 액포를 형성한다. 이 소낭(vesicle)은 격리된 세포 성분이 소화되는 리소좀과 융합한다. 일정량의 자가포식(autophagy)이 정상적으로 발생하고 필수적인 역할을 하지만, 과도한 수준은 세포 내부에서 제거되어 세포사멸을 초래한다. 세포자멸과 달리 자가포식형 세포사는 세포의 식작용(phagocytosis)와 무관하다(Fig. 11-2).

지난 10년 동안, 조절된 세포사멸의 세 가지 다른 형태인 네크롭토시스(necroptosis), 페로토시스(ferroptosis) 및 파이롭토시스(pyroptosis)가 기술되고 특성화되었다. 괴사와 형태학적 특징을 공유하지만, 이러한 세포사는 유전자 및 신호전달 경로에 의해 조절된다. 네크롭토시스는 세포 소기관의 팽창과 리소좀과 무관하게 세포질 내의 "빈 공간(empty space)"의 형성을특징으로 하며, 괴사와 몇 가지 유사점이 있다. 염색질(크로마틴) 응축은 일어나지 않지만, 때때로 염색질 덩어리가 느슨한 반점으로 보이는 경우가 있다. 파이롭토시스는 미생물 병원체에 감염된 세포에서 유도되며, 세포가 납작해지면서 궁극적으로 막이 파열되는 것이 특징이다. 페로토시스는 막 파열을 초래하는 철 의존성 지질 과산화에 의해 발생한다. 페로토시스의 형태학적 특징은 크리스테(cristae)의 소멸과 함께 미토콘드리아가 수축하는 점이다. 따라서 세포자멸 또는 자가포식형 세포사와 대조적으로 네크롭토시스, 파이롭토시스, 페로토시스는 모두 원형질막이 파열되어 면역원성 분자를 방출하여 염증 반응을 유발한다. 보다 최근에는, 다른 형태의 세포사멸이 설명되고 있지만, 이들의 특징이 규명되어야 하고, 이들이 실제로 별개의 형태인지 아니면 단순히 앞서 언급한 주요 형태의 세포사멸의 변종인지는 아직 확실히 결정되지 않았다.

다음 절에서, 세포자멸, 자가포식형 세포사, 네크롭토시스, 파이롭토시스, 페로토시스를 조절하는 핵심 분자와 신호 경로를 설명한다. 2,000억~3,000억 개의 세포 또는 평균적으로 초당 약 100만 개의 세포가 이 과정을 통해서 그리고 아직 규명되지 않은 형태의 조절된 세포사멸로 죽는 것으로 추정된다. 세포자멸은 가장 잘 연구되고 가장 잘 규명된 조절된 세포사멸의 형태이므로 가장 강조되어 왔다.

세포자멸은 세포의 내재성 유전 프로그램에 의해 조절된다

세포자멸 조절에 대한 첫 번째 통찰은 세포자멸 프로그램의 초기 특성화 핵심 구성 요소에 중요한 예쁜꼬마선충(*Caenorhabditis*

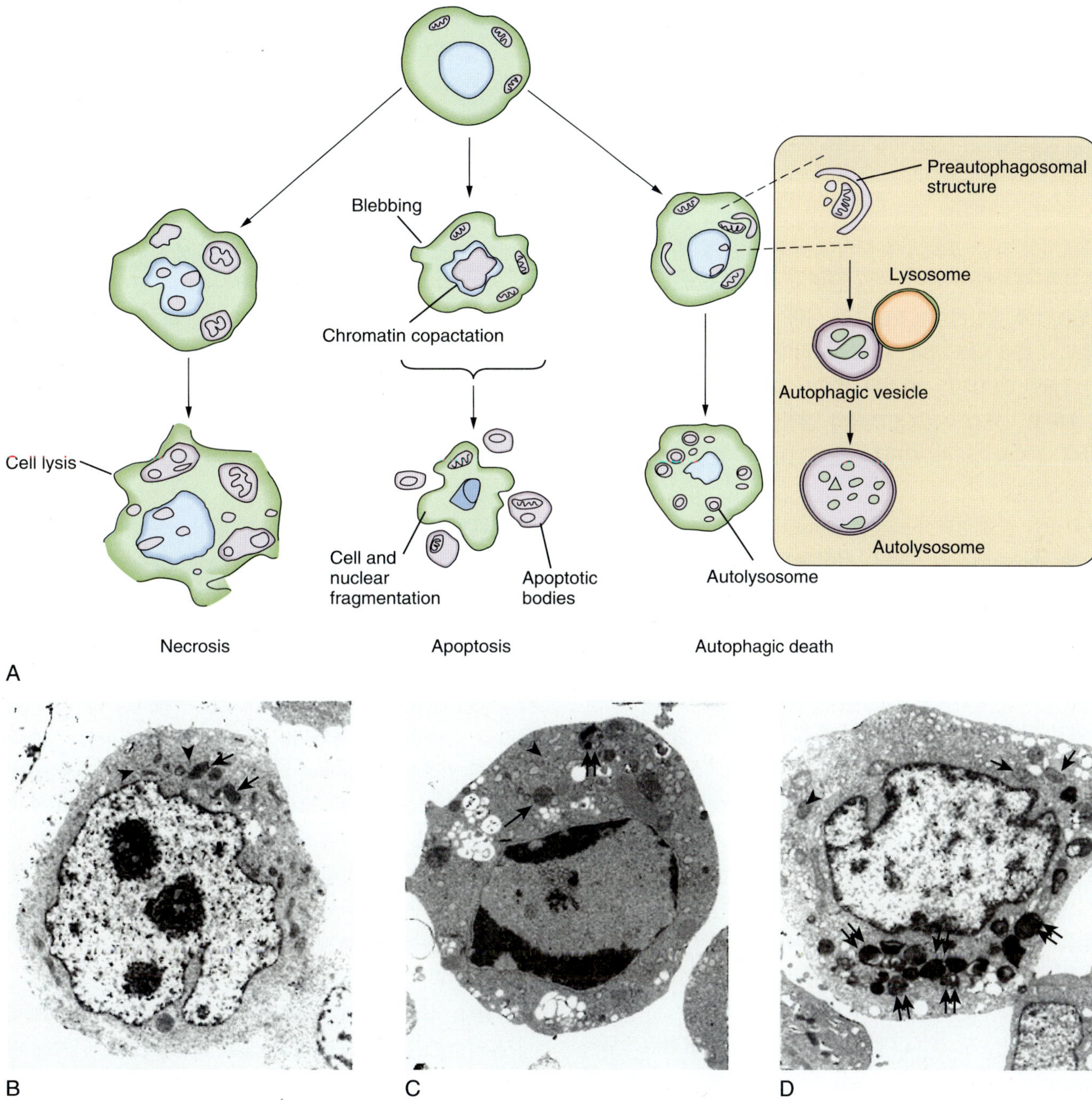

그림 11-2. 다양한 형태의 세포 죽음. (A) 괴사(necrosis), 세포자멸(apoptosis), 그리고 자가포식성 세포사(autophagic cell death)에서 특징적으로 나타나는 형태학적 변화의 개략적 설명. 괴사성 세포 죽음은 세포를 용해시켜 염증을 유발하는 반면, 세포자멸성 세포는 염증 반응 없이 인접한 세포에 의해 삼켜지는 세포자멸체(apoptotic body)에 포장된다. 자가포식성 세포사에서는 부피가 큰 세포질과 세포 소기관을 삼키는 세포질 소낭이 나타나는 것이 특징적이다. 소낭의 내용물은 식포와 라이소좀이 융합한 후에 그 세포의 라이소좀 체계에 의해 소화된다. (B-D) 세포자멸 및 자가포식성 세포사를 겪고 있는 세포의 초미세 구조적인 특징. (B) 정상 세포, (C) 세포자멸 세포, (D) 자가포식성 세포사 세포가 나타나 있다. 다중리보솜(화살머리), 미토콘드리아(화살표), 자기포식성 소낭(이중화살표)이 표시되어 있다. 자가포식성 소낭은 건강한 세포와 세포자멸 세포에서 볼 수 있지만, 자가포식성 세포사에서 훨씬 더 풍부하다. (*Bursch et al.* J Cell Sci *2000;113:1189-1198*에서 발췌.)

elegans)의 유전 연구에서 나왔다. 예쁜꼬마선충은 발생 과정 동안 정확히 1,090개의 세포가 생성되고, 그중 131개가 죽는다. 131개의 세포 죽음 각각은 개체마다 본질적으로 변하지 않는 특정 시간과 특정 위치에서 발생한다. CED-3와 CED-4(CED는 cell death defective를 나타냄) 두 유전자가 세포 죽음에 필요한 유전자로 밝혀졌다. 이 두 유전자 중 하나라도 돌연변이를 통해 비활성화시키면, 발생학적으로 일어나는 예쁜꼬마선충의 세포 죽음은 일어나지 않는다. 이러한 관찰은 세

EGL-1 ⊣ CED-9 ⊣ CED-4 → CED-3

그림 11-3. 예쁜꼬마선충에서 예정된 세포사의 기본 유전적 경로. CED-3와 CED-4의 활성화는 선충에서 세포 죽음을 초래한다. CED-9는 CED-4가 CED-3을 활성화하는 것을 방지하여 세포 죽음을 억제할 수 있다. EGL-1은 CED-9에 결합하여 CED-4에서 이를 분리함으로써 세포 죽음을 촉진할 수 있다.

포가 내재적 자살 프로그램에 의해 죽는다는 첫 번째 직접적인 증거를 제공했다. CED-3는 단백질 분해효소이고, CED-4는 CED-3에 결합하여 CED-3의 이량체 및 활성화를 촉진하여 세포 죽음을 유도한다. 미토콘드리아 외막과 관련된 또 다른 단백질인 CED-9는 예정된 세포사로부터 세포를 보호한다(그림 11-3). CED-9는 CED-4와 결합하여 이를 미토콘드리아 막에 유지함으로써, CED-3가 CED-4에 결합하지 못하도록 분리시킨다.

CED-9을 불활성화하는 돌연변이는 발생 과정에서 정상적으로 생존하는 세포의 죽음을 유도하므로, CED-9 돌연변이를 가지고 있는 선충은 일찍 죽는다. 유전 연구에 따르면 다른 유전자인 EGL-1(난자 산란 결함-1, egg-laying defective-1)을 과발현시키는 돌연변이 또는 EGL-1을 과활성화하는 돌연변이(기능-획득 돌연변이, gain-of-function mutation)가 예쁜꼬마선충에서 이소성(ectopic) 세포 죽음을 유도할 수 있음이 밝혀졌다. 이런 죽음은 CED-9의 기능-획득 돌연변이나 CED-3 또는 CED-4의 기능-상실 돌연변이(loss-of-function mutation)에 의해 억제될 수 있다. 대조적으로, EGL-1의 기능-상실 돌연변이는 CED-9 활성의 소실(CED-9의 기능상실)에 의해 유발된 세포 죽음을 억제할 수 없다. 이러한 결과는 세포 죽음을 조절하는 유전적 경로에서, EGL-1이 CED-3, CED-4 및 CED-9 유전자의 상위에서 작용한다는 결과에 부합하는 것이다(그림 11-3).

선충류의 유전자 프로그램에서 핵심 요소가 밝혀짐으로써 포유동물에서 상동유전자를 찾을 수 있게 되었다. 이러한 연구를 통해 CED-3의 포유동물 상동체로서 카스파제(caspase)라는 단백질 계열이 확인되었다. 포유동물에서, CED-4 상동체는 Apaf-1이라고 불리는 단백질인 반면, CED-9와 서열이 유사한 단백질은 Bcl-2 계열을 구성하는 단백질이다. 그러나 CED-9이 세포자멸을 억제하였던 꼬마선충에서의 상황과는 대조적으로, Bcl-2 계열 단백질은 세포자멸을 막는 것도 있지만 유발하기도 한다. 세포자멸을 일으키는 Bcl-2 계열 단백질의 일부는 EGL-1의 포유동물 상응체로 기능한다. 세포자멸의 기본적인 기전의 진화적 보존과 일맥상통하게, 포유동물 세포에서 CED-3과 CED-4 단백질의 과발현은 세포자멸을 초래하는 반면, 선충류에서 Bcl-2의 과발현은 CED-9의 결손을 보상해 줄 수 있다. 포유류에서의 세포자멸 조절이 가지는 중요성을 감안하여, 다음 절에서 카스파제와 Bcl-2 계열 단백질에 대해서 좀 더 자세히 살펴보자.

카스파제

카스파제는 CED-3의 포유동물 상동체를 나타내는 일련의 시스테인 프로테아제(cysteine protease, 활성 부위에 시스테인을 가짐) 계열 단백질이다. 이 계열 단백질의 구성원은 1차 서열과 기질 특이성이 다르지만, 모두 건강한 세포의 세포질에서 자이모겐(zymogen)으로 존재한다. 이 프로카스파제(procaspase)는 절단되어 2개의 작은(약 10-13kDa) 소단위와 2개의 큰(17-21kDa) 소단위로 구성된 이종이량체(heterodimer)를 형성하고 결합하여 활성형 효소로 기능한다(그림 11-4, A). 활성형 카스파제는 기질 내의 아스파라긴산 잔기 이후에 절단되는 4개 펩티드 서열을 인식한다. 예를 들어, 카스파제-1(caspase-1)이 선호하는 인식서열은 Tyr-Val-Ala-Asp(Y-V-A-D)이고, 카스파제-3(caspase-3)의 인식서열은 Asp-Glu-Val-Asp(D-E-V-D)이다.

대부분의 카스파제는 세포자멸을 조절하는 기능을 하지만, 카스파제 계열의 일부 구성원(예, 카스파제-1, -4, -5)은 사이토카인 성숙화에 관여한다. 세포자멸을 조절하는 카스파제는 **개시 카스파제(initiator caspase)**와 **실행 카스파제(effector caspase)**라고 불리는 두 그룹으로 나뉜다. 길다란 프로도메인(prodomain)을 특징으로 하는 개시 카스파제(예, 카스파제-8, -9, 10)는 자이모겐 형태에서도 낮은 내재적 효소 활성을 갖는다. 이 상태에서 개시 카스파제는 세포를 손상시킬 수 없다. 그러나 이 프로카스파제(procaspase)가 다량체(oligomer)를 형성하게 되면, 이들은 서로 가까워지고 스스로를 절단하고 활성화된다. 프로도메인의 절단은 다량체화의 부재를 초래하고 개시 카스파제의 세포자멸 활성을 소실시키기 때문에, 다량체 형성은 프로도메인을 필요로 함을 알 수 있다. 구조 연구에 따르면, 개시 카스파제의 전구도메인은 카스파제-8과 카스파제-10에 존재하는 **'죽음 실행 도메인'(death effector domain, DED)**이나 카스파제-9에 존재하는 **'카스파제 모집 도메인'(caspases recruitment domain, CARD)**의 두 가지 유형의 도메인 중 하나를 포함한다. 카스파제의 다량체화는 동형 DED-DED 또는 CARD-CARD 상호작용을 통해 일어나며, 이는 분자 간 절단으로 이어진다(그림 11-5). 일단 활성화되면, 개시 카스파제는 실행 카스파제(예, 카스파제-3, -6, -7)를 절단하여 활성화시킨다. 집행 카스파제라고도 불리는 실행 카스파제는 다양한 세포 내 기질을 절단하여 정상적인 세포 기능을 파괴하고 세포의 죽음을 초래한다. 현재까지 카스파제에 대

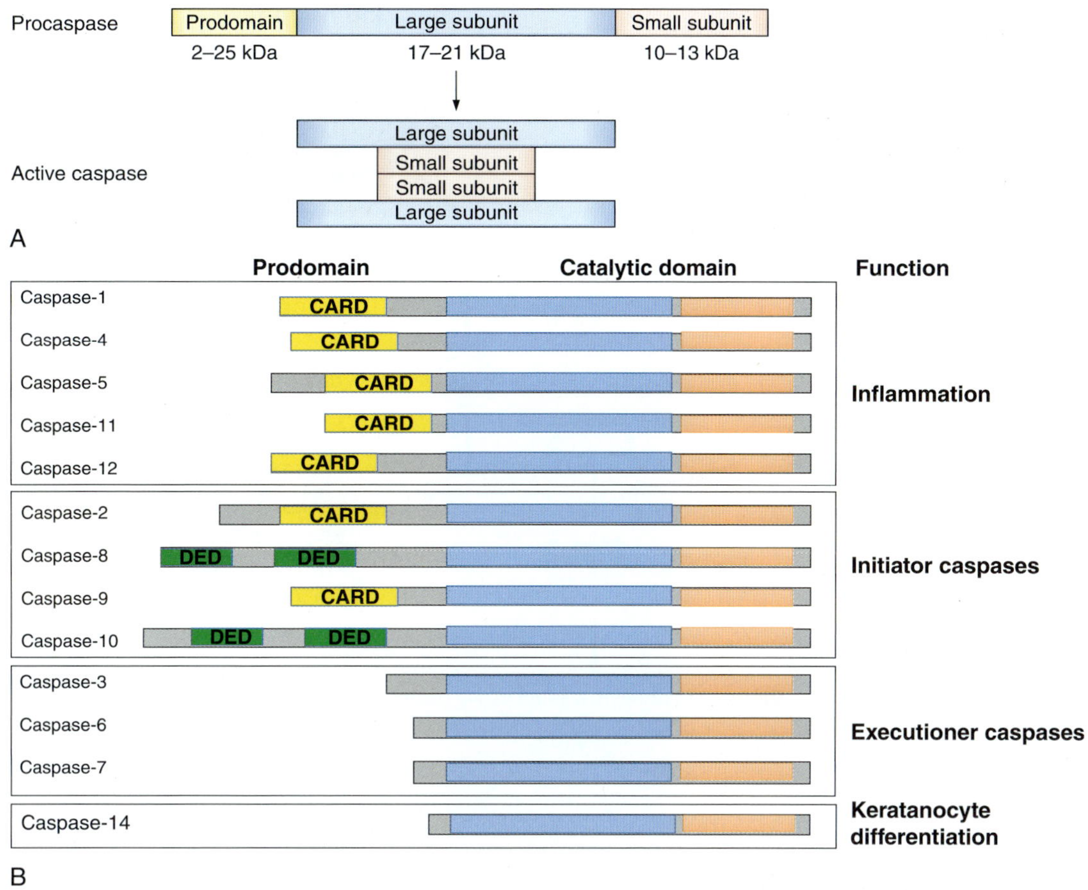

그림 11-4. 카스파제의 구조와 활성화. (A) 카스파제의 활성화. 카스파제는 활성화를 위해 단백질 절단 과정을 요구하는 자이모겐(zymogen) 형태로 합성된다. 전구효소의 특정 아스파르트산 잔기에서 절단되어 N-말단의 프로도메인(prodomain)이 제거된다. 큰 소단위와 작은 소단위 사이의 절단, 그리고 2개의 이종 이량체의 연합으로 사량체 형태가 만들어지면 활성형 카스파제가 된다. (B) 척추동물의 카스파제 계열의 구성원. 카스파제에는 세포자멸형 죽음을 매개하는 개시 카스파아제와 집행 또는 실행 카스파아제 계열이 포함된다. 다른 카스파제는 염증과 분화를 포함한 다른 기능을 가지고 있다. 많은 카스파제에는 동형 상호작용을 조절하는 CARD 또는 DED가 있다.

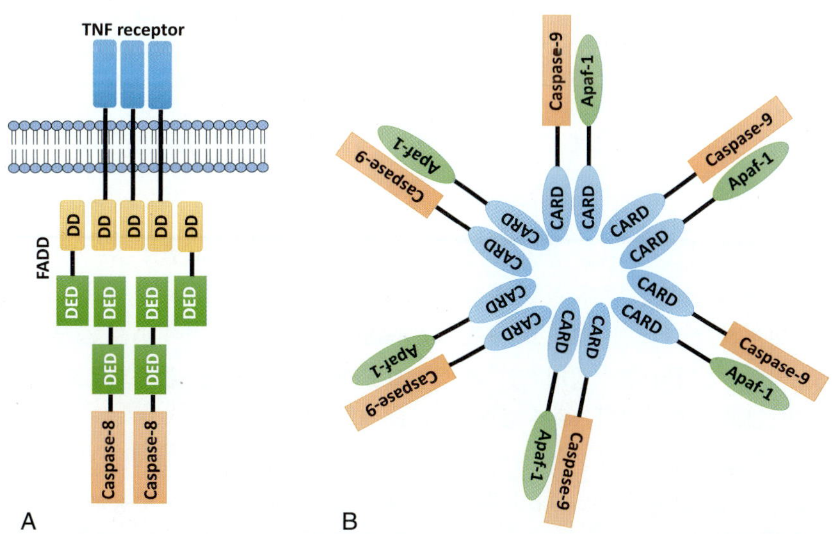

그림 11-5. 동형의 DED-DED 결합과 CARD-CARD 결합은 개시 카스파제를 근접하게 만든다. (A) 양쪽성 어댑터인 FADD를 통해 TNF 계열의 사멸수용체를 DED 계열 카스파제에 연결한다. FADD의 DD는 TNF 계열 수용체의 세포질 꼬리에 있는 DD에 직접 결합하거나 다른 DD-함유 어댑터 단백질을 통해 간접적으로 결합한다(표시되지 않음). FADD의 DED는 프로카스파제-8(그리고 -10)의 DED에 결합하여 프로카스파제-8 분자를 근접하게 만든다. (B) 칠량체를 형성하는 Apaf-1의 CARD는 프로카스파제-9 분자가 근접해 있을 때 칠량체 복합체를 형성하는 프로카스파제-9의 CARD에 결합한다.

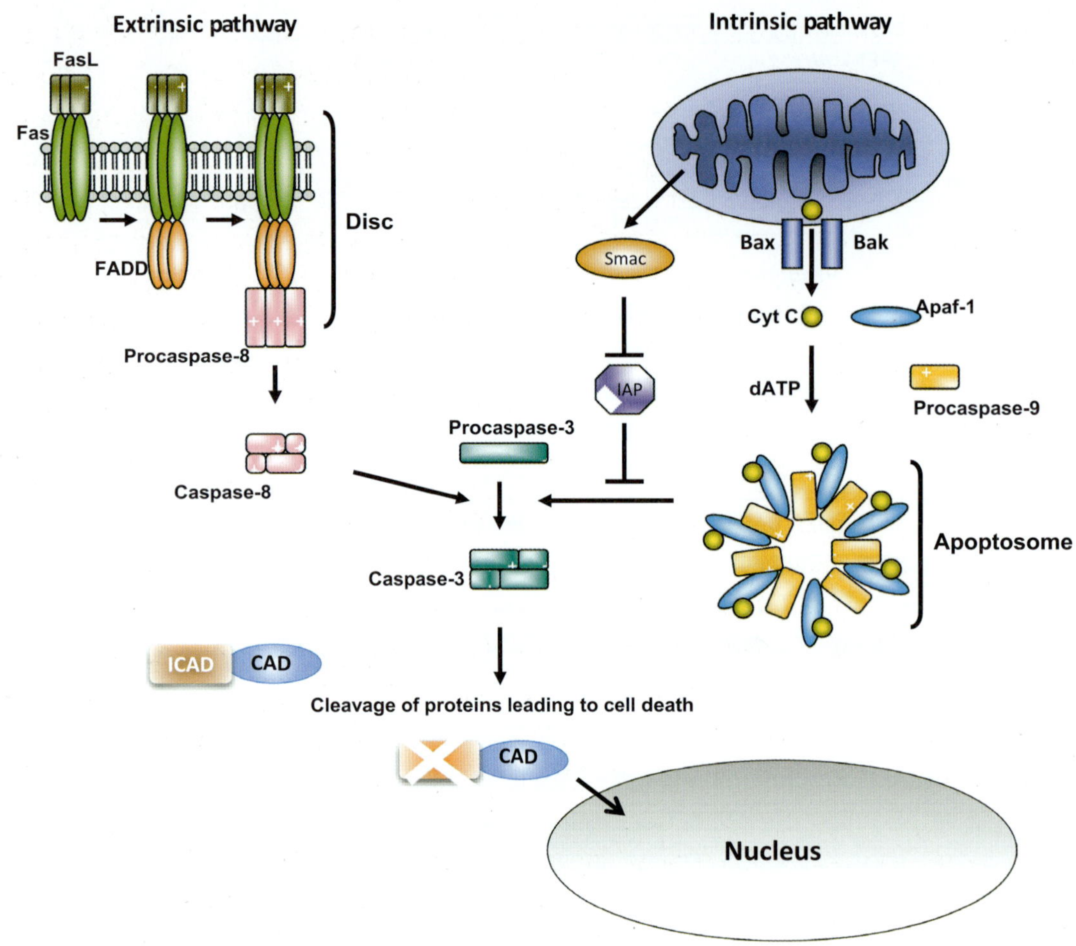

그림 11-6. 외인성 경로 및 내재성 경로에 의한 카스파제의 활성화. 외인성 경로 혹은 사멸수용체 경로(그림의 왼쪽 절반)는 FasL 같은 리간드가 그 수용체인 Fas에 결합하고, 이어서 어댑터 단백질로서 사멸 영역을 가지는 Fas-관련 사멸 도메인(Fas-associated protein with death domain, FADD)과 프로카스파제-8(procaspase-8)이 순차적으로 결합함으로써 활성화된다. 사멸-유도 신호복합체(death-inducing signaling complex, DISC)의 형성이 프로카스파제-8의 활성화를 가능하게 하고, 이것은 단백질 절단을 일으켜서 카스파제-8(caspase-8)를 활성화시킨다. 미토콘드리아 경로(그림의 오른쪽 절반)도 카스파제-3의 활성화로 이어진다. 이 경로는 미토콘드리아에서의 시토크롬 c 방출을 포함한다. 일단 세포질로 나온 시토크롬 c는 Apaf-1과 프로카스파제-9의 조립을 촉진하여 Apaf-1과 프로카스파제-9가 7분자씩 포함되는 커다란 복합체를 형성하도록 촉진한다. Apaf1, 프로카스파제-9, 시토크롬 c 및 ATP를 포함하는 이 복합체를 아폽토좀(apoptosome)이라고 한다. 아폽토좀 내의 활성형 카스파제-9는 카스파제-9를 절단할 수 있다. 시토크롬 c 외에도 Smac/Diablo와 같은 다른 친-세포사멸성 단백질이 방출된다. Smac/Diablo는 IAP를 카스파제에서 격리시켜 세포자멸이 일어나도록 한다. 카스파제-3의 많은 표적 중 하나는 그것을 격리하는 CAD(caspase-activated DNAse)에 결합하는 ICAD(CAD 억제제)라는 세포질 단백질이다. 카스파제-3에 의한 ICAD의 절단은 CAD를 유리시켜 핵으로 전위시켜 DNA를 단편으로 절단한다.

한 300개 이상의 세포 내 기질이 확인되었다. 이들 중에는 세포질과 핵의 구성에 관여하는 단백질, 신호전달과 전사 조절 단백질, DNA 복제와 복구에 관여하는 단백질, 그리고 세포주기 구성원이 포함된다. 세포자멸 시 나타나는 형태적인 특징은 카스파제 활성화의 직접적 결과로 나타난다. 예를 들어, 세포자멸형 죽음의 특징인 막의 수포는 세포골격 기능에 관여하는 액틴-결합 단백질인 젤솔린(gelsolin)과 특정 키나아제가 카스파제에 의해 절단됨으로써 발생한다.

카스파제의 활성화는 세포사멸의 과정에서 핵심적인 단계이다. 포유동물에서 카스파제 매개성 세포사멸의 두 가지 경로가 설명되어 있다. **외인성 경로(extrinsic pathway**; 사멸수용체 매개성 경로라고도 함)는 특히 면역계에서 조직 항상성의 유지에 중요한 역할을 하고, 다른 하나는 **내재성 경로(intrinsic pathway**; 미토콘드리아성 경로)로서 DNA 손상과 같은 외부 신호나 내부 손상에 대한 반응으로 일반적으로 사용된다(그림 11-6).

외인성 경로는 세포외 리간드가 **"사멸수용체(death receptor)"**라고 불리는 약 8개의 수용체로 구성된 소규모 계열의 구성원에 결합함으로써 세포막에서 시작된다. 이 수용체는 세포 표면에 존재하는 막관통 수용체로, 일반적으로 세포질 부분에 **사멸 도메인(death domain)**이라고 하는 약 80개 아미노산의 영역을 공유한다. 가장 잘 연구된 사멸수용체 중에는 종양괴사인자 수용체-1(tumor necrosis factor receptor-1, TNF-R1)과 Fas-리간드 수용체(Fas ligand receptor, Fas-IC)가 있다. 리간드가 이러한 수용체에 결합하면(TNFα에서 TNF-R1에 또는 FasL에서 Fas에 결합하면), 어댑터 단백질의 사멸 도메인, 즉 TNFR1-관련 사멸 도메인에 대한 TRADD(TNFR1-associated death domain protein) 단백질 또는 Fas 관련 사멸 도메인 단백질의 경우 FADD(Fas-associated death domain protein)와 상호작용할 수 있도록 수용체의 삼량체화 및 구조적 변화가 발생한다. 사멸 도메인 외에도 어댑터 단백질은 DED를 가지고 있는데, 프로카스파제-8은 DED를 통해 결합하여 세포막에 있는 삼량체화된 수용체로 이동한다. 이러한 수용체-어댑터-프로카스파제-8 단백질 복합체를 **사멸-유도 신호 복합체(death-inducing signaling complex, DISC)**라고 한다. 어댑터 단백질의 주된 역할은 다중의 프로카스파제-8 분자를 근접하게 가져와 다량체 형성을 유도하여 자가 촉매 절단이 일어나게 하는 것이다(그림 11-6). 그림 11-6은 DISC의 핵심 구성 요소를 보여주고 있지만, 카스파제-8의 활성화에 참여하는 복합체와 관련된 여러 다른 단백질도 존재한다. 이들 중 하나는 RIP1(수용체-상호작용 세린/트레오닌 단백질 키나아제-1, receptor-interacting serine/threonine protein kinase-1)이라는 단백질로, 이 장의 뒷부분에서 살펴보겠지만, 조절된 세포사멸의 또 다른 형태인 괴사를 유도하는 데에도 핵심적인 역할을 한다.

대조적으로 카스파제 활성화의 내재성 경로는 세포질 내의 프로카스파제의 활성화에 의해 시작된다. 미토콘드리아는 이러한 세포사멸 기전에서 필수적인 역할을 하므로, 이를 미토콘드리아성 경로라고도 한다. 많은 사멸 자극에 반응하여, 시토크롬 *c*(cytochrome *c*)가 정상적이라면 전자전달계의 일원으로 작용하던 미토콘드리아의 막 사이 공간으로부터 세포질로 방출된다. 일단 세포질로 나오면 시토크롬 *c*는 Apaf-1(예쁜꼬마선충의 CED-4 단백질에 대한 포유동물 상동체)과 결합한다. 이때 Apaf-1은 결합에 CARD가 참여할 수 없는 비활성형이다. 시토크롬 *c*의 결합은 ATP와 Apaf-1의 결합을 촉진해서 단백질의 구조를 변경하여 다량체화를 촉진하는 CARD를 노출시킨다. 7개의 프로카스파제-9 분자가 다량체화된 Apaf-1에 결합하여 칠량체 복합체를 형성한다(그림 11-5). 이와 같이 시토크롬 *c*, Apaf-1, 카스파제-9, ATP가 결합한 고분자량 복합체를 아폽토좀(apoptosome)이라고 한다. 아폽토좀 내에서 카스파제-9의 근접성은 카스파제-9의 절단을 유도하고 동시에 자가 활성화가 일어난다. 활성화된 카스파제-9는 카스파제-3, 6, 7과 같은 실행 카스파제를 절단하고 활성화하여 많은 세포 단백질을 분해하여 세포사멸을 유도한다(그림 11-6).

좀 더 최근의 연구는 미토콘드리아 외에도 소포체(ER)가 포유류에서 세포사멸에 참여하는 두 번째 구획일 수 있음을 보여준다. ER의 주요 기능은 적절하게 접히고 수식된 단백질만이 최종 목적지로 수송하기 위해 골지망을 따라 전달되도록 하는 것이다. 그러나 화학적 독성이나 산화적 스트레스 등에 의해 ER에 대한 장기간의 스트레스는, 단백질을 적절하게 접는 능력을 무력화시켜 ER에 잘못 접힌 단백질이 축적되게 한다. 이러한 스트레스는 샤페론 단백질의 생성을 자극하는 특정 전사인자의 활성화를 통해 완화된다. 가장 잘 연구된 예가 CHOP와 ATF3이다. 이러한 샤페론 단백질이 잘못 접힌 단백질을 성공적으로 다시 접을 수 없는 경우, 세포는 프로테아좀에 의한 분해를 위해 또는 나중에 설명하는 바와 같이 자가포식을 통해 그 단백질을 ER 밖으로 운반한다. 그러나 잘못 접힌 단백질이 분해되어 제거되지 않으면 세포는 세포사멸을 촉진하는 친-세포자멸성(proapoptotic) 유전자의 발현을 활성화한다. 비가역적인 ER 스트레스를 겪는 세포의 죽음은 유익하지만, 만성 ER 스트레스는 과도한 세포 손실을 유발할 수 있다. 실제로, 잘못 접힌 특정 단백질의 생성으로 인한 만성 ER 스트레스가 알츠하이머병, 근위축성 측삭경화증(amyotrophic lateral sclerosis, ALS), 파킨슨병(Parkinson's disease) 등과 같은 신경퇴행성 질환에서 뉴런의 비정상적인 손실에 기여할 수 있다는 공감대가 커지고 있다. 만성 ER 스트레스는 또한 암과 당뇨병과 관련이 있는 것으로 제안되었다. 일부 바이러스는 ER 스트레스의 결과를 회피할 뿐만 아니라, ER 스트레스에 의해 유도된 요인을 자신의 이익을 위해 사용하는 기전을 진화시켰다. 예를 들어, B형 간염 바이러스(HBV)는 ER 스트레스를 사용하여 자체 복제를 촉진한다.

포유동물 세포에서는 외인성 및 내재성 경로 외에도 세포독성 T-세포는 퍼포린-의존성 경로(perforin-dependent pathway)와 그랜자임 B 의존성 경로(granzyme B-dependent pathway)라는 기전을 통해 표적 세포의 세포자멸을 유발할 수 있다. 주로 면역계에서 변형되었거나 바이러스에 감염된 세포를 제거하기 위해 주로 사용되는 이 경로는 활성화된 세포독성 T-세포에 의해 기공 형성 단백질인 퍼포린과 세린 프로테아제인 그랜자임 B를 표적 세포의 세포질에 주입하는 것을 포함한다. 그랜자임 B는 프로카스파제-3를 직접 절단하고 활성화하여 미토콘드리아 및 사멸수용체와 별개로 표적 세포에서 세포자멸을 유도할 수 있다.

카스파제 억제

세포자멸의 조절은 견제와 균형이라는 복잡한 체계를 따른다. 카스파제의 활성은 세포 내에서 생산된 단백질에 의해 음성적으로 조절될 수 있다. 그러한 카스파제 저해성 단백질이 존재한다는 증거는 우두 바이러스(cowpox virus)에 의

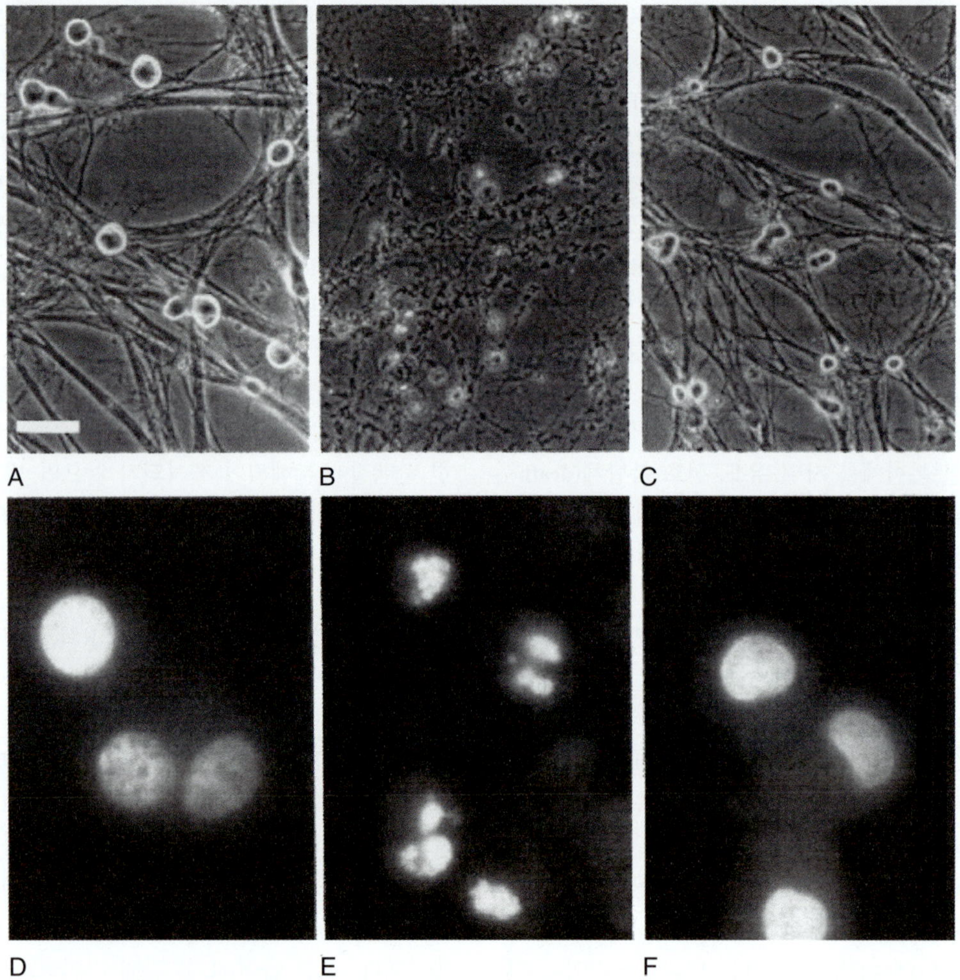

그림 11-7. 카스파제의 억제는 뉴런을 죽음으로부터 보호한다. 쥐나 마우스의 상부경추신경절로부터 배양된 교감 뉴런(sympathetic neuron)은 신경 성장인자(NGF)가 첨가된 조직 배양 배지에서 생존한다. 배지에서 NGF를 제거하면 세포자멸이 발생한다. (A)-(C) 패널은 위상차현미경의 이미지를 보여준다. NGF가 있는 상태에서(A 패널)는 뉴런들이 밝게 빛나며, 돌기들이 자연스럽고 풍부하게 보인다. NGF가 결핍되면(B 패널), 세포체와 돌기가 퇴화된다. 배양 배지의 모든 카스파제를 억제하는 z-VAD-fmk를 배양 배지에 첨가하면(C 패널), NGF 결핍에 의해 유도된 신경 세포의 사멸을 막을 수 있다. (D)-(F) 패널은 형광성 DNA-결합 염료로 염색한 핵의 이미지를 보여준다. NGF를 받은 뉴런의 핵 내에서는 염색질 염색이 확산되어 보이는 반면(D 패널), NGF가 고갈된 배양액 내의 핵에 있는 염색질은 응축되고 단편화되어 보인다(E 패널). 이것은 세포자멸형 죽음을 일으키는 세포의 특징이다. z-VAD-fmk의 첨가로 카스파제가 저해되면(F 패널), NGF가 없는 상태에서도 염색질 응축이나 단편화가 억제된다. (*Deshmukh, et al.* J Cell Biol *1996;135:1341-1354*에서 발췌.)

해 생산된 단백질인 CrmA가 카스파제를 억제하는 단백질과 결합한다는 것이 발견되었을 때 처음으로 제기되었다. 포진 바이러스(herpes virus)는 어댑터 단백질 FADD에 결합하는 v-FLIP(viral-FLICE-inhibitory protein, 바이러스-FLICE-억제 단백질)이라고 불리는 단백질을 생성하여 카스파제-8이 TNF 사멸수용체로 모집되는 것을 방지함으로써 세포자멸을 억제한다. 배큘로바이러스(baculovirus)는 p35라고 불리는 강력한 카스파제 저해제를 합성하여 이 바이러스에 감염된 곤충세포의 세포자멸을 방지한다. p35 외에도 배큘로바이러스는 두 번째 항-세포자멸 단백질(antiapoptotic protein)을 발현하는데, 이 항-세포자멸 단백질은 척추동물과 무척추동물 세포에서 생산되는 단백질 부류에서 발견되는 BIR(baculovirus inhibitory repeat, 배큘로바이러스 저해성 반복서열) 도메인이라고 하는 약 70개 아미노산의 모티프를 포함하고 있어 **세포자멸 저해제(inhibitor of apoptosis protein, IAP)**라고 한다. 포유류는 1~3개의 BIR 도메인을 포함하는 8개의 서로 다른 IAP 단백질을 발현한다. 비록 일부 IAP 단백질은 세포자멸의 조절과는 관련이 없는 다른 기능을 가지기도 하지만, 대부분의 포유동물 IAP는 BIR 도메인을 통해 결합하고 기질을 절단하는 능력을 억제함으로써 실행 카스파제 활성을 억제한다. 이들 중 가장 잘 연구된 것은 c-IAP1, c-IAP2와 XIAP이다. XIAP는 프로카스파제-9와 결합하여 프로카스파제-9가 Apaf-1과 결합하는 것을 방해하고, 프로카스파제-9가 활성형 효소로 가공되는 것을 차단한다. IAPs의 항-세포자멸 활성은 일반적으로 미토콘드리아의 막공간에 위치하면서 내재성 세포자멸 신호 동안 시토크롬 *c*와 함께 방출되는 다른 단백질에 의해 그 자체 활성이 음성적으로 조절될 수 있다. 이 단백질 중 하나는 '카스파아제의 두 번째 미토콘드리아 활성인자'(second mitochondrial activator of caspase, Smac)이며, 이는 다른 연구자에서도 확인되어 디아블로(Diablo)라고 하기도 한다. Smac/Diablo는 IAP에 결합하여 IAP가 카스파제를 억제하는 것을 방해한다. 미토콘드리아에서 방출되는 다른 친-세포자멸성 단백질 중에는 세포자멸 유도인자(apoptosis-inducing factor, AIF)와 엔도뉴클레아제 G(endonuclease G, EndoG)가 있다. 미토콘드리아에서 방출된 이 두 단백질은 세포자멸의 특징인 DNA 절단을 매개하기 위해 핵으로 이동한다. 이러한 단백질의 작용은 카스파제를 필요로 하지 않으며, 실제로는 세포자멸이 시작된 후에 발생한다. 카스파제 활성화 데옥시뉴클레아제(caspase-activated deoxynuclease, CAD)라고 하는 또 다른 엔도뉴클레아제는 세포자멸 과정의 초기 단계에서 DNA 절단을 담당한다. CAD는 일반적으로 카스파제-3의 기질 중 하나인 CAD 억제제(inhibitor of CAD, ICAD)라는 단백질과 결합하여 비활성화 상태로 유지된다. 카스파제-3에 의한 ICAD의 절단은 CAD가 핵으로 전위되고 DNA를 절단하도록 CAD를 노출시킨다.

앞서 언급했던 것처럼, 각각의 카스파제는 그들 기질 내에 위치한 테트라펩티드 서열을 인식한다. 연구자들은 이런 테트라펩티드 서열에 플루오로디아조메틸케톤(fluoro-methyl ketone, FMK)를 결합시키고서 이 펩티드가 막을 통과하도록 변형시켰다. 그렇게 수식되고 잘리지 않도록 변형된 테트라펩티드는 카스파제에 의해 인식되어 비가역적으로 결합을 하게 된다. 이를 세포에 적용하면, 이러한 가짜 기질 펩티드(pseudosubstrate peptide)는 카스파제에 대해 강력하고 선택적인 저해자로 작용하며, 배양된 세포에서나 살아 있는 동물 내에서 다양한 세포자멸성 자극에 반응한 세포의 죽음을 저해할 수 있다(그림 11-7).

카스파제-결손 마우스가 여러 종류 만들어졌는데, 이들에는 조직 또는 세포 특이적으로 카스파제가 결손된 마우스와 자극 의존적인 세포자멸에 결함이 있는 마우스가 있다. 카스파제-9이 결손된 마우스는 뇌가 크게 확장되어 자궁 내에서 사망했다. 이 마우스에서는 카스파제-3가 활성화되지 않았다. 이러한 뇌의 기형은 정상적인 뇌 발달 동안 발생하고 생성된 모든 뉴런의 약 50%를 제거하는 뉴런의 발달 조절 사멸에 카스파제-9가 필요함을 시사한다. 당연히, 카스파제-9의 필수 파트너 역할을 한다는 점을 감안할 때, Apaf-1이 결손된 마우스 역시 더 커진 뇌를 가지고 있었으며 출생 전에 사망했다. 카스파제-3가 결손된 마우스는 정상보다 작고, 뇌의 여러 곳에 뉴런이 과도하게 포함된 비정상적 덩어리를 가지고 있었으며, 3주령까지만 생존했다. 카스파제-9 결손 마우스와 비교하여, 좀 더 약한 표현형을 나타내는 카스파제-3 결손 마우스는 카스파제-7처럼 카스파제-9를 활성화하는 다른 실행 카스파제가 기능을 하였기 때문일 수 있다. 카스파제-8과 FADD가 결손된 마우스는 심각한 심장 결함을 가지고 있었으며, 자궁 내에서 사망하여 카스파제 활성화의 외인성 경로가 배아 발생에 필수적임을 시사한다. 카스파제 1, 2, 6, 11, 12, 14가 결핍된 마우스를 포함하여 몇몇 다른 카스파제 결손 마우스는 정상적으로 발달하지만, 성체 마우스는 심각하지 않은 표현형을 보일 수 있다. 예를 들어, 카스파제-1이 결핍된 마우스는 바이러스 감염에 더 민감하지만 심부전 후에 감소된 세포자멸을 나타낸다. 카스파제가 결핍된 마우스에서 이러한 상대적으로 작은 표현형은 일부 카스파제 단백질 간의 기능적 중복성(functional redundancy)을 반영한 것일 수도 있다.

Bcl-2 단백질

Bcl-2 계열의 단백질은 발견된 계열의 첫 번째 구성원인 Bcl-2의 이름을 따서 명명되었다. Bcl-2 단백질 계열의 구성원은 미토콘드리아에서 시토크롬 *c*나 Smac/Diablo 같은 다른 세포자멸 인자의 방출을 제어함으로써 작용하는 중요한 세포자멸 조절인자이다. 인간은 20개 이상의 Bcl-2 계열 단백질을 포함하고 있으며, 모두 BH1-BH4로 명명된 4개의 보존 Bcl-2-상동성(Bcl-2 homology, BH) 도메인 중 하나 이상을 갖고 있다. 일부 Bcl-2 단백질은 세포자멸을 억제하는 반면, 다른 구성원은 세포자멸을 촉진한다. 소유한 BH 도메인과 그 기능이 친-세포자멸성인지 또는 항-세포자멸성인지 여부에 따라 Bcl-2 단백질은 세 그룹으로 세분화된다(그림 11-8). 제 I 그룹 Bcl-2 단백질은 세포자멸을 억제하고 4개의 BH 도메인을 모두 갖고 있다. 이 그룹의 구성원으로는 Bcl-2 자체와 Bcl-4, Bcl-5, 그리고 기타 구조적으로 관련된 단백질(예: Bcl-XL 및 Mcl-1)이 포함된다. 이 항-세포자멸 Bcl2 단백질은 종종 예쁜꼬마선충의 CED-9 상동체로 여겨진다. 다중도메인 Bcl-2 단백질(multidomain Bcl-2 protein)이라고도 하는 제 II 그룹은 4개의 BH 도메인을 가지고 있지만 친-세포자멸성이며 "실행 단백질(executioner protein)"이라고 한다. 두 가지 주요 다중 도메인 Bcl-2 단백질인 BAX와 BAK은 세포자멸에 특히 중요하며, 이 두 단백질이 결여된 세포에서는 광범위한 세포자멸 자극에서도 세포자멸이 일어나지 않는다. 제 III 그룹은 BH3 도메인만을 갖는 친-세포자멸성 Bcl2 단백질로 구성되어 있으며, 일반적으로 BH3-전용(BH3-only) 단백질이라고 한다. BH3-전용 단백질은 예쁜꼬마선충의 EGL-1의 기능적 상동체로 간주되며, 세포 기능의 심한 스트레스 또는 심각한 결함으로 인한 신호를 감지하고 전달하는 역할을 한다. 이 단백질은

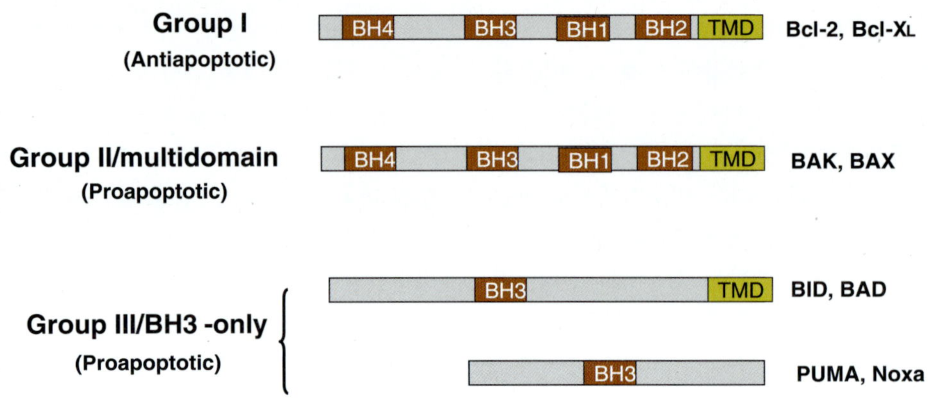

그림 11-8. **Bcl-2 계열의 단백질.** 구조나 기능적인 기준에 의하면 Bcl-2 계열은 세 그룹으로 나뉜다. 제 I 그룹 계열의 구성원은 항-세포자멸성이며, 4개의BH 영역(BH1~BH4)을 모두 가지고 있다. 다중 도메인 Bcl2 단백질이라고도 하는 제 II 그룹 Bcl-2 단백질도 4개의 BH 도메인을 포함한다. 대조적으로, 제 III 그룹은 BH3 도메인만을 포함하는 많은 친-세포자멸형 단백질 그룹으로 구성되어 있으므로, BH3-전용 Bcl2 단백질이라고 한다. 많은 Bcl-2 단백질은 또한 미토콘드리아 막과 같은 다양한 세포내 막에 부착되는 C-말단 막관통 도메인(TMD)을 가지고 있다. 그림은 또한 각 하위 계열 대표 구성원을 나타낸다.

BH3 도메인을 통해 친-세포자멸 또는 항-세포자멸 단백질에 직접 결합한다. 흥미롭게도, BH3 단독 단백질과의 상호작용은 항-세포자멸 Bcl2 단백질의 보호 활성을 억제하는 반면, 다중 도메인 Bcl2 단백질과의 이러한 상호작용은 이들의 세포자멸 활성을 자극한다.

특정 BH3-전용 단백질의 신호 및 세포 특이적 활성화를 허용하는 척추동물에서 최소 10가지 다른 BH3-전용 단백질이 확인되었다. 일부 BH3-전용 단백질은 세포자멸 자극에 반응하여 발현이 증가되어 활성이 증가하는 반면, 다른 단백질은 인산화 및 단백질 분해 절단을 비롯한 번역 후 변형에 의해 활성화된다. BH3-전용 단백질의 아형 중에서 가장 잘 연구된 것은 BAD, BID, Puma, 그리고 Noxa이다. BAD 활성은 세포 생존을 강하게 촉진하는 키나아제인 AKT에 의한 특정 부위의 인산화에 의해 억제된다. 대조적으로, BID는 BID의 활성형인 tBID를 생성하는 카스파제-8에 의한 절단을 통해 활성화된다. 일단 생성되면, tBID는 BAX와 BAK의 세포자멸 활성을 촉진한다. Puma와 Noxa는 건강한 세포에서는 발현되지 않지만 유전독성 물질에 대한 노출이나 DNA 손상과 같은 특정 세포자멸 조건에서는 발현이 극적으로 증가될 수 있다.

세포자멸을 유도하는 자극에 대한 반응으로 항-세포자멸 Bcl-2 단백질의 발현은 일반적으로 감소한다. 이는 BH3-전용 단백질의 증가된 발현 및 활성과 함께, BH3-전용 단백질에 의한 항-세포자멸 Bcl-2 단백질의 효율적인 격리를 초래하여 BAX 및 BAK를 방출한다. 그런 다음, BAX와 BAK는 다량체를 형성하여 미토콘드리아 외막에 삽입되어 구멍을 만든 후 막간 공간에서 시토크롬 *c*와 기타 세포자멸 촉진인자를 방출한다. 많은 노력에도 불구하고 이것이 정확히 어떻게 일어나는지는 여전히 불분명하다. 대부분의 세포에서 BAX는 주로 세포질에 존재하며, 세포자멸 자극 후에 미토콘드리아 외막으로 전위되는 반면, BAK는 미토콘드리아 막에 지속적으로 머물러 있어서 항-세포자멸 Bcl-2 단백질에 의해 불활성화된다. 특정 단백질과 지질(그중 하나가 카디오리핀)의 존재는 Bcl-2 단백질이 미토콘드리아 외막으로 표적화되는 것을 돕는다. 또한 BAX와 BAK의 구조적 변화는 다량체화 및 기공 형성에 필요하다.

많은 바이러스가 Bcl-2의 기능적 상동체를 암호화한다. 이들 중 가장 잘 연구된 것은 아데노바이러스에 의해 암호화되는 19kDa의 E1B라는 단백질이다. 바이러스에 감염된 숙주세포는 면역계에 의해 인식되고 TNF를 비롯한 많은 염증성 사이토카인을 분비한다. TNF는 수용체의 활성화를 통해, BAX와 BAK를 활성화하여 감염된 세포의 세포자멸을 유도한다. TNF가 숙주 세포를 죽이는 능력은 항-세포자멸 Bcl-2 단백질처럼 작용하는 E1B 단백질에 의해 방지되며, 따라서 아데노바이러스는 세포자멸을 방지함으로써 숙주세포에서 아데노바이러스가 복제되게 한다.

일반적으로 동물 계통에서 세포자멸 경로는 모두 유사하다(그림 11-9). 노랑 초파리(*Drosophila melanogaster*)의 ARK라는 단백질은 예쁜꼬마선충의 CED-4 및 척추동물 Apaf-1과 유사하게 작용하며, 이는 척추동물 카스파제-9의 기능적 상동체로 간주되는 DRONC라고 불리는 CARD 함유 단백질을 다량체화하고 활성화한다. 초파리는 DRONC 외에도 척추동물의 카스파제-8과 유사한 DED를 포함하는 DREDD를 포함하여 7개의 카스파아제를 발현한다. 그러나 이들 종 사이에서도 세포자멸 신호에서 중요한 차이점이 있는데, 특히 개시 카스파제가 활성화되는 방식에서는 더욱 그러하다. 예를 들어, 척추동물에서 미토콘드리아에서 방출되는 시토크롬 *c*는 Apaf-1 활성화에 필요하다. 대조적으로, CED-4는 항상 활성형이지만, 카스파제 활성화를 위해 CED-9로부터의 분리가 필요하다. 따라서 척추동물과는 달리 개시 카스파제가 필요하지 않다. 또한 초파리에서도 카스파제의 활성화는 미토콘드리아에서 시토크롬 *c*의 방출을 필요로 하지 않는다. 대신 DRONC는 일반적으로 DIAP1이라는 IAP 단백질에 의한 상호작용을 통해 비활성 상태로 유지된다(그림 11-9). 세포자멸은 미토콘드리아 막과 연관되어 있고, DIAP1을 비활성화하여 ARK라고 하는 Apaf-1 유사 단백질이 DRONC를 활성화할 수 있도록 하는 주요 친-세포자멸 유전자인 리퍼(Reaper), 히드(Hid), 그림(Grim, RHG 계열로 지칭)의 발현을 필요로 한다. DRONC라는 이름의 Apaf-1 유사 단백질이 DRICE라는 실행 카스파제의 활성화를 통해서 세포를 죽일 수 있다(그림 11-9). 따라서 척추동물에서 미토콘드리아가 수행하는 중심 역할과 달리 선충과 초파리에서 세포자멸을 조절하는 미토콘드리아의 역할은 알려져 있지 않다.

세포 외적 요인에 의한 건강한 사람의 세포자멸 억제

세포에는 내재적, 외재적 프로그램을 통해 세포자멸 프로그램을 실행하는 기구가 정상적으로 존재한다. 그러나 건강하고 기능적인 세포에서는 세포자멸 프로그램이 억제된다. 이것은 주로 다양한 세포외 인자, 가장 일반적으로 인슐린-유사 성장인자(insulin-like growth factor, IGF-1), 혈관 내피 성장인자(vascular endothelial growth factor, VEGF)와 같은 성장인자의 작용 때문이다. 뉴런의 경우에는, 특정 인터루킨 및 인터페론과 같은 사이토카인뿐만 아니라 NGF와 뇌-유래 신경영양 인자(brain-derived neurotrophic factor, BDNF)를 포함하는 뉴로트로핀(neurotrophin) 단백질 계열의 구성원에 의해서도 조절된다. 이러한 성장인자와 사이토카인은 세포 표면 수용체에 결합하여 항-세포자멸 신호전달 경로를 활성화한다. 따라서 세포 생존의 운명은 종종 수용성 신호를 통해 다른 세포에 의해 결정되며, 이 신호가 없으면 세포자멸 프로그램이 진행된다.

두 가지 잘 특성화되고 강력한 항-세포자멸 신호전달 경로는 **PI-3 키나아제-Akt 경로** 및/또는 **Raf-MEK-ERK 경로**이다(9장 참조). PI-3 키나아제-Akt 경로에서 수용체 활성화는 PI-3 키나아제에 의한 Akt의 활성화를 유도하고, 그런 다음 친-세포자멸성 BH3-전용 단백질인 BAD 및 BIM을 인산화한다. 이러한 인산화는 세포질의 14-3-3 단백질이 이들과

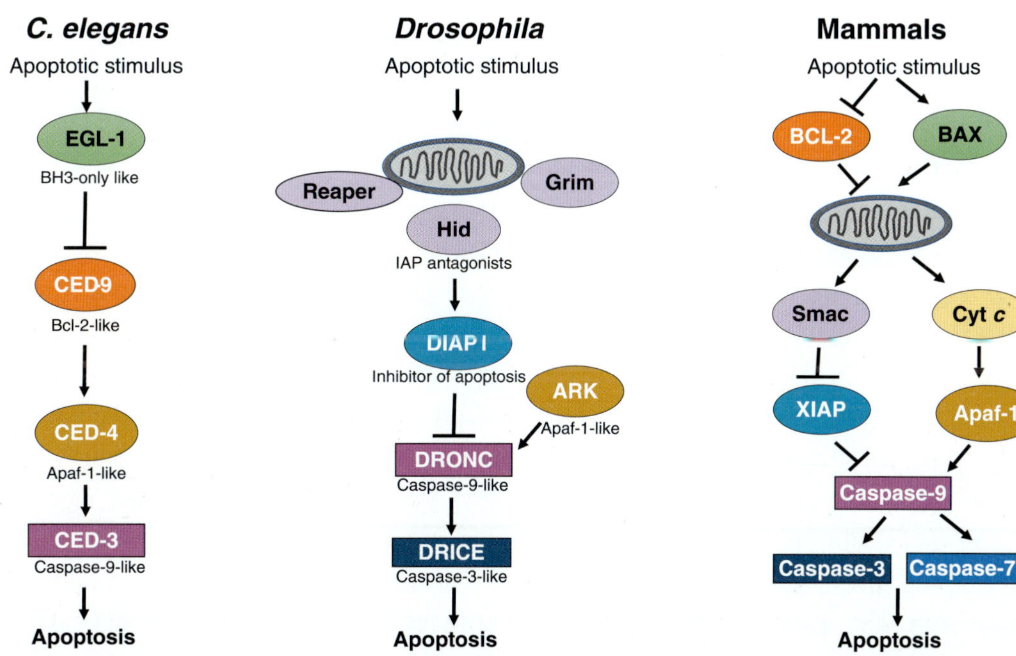

그림 11-9. 예쁜꼬마선충, 초파리, 척추동물에서의 세포자멸 경로. 척추동물에서 Bcl-2와 같은 항-세포자멸 단백질은 미토콘드리아의 완전성을 보존하고 시토크롬 *c*(Cyt *c*)의 방출을 방지한다. Bax와 같은 친-세포자멸성 Bcl-2 단백질의 활성화는 시토크롬 *c* 방출과 Smac과 같은 다른 세포자멸 단백질의 방출을 촉진한다. 시토크롬 *c*가 Apaf-1 다량체화 및 개시 카스파제인 카스파제-9의 동원을 촉진하는 반면, Smac은 IAP를 억제하여 세포자멸를 촉진한다. 활성화 후, 카스파제-9는 카스파제-3과 카스파제-7과 같은 실행 카스파제를 절단하고 활성화하여 여러 종류의 세포내 단백질의 절단을 통해 세포자멸을 유도한다. 예쁜꼬마선충에서 세포자멸은 직접적인 상호작용을 통해 BH3-전용-유사 단백질(BH3-only-like protein)인 EGL-1에 의한 Bcl-2-유사 단백질, CED-9의 억제에 의해 시작된다. 이것은 Apaf-1-유사 단백질인 CED-4를 유리시켜 카스파제-9-유사 단백질인 CED-3을 다량체화하고 활성화하여 세포자멸을 유도한다. 예쁜꼬마선충에는 실행 카스파제와 시토크롬 *c* 방출이 있다. 초파리에서도 시토크롬 *c*가 방출되지 않지만, IAP, DIAP1을 비활성화하는 RHG 단백질인 리퍼, 히드, 그림의 발현 증가에 의해 세포자멸이 유발된다. 이것은 Apaf 1-유사 단백질인 ARK가 카스파제-9-유사 단백질인 DRONC를 활성화하도록 한다. 활성화된 DRONC는 DRICE와 같은 실행 카스파제를 활성화하여 세포를 죽인다.

상호작용하여 미토콘드리아 막으로의 이동을 방지하고, 시토크롬 *c* 방출의 자극이 발생하지 않게 한다. 잘 확립된 Akt의 또 다른 표적은 포크헤드(forkhead) 계열의 전사인자 중 친-세포자멸성 구성원인 FoxO인데, FoxO는 BAX, BIM, FasL을 포함한 다른 친-세포사멸성 유전자의 전사를 유도한다. 다시 말하자면, Akt에 의한 FoxO의 인산화는 세포질에서 14-3-3에 의한 격리를 촉진하여 핵으로의 FoxO의 전위를 방지한다. 동시에 Akt는 핵으로 전위되어 CREB이나 NF-κB 소단위인 p65/RelA와 같은 생존-촉진 전사인자(survival-promoting transcription factor)를 활성화할 수 있으며, 이는 항-세포자멸 Bcl-2 단백질과 다른 항-세포자멸 유전자를 암호화하는 유전자의 발현을 유도한다. 유사하게, Raf-MEK-ERK 경로에서 활성화된 ERK는 BAD와 BIM을 인산화시켜 그들의 세포자멸 촉진 활성을 억제할 수 있다. Akt에 의해 매개된 BIM의 인산화는 세포자멸 활성을 감소시키는 반면, ERK에 의한 BIM 인산화는 프로테아솜 분해를 촉진한다. ERK는 또한 카스파제-9를 인산화시켜 불활성화에 기여한다. Akt와 마찬가지로, 활성화된 ERK는 핵으로 이동하여 CREB와 c-Fos와 같은 전사인자를 인산화하여 항-세포자멸 유전자의 발현을 증가시킬 수 있다.

자멸 세포의 제거

아마도 세포자멸에서 가장 중요한 측면은 죽어가는 세포의 빠른 제거이며, 때때로 "이페로사이토시스(efferocytosis)"라고 하는 식세포 과정이다. 일반적으로 두 가지 유형의 식세포가 관련된다. 하나는 전문적인 식세포로서 대식세포(macrophage)와 미성숙된 수지상세포(dendritic cell)를 포함하며, 다른 하나는 혈관의 내피세포나 세포자멸 세포에 가까운 조직에 상주하는 상피세포와 섬유아세포, 그리고 뇌에 상주하는, 소교세포(microglia), 성상세포(astrocyte) 같은 비전문 식세포이다. 죽어가는 세포를 삼킬 수 있는 능력이 큰 전문 식세포와 비교했을 때 비전문 식세포의 능력은 떨어진다. 그러나 삼킬 수 있는 능력은 더 낮지만, 세포자멸 세포에 근접하여 존재하기 때문에, 비전문 식세포는 자멸 세포 제거에 실질적인 기여를 한다. 제거는 매우 빠르고 효과적이어서 세포자멸을 겪는 세포를 생체 내에서 감지하기는 어렵다. 발달 동안 자멸 세포 제거의 손상은 형태 형성이나 조직 기능의 결함으로 이어지고, 성인의 경우에는 조직 항상성의 붕괴를 초래한다. 또한, 이러한 제거되지 못한 자멸 세포는 궁극적으로 그 구성 요소를 방출하면서 막의 완전성을 잃기 때문에, 일반적으로 자가면역 장애뿐만 아니라 주변 조직을 손상시키는 염증이 발생한다. 예를 들어, 환자가 만성 전신 염증을 경험하는 자가면역 질환인 전신 홍반성 루푸스(systemic lupus erythematosus, SLE)에서, 림프절 생식기 중추(lymph node germinal center)에서는 불분명한 자멸 세포의 증가가 나타난다. 유사하게, 만성 폐쇄성 폐질환(chronic obstructive pulmonary disease, COPD) 환자로부터 분리된 폐포의 대식세포는 이 환자의 폐에서 유리 자멸 세포의 수준이 고도로 상승된 것과 일치하는 감소된 삼킴 능력을 보여준다. 앞서 설명한 것처럼, 세포자멸의 주요 기능은 암세포를 몸에서 제거하는 것이다. 이러한 맥락에서, 특정 교모세포종에서 가장 잘 규명된 포식수용체(engulfment receptor) 중 하나인 BAI1의 발현이 심각하게 감소되거나 완전히 상실된다는 것은 흥미롭다. 이것은 일반적으로 세포자멸에 의해 제거되었을 암세포의 생존을 초래할 가능성이 있다.

흥미롭게도 제거 과정은 자멸 세포 자체에 의해 시작된다. 여기에는 "나를 찾아라(find me)" 및 "나를 먹어라(eat me)" 신호가 포함된다. "Find me" 신호는 세포자멸의 초기 단계에서 방출되고 전문 식세포는 이를 감지하고 죽어가는 세포로 이동한다. 이러한 "eat me" 신호 중 가장 잘 규명된 것은 인지질, 리소포스파티딜콜린(lysophosphatidylchol, LPC) 및 스핑고지질, 스핑고신-1-포스페이트(sphingosine-1-phosphate, S1P)의 두 가지 지질 기반의 신호 분자이다. LPC는 카스파제 절단에 의해 활성화되는 일종의 포스포리파제 A2(phospholipase A2)를 통해 생성되는 반면, 과도한 SIP는 스핑고신 키나아제라고 하는 효소의 발현 증가를 통해 카스파제 활성화 후에 생성된다. 더 최근에 확인된 "eat me" 신호는 케모카인 단백질인 프랙탈카인/CX3CL1(fractalkine/CX3CL1)이며, 카스파제에 의해 절단될 때 자멸 세포에 의해 방출되어 식세포를 유인하는 수용성 단편을 생성한다. 이러한 카스파제 의존적 신호전달 분자에 더하여, 세포자멸성 수포(apoptotic bleb)라고 하는 약 5 μm의 작은 입자는 종종 수포성 세포자멸 세포로부터 배출되어 식세포를 자멸 세포로 유인한다. 흥미롭게도, 혈관 기능 장애와 증가된 세포사멸에서 비롯된 순환하는 세포자멸 수포는 심혈관 질환이 있는 환자에서 풍부하게 발견되며 질병 중증도와 상관관계가 있다.

"eat me" 신호는 일반적으로 세포 내이지만 세포자멸이 활성화되면 외부로 노출되는 분자이거나, 화학적으로 변형된 세포 표면의 기존 분자이다(그림 11-10). 자멸 세포에 특이적인 이러한 지질 또는 단백질 분자는 전문 식세포와 비전문 식세포의 원형질막에 위치한 포식 수용체(이페로사이트 수용체라고도 함)에 의해 결합된다. 어떤 경우에, 이 결합에는 수용체와 자멸 세포의 세포 표면 리간드를 연결하는 분자들이 관여한다. 최근 연구에 따르면, 독특한 포식수용체의 목록이 다른 조직이나 미세환경의 식세포에서도 발현된다는 것이 밝혀졌다. 직접적으로 또는 가교 분자를 통해서 수용체가 "eat me"

신호에 결합하면 식세포 내에서 신호전달 경로가 활성화되고, 액틴 세포골격이 재구성되어 죽어가는 세포를 삼킬 수 있게 된다(그림 11-10). 일단 삼켜지면 죽은 세포는 많은 수의 신호전달 단백질의 협력적인 노력을 통해 포식소체(phagosome)라고 하는 막 소기관으로 삽입된다. 또한 V-ATPase와 카텝신(cathepsin) 같은 산성 단백질은 식세포로 이동되어 죽은 세포 또는 그 입자의 산성화 및 용해를 유도한다. 융합을 통해 포식소체의 내용물은 리소좀으로 옮겨져서 죽은 세포가 완전히 소화되어 식세포가 재사용할 수 있는 뉴클레오티드, 아미노산, 지질을 생성한다.

식세포에 있는 다양한 유형의 막관통 수용체, 식세포를 죽어가는 세포로 연결을 촉진하는 다양한 분비성 가교 분자가 척추동물에서 확인되었다. 마우스에서 하나의 수용체 또는 하나의 가교 분자만의 유전적 결실은 세포자멸 제거에 영향을 미치지 않는다. 이러한 사실은 자멸 세포의 신속하고 효율적인 제거의 생리학적 중요성과 일치하게 자멸 세포 인식 기구의 중복성(redundency)을 시사한다. 삼킴 과정을 시작하는 것 외에도, 포식수용체의 활성화(아마도 자멸 세포의 다른 신호와 함께)는 포식된 세포를 자극하여 변형 성장인자-β(transforming growth factor-β, TGFβ), 프로스타글란딘 E2(prostaglandin E2, PGE2) 같은 항염증성 단백질과 염증성 사이토카인의 생성을 억제하는 IL-10의 분비를 촉진한다. 따라서 병원체 또는 박테리아 독소와 마주쳤을 때 식세포는 염증성 사이토카인의 생성을 유도하는 반면, 제거 과정 동안에 동일한 식세포는 염증 반응의 완전한 부재가 확실하도록 자멸 세포와의 상호작용을 통해 이러한 사이토카인의 방출을 적극적으로 억제한다.

가장 잘 특성화된 "eat me" 신호 중 하나는 다양한 식세포 수용체에 의해 인식되는 지질인 포스피디딜세린(phosphatidylscrinc, PS)이다. 건강한 세포에서, PS는 원형질막 지질 이중층의 내층에 국한된다(그림 11-11). 이것은 원형질막의 외층에 존재하는 PS를 내층으로 옮기는 플립파제(flippase)라고 하는 ATP-의존성 효소 계열의 구성원에 의해 수행된다(2장 참조). 그러나 세포자멸이 시작되면 카스파제가 플립파제를 절단하여 비활성화시킨다. 동시에 카스파제는 스크램블레이스(scramblase)라고 하는 또 다른 효소군을 절단하는데, 이 경우 플립파제와 달리 효소가 활성화된다. 이러한 과정은 PS의 뒤섞임을 촉진하여 많은 PS가 원형질막의 외층에 존재하도록 한다(그림 11-11). 따라서 식세포에 의한 삼킴을 촉진하는 자멸 세포 표면에서의 PS 노출은 활성화된 카스파제에 의해 매개되는 플립파제 비활성화와 스크램블레이스 활성화를 포함한다.

글리코실화(당수식)와 산화 같은 변형이나 자멸 세포 표면의 기존 단백질 조성 변화도 "eat me" 신호로 작용한다. 비록 다양한 다른 "eat me" 신호가 확인되었지만, 많은 증거는 PS의 노출이 자멸 세포를 삼키는 데 필요하고 충분하다는 것을 나타낸다. 실제로, 건강한 세포에서 플립파제 활성을 비활성화하면 식세포에 의한 충분한 삼킴 신호를 주지만, PS를 차단해주면 세포자멸은 억제된다. 여러 종류의 "eat me" 신호가 존재한다는 사실은, 유기체의 건강에 대한 자멸 세포의 효율적인 삼킴의 중요성을 암시하며, 자체 제거를 촉진하는 다양한 방법을 가지고 있음을 시사한다.

포식수용체의 활성화는 어떻게 식균작용(phagocytosis)을 일으킬까? 예쁜꼬마선충에서는 포식수용체가 PS에 결합한 후 2개의 병렬 및 중복 신호전달 경로가 활성화된다. 하나는 CED-1에 의해 시작되고, 다른 하나는 CED-2에 의해 활성화된다. 자멸 세포의 삼킴 과정은 이러한 경로 중 하나가 비활성화된 예쁜꼬마선충 돌연변이에서 크게 영향을 받지 않지만,

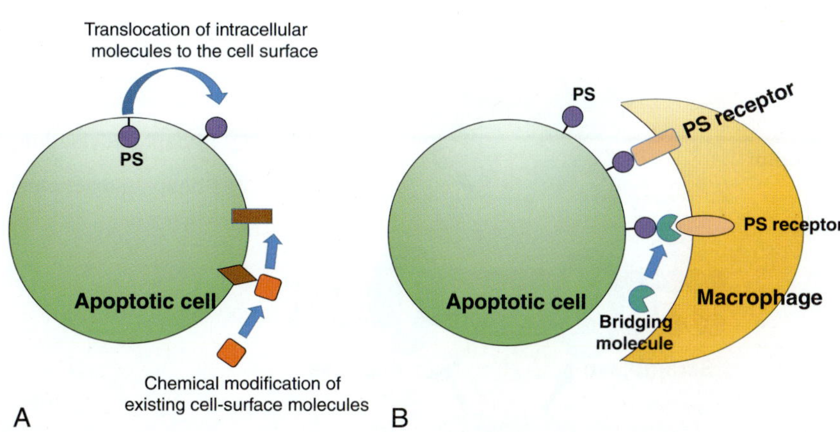

그림 11-10. 자멸 세포 표면에서의 변화. (A) 세포자멸 동안 세포 표면의 구조는 정상적으로 세포 내에 존재하는 일부 분자가 원형질막의 외부 표면으로 이동하고 기존 분자의 변형으로 인해 변경된다. (B) 식세포의 포식수용체는 "eat me" 신호에 직간접적으로 결합한다. 그림은 포스파티딜세린(PS)이 지질 이동 효소인 플립파제의 작용을 통해 원형질막 지질 이중층의 내층에서 외층으로 전위됨을 보여준다. PS는 가교 분자의 PS에 대한 결합을 통해 직접 또는 간접적으로 식세포 수용체에 의해 인식된다.

CED-1와 CED-2에 의해 시작되는 경로가 모두 비활성화되면 삼킴은 차단된다. 두 신호전달 경로 모두 GTPase인 CED-10에서 수렴되며, CED-10가 활성화되면 액틴이 중합되어 자세포 주위에 식세포 컵(phagocytic cup)이 형성된다. 이러한 삼킴 신호전달 경로에 관여하는 다른 구성 요소뿐만 아니라, CED1(포유류 상동체 MEGF10)과 CED-2(포유류 상동체 CRKII)에 대한 여러 기능적 상동체가 포유류에서 확인되었지만, 그 경로는 진화적으로 보존되어 있다. 포유류에서 Rac1은 세포 골격의 재배열을 매개하는 주요 GTPase이다. 세포 사체의 내재화(internalization) 후, Rac1은 하향 조절되어 식세포 컵의 폐쇄를 유발하여 포식소체(phagosome)를 형성하고 성숙하게 된다.

세포자멸과 인간의 질병

비록 세포의 죽음이 정상적인 조직 항상성에 필수적인 것이기는 하지만, 세포가 세포자멸을 적절히 조절하지 못하면 생명체의 건강에 심각한 결과를 초래할 수 있다. 잘못 조절된 세포자멸이 포함되는 질병은 다음 두 그룹으로 나뉠 수 있다. 하나는 세포자멸이 발생하지 않아서 세포가 비정상적으로 오래 생존하게 되는 것이고, 다른 하나는 세포자멸이 조기에 발생하여 바람직하지 않은 세포자멸이 증가하는 것이다. 불충분한 세포자멸로부터 발생하는 질병 중에는 다양한 종류의 암이 있다. 비록 초기에는 조절되지 않는 세포 증식의 결과로 암이 생긴다고 믿어졌지만, 현재는 많은 유형의 암이 세포가 세포자멸을 겪지 못하고, 그 결과로 암이 발생한다는 것이 잘 확립되어 있다. Bcl-2는 원래 원암유전자(protooncogene)로 밝혀졌던 것으로, 그 유전자가 관여된 염색체 전좌가 다양한 종류의 림프종(lymphoma)을 일으킨다. 여러 형태의 암에서 Bcl-2 발현이 증가되는 것이 관찰되며, 현재 전립선암과 대장암에서의 더 나쁜 예후를 예측하는 인자로 간주되고 있다. B-세포 계통에서 특이적으로 Bcl-2를 과발현시키도록 유전자가 조작된 마우스는 12개월 즈음에 여포성 림프종(follicular lymphoma)을 발생시키므로, 암이 세포자멸 억제만으로도 발생할 수 있다는 증거가 된다. Akt 역시 원암유전자로 발견된 것이다. Akt 유전자의 증폭이나 활성 증가가 인간의 여러 암 질환에서 발견된다. PI-3 키나아제-Akt 신호전달은 PI-3K의 기질을 탈인산화하여 Akt 활성화를 방지하는 지질 포스파타제인 PTEN(phosphatase and tensin homolog deleted on chromosome 10)에 의해 음성적으로 조절된다. PTEN은 강력한 종양 억제인자로 돌연변이를 비활성화하여 종양 형성을 촉진한다. 여러 연구에서 분자생물학적 접근을 사용한 Akt 신호전달의 차단이 조직 배양 및 종양 발생의 동물 모델에서 변형된 세포 표현형을 역전시킬 수 있음을 보여주었다. 돌연변이로 인해 Ras 및 Raf 단백질이 과활성 상태가 되도록 하는 것도 세포자멸 감소의 결과로 발생하는 대장암과 흑색종 피부암(melanoma

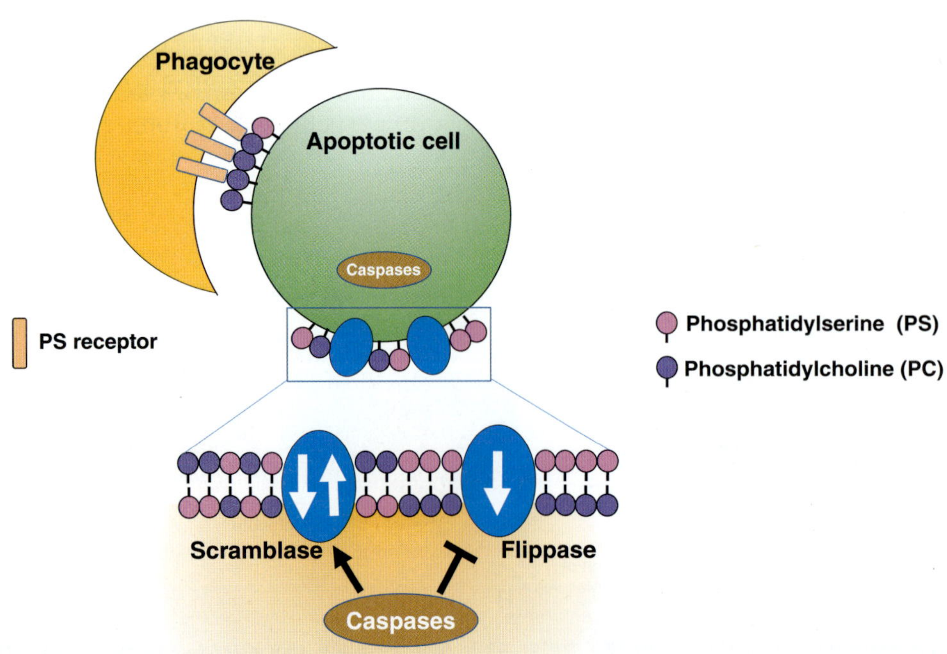

그림 11-11. 포스파티딜세린(PS)의 노출은 세포자멸 세포에서 중요한 "eat me" 신호이다. 건강한 세포에서는 플립파제가 활성화되고 스크램블레이스가 비활성화되어 PS가 원형질막의 내층에 국한된다. 자멸 세포에서 실행 카스파제는 플립파제를 절단하고 비활성화하는 반면 스크램블레이스는 활성화하여 PS를 원형질막의 외층으로 전위시킨다. PS는 포식 세포의 PS 수용체에 의해 인식되고 결합되어 세포자멸 세포를 삼키게 한다.

skin cancer)을 비롯한 여러 암의 일반적인 원인이다. B-Raf 억제제는 흑색종 치료에 사용되고 있으며, 여러 다른 Ras 및 Raf 억제제가 임상시험 중이다. 여러 연구에서, 친-세포자멸성 Bcl2 단백질이 암에서 하향 조절되는 것으로 나타났다. 예를 들어, DNA 손상과 유전독성 스트레스에 따라 정상적으로 유도되는 퓨마(Puma)는 돌연변이되거나 여러 유형의 암에서 발현이 소실된다. 인간 암을 치료하는 데 사용되는 대부분의 화학요법 약물은 종양세포에서 세포자멸 기구를 활성화하여 작용한다. 불안하게도, 기존의 화학요법 약물과 방사선 조사에 대한 일부 암의 내성은 세포자멸에 대한 내성이 강화되었기 때문이다. 예를 들어, 대부분의 화학요법 약물은 Puma의 발현을 자극하지만, Puma의 발현이 완전히 소실된 암세포에서는 이러한 일은 일어나지 않는다. 기존의 화학 요법에 반응하지 않는 치명적인 암인 악성 흑색종에서 Apaf-1의 발현 감소가 관찰되었다. 메틸화 억제제인 5-aza-2'-deoxycytidine을 처리하여 Apaf-1 발현을 회복시키면, 표준 화학요법 약물에 대한 배양된 악성흑색종 세포의 민감도를 향상시키고 세포자멸의 결함을 복원한다. IAP 또한 암 치료의 매력적인 표적이다. 전임상 연구는 mRNA에 대한 안티센스 올리고뉴클레오티드를 이용하여 특정 IAP 단백질의 수준을 감소시키면 종양의 성장이 감소하는 것으로 나타났다.

감소된 세포자멸 역시 특정 유형의 자가 면역질환에 기여한다. 면역계의 정상적인 발달 과정 중에는, 자가-반응성 림프구(self-reactive lymphocyte)가 세포자멸에 의해 제거된다. 만약 이러한 자가-반응성 림프구가 죽지 않으면 자가 면역질환이 발생할 수 있다. 전신 홍반성 낭창(lupus erythematosis) 같은 일부 자가면역 질환은 자가-반응성 림프구가 세포자멸에 저항을 갖도록 하는 세포자멸 분자 내의 돌연변이와 관련되어 있다. 구순열(cleft lip) 등의 발생 결함 역시 배아 발생 과정 중에 세포가 세포자멸을 일으키지 못하기 때문에 발생하는 것이다.

반대로, 세포자멸이 너무 이르거나 과도하게 발생하면, 알츠하이머(Alsheimer's disease)나 파킨슨 질병(Parkinson's disease), 근위축성 측색 경화증(amyotrophic lateral sclerosis, ALS; 루게릭 병), 그리고 망막색소 변성증(retinitis pigmentosa) 같은 퇴행성 신경질환이 발생할 수 있다. 이러한 질병을 앓고 있는 환자의 뇌에 신경영양 인자(neurotrophic factor)를 주입할 경우, 뉴런의 생존을 촉진하는 신호전달 경로를 활성화하여 신경의 퇴행을 늦출 수 있는지 여부를 확인하기 위한 인간 대상의 임상시험이 진행 중이다. 유사하게, 조직배양이나 신경변성(neurodegeneration) 동물모델에서 세포자멸을 차단하는 화학약물이 파킨슨병 환자와 다른 신경학적 병리를 가진 환자를 대상으로 하는 임상시험에서 시험되고 있다. 가족성 ALS(Familial ALS)는 척수와 뇌에서 운동 뉴런의 죽음과 관련된 진행성 질환으로, 종종 Cu/Zn 과산화물 제거효소-1(Cu/Zn superoxide dismutase-1, SOD1)를 암호화하는 유전자의 돌연변이에 의해 발생한다. 돌연변이된 인간의 SOD1 유전자를 발현하도록 유전적으로 조작된 마우스는 ALS와 유사한 운동 뉴런 퇴행성 병리 현상이 발생한다. 이 돌연변이 마우스는 ALS에 걸린 사람처럼 마비를 겪기 때문에 질병 발생의 기본 기전을 이해하고 잠재적 치료 전략을 개발하는 데 유용한 모델 역할을 해왔다. 이러한 "ALS 마우스(ALS mice)"에서 Bcl-2가 과발현되면 질병의 증상이 지연된다. 마찬가지로, 이러한 마우스에서 약리학적 카스파제 억제제의 투여나 IAP 단백질의 과발현은 질병의 진행을 약화시키고 수명을 연장시킨다. 이러한 고무적인 결과는 세포자멸을 차단하는 약물과 그 전략이 인간 환자의 ALS뿐만 아니라 다른 신경퇴행성 병리의 치료에도 유용할 수 있다는 가능성을 보여준다.

신경계 외에도, HIV에 감염된 환자에서의 $CD4^+$ 세포의 병적인 고갈이나, 심근경색증(myocardial infarction), 울혈성 심부전증(congestive heart failure), 신장 손상, 그리고 간경변증(cirrhosis of the liver) 같은 조직 손상이 관여되어 있는 질병에서도 증가된 세포자멸이 연관되어 있다(임상 증례 11-1).

임상 증례 11-1 B-세포 림프종

무어(Moore) 씨는 지난 40년 동안 목화와 콩을 재배한 65세의 백인 농부이다. 그는 소규모 가족 농장을 운영하면서 작물을 심고, 수확하고, 농약을 살포하는 일을 담당했다. 농장은 잘 가꾸어져서 이익을 내고 있다. 자축하기 위해 식사 때는 2인분을 먹고 항상 후식을 먹음에 따라, 살이 270파운드까지 쪘다. 그러나 지난 6개월 동안 그는 자신이 의도하지 않게 체중이 30파운드 이상 줄었고 종종 피곤함을 느꼈다. 그의 아내는 55세로서, 갱년기 변화를 겪고 있으며 열감(hot flash)과 식은땀으로 고통받고 있다. 그녀는 야간 열감을 느끼던 중 어느 순간 무어 씨가 더운 느낌이 없는데도 땀을 흘리고 있음을 알아차렸다. 그의 목을 문지르는 동안, 무어 부인은 한 달 전에는 없었던 덩어리를 오른쪽 목에서 발견했다. 그녀는 그에게 이 새로운 덩어리와 그가 불평해 온 피로에 대해 알아보기 위해 의사에게 갈 것을 요청했다. 결국, 무어 씨는 고양이에게 물린 후 의사에게 가기로 결정했으며, 목의 혹이 점점 커지고 있다고 생각했다.

B-세포 림프종(B-Cell Lymphoma)의 세포생물학, 진단 그리고 치료

무어 씨가 병원에 처음 갔을 때, 최근에 고양이에게 물려서 감염된 것으로 진단받고서 경구용 항생제 치료를 받았지만, 다음 달에도 증상이 호전되지 않고 계속 악화되었다. 두 번째로 의사를 방문하는 동안 무어 씨는 확대된 림프절의 생검을 받기로 예정되어 있었고, 병리 보고서에서는 B-세포 림프종을 앓고 있는 것으로 나타났다. 그는 종양 전문의에게 의뢰되었고, 병기 결정과 LDH 수치를 확인하기 위해 흉부와 복부의 CT 스캔도 요청했다. 병기 결정 후, 무어 씨는 그를 1기 국부 질환으로 분류한 림프절 영역 중 하나에만 종양이 있는 것으로 밝혀졌다. 국소 질환이 있는 SEER 병기는 5년 생존율이 72%이다. B-세포 림프종은 미국에서 비호지킨 림프종(non-Hodgkin lymphoma)의 85%를 차지한다. 매년 약 74,200명이 이 질병으로 진단받고, 19,900명 이상이 암으로 사망한다. B-세포 림프종에서 14번 염색체와 18번 염색체 사이의 전위는 종양 세포 생존과 치료에 대한 내성을 갖는 항-세포자멸 유전자인 Bcl2 유전자를 발현시키는 것으로 생각된다.

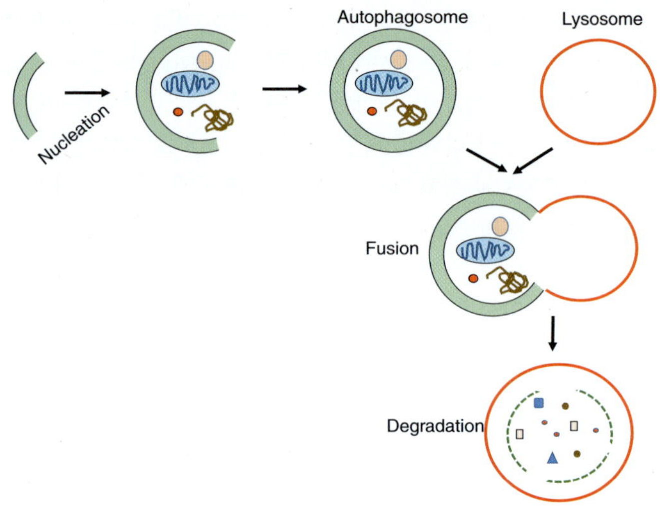

그림 11-12. 오토파지의 주요 단계 도식. ER 막 또는 가능한 다른 위치에서 파생된 막의 확장은 미토콘드리아 같은 소기관을 포함하여 세포질 물질을 삼키는 컵 모양 구조의 형성으로 이어진다. 이것은 리소좀과 융합하는 자가포식소체라고 하는 이중막 소포를 형성하기 위해 더 확장된다. 자가포식소체의 수하물은 리소좀 분해효소에 의해 소화된다.

오토파지

세포자멸과 마찬가지로, 오토파지(autophagy, 그리스어로 "자신을 먹는 것)는 중요한 기능을 수행하는 진화적으로 보존된 과정이다. 건강한 세포에서, 오토파지는 단백질 응집체를 제거하고 기능을 완료한 단백질을 제거한다(그림 11-12). 또한 손상되거나 기능 장애가 있는 세포 소기관 전체를 세포에서 제거하는 주요 기전이다. 따라서 기본적인 수준의 오토파지는 건강한 세포를 유지하는 데 중요하다. 오토파지는 심각한 영양소 결핍 상태에서 상향 조절되며, 이는 거대 분자를 구성 요소로 분해하여 생존에 필수적인 세포 구성성분을 합성하는 데 사용할 수 있도록 세포의 생존을 돕는다. 세포의 기아 상태에서 오토파지는 영양소가 풍부한 조건에서 활성화되는 복합체인 '포유류 라파마이신 표적 I'(mammalian target of rapamycin complex I, mTORC1)을 억제하는 AMP 키나아제(AMPK)의 활성화에 의해 유발된다(오토파지 경로에 대한 자세한 설명은 4장 참조). mTORC1의 억제는 제III-형 PI-3 키나아제 복합체라고 불리는 또 다른 복합체의 주요 구성 요소를 인산화하는 키나아제인 ULK-복합체라고 불리는 복합체로부터 mTORC1의 분리를 초래한다. 제III-형 PI-3 키나아제 복합체의 두 가지 중요한 구성 요소는 베클린 1(Beclin 1)이라는 단백질과 Vps34라는 단백질로서, 포스파티딜이노시톨-3-인산(phosphatidylinositol-3-phosphate, PI3P)을 생성함으로써 격리막의 형성을 촉진한다. 격리막은 전체 소기관을 포함하여 세포질 물질을 삼키기 시작하는 컵 모양의 구조인 식세포막(phagophore membrane)을 형성하도록 늘어난다. 컵 모양의 구조는 성숙하여 소포인 자가포식소체(autophagosome)를 형성하고, 이 소포체는 리소좀과 융합한다. 여기서 자가포식소체의 내용물은 리소좀 분해효소에 의해 분해되어 리소좀 밖으로 전위되어, 영양 결핍 기간 동안 세포의 생존을 유지하기 위해 필수적인 분자의 합성에 사용되는 구성 요소를 생성한다.

오토파지는 정상적으로 발생하고 세포 기아 상태에서 상향 조절될 수 있지만, 오토파지의 극단적인 상향 조절은 자가-소비에 의한 세포사멸로 이어진다. 치명적이지 않은 오토파지를 치명적인 오토파지로 전환시키는 극단적인 상향 조절이 일어나는 기전은 잘 알려져 있지 않다. 또한 예정된 세포사의 한 형태로 인식되지만, 오토파지 세포사(autophagic cell death)는 세포자멸보다 훨씬 덜 일반적이다. 오토파지의 극단적인 상향 조절은 세포사멸로 이어지지만, 오토파지의 손상은 잘못 접힌 단백질의 축적을 일으켜서 세포에 치명적인 결과를 초래할 수 있다. 오토파지를 통해 독성 단백질 응집체를 효율적으로 제거하지 못하면 많은 뇌 퇴행성 질환에서 비정상적으로 뉴런의 손실이 일어나는 원인이 된다는 광범위한 공감대가 형성되어 있다. 실제로, 유전적 또는 약리학적 접근을 통해 오토파지를 자극하는 것은 신경퇴행성 질환의 다양한 실험 모델에서 강력하게 유익한 효과를 나타낸다.

최근에, 특정 소기관 또는 분자 구조가 리소좀 분해에 의한 제거를 위해 자가포식소체에 둘러싸인 여러 다른 종류의 오토파지가 설명되었다. 비선택적이고 큰 형태의 오토파지와는 대조적으로, 이러한 형태의 오토파지는 동봉된 선택적 수하물을 기반으로 하는 선택적 오토파지(selective autophagy)로 지칭된다(표 11-1). 점점 더 많은 증거가 서로 다른 수하물의 인식과 캡슐화를 위해 별개의 오토파지 수용체가 관여한다는 것을 시사한다. 이 중 미토파지(mitophagy)는 잘 규명되어 있다. 미토파지는 기능장애가 있거나 불필요한 미토콘드리아를 제거함으로써 미토콘드리아 수와 기능을 보존하는 역할을 한다. 미토파지를 촉진하는 중요한 역할을 하는 두 가지 단백질은 핀크1(PINK1)이라고 하는 키나아제와 파킨(Parkin)이라고 하는 유비퀴틴 리가아제이다(그림 11-13). 정상적으로 기능하는 미토콘드리아에서 PINK1은 미토콘드리아로 운반되어 프로테아제에 의해 분해된다. 그러나 미토콘드리아 막 전위가 소실되면, 미토콘드리아로의 유입이 방지되어 미토콘드리아 외막에 PINK1이 축적되어 막 단백질과 파킨의 유비퀴틴을 인산화한다. 이 과정은 파킨을 미토콘드리아 막으로 모집하고, E3 리가아제 활성을 자극하게 된다. 그 결과, 기능적 장애를 가지고 있는 미토콘드리아의 여러 표면 단백질이 다중-유비퀴틴화되고, 어댑터 단백질에 의해 인식된다. 어댑터 단백질은 기능 장애가 있는 미토콘드리아를 자가포식소체에 연결하여 캡슐화한다. 이것은 미토콘드리아가 분해되는 자가포식소체와 리소좀의 융합으로 이어진다. 손상된 미토파지는 심혈관 질환, 암 및 신경퇴행성 질환을 포함한 여러 질병의 기여 요인으로 연루되어 있다. 실제로, 기능 활성을 감소시키는 핀크1과 파킨을 암호화하는 유전자의 돌연변이는 가족성 파킨슨병(familial Parkinson's disease)을 유발한다.

표 11-1. 선택적 오토파지의 종류와 수하물

Type	Cargo
Aggrephagy	Protein aggregates
Ferritinophagy	Ferritin
Mitophagy	Mitochondria
Glycophagy	Glycogen
Lipophagy	Lipid droplets
Lysophagy	Lysosomes
Nucleophagy	Nucleus, nuclear proteins
Peroxyphagy	Peroxisomes
Reticulophagy	Endoplasmic reticulum
Xenophagy	Bacteria, viruses

네크롭토시스

네크롭토시스(necroptosis)는 형태학적 특징은 괴사와 유사하지만, 신호 분자에 의해 조절되는 보다 최근에 규명된 조절된 세포사멸 형태이다. 이는 종종 병원성 감염에 의해서 유발되며, 면역계의 반응을 자극하여 병원체의 확산을 방지하는 역할을 한다. 괴사를 겪는 세포는 미토콘드리아를 포함한 세포질 소기관의 팽창과 세포질 팽창을 나타낸다.

네크롭토시스에서 병원성 감염으로 인한 세포외 환경의 교란은 사멸수용체, T-세포 수용체 및 톨-유사 수용체(Toll-like receptor, TLR)를 포함한 세포 표면 수용체에 의해 감지된다. 이들 중 가장 잘 규명된 수용체는 사멸수용체인 종양 괴사 인자(tumor necrosis factor)에 대한 수용체(TNFR1)이다. 이 장의 앞에서 설명한 것처럼, TNFR1 및 기타 사멸수용체는 또한 카스파제-8 활성화를 필요로 하는 과정인 외인성 경로를 통해 세포자멸을 유발한다.

세 가지 단백질, 즉 세린/트레오닌 키나아제 수용체-상호작용 단백질(serine/threonine kinases receptor-interacting protein, RIPK1과 RIPK3)과 혼합-계통 키나아제 도메인 유사(mixed-lineage kinase domain-like) 단백질(MLKL)이 괴사를 촉진하는

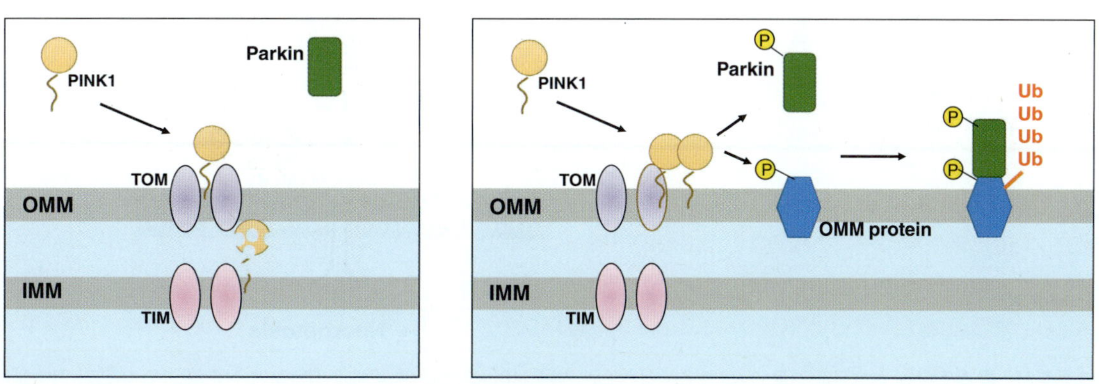

그림 11-13. 미토파지는 핀크1과 파킨의 기능과 관련 있다. 정상적인 상황에서 미토콘드리아가 건강할 때 핀크1은 TOM/TIM 복합체를 통해 미토콘드리아로 운반되어 분해된다. 그러나 미토콘드리아가 기능 장애를 일으키면 핀크1이 미토콘드리아 외막(OMM) 표면에 축적된다. 핀크1은 OMM 단백질에서 E3 리가제, 파킨 및 유비퀴틴을 인산화한다. 이것은 오토파지 수용체에 의해 인식되는 다중-유비퀴틴화된 막 단백질이 있는 OMM에 파킨의 모집을 유발한다. 기능 장애가 있는 미토콘드리아는 자가포식소체로 둘러싸여 있으며 리소좀으로 운반되어 분해된다.

데 중요한 역할을 한다(그림 11–14). TNF에 의해 유도된 괴사에서는 TNF가 TNFR1에 결합하면 어댑터 단백질인 TNF 수용체-관련 사멸 도메인(TNF receptor-associated death domain, TRADD)이 모집되는데, 이는 세포 사멸에서 DISC의 구성 요소이기도 한 단백질 키나아제인 RIP1를 모집한다. RIP1은 사멸 도메인을 통해 TNFR1과 상호작용하며, TNFR1 또한 사멸 도메인을 소유하고 있다. 결합 후 RIP1은 다중-유비퀴틴화와 인산화라는 두 가지 변형을 거쳐 활성화된다. 활성화된 RIP1은 두 단백질의 RHIM(RIP 동형 상호작용 모티프의 상호작용, RIP homotypic interaction motif) 도메인을 통해 또 다른 키나아제인 RIP3와 결합하여 네크로솜(necrosome)이라고 하는 단백질 복합체를 형성한다. RIP1과 RIP3의 결합은 RIP3의 인산화를 초래하고, 이는 RIP3에 의해 인산화되는 네크로좀으로 MLKL을 모집한다. MLKL 인산화는 다량체화를 촉진하고, 이 다량체는 이동하여 원형질막의 세포질 쪽에 있는 포스포이노시티드(phosphoinositide)와 결합한다(그림 11–14). 잘 이해되지 않은 과정에 의해 MLKL 다량체는 원형질막을 파괴하여 궁극적으로 세포를 용해시킨다. 용해가 정확히 어떻게 발생하는지 완전히 이해되지는 않았지만, Na^+ 통로와 Ca^{2+} 통로를 통한 나트륨 유입에 의해 원형질막을 파열시키는 삼투압 증가로 인한 것으로 추정된다. 상당한 양의 염증성 사이토카인이 파열된 괴사세포에서 방출되어 면역체계를 자극한다.

많은 단백질이 RIP1-RIP3-MLKL 핵심 경로를 조절하는 것으로 알려져 있으며, 이들의 정체와 관여 정도가 이해되기 시작했다. 괴사를 억제하는 데 중추적인 역할을 하는 단백질 중 하나는 카스파제-8이다. 외인성 경로를 통해 세포자멸을 촉진하는 활성형의 카스파제-8은 RIP1을 절단해서 괴사를 억제하여, RIP1의 촉매 활성과 RIP3를 모집하는 능력을 파괴한다. 따라서 카스파제-8의 억제는 일반적으로 네크롭토시스의 활성화의 요건으로 간주된다. 카스파제-8의 불활성화에 의한 네크롭토시스의 활성화는 세포자멸 기구가 어떻게든 비활성화되면 네크롭토시스가 예정된 세포 죽음을 유발하는 보완 기전으로 진화했을 수 있다는 생각을 갖게 했다. 실제로, 몇몇 바이러스는 복제를 허용하도록 세포자멸을 억제하기 위해 카스파제-8 활성화를 억제하는 다양한 유형의 단백질을 암호화한다. 이러한 상황에서 네크롭토시스는 바이러스 복제를 제한하는 보완 기전으로 작용할 수 있다.

보다 최근에는 TLR4(Toll-like receptor-4)와 같은 **병원체 인식 수용체(pathogen recognition receptor, PRR)** 계열 구성원을

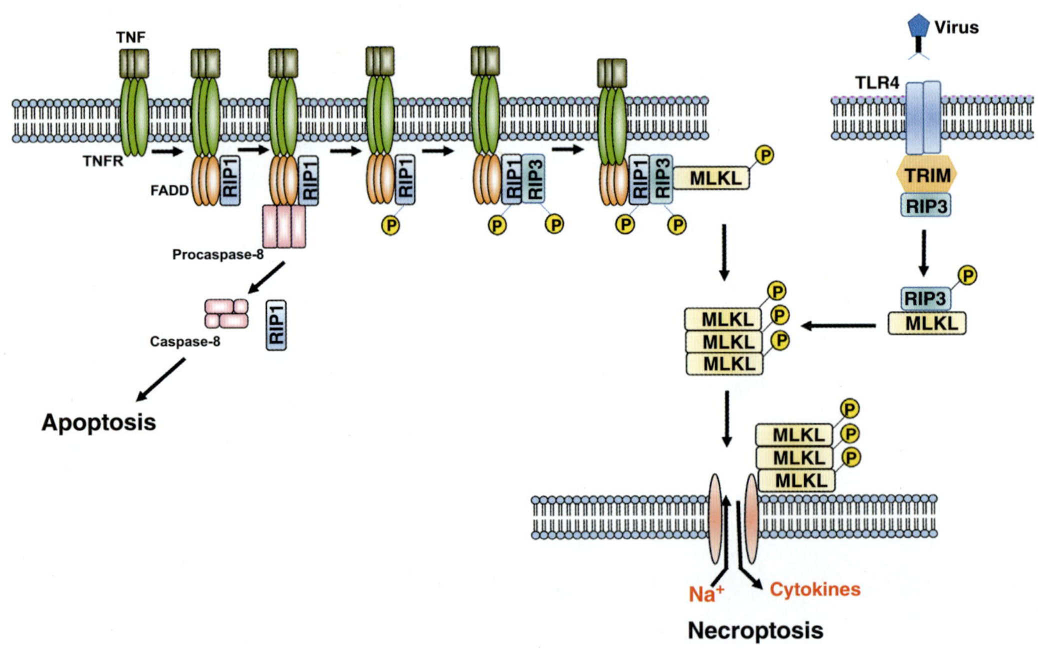

그림 11–14. 네크롭토시스를 촉진하는 신호전달 경로. TNF와 Fas 리간드와 같은 사이토카인은 수용체에 결합하여 삼량체화 및 어댑터 단백질, 프로카스파제-8, RIP1 및 기타 단백질 모집을 유발한다. 이는 RIP1 및 기타 기질을 단백질 분해하여 세포자멸을 촉진하는 카스파제-8의 활성화를 초래할 수 있다. 그러나 카스파제-8이 활성화되지 않으면 RIP1은 인산화에 의해 활성화된다. 활성화된 RIP1은 RHEM 도메인을 통해 RHIM 도메인이 있는 RIP3를 모집한다. RIP1은 RIP3를 인산화하여 활성화를 일으켜서 MKLK를 모집하고 RIP3에 의해 인산화된다. 이것은 MKLK의 다량체화로 이어지며, 세포막의 포스포이노시티드에 결합한 후 기공을 형성하여 Na^+가 세포로 유입되고 이어서 물이 따라 들어온다. 이로 인해 세포의 팽창과 막 파열을 유발한다. 세포 내용물의 누출은 염증을 자극한다. 네크롭토시스는 TLR3와 TLR4와 같은 톨-유사 수용체(TLR)의 활성화로 인해 발생할 수도 있다. 이 경우 RIP3는 어댑터 단백질이 TLR에 결합하여 활성화된다. 이 RIP1 독립적인 기전에서 RIP3는 MLKL을 활성화한 다음, 다량체화하고 구멍을 형성하여 막 파열을 유발한다.

포함하여 세포외 자극에 대한 반응으로 네크롭토시스를 유발하는 다른 세포 표면 수용체가 확인되었다. PPR은 주로 대식세포, 단핵구, 수지상세포를 포함한 선천성 체계(innate system)의 세포에서 발현되며, 거의 모든 그람 음성 박테리아에 존재하는 주요 외부 표면 막 성분인 지질당(liposaccharide, LPS)과 같은 병원체에 존재하는 전형적인 분자를 감지하는 기능을 한다. 그리고 일반적으로 병원성 감염 동안 세포에서 방출되는 단백질 그룹을 집합적으로 **'손상-관련 분자 패턴'(damage-associated molecular pattern, DAMP)**이라고 한다. TLR4에 의해 유도된 네크롭토시스의 경우, RIPK3의 활성화는 RIP1을 필요로 하지 않는다. 대신, RHIM 도메인을 가지고 있는 'TIR-도메인-함유 어댑터-유도 인터페론-β'(TIR-domain-containing adapter-inducing interferon-β, TRIF)라고 하는 어댑터 단백질을 포함한다(그림 11-14). TRIF는 RIPK3과 직접 상호작용하여 MLKL을 활성화할 수 있다. 흥미롭게도, CMV 및 HSV와 같은 일부 바이러스는 MLKL의 활성화를 방지하는 RIPK1 또는 RIPK3과 상호작용하여 괴사성 세포사를 극복할 수 있는 RHIM 도메인 함유 단백질을 암호화한다. 세포외 신호에 추가하여 네크롭토시스는 세포 내에 국한된 다른 PRR의 활성화를 통해 이중가닥 RNA(종종 바이러스 핵산)에 의해 세포 내에서 활성화될 수 있다. 그러한 수용체 중의 하나가 TLR3이다.

미생물 감염에 의해 유발된 것과 같은 계획되지 않은 세포 교란의 맥락에서 주로 설명되지만, 네크롭토시스는 정상적인 발달, 특히 신경계와 면역계 발달에서 중요한 역할을 한다. 발달 과정에서 네크롭토시스의 중요성을 입증하는 것은 RIPK가 결핍된 마우스(Ripk−/−)가 1−3일령에 죽는다는 발견이다. 그러나 원하지 않는 네크롭토시스는 심장 및 뇌의 허혈성 손상 및 손상으로 인한 염증성 질환을 비롯한 많은 병리학적 상태에 관여한다. 축적된 증거는 신경 퇴행성 질환에서 신경세포의 병리학적 손실에서 네크롭토시스에 대한 역할을 지적한다.

파이롭토시스

파이롭토시스(pyroptosis)는 감염된 세포를 제거함으로써 다양한 세균 및 바이러스 감염으로부터 보호하는 기능을 하는 세포 죽음의 한 형태로서, 병원체의 세포내 복제 틈새(replication niche)를 파괴한다. 또한 숙주의 방어적 반응을 자극하기도 한다. 파이롭토시스는 2001년에 박테리아에 감염된 대식세포가 세포자멸 촉진에 관여하지 않는 염증성 카스파제인 카스파제-1의 활성에 의존하는 막 파열을 수반하는 과정을 통해 죽는다는 것이 관찰되었을 때 처음 기술되었다. 미생물 병원체에 의해 세포가 감염되면, 카스파제-1이 활성화되고 **가스더민(gasdermin, GSDM)**이라고 하는 6개의 다양한 단백질 군의 구성원을 절단한다. GSDM 중에서 GSDMD는 파이롭토시스에서 중요한 역할을 한다(그림 11-15). 감염된 세포에서 활성화된 카스파제-1은 GSDMD를 절단하여 다량체화할 수 있는 N-말단 단편인 GSDMD-N을 생성한다. 다량화된 GSDMD-N은 원형질막의 내층에 있는 포스포이노시티드와 결합하여 기공을 형성한다. 구조 연구에 따르면, 각각의 다량체 기공은 직경이 10-15 nM이고, 16개의 GSDMD-N 단편으로 구성되어 있다. 파이롭토시스 동안 카스파제-1이 절단하는 다른 세포내 단백질은 IL-1β와 IL-18이며, 이들은 모두 정상적인 분비 신호가 없이 성숙한 형태의 사이토카인을 생성한다. 박테리아가 빠져나가기에는 너무 작지만, 다량체 GSDMD-N 기공은 성숙한 IL-1β 및 IL-18의 방출을 허용한다. 호중구와 대식세포는 이러한 사이토카인에 유인되어 박테리아나 다른 미생물 병원체가 현재 갇혀 있는 감염된 세포를 제거한다. 사이토카인 외에도 ATP 및 저분자량 단백질도 GSDMD-N 기공에서 방출된다. 단백질이 방출되기 때문에 삼투압은 손실되지 않고, 세포는 네크롭토시스처럼 파열되지 않고 내용물이 방출되는 동안 납작해진다. 일부 막 파열은 다른 숙주 면역원성 분자를 방출하는 후기 단계에서 발생하며, 이는 병원체 제거를 돕는 면역계의 자극을 더욱 강화한다. GSDMD-N은 그 자체로 방출되어 세균막에 존재하는 지질인 카디오리핀과 결합하여 세포 외부의 세균을 파괴할 수 있다. 따라서 식세포에 의한 감염된 세포의 포식을 촉진하는 것 외에도, GSDMD-N은 파이롭토시스 세포막의 기공에서 방출된 후 세포 외부의 미생물 병원체를 죽인다.

세포는 침입성 미생물 병원균의 유입과 그에 의해 생성된 독소를 어떻게 카스파아제-1 활성화와 연결시킬까? 파이롭토시스는 주로 대식세포, 단핵구, 수지상세포와 같이 PRR을 발현하는 선천면역반응 세포나 감염이 처음 발생한 피부와 점막의 상피세포에서 발생한다. 파이롭토시스 동안 세포질 PRR은 세포 내에 있는 바이러스 DNA, 미생물, 미생물 성분과 미생물 독소를 인식한다. PRR은 프로카스파제-1을 포함한 다른 단백질을 동원하여 파이롭토시스의 분자적 특징인 인플라마솜(inflammasome)이라고 하는 다중단백질 신호전달 복합체를 형성한다. 인플라마좀의 구성은 염증성 병원체 또는 병원성 분자에 따라 다를 수 있지만, 잘 규명된 구성요소로는 ALR(absent in melanoma 2-like receptor), 피린(pyrin)이라는 단백질, 그리고 NLR(NOD-like receptor)과 같은 PRR 계열이 있다. 일부 NLR은 박테리아 독소를 인식하는 반면, 다른 NLR은 미생물의 성분을 인식한다. 피린은 미생물 독소와 박테리아에 의한 숙주 단백질의 변형을 인식하는 반면, ALR은 이중-가닥 DNA를 인식한다. 인플라마좀은 또한 ASC(apoptosis-

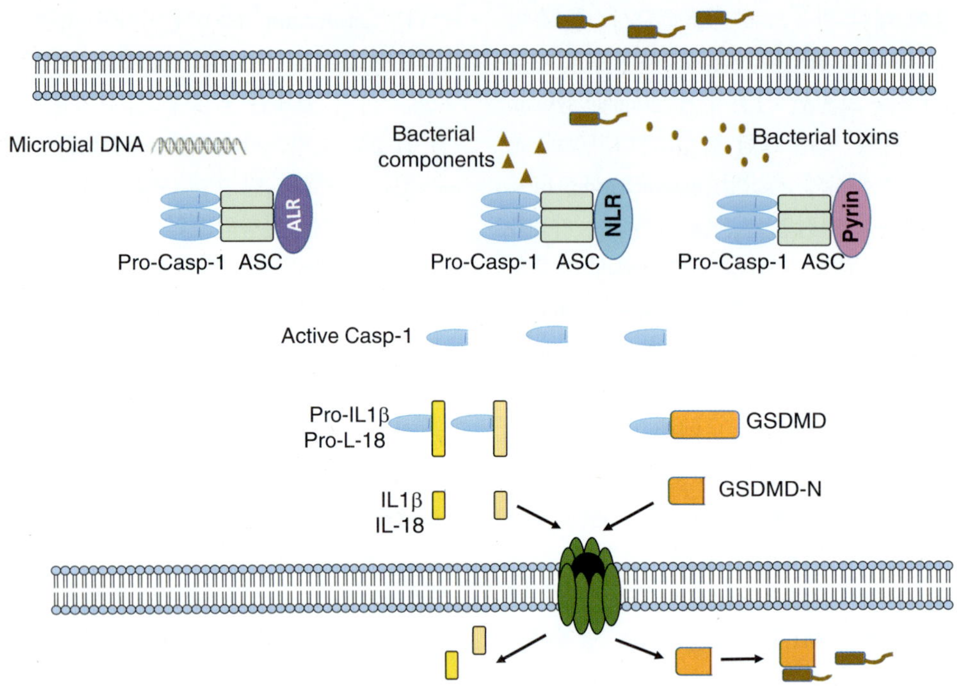

그림 11-15. 파이롭토시스는 세포 내부와 외부의 미생물 병원체를 제거한다. 바이러스 DNA, 미생물 병원체의 구성 요소나 미생물 병원체에 의해 방출되는 독소는 인플라마솜이라고 하는 단백질 복합체를 형성하는 세포내 패턴 인식 수용체(PRR)에 의해 인식된다. 바이러스 DNA는 ALR에 없는 PRR에 의해 인식되는 반면, 미생물 성분 및 독소는 NLR 및 피린에 의해 각각 인식된다. 인플라마솜 내에서 카스파제-1은 근접하게 되며 스스로를 절단하여 활성화된다. 활성화된 카스파제-1은 pro-ILβ 및 pro-IL-8을 처리하여 기능적 활성형을 생성한다. 활성화된 카스파제-1은 또한 GSDMD를 절단하여 N-말단 단편인 GSDMD-N을 생성하고, 이는 다량체화되어 세포막에 기공을 형성한다. ILβ와 pro-IL-8은 이 구멍을 통해 방출되고 식세포를 끌어들여 감염된 세포를 삼킨다. GSDMD-N은 또한 세포에서 방출되어 미생물 병원체의 막에 결합하여 세포 외부의 병원체를 손상시키거나 죽인다.

associated speck-like protein containing CARD)라고 불리는 어댑터 단백질을 포함하며, 이는 프로카스파제-1을 동원해서 자가반응을 촉진하여 절단된 형태의 활성형 효소를 생성한다(그림 11-15).

세포막에서 포스포이노시티드에 대한 결합이 가장 잘 설명되어 있지만, 최근 관찰에 따르면 GSDMD-N 단편이 엔도솜, 리소좀 및 미토콘드리아를 포함한 세포내 소기관의 막에 있는 포스포이노시티드에도 결합할 수 있음을 나타낸다. 이러한 세포 소기관의 막에 기공이 형성되는 지의 여부와 이것이 세포사멸에 기여할 수 있는 정도는 아직 밝혀지지 않았다.

카스파제-1보다 더 광범위하게 발현되는 인간 카스파제-4와 카스파제-5(마우스의 경우 카스파제-11)도 파이롭토시스를 유발하는 것으로 알려져 있다. 이러한 카스파제는 세포질 세균 내독소를 감지하고 결합하는 '비정형 인플라마솜'(noncanonical inflammasome)이라고 하는 복합체를 형성한다. 활성화된 카스파제-11은 GSDMD 대신 GSDMDE 단백질을 절단하여 파이롭토시스를 유발한다. 유사한 N-말단 도메인을 공유하는 GSDMD와 GSDME를 제외한 GSDM이 또한 피롭토시스를 촉진하는지, 그렇다면 어떤 신호와 상위 기전이 핍롭토시스 활성을 조절하는지에 대해서는 알려져 있지 않다.

파이롭토시스는 숙주의 보호 기전이지만 비정상적인 활성화는 해로운 영향을 미칠 수 있다. 실제로, 피린 및 특정 NLR 단백질 같은 일부 인플라마솜 감지 단백질의 기능-획득-돌연변이는 환자가 복부, 가슴, 관절에 고통스러운 염증을 반복적으로 겪는 질환인 가족성 지중해열(FMF)을 포함한 자가염증성 유전질환의 염증 병리의 원인이 된다(임상 사례 11-2). 이러한 자가염증성 질환은 일반적으로 IL-1β 활성을 억제함으로써 치료된다. 과활성화 또는 만성 인플라마좀 활성화는 소아 사망의 일반적인 원인인 다장기부전 패혈증 증후군(multiorgan failure sepsis syndrome)을 유발할 수 있고, 상당수의 성인 병원 사망에 기여하는 요인은 자가염증성 질환인데, 이 또한 IL-1β 활성을 억제하여 치료하기도 한다. 최근에 발견된 비정형 인플라마솜은 패혈증에서 특히 중요한 것으로 생각된다. 실제로, 카스파제-11 유전자가 손실된 마우스는 LPS-유도 패혈증으로 인한 죽음에 저항성이 있으며, 이것은 카스파제-1의 결실에 의해서는 나타나지 않는 저항성이다(아마도 카스파아제-4와 -5가 여전히 활성 상태이기 때문일 것이다). NLR 인플라마솜의 활성 증가와 췌장의 베타 세포의 파괴 가속화가 제2형 당뇨병에 기여한다는 증거가 있다.

파이롭토시스와 네크롭토시스를 조절하는 분자적 기구의

차이에도 불구하고, 이 두 가지 죽음 방식 사이에는 유사점이 있다. 파이롭토시스와 네크롭토시스는 면역원성 미생물 분자에 의한 감지와 활성화를 통해 미생물 감염으로부터 세포를 보호한다. 두 기전 모두 큰 단백질 복합체, 즉 파이롭토시스의 인플라마솜과 네크롭토시스의 네크로좀의 형성에 의해 시작된다. 두 가지 유형의 세포사멸은 막 손상으로 인한 염증반응을 유발하며, 파이롭토시스의 경우 GSDMD에 의해 매개되는 반면 네크롭토시스 세포사멸의 경우 MLKL에 의해 매개된다. 파이롭토시스와 네크롭토시스 모두에서 염증 반응은 DAMP 및 IL-1β와 같은 염증성 사이토카인의 방출에 의해 심화될 수 있다. 마지막으로, 파이롭토시스와 네크롭토시스의 조절 장애가 자가면역 및 기타 항염증성 장애의 발생에 중요한 역할을 하는 것으로 제안되었다. 파이롭토시스는 병원성 감염에 대응하기 위해 네크롭토시스에 대한 보조 기전으로 진화했을 가능성이 있다.

임상 증례 11-2 가족성 지중해열

레베카 에이브람스(Rebecca Abrams)는 플로리다 올랜도에서 입양 가족과 함께 살고 있는 7세 백인 소녀이지만 원래 터키 출신이다. 그녀는 테마파크에 가서 롤러코스터를 타는 것을 좋아한다. 식사 때마다 디저트를 과식할 정도로 자주 먹으며, 롤러코스터를 탈때 가끔 아플 때도 있다. 최근 테마파크 여행에서 몸이 뜨거움을 느낀 레베카는 엄마에게 복통, 오른쪽 무릎 통증, 두통을 호소하기 시작했다. 그들이 집에 돌아왔을 때 레베카의 체온은 38.3℃였다. 이 질병 증상 발현은 약 24시간 동안 지속되었으며, 일반 의약품인 이부프로펜으로 해결되었다. 불행히도, 비슷한 증상이 약 2개월 후에 반복되었고, 4개월 후에 다시 발생함에 따라 엄마는 레베카를 소아과 의사에게 데려갔다.

가족성 지중해열(Familial Mediterranean Fever)의 세포 생물학, 진단 그리고 치료

소아과에서, 레베카는 백혈구(WBC) 수치가 높고 침강속도(sed rate)도 높지만, 신장 기능은 정상인 것으로 나타났다. 신체검사에서 그녀는 오른쪽 무릎이 매우 부어올랐고 다리에 붉은 발진이 나타났다. 추가 검진에서 레베카의 오빠가 입양으로 분리되기 전에 유사한 일련의 증상이 반복되어 가족성 지중해열(FMF) 진단을 받은 것으로 밝혀졌다. 그 시점에서, 소아과 의사는 지중해열 유전자 검사를 지시했고, 그 결과 양성으로 판명됨에 따라 레베카는 콜히친(colchicine)을 복용하기 시작했다. FMF는 대부분 상염색체 열성 양상으로 유전된다. FMF는 주로 지중해 지역의 사람, 특히 아르메니아, 튀르키예인 또는 유대인 혈통이 있는 사람에게 영향을 미친다. 이 인구 집단에서, FMF의 유병률은 200명 중 1명에서 1,000명 중 1명 사이일 수 있지만, 다른 그룹에서는 훨씬 덜 흔하다. MEFV 유전자의 돌연변이가 FMF를 일으키는 것으로 생각된다. MEFV 유전자는 백혈구에서 발견되며, 염증 조절 기능을 하는 피린이라는 단백질을 암호화한다. MEFV 유전자의 돌연변이는 피린 단백질의 활성을 감소시켜 염증 과정을 방해할 수 있다. 이러한 부적절한 염증 반응이나 만성적 염증 반응은 FMF의 증상인 발열이나, 복부 및 흉부그리고 관절의 통증을 유발한다. FMF의 유발 요인에는 감염, 외상, 격렬한 운동 및 심리적 스트레스가 있다. 아밀로이드증(Amyloidosis)은 FMF의 가장 흔한 합병증 중의 하나이며, 말기 신장질환이나 단백뇨의 진행과 관련이 있다. 콜히친은 아밀로이드(amyloid) 침착을 방지하고, FMF를 회복시킬 수 있다.

페롭토시스

페롭토시스(Ferroptosis)는 과도한 철 의존성 지질 과산화로 인한 세포사멸을 나타낸다. 페롭토시스를 겪는 세포에서 유일하게 구분되는 형태학적 특징은 미토콘드리아의 응축, 크리스테(cristae)의 소멸, 미토콘드리아 외막의 파열이다. 예정된 세포사의 독특한 형태인 페롭토시스는 X_c^- 시스템(System X_c^-)을 억제하는 화학물질인 에라스틴(erastin)을 확인하는 항암제 검사를 통해 2012년에 처음 보고되었다. X_c^- 시스템은 시스틴(cystine)이 세포로 유입되는 세포막의 글루타메이트/시스테인 역수송체(antiporter)이다. 세포 내에서 시스틴은 글루타티온(glutathione) 합성에 사용되는 시스테인으로 전환된다. 글루타티온은 과산화수소를 물로 변환하여 산화 스트레스로부터 세포를 보호하는 글루타티온 과산화효소(glutathione peroxidase, GPX4)의 기질 역할을 한다. 또한 GPX4는 독성의 지질 과산화물을 비독성 지질 알코올로 전환한다(그림 11-16). 따라서 에라스틴은 GPX4 활성을 간접적으로 감소시키는 X_c^- 시스템의 억제를 통해 지질 과산화와 결과적으로 페롭토시스를 유도한다. 그 이후로 GPX4의 직접적인 약리학적 억제가 지질 과산화와 페롭토시스를 유발하는 것으로 나타났다.

철은 페롭토시스를 일으키는 독성 지질 과산화(perodixation)에 필요하다. 유리 철은 세포에서 Fe^{2+} 또는 Fe^{3+} 이온 상태로 존재한다. 철 항상성의 교란은 Fe^{2+} 상승을 초래할 수 있다. 다중불포화 지질의 양을 증가시키는 지질 대사의 변화는 또한 세포를 페롭토시스에 민감하게 만든다. 펜톤(Fenton) 화학을 통해 Fe^{2+}는 과산화물과 결합하여 반응성이 높은 하이드록실 라디칼(reactive hydroxyl radical)과 지질의 비효소적 산화를 촉진하는 퍼옥실 라디칼(peroxyl radical)을 생성한다. 비효소적 과산화 외에도 지질 과산화는 지질의 탈산소화를 촉매하는

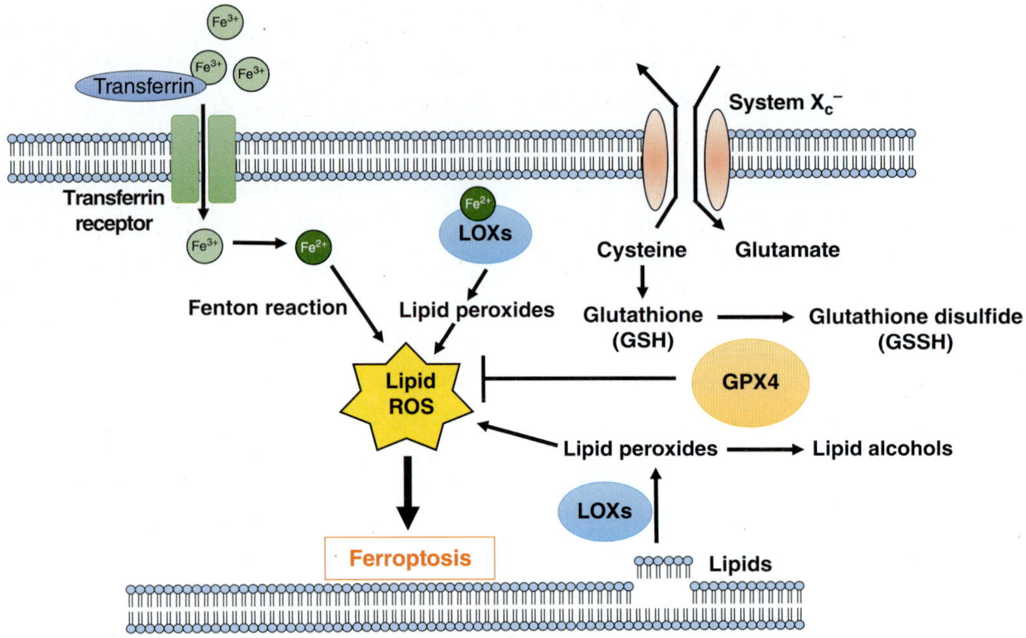

그림 11-16. 지질 과산화는 페롭토시스를 유발한다. X_c^- 시스템은 세포 내에서 시스테인으로 환원되어 글루타티온 과산화효소(GPX4)의 필수 기질인 글루타티온(GSH)의 생합성에 사용되는 시스틴을 유입한다. 리폭시게나제(LOX)의 작용을 통해 막 지질에서 파생된 독성 지질 과산화수소는 GPX4에 의해 해당하는 무독성 알코올로 전환되어 세포를 보호한다. 제거되지 않은 지질 과산화수소는 페롭토시스를 유도하는 지질 활성산소종(ROS)의 형성을 유발한다. 따라서 페롭토시스는 감소된 GSH 수준, 감소되거나 억제된 X_c^- 시스템의 활성, GPX4의 억제로 인해 발생할 수 있다. 또한 페롭토시스의 유도에 필요한 것은 철 항상성의 붕괴이다. 트랜스페린과 결합한 후 트랜스페린 수용체를 통해 유입된 제2철(Fe^{3+})은 제1철(Fe^{2+})로 환원된다. Fe^{2+}의 축적은 펜톤 반응을 통해 지질 ROS를 생성할 뿐만 아니라 세포질 LOX와 결합하여 지질 과산화를 촉매하여 지질 ROS 생성과 페롭토시스를 유발한다.

철-함유 효소인 리폭시게나제(lipoxygenase, LOX)의 활성 증가로 인해 발생한다. 모든 경우에서, 독성 과산화지질의 축적은 페롭토시스를 통해 세포 죽음을 유발한다.

치명적인 지질 과산화의 세포 내 위치는 아직 확고하게 규명되지 않았다. 원형질막 지질의 과산화는 세포의 완전성을 손상시킬 수 있기 때문에 하나의 원인으로 간주된다. 페롭토시스 동안 손상된 미토콘드리아 형태는 미토콘드리아 또한 독성 과산화지질의 주요 공급원일 수 있다는 제안을 이끌어냈다. 실제로, GPX4의 동위형은 미토콘드리아에 국한되어 있다. 그러나 최근 연구에 따르면, 미토콘드리아 이외의 지질 과산화가 미토콘드리아의 과산화보다 먼저 일어난다는 사실과, 외막 파열로 이어지는 미토콘드리아 형태의 변화가 페롭토시스 과정의 후기 사건이라는 사실이 밝혀졌다. 또한 미토콘드리아가 결핍된 세포는 페롭토시스를 겪을 수 있는 능력을 유지하는 것으로 밝혀졌으며, 이러한 형태의 세포 죽음에서 미토콘드리아 역할의 필요성에 대해서 부정적이었다. 일부 가능성은 ER이 스트레스를 받을 때 독성 지질 과산화물을 생성하여 만성 또는 강렬한 ER 스트레스를 페롭토시스와 연결할 수 있다는 것이다.

앞서 설명했듯이, 페롭토시스의 독성 과산화지질은 GPX4의 해독 능력 감소(기질인 글루타티온의 고갈로 인해 발생할 수 있음), Fe^{3+}의 상승, 다불포화지질의 증가 또는 LOX 활성의 증가로 인해 생성될 수 있다. 이러한 다양한 기전을 차단하는 페롭토시스의 많은 조절자가 확인되었으며, 이러한 약제는 실험적으로 페롭토시스로부터 세포를 보호한다. 예를 들어, 화학적 철 킬레이트제(iron chelator), 페로스타틴-1(ferrostatin-1), 비타민 E와 같은 라디칼 포획 항산화제는 다중불포화 지질의 자가산화를 방지하여 페롭토시스 사멸을 억제한다. 데페록사민(deferoxamine), 데페리프론(deferiprone)과 같은 철 킬레이트제는 펜톤 화학을 억제하거나 LOX를 간접적으로 억제하여 페롭토시스를 방지하며, LOX의 직접적인 억제제 또한 페롭토시스로부터 보호한다. LOX가 결핍된 세포는 GSH의 화학적 억제로 인한 페롭토시스에 내성이 있으며, 이는 LOX가 페롭토시스를 촉진하는 데 중요한 역할을 한다는 것을 보여준다.

페롭토시스 억제제는 신장, 간, 뇌의 퇴행성 질환을 포함한 다양한 인간 병리의 치료에 유용할 수 있다. 동물모델의 강력한 증거에 따르면, 페롭토시스는 파킨슨 병, 알츠하이머 병, 헌팅턴 병 및 외상성 뇌 손상에서 신경 퇴행에 기여한다. X_c^- 시스템의 억제제, GPX4의 직접적인 억제제 그리고 지질 과산화 유도제를 비롯한 여러 페로프토시스 활성제가 확인되어 실험적으로 사용되었다. 페롭토시스의 이러한 활성제는 암 치료에 유용할 수 있다. 실제로 페롭토시스의 생리학적 기능 중 하나는 포유류에서 종양의 발달을 억제하는 것으로 믿어진다. 새로운 증거는 종양 억제인자 p53이 종양 억제인자로서의 기능에 페롭토시스를 사용할 수 있음을 시사한다.

요약

세포의 죽음은 괴사를 통해 또는 진화적으로 보존된 신호 분자 및 경로를 포함하는 조절된 방식으로 우연히 유발될 수 있다. 조절된 세포사의 첫 번째이자 가장 잘 특징지어지는 형태인 세포자멸은 배아학적 발달, 출생 후 그리고 성인기에 필수적인 역할을 한다. 세포자멸은 핵, 세포질, ER, 미토콘드리아 및 세포막에 위치한 많은 분자를 포함하는 복잡한 기전에 의해 조절된다. 지난 10년 동안 자가포식형 세포사, 페롭토시스, 네크롭토시스, 파이롭토시스 등 네 가지 형태의 조절된 세포사가 특징지어졌다. 자가포식형 세포사는 세포가 내부에서 스스로를 소비하게 하는 리소좀에 의해 세포 물질을 분해하기 위해 운반하는 자가포식소체의 형성을 포함한다. 네크롭토시스와 파이롭토시스는 미생물 병원균에 의한 감염으로부터 세포를 보호하는 데 중요한 역할을 하는 세포 죽음의 다른 형태이다. 페로프토시스는 독성 과산화지질의 철 의존적 축적으로 인해 발생한다. 네크롭토시스, 파이롭토시스, 페롭토시스에서는 세포막이 파열되어 염증성 단백질이 방출된다. 이러한 다양한 세포 죽음 형태를 제어하는 기전을 풀면 이를 조절할 수 있는 약물이 식별될 수 있으며, 이는 다양한 심각한 인간의 질병을 치료하는 데 큰 가치를 부여할 것이다.

Suggested Readings

Anding AL, Baehrecke EH. Autophagy in cell life and death. *Curr Top Dev Biol* 2015;114:67–91.

Cory S, Adams JM. The Bcl2 family: regulators of the cellular life-or-death switch. *Nat Rev Cancer* 2002;2:647–656.

Dhuriya YK, Sharma D. Necroptosis: a regulated inflammatory mode of cell death. *J Neuroinflammation* 2018;15:199.

Jacobson MD, McCarthy N, eds. *Apoptosis*. USA: Oxford University Press, 2002.

Kaufmann SH, Hengartner MO. Programmed cell death: alive and well in the new millennium. *Trends Cell Biol* 2001;11:526–534.

Levine B, Kroemer G. Biological functions of autophagy genes: a disease perspective. *Cell* 2019;176:11–42.

Liu X, Lieberman J. A mechanistic understanding of pyroptosis: the fiery death triggered by invasive infection. *Adv Immunol* 2017;135:81–117.

Scorrano L, Korsmeyer SJ. Mechanisms of cytochrome c release by proapoptotic BCL-2 family members. *Biochem Biophys* Res Commun 2003;304:437–444.

Shan B, Pan H, Najafov A, Yuan J. Necroptosis in development and diseases. *Genes Dev* 2018;32:327–340.

Stockwell BR, Friedman Angeli JP, Bayir H, et al. Ferroptosis: a regulated cell death nexus linking metabolism, redox biology and disease. *Cell* 2017;171:273–285.

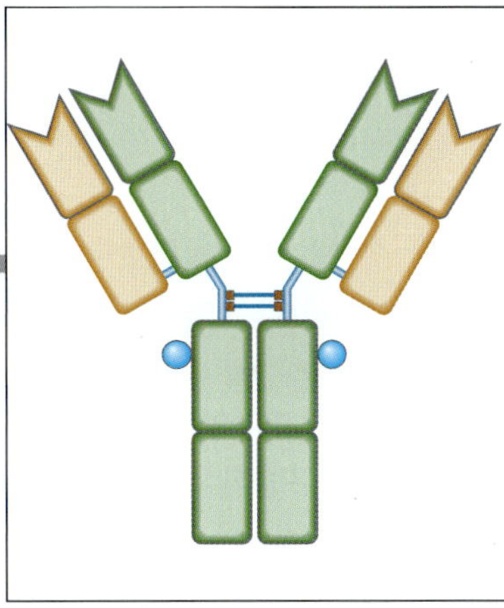

Chapter 12

면역계의 세포생물학

서론

면역(immunity)은 감염에 저항하는 유기체의 능력이다. 면역계(immune system)는 병원체에 대한 방어에 특화되어 있다. 면역계는 몸 전체에 흩어져 있는 세포와 조직의 집합체로 구성된다. 면역세포 또는 분자 수용체가 감염의 증거를 감지하면 동일한 세포에서 또는 다른 세포나 분자로 전달되는 신호전달 과정이 뒤따른다. 이 신호전달은 궁극적으로 면역 반응을 유발한 병원체를 파괴하는 **실행면역 기전**(**effector immune mechanism**)의 형성으로 이어지는 소위 **면역 반응**(**immune response**)을 초래한다.

일반적으로 면역계는 **선천성**(**innate**) 및 **후천성**(**adaptive**) 두 가지 구성 요소로 나뉜다. 이는 편리하기는 하지만, 두 구성 요소가 함께 작동하고 상호의존적인 방식으로 면역 기능을 제공하기 때문에 이는 인위적인 분할에 불과하다. 면역계의 세포와 그 결과는 면역반응을 생성한다. 대부분의 면역 세포는 모든 혈액 세포를 생성하는 줄기세포(stem cell)로부터 골수에서 형성되므로 만능(pluripotent) 조혈 줄기세포(hematopoietic stem cell, HSC)라는 이름이 붙었다. 선천성 면역 세포는 이러한 줄기세포의 골수 계통에서 파생된다. 대조적으로, 후천성 면역 세포는 림프 계통에서 파생된다.

선천성 면역

첫 번째 방어선은 외부 환경에 노출된 피부 또는 내벽과 같이 전체 생명체를 덮는 특화된 조직으로 형성된 **물리적 장벽**이다. 예를 들면 호흡기와 위장관이 이에 해당된다. 이러한 비면역성 실질세포(parenchymal cell) 또한 감염에 대응하여, 면역세포나 다른 세포에 신호를 전달하는 사이토카인으로 알려진 항미생물 펩티드와 수용성 세포 신호 분자를 분비한다.

선천성 면역계의 세포는 호중구(neutrophil), 대식세포(macrophage), 수지상세포(dendritic cell), 호산구(eosinophil), 호염기구(basophil), 비만세포(mast cell)를 포함한다. **호중구**는 식균 작용에 의해 미생물을 삼키고 세포 소기관 내에서 미생물 죽음을 매개한다. **대식세포**는 식세포 작용에 의해 죽은 세포, 세포 조각 및 미생물을 제거하는 청소부 역할을 하는 수명이 긴 세포로 조직에 상주한다. 또한 염증 매개체와 케모카인을 방출하여 염증을 매개하는 데 중요한 역할을 한다. **수지상세포**(**dendritic cell, DC**)는 세포막이 뉴런과 유사한 수상돌기를 갖고 있으므로 수지상세포라고 불린다. 이들은 후천성 면역 반응에서 중요한 역할을 하는 림프구 유형 중 하나인 **T-림프구**(**일명 T-세포**)를 활성화하는 능력을 통해, 후천성 면역 반응을 전문적으로 개시하는 식세포의 한 종류이다. **호염기구**와 **호산구**는 세포질 과립의 독성 물질을 방출하여 기생충을 방어한다. **비만세포**는 주로 피부와 점막 표면 아래와 같은 잠재적인 미생물 진입 관문 주변에 존재하는 조직이다. 활성화되면 염증 매개체를 방출하여 기생충에 대한 방어에 기여한다.

선천성 면역 반응은 병원체 또는 관련 조직 손상이 미생물 구조 또는 대사과정의 일반적인 형식인, 이른바 **병원체-관련 분자 패턴**(**pathogen-associated molecular pattern, PAMP**)을 인식하는 **패턴 인식 수용체**(**pattern recognition receptor, PRR**)라고 불리는 특수한 수용체에 의해 감지될 때 유발된다. 이 인식 작용은 선천성 면역 세포를 활성화하여 병원체를 직접 제거하거나 다른 면역 세포에 신호를 보내서 면역 반응을 증폭시킬 수 있는 실행 기전(effector mechanism)을 유발한다. 국소적인 **염증**은 선천성 면역 활성화의 중요한 결과 중 하나이다. 이것은 **사이토카인(cytokine)**과 **케모카인(chemokine)**의 분비로 인해 발생한다. 사이토카인은 세포 간 통신을 담당하는 분비된 단백질 분자이다. 케모카인은 세포를 분비원으로 유인하는 사이토카인의 하위 그룹으로 **화학주성(chemotaxis)**으로 알려진 이 현상은 감염이나 손상 부위에 면역 세포를 응집시키는 데 중요한 과정이다. 선천성 면역 세포에 의해 분비되는 사이토카인, 케모카인, 그리고 다른 많은 유형의 매개체가 협력하여 염증을 유발한다. 여기에는 혈류를 향상시키는 혈관의 확장, 단백질이 풍부한 액체가 조직으로 이동하게 하는 모세관 투과성의 증가, 염증 부위에 축적되는 모세관 벽을 통한 순환 백혈구의 혈관외유출(extravasation)을 포함한다.

후천성 면역

후천성 면역 반응의 주요 세포 구성 요소인 **림프구(Lymphocyte)**는 항원 특이성(antigen specificity)과 면역 기억이라는 두 가지 독특한 특징을 가지고 있다. **항원(antigen)**은 후천성 면역 반응의 표적이 될 수 있는 분자이다. **면역 기억(immunological memory)**은 이전에 경험한 항원에 대해 더 빠르고 더 강력한 반응을 만드는 능력을 말한다.

림프구에는 **B-림프구(B-세포**라고도 함)와 **T-림프구**의 두 가지 유형이 있다. 둘은 유사하지만, 뚜렷한 항원 특이적 수용체를 가지고 있다. B-세포 수용체(B cell receptor, BCR)는 수용성 항체 또는 **면역글로불린(immunoglobulin, Ig)**을 암호화하는 동일한 유전자에 의해 생성되는 막 결합 당단백질이다. T-세포 수용체(T-cell receptor, TCR)는 구조 및 항원 결합에서 Ig와 다르다. 림프구 발달 동안 수용체에 대한 유전자는 유전체 DNA 단편의 무작위적이고 비가역적인 조합에 의해 생성된다. 이 과정은 항원의 특이성에서 무한정으로 광범위한 조합을 허용한다. 그러나 각각의 성숙한 림프구는 자손에게 전달되는 고유한 수용체를 가지고 있으며, 이는 동일한 수용체를 공유하고 단일 림프구에서 파생된 세포 **클론(clone)**이다. 특정 수용체를 통해 항원을 인식하면, 림프구가 활성화되고 증식하며 다양한 기능적 하위 유형의 세포로 분화하여 면역 반응의 "효과(effect)"를 가져오므로 **'효과기 세포'(effector cell)**라고 명명되었다.

두 유형의 림프구는 모두 B-림프구의 발달이 완성되는 골수에서 시작된다. T-림프구의 전구세포(progenitor)는 흉선(thymus)으로 이동하여 추가적인 성숙을 겪는다. 골수와 흉선은 **1차 림프 기관(lymphoid organ)**이다. 몸 전체에 흩어져 있는 비장(spleen)과 림프절(lymph node)은 림프구가 모여서 면역 반응 기능을 수행하는 **2차 림프 기관**이다. 생리학적 조건에서 성숙한 림프구는 혈액, 신체의 말초 조직 및 림프를 순환하면서 지속적으로 감염의 증거를 검색한다. 후천성 면역 반응은 림프구가 항원 특이적 수용체를 통해 항원을 인식할 때 시작된다. BCR은 항원을 직접 인식할 수 있으나, T-세포 수용체는 모든 T-세포 반응을 개시하는 역할을 하는 **수지상세포**의 원형인 소위 **항원 제시 세포(antigen-presenting cell)**의 표면에 있는 항원의 단편을 인식한다. 이러한 림프구의 항원 특이적 수용체가 후천성 면역 반응의 두 가지 구별되는 특징 중 첫 번째인 정교한 항원 특이성을 담당한다. 항원의 자극 후 동일한 항원 특이적 수용체를 가지고 있는 림프구 클론이 증식에 의해 확장된다. 일부 세포는 더 낮은 활성화 임계값을 갖는 소위 **'기억세포'(memory cell)**로 분화하기도 한다. 이러한 두 현상의 조합이 후천성 면역 반응의 두 번째 구별되는 특징인 **면역 기억**을 매개한다. 림프구와 유사하지만 항원 특이적 수용체가 없는 별개의 세포 계통은 **자연살해(natural killer, NK)** 세포와 **선천 림프구 세포(innate lymphoid cell, ILC)**를 포함한다. 이 세포는 선천성 면역과 후천성 면역 유형의 사이에 속한다. 이들은 특정 사이토카인을 분비하여 특정 유형의 면역 반응을 증폭시키는 역할을 한다. NK 세포는 또한 감염된 세포를 직접 죽일 수도 있다.

림프는 구심성 림프관(afferent lymphatic vessel)을 통해 림프절로, 그 다음 원심성 림프관(efferent lymphatic vessel)을 통해 혈액으로 실질(parenchymal) 조직에서 지속적으로 배출되는 세포외액이다. 조직에 도입된 외래 항원은 수용성 형태로 수지상세포 내에서 구심성 림프를 통해 림프절로 전달된다. 림프절은 림프관을 따라 몸 전체에 존재하는 캡슐화된 림프 조직으로, 림프구가 말초 조직에서 가져온 항원을 만날 수 있다. 비장은 혈액에서 노화 세포와 미생물 입자를 제거하는 캡슐화된 복부 기관이다. 비장은 혈액 매개 감염에 대한 면역 반응의 장소이다. 림프절과 비장의 백색 펄프(white pulp)에는 B-세포 영역(여포)과 T-세포 영역이 있다.

선천성 면역의 세포생물학

패턴 인식 수용체(pattern recognition receptor, PRR)에 의한 병원체의 검출은 선천성 면역 반응을 시작한다. PRR은 선천성 면역 세포에서 발현되거나 세포외액에 수용성 형태로 존재하는 **배선-암호화 수용체(germline-encoded receptor)**이다. PRR은 **병원체-관련 분자 패턴(pathogen-associated molecular pattern, PAMP)**으로 알려진 미생물 패턴의 특징적인 다양한 분자 구조를 인식한다. 선천성 수용체에 의해 감지되는 분자 구조의 또 다른 집단은 **손상-관련 분자 패턴(damage-associated molecular pattern, DAMP)**으로 알려진 감염, 스트레스 또는 변형의 자생 표지자(self-derived marker)이다. 선천성 면역 세포에 대한 면역 반응 개시 수용체는 다음과 같은 방어 기능을 활성화한다. (i) 미생물의 섭취(식균 작용, **phagocytosis**); (ii) 세포내 미생물 사멸; (iii) 염증성 사이토카인과 케모카인의 방출 및 이에 따른 염증 매개; (iv) 항바이러스성 사이토카인, 예를 들어 제I 유형 인터페론의 분비; 그리고 (v) 후천성 면역 반응의 개시를 돕는 공동자극 분자(costimulatory molecule)의 발현 등이다.

식세포 작용

주요 식세포(phagocytic cell)는 대식세포와 단핵구, 호중구, 수지상 세포이다. 정상적인 상태에서 대식세포는 자가 재생 집단으로 대부분의 조직에 상주한다. 염증 동안 순환하는 단핵구는 또한 조직 대식세포를 생성할 수 있다. 호중구는 대식세포보다 더 큰 식세포 능력을 가지고 있지만 정상 상태에서 혈액 내에서만 순환한다. 호중구는 감염 부위로 모집되는 최초의 선천성 면역 세포이다. 수지상세포에는 전형적인 수지상세포(conventional dendritic cell, cDC)와 형질세포양 수지상세포(plasmacytoid dendritic cell, pDC)의 두 가지 주요 부류가 있다. 식세포 작용을 하는 동안, cDC의 주요 기능은 항원 처리 및 T-세포로의 항원 제시이다. pDC는 항바이러스성 사이토카인인 제I형 인터페론의 주요 생산자이다.

식세포 작용은 식세포 표면의 특정 PRR에 의한 미생물의 인식으로 시작하며, 이는 포식소체(phagosome)라고 불리는 막으로 묶인 큰 소포에서 미생물의 내재화를 유도한다. 리소솜은 포식소체와 융합하여 포식리소솜(phagolysosome)을 형성하고, 산성화되며, 항균성 펩티드와 효소를 획득하게 된다. 여러 유형의 수용체가 식세포 작용을 개시한다. 첫 번째 부류는 C형 렉틴(C-type lectin)으로, 예를 들어 덱틴-1(dectin-1)은 곰팡이의 베타-글루칸(beta-glucan)과 결합하고, 만노스 수용체(mannose receptor)는 박테리아와 곰팡이의 만난(mannan) 리간드를 인식한다. 식세포 수용체의 두 번째 부류는 청소(scavenger) 수용체로 박테리아의 음이온성 고분자(anionic polymer)와 지질단백질(lipoprotein)에 결합한다. 세 번째 유형의 수용체는 Fc 및 보체(complement) 수용체로, 항체 또는 보체가 결합한 미생물에 결합하여 **옵소닌화(opsonization)**로 알려진 과정인 식세포 작용을 촉진한다.

미생물 살상

호중구는 미생물을 살상하기 위해 추가적인 세포 기전이 부여된 특수한 미생물 사냥꾼이다. 호중구는 **디펜신(defensin)**, **엘라스타제(elastase)**와 기타 항균 분자를 포함하는 막으로 둘러싸인 세포내 소기관인 **1차 과립(granule)**을 보유하고 있다. **2차 과립**에서 호중구는 또 다른 항균성 펩티드인 비활성 형태의 **카텔리시딘(cathelicidin)**을 저장하고 있다. 미생물이 검출되면, 1차 과립과 2차 과립은 모두 1차 과립에 미리 저장된 호중구 엘라스타제가 단백질 분해 절단에 의해 카텔리시딘을 활성화시키는 식균소체와 융합한다. 활성화된 카텔리시딘은 미생물 세포막을 파괴하는 양이온성 양친매성(amphipathic) 펩티드이다. 과립에는 항균성 사멸에 기여하는 카텝신(cathepsin)과 같은 다른 산성 가수분해효소가 포함되어 있다.

식세포 수용체 외에도 2개의 **G-단백질-결합 수용체(GPCR)**(그림 9-17)가 호중구 및 기타 식세포에서 미생물 사멸을 직접 자극한다. **N-포르밀메티오닌-류신-페닐알라닌(fMLF)** 수용체는 진핵생물이 아닌 원핵생물에서 다중-펩티드 사슬의 시작 부분에 존재하는 박테리아 단백질 합성의 독특한 산물인 *N*-포르밀메티오닌 아미노산 잔기를 감시한다. **C5a 수용체**는 보체 시스템 활성화의 부산물에 결합한다. 이러한 수용체를 통한 신호전달은 포식리소좀에서 **활성산소종(ROS)**의 생성과 세포를 수용체에 결합한 리간드의 공급원으로의 이동을 유도하는, 즉 **화학주성(chemotaxis)**을 유도한다.

식세포 산화효소로도 알려진 **NADPH 산화효소(NADPH oxidase)**는 식세포에서 ROS를 생성하는 막 관련 다성분 효소이다. 휴지기 상태에서는 효소가 조립되지 않아 비활성화된다. p22와 gp91의 두 가지 구성 요소는 호중구와 대식세포의 혈장막에 있다. 다른 소단위인 p40, p47, p67은 세포질에 존재한다. 식세포가 활성화되면, p22와 gp91이 포식 리소솜의 막으로 이동하여 세포질 소단위에 의해 결합되어 완전히 조립된 형태의 기능적 NADPH 산화효소를 형성한다. NADPH 산화효소의 활성은 식세포에 의한 산소 소비의 빠르고 일시적인 증가를 유발하여 포식 리소솜의 내강에서 과산화 음이온(superoxide anion, O_2)을 생성한다(**호흡 폭발**, **respiratory burst**). 슈퍼옥사이드 디스무타제(Superoxide dismutase, SOD)는 O_2^-를 H_2O_2로 변환한다. 추가적인 반응은 히드록실 라디칼(hydroxyl radical)과 차아염소산염(hypochlorite) 같은 다른 ROS 형성을 유도한다(그림 12-1). ROS는 미생물과 숙주 세포 모두에 독성 물질이다. 최근 증거에 따르면, 이들의 살균 효과는 포식리소좀의 내강으로 칼륨 양이온(K^+)이 유입되어 pH를 낮추기 때문에 엘라스타제 및 카텝신 G(cathepsin G)와 같은 항균 효소에 최적화되어 있다. 기타 살균 기전은 반응성 질소종(reactive nitrogen species)의 형성, 예를 들어 유도성 산화질소 합성효소(inducible nitric oxide synthase)에 의해 촉매되는 산화질소(nitric oxide, NO)의 형성을 포함한다. NADPH 산화효소의 유전적 결핍으로 인해 호중구가 호흡 폭발을 수행하지 못하면 만성 육아종 질환이 발생한다(임상 증례 12-1).

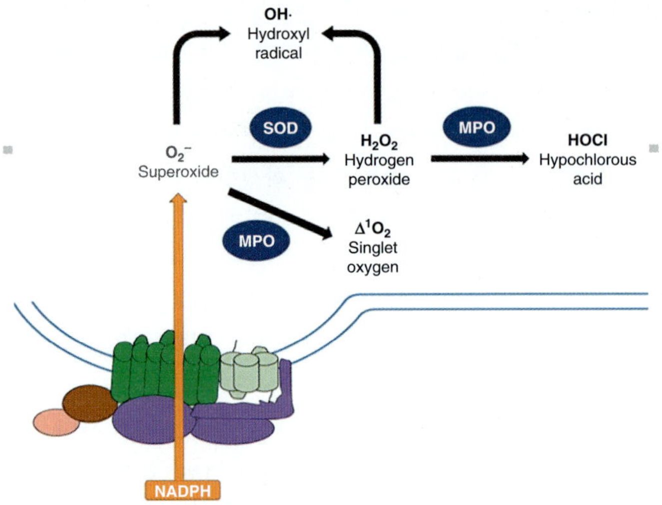

그림 12-1. 호흡 폭발에서 활성산소종(ROS)의 생성. 활성화된 NADPH 산화효소는 NADPH에서 산소 분자로 전자의 전달을 촉매하여 과산화 음이온 (O_2)을 생성한다. SOD(Superoxide dismutase)는 O_2^-를 과산화수소(H_2O_2)로 변환한다. O_2^-는 핵산, 단백질 및 세포막을 손상시킬 수 있는 다른 활성산소종으로 전환된다. 골수세포형과산화효소(Myeloperoxidase, MPO)는 H_2O_2를 차아염소산(HOCl)으로 전환시켜 침입 병원체의 제거를 향상시킬 수 있다. MPO는 또한 O_2^-를 일중항 산소(singlet oxygen)로 직접 전환할 수 있다. NADPH 산화효소의 구성요소는 gp91phox(녹색), gp22phox(연한 녹색) 및 조절 인자(보라색)이다. (Front Cell Infect Microbiol *2017;7:373*에서 수정. https://doi.org/10.3389/fcimb.2017.00373, 그림 2.)

임상 증례 12-1 만성 육아종증

로이 스미스(Roy Smith)는 성장 기록지에서 10% 이내에 들었던 4세 아이다. 로이와 아버지는 매우 사이가 좋았고, 최근에 장미 덤불을 심고 주변 지역을 짚으로 덮어 새로운 화단을 만들고 있었다. 장미 덤불을 다루던 로이는 오른쪽 팔뚝에 가시에 찔리는 부상을 입었다. 로이의 어머니는 상처 부위를 씻고 그 자리에 항생제 연고를 발랐지만, 상처 부위가 점점 부어오르고 열감으로 붉어지는 것을 알아차렸다. 다음날, 로이는 101°F의 열이 나기 시작했고 호흡이 빨라졌으며, 기침을 하게 되었다. 로이의 어머니와 아버지는 점점 걱정이 되어, 그를 응급실로 데려가기로 결정했다. 흉부 엑스레이에서 괴사성 폐렴이 나타났고, 전체 혈구수(complete blood count, CBC)에서 백혈구 수가 증가했다. 로이는 숨이 차면서 점점 힘들어지기 시작했다. 그의 맥박 산소 측정 결과, 75 mmHg로 낮아서 삽관하기로 결정되었다. 로이는 광범위한 항생제를 복용하기 시작했고, 기관지경 검사를 통해 아스퍼길러스 후미가투스(*Aspergillus fumigatus*) 감염이 밝혀졌다. 암포테리신 B(Amphotericin B)가 의료 요법에 추가되었고, 로이의 폐에 있는 곰팡이 덩어리를 제거하는 수술이 고려되었다. 혈액 배양에서도 황색포도상구균(*Staphylococcus aureus*)이 양성으로 나타났다. 최근 뿌리 덮개를 사용하는 정원 작업으로 인한 아스퍼길러스 폐 감염의 이력이 있었기에, 의사는 로이가 만성 육아종증(chronic granulomatous disease, CGD)을 앓을 수 있다는 점을 우려하였고, 그의 호중구가 얼마나 잘 기능하고 있는지 알아보기 위해 디히드로로다민 123(dihydrorhodamine, DHR) 검사를 주문하기로 결정했다. 의사는 또한 CGD에 대한 유전자 검사를 의뢰했다.

만성 육아종증(CGD)의 세포생물학, 진단 그리고 치료

CGD는 특정 박테리아 및 진균에 의한 감염에 대한 감수성을 증가시키는 유전성 원발성 면역결핍 질환이다. CGD는 호중구 및 기타 식세포에서 효소 복합체 NADPH 산화효소의 5가지 단백질 구성요소를 암호화하는 CYBA, CYBB, NCF1, NCF2 또는 NCF4 유전자의 돌연변이로 인해 발생한다. 휴지기 상태에서 NAPDH 산화효소는 기능하지 않지만, 호중구가 활성화되면 5개의 단백질이 포식리소솜의 막에 조립되어 슈퍼옥사이드 음이온의 생성을 촉매하는 완전한 기능을 하는 NADPH 산화효소를 형성한다. 이 중요한 호중구 기능은 활성산소종(ROS)의 빠른 생성을 초래하기 때문에 호흡 폭발로 알려져 있다. 원래 ROS는 미생물을 직접 죽이는 것으로 생각되었다. 이제는 ROS가 엘라스타아제(elastase)와 카텝신(cathepsin) G 같은 항균 효소에 대해 최적이 되도록 포식리소솜 내부의 pH를 증가시킴으로써 간접적으로 작용한다는 것을 알고 있다. 예를 들어 CGD는 DHR 테스트를 통해 호중구 호흡 폭발의 결함을 입증하고, NADPH 산화효소를 암호화하는 5개 유전자 중 하나의 돌연변이를 확인함으로써 진단된다. 가장 흔한 형태의 CGD는 CYBB 유전자의 돌연변이로 인해 20만 명 중 1명 꼴로 발생하며, X-연관 방식으로 유전된다. CGD의 치료는 주로 감염 예방을 목적으로 하며, 종종 세균 감염을 예방하기 위한 트리메토프림(trimethoprim)과 술파메톡사졸(sulfamethoxazole), 곰팡이 감염을 예방하기 위한 이트라코나졸(itraconazole)과 같은 예방적 항생제를 포함하는 경우가 많다. 인터페론 감마 또한 감염을 예방하는 데 사용될 수 있으며, 일부 경우에는 골수 이식이 CGD를 치료하는 데 활용된다.

호중구는 또한 세포 외부의 미생물 살상에도 기여할 수 있다. 감염 후 일부 호중구는 세포자멸(apoptosis) 과정에서 일어나는 방식으로 소화되는 대신, 핵염색질과 DNA가 손상되지 않고 세포 밖으로 나오는 특정한 형태의 세포사를 겪는다. 그런 다음, 유출된 물질은 **'호중구의 세포외 덫'(neutrophil extracellular trap, NET)**으로 알려진 원섬유 그물조직(fibrillar web)을 형성하여 미생물을 포획함으로써 다른 세포에 의해 더 쉽게 포식되도록 한다(그림 12-2). 호중구에 의한 NET 생성을 위해서는 손상되지 않은 호흡 폭발 기능이 필요하다.

감염 부위에서 미생물의 인식은 염증을 유발한다. 조직에

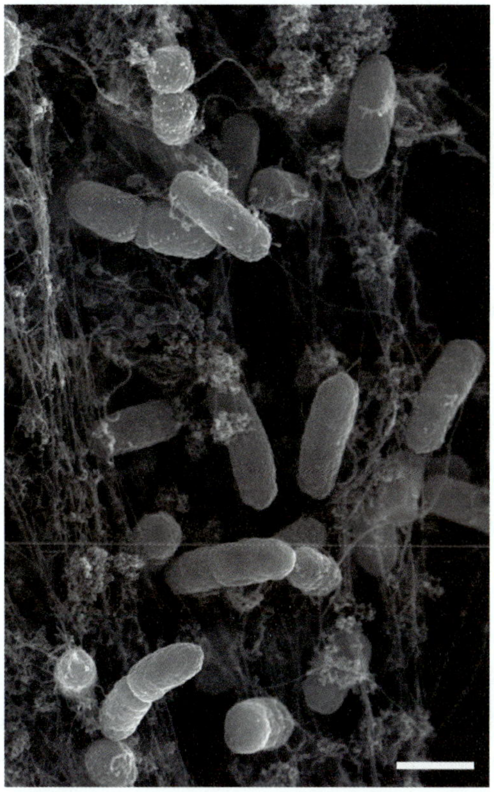

그림 12-2. 포획된 살모넬라균이 있는 인간 호중구의 세포외 덫(NET)의 주사전자현미경 사진. 눈금자=1 μm. (*Brinkmann V, Zychlinsky A. Neutrophil extracellular traps: is immunity the second function of chromatin?* J. Cell Biol. *2012;198(5):773-83*에서 수정 https://doi.org/10.1083/jcb.201203170.)

상주하는 대식세포는 사이토카인을 분비하여 국소 부위의 모세혈관을 확장하고 내피 내막이 **세포 접착 분자(cell adhesion molecule)**를 상향 조절하도록 유도한다. 결과적으로, 백혈구는 순환에서 빠져나와 감염된 조직으로 이동하는데, 이를 **혈관외 유출(extravasation)**이라고 한다. 실질세포와 대식세포에 의해 방출되는 케모카인은 백혈구를 감염 부위로 안내한다. 증가된 모세혈관의 투과성은 혈장액과 단백질을 혈액에서 조직으로 이동시킨다. 종합적으로, 앞서 언급한 모든 변화는 염증의 주요 징후인 통증, 부기, 열 및 홍조를 매개한다.

패턴 인식 수용체

톨-유사 수용체(Toll-like receptor, TLR)는 PRR의 원형(prototype)으로 막관통 단백질이다. 세포외 도메인은 리간드에 결합하는 다수의 **류신-반복부(leucine-rich repeat, LRR)**를 포함한다. 세포질 영역은 신호전달 **톨-IL1 수용체(Toll-IL1 receptor, TIR)** 도메인을 가지고 있다. TLR은 세포외 공간에서 미생물을 감지한다. TLR1, 2, 4, 5, 6은 세포 외막에 있는 반면, TLR3, 7, 8, 9는 내강 쪽으로 향하는 엔도솜(endosome) 구획의 막에 있다. 각 TLR은 특정 부류의 PAMP를 인식한다(표 12-1). 그람 음성 세균의 **트리아실 지단백질(Triacyl lipoprotein)**은 TLR1, 2 및 6을 활성화한다. TLR4는 각각 그람 양성 및 그람 음성 세균의 외부 세균 벽 구조인 **리포테이코산(lipoteichoic acid)** 및 **지질다당류(lipopolysaccharide, LPS)**를 인식한다. TLR4에 의한 LPS의 인식에는 3개의 다른 보조 분자가 필요하다. 2개는 수용성 단백질 MD2 및 LPS-결합 단백질(LPS-binding protein)이고, 다른 1개는 세포 표면에 존재하는 CD14이다(CD는 cluster of differentiation으로, 백혈구 표면 분자의 명명법을 나타냄). TLR5는 박테리아 편모의 반복되는 단백질 성분인 플라젤린(flagellin)에 결합한다. 메틸화되지 않은 **CpG 디뉴클레오티드**(박테리아 DNA에 풍부함)는 TLR9를 활성화한다. 포유류에서 메틸트랜스퍼라제(methyltransferase, 박테리아에는 없음)는 유전체 CpG DNA의 시토신을 강하게

표 12-1. TLRs의 위치, 리간드 및 인식되는 병원체

TLR	Localization	Natural Ligands	Recognized Pathogens
TLR1	Extracellular	Triacyl lipopeptides	Bacteria
TLR2	Extracellular	Lipoproteins, peptidoglycan, LTA, zymosan, and mannan	Slow
TLR3	Endolysosomal compartment	dsRNA	dsRNA
TLR4	Extracellular and endolysosomal compartment	LPS, RSV, and MMTV fusion protein, mannans, and glycol-inositol phosphate from *Trypanosoma* spp.	Gramnegative bacteria and viruses
TLR5	Extracellular	Flagellin	Bacteria
TLR6	Extracellular	Diacylipopetides, LTA, and zymosan	Bacteria
TLR7	Endolysosomal compartment	GU-rich ssRNA and short dsRNA	Viruses and bacteria
TLR8	Endolysosomal compartment	GU-rich ssRNA, short dsRNA, and bacterial RNA	Viruses and bacteria
TLR9	Endolysosomal compartment	CpG DNA and hemozoin from *Plasmodium* spp.	Bacteria, viruses, and protozoan parasites

DC, dendritic cell; *dsRNA*, double-stranded RNA; *LPS*, lipopolysaccharide; *LTA*, lipoteichoic acid; *MMTV*, mouse mammary tumor virus; RSV, respiratory syncytial virus; *ssRNA*, single-stranded RNA; *TLR*, Toll-like receptor.

Modified with permission from Broz P, Monack DM. Newly described pattern recognition receptors team up against intracellular pathogens. *Nat Rev Immunol* 2013;13:551–65. https://doi.org/10.1038/nri3479.

메틸화하기 때문에, 메틸화되지 않은 CpG는 박테리아 DNA의 표지자가 된다. TLR3는 바이러스 복제의 부산물인 이중가닥 RNA에 결합한다. TLR3 유전자의 돌연변이는 소아에서 **재발성 단순 헤르페스 뇌염**(**herpes simplex encephalitis**)을 일으키는 경향이 있다. TLR7과 TLR8은 일부 바이러스 유전체의 단일가닥 RNA를 인식한다. 포유류 단일가닥 RNA는 핵과 세포질에는 존재하지만, 엔도솜에는 존재하지 않는다. TLR의 발견으로 이어진 선구적인 실험은 **호프만**(**Hoffmann**)과 **뷰틀러**(**Beutler**)에 의해 수행되었다(2011년 노벨상, 수지상세포 발견으로 Steinman과 공동수상).

TLR에 대한 리간드 결합은 TLR의 교차-결합(cross-linking)과 이량체(dimerization)를 유발하고, 세포질 TIR 도메인의 결합도 유발시킨다. 이를 통해 **MyD88**과 같은 어댑터 분자의 TIR 도메인에 대한 결합이 가능하게 된다. 대부분의 TLR 신호는 **NFκB**, **인터페론 조절 인자**(**interferon regulatory factor, IRF**), **AP-1**(**activator protein 1**), **MAPK**(**mitogen-activated protein kinase**) 등 신호전달 단백질 계열을 활성화한다. 어댑터 MyD88에는 TIR과 **죽음 도메인**(**death domain**), 두 가지 도메인이 있다. 후자는 IRAK1/IRAK4 복합체와 상호작용하며, 이는 차례로 유비퀴틴 리가제인 TRAF6와 UBC13을 모집한다. 이렇게 형성된 다중-유비퀴틴 사슬은 **IKKα**, **IKKβ** 및 **IKKγ**를 포함하는 IκB 키나아제(IKK) 복합체를 인산화하는 **TAK1**을 모집한다(NEMO는 NFκB 필수 조절인자이다). IKK 복합체는 **'카파 B 억제인자'**(**inhibitor of kappa B, IκB**)를 인산화한다. NFκB 전사 인자인 p65과 p50은 정상 조건에서 IκB에 의해 세포질에서 격리된다. IκB의 인산화는 IκB의 분해를 일으켜서, 이종이량체 p65/p50이 핵으로 이동하여 염증성 사이토카인의 유전자 전사를 유도한다. **IRAK4 결핍**은 반복적인 세균 감염이 특징이다. 면역 결핍이 있는 **'X-연관 무한성 외배엽 이형성증'**(**X-linked anhidrotic ectodermal dysplasia**)은 NEMO의 돌연변이에 의해 발생한다. 이러한 두 가지의 선천성 면역의 오류는 박테리아에 대한 방어를 위해 앞서 언급한 경로의 중요성을 강조한다.

핵산 감지를 전문으로 하는 엔도솜의 TLR(TLR3, 7, 8, 9)은 IRF 계열의 구성원을 통해 신호를 전달한다. TLR3의 신호개시는 **IRF3**을 활성화하는 반면, TLR7은 **IRF7**을 활성화한다. 인산화 후에, IRF3와 IRF7은 핵으로 이동하여 항바이러스성 사이토카인인 **제I형 인터페론**(**인터페론-α** 및 **인터페론-β**)의 유전자 전사를 활성화한다. 이 경로는 바이러스 감염 동안 제I형 인터페론의 주요 공급원인 **형질세포양 수지상세포**(**plasmacytoid dendritic cell, pDC**)에서 특히 중요하다.

PRR의 또 다른 계열의 단백질은 **뉴클레오티드-결합 다량체 도메인**(**nucleotide-binding oligomerization domain, NOD**)을 포함한다. 따라서 이러한 단백질은 **NOD-유사 수용체**(**NOD-like receptor, NLR**)라고 한다. 이 계열의 단백질은 세포질에 있는 박테리아 생성물에 대한 감시를 전문으로 한다. NOD 외에도 NLR 단백질은 LRR(박테리아 인식용)과 CARD(신호전달용) 도메인을 포함한다. TLR과 마찬가지로 NLR도 NFκB를 통해 신호를 전달한다. **NOD2**는 대부분의 박테리아에 존재하는 펩티도글리칸(peptidoglycan)의 구성요소인 **MDP**(**muramyl dipeptide**)를 인식한다. NOD2에서 LRR 도메인의 돌연변이는 장 상피의 자연적인 방어 장벽 기능을 손상시켜서 크론병(Crohn's disease)으로 알려진 염증성 장 질환을 유발한다.

NLR의 하위 계열은 CARD 대신 **피린** 도메인(**pyrin** domain)을 포함하며, **NLRP 계열**이라고 불린다(예: NLRP3). NLRP3는 세포질에서 샤페론 단백질 HSP90에 결합되어 비활성화 상태로 존재한다. **NLRP3**의 신호전달은 K^+ 유출에 의해 유발되는데, 이는 기공 형성 박테리아 독소 또는 근처의 세포 죽음에 의해 방출되는 ATP 분자가 K^+ 통로인 P2X7을 자극하여 발생한다. NLRP3 신호전달은 NLRP3, ASC 및 프로카스파제 1의 다량체로 구성된 **인플라마솜**으로 알려진 다성분 단백질 복합체를 형성한다. 인플라마솜이 활성화되면 프로카스파제 1이 분해되어 활성형의 효소인 카스파제 1이 방출되고, 이는 차례로 비활성형의 **IL-1β**와 **IL-18**을 절단하여 활성형의 염증성 사이토카인으로 방출한다. **통풍**(**gout**)은 일나트륨 요산염(monosodium urate) 결정의 침착으로 인한 관절 염증을 특징으로 하는 질병으로, 이는 NLRP3 인플라마좀을 자극하여 질병의 증상 및 징후를 담당하는 염증성 사이토카인의 방출을 유발한다. NLRP3의 돌연변이는 NLRP3 인플라마솜의 부적절한 활성화로 인해 드물게 발생하는 '일시적 자가염증 상태'(episodic autoinflammatory condition)인 **'머클웰스 증후군'**(**Muckle-Wells syndrome**)과 같은 '유전적 주기성 발열 증후군'(inherited periodic fever syndrome)과 관련이 있다.

PRR의 또 다른 계열인 **RIG-I-유사 수용체**(**RIG-I-like receptor, RLR**)는 세포 내 바이러스 RNA를 감지한다. 이들은 RNA 헬리카제-유사 도메인(RNA helicase-like domain)으로 바이러스 RNA에 결합한다. 발견된 첫 번째 구성원은 **레티노산-유도성 유전자 I**(**retinoic acid-inducible gene I, RIG-I**)으로, 바이러스 대사의 특징인 단일-가닥 RNA 전사체에서 덮개가 없는(uncapped) 5′ 말단을 인식하여 바이러스와 자가 RNA의 차이를 감지한다. RLR 계열의 또 다른 구성원은 세포질에서 이중 가닥 바이러스 RNA 전사체를 감지하는 **MDA-5**(**melanoma differentiation-associated 5**)이다. 바이러스 RNA 감지는 RIG-I와 MDA-5를 활성화시켜, '미토콘드리아 항바이러스 신호 단백질'(mitochondrial antiviral signaling protein,

MAVS)로 알려진 하위 어댑터 분자와의 상호작용을 통해 IRF3을 활성화시키고, 제I형 인터페론 생성을 자극한다.

세포질의 DNA를 감지하는 세포 기구의 핵심 구성 요소는 인터페론 유전자의 자극인자 STING(stimulator of interferon gene) 단백질이다. 이 단백질은 대부분의 박테리아에 존재하는 효소에 의해 형성된 고리형 디뉴클레오티드를 인식하여 IRF3의 활성화와 제I형 인터페론의 생성을 유도한다. STING은 또한 다른 고리형 디뉴클레오티드, 예를 들어 포유동물 효소인 cGAMP 합성효소(cyclic GAMP synthase, cGAS)의 작용에 의해 세포질 DNA로부터 만들어진 '**고리형 구아노신 모노포스페이트-아데노신 모노포스페이트**'(**cyclic guanosine monophosphate-adenosine monophosphate, cGAMP**)를 인식한다. DNA를 감지하는 몇 가지 인자가 세포질에 존재하며, 이들의 조절 기전이 현재 연구 중이다.

선척적으로 활성화된 세포는 선천성 면역을 유도한다

PRR에 의한 미생물 인식을 통한 선천성 수지상세포(innate dendritic cell)와 대식세포의 활성화는 이들 세포에서 공동자극분자(costimulatory molecule)의 유도를 유발한다. **B7.1**(**CD80**)과 **B7.2**(**CD86**)는 T-세포의 공동자극 분자 수용체(costimulatory receptor)에 결합하고 후천성 면역 반응을 활성화하는 두 가지 중요한 공동자극 분자이다. 수년 동안 미생물 산물은 후천성 면역 반응을 향상시키기 위해 단백질 항원과 함께 백신 접종에 사용되었다. LPS와 같은 소위 백신 보조제(vaccine adjuvant)라고 하는 산물은 상주하는 조직의 대식세포와 수지상 세포에서 공동자극 분자를 유도하고 특정 유형의 T-세포 면역 발달에 도움이 되는 사이토카인 생성을 자극함으로써 작동한다. 스테인만(Steinman)은 수지상세포를 발견하고서 그 기능을 이해하기 위한 실험을 개척했다(2011, 노벨상, 호프만과 뷰틀러 공동 수상).

사이토카인은 특정 수용체에 결합하여 작용하는 세포에서 방출되는 작은 메신저 단백질이다. 사이토카인 계열은 IL-1 계열, 인터페론 계열, TNF 계열 및 조혈단백질(hematopoietin) 계열을 포함한다. **IL-1 계열** 구성원, 예를 들어 IL-1β는 활성화되기 위해 절단되어야 하는 비활성 전구단백질로 생성된다. IL-1 수용체는 NFκB 및 인플라마솜 경로를 통해 신호를 보낸다. **인터페론 계열**에는 IFN-α와 IFN-β를 포함하는 제I형과 IFN-γ인 제II형이 있다. 이들의 수용체는 JAK-STAT 경로를 통해 신호를 보낸다. **TNF 계열** 구성원은 일반적으로 TNF-α와 같은 삼량체 막관통 단백질이다. TNF 수용체는 광범위하게 발현되는 TNFR-I-형과 림프구에만 국한되는 TNFR-II-형의 두 가지 유형이 있다. 사이토카인 계열 중 **조혈단백질 계열**이 가장 크다. 여기에는 GM-CSF, IL-3, IL-6이 포함된다. 이들의 이량체 수용체는 종종 공통의 폴리펩티드 사슬, 예를 들어 IL-2, IL-4, IL-7, IL-9, IL-15 및 IL-21에 대한 수용체는 공통으로 감마 사슬(γ_c)을 공유한다. γ_c 유전자의 돌연변이는 **'X-연관 중증 면역결핍증'**(**X-linked severe combined immunodeficiency, SCID**) 사례의 75%를 차지한다. 조혈단백질의 수용체는 JAK-STAT 경로를 통해 신호를 보낸다.

JAK-STAT 경로를 통해 신호를 보내는 사이토카인 수용체는 이종이량체로 형성된다. 각 사슬은 **JAK**(**Janus kinase, 야누스 카나아제**) 계열의 다른 구성원에 비공유적으로 결합되어 있다. 사이토카인 수용체 결합은 JAK를 더 가깝게 만들어 상호 활성화(mutual activation)를 허용한다. JAK는 **이량체 STAT**(**signal transducers and activators of transcription**)의 SH2 도메인에 의한 결합을 허용하는 두 사이토카인 수용체 사슬의 세포질에 있는 신호전달 꼬리를 인산화한다. JAK는 STAT 이량체를 추가로 인산화하여 활성화와 유전자 전사를 유도하는 핵으로의 전위를 초래한다. 각 JAK 또는 STAT는 특정 사이토카인 수용체와 관련이 있는 것으로 보이며 면역의 특정 기능에 관여한다.

케모카인으로 알려진 사이토카인 하위 그룹은 세포의 **주화성**(**chemotaxis**)을 전문으로 매개한다. 모든 케모카인은 G-단백질 결합 수용체를 통해 신호를 보내 반응성 세포의 세포골격에 변화를 일으키고, 근처에 있는 세포의 접착분자의 패턴을 변화시킨다. 이러한 변화가 결합되어 방향성 있는 세포 이동을 유도한다. 주화성은 면역 세포와 비면역 세포의 기능을 조절하는 데 중요하다. 면역에서는 염증, 후천성 면역, 면역세포 발달에 중요한 역할을 한다. 케모카인은 구조에 따라 두 그룹으로 분류된다. 이름에서 알 수 있듯이 **CC** 은 2개의 인접한 시스테인 잔기를 포함하는 반면, **CXC 케모카인**은 2개의 시스테인을 분리하는 단일 아미노산을 가지고 있다. 많은 유형의 세포가 요산염 결정(urate crystal)과 같은 손상을 일으키는 미생물이나 약물에 반응하여 케모카인을 생성한다. 예를 들어, 보체 활성화 생성물인 C3a와 C5a처럼 많은 물질이 화학유인물질(chemottractant)로 작용할 수 있다.

염증이 일어나는 동안, 백혈구는 혈관에서 염증 부위로 유출된다. **세포 접착 분자**는 백혈구와 혈관을 둘러싸고 있는 내피세포 사이의 상호작용을 조절하기 때문에 이 과정에서 중요한 역할을 한다. 백혈구 모집과 활성화를 위해서는 셀렉틴(selectin), 인테그린(integrin), 면역글로불린(immunoglobulin, Ig) 군 등 세 가지 계열의 접착 분자가 중요하다. **셀렉틴**은 활성화된 내피에서 발현되는 막 렉틴(lectin)이다. 이들은 순환하는 백혈구 표면의 특정 탄수화물 부분, 예를 들어 시알릴 루이스(sialyl Lewisx)에 결합한다. 인테그린은 백혈구에서 발현되며, α와 β의 두 가지 단백질 사슬을 가지고 있다. 다른 구성원은

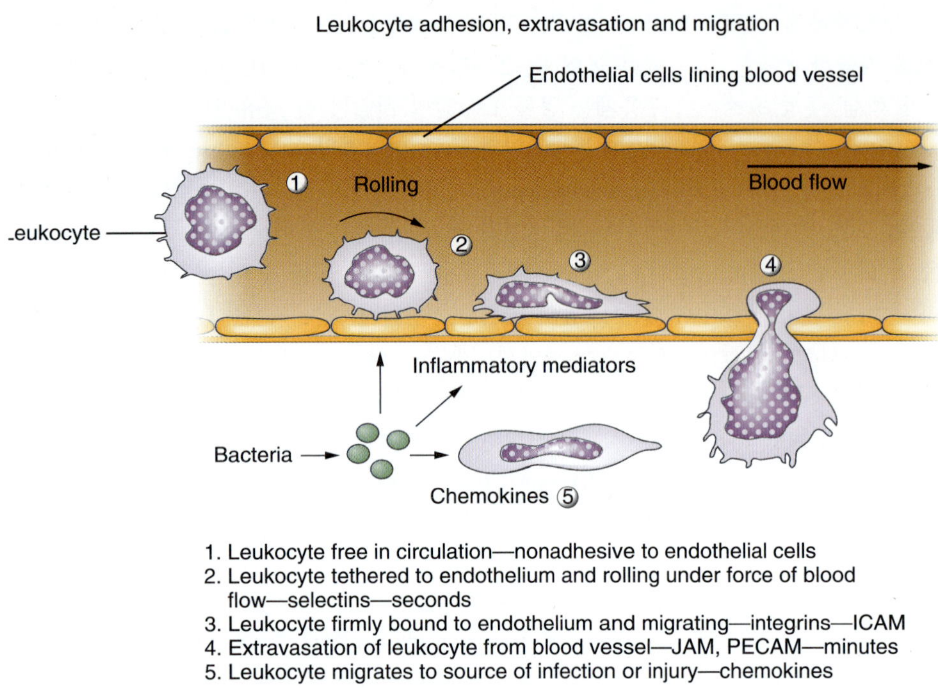

그림 12-3. 백혈구의 부착과 이동. (*Garrod DR. Cell to cell and cell to matrix adhesion. In: Latchman D, ed. Basic Molecular & Cell Biology, 3rd ed. Oxford, United Kingdom: Blackwell BMJ Books, 1997:80-91*, 로부터 허가를 받아 변형.)

다른 유형의 α- 및 β-사슬을 가지고 있다. LFA-1은 **α1**,**β2**-인테그린으로서 혈관 내피의 Ig-유사(Ig-like) 단백질 세포간 접착 분자인 **ICAM-1**과 **ICAM-2**에 단단히 결합한다. 인테그린 계열은 LFA-1처럼 세포가 활성화될 때, 리간드에 강하게 결합할 수 있는 활성형으로 바뀐다. 인테그린의 결합은 상처 치유의 지연, 세균 감염의 재발로 나타나는 '백혈구 부착 결핍증'(leukocyte adhesion deficiency)을 유발하며, 이는 염증 반응에서 인테그린의 중요성을 강조한다.

혈관 백혈구의 혈관외유출은 감염 부위의 신호로 인해 발생한다. 호중구는 이 과정을 거치는 첫 번째 방어선을 구성한다. 호중구의 혈관외유출에는 4단계가 있다. 첫 번째, 단계에서, 셀렉틴은 감염 부위의 염증 매개인자(inflammatory mediator), 예를 들어 히스타민, TNF-α, C5a 등에 의해 혈관 내피에서 발현이 증가된다. 셀렉틴은 호중구 표면의 황산화 시알릴 루이스(sulfated sialyl Lewisx)에 결합하여 그들의 속도를 늦추는데, 이를 **'구르기'(롤링, rolling)**라고 한다. 두 번째 단계에서, 호중구의 LFA-1은 CXCL8(IL-18) 및 다른 케모카인에 의해 활성화되어, 현재 활성화 상태인 LFA-1과 혈관 내피에 존재하는 리간드인 ICAM-1 사이에 긴밀한 결합을 가능하게 한다. 이 상호작용은 '구르기'를 멈추고 호중구를 내피에 단단히 부착하기 때문에, 이를 **'묶음'(테더링, tethering)**이라고 한다. 세 번째 단계는 식세포가 내피세포를 압박하고 내피 기저막을 가로지르는 것이다. 이 과정을 **혈관누출(diapedesis)**라고 하며, LFA-1과 기타 접착 분자(예: PECAM)가 관여한다. 네 번째 단계에서는 세포외 기질-관련 케모카인 농도기울기(extracellular matrix-associated chemokine gradient)를 따라 감염 부위로 백혈구가 이동한다(그림 12-3).

감염에 대한 반응으로 조직에 상주하고 있는 대식세포와 수지상세포에서 분비되는 사이토카인은 주로 주변 세포에 작용한다. 그러나 IL-1β, IL-6, TNF-α는 호르몬과 같이 먼 표적 세포에 작용하여 **급성기 반응(acute phase response)**을 시작한다. 그들은 간세포를 자극하여 급성기 반응물, 예를 들어 C-반응성 단백질(C-reactive protein, CRP) 및 만난-결합 렉틴(mannan-binding lectin, MBL)의 생산을 증가시킨다. 두 단백질 모두 PAMP를 인식하면 계단식의 보체 활성화를 유도한다. 급성기 반응의 사이토카인은 또한 체온을 높이고 골수를 자극하여 백혈구 생성을 증가시킨다.

제I형 인터페론은 바이러스 감염에 대한 세포 방어에서 중요한 역할을 한다. 이들은 주로 PRR에 의한 바이러스 핵산 인식에 대한 반응으로 pDC에 의해 생성된다. 인터페론은 엔도뉴클레아제(endonuclease)를 활성화하고, 바이러스 RNA의 번역을 억제하며, 세포질로의 바이러스 진입을 제한함으로써, 세포 내 바이러스 감염에 대해 저항할 수 있는 상태를 형성한다. 또한 케모카인의 분비와 기타 면역 세포의 기능을 향상시킨다.

선천성 림프구세포과 자연살해세포

자연살해(natural killer, NK) 세포를 포함한 **선천성 림프구세포(innate lymphoid cell, ILC)**는 클론 항원 특이적 수용체가 없는 림프구 특성을 가진 세포이다. 이 세포는 B-세포와 T-세포와 공통의 전구체로부터 골수에서 발달한다. ILC는 대식세포와 수지상세포가 분비하는 사이토카인에 의해 전달되는 선천성 신호를 증폭한다. ILC는 모두 조직에 상주하며, 세 그룹으로 분류할 수 있다. I 그룹 ILC(ILC1)는 대식세포와 수지상세포에서 분비되는 IL-12와 IL-18에 반응하여 INF-γ를 생성한다. 따라서 그들은 바이러스와 세포내 병원균에 대한 보호를 돕는다. NK 세포는 고유한 추가 기능을 가진 ILC1과 관련이 있다. NK 세포는 조직과 순환 혈액에서 모두 발견될 수 있으며, 세포 독성 특성을 가지며 분화를 위해 IL-15가 필요하다. ILC2는 '흉선 기질 림프포이에틴'(thymic stromal lymphopoietin, TSLP)과 IL-33에 반응하여 IL-4, IL-5 및 IL-13을 분비한다. 이들은 점막 및 기생충 면역에 중요하다. ILC3는 IL-1β와 IL-23에 대한 반응으로 IL-17과 IL-22를 분비한다. 이들은 곰팡이와 세포외 박테리아에 대한 면역에 기여한다.

NK 세포는 종양세포와 감염된 세포를 죽인다. 대식세포와 수지상세포는 NK의 세포 독성을 향상시키는 제I형 인터페론과 IL-12를 분비한다. NK 세포는 세 가지 기전을 통해 세포자멸에 의한 세포 죽음을 유도한다. NK 세포는 퍼포린(perforin)과 같은 기공 형성 단백질을 함유하는 세포독성 과립(cytotoxic granule)의 내용물을 표적 세포로 방출한다. NK 세포는 표면 종양괴사인자-관련 세포자멸-유도 리간드(tumor necrosis factor-related apoptosis-inducing ligand, TRAIL)를 사용한다. 이들은 '항체 매개 세포 독성'(antibody-mediated cellular cytotoxicity, ADCC)을 허용하는 Fc 수용체를 발현한다. IL-12와 IL-18에 대한 반응으로, NK 세포는 바이러스 감염에 대한 조기 방어에 특히 중요한 INF-γ를 과량으로 분비한다.

NK 세포는 감염된 세포와 건강한 세포를 구별하기 위해 활성화 수용체와 억제 수용체 세트를 사용한다. 활성화 수용체는 세포 스트레스(스트레스를 받은 자아)와 관련된 내인성 분자를 인식한다. 억제 수용체는, 많은 세포에서 보편적으로 발현되지만 감염 동안에 하향 조절되는(자기 상실) 분자인 클래스 I HLA 분자를 인식하여 억제된 NK 세포의 기능을 해제한다. 이 두 수용체 세트 사이의 신호 균형이 NK 세포가 활성화되어 세포를 죽일지 여부를 결정한다. 구조적으로 상이하지만, NK 세포 기능을 조절하는 수용체에는 '살해세포 면역글로불린-유사 수용체'(killer cell immunoglobulin-like receptor, KIR), '살해세포 렉틴-유사 수용체'(killer cell lectin-like receptor, KCR), '자연 세포 독성 수용체'(natural cytotoxicity receptor, NCR) 등이 있다. 각 구조의 수용체 계열에는 활성화 수용체와 억제 수용체를 포함한다. NK 세포 수용체는 클래스 I HLA, 비전형적 클래스 I HLA, 스트레스-유발 클래스 I HLA 유사 분자와 결합한다. 억제 수용체는 세포질 꼬리에 있는 **'면역수용체 티로신-기반 억제 모티프'(immunoreceptor tyrosine-based inhibition motif, ITIM)**를 통해 신호를 보낸다. 활성화 수용체는 세포질 꼬리에 있는 **'면역수용체 티로신-기반 활성화 모티프'(immunoreceptor tyrosine-based activation motif, ITAM)**를 포함하는 세포 표면 단백질과의 결합을 통해 신호를 보낸다. NCR은 또한 MIC-A와 MIC-B 같은 세포 스트레스 유도 분자를 인식한다.

항원 인식

항체 구조

항체(Antibody, 면역글로불린, immunoglobulin)는 B-세포에서 유래한 순환 혈장 단백질로, 서로 다른 항원에 강력하게 결합하고 구별한다. 항체에는 혈장과 세포외액으로 분비된 형태와 세포 표면 수용체로 작용하는 막관통 형태 등 두 가지가 있다. 항체는 2개의 **경쇄(light chain, L)**와 2개의 **중쇄(heavy chain, H)** 폴리펩티드를 갖는다. 구조 단위는 약 110개 아미노산 길이의 Ig 도메인이다. Ig 도메인은 이황화 결합에 의해 함께 안정화된 2개의 β-주름 박판(β-pleated sheet)으로 이루어진 샌드위치 모양이다. 각 박판에는 고리형으로 연결된 약 4개의 역평행 폴리펩티드 사슬이 있다. 항체 중쇄와 경쇄는 모두 N-말단 **가변** Ig 도메인(variable Ig domain, V)을 가지고, 경쇄는 C-말단 **고정** Ig 도메인(constant Ig domain, C)을 갖는다. 중쇄는 적어도 3개의 C-말단 고정 Ig 도메인을 포함한다. 중쇄와 경쇄의 인접한 가변 도메인(V_H 및 V_L)은 항원 결합 부위(antigen-binding site)를 형성한다. 항체 분자에는 2개의 항원 결합 부위가 있다. 중쇄의 C 영역은 수용성 형태로서 항체 기능을 매개한다. IgA, IgD 및 IgG의 C 영역은 3개의 Ig 도메인을 포함하는 반면, IgE 및 IgM의 C 영역은 4개의 Ig 도메인을 포함한다.

항체 분자의 항원 결합 부분을 **'단편 항원 결합 부위'(fragment antigen binding, Fab)**라고 한다. C-말단 중쇄의 C 영역으로 구성된 부분을 '단편 결정성 부위'(fragment crystallizable, Fc)라고 한다. 3개의 폴리펩티드 고리가 각 V 영역의 N-말단 부분에서 돌출되어 '상보성 결정 영역'(complementarity-determining region, CDR)을 가지고 있으며, CDR1, CDR2 및 CDR3을 형성한다. CDR은 V 영역 중 가장 가변적인 영역이므로 '초가변 영역'(hypervariable region)이라는 이름이 붙었다(그림 1-6). 항체는 중쇄의 유형에 따라서, IgA, IgD, IgE, IgG, IgM 등의 5가지 종류로 구성된다. 하위 종류로는 IgA1, IgA2, IgG1, IgG2, IgG3, 그리고 IgG4가 있다. 중쇄의 유형은 α1, α2, δ, ε, γ1, γ2, γ3, γ4 및 μ이다. 상이한 항체 유형은 그의 Fc 부분과 면역계의 다른 세포 및 분자 사이의 상호작용에 기초하여 서로 다른 기능을 수행한다. C-말단 부분에서 다른 두 종류의 경쇄, κ 및 λ가 있다. 항체의 약 60%는 κ 경쇄를 그리고 40%는 λ 경쇄를 가지고 있다. 두 경쇄 사이의 비율은 임상적으로 유용한 관찰인 림프종과 같은 림프구 클론 확장 조건에서 교란되기도 한다. 모든 표면 항체와 분비된 IgE 및 IgG 항체는 단량체인 반면, IgA는 이량체이고 분비된 IgM은 일반적으로 오량체이다. 다량체 IgA와 IgM의 중쇄는 추가적인 이황화 결합 폴리펩티드인 '연결 사슬'(joining chain, J)을 포함하며, 이는 복합체를 안정화하고 IgA의 경우 상피 장벽을 가로지르는 수송을 촉진한다.

항체에 의한 항원 인식

항원은 후천성 면역 수용체인 B-세포 및 T-세포 수용체에 의해 결합될 수 있는 분자로 정의된다. 면역원(Immunogen)은 후천성 면역 반응을 자극할 수 있는 분자이다. 항체에 의해 결합되는 항원의 부분(일반적으로 단백질, 다당류, 지질 및 핵산과 같은 거대분자)은 **항원결정기(antigenic determinant** 또는 **epitope)**로 알려져 있다. 일부 거대분자(보통 구형 단백질은 아님)는 BCR을 교차-연결하여 B-세포 활성화를 시작할 수 있는 반복되는 동일한 다가의 항원결정기(multivalent epitope)를 가지고 있다. 단백질의 경우에는 1차 구조(아미노산 서열)가 항원결정기를 결정하기도 하지만, 다른 항원결정기의 경우에서는 입체 구조(3차 구조)가 중요할 수 있다.

Ig V 영역의 6개의 초기변 CDR은 항체의 항원-결합 부위를 형성한다. 항원과의 상호작용은 정전기, 수소 결합, 반데르발스 힘, 소수성 상호작용 같은 다중의 가역적인 비공유 결합을 통해 발생한다. 이러한 상대적으로 약한 힘은 항원결정기에서 항체와 항원 사이의 모양(자물쇠와 열쇠 같은)의 상보성으로 인해 단단한 결합을 매개한다. 두 분자 사이의 결합 강도를 친화도(affinity)이라고 하며, 종종 해리상수(dissociation constant, Kd)로 측정된다. 항체가 다가 항원에 결합할 때 부착의 전체적인 강도를 결합력(avidity)이라고 한다. 낮은 친화도의 항체는 IgM과 같은 다가 항원과 높은 결합력 상호작용을 가질 수 있다. 항체가 항원에 결합할 때, 항체와 항원의 상대적 농도에 따라 상당히 큰 면역 복합체를 형성할 수 있다. 일부 면역-매개 염증성 질환은 용액에서 나와 조직에 침착되는 큰 면역 복합체에 의해 발생한다.

T-세포 수용체에 의한 항원 인식

항체와 달리, T-세포는 항원을 직접 인식할 수 없다. T-세포는 인간에서 인간 백혈구 항원(human leukocyte antigen, HLA) 분자라고 하는 주조직적합성 복합체(major histocompatibility complex, MHC) 분자와 함께 세포 표면에 존재하는 외래 항원 단편을 인식한다. 대부분의 T-세포에서 T-세포 수용체(T-cell receptor, TCR)는 TCRα와 TCRβ의 두 가지 폴리펩티드 사슬의 이종이량체이다. 일부 T-세포에서는 다른 2개의 다른 폴리펩티드 사슬인 TCRγ와 TCRδ가 이종이량체를 형성한다. 이황화 결합은 두 사슬을 연결한다. Ig와 달리, TCR은 항원-결합 부위가 하나뿐이며 결코 분비되지 않는다. TCR의 세포외 부분에는 Ig와 유사한 2개의 V 및 C 도메인이 있다(그림 12-4).

두 종류의 **HLA 분자**인 I형과 II형은 유사한 전체 구조를 공유한다. 2개의 도메인은 세포막에 가깝고, 2개의 도메인은 세포막에서 떨어져 있다. 두 유형 모두에서 2개의 먼 쪽 도메인(distal domain)은 홈으로 접혀져서 항원의 펩티드 조각과 결합한다. I형 HLA 분자는 **α-사슬**(α_1, α_2, α_3 등 3개의 Ig 도메인을 포함하는 Ig-군의 구성원)과 **β_2-마이크로글로불린**(microglobulin)이 비공유적으로 연결된 2개의 폴리펩티드 사슬로 구성된다. α_1 도메인과 α_2 도메인은 펩티드가 결합하는 홈을 형성한다(그림 12-5). II-형 HLA 분자는 Ig 군에 속하는 2개의 막 폴리펩티드인 α-(유형 Iα 사슬과 다름) 및 β-사슬의 비공유 복합체로 구성된다. α_1-도메인과 β_1-도메인은 I유형과 같이 함께 접혀서 펩티드가 결합하는 홈을 형성한다(그림 12-6). TCR은 펩티드와 HLA 분자의 복합체와 상호작용하여 둘 모두 아미노산 잔기와 접촉한다. HLA의 다형성(polymorphism)

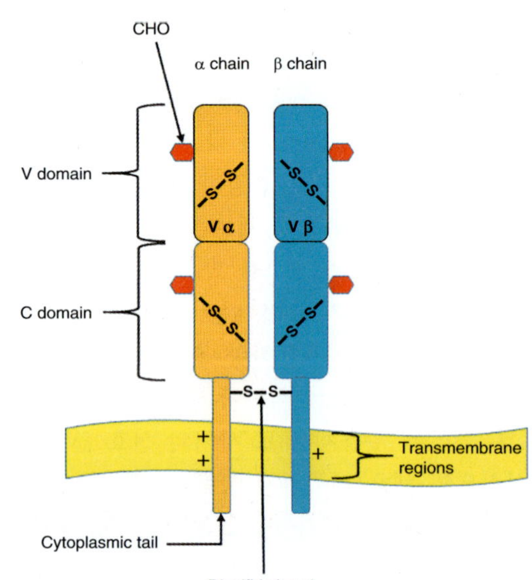

그림 12-4. T-세포 수용체 구조를 나타내는 모식도. 각각의 TCR α-사슬과 β-사슬은 V와 C 도메인을 포함한다. α-사슬과 β-사슬은 이황화 결합으로 연결된다. 탄수화물 측쇄가 표시되어 있다(CHO). 막관통 영역의 양성 아미노산 잔기는 +로 표시되었다. (*Al-Lazikani B, Lesk AM, Chothia C. Canonical structures for the hypervariable regions of T cell alpha-beta receptors.* J Mol Biol *2000;295(4):979-95. Fig. 1.*에서 기초함.)

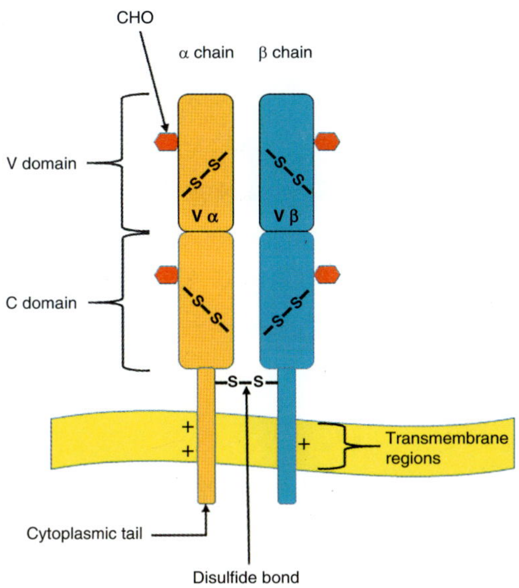

그림 12–5. I형 HLA 분자의 구조를 나타내는 모식도. I형 HLA 분자는 α-사슬과 β_2-마이크로글로불린의 이종이량체이다. α-사슬은 α_1, α_2, α_3 등 3개의 도메인을 포함한다. α_1-도메인과 α_2-도메인은 펩티드 결합 홈을 형성한다. β_2-마이크로글로불린은 구조를 세포막에 고정시키는 α-사슬에 비공유적으로 부착된다. (*Cell 1992;70(6):1035-48*. https://doi.org/10.1016/0092-8674(92)90252-8, *Fig.1*.에서 기초함)

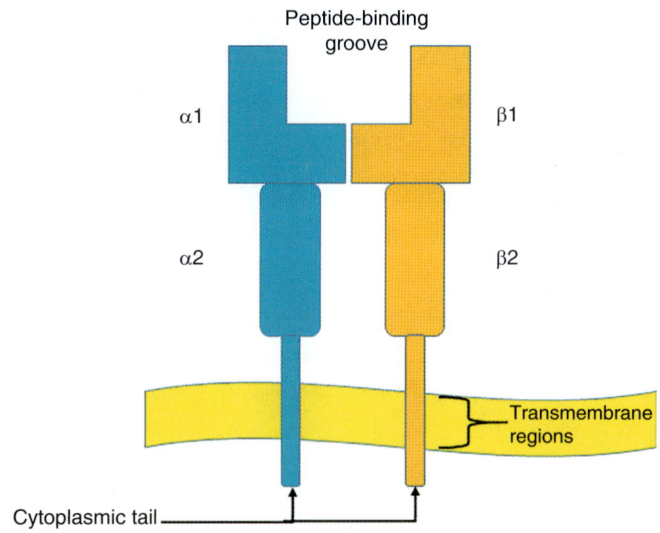

그림 12–6. II형 HLA 분자의 구조를 나타내는 모식도. II형 HLA 분자는 세포막에 걸쳐 있는 2개의 폴리펩티드 사슬인 α-사슬과 β-사슬로 구성된 이종이량체이다. 각 사슬은 그림과 같이 2개의 도메인으로 구성된다. α1-도메인과 β1-도메인은 펩티드 결합 홈을 형성한다. (*Dessen A, Lawrence CM, Cupo S, Zaller DM, Wiley DC. X-ray crystal structure of HLA-DR4(DRA*0101, DRB1*0401) complexed with a peptide from human collagen II. Immunity 1997;7(4):473-81*. https://doi.org/10.1016/s1074- 7613(00)80369-6, *Fig. 1*.에서 기초함)

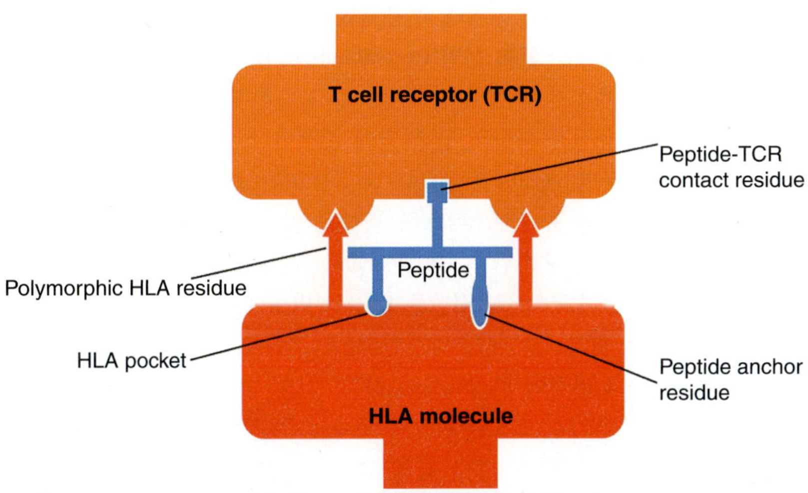

그림 12–7. 펩티드 및 HLA와 상호작용하는 T-세포 수용체를 보여주는 모식도. 펩티드는 HLA 주머니에 꼭 맞는 잔류물에 의해 고정된 HLA 홈에 있다. TCR은 HLA 분자의 펩티드 및 다형성 영역과 접촉한다. (*Sundberg EJ, Deng L, Mariuzza RA. TCR recognition of peptide/MHC class II complexes and superantigens*. Semin Immunol *2007;19(4):262-71*. https://doi.org/10.1016/j.smim.2007.04.006, Fig.1.에서 기초함)

의 대부분은 TCR이 상호작용하는 홈의 벽과 항원 펩티드가 결합하는 홈의 벽에 영향을 미치는 펩티드 결합 영역(peptide-binding region) 내에 있다(그림 12–7).

HLA 분자는 광범위한 병원체와 자가 유래된 세포 내 펩티드에 단단히 결합한다. HLA 분자의 안정성은 펩티드 결합에 따라 달라진다. 펩티드는 산성 pH에서 변성되는 경우를 제외하고는 HLA 분자에서 떨어지지 않는다. 이러한 특성은 HLA 분자가 세포 표면에 도달할 때 펩티드가 느슨하게 되거나 다른 펩티드와 교환되지 않게 하여, TCR이 세포 내에서 제시된 시료가 적재된 HLA 분자와 정확하게 상호작용하도록 한다.

T-세포는 표면 분자인 CD4와 CD8에 의해 구별되는 두 가지 주요 하위 계열을 가지고 있다. CD4는 도움 T-세포(helper T cell)에 의해 발현되는 반면, 살해 T-세포(cytotoxic T cell)는 CD8을 발현한다. 두 분자 모두 펩티드와 결합하는 홈에서 떨어진 HLA 분자의 비다형성 부분에 결합하지만, 펩티드-HLA 복합체와의 TCR 상호작용과 동시에 결합한다. 따라서 CD4와 CD8은 **T-세포 공동수용체(T-cell coreceptor)**라고 한다. CD4 또는 CD8과 HLA 분자의 상호작용은 TCR을 통한 신호전달을 향상시킨다.

I형 HLA 분자는 모든 유핵 세포(nucleated cell)에서 발현되

므로, CD8 살해 T-세포가 이러한 세포의 세포내 병원체로부터 펩티드를 인식할 수 있다. 따라서 CD8 살해 T-세포는 감염된 세포를 특이적으로 죽일 수 있다. CD4 T-세포는 면역 실행 세포를 돕는 데 특화되어 있다. II-형 HLA 분자는 수지상세포, B-세포 및 대식세포의 표면에는 존재하지만 실질 세포(parenchymal cell)에는 존재하지 않는다. CD4 T-세포가 B-세포의 II형 HLA에 있는 항원 펩티드를 인식하면, B-세포가 항체를 분비하도록 돕는 사이토카인을 방출한다. CD4 T-세포가 대식세포의 II-형 HLA에 있는 펩티드를 인식할 때, 그들은 사이토카인을 방출하여, 대식세포가 병원체를 제거하는 능력을 향상시킨다.

γδ TCR을 지닌 T-세포는 αβ T-세포와 달리, HLA 분자에 결합된 펩티드가 아닌 항원을 직접 인식한다. γ/δ T-세포는 비전형적인 HLA 분자와 일부 지질을 포함하는 병원체 유래 항원보다는 감염의 결과로 세포 스트레스에 의해 유도된 자가 분자를 인식한다.

항원 수용체 유전자 재배열

림프구는 매우 다양한 외부 물질을 인식할 수 있는 다양한 항원 수용체를 발현한다. 림프구는 항원을 만나기 전인 발달 과정에서 이러한 수용체의 다양성을 형성한다. 각 림프구의 클론은 고유한 항원 수용체를 생성한다. 상대적으로 적은 수의 유전자는 다수의 가변 영역 엑손의 형성으로 이어지는 유전자 조각의 무작위적 재배열 과정을 통해 구별되는 거대한 수용체 집단을 생성한다.

고유한 항원 수용체 유전자는 하위의 다양성(diversity, D) 및 연결(joining, J) 유전자 분절과 특정 가변(variable, V) 유전자 분절의 융합에 의해 형성된다. 이 고도로 전문화된 과정은 **V(D)J 재조합**으로 알려져 있다. 이 과정은 발달 중인 B-세포 및 T-세포에서만 발생하며 다른 유형의 세포에서는 발생하지 않는다.

면역글로불린 및 T-세포 수용체 유전자의 생식선 구조

유전체 DNA의 세 가지 다른 유전자좌는 Ig 중쇄, κ 경쇄, λ 경쇄의 유전자를 각각 암호화한다. 5′에서 3′까지 각 Ig 유전자 좌는 V 분절, D 분절, J 분절 및 C 분절 그룹을 포함한다(그림 12-8). 예를 들어, 중쇄 유전자좌에는 45개의 V 유전자 분절이 있고, κ에는 35개, λ에는 30개의 분절이 있다. D 분절은 Ig 중쇄 유전자좌에만 존재한다. Ig 유전자좌에 따라 J와 C 분절의 수는 다양하다. κ 경쇄에는 하나의 Cκ 분절이 있으며, λ 경쇄에는 4개의 Cλ 분절이 있다. 중쇄에는 9개의 동형 및 하위 유형에 대한 9개의 C_H 분절이 있다. 하나의 엑손은 Ig 경쇄의 C 도메인을 암호화한다. 5개 또는 6개의 엑손은 각각의 CH 유전자를 암호화하며, 막 형태의 Ig에는 막관통 영역과 세포질 꼬리를 암호화하는 2개의 작은 엑손이 존재한다.

각 TCR 유전자좌(α, β, γ, δ)의 구조는 Ig 유전자좌와 유사하다. D 분절은 β 및 δ 유전자좌에만 존재한다. α 유전자좌에는 45 V 및 50 J 분절이 있는 반면, β 유전자좌에는 50 V, 2 D 및 12 J 분절이 있다. TCR의 C 영역은 세포외 Ig 도메인, 이음새(hinge), 막관통 부분 및 세포질 꼬리를 암호화하는 4개의 엑손을 가지고 있다.

V(D)J 재조합

주어진 BCR 또는 TCR 유전자좌에서, 발달하는 림프구에서의 V(D)J 재조합은 하나의 V 유전자 DNA 분절, 하나의 D 분절(존재하는 경우) 및 하나의 J 분절을 함께 가져온다. 각 그룹에서 사용되는 특정 분절은 무작위로 선택된다. 이러한 재배열은 항원 수용체의 가변 영역을 암호화하는 단일 V(D)J 엑손의 형성을 초래한다. 재배열된 유전자는 1차 RNA 전사체로 전사된다. mRNA를 형성하기 위한 RNA 스플라이싱은 V(D)J 및 C 영역 엑손을 조합한다. 항원 수용체의 유전자 재배열은 발달하는 각 림프구에서 다르게 발생하여 각 림프구 클론이 별개의 항원 수용체를 만들 수 있다.

재조합 신호 서열(Recombination signal sequence, RSS)은 각 V 유전자 분절의 3′ 말단, 각 J 유전자 분편의 5′ 말단, 모든 D 유전자 분절의 양 말단에 존재한다. 각 RSS에는 잘 보존된 헵타머(heptamer CACAGTG, 암호화 서열 바로 옆), 12개 또는 23개의 뉴클레오티드로 구성된 비보존 스페이서(spacer) 영역, 그리고 보존된 노나머(nonamer)가 있다. V(D)J 재조합 동안 이중가닥 DNA 절단은 RSS와 바로 인접한 유전자 분절 암호화 서열 사이에서 발생한다. 이 DNA 절단은 V 분절이 D 또는 J 분절에 연결되도록 하는 반면, 중간에 있는 DNA는 고리 모양으로 제거된다(그림 12-8). 두 분절 사이의 재조합은 분절 중 하나가 12-뉴클레오티드 스페이서에 인접하고, 다른 하나는 23-뉴클레오티드 스페이서에 인접한 경우에만 발생한다(12/23 규칙). V(D)J 재조합은 RSS가 존재하는 유일한 유전자이므로, Ig와 TCR 유전자에서만 발생할 수 있다.

발달 중인 림프구에서 항원 수용체의 재배열은 다른 모든 세포에서 효소에 의해 수행되는 비상동 DNA 복구(nonhomologous DNA repair)의 특별한 경우이다. **재조합-활성화 유전자 1(recombination-activation gene-1, RAG-1)**과 **재조합-활성화 유전자 2(RAG-2)**의 복합체는 림프구 발달에 특이적이며, DNA 절단을 시작하는 데 필수적이다. ARTEMIS는 이 과정에 관여하는 또 다른 효소이다. RAG-1/RAG-2 또는 **ARTEMIS** 돌연변이는 SCID의 일부 사례에 대한 책임이 있

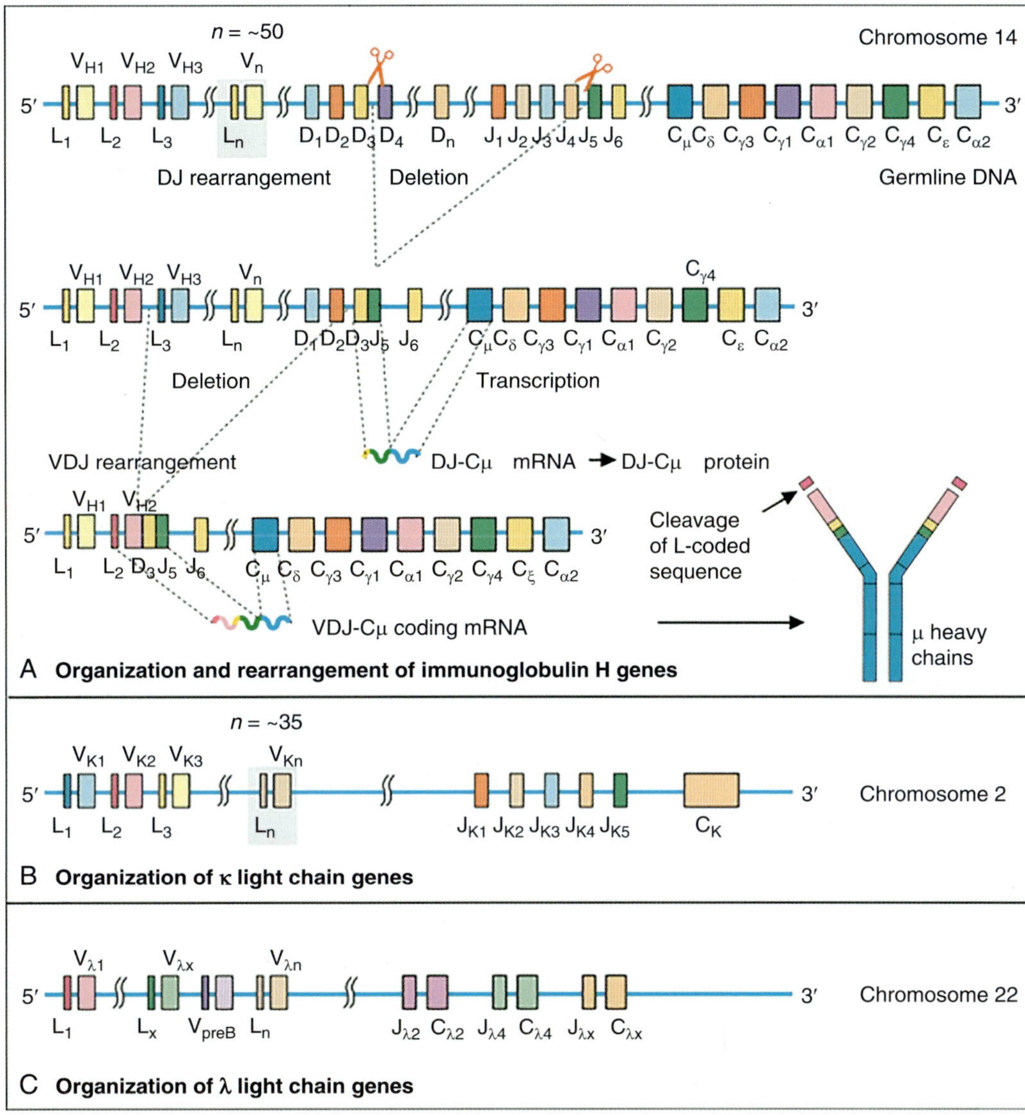

그림 12-8. 면역글로불린 유전자의 유전체 구성. 생식계열 Ig 유전자의 구조는 중쇄(A) 및 경쇄(B 및 C) 유전자로 묘사되었다. 상자는 V, D, J 및 C DNA 분절을 나타낸다. L이라고 표시된 상자는 리더 시퀀스를 나타낸다. IgM 중쇄(μ)를 암호화하는 중간 DNA가 결실되어 VH_2-D_3-J_5-Cμ 암호화 서열의 형성으로 이어지는 V(D)J 재조합 이벤트의 예가 표시되었다.

으며, 성공적인 항원 수용체 재배열을 위한 이러한 효소의 중요성을 강조한다.

여러 기전이 림프구의 항원 수용체의 다양성에 기여한다. 서로 다른 유전자 분절의 서로 다른 조합은 서로 다른 수용체를 생성한다. 접합 과정 동안 V-D, D-J 또는 V-J 접합에서 뉴클레오티드의 제거 또는 첨가는, 즉 접합 다양성(junctional diversity)은 수용체 다양성의 대부분을 차지한다.

T-세포 및 인간 백혈구 항원에 대한 항원 제시

항원 제시 세포(APC)는 외부 항원을 유입된 부위에 포착하여 가까운 림프절로 이동시킨다. 미접촉 T-세포(Naïve T cell)는 APC에 의해 제시된 항원을 인식하고 후천성 T-세포 반응을 유발한다. APC 표면의 HLA 분자는 항원을 직접 인식할 수 없는 T-세포에 항원을 제시하기 위해 필수적이다.

T-세포 항원의 품질과 항원 제시 세포의 역할

대부분의 T-세포는 HLA 분자와 복합체로 APC의 표면에 제시되는 외래 단백질 항원에서 파생된 짧은 펩티드를 인식한다. 이 기전을 MHC(또는 HLA) 제한(restriction)이라고 한다. 각각의 HLA 분자의 고도의 변화성(다형성)은 펩티드 결합 및 TCR 상호작용에 영향을 미친다. CD4 T-세포는 II형 HLA의 맥락에서 펩티드를 인식하는 반면, CD8 T-세포는 I형 HLA의 맥락에서 펩티드를 인식한다.

다른 세포 유형도 APC로 기능할 수 있다. DC는 T-세포 반응을 유도하는 데 가장 효율적인 APC이며, 미접촉 T-세포 반응을 시작할 수 있는 유일한 APC이다. 대식세포와 B-세포도 APC로 작용할 수 있지만, 대부분 이전에 활성화된 경우에만 작용하고, 미접촉 T-세포에는 작용하지 않는다. 미생물 산물은 PRR에 의한 PAMP 인식을 통해 APC에 의한 항원 제시 기능을 향상시킨다. 이 기전이 백신의 보조제(adjuvant)가 작동하는 방식이다. 보조제는 일반적으로 미생물 산물이거나 APC에 대한 미생물 산물의 효과를 모방하는 물질이다. 항원 제시 과정에서, T-세포는 세포 접촉-의존성 기전(cell contact-dependent mechanism)과 사이토카인 분비를 통해 APC를 활성화한다. 예를 들어, 활성화된 T-세포는 APC에서 CD40을 교차-연결하는 CD40L을 발현한다. 또한 활성화된 T-세포는 IFNγ를 분비한다. 두 기전의 조합으로 T-세포 활성화에 이어 APC의 효율성을 더욱 증가시켜 양성 되먹임 조절 역할을 한다.

DC는 몇 가지 특성으로 인해 1차 T-세포 반응을 유도하는 데 가장 효율적인 APC가 될 수 있다. DC는 거의 모든 조직에 존재하며, 조직의 실질세포에 산재되어 있다. DC는 일례로 피부의 상피세포와 점막 표면과 같이 미생물이 진입할 가능성이 있는 영역에 고밀도로 존재한다. 조직에서 DC는 C형 렉틴과 같은 수용체를 사용하는 수용체-매개 내포작용(receptor-mediated endocytosis)이나 식균작용(phagocytosis)을 통한 항원 포획과, 수용체 독립적으로 주변 체액을 마시는 음세포작용(pinocytosis; 세포 식음, cell drinking)으로 알려진 과정에 특화된 미성숙 상태로 존재한다. 미생물을 만나면 DC는 주변의 실질세포에 대한 접착력을 잃고 케모카인 수용체 CCR7을 상향 조절함으로써 성숙해진다. 이러한 성숙은 DC가 림프관 내부에서 CCR7 리간드 CCL19와 CCL21이 T-세포 영역에서 생성되는 림프절로 이동할 수 있게 하며, 이 영역은 미접촉 T-세포가 순환하는 동일한 영역이다. 이러한 일반적인 케모카인 반응은 순환하는 미접촉 T-세포와 항원이 적재된 성숙된 DC 사이의 림프절에서 상호작용의 기회를 최대화한다. 성숙한 DC는 미접촉 T-세포 반응을 시작하는 데 필요한 높은 수준의 펩티드가 적재된 HLA, 공동자극 분자, 그리고 분비된 사이토카인을 보유한다.

인간 백혈구 항원(HLA)의 유전자좌

초기 동물 실험에서 MHC가 이식 거부 반응에 관여할 뿐만 아니라 후천성 면역 반응 생성에도 근본적인 역할을 하는 것으로 나타났다. MHC 유전자는 특정 II형 MHC 대립유전자가 면역 반응의 발생 여부를 결정했기 때문에 면역 반응(immune response, Ir) 유전자로 알려지게 되었다. Zinkernagel과 Doherty는 T-세포가 MHC 제한(MHC restriction)으로 알려진 현상인 자가 MHC 분자와 함께 항원 펩티드를 인식한다는 실험적 증거를 제공했다(1996, 노벨상). 그들은 바이러스 특이적 T-세포가 T-세포와 동일한 MHC를 가지고 있는 동물 세포가 제시한 항원에만 반응한다는 것을 보여주었다.

MHC 유전자는 유전체에서 가장 다형성적이다. 이러한 다형성은 모집단의 세포들이 동일한 단백질 항원에서도 다른 펩티드 집단을 제시할 수 있도록 하여, 모집단에서 적어도 일부 세포는 어떤 병원체에도 반응할 수 있게 한다.

HLA(인간 MHC) 유전자는 6번 염색체의 단완에 존재한다. 3개의 클래스 I형 HLA 분자에는 HLA-A, HLA-B, HLA-C 등 세 가지 종류가 있다. 또한 HLA-DP, HLA-DQ, HLA-DR 등의 세 가지 II형 HLA 분자가 있다. 개인은 양쪽 부모로부터 유전된 HLA 대립 유전자를 발현한다. 즉, HLA 유전자는 공동우성적(codominant) 발현을 나타낸다. 각 염색체는 HLA 일배체형(haplotype)으로 함께 유전되는 일련의 HLA 대립형질을 가지고 있으며, 인간은 이 대립유전자 2개를 가지고 있다.

HLA 분자의 발현 양상은 기능과 직접 관련이 있다. I형 HLA 분자는 모든 유핵세포에서 발현된다. 이 발현 양상은 I형 HLA 분자의 맥락에서 항원을 인식하는 CD8 살해 T-세포가 세포 내에 바이러스 같은 병원체를 가지고 있거나, 악성적으로 변형될 수 있는 모든 세포를 죽일 수 있게 한다. II-형 HLA 분자는 DC, 대식세포와 B-세포에서 발현된다. 이 발현 양상은 II형 HLA 분자의 맥락에서 항원을 인식하는 CD4 도움 T-세포가 DC에 의해 가공되고(primed), 민감화(sensitized)되어 T-세포 반응을 시작하도록 한다. 그렇게 활성화되면, CD4 T-세포는 B-세포가 항체를 분비하는 세포로 분화하도록 돕고 대식세포를 활성화하여 세포 내 유기체를 죽일 수 있다.

사이토카인은 I형 및 II형 HLA 분자의 발현을 증가시킬 수 있으며, 이는 이러한 중요한 항원 제시 분자의 발현을 향상시키기 위해 선천성 및 후천성 면역 반응 모두에 대한 기전을 제공한다. 바이러스 감염에 대한 선천성 반응으로 많은 세포에서 생성되는 I형 인터페론은 선천성 반응이 후천성 면역을 촉진하는 기전 중 하나인 I형 HLA 분자를 상향 조절한다. 유사하게, IFNγ는 APC에서 II형 HLA 분자의 발현을 증가시켜 신호 증폭의 되먹임 조절을 제공한다.

전사 조절은 세포 표면의 HLA 분자 수준에 영향을 미치는 주요 요인이다. 'II형 전사 활성화 인자'(Class II transcription activator, CTTA)는 II형 유전자의 프로모터에서 다른 모든 필수 전사인자의 복합체를 안정화시키기 때문에 II형 HLA 유전자에 대한 **마스터 전사인자(master transcription factor)**로 작용한다. CTTA의 돌연변이는 IFNγ로 자극된 경우에도 세포가 II형 HLA 분자를 발현하지 않는 인간 면역결핍의 드문 형태인 '노출 백혈구 증후군'(bare leukocyte syndrome)을 유발한다.

단백질의 구성 펩티드가 HLA 분자에 결합하는 능력이 단백질의 면역원성(immunogenicity)을 결정한다. T-세포는 HLA 분자가 해당 단백질의 펩티드 중 일부를 제시하지 않는 한 단백질에 반응할 수 없다. I형 HLA 분자에 결합하는 펩티드는 길이가 8-11개 아미노산 잔기인 반면, II형 HLA 분자에 결합하는 펩티드는 길이가 12-16개 아미노산 잔기로 약간 더 길다. I형과 II형 HLA 분자 사이의 결합된 펩티드 길이의 차이는 각각이 가지고 있는 항원 펩티드의 결합 홈이 II형 분자의 끝에서 더 많이 개방되어 펩티드가 바닥 너머의 홈 밖으로 매달릴 수 있기 때문이다. 펩티드에 대한 HLA 분자의 특이성은 TCR의 특이성보다 훨씬 광범위하다. HLA 결합한 특정 펩티드의 경우, HLA에 결합하는 아미노산 잔기는 TCR에 결합하는 아미노산 잔기와 다르다. 펩티드는 생합성 동안에 HLA 분자에 적재된다. I형 분자는 세포질 단백질이 분해되어 파생된 펩티드로 적재되는 반면, II형 분자는 엔도솜의 세포외 환경에서 항원의 분해에서 파생된 펩티드를 포착한다. 비공유적 결합이지만, 펩티드-HLA 결합은 매우 느린 **이탈 속도(off-rate)**로 인해 매우 안정적이다. HLA 홈은 펩티드를 감싸고, 펩티드는 HLA 단백질의 안정성에 필수적이다. HLA에 결합된 대부분의 펩티드는 자가 단백질에서 유래하지만, T-세포는 일반적으로 면역내성(Immunological tolerance)을 통해 자가 항원에 내성이 있기 때문에, T-세포 반응을 유도하지 않는다. 표면 HLA 분자의 아주 작은 비율만이 동일한 외부 펩티드를 적재하지만, 이는 T-세포 반응을 시작하기에 충분하다.

단백질의 항원 가공

항원 가공(antigen processing)은 단백질 항원이 짧은 펩티드로 분해되어 T-세포에 의한 인식을 위해 APC 표면의 HLA 분자에 의해 제시되는 세포 기전이다. 항원 가공은 I형 HLA 분자에 의해 제시되는 항원과 II형 HLA 분자에 의해 제시되는 항원 간에 다르게 발생한다. 이러한 차이는 T-세포가 항원에 반응하는 방식에 기능적 중요성을 부여한다. 세포질 단백질은 I형 HLA 분자에 의해 제시되도록 가공하는 반면, 내재화된 세포외 단백질은 II형 HLA 분자에 의한 제시를 위해 가공된다.

I형 HLA 분자에 의한 제시의 경우, 프로테아좀은 세포질 미생물과 손상된 자가 단백질을 부분적으로 분해한다(p. 129). 단백질의 프로테아좀 분해에 의해 세포질에서 생성된 펩티드는 ABC 수송체(ABC transporter) 계열 단백질의 구성원인 **'항원 처리 관련 수송체'(transporter associated with antigen processing, TAP)**의 도움으로 소포체로 전위된다. ER의 내강에서 새로 합성된 I α-형 및 β_2-마이크로글로불린은 타파신(tapasin)의 도움으로 TAP 이량체와 복합체를 형성한다. 적절한 펩티드가 I형 HLA 분자의 틈에 결합하면 타파신에 대한 친화력을 잃고 ER을 빠져 나와 세포 표면에 도달한다. 펩티드와 복합된 I형 HLA 분자는 매우 안정적이지만, 펩티드에 결합하지 않는 I형 분자는 불안정하고 세포 표면에 도달하지 않는다. 세포 표면에서 펩티드-I형 HLA 분자는 펩티드를 CD8 T-세포에 제시한다.

II형 제시의 경우, 예를 들어 DC와 대식세포 같은 APC는 C형 렉틴, 항체용 Fc 수용체, C3b 수용체 및 표면 Ig(B-세포에서) 같은 항원 포획 수용체(antigen capture receptor)를 사용하여 세포외 단백질 항원을 내재화한다. 내재화된 단백질은 엔도솜에 국한되고 미생물은 포식소체로 섭취된다. 엔도솜과 포식소체는 모두 높은 산성을 띠고 많은 단백질 분해 효소를 포함하는 리소솜과 융합한다. 리소좀과 후기 엔도좀에서 효소, 주로 카텝신(cathepsin)이 단백질 항원을 펩티드로 분해한다. ER에서 II형 HLA 분자의 합성 동안, 불변 사슬(invariant chain, Ii)이 펩티드 결합 홈을 차지하고 있어 ER의 펩티드는 HLA에 결합되지 않는다. Ii는 새로 합성된 II형 분자를 후기 엔도솜과 리소솜으로 유도하고, 그곳에서 내부화된 세포외 단백질에서 파생된 펩티드를 만난다. 엔도솜에서 카텝신은 Ii를 절단하여 짧은 II형-관련 Ii 펩티드(class II-associated Ii peptide, CLIP)가 항원 결합 홈을 차지하도록 남긴다. 그렇게 되면 엔도솜/리소솜 구획의 고친화성 펩티드만이 펩티드 결합 홈에서 CLIP을 제거할 수 있다. 세포 표면에 도달하지 않는 비다형성 II-형 HLA 분자인 HLA-DM은 이 펩티드 교환을 촉진한다. 펩티드-II-형 HLA 분자의 복합체는 안정적이며, 세포 표면으로 이동하여 펩티드를 CD4 T-세포에 제시한다(그림 12-9).

앞서 언급한 것에 대한 예외로서, DC는 감염 세포와 종양세포를 포획하고 I형 HLA 분자로 CD8 T-세포에 미생물 및 종양 항원을 제시할 수 있다. 이 경로를 교차-제시(cross-presentation)라고 한다. 일부 포식소체는 일반적인 I형 제시가 일어나도록 프로테아좀 분해 및 ER로의 펩티드 수송이 일어나는 세포질로 항원을 보낸다. 교차-제시 현상은 가장 효율적인 APC인 DC가 DC를 감염시키지 않는 병원체 및 종양 항원에 대해 CD8 T-세포를 가공할 수 있게 하는 기본적 현상이다.

I형-제한된 CD8-살해 T-세포에 의한 세포질 항원, 예를 들

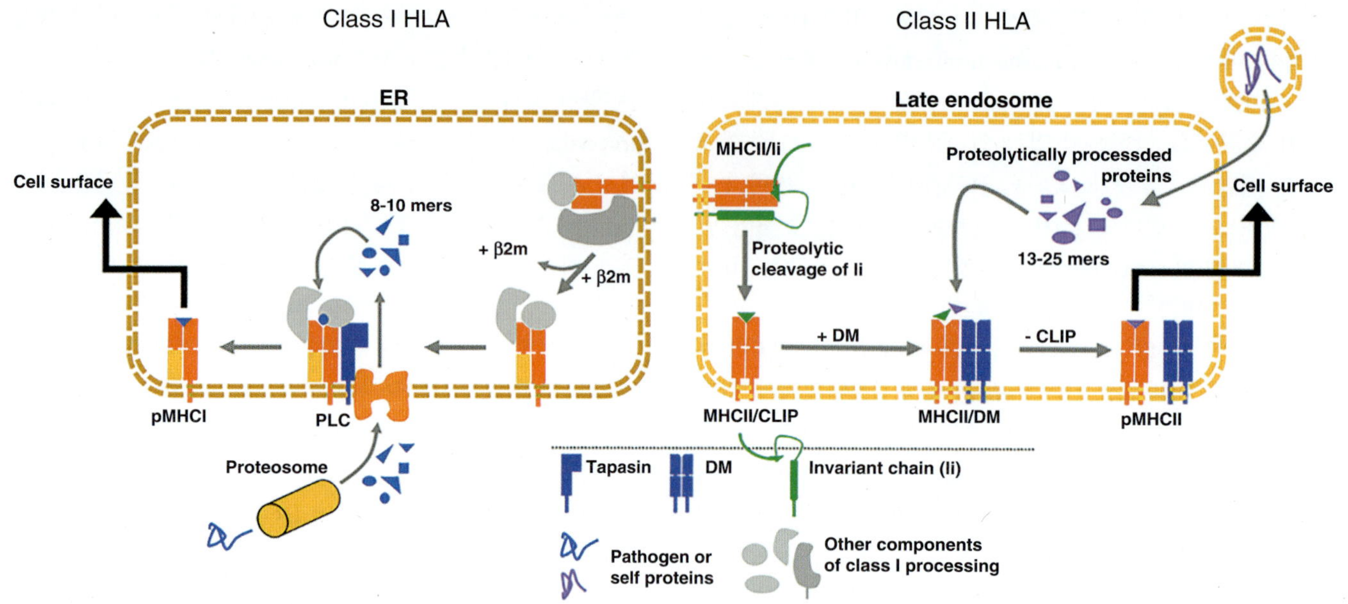

그림 12-9. I형 HLA(왼쪽) **및 II형 HLA**(오른쪽) **항원 처리 경로의 모식도.** *CLIP*, II-형 연관 불변 사슬 펩티드; *ER*, 소포체; *PLC*, 펩티드 탑재 복합체. (*Wieczorek M, Abualrous ET, Sticht J, Álvaro–Benito M, Stolzenberg S, Noe F, Freund C. Major histocompatibility complex* (*MHC*) *Class I and MHC Class II proteins: conformational plasticity in antigen presentation.* Front Immunol *2017;8:292.* https://doi.org/10.3389/fimmu.2017.00292의 결과로 부터)

어 바이러스 및 종양 항원의 인식은 감염된 세포 또는 종양 세포의 사멸을 허용한다. 대조적으로, II형-제한된 CD4 도움 T-세포에 의한 외인성 항원의 인식은 B-세포가 항체를 만드는 데 도움을 제공하고 대식세포에 의한 식균 작용을 활성화한다. MHC-제한된 CD4- 및 CD8 T-세포는 자가 펩티드나 MHC를 변형시키는 약물 또는 금속 같은 작은 화학물질을 인식할 수 있다. 결합된 화학물질/단백질은 T-세포에 의해 이물질로 간주된다. γδ T-세포는 MHC로 제한되지 않으며, 세포 스트레스와 관련된 지질 또는 변형된 자가 단백질을 인식한다. NKT 세포는 비전형적인 I형-유사 MHC 분자(nonclassical class I-like MHC molecule)인 CD1에 의해 제시되는 세포내이입된 지질을 인식한다.

항원 특이 수용체를 통한 신호전달

특정 항원에 대한 T-세포 및 B-세포 수용체의 결합은 후천성 면역의 기본이다. 그러나 수용체에 대한 항원 결합은 반응에 충분하지 않다. 항원 수용체와 관련된 비다형성 단백질은 신호를 세포 내부로 전달하는 데 도움이 된다.

T-세포 수용체 신호전달

TCRαβ 이종이량체는 CD3γ, CD3δ, CD3ε 및 CD3ζ로 형성된 CD3 복합체와 결합하며, CD3 소단위는 짧은 세포외 도메인과 **'면역수용체 티로신-기반 활성화 모티프'(immunoreceptor tyrosine-based activation motif, ITAM)**를 포함하는 세포질 꼬리를 가진 막 단백질이다. 각 ITAM에는 2개의 티로신 잔기가 있다. Src 계열 키나아제인 Lck는 T-세포 공동수용체인 CD4 또는 CD8과 결합한다. Lck는 CD3 ITAM의 티로신을 인산화한다. ITAM의 두 티로신이 모두 인산화되면 한 쌍의 SH2 도메인을 포함하는 **'ζ-사슬-연관-단백질-70'(ζ-chain-associated protein-70, ZAP-70)**을 모집한다(하나의 SH2는 하나의 티로신에 결합함). Lck는 ITAM에 결합할 때 ZAP-70을 인산화하여 ZAP-70의 키나아제 도메인을 활성화한다. 활성화된 ZAP-70은 다른 단백질과 복합체를 형성하고, **포스파티딜이노시톨 3-키나아제(PI3K)**를 활성화한다. 수용체 결합 후 이러한 중요한 초기 상호작용에 따라 신호전달은 전사 활성화, 세포골격 재구성, 증가된 세포 부착 및 향상된 대사로 이어지는 여러 가지 병렬의 하위 경로를 따라 진행된다.

T-세포 활성화의 중요한 신호 경로는 효소 **포스포리파아제 Cγ(PLCγ)**를 포함하며, 이는 포스파티딜이노시톨 이인산(PIP2)과 효소 PI3K의 인산화에 의해 생성된 포스파티딜이노시톨 삼인산(PIP3)에 의해 활성화된다. 활성화된 PLCγ는 PIP_3를 **디아실글리세롤(DAG)**과 **이노시톨 삼인산(IP_3)**으로 절단하여 세포외 Ca^{2+}의 유입과, ras와 **단백질 키나아제 Cθ(protein kinase Cθ, PKCθ)** 활성화를 유발한다. Ca^{2+}는 전사인자인 **'활성화된 T-세포 핵인자'(nuclear factor of activated T cell, NFAT)**를 활성화한다. 이 경로는 칼시뉴린(calcineurin) 의존적

이며, **인터루킨-2(IL-2)**를 포함한 많은 T-세포 유전자의 전사 활성화를 유도한다. DAG는 ras를 활성화하고, 이는 차례로 **Erk**로 끝나는 일련의 '미토겐 활성화 단백질 키나아제'(MAPK)를 활성화한다. 그 결과 T-세포에서 IL-2를 포함한 많은 유전자의 전사를 촉진하는 전사인자인 AP-1이 생성된다. 활성화된 PKCθ는 TRAF6을 자극하여 IκB가 분해되고, NFκB가 핵으로 전위되어 전사를 활성화한다.

TCR 결합의 또 다른 효과는 LFA-1의 구조 변화를 유도하여 LFA-1 접착력이 증가하고 리간드 ICAM-1에 대한 친화력이 증가한다는 것이다. 인테그린에 대한 이러한 효과는 어댑터 분자인 ADAP의 동원에 의해 매개되며, 또한 APC 상의 분자와 안정적인 상호작용을 하는 T-세포막 영역인 **면역 시냅스(immune synapse)**의 형성에 의존한다. TCR의 결합에 따른 세포골격의 재구성도 면역 시냅스의 형성에 기여한다. PI3K는 PIP_3를 생성해서 Vav를 활성화하여 **'위스콧-알드리히 증후군 단백질'(Wiskott-Aldrich syndrome protein, WASP)**의 구조를 변화시킨다. WASP의 활성화는 액틴 중합으로 이어진다. WASP의 돌연변이는 T-세포 활성화 및 백혈구 이동성의 기능적 결함과 함께 심각한 형태의 면역결핍을 초래한다.

PI3K의 활성화는 또한 키나아제 **Akt**의 인산화와 활성화를 초래하며, 이는 차례로 여러 하위 단백질을 인산화한다. Akt의 활성화는 여러 해당 효소의 활성화를 통해 세포 대사를 유도하고, 세포 생존을 향상시키는 Bcl-2의 항-세포자멸 기능을 촉진하고, 동화작용을 향상시키는 **'포유동물 라파마이신 표적'(mammalian target of rapamycin, mTOR)**을 자극한다.

B-세포 수용체 신호전달

B-세포 표면의 항원 특이적 Ig 중쇄는 비디형성 막 Igα 및 Igβ 단백질과 결합되어 있다. 이들은 이황화 결합으로 연결된 이종이량체를 형성하며, 세포질 영역에 ITAM이 있다. Src 계열 키나아제인 Fyn과 Lyn은 BCR이 결합될 때 IgαIgβ 이종이량체에서 ITAM을 인산화한다. 티로신 키나아제 **Syk**는 일렬의 SH2 도메인을 통해 인산화된 ITAM으로 모집된다. 세 가지 표면 단백질인 CD19, CD21, CD81은 B-세포 공동수용체를 형성한다. CD21은 미생물 표면의 보체 단편인 C3dg에 결합하고, CD19의 세포질 꼬리를 인산화하여 BCR을 통해 신호를 증가시킨다. PI3K는 T-세포에서와 같이 BCR의 하위 신호전달에 기여한다. **'브루톤의 티로신 키나제'(Bruton's tyrosine kinase, Btk)**는 PLCγ가 DAG 및 IP_3의 형성을 촉매하는 데 도움이 되는 B-세포 특이적 티로신 키나제이다. Btk 결핍은 B-세포 발달 동안 BCR 신호전달의 실패를 특징으로 하는 **'X-연관 무감마글로불린혈증'(X-linked agammaglobulinemia)**을 유발한다. BCR 신호전달은 Vav, WASP, Akt 및 mTOR를 포함하는 TCR 신호전달과 추가 하위 경로를 공유한다.

항원 수용체 신호 조절

미접촉 T-세포의 활성화를 유도하려면 TCR을 통한 신호전달만으로는 충분하지 않다. **공동자극 수용체**인 **CD28**을 통한 추가 신호전달이 필요하다. CD28에 대한 리간드는 공동자극 분자인 **B7.1(CD80)**과 **B7.2(CD86)**이며, 이들은 성숙한 DC와 기타 특화된 APC에서 높게 발현된다. CD28은 미접촉 T-세포에서만 발현된다. 항원 제시 동안 CD28이 B7.1 또는 B7.2에 결합하면 세포질 도메인이 Lck에 의해 인산화되어 PI3K의 활성화와 PIP_3의 생성을 유도한다. CD28의 신호전달은 TCR 신호전달과 함께 작용하여 Akt 및 Vav 활성화를 유발하여 PCLγ 활성화를 최대화한다. CD28 공동자극의 주요 기능 중 하나는 T-세포 활성화와 증식에 필수적인 **IL-2** 유전자의 전사를 증가시키는 것이다.

미접촉 T-세포와 유사하게, 미접촉 B-세포가 완전히 활성화되기 위해서는 TCR 결합 이외의 추가적 신호를 필요로 한다. **TNF 수용체 군**의 구성원인 CD40은 B-세포에 의해 발현되고, 활성화된 CD4 T-세포에서 CD40L과 결합한다. CD40은 NFκB 및 PI3K 경로를 모두 활성화한다. CD40-CD40L의 상호작용은 BCR 신호전달에 의해 매개되는 Akt 활성화를 극대화한다. CD40은 또한 BCR과 다른 경로를 통해서도 신호를 전달한다. CD40은 E3 유비퀴틴 리가제 역할을 하는 어댑터 단백질인 **'TNF 수용체-관련 인자'(TNF receptor-associated factor, TRAF)**를 모집한다. CD40 신호전달은 BCR에 의한 NFκB 활성화와 구별되는 **NFκB의 비전형적인 경로**를 특이하게 활성화할 수 있다.

림프구의 일부 억제 수용체는 공동자극을 방해하여 면역 반응을 약화시킨다. **CTLA-4**와 **PD-1**은 활성화된 T-세포에 의해 발현되는 CD28 관련 분자이다. CTLA-4는 CD28의 동일한 B7.1 및 B7.2 공동자극 리간드에 결합하지만, 결합력은 더 높다. 따라서 CTLA-4는 CD28과 B7 리간드 사이의 상호작용을 차단하고 공동자극을 감소시킨다. 세포 표면 발현 또한 CTLA-4의 기능을 제어한다. 인산화되지 않은 경우, CTLA-4는 클라트린 어댑터 분자(clathrin adaptor molecule)에 결합하여 세포 표면에서 제거되지만, 인산화되면 CTLA-4는 세포막에 남게 된다. 조절 T-세포(regulatory T-cell)는 면역 억제 기능에 중요한 CTLA-4를 높게 발현한다. 조작된 단백질(engineered protein)을 사용하여 T-세포 반응을 개선하기 위해 억제 수용체 CTLA-4 및 PD-1을 표적으로 하는 것은 알리슨(Allison)과 혼조(Honjo)가 개척한 **검문지점 차단**이라고 하는 암 면역 요법을 위한 전략이다(2018년 노벨상 수상).

림프구의 다른 억제 수용체는 수용체 인산화를 방해하여 림프구의 기능을 조절한다. 이러한 억제 수용체는 세포질 꼬리에 **'면역수용체 티로신-기반 억제 모티프'(immunoreceptor tyrosine-based inhibitory motif, ITIM)**를 포함하고 있다. ITIM 모티프의 티로신 인산화는 포스파타제를 모집한다. **SH2-함유 포스파타제(SH2-containing phosphatase, SHP)**는 티로신 포스파타제이므로 단백질 티로신 키나아제의 효과를 되돌린다. 'SH2-함유 이노시톨 포스파타제'(SH2-containing inositol phosphatase, SHIP)는 이노시톨 포스파타제이므로, PIP_3에서 인산염을 제거하여 PIP_2를 형성함으로써 PI3K의 작용을 되돌린다. 억제 수용체 PD-1은 활성화된 T-세포에서 발현되고 B7 계열 구성원인 PD-L1과 PD-L2와 상호작용한다. PD-1은 세포질 꼬리에 ITIM 모티프를 가지고 있다. PD-1 발현의 조절은 T-세포 반응의 조절에 중요한 역할을 한다. B 세포의 억제 수용체인 **FcγRIIB**는 IgG 항체에 결합하여 SHIP를 모집함으로써, PI3K의 작용을 방해하여 BCR의 하위 신호전달을 차단한다. **CD22**는 세포 표면의 비미생물 당단백질에 결합하는 B-세포의 또 다른 억제 수용체이다. CD22의 세포질 도메인에 있는 ITIM 모티프는 SHIP를 모집하여 티로신 키나아제의 작용을 역전시켜서 BCR에 의한 신호전달을 차단한다.

림프구 발달

B-세포와 T-세포의 성숙은 1차 림프 기관에서 발생한다. 다능성 HSC(multipotent HSC)에서 파생된 전구세포(progenitor cell)가 림프 계통 성숙에 관여한다. 이러한 초기 림프구는 증식하고 항원 특이적 수용체를 재배열한다. 수용체 재배열이 성공적이면 유용한 수용체가 있는 클론이 선택된다. 자가 항원을 결합할 가능성이 있는 재배열된 수용체가 있는 클론은 제거된다. 그런 다음, 림프구는 하위 유형으로 분화된다. B-세포는 B-1 또는 여포성 B-세포(follicular B cell)가 되고, T-세포는 CD4 및 CD8 αβ T-세포, γδ 세포, NKT, 점막-관련 불변 T-세포(mucosal-associated invariant T cell, MAIT 세포) 등으로 분화한다. HSC는 B-림프구와 T-림프구가 파생되는 공통의 림프 전구세포(lymphoid progenitor cell)를 생성한다. 성인에서, 골수는 림프구가 발달하고 흉선에서 T-세포가 추가로 성숙하는 1차 림프 기관이다.

B-세포 발달

골수에서 B-세포 계통 분화에서 가장 먼저 나타나는 세포는 Ig 중쇄의 V(D)J 재조합을 유도하는 RAG-1 및 RAG-2뿐만 아니라, CD19 및 CD10을 발현하는 **pro-B 세포**이다. 이중에서 유용한 재배열을 만드는 세포만이 생존하여 Ig μ-사슬을 만드는 **pre-B-세포**로 분화한다. Pre-B 세포는 Ig μ-사슬과 대리(surrogate) 경쇄(κ 및 λ 사슬과 유사하지만 비다형성)의 결합에 의해 형성된 **pre-BCR**을 발현한다. pre-BCR은 신호전달 폴리펩티드 Igα 및 Igβ와 결합하고 리간드 독립적인 방식으로 pre-B 세포의 증식을 유도한다. Pre-BCR 신호전달에는 Btk가 필요하다. 한 염색체에 있는 Ig 중쇄 유전자의 성공적인 재배열은 다른 염색체의 유전자 재배열을 억제하여(대립형 유전자 배제, allelic exclusion), B-세포 클론이 하나 이상의 BCR을 발현하는 것을 방지한다. Pre-BCR 신호전달은 Ig 경쇄 유전자의 재배열도 돕는다.

B-세포 발달의 다음 단계는 완전히 조립된 IgM 수용체를 운반하는 **미성숙 B-세포(immature B cell)**이다. 골수에서 높은 결합력으로 자기 항원을 인식하는 미성숙 B-세포는 **수용체 편집(receptor editing)**이나 **세포자멸**에 의한 세포 죽음을 겪는다. 수용체 편집은 미성숙 B-세포가 또 다른 BCR을 발현하도록 RAG 유전자의 재활성화와 또 다른 Ig 경쇄 유전자의 재배열을 포함한다. 수용체 편집에도 불구하고 자가 항원에 대한 높은 결합력이 인식되면, **음성 선택(negative selection)**이라고도 하는 세포자멸을 유도한다. 자가 항원에 대한 B-세포의 면역내성은 수용체 편집과 음성 선택 모두에 크게 의존한다. 자가 항원에 대한 강한 결합력이 없는 미성숙 B-세포는 IgM과 IgD를 모두 발현하고 말초 림프 기관에서 항원과 마주치면 증식할 수 있는 **성숙한 B-세포(mature B cell)**로 골수를 떠난다. 대부분의 성숙한 B-세포는 여포성 B-세포(B-2 세포)이다. 미접촉 여포성 B-세포(Naïve follicular B cell)는 림프절과 같은 2차 림프 기관을 통해 재순환하며 항원을 만나지 않으면 몇 개월 내에 소멸된다. 이들은 고내피세정맥(high endothelial venule)과의 상호작용을 통해 림프조직으로 들어간다. B-세포의 B-1 하위 집단은 BCR이 덜 다양하다는 점에서 여포 B-세포와는 다르다. B-1 세포는 자연항체(natural antibody)라고 하는 미생물 비단백질 항원에 특이적인 IgM 항체를 분비한다. B-1 세포는 ABO 혈액형 항원에 특이적인 IgM 항체를 만든다.

T-세포 발달

초기의 골수-유래 전구세포는 혈류를 통해 흉선으로 들어간다. 흉선에서 발달하는 T-세포는 흉선세포(thymocyte)로 알려져 있으며, 피질의 흉선 기질세포(stromal cell)를 통해 수질(medulla)로 이동한다. 흉선 기질세포는 흉선세포 발달에 중요한 성장인자인 IL-7을 분비한다. 흉선으로의 전구세포 진입 및 수질로의 이동은 케모카인 수용체 발현과 케모카인 농도 기울기를 조절함으로써 제어된다. 첫 번째 발달 단계에서, 흉선세포는 표면에 CD4와 CD8이 모두 없기 때문에 **이중음**

성 세포(**double-negative cell**)라고 한다. 이들 세포는 RAG-1과 RAG-2를 발현하고, TCRβ 유전자좌의 재배열로 시작된다. 이중음성 흉선세포의 효율적인 재배열은 비다형성 pre-TCRα 사슬과 관련된 TCRβ 단백질 사슬의 표면 발현을 유도하여 신호전달이 가능한 **pre-TCR** 복합체를 형성한다. Pre-TCR 신호전달은 리간드 독립적인 방식으로 이중음성 흉선세포의 확장을 유도하고, 추가적인 TCRβ 재배열(β-사슬 대립유전자 배제)을 억제하며, TCRα 유전자좌의 재배열을 개시한다. CD4 및 CD8 공동수용체는 모두 TCRαβ 이종이량체를 발현하는 소위 **이중양성 세포**(**double-positive cell**)인 흉선세포의 다음 발달 단계에서 표면에 도달한다. TCRα 유전자의 재배열은 δ-사슬 유전자좌를 삭제하여 αβ T-세포 계통에 대한 흉선세포 발달을 재확인한다.

자가-HLA와 결합된 자가 펩티드를 인지할 수 있도록 재배열된 수용체를 가진 이중양성 흉선세포는 **단일 양성세포**(CD4 양성 또는 CD8 양성)로 더 분화된다. 이 과정을 **양성 선택**(**positive selection**)이라고 하는데, 자가 펩티드가 중요한 역할을 하며 이들의 결합력은 낮다. 자가 펩티드-I-형 HLA를 인식하는 흉선세포는 CD8 단일 양성으로 분화하는 반면, 자가 펩티드-II-형 HLA를 인식하는 흉선세포는 CD4 단일 양성으로 분화한다. 높은 결합력으로 펩티드-HLA를 인식하는 수용체가 재배열된 흉선세포는 세포자멸(음성 선택)에 의해 세포 죽음을 겪거나 '자연발생 조절 T-세포'(Natural regulatory T-cell)로 발달한다. 음성 선택은 일차 림프 기관에서 발생하기 때문에 **중심면역 내성**(**central tolerance**)의 주요 기전이다. 대조적으로, **말초면역 내성**(**peripheral tolerance**)은 이차 림프 조직에서 발생한다. 미성숙된 자가 반응성 흉선세포의 죽음은 이중 양성 및 단일 양성 단계 모두에서 발생한다. 흉선 피질(cortex)의 APC는 흉선 피질 상피세포인 반면, 수질의 APC는 수질 흉선 상피세포, 골수-유래 DC 그리고 대식세포이다. 수질 흉선 상피세포에서 **자가면역 조절인자**(**autoimmune regulator, AIRE**) 유전자는 내분비선(endocrine gland)에만 특이적인 항원과 같은 조직 제한 항원의 발현을 낮은 수준으로 유도한다. 흉선 수질에서, 이러한 발현 조절은 이러한 항원에 특이적으로 재배열된 수용체를 갖는 미성숙 T-세포 클론의 소실(음성 선택)을 보장한다. 흉선에서 자가 항원을 인식하면, 자연발생 조절 T-세포(nTreg)가 생성돼서 면역내성을 유지하여 자가면역을 예방할 수 있다. 발달 중인 흉선세포가 TCRβ 재배열 전에 γ 사슬과 δ 사슬을 재배열하면, 세포는 γδ 계통에 발달한다. γδ T-세포는 αβ 세포와 전구체를 공유한다. 마지막으로, 흉선에서도 소수의 NKT 세포가 발생한다.

T-세포 활성화와 분화

림프절의 피질에서, 미접촉 T-세포는 국소 조직의 항원이 적재된 활성화된 APC를 만난다. 두 세포는 T 세포의 LFA-1과 APC의 ICAM-1 및 ICAM-2와 같은 접착 분자의 도움으로 일시적으로 결합한다. 이러한 세포 간의 접착은 TCR이 APC 표면의 펩티드-HLA 복합체를 인식하지 못하면 중단된다. 그러나 TCR이 특정 펩티드-HLA 결정인자를 인식하면, LFA-1의 친화도가 상당히 증가하여 T-세포와 APC 사이의 접착이 안정화시킨다.

성숙한 DC와 같은 활성화된 APC는 활성화 과정에서 세 가지 다른 신호를 미접촉 T-세포에 제공한다. 첫 번째 신호는 TCR과 공동수용체 CD4 또는 CD8에 의해 안정화된 특정 펩티드-HLA 복합체 간의 상호작용이다. 두 번째 신호는 T-세포에 대한 CD28의 결합을 통해 APC에 있는 분자의 B7 계열 구성원에 의해 전달되는 소위 공동자극 신호이다. 세 번째 신호는 효과기 T-세포(effector T cell)의 하위 그룹의 분화를 결정하는 APC에 의한 사이토카인의 분비이다. 이 세 가지 신호는 함께 T-세포의 확장 및 증식과 효과기 T-세포 하위 그룹으로의 분화를 자극한다. 활성화된 T-세포는 증식에 중요한 IL-2를 다량으로 분비한다.

CD28 외에도, 다른 공동자극 분자가 T-세포의 활성화에 관여한다. T-세포의 **ICOS**는 활성화된 DC, B-세포 및 대식세포의 ICOSL에 결합한다. ICOS는 림프절의 배 중심에 있는 T-세포와 B-세포 간의 상호작용 그리고 Ig 이소형 전환에 중요하다. 활성화된 DC의 CD70와 미접촉 T-세포의 CD27의 결합은 두 세포 유형 간의 초기 상호작용 매개하는 강력한 공동자극 신호이다. DC 또는 B 세포의 CD40과 상호작용하는 T-세포의 CD40L은 T-세포에 중요한 활성화 신호를 제공한다. CD40L-CD40 결합은 Ig 이소형을 전환하는 B-세포에 필수적이다. 이 경로의 중요성은 CD40L의 돌연변이로 인해 B-세포가 IgM에서 IgG로 전환하지 못하게 하는 **'X-연관 과다 IgM 증후군'**(**X-linked hyper IgM syndrome**)에 의해 입증되었다.

T-세포가 효과기 세포로 분화되면, 활성화 요구 사항이 변경되어 더 이상 반응을 위한 공동자극 신호에 의존하지 않는다. 따라서 CD8 세포독성 T-세포는 공동자극 분자를 발현할 수 없는 경우에도 감염된 세포를 죽일 수 있다. 유사하게, CD4 T-세포는 이제 공동자극 분자 없이도 B-세포와 대식세포를 활성화할 수 있다. 효과기 T-세포의 또 다른 변화는 L-셀렉틴(L-selectin)을 하향 조절하여 림프절을 통한 순환을 멈춘다는 것이다. 대신, 효과기 T-세포는 P-셀렉틴, E-셀렉틴, LFA-1의 리간드의 발현을 증가시켜서, 이들이 혈관 내피를

굴러 염증 부위에서 혈관밖으로 유출될 수 있게 한다.

세포독성 CD8 T-세포가 표적 세포(감염된 세포 또는 악성 형질전환된 세포)를 최적으로 죽이기 위해서는 추가적인 도움이 필요하다. 활성화된 효과기 CD4 T-세포는 항원 제시 과정에서 DC에 결합한다. CD40L은 DC에서 CD40을 교차-연결하여 DC를 자극하여 공동자극 분자를 상향조절하고, 활성화된 CD4 T-세포에서 분비되는 IL-2에 의해 향상되는 미접촉 CD8 T-세포 활성화에 필요한 신호를 추가로 제공한다.

CD4 도움 T-세포에는 여러 하위 집단이 있다. 이러한 하위 집단에는 도움 T-세포1(Th1), Th2, Th17, 여포성 도움 T-세포(Tfh), 조절 T-세포(Treg) 등이 있다. 다른 유형의 ILC는 다른 Th 하위 집단과 협력하여 병원체 유형에 적합한 면역반응이 지배적으로 일어나도록 보장한다. **Th1** 세포는 **IFNγ**의 분비에 의해 구별되는 반면, **Th2** 세포는 IL-4, IL-5 및 **IL-13**을 분비한다. **Th17** 세포는 **IL-17A**, **IL17F**와 **IL-22**를 분비한다. **Tfh** 세포는 B-세포가 Ig 이소형 그룹을 전환하는 것을 돕는다. **Treg** 세포는 과도한 면역 반응으로 인한 과도한 조직 손상을 방지하고 자가 항원에 대한 내성을 유지하도록 면역 반응을 조절한다.

서로 다른 Th 하위 집단은 서로 다른 범주의 병원체에 대한 서로 다른 유형의 면역 반응을 조정한다. Th1 세포는 바이러스나 원생동물과 같은 **세포내 병원체**에 대응하며, **결핵균(Mycobacterium tuberculosis)** 및 **나병균(M. leprae)**과 같은 세포내 박테리아와도 싸운다. Th1 세포 활성화의 주요 산물인 INFγ는 대식세포가 세포 내 병원체를 죽이는 능력을 강화한다(임상 증례 12-2). Th1 반응은 또한 B-세포 IgG 항체를 옵소닌화 IgG 항체로 전환하는 것을 유도한다. Th2 반응은 호산구와 비만세포를 활성화하고 IgE 반응을 유도함으로써, **세포외 기생충** 특히 회충에 대한 방어를 용이하게 한다. IgE는 알레르기 질환의 주도적인 **면역 매개체**이다. Th17 세포는 세포외 **세균과 곰팡이**를 제거하고 호중구 매개 반응을 향상시키는 데 도움이 된다. Th17 세포는 또한 B-세포 클래스 전환을 도와 IgG 항체를 옵소닌화하고, 상피 세포 장벽 기능을 개선한다. Tfh 세포는 Th1, Th2, Th17 등과 협력하여 B-세포가 림프 조직의 배 중심(germinal center)에서 고친화성의 항체를 생산하는 세포로 분화하는 데 중요한 도움을 제공함으로써 **모든 종류의 병원체**를 제거하는 데 도움을 준다. Tfh 세포는 세포 표면에서 CXCR5 및 PD-1을 발현한다. Treg 세포의 기능은 다른 Th 세포의 기능을 하향 조절하는 것이다. 자연발생 Treg(nTreg) 세포는 흉선에서 유래하는 반면, 유도성 Treg(iTreg) 세포는 말초의 미접촉 성숙 CD4 T-세포에서 유래한다.

임상 증례 12-2 마이코박테리아 질환에 대한 멘델식 감수성

메리 윌리엄스(Mary Williams)는 혈연 관계가 없는 부모에게서 태어난 3세 백인 소녀이다. 그녀는 미열, 야간 발한, 체중 감소, 팔과 몸통의 붉은 발진, 겨드랑이 및 사타구니 림프절 병증, 간비장 비대가 점진적으로 발병했다. 메리는 조사를 위해 병원에 입원했다. 전체 혈구수(CBC)에서는 백혈구 수가 증가한 것으로 나타났다. 3일 간의 혈액 배양에서 결핵균 이외의 항산성 막대균(acid-fast bacilli)이 나타났으며, 대부분 M. avium complex(MAC)일 가능성이 높았다. 메리는 인간 면역결핍 바이러스(human immunodeficiency virus, HIV)에 대해 음성 판정을 받았으며, 면역 억제제를 투여받은 적이 없었다. 면역억제가 없는 상태에서 비결핵성 마이코박테리아(nontuberculous mycobacteria, NTM)의 파종성 감염으로 나타남에 따라, 메리의 사례는 1차 면역결핍 장애를 고려하기 위해 3차 의뢰 센터와 논의되었다. 이러한 장애와 관련된 유전자 계열에 대한 염기서열 분석 결과에서, 메리의 유전체에는 IL-12Rbeta1(*IL12RB1*) 유전자에 유해한 동형 접합 돌연변이(homozygous mutation)가 있음이 밝혀졌다. 메리의 MAC 분리물이 클래리스로마이신(clarithromycin)에 치료 효과가 나타냄에 따라, 그녀의 주치의는 1년 동안 혈액 배양이 음성이 될 때까지 반복하여 처방했다. 그녀의 희귀한 유전 질환 때문에 그녀의 치료는 인터페론(IFN)-감마의 피하 주사로 보완되었다.

마이코박테리아 질환에 대한 멘델식 감수성(Mendelian susceptibility to mycobacterial Disease, MSMD)의 세포생물학, 진단 그리고 치료

메리 윌리엄스는 IFN-감마 경로의 유전적 결함으로 인해 발생하는 유전 질환인 '마이코박테리아 질환에 대한 멘델식 감수성'(MSMD)이라는 희귀 원발성 면역결핍 질환을 앓고 있었다. 결핵균과 비결핵성 마이코박테리아(NTM)에 대한 방어는 대식세포와 T-세포 간의 성공적인 상호작용에 크게 의존한다. 마이코박테리아에 대한 반응으로, 대식세포는 IL-12 수용체를 통해 T-세포와 자연 살해세포를 자극하여 IFN-감마를 분비하는 인터루킨-12(IL-12)를 생성한다. IFN-감마는 대식세포의 수용체에 결합하여 추가적인 활성화와 IL-12 분비를 유도한다. INF-감마에 의한 대식세포의 활성화는 알려지지 않은 기전을 통해 마이코박테리아를 죽이는 것으로 알려져 있다. MSMD 환자는 *IFNGR1*, *IFNGR2*, *IL12RB1*, *IL12B* 유전자 중의 하나에 질병을 유발하는 돌연변이가 있으며, 대부분 상염색체 열성 방식으로 유전된다. BCG 예방접종을 일상적으로 실시하는 국가에서, 어린이가 재발성 또는 파종성 NTM 감염이나 M. bovis의 Bacille Calmette-Guérin(BCG) 균주에 의한 파종성 감염으로 고통받는 경우, MSMD 진단을 의심해야 한다.

IFN-감마 경로에 관여하는 단백질 중 하나를 검출하지 못하고 염기서열 분석을 통해 해당 유전자의 돌연변이를 입증하면 진단이 확정된다. MSMD의 치료는 마이코박테리아 감염에 대한 신속하고 지속적인 항생제 요법의 사용에 달려 있다. NTM은 환경에 널리 퍼져 있다. 특정 감염원은 일반적으로 알려져 있지 않다. MAC은 질병을 일으키는 가장 흔한 NTM 종이다. IFN-감마는 당연히 약물이 효과가 없는 IFN-감마 수용체의 완전한 결함을 제외한 모든 MSMD에 대한 추가적인 치료 선택이다.

미접촉 CD4 T-세포를 별개의 Th 세포 하위 집단으로 분화하는 것은 T-세포 프라이밍(T-cell priming) 시 사이토카인이 매개한다. Th1 분화는 사이토카인 **IFNγ**와 **IL-12**가 우세할 때 발생한다. 인터페론에 의한 STAT1과 IL-12에 의한 STAT4의 활성화는 Th1 분화에 매우 중요하다. STAT1 활성화는 Th1 분화의 마스터 조절인자인 전사인자 **T-bet**의 발현을 유도하고, 이는 차례로 IFNγ 및 유도성 IL-12 수용체 단백질 IL12Rβ2의 유전자를 유도한다. I 그룹 ILC, 예를 들어 NK 세포나 Th1 세포 자체는 IFNγ를 분비하여 Th1 반응을 양성 되먹임 고리로 증폭시키는 역할을 한다. Th2 분화는 **IL-4**에 의존한다. IL-4 수용체 신호전달은 Th2 발달의 마스터 조절인자인 전사인자 **GATA3**를 켜는 STAT6을 활성화한다. GATA3는 IL-4와 IL-13 유전자의 발현을 유도한다. II 그룹 ILC와 Th2 세포 자체도 IL-4를 생성할 수 있으므로, Th2 반응을 향상시키는 양성 되먹임 고리로 다시 작용한다. Th17 세포는 사이토카인 IL-6과 형질전환 성장인자(**TGF-β**)가 우세할 때 발달한다. IL-6 수용체 신호전달은 **STAT3**를 활성화한다. Th17 분화에는 또한 **IL-23**가 필요하다. III 그룹 ILC는 IL-17과 IL-22를 분비하여 Th17 반응을 증폭한다. Th17 발달의 마스터 조절자는 전사인자 **RORγt**이다. Tfh 발달에는 **IL-6**이 필요하다. Tfh의 중요한 전사인자는 **Bcl-6**으로, 케모카인 CXCL13의 수용체인 CXCR5의 발현을 유도한다. 림프여포의 기질 세포는 Tfh와 B-세포를 결합하는 **CXCL13**을 분비한다. Tfh 세포의 **ICOS**와 B-세포의 **ICOSL** 간의 상호작용은 B-세포가 항체를 만드는 것을 돕는다. Tfh 세포는 또한 B-세포가 형질 세포로 분화하도록 돕는 **IL-21**을 분비한다.

조절 CD4 T-세포(Treg)는 후천성 면역 반응의 조절에 중요하다. nTreg-세포는 자가 항원을 인식할 수 있는 αβTCR을 재배열하는 흉선세포로부터 발생한다. iTreg-세포의 발달은 IL-6과 같은 염증성 사이토카인이 없는 상태에서 TGF-β에 의한 미접촉 CD4 T-세포의 자극에 의존한다. 장에서 APC는 **레티노산**을 분비하는데, 이는 TGF-β와 함께 작용하여 iTreg 발달을 지원한다. nTreg와 iTreg 세포는 모두 IL-2 유전자의 전사를 차단하는 전사인자인 **FoxP3**(Treg-세포 발달 및 기능의 마스터 조절인자)를 발현한다. Treg-세포는 높은 수준의 표면 **CD25**(고친화성 IL-2 수용체의 α-사슬)를 보유하고 있으며, 이는 발달 중인 미접촉 T-세포 환경에서 IL-2를 제거한다. nTreg와 iTreg 세포는 모두 면역억제성 사이토카인인 TFG-β와 IL-10을 분비한다. **TGF-β**는 T-세포 활성화를 억제하고, IL-10은 APC에서 HLA와 B7 분자를 하향 조절하며, 사이토카인 IL-12 및 IL-23 생성을 억제한다. Treg-세포는 APC의 B7 분자에 대해 CD28과 경쟁하고 APC 표면에서 B7 분자를 제거할 수 있는 CTLA-4를 높게 발현하고 있다.

세포의 효과 기전

효과 T-세포는 표면에 특정 항원을 표시하는 표적 세포와의 상호작용을 통해 기능을 수행한다. TCR, 공동수용체 및 접착 분자는 표적세포와 접촉하는 부위에서 **SMAC(초분자 활성화 복합체, supramolecular activation complex)** 또는 **면역 시냅스(immunological synapse)**를 형성한다. SMAC의 외부 영역에는 세포접착 및 세포골격 분자, 예를 들어 LFA-1 및 탈린(talin)이 포함된다. 중앙 영역에는 TCR, CD4, CD8, CD28 등이 포함된다. TCR에 의한 신호전달에 반응하여 분비되는 효과기 분자(effector molecule)는 SMAC에 의해 제한된 세포 간 공간에 집중된다. CD4 T-효과기 세포는 주로 사이토카인(수용성 및 막 결합 형태)을 효과기 분자로 분비하고, II-형 HLA 분자 및 이러한 사이토카인에 대한 수용체를 제시하는 세포에 주로 작용한다. CD8 T-효과기 세포는 효과기 분자로서 사이토카인과 세포독성 물질을 모두 분비한다.

CD8 세포독성 T-세포는 과립에서 면역학적 시냅스로 미리 형성된 단백질(예: 그랜자임 및 퍼포린)을 방출함으로써, TCR을 통해 활성화 시 표적 세포를 죽인다. 그랜자임은 카스파제를 활성화하고 미토콘드리아를 손상시켜 표적 세포의 세포자멸을 유도한다. 두 과정은 모두 내재성 세포자멸 경로를 유발한다. 퍼포린은 중합할 때 세포막에 구멍을 뚫어 표적 세포의 세포질로 과립 내용물을 전달하는 데 도움을 준다. CD8 세포독성 T-세포는 세포자멸에 의해 표적 세포를 빠르고 정확하게 죽인다. 활성화된 CD8 T-세포는 또한 바이러스 복제를 억제하고, CD8 T-세포에 대한 항원 제시에 필요한 I-형 HLA 분자의 발현을 증가시키는 IFNγγ를 분비한다.

B-세포의 활성화 및 분화

항원은 구심성 림프관을 통해 조직에서 배수 림프절로 이동한다. 림프절 여포에서, 비접촉 B-세포는 BCR을 통해 항원

(표면 IgM 및 IgD)에 의해 활성화될 때 항체를 분비하는 긴-수명 형질세포(plasma cell)와 기억 B-세포(memory B cell)로 분화한다. BCR을 통한 B-세포의 활성화는 공동수용체 CR2(CD21)와 TLR을 통한 자극에 의해 강화된다. 항체 반응에는 두 가지 유형이 있다. 단백질 항원은 일반적으로 T-의존성 B-세포 반응을 자극하는 반면, 다가의 비단백질성 항원은 일반적으로 T-비의존성 B-세포 반응을 유도한다.

림프 조직에서 비접촉 CD4 T-세포는 DC에 의해 처리되고 제시되는 항원을 인식한다. 비접촉 B-세포는 원래의 형태(native conformation)로 동일한 항원에 반응한다. 활성화된 T-세포와 B-세포는 둘 다 **CXCR5**를 높게 발현하기 때문에 **여포 수지상세포**(**follicular dendritic cell, FDC**)에 의해 림프 조직에서 방출되는 리간드인 CXCL13의 농도 기울기에 반응하여 서로를 향해 이동한다. 활성화된 B-세포는 단백질 항원을 처리하고 활성화된 Th 세포에 제시하며, 이는 차례로 B-세포에 도움을 준다. 이러한 현상을 **T-B 협업**(**T-B collaboration**)이라고 한다. 이 과정에서, B-세포는 B-세포의 II-형 HLA 분자에 의해 T-세포에 제시되는 펩티드 결정기에 연결된 항원결정인자(epitope)의 구조를 인식한다. T-B 협업의 특별한 경우는 소위 **합텐-캐리어 효과**(**hapten-carrier effect**)를 초래한다. 합텐은 단백질 항원(운반체)에 공유적으로 연결된 작은 화학물질이다. B-세포는 합텐을 인식하고 연결된 단백질의 펩티드를 Th 세포에 제시한다. 이러한 연계 인식은 비단백질 미생물 결정 인자가 백신 효과를 향상시키기 위해 외부 단백질 운반체에 공유적으로 연결되어 있는 임상 실습에서 접합 백신의 기초를 형성한다.

배 중심(**germinal center**)은 T-의존성 항체 반응이 일어나는 림프성 여포의 전문 영역이다. 배 중심에서 활성화된 B-세포는 **친화성 성숙**(**affinity maturation**)과 Ig 이소형 전환을 거쳐 빠르게 증식하고 항체를 오래 생산하는 형질세포와 기억 B-세포로 분화된다. 배 중심에는 하나 또는 몇 개의 B-세포 클론만 있다. 빠르게 증식하는 B-세포는 특히 항원 결합 CDR에서 항원 특이적 수용체의 재배열된 V 영역을 매우 높은 비율로 돌연변이(**체세포 과돌연변이**)시킨다. **활성화-유도 탈아미노효소**(**activation-induced deaminase, AID**)는 시토신에서 아미노기를 제거하고, V 영역의 특정 돌연변이 핫스팟(hotspot)에서 이를 우라실로 변경함으로써 중요한 역할을 한다. 그런 다음, 항원을 포함하는 FDC 및 Tfh 세포와 밀접하게 접촉하여 항원에 대한 친화도가 가장 높은 BCR을 갖는 B-세포가 선택된다. 이 과정은 여러 번 반복되기 때문에 **친화성 성숙**이라고 한다. Tfh 세포의 ICOS와 CD40L 그리고 활성화된 B-세포의 ICOSL와 CD40 사이의 상호작용은 각각 배 중심 형성에 중요하다. FDC는 배 중심 형성에 중요한 역할을 한다. 골수 유래 DC와 달리 FDC는 표면에 높은 수준의 보체와 Fc 수용체를 발현하는 림프절 기질세포이다. 이들 수용체에 의해 포획된 처리되지 않은 전체 항원은 배 중심 발달 과정에서 B-세포에 의해 인식되도록 FDC의 표면에 지속적으로 제시된다.

Tfh 세포 또한 배 중심 형성에 필수적이다. 활성화의 초기 단계 후, 일부 T-세포는 CXCR5를 발현하는데, 이는 FDC에서 방출되는 케모카인 CXCL13의 영향으로 이들을 배 중심으로 유도한다. 배 중심에서, 최근에 활성화된 T-세포는 활성화된 B-세포와 상호작용하여 Tfh 세포로 분화한다. Tfh 세포는 활성화된 B-세포를 형질세포로 분화시키는 데 도움이 되는 IL-21을 분비한다.

T-의존적인 활성화 동안, B-세포는 Ig 이소형을 IgM과 IgD에서 IgA, IgG, IgE, IgM으로 전환하여 항체가 감염 유기체에 따라 다른 효과기 기능을 수행할 수 있게 한다. Ig 이소형 전환에는 **CD40-CD40L** 상호작용, **AID** 및 사이토카인이 필요하다. Tfh-분비 사이토카인은 다른 감염에 대한 반응으로, B-세포가 전환하는 Ig 이소형을 결정한다. IgG는 많은 세균 및 바이러스 감염에 대한 반응을 지배하는 반면, IgE는 기생충 감염에 대한 반응으로 분비되는 주요 Ig 이소형이다. B-세포 반응의 해부학적 부위는 또한 Ig 이소형 전환에도 영향을 미치는데, 예를 들어 IgA는 점막 항체 반응에서 우세한 이소형이다. Ig 이소형 전환의 유전적 기전은 **전환 재조합**(**switch recombination**)이다. 이것은 Cμ의 5′ 말단에 있는 고유한 전환 영역에서 Ig 중쇄 DNA를 절단하고 하위 CH 유전자좌 중 하나의 5′ 말단에서 유사한 전환 영역(α, ε, 또는 γ)을 절단하는 것을 포함한다. 이 이중-가닥 DNA 절단에는 2개의 효소, AID 및 **우라실 N-글리코실라제**(**uracil N-glycosylase, UNG**)가 중심적 역할을 한다. 비상동성 말단 연결에 의한 DNA 파손 복구를 위한 세포 기구는 2개의 이중가닥 DNA 말단을 연결한다. 이 재조합은 중간 DNA를 제거하고, 이전에 재배열된 V(D)J 분절을 하위 CH 유전자의 5′ 말단에 가깝게 만든다. 사이토카인은 어느 CH 영역이 선호되는지 여부를 조절한다. 예를 들어, IL-4는 V(D)J가 Cε 유전자와 재결합하는 것을 촉진하여, Ig 이소형 전환 전에 B-세포에 의해 생성된 IgM과 동일한 V 영역을 갖는 IgE를 생성한다.

배 중심에서 T-의존성 항원 특이적 B-세포 활성화의 결과는 수명이 긴 **형질세포**와 **기억 B-세포**의 형성이다. 형질세포는 최종적으로 분화된 B-세포로 다량의 항체를 분비한다. BCR 및 IL-21R 신호전달은 2차 림프조직에서 골수로 이동하는 **형질모세포**(**plasmablast**)를 유도하고, 골수에서 형질모세포는 오래 지속되는 형질세포로 분화한다. 이 분화 과정은 Ig 분비를 돕기 위해 정교한 소포체의 발달을 포함한다. 형질세포는 또한 Ig 중쇄 mRNA의 대체 스플라이싱(alternative splicing)을 통해 막결합 항체에 비해 분비성 항체의 생산을 증가시킨다. 일부 활성화된 B-세포는 항-세포자멸 단백질인 **Bcl-2**의 발현을 증가시켜 장기간 생존할 수 있는 능력을 발달시키고 기억 B-세포가 된다. 기억 B-세포의 주요 특징은 2차 항원 활성화 시 다량의 고친화성 항체가 빠르게 생성된다는 것이다. 배 중심 반응 동안, B-세포는 전사인자 **Bcl-6**을 높은 수준으로 발현하여, 빠른 세포 주기 진입을 돕는다. Bcl-6은 또한 DNA 손상에 의한 세포자멸을 촉진하는 p53을 억제하여, Ig 이소형 전환 및 체세포 과돌연변이 동안 배아 B-세포를 보호한다. **블림프-1(Blimp-1)**은 Bcl-6을 억제해서 형질세포 분화를 촉진하여 배 중심 반응을 차단한다.

체액성 효과기 기전

후천성 면역의 세포-매개 효과기 기전과 달리, 체액성 면역(humoral immunity)은 외부 항원에 특이적인 분비된 항체에 의해 매개된다. 항체는 Fc 부분을 통해 효과기 기능을 전달한다. Ig 중쇄의 서로 다른 이소형은 서로 다른 효과기 기능을 수행한다. IgG는 Fcγ 수용체와 결합하여 호중구와 대식세포에 의한 식균 작용을 위해 미생물을 **옵소닌화**한다. 또한, IgG는 미생물과 독소가 세포 수용체에 대한 결합하는 것을 차단하여 이들을 **중화**한다. NK와 기타 세포는 Fcγ 수용체가 있는 IgG가 결합한 세포를 인식하고 **'항체-의존성 세포독성'(antibody-dependent cellular cytotoxicity, ADCC)**을 통해 세포를 죽인다. IgG 및 IgM은 면역 복합체에서 항원과 응집하여 **전형적인 보체(complement)**의 경로를 활성화한다. IgA는 장내강에 있는 미생물과 독소를 중화하여 점막 면역에 기여한다. IgE는 비만세포에서 탈과립을 유도하고 기생충에 대한 호산구-매개 방어를 돕는다. 이러한 항체의 효과기 기능은 항원 결합 시에만 유도되어 필요할 때만 일어난다.

백혈구 상의 Fc 수용체는 Ig 중쇄의 불변부에 결합하며, 이들이 결합하는 Ig 중쇄에 따라 Fcγ 수용체(**FcγRs**), Fcα 수용체(**FcαR**), Fcε 수용체(**FcεRs**)의 3가지 유형으로 분류된다. FcγR에는 FcγRI(고친화성), FcγRII(중친화성), FcγRIII(저친화성) 등이 있다. **FcγRIIB**를 제외하고 대부분의 FcR은 활성화되어, 억제성으로 작용하며, 골수 및 B-세포 기능을 조절하기 위한 음성 되먹임 고리를 제공한다. 이 기전을 통해 고용량의 Ig 정맥 주입(intravenous Ig infusion)은 일부 자가면역 질환을 치료하는 데 도움이 된다. 기생충은 너무 커서 식균작용에 의해 삼킬 수 없다. 그러나 비만세포와 호산구는 고친화성 FcεRI를 사용하여 IgE에 결합된 기생충을 인식하고 독성 과립 함량을 배출하여 그들을 죽인다.

보체 시스템

보체 시스템(complement system)은 면역에 중요한 역할을 하는 혈장 단백질의 집합이다. 활성화되면, 보체 성분은 염증 반응, 미생물의 옵소닌화 및 병원체 세포막의 용해를 신속하게 유도하는 순차적인 단백질 분해 증폭 반응을 시작한다. 면역 세포는 보체 수용체와 함께 절단된 보체 단편을 인식하여 보체 활성화를 감지한다. 보체 활성화에는 **전형적 경로, 렉틴 경로, 대체 계단식 경로(alternative cascade)** 등 세 가지 경로가 있다. **IgM** 또는 **IgG**(면역 복합체)에 의한 항원의 결합은 전형적 경로를 유발한다. **MBL(만난 결합 렉틴, Mannan-binding lectin)** 또는 피콜린(ficolin)은 렉틴 경로를 활성화한다. 모든 병원체의 표면 구조와 병원체에 결합하는 **프로피딘(properdin, P)**은 대체 계단식 경로를 활성화할 수 있다. 세 가지 경로 모두에 의해 공유되는 보체 활성화의 중심 반응은 C3가 **C3a**(작은 조각) 및 **C3b**(큰 조각)의 두 조각으로 절단되는 것이다. 이 효소적 절단은 수용체 및 보체 조절 단백질과의 상호작용을 위해 C3b 및 기타 부위에서 반응성이 높은 티오에스테르기(thioester group)를 노출시킨다.

보체 경로 및 막 공격용 복합체

전형적인 보체 경로는 IgM 또는 IgG 결합 항원(면역 복합체)에 의해 시작되며, 이는 보체 결합 부위를 드러내는 Fc 부분의 구조적 변화를 초래한다. C1q는 면역 복합체에 결합하여 C1r과 C1s의 순차적인 활성화를 유발한다. 활성화된 C1은 하위 구성요소인 C2와 C4의 절단을 추가적으로 유도하여, 보체 경로의 중심 반응을 촉매하는 **전형적 경로 C3 전환효소(C3 convertase)**인 C4b2a를 형성한다(그림 12-10). 다음 단계는 **C5 전환효소**인 C4b2a3b의 형성을 포함한다. 생성된 C5b는 막 공격 복합체(membrane attack complex, MAC)로 알려진 **말단 용해성 보체 복합체(terminal lytic complement complex)**를 유발한다. **렉틴 경로**는 MBL 또는 피콜린에 의한 병원체 인식에 의해 시작된다. 이러한 인식은 전형적 경로에서와 같이, C2와 C4를 절단하여 C4b2a, C3 전환효소를 형성하는 **'MBL-연관 세린 프로테아제'(MBL-associated serine protease, MASP)**를 활성화한다. 대체 경로에서 C3의 자발적 가수분해는 낮은 수준으로 발생한다. 가수분해된 C3는 B-인자에 결합하여 D-인자에 의해 절단되어 **대체 경로 C3 전환효소**인 **C3bBb**를 형성한다. 이 낮은 수준의 활성화 과정은 보체 조절 단백질, 특히 H-인자에 의해 세포 표면과 조직에서 제어된다. 미생물 표면에서 이러한 조절이 없으면 대체 경로 C3 전환효소가 계단식의 조절을 증폭하도록 한다. 대체 경로 C5 전환효소는 대체 경로 C3 전환효소인 **$(C3b)_2Bb$**에 두 번째 C3b

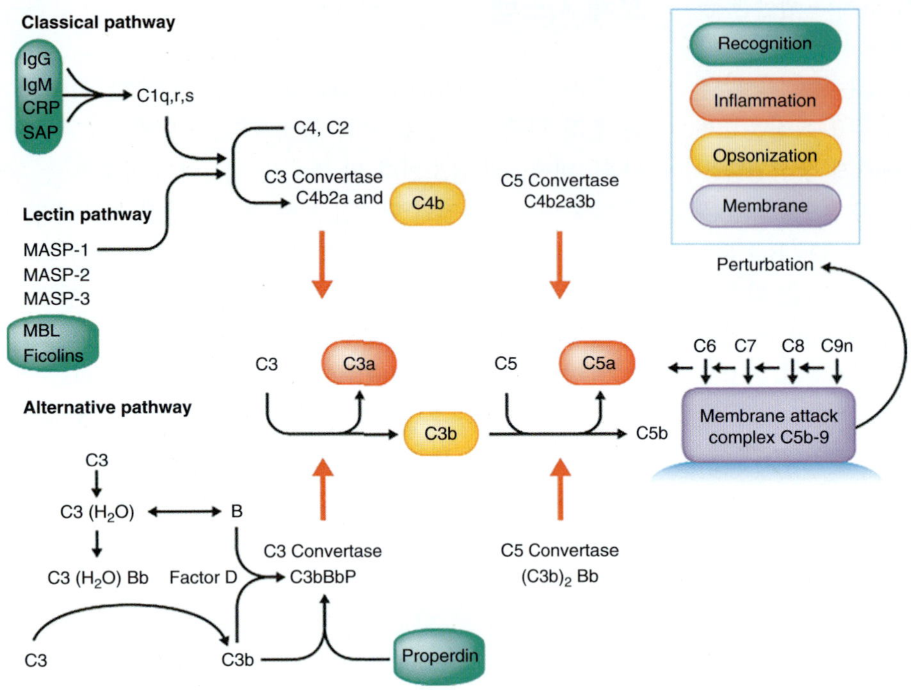

그림 12-10. 보체 경로에 대한 모식도. 개요를 보여주는 그림은 인식, 염증, 옵소닌화 및 막 용해의 단계를 강조하는 전형적 경로, 대체 경로 및 렉틴 보체 경로를 보여준다. (*Rich RR, Fleisher TA, Shearer WT, Schroeder Jr, HW, Frew AJ, Weyand CM.* Clinical Immunology: Principles and Practice, *5th ed. Philadelphia: Elsevier, 2018. ISBN: 978-0-7020-6896-6, Fig. 21.1.* 결과로 부터)

를 추가하여 형성된다. 대체 경로의 C3 및 C5 전환효소는 모두 패턴 인식 분자로도 기능하는 **프로페딘(properdin, P)**에 의해 안정화된다. 세 가지의 보체 경로 모두는 C5가 C5a 및 C5b로 절단됨에 따라 수렴된다. C5b는 C5b, C6, C7, C8 및 많은 C9 분자의 복합체인 MAC의 조립을 촉발한다. MAC은 삼투 균형을 방해하고 세포의 용해를 일으키기 위해 표면의 막 지질 이중층을 관통한다. 이러한 보체-의존적인 세포 용해는 보체에 의한 항균 기전 중 하나이다. 보체 활성화는 여러 다른 기전에 의한 항균 방어에 기여한다. C3a와 C5a는 강력한 염증 유발 매개체이므로, **아나필라톡신(anaphylatoxin)**이라고 한다. C3b와 C4b는 또한 강력한 **옵소닌**이다.

보체 조절 및 수용체

'C1 에스테라제 억제제'(C1 esterase inhibitor, C1-INH)는 C1r 및 C1을 비가역적으로 비활성화하여 전형적 경로의 개시를 제어하는 혈장 세린 프로테아제 억제제이다. C1-INH는 또한 MASP와 칼리크레인(kallikrein) 시스템을 억제한다. C1-INH의 유전적 결핍은 **유전성 혈관부종(hereditary angioedema)**을 유발하며, 이는 연조직 부종(soft tissue edema)의 반복적인 재발로 나타나는 상태이다. **I-인자**는 C3b 및 C4b를 절단하여 C3 및 C5 전환효소를 억제한다. **H-인자**는 전환효소의 붕괴를 가속화하는 유체상(fluid-phase) 억제제이다. 막 단백질 **CD55**와 **CD46**은 C3과 C5 전환효소를 억제하는 데 도움을 줌으로써, 보체-매개 용해로부터 세포를 보호한다. **CD59**는 MAC의 주요 억제제이다. CD59는 C9를 결합하여 MAC으로의 조립을 방지한다. **보체 수용체 1(CR1 또는 CD35)**은 C3b, C4b 및 C1q에 결합하는 큰 단백질이다. 적혈구는 CD35를 발현하는데, CD35는 혈액에서 수용성 면역 복합체를 간과 비장으로 운반하여 대식세포에 의해 제거되고 파괴되는 주요 경로를 제공한다. 단핵구 및 호중구에서, CD35는 C3b와 C4b로 피복된 유기체의 식세포작용(**옵소닌화**)을 촉진한다. B-세포, FDC 및 일부 상피세포는 작은 보체 단편에 결합하는 **CR2** 또는 **CD21**을 발현한다. CD21은 또한 엡스타인-바(Epstein-Bar) 바이러스 수용체이며, B-세포 공동자극제 역할을 한다. **CR3**은 **CD11b/CD18**이고, **CR4**는 **CD11C/CD18**이다. 둘 다 호중구, 단핵구 및 NK 세포에서 발현되는 β_2-인테그린이다. CR3 및 CR4는 작은 보체 분해 단편에 결합하고, 보체 활성화 후 미생물 제거에 필수적인 기능을 제공한다. C3a 및 C5a는 보체의 계단식 활성화 동안 생성된 보체 단편이다. 그들은 강력한 염증 촉진 및 화학 주성 효과가 있다. C3a와 C5a는 비만세포와 호염기구에서 혈관-활성 아민(vasoactive amine)을 방출하여 혈관 투과성을 증가시킨다. C5a는 호중구, 단핵구 및 대식세포에 대한 화학유인물질(chemoattractant)이다. C3a는 비만세포와 호산구에 대한 특수한 케모카인이다. **C3aR**과 **C5aR(CD88)**은 7개의 막관통 G-단백질 결합 수용체이다. C3aR은 비만세포와 호염기구에서 발현된다. 대조적으로, C5aR은 호중구, 단핵구 및 대식세포에서 발현된다.

면역내성

면역내성(Immunological tolerance)은 항원에 대한 면역 반응성이 결여된 상태를 말한다. 자가 항원에 대한 내성은 정상적인 면역 체계의 주요 생리학적 특징이다. 자기 자신에 대한 면역내성의 실패는 자가면역을 초래한다. **중심면역 내성**(**central tolerance**)은 1차 림프 기관(흉선 및 골수)에서 미성숙 림프구가 발달하는 동안 발생한다. 흉선에서 마주치는 자가 항원에 대한 고친화성 수용체를 갖고 있는 미성숙 T-세포는 세포자멸(음성 선택에 의한 중심면역 내성)에 의해 죽는다. 유사하게, 자가 항원에 대한 친화도가 높은 골수에서 발달하는 미성숙 B-세포도 세포자멸에 의해 죽는다. T-세포와 달리, 자가 항원에 대한 고친화성 수용체를 가진 미성숙 B-세포도 수용체를 편집할 수 있으므로 특이성을 변경할 수 있다. **말초면역 내성**(**peripheral tolerance**)은 말초 조직에서 자가 항원에 대한 성숙한 림프구의 면역학적 무반응이다. 성숙한 CD4 T-세포는 공동자극 신호가 없는 상태에서 항원 자극을 받거나 또는 억제 수용체(예: CTLA-4와 PD-1)가 관여할 때는 반응하지 않는다. nTreg 세포와 iTreg 세포는 모두 여러 기전을 통해 면역 반응을 억제함으로써 말초 면역내성에 기여한다. 성숙한 B-세포는 T-세포의 도움 없이 말초 조직에서 항원을 인식할 때 반응하지 않게 된다. 자가 항원에 대한 면역내성의 실패는 자가면역 질환의 근본적인 원인이다. 항원의 투여는 특정 조건하에서 면역보다는 내성을 유도할 수 있다. 이러한 관찰은 일부 자가면역 질환의 항원 특이적 치료의 기초를 형성할 수 있다

림프구 재순환

림프구 재순환(Lymphocyte recirculation)은 미접촉 B-세포와 T-세포가 항원을 만나 면역 반응을 시작할 수 있는 최대 기회를 보장하는 생리학적 면역 기전이다. 미접촉 림프구는 혈액에서 2차 림프 조직으로 이동하고, 림프관을 통해 다시 혈액으로 이동한 다음 2차 림프 조직으로 계속 이동한다. 미접촉 림프구는 L-셀렉틴을 높은 수준으로 발현하며, 이는 림프 조직의 높은 내피 세정맥에 있는 어드레딘(addressin)에 결합하여 혈액에서 림프 조직으로 이동할 수 있다. 미접촉 림프구에 대한 케모카인 수용체 CCR7의 발현은 그곳에서 방출되는 케모카인 CCL19와 CCL21에 반응하여 혈액에서 림프 조직으로의 이동을 돕는다. 미접촉 림프구가 효과기 림프구로 활성화된 후, 효과기 림프구는 스핑고신 1-포스페이트(sphingosine 1-phosphate, S1P)/S1P 수용체 경로를 통해 림프 조직을 떠나 혈액으로 돌아간다. 효과기 림프구는 CCR7과 L-셀렉틴을 하향 조절하지만, P-셀렉틴과 E-셀렉틴의 리간드, 케모카인 수용체 및 인테그린(감염 또는 염증 부위에서 내피를 통한 혈관외 유출을 매개하는 분자)을 상향 조절한다.

면역학적 과민 반응

면역 세포의 비정상적인 활성화는 모든 면역 매개 염증성 질환에서 병리의 기본 기전이며, 부적절한 효과기 면역 기전(또는 면역 반응)을 초래한다. 이러한 기전은 총체적으로 면역 과민 반응으로 알려져 있으며, 4가지 유형으로 분류할 수 있다. IgE는 알레르기 질환의 주요 기전인 I형 과민증(즉각적, immediate)의 주요 매개체이다. **I형 과민증**에서는 Th2 세포와 그 사이토카인(IL-4, IL-5, IL-13)이 지배적인 역할을 한다. **II형**(**항체 매개**) 과민증에서 고형상(예: 세포 표면 또는 세포외 기질)의 항원에 특이적인 IgG 및 IgM은 보체를 활성화하고, 염증을 유도하여 조직 손상을 유발한다. **III형**(**면역복합체 매개**) 과민증에서, 유체상의 수용성 항원에 특이적인 IgG와 IgM은 조직에 침착되어 염증 및 손상을 유발하는 큰 면역복합체를 형성한다. **IV형**(**세포 매개**) 과민증에서 CD4 T-세포 활성화는 염증을 유발하고, CD8 T-세포는 표적 세포를 직접 죽인다. Th1 세포와 I-형 사이토카인(예: IFN-γ) 반응이 지배적인 역할을 한다. 이렇게 의도적으로 단순화된 분류는 질병의 면역학적 기전을 이해하는 데 도움이 된다.

요약

면역계의 세포는 감염에 대한 방어라는 전문적 기능을 위해 생물학적으로 적응되어 왔다. 대식세포와 수지상세포 같은 선천성 면역세포는 생식선으로 암호화된 패턴 인식 수용체를 사용하여 병원체를 조기에 탐지하기 위한 보초 역할을 한다. 대식세포는 섭취한 유기체에 대한 식균 작용과 살균 활동을 통해 빠른 방어를 제공한다. 선천성 면역세포 또한 특정 수용체에 대한 결합을 통해 다른 세포에 영향을 미치는 사이토카인과 케모카인의 분비를 통해 염증을 중재한다. 보체 시스템의 활성화는 미생물을 직접 죽이고 염증을 증폭시킨다. 병원체와의 첫 번째 접촉은 미접척 T-세포 반응을 시작하는 수지상세포 성숙을 유발하여 선천성 면역과 후천성 면역을 연결한다. 후천성 면역세포는 V(D)J 재조합의 독특한 과정에 의해 림프구 발달 동안 형성된 매우 다양한 수용체로 항원을 인식한다. CD4 T-세포는 대식세포를 활성화하고 B-세포가 병원체 특이적 항체를 만드는 것을 돕는다. 세포외 공간에서 항체는 미생물과 독소를 중화하고 식균 작용을 강화하며, 보체를 활성화하여 항균 방어를 강화한다. CD8 T-세포와 자연 살해 세포는 병원체를 보유하고 있는 감염된 세포를 죽임으로써 세포

내 병원체를 제거한다. B-세포와 항체는 원래 형태의 항원을 인식한다. 대조적으로, T-세포는 항원 제시 세포에 의한 처리 및 제시를 통해서만 인간 백혈구 항원 분자와 결합된 항원 단편을 인식한다. 다른 효과기 기전은 침입하는 미생물과 그들의 진입 입구에 따라 면역 반응을 지배한다. 선천성 면역과 달리, 후천성 면역 반응은 정교한 항원 특이성과 면역학적 기억을 가지고 있어 초기 감염 후 미생물에 대한 장기적인 보호를 제공한다. 면역내성 기전은 자가 항원에 대한 반응성을 피하기 위해 면역계를 엄격하게 조절한다. 면역학적 내성의 실패는 자가면역 질환을 유발할 수 있다. 면역 세포 기능의 주요 결함은 치명적일 수 있는 심각한 형태의 면역 결핍으로 이어질 수 있다. 면역학적 기전은 많은 인간 질병의 병리학을 뒷받침한다.

Suggested Readings

Abbas AK, Lichtman AH, Pillai S. *Cellular and Molecular Immunology*, 9th ed. Philadelphia: Elsevier. 2018. ISBN 978-0-323-47978-3.

Murphy K, Weaver C. *Janeway's Immunobiology*, 9th ed. New York: Garland Science, Taylor&Francis. 2017. ISBN978-0-8153-4505-3.

Punt J, Stranford S, Jones P, Owen JA. *Kuby Immunology*, 8th ed.Macmillan Learning. 2018. ISBN 978-1-319-11470-1.

Rich RR, Fleisher TA, Shearer WT, Schroeder Jr. HW, Frew AJ, Weyand CM. *Clinical Immunology.* Principles and Practice. 5th ed. Philadelphia: Elsevier. 2018. ISBN 978-0-7020-6896-6.

Rudolph MG, Stanfield RL, Wilson IA. How TCRs bind MHCs, peptides, and coreceptors. *Annu Rev Immunol* 2006;24:419–466.

Samelson L, Shaw A. (eds). Immunoreceptor Signaling. Cold Spring Harbor, NY: Cold Spring Harbor Laboratory Press, 2010.

Schatz DG, Swanson PC. V(D)J recombination: mechanisms of initiation. *Annu Rev Genet* 2011;45:167–202.

Starr TK, Jameson SC, Hogquist KA. Positive and negative selection of T cells. *Annu Rev Immunol* 2003;21:139–176.

Trombetta ES, Mellman I. Cell biology of antigen processing in vitro and in vivo. *Annu Rev Immunol* 2005;23:975–1028.

Zhu J, Yamane H, Paul WE. Differentiation of effector CD4 T cell populations. *Annu Rev Immunol* 2010;28:445–489.

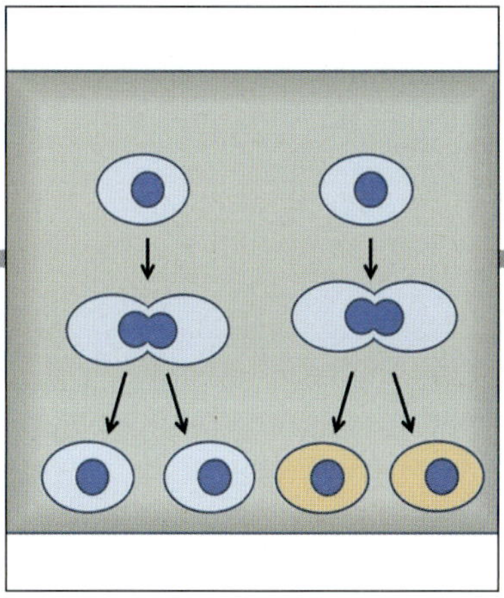

Chapter 13

줄기세포와 재생의학

줄기세포(Stem cell)는 일반적으로 자가 재생(self-renewal)과 다중계통 분화(multilineage differentiation)가 가능한 클론 생성 세포로 정의되며, 조직(tissue), 기관(organ)과 기관계(organ system)의 발달 및 재생을 담당하는 생물학적 조직의 단위이다. 자가 재생 능력의 차이에 따라 줄기세포는 두 가지 하위 집단으로 나눌 수 있다. 하나는 무기한 자가 재생 능력을 갖는 장기적 자가 재생 집단이고, 다른 하나는 정해진 기간 동안만 재생되는 단기적 자가 재생 집단이다. 발달 중인 배아에서 가장 초기의 줄기세포는 분화 잠재력이 더 제한된 자손을 생성하고, 마침내 기능적으로 성숙한 세포가 되는 여러 계열의 전구세포(progenitor)를 발생시키는 전능줄기세포(totipotent cell)이다. 성체 유기체에서 중간엽줄기세포(mesenchymal stem cell, MSC) 및 조혈줄기세포(hematopoietic stem cell, HSC)와 같은 다양한 줄기세포는 신체의 천연 저장소 역할을 하여 소진되거나 손상된 특정 세포를 보충한다. 우리 몸에 자연적으로 존재하는 이러한 줄기세포 외에도, 분화된 세포는 핵 내용물을 난모세포로 전달하거나 배아줄기세포(embryonic stem cell, ESC)와의 융합을 통해 배아와 유사한 상태로 재프로그래밍될 수 있다. 이 장에서는 다양한 유형의 줄기세포의 예와 재생의학(regenerative medicine) 및 질병 치료제에서의 적용 사례를 제공한다.

줄기세포의 종류

배아줄기세포

배아줄기세포(embryonic stem cell)는 초기 배아인 배반포(blastocyst)의 **내세포집단(inner cell mass)**에서 파생된 다능성줄기세포(pluripotent stem cell)이다. ESC는 모든 세포 유형으로 분화하고 무한정 자가 재생하는 능력으로 구별되는데, 이러한 특성에 의해 과학/의료 분야에서 가치가 있다.

인간 배아는 수정 후 4~5일에 50~150개의 세포로 구성된 배반포 단계에 도달한다. 내세포집단의 배아줄기는 분화하여 원시 외배엽(ectoderm)을 생성할 수 있으며, 이는 궁극적으로 낭배형성(gastrulation) 동안 외배엽, 내배엽 및 중배엽의 세 가지 기본 배엽(germ layer)의 모든 파생물로 분화한다(그림 13-1). 여기에는 성인 인체의 220개 이상의 세포 유형이 포함된다. 정해진 조건에서, ESC는 분화되지 않은 채 무기한 증식될 수 있다. 정해진 조건이란 세포가 뭉치는 것을 방지하거나 전문화되지 않은 상태를 지원하는 환경을 유지하는 것이다. ESC는 또한 적절한 신호가 제공될 때 거의 모든 성숙한 세포 표현형으로 분화할 수 있는 능력을 가지고 있다. 이러한 특징으로, ESC는 다능하고 제한된 수의 세포 유형만 생성할 수 있는 성체줄기세포와는 구별된다(그림 13-2).

가소성(plasticity)과 잠재적으로 무한한 자가 재생 능력에 의해, ESC 치료법은 손상이나 질병 후의 재생의학과 조직 대체를 위한 방법으로 제안되어 왔는데, 이는 기증자 부족 딜레마에 대한 가능한 해결책이 될 수 있다. 또한 ESC에서 파생된 조직/기관은 받는 사람과 면역적으로 적합하다. 이러한 용도 외에도 ESC는 초기 인간 발달에 대한 조사, 유전 질환 연구 및 독성 시험을 위한 생체외 실험 도구로 사용될 수 있다.

성체줄기세포

체세포줄기세포(somatic stem cell)라고도 알려진 성체줄기세포(adult stem cell)는 발달 후 몸 전체에서 발견되는 미분화된 세

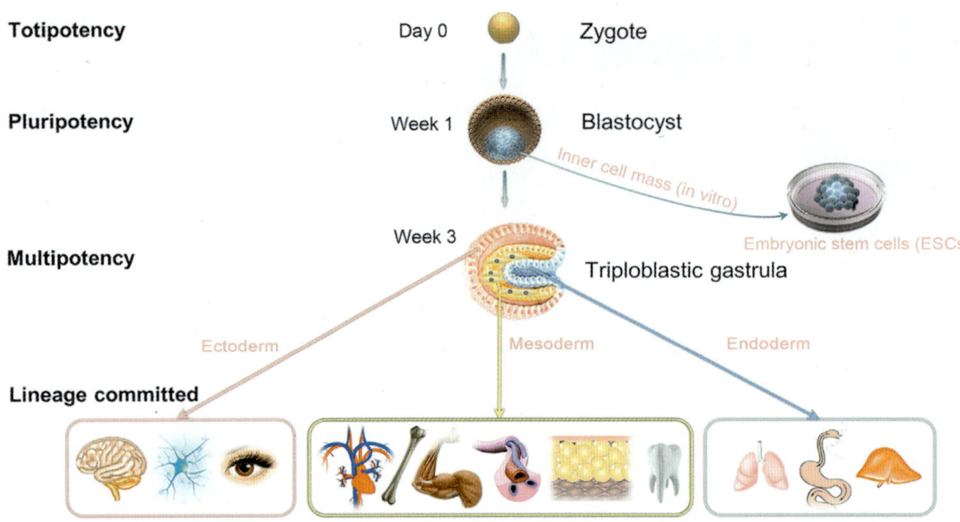

그림 13-1. 접합체(zygote)에서 세 가지 기본 배엽으로 발달하는 과정. 유사분열을 통해 접합체는 여러 단계(상배반포, 배반포 및 삼배배엽)를 거쳐 개체를 형성한다. ESC는 배아로 발달할 배반포의 내세포집단에서 파생된다. 영양막(trophoblast)은 태반으로 발전할 외세포집단에서 파생된다. 배아기에는 외배엽, 중배엽, 내배엽을 포함하는 세 가지 기본 배엽이 형성된다. 이 세 가지 기본 배엽의 형성은 기관 및 기관계 발달의 기초를 마련한다. 배아가 발달함에 따라 세포의 전능성은 감소한다. 소수의 중간엽줄기세포는 분화된 조직에서 다분화능을 유지한다.

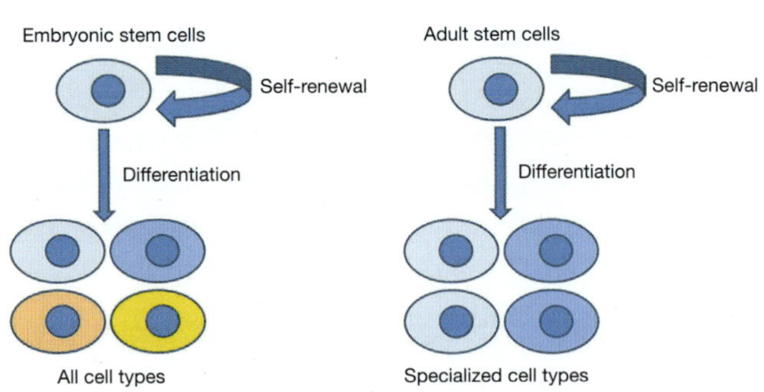

그림 13-2. ESC와 성체 줄기 세포 사이의 분화능의 차이. ESC는 거의 모든 유형의 성숙한 세포로 분화할 수 있는 반면, 성체 줄기 세포는 기원 기관에 특정한 제한된 수의 세포 유형만 생산할 수 있다.

포이다. 이들은 죽어가는 세포를 보충하고 손상된 조직을 재생하기 위해 세포 분열에 의해 증식한다. ESC와 달리, 이들은 성인뿐만 아니라 어린이의 거의 모든 기관에서 찾을 수 있다. 성체줄기세포는 ESC와 같은 만능(pluripotent)은 아니지만 다능(multipotent)하다. 이들은 기관의 기원에만 특정되어진 제한된 수의 전문화된 세포 유형만을 생성할 수 있다. 예를 들어, 신경줄기세포는 뇌 세포로만 분화할 수 있고, 혈액줄기세포는 혈액계의 특정 세포만을 형성할 수 있다.

성체줄기세포에 대한 과학적 관심은 무한히 분열하거나 자가 재생하는 능력에 중점을 두고 있으며, 줄기세포가 유래한 기관의 모든 유형의 세포를 생성하여 잠재적으로 소수의 세포에서 전체 기관을 재생하는 능력에 중점을 두고 있다. 배아줄기세포와 달리, 연구 및 치료에서 인간 성체줄기세포를 사용하는 것은 과학적 연구를 위해서, 지정된 인간 배아가 아닌 성체 조직 시료로부터 파생되기 때문에 논란의 여지가 없는 것으로 간주된다. 현재는 주로 인간과 생쥐, 쥐와 같은 모델 유기체에서 연구되고 있다. 다음에서, 우리는 잘 연구된 성체 줄기세포의 몇 가지 예를 제공한다.

중간엽줄기세포

중간엽줄기세포(MSC)는 조골세포, 연골세포, 간세포, 심근세포, 췌장세포 및 지방세포를 포함한 다양한 세포 유형으로 분화할 수 있는 다능성 기질세포이다(그림 13-3). 이들은 골수, 지방조직, 탯줄, 태반, 폐 및 기타 기관에서 발견된다. 골수-유래 중간엽줄기세포(bone marrow derived mesenchymal stem cell, BMSC) 및 지방-유래 중간엽줄기세포(adipose-derived mesenchymal stem cell, ADSC)에서 볼 수 있듯이, MSC는 발견된 위치에 따라 명명된다. BMSC와 ADSC 사이의 세포 특성에 대한 자세한 비교는 표 13-1에 요약되어 있다.

조혈줄기세포

조혈줄기세포(hematopoietic stem cell, HSC)는 주로 골수, 특히 골반, 대퇴골 및 흉골에서 발견된다. 이들은 또한 제대혈과 소수의 말초혈에서도 발견된다. HSC는 혈액세포의 골수계통(lymphoid lineage)과 림프계통(lymphoid lineage)의 모든 세포로 분화할 수 있다(그림 13-4). 이 과정인 조혈은 순환에 있는 각 혈액 세포 유형의 수를 정확하게 조절해야 하는 필요성과 막대한 생산 요구(매일 5,000억 개 이상의 혈액 세포가 생성됨) 사

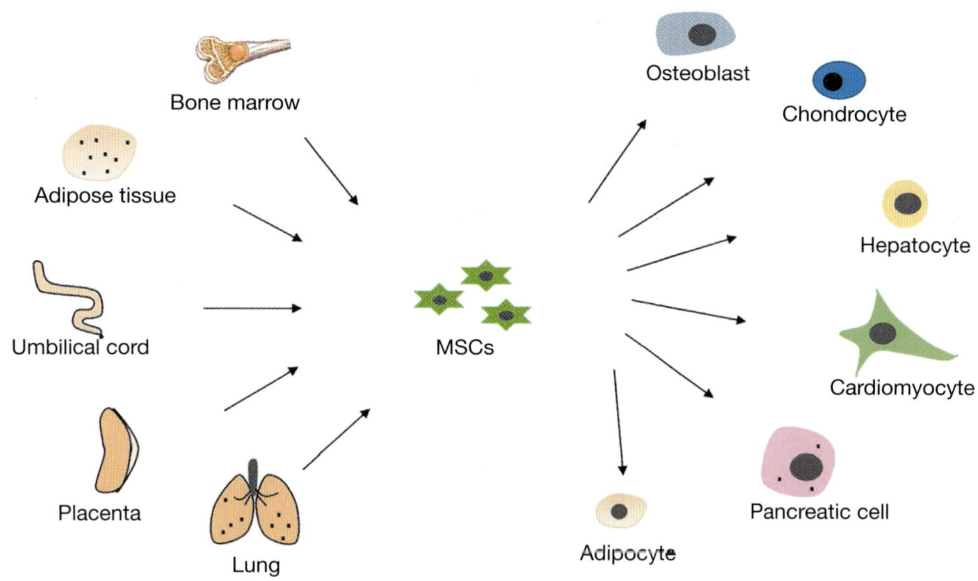

그림 13-3. **중간엽줄기세포 및 그 계통 세포의 공급원.** MSC는 골수, 지방 조직, 탯줄, 태반, 폐 및 기타 기관을 포함한 다양한 기관에서 파생된다. 다능성 기질 세포로서 조골세포, 연골세포, 간세포, 심근세포, 췌장세포, 지방세포 등으로 분화할 수 있다.

표 13-1. BMSC와 ADSC의 세포 특성 비교

	BMSCs	ADSCs
Source	Bone marrow	Adipose tissue
Abundance	Rare	Abundant
Surface markers	CD73, CD90, CD105, STRO-1	CD13, CD29, CD44, CD71, CD73, CD90, CD105, CD166
Proliferation rate	++	+++
Maximal passage	7–9	8–9
Colony frequency	++	+++
Differentiation potential	Osteoblasts, chondrocytes, myocytes, adipocytes, neural cells hepatocytes, pancreatic cells	Osteoblasts, chondrocytes, myocytes, adipocytes, neural cells hepatocytes, pancreatic cells

STRO-1, stromal cell surface marker-1.

이의 균형을 유지한다. 척추동물에서 조혈의 대부분은 골수에서 발생하며, 다능하고 광범위한 자가 재생이 가능한 제한된 수의 HSC에서 파생된다.

유도만능줄기세포

유도만능줄기세포(induced pluripotent stem cell, iPS 세포 또는 iPSC라고도 함)는 정의된 인자를 이용하여 성체 세포를 재프로그래밍하여 직접 생성할 수 있는 일종의 만능줄기세포이다. 이러한 iPSC는 자가 세포의 재생 가능한 공급원으로서 재생의학에 대한 큰 가능성을 가지고 있다. iPSC 기술은 2006년 일본 교토의 신야 야마나카(Shinya Yamanaka)의 연구실에서 처음 확립되었으며, 4개의 특정 전사인자[Oct4, Sox2, Kruppellike factor 4(Klf4), myelocytomatosis oncogene(c-Myc)]를 암호화하는 유전자의 도입을 통해 성인의 피부 세포를 만능줄기세포로 전환할 수 있음을 보여주었다(그림 13-5). 이 획기적인 발견으로 인해 성체 세포를 거의 모든 유형의 세포로 분화될 수 있는 만능줄기세포로 재프로그래밍하는 다양한 방법이 개발되었다. 이를 통해서, 연구자들은 배아에 대한 필요성을 우회하고 약물치료와 재생의학에서 연구되고 사용될 수 있는 환자맞춤형 세포주를 만들 수 있다. 그러나 환자에 대한 임상 적용 전에 환자별 iPSC의 안전성을 추가로 평가할 필요가 있다.

줄기세포의 특성

자가 재생과 재생 능력은 줄기세포의 가장 중요한 두 가지 특성이다. 자가 재생은 줄기세포가 유사 분열을 거쳐 동일한 자가 재생과 분화 능력을 갖는 하나 또는 2개의 딸 줄기세포를 생성하는 과정이다. 이 능력으로 줄기세포는 미분화 상태를 유지하면서 수많은 세포 분열 주기를 거칠 수 있다. 줄기세포의 자가 재생에서는 줄기세포 개체가 유지되도록 하기 위한 두 가지 세포 분열 기전이 존재한다(그림 13-6). 먼저 대칭 분열(symmetric division)은 하나의 줄기세포가 2개의 분화된 딸

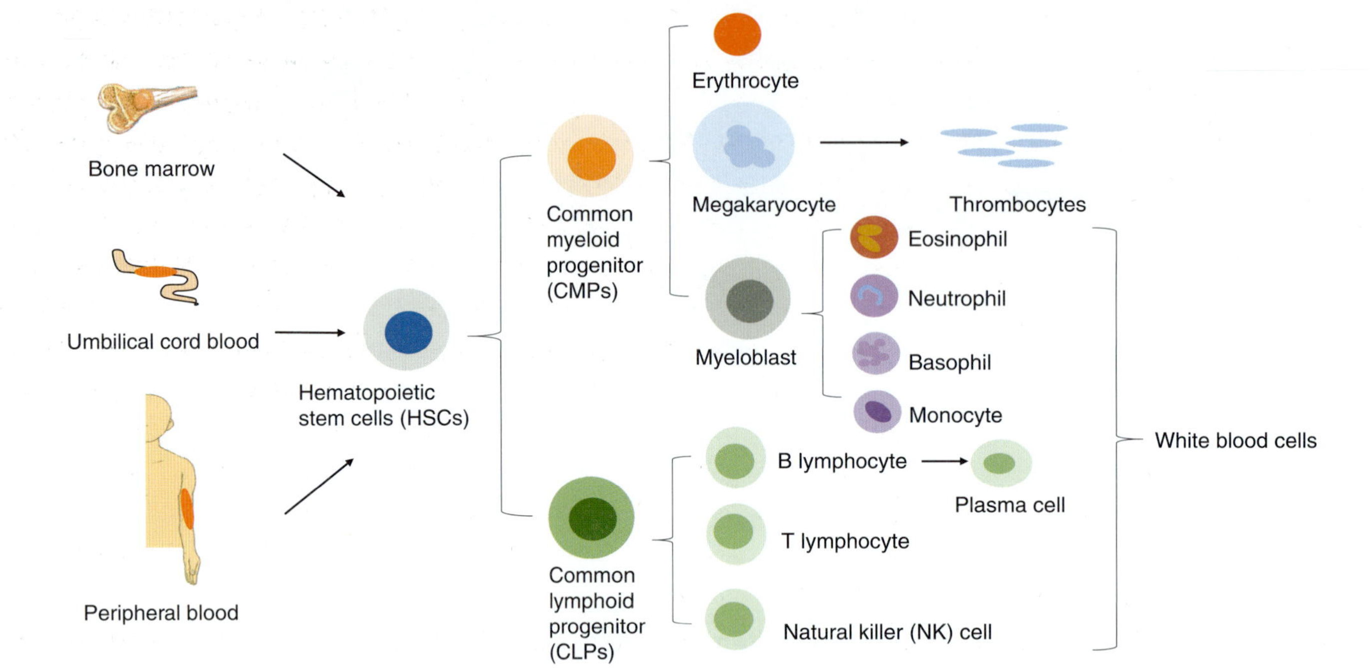

그림 13-4. 조혈줄기세포 및 그 계통 세포의 공급원. HSC는 주로 골수에서 파생된다. 그들은 또한 제대혈과 말초혈액에서도 소량 발견된다. HSC는 혈액 세포의 골수성 및 림프성 계통을 모두 생성한 다음 적혈구, 혈소판, 호산구, 호중구, 호염기구, 단핵구, 형질 세포, T 림프구 및 NK 세포로 분화한다.

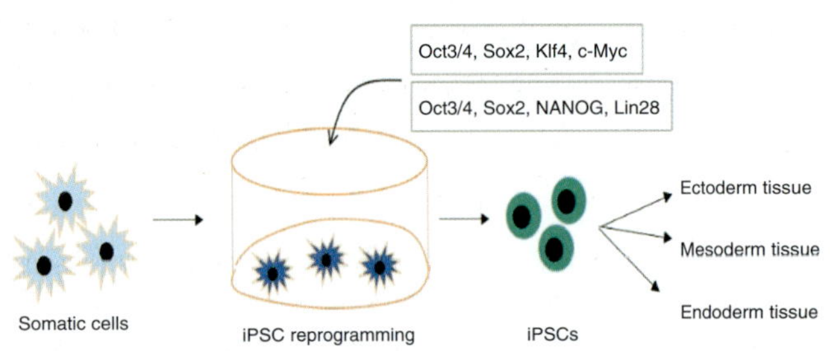

그림 13-5. 인간 iPSC 생성 및 동정. iPSC는 iPSC 재프로그래밍이라고 하는 과정으로 4 가지 유전자 (Oct3/4, Sox2, Klf4, c-Myc 또는 Oct3/4, Sox2, NANOG, Lin28) 도입에 의해 다양한 체세포에서 생성된다. iPSC의 가장 큰 특징은 배아줄기세포와 동일한 분화 전능성을 가지고 있어 외배엽, 중배엽, 내배엽으로 분화할 수 있는 능력을 회복한 것이다.

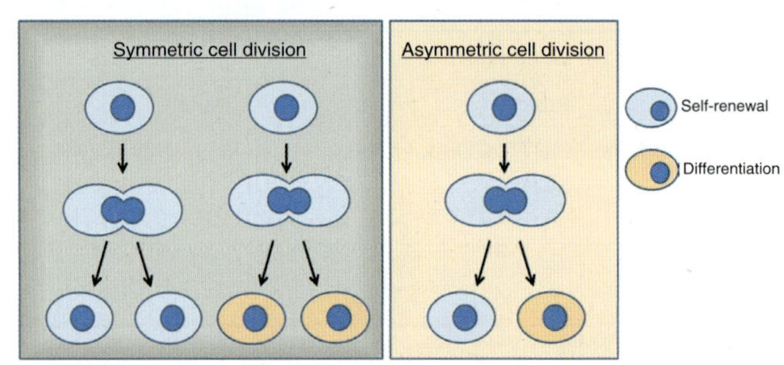

그림 13-6. 줄기세포 분열. 대칭 세포 분열은 하나의 줄기세포가 두 개의 분화된 딸 세포로 발달하거나 원래와 동일한 두 개의 줄기세포를 생성하는 것을 나타낸다. 줄기세포는 원래의 줄기세포와 동일한 하나의 딸세포와 비대칭 세포 분열을 통해 분화된 또 다른 세포로 분열할 수 있다.

세포로 발달할 때 다른 하나의 줄기세포는 유사분열을 겪으며 원래의 것과 동일한 2개의 줄기세포를 생산한다. 반면 비대칭 분열(asymmetric division)은 줄기세포가 원래 줄기세포와 동일한 하나의 딸세포와 분화를 겪는 또 다른 딸세포로 분열한다. 대칭적 세포 분열에 의한 자가 재생은 신체 크기를 증가시키기 위해 초기 배아 발달에 나타나는 일시적인 줄기세포에서 종종 관찰된다. 대조적으로, 비대칭 세포 분열에 의한 자가 재생은 발달 후기 단계인 배아의 영구 줄기세포에서 발견될 수 있으며, 성인에서도 신체의 항상성을 유지하기 위해 발견될 수 있다. 지속적인 자가 재생은 세포외 신호에 의해 유발될 뿐만 아니라 핵의 전사를 통해 조절된다.

재생 능력은 줄기세포의 분화 잠재력을 지칭한다(그림 13-7). 이들의 분화 능력에 따라 다른 용어가 사용된다. (1) 전능줄기세포(totipotent stem cell)는 배아세포형과 배아외세포형(extraembryonic cell types cell type)으로 분화할 수 있는 줄기세포이다. 이 세포는 난자와 정자 세포의 융합으로 생성되며, 완전하고 생존 가능한 유기체를 구성할 수 있다. 수정란의 처음 몇 번의 분열에 의해 생성된 세포도 전능성이다. (2) 만능줄기세포(pluripotent stem cell)는 3개의 배엽 중 하나로 분화할 수 있는 줄기세포이다. 이러한 세포는 전능 세포의 후손이며, 거의 모든 세포(예: ESC)로 분화할 수 있다. (3) 다능성줄기세포(multipotent stem cell)는 제한된 수의 세포 유형, 특히 밀접하게 관련된 계열(MSC, HSC 등) 내의 세포 유형으로만 분화할 수 있다. (4) 과능성줄기세포는(oligopotent stem cell)는 림

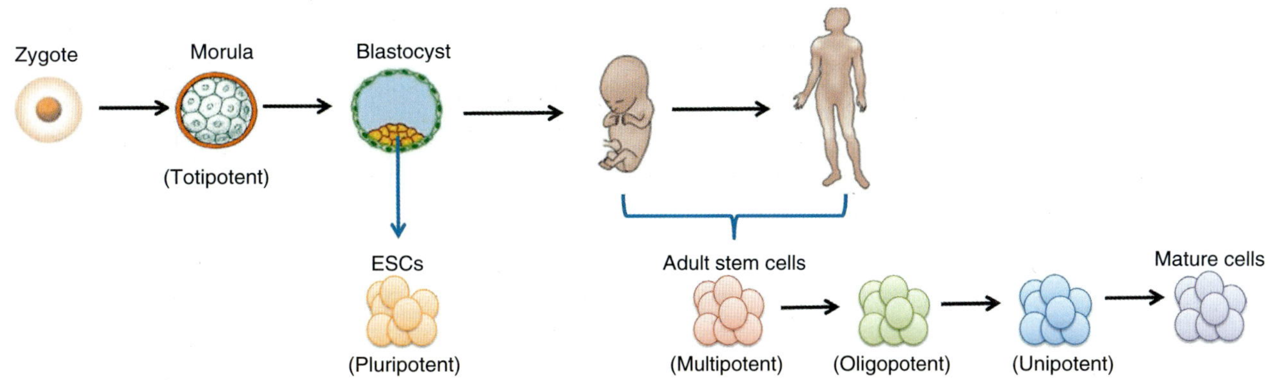

그림 13-7. 발달 중 줄기세포의 다른 분화능. 수정 후 접합체는 복제를 시작하고 분열하여 상배반포를 형성한다. 약 30개의 전능 세포가 잠재적으로 모든 세포 유형으로 분화할 수 있습니다. 배반포 내의 ESC는 전능 세포의 자손이며 거의 모든 세포로 분화할 수 있다. 성체줄기세포는 다능성줄기세포로, 제한된 수의 세포 유형으로 분화할 수 있다. 성체줄기세포가 분화되면서 분화능이 더욱 제한적인 과능 세포와 단능 세포가 순차적으로 생성되어 최종적으로 성숙한 세포가 된다.

프 또는 골수 줄기세포와 같은 소수의 세포 유형으로만 분화할 수 있는 줄기세포이다. (5) 단능줄기세포(unipotent stem cell)는 한 종류의 세포만을 생산할 수 있지만, 자가 재생의 성질을 가지고 있어 비줄기세포(예: 전구세포)와 구별된다.

줄기세포의 기능

19세기 중반에 콘하임(Cohnheim)은 조직 복구에 관여하는 모든 세포가 말초 혈액에서 나온다는 가설을 처음 제안했다. 현재 많은 연구에서, 소수의 성체줄기세포가 골수에서 말초 혈액으로 들어갈 수 있으며, 이러한 성체줄기세포의 역할은 경미한 손상을 신속하게 복구하는 것은 물론, 조직과 기관의 구조적, 기능적 완전성을 보호하는 것이다. 따라서 정상적인 상태에서 성체줄기세포의 주요 기능은 서로 다른 기관의 생리적 전환과 다양한 기관의 항상성을 유지하는 것임을 쉽게 알 수 있다. 병태생리학적 상태에서, 성체줄기세포는 손상 복구를 촉진하는 데 중요한 역할을 하지만, 완전한 기능 회복의 결과를 얻는지는 불확실하다. 포유동물의 건강 및 재생의학에서 성체줄기세포의 기능은 아직 완전히 밝혀지지 않았지만, 조직 복구에 참여하는 성체줄기세포의 전체 생리학적 과정은, 줄기세포적소(niche)으로부터 가동화되고, 부상된 조직으로의 이동하며, 기능적 세포로 분화하여, 조직 복구를 촉진하는 영양인자(tropic factor)의 분비 등으로 요약될 수 있다(그림 13-8).

줄기세포적소

줄기세포적소(stem cell niche)는 성체줄기세포가 유기체에 존재하는 특정 환경이다. 줄기세포적소는 세포외기질(ECM), 다양한 유형의 세포, 그리고 수용성 또는 기질에 결합한 성장인자와 사이토카인으로 구성된다. 성체줄기세포는 줄기세포

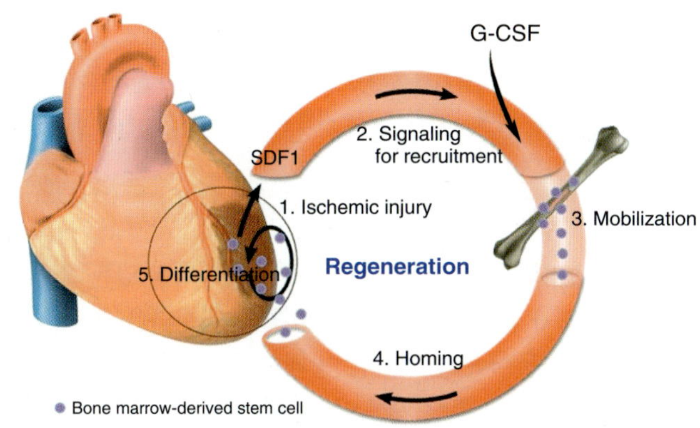

그림 13-8. 부상 후 조직 복구 과정. 손상 조직에서 방출된 신호(예: 허혈성 심근 조직에서 방출된 SDF-1)는 순환계로 들어가 적소에 있는 성체줄기세포의 동원을 유도한다. 동원된 줄기세포는 부상 부위로 돌아와 기능성 세포로 분화하거나 조직 복구를 촉진하는 영양 인자를 분비한다.

적소가 없으면 기능이 제한되며, 특정 줄기세포적소에 있는 성체줄기세포는 정단-기저축(apical-basal axis)의 방향의 극성(polarity)를 나타내는 경우가 많다. 이러한 극성은 유사분열 동안 자가 재생을 유도하는 조절자의 비대칭적인 분포를 설정한다. 이렇게 형성된 딸세포 중에서 하나의 세포는 극성을 재확립하고, "줄기세포" 상태로 되돌리기 위해 극성 및 자기재생 결정인자의 대부분을 상속받으며, 다른 하나의 세포는 이러한 조절인자를 잃고 조직의 유지와 복구를 용이하도록 분화에 필요한 충분한 수의 자손을 생성한다.

줄기세포적소는 일반적으로 줄기세포 및/또는 그 분비체(secretome)가 순환계로 쉽게 이동할 수 있고, 순환계의 신호가 줄기세포에 쉽게 접근할 수 있는 혈액 관류가 양호한 영역에 있다. 줄기세포와 줄기세포적소 사이의 동적 균형은 줄기세포의 표현형, 상태 및 기능을 결정한다(그림 13-9).

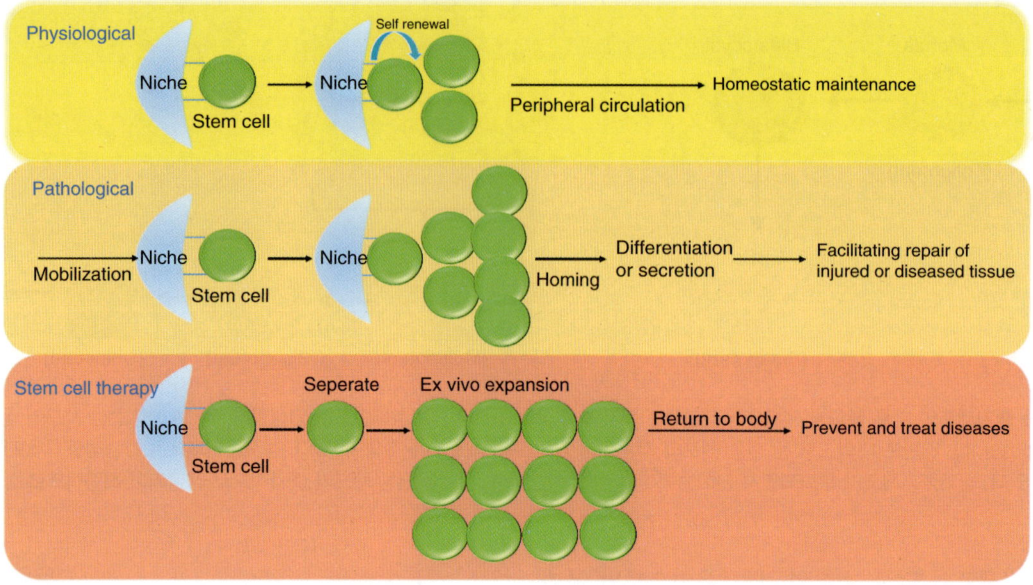

그림 13-9. 적소와 성체줄기세포. 적소에서 방출된 신호가 성체줄기세포의 상태를 결정한다. 생리학적 상태에서 줄기세포는 적소에 상주하며 자가 재생을 유지한다. 병리학적 조건 하에서 줄기세포는 가동화되어 손상 부위로 이동하여 조직 복구를 촉진한다. 줄기세포 치료는 줄기세포 가동화 및 귀소 과정을 모방한다.

성체줄기세포의 가동화 및 귀소

정상적인 생리학적 상태에서는 줄기세포적소에 있는 소수의 성체줄기세포가 혈액으로 들어가 말초 혈액순환을 통해 줄기세포적소로 되돌아올 수 있다. 병태생리학적 상태에서 휴면 상태의 줄기세포는 손상 신호에 의해 이동하여 순환계로 들어가는데, 이를 가동화(mobilization)라고 한다. 많은 연구에서, 내재성 또는 외인성 줄기세포는 허혈성 또는 저산소 상태와 같은 다양한 손상에서 손상된 부위에 분포하는 특성이 있음이 입증되었다. 줄기세포 가동화 및 귀소(homing)의 복잡한 과정은, 다양한 유도인자에 의한 말초 혈액순환으로의 줄기세포의 가동화, 손상 부위에 의해 발현되는 부착 분자를 통한 내피세포와의 부착, 케모카인에 의해 매개되는 내피세포층을 통한 이동, 손상된 부위에서의 국소화, 그리고 면역 세포와 함께 손상을 복구하기 위한 관련 영양인자의 분화, 증식, 분비 등을 포함한다.

줄기세포 공정 기술

줄기세포는 개인의 발달과 조직 회복에 중요한 자가 재생 능력과 다능한 능력을 가지고 있어 질병 치료와 조직 재생에 가장 유망한 세포가 되었다. 예를 들어, BMSC의 혈관내 주사는 자가면역 질환, 혈관 질환, 이식편 대 숙주 질환(graft versus host disease), 당뇨병 등에 대한 유망한 전략으로 입증되었다. 현재 전 세계적으로 수백 개의 BMSC 세포 요법의 임상 시험이 진행되고 있다. 생체 내에서 줄기세포의 양은 매우 제한적이기 때문에 줄기세포의 체외 배양은 줄기세포 확장 및 증폭을 위한 접근 가능한 방법을 제공한다.

체외에서 성체줄기세포를 배양하는 방법은 대부분의 체세포(심근세포, 섬유아세포 등)를 배양하는 방법과 유사하다. 일반적으로 세포는 물리적 분리 또는 효소적 분해에 의해 원천 조직에서 분리된 다음, 포도당, 아미노산, 비타민, 염, 미량 원소, 혈청 등과 같은 여러 영양소를 포함하는 배양 배지를 사용하여 세포 성장 및 확장을 유지한다. 그러나 줄기세포의 특별한 특성은 그 과정을 훨씬 더 어렵게 만든다. 첫째, 일부 특정 줄기세포의 수가 극히 제한되어 있고 줄기세포의 특정 표지자가 부족하므로, 줄기세포의 분리가 더 어렵다. 둘째, 체외 줄기세포의 배양 조건이 까다롭다. 줄기세포의 품질은 생체내 미세환경에 의해 엄격하게 조절되는 것으로 알려져 있지만, 줄기세포의 특성에 영향을 미치는 정확한 요인은 아직 많이 알려져 있지 않다. 셋째, 줄기세포는 배양 중에 불안정하다. 특히 줄기세포는 배양 시 빠르게 증식할 수 있지만, 줄기세포의 줄기성(stemness)은 각 계대의 배양 시간과 반비례한다. 세포는 표준 조건에서 배양되지만 점차적으로 증식 능력을 상실하고 각 계통으로 분화한다. 실험 및 임상 적용에 앞서 줄기세포 확장 과정에서 많은 변수를 고려해야 한다. 아래에서는 ESC, 성체줄기세포 및 iPSC를 예로 들어 줄기세포 공정 방법을 소개한다.

배아줄기세포 배양 및 동정

대부분의 인간 배아줄기세포(hESCs)는 일반적으로 체외 수정 치료를 완료하고 남은 배아를 이식에 사용할 의사가 없는 버려진 배아 또는 부부로부터 기증된 배아에서 파생된다. hESC를 생성하려면, hESC가 인간 배아의 내세포집단(ICM)에서만 얻을 수 있으므로 ICM을 먼저 분리해야 한다. 면역수술(Immunosurgery)은 보체-의존성 항체 세포독성을 통한 영양막(trophoblast, 배반포의 외부 세포층) 세포의 선택적 용해 및 제거에 가장 일반적으로 사용되어 왔다. 그러나 면역 수술은 항인간 항혈청(antihuman antiserum) 및 기니피그 보체와 같은 동물 유래 제품을 사용하므로, 이 기술은 임상 등급의 hESC 생성에 적합하지 않다. 면역수술을 우회하기 위해서 영양막 층의 물리적 해부 또는 화학적 용해를 사용하여 ICM을 분리하기도 한다. 물리적 해부는 조작자의 기술 능력에 따라 달라지는 부정확한 방법이다. 산성 타이로이드 용액(acid tyroid solution)에 의한 영양막층의 화학적 용해는 배지의 산성화로 인해 ICM의 세포를 손상시킬 수 있다. 따라서 할구(blastomere) 생검을 위해 분열 단계 배아의 투명대(zona pellucida)에 구멍을 만드는 방법인 레이저 해부가 영양막 세포의 화학적 또는 물리적 제거에 대한 대안적인 접근 방식으로 사용될 수 있다.

ICM 분리 후, 줄기세포는 피더 층(feeder layer), ECM, 단백질, 펩티드 및 합성 중합체를 사용하여 ESC를 생성하도록 배양된다. 특히, 세포는 ICM의 파생물에서 유래할 때 수집된다. 그런 다음, 작은 세포덩어리로 분리되고 세척한 후 신선한 피더 층으로 옮긴다. 세포가 ESC 특이적 형태(즉, 작은 크기 및 높은 핵/세포질 비율)를 나타낼 때, 만능줄기세포를 포함하는 영역은 멸균 유리 모세관을 사용하여 분리되고, 해리되고 계대 배양된다. 이러한 절차는 균질한 미분화 군집이 얻어질 때까지 약 6회 반복된다. ESC가 균질하게 미분화된 세포집단으로 안정적인 증식 속도에 도달하면 표준 조건에서 유지되고 계대 배양된다(그림 13-10).

hESC의 주요 특징 중의 하나는 외배엽, 중배엽, 내배엽을 포함하는 세 계통 모두로 분화하는 것이다. 예를 들어, hESC는 3차원(3D) 배양에서 기본적으로 3개의 배엽으로 구조화된 배아체(embryoid body)를 형성하고, 모든 3개의 배엽에 대한 유전자 표지자를 발현한다. hESC는 단일 세포 유래 클론에서 유래하는 만능줄기세포이며, 각 세포는 동일한 핵형과 고유한 능력을 가지고 있어, 부신 세포, 각질 세포, 인슐린 생산 세포, 신경 세포, 심장 세포, 및 간 세포와 같은 모든 종류의 세포 유형으로 분화할 수 있다. 더욱이, hESC는 체외에서 클론을 형성할 수 있는 지속적인 자가 재생 활성을 가지고 있다. 따라서 방금 설명한 이러한 속성은 ICM에서 분리된 배양 세포를 식별할 수 있는 접근 가능한 방법을 제공한다.

성체줄기세포 배양 및 동정

성체줄기세포는 대부분의 장기에서 발견되지만 특정 적소에만 존재한다. 따라서 골수의 MSC 및 HSC, 지방 조직의 지방줄기세포, 뇌의 전외측 뇌실 및 해마 내의 신경줄기세포, 피부의 표피줄기세포와 같은 다른 기관에서 다양한 성체줄기세포가 발견된다.

인간 BMSC(hBMSC)는 일반적으로 건강한 기증자나 환자의 흉골 또는 장골능(iliac crest)에서 적출된다. 그런 다음, 시료는 일반적으로 단핵 세포(mononuclear cell, MNC) 분리를 위

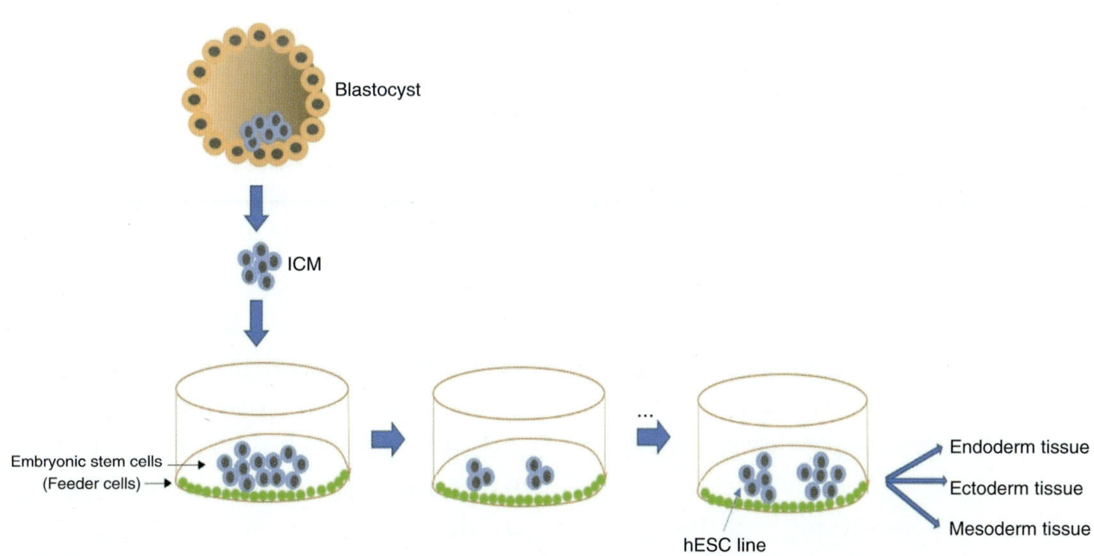

그림 13-10. 인간 배아줄기세포 배양 및 동정. 내세포집단은 배반포에서 분리된 다음 세포가 작은 세포 덩어리로 분리되어 새로운 피더 층으로 옮겨진다. ESC 계통은 균질하고 미분화된 군집은 분할된 후에 확립된다. ESC는 세 계통(외배엽, 중배엽 및 내배엽) 모두로 분화되는 분화능을 가지고 있다.

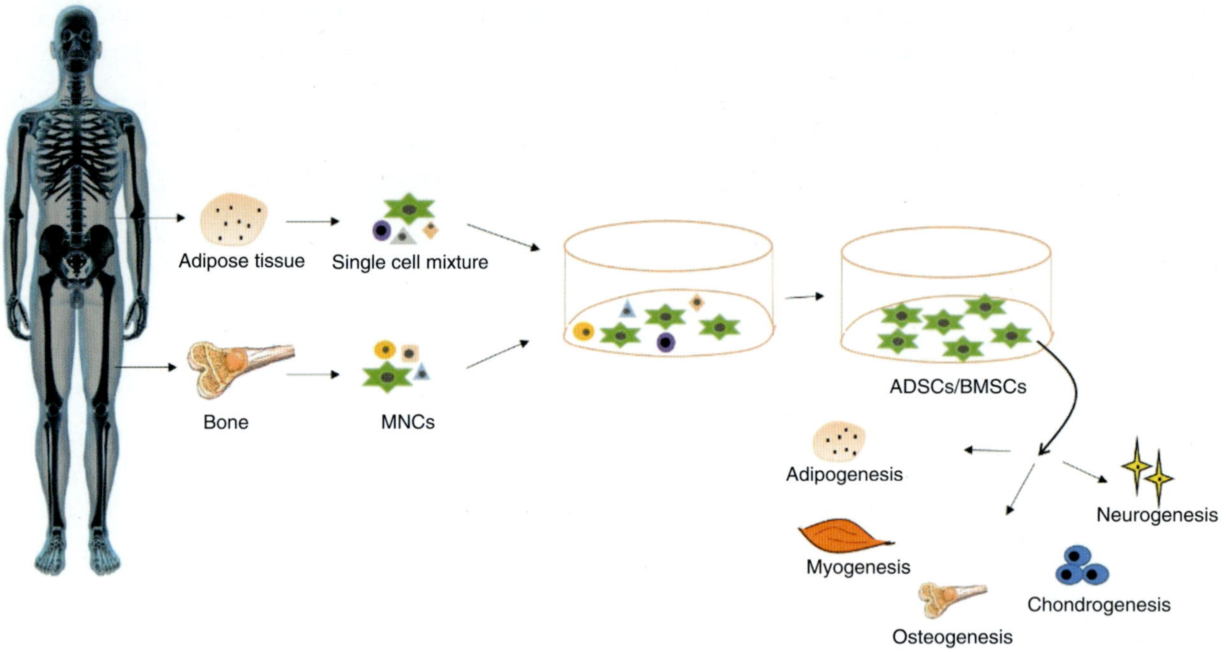

그림 13-11. 인간 성체줄기세포 배양 및 동정. 성체줄기세포는 다양한 조직에서 얻을 수 있다. 예를 들어 지방유래줄기세포는 지방조직에서, 골수중간엽줄기세포는 골수에서 유래한다. 근원 조직(ADSC의 경우 단일 세포 혼합물, BMSC의 경우 MNC)에서 분리된 후 세포를 배양 용기에 넣는다. 배양 배지를 변경하고 계대배양를 진행하여 부착되지 않은 세포를 제거한 후 ADSC/BMSC가 농축되고 정제된다. ADSCs/BMSCs는 지방형성, 근육형성, 골형성, 연골형성 및 신경형성과 같은 다방향의 분화능을 가지고 있다.

한 밀도구배 원심분리에 의해 분리된다. 전체 골수의 단핵구 분획을 분리하는 다른 방법은 적혈구 용해 완충액을 사용하는 것이다. 이 접근법은 염화암모늄을 사용하여 MNC를 손상시키시 않고 적혈구 집단을 용해시킨다. MNC를 수확한 후, hBMSC 집단은 접착 능력에 따라 고전적인 접착 방법에 의해 분리된다. 계속해서, 단층 세포는 배양 용기에 넣은 후 배양하여 비부착 세포를 제거할 수 있다. 이러한 방식으로, hBMSC는 여러 계대 동안 증식하도록 정제된다. hBMSCs의 다양한 표지자가 확인되므로, hBMSC는 세포 분류기에 의해 직접 분리될 수도 있다(그림 13-11).

인간 ADSC(hADSC)는 지방흡입이나 수술을 통해 얻은 지방 조직에서 추출할 수 있다. 시료는 콜라게나아제와 같은 효소 혼합물에 의해 즉시 분해되어 단일 세포 혼합물이 생성된다. 분해 후, ADSC를 포함한 세포의 이종 혼합물로 구성된 기질 분획(바닥에 있음)은 새로운 배지에서 계대 배양을 통해 추가로 정제된다. 약 2주의 성장 기간이 지나면 가장 풍부한 줄기세포인 ADSC만 남게 된다. ADSC는 또한 양성 및 음성 표면 표지자를 함께 사용하여 세포 분류기에 의해 분리할 수 있다(그림 13-11).

골수 또는 지방 조직에서 분리된 MSC는 유사한 표면 항원 세트를 발현하며, 이는 CD29, CD73, CD133, CD105, CD54, CD44, CD90/Thy 1, HLA-1과 SH2에 대해서는 양성인 반면, LA-DR, CD31, CD34, CD117과 조혈세포 표지자에 대해서는 음성이다. ADSC는 일반적으로 BMSC와 유사하지만 동일하지는 않다. 예를 들어, ADSC는 CD49d를 발현하지만, BMSC는 발현하지 않는다. BMSC는 ADSC에 없는 CD106을 발현한다.

앞서 나열된 표면 항원결정기 외에도, hBMSC와 hADSC는 '성-결정 영역 Y-box2'(sex-determining region Y-box2, Sox-2), 나노그(nanog), 'POU 도메인 클래스 5 전사인자 1'(POU domain class 5 transcription factor 1, Oct3/4)과 같은 줄기세포와 관련된 전사인자도 발현한다. 이러한 전사인자의 발현 수준은 일반적으로 배양된 세포의 줄기성을 반영하는 데 사용된다. 조골세포, 지방세포, 연골세포 등의 특정 계통 세포에 대한 콜로니 형성 분석 및 유도 분화 분석은 줄기세포의 증식 속도 및 분화 가능성을 분석하는 데 널리 사용된다. 또한 골수나 지방조직에서 분리된 MSC는 혼합 림프구 반응을 억제하여 사이토카인 IL-6, IL-10, CXC12, bFGF(basic fibroblast growth factor), HGF(간세포 성장인자), PDGF-BB(혈소판-유래 성장인자 BB), VEGF(혈관내피세포 성장인자), TGFβ1(transforming growth factor beta 1) 및 TGFβ2를 생성한다. 이러한 모든 요소는 hBMSC 및 hADSC의 특성을 규명하는 데 적용할 수 있다.

인간 iPSC 생성 및 동정

hESC는 재생의학 및 세포 치료를 위한 중요한 물질 공급원으로, 신체의 모든 구성 조직으로 자가 재생 및 분화할 수 있는 큰 잠재력을 가지고 있다. 그러나 ESC의 사용은 윤리적, 종교적 갈등과 면역학적 비호환성으로 인해 제한적이다. 따라서 인간 iPSC(hiPSC)가 재생의학에 적용 가능한 ESC의 대안으로 제안되었다.

hiPSC는 재프로그래밍(reprogramming)이라는 과정에 의해 다양한 유형의 체세포(섬유아세포, 심근세포, 조혈세포 등)로부터 생성될 수 있다. 간단히 말해서, hiPSC는 4개의 유전자, Oct3/4, Sox2, Klf4 및 c-Myc(OSKM-"야마나카 칵테일"이라고도 함)의 도입과 지속적인 발현이나, 렌티바이러스로 형질도입된 독립적으로 정의된 조합에 의해 생성된다. 또는 독립적으로 렌티바이러스에 의해 Oct3/4, Sox2, NANOG 및 Lin28의 특정 조합의 형질도입에 의해 생성된다(그림 13-5).

hiPSC는 형태, 증식 속도, 표면 항원, 유전자 발현, 만능세포 특이적 유전자의 후성 유전적 상태, 텔로머라제 활성 면에서 hESC와 유사한 것으로 밝혀졌다. 더욱이, 이들 세포는 체외에서 3개의 배엽 모두의 세포 유형으로 분화할 수 있을 뿐만 아니라 생체 내에서 테라토마(teratoma)로 분화할 수 있다.

줄기세포 공정 및 적용의 과제

줄기세포를 이용한 일상적인 의료 행위는 큰 잠재력을 가지고 있어 줄기세포 치료와 관련된 전임상 연구가 활발히 진행되고 있다. 줄기세포를 많은 다른 세포 유형으로 분화시키는 방법에 대한 빠른 발전 외에도 특정 치료 적용을 위해 충분한 양과 특화된 세포를 고순도로 얻는 방법에 관해서는 큰 도전으로 남아 있다. 줄기세포 배양에서부터 환자로의 이식까지의 기전에 대한 철저한 이해는 임상에서 줄기세포 적용을 실현하는 데 매우 중요하다.

줄기세포, 특히 성체줄기세포를 식별하는 데 어려움이 가중되는 것은 세포를 식별하는 데 사용될 수 있는 특징적인 표면 항원결정기에 대한 합의가 없다는 점이다. 줄기세포는 계통의 세포로 자발적으로 분화하는 경향이 있기 때문에, 체외에서 줄기세포의 줄기성을 어떻게 유지할 것인가는 줄기세포 배양에 대한 또 다른 본질적인 질문이다. 게다가, 재생의학에서 만능줄기세포로부터 분화된 세포 유형과 조직의 면역원성과 같이 열띤 논쟁을 불러일으킨 주제는 거의 없었다. 초기 예측에서는 동종원(allogeneic source)에서 파생된 조직이 면역 감시를 완전히 피할 수 있다고 제안했지만, 그 이후 진자는 반대 극단으로 기울어져, 일부 발달 항원의 인위적인 발현은 자가 세포주로부터 분화된 조직에서도 거부 반응을 유발할 수 있다는 보고가 있었다. 또 다른 어려움은 줄기세포의 직접적인 분화를 달성하는 방법에 있다. 조직의 미세환경 신호는 생리학적 및 병리학적 조건 모두에서 생체 내 줄기세포 운명을 지시하는 데 필수적이었기에, 많은 연구자들은 줄기세포 분화를 지시하는 핵심 요소를 발견하기 위해 노력해 왔다. 일부 수용성 인자 또는 ECM 구성 요소를 생물물리학적 신호 기반 유도 체제에 통합하면, 유도 효과의 효율성, 효능 및 지속 가능성을 향상시킬 수 있지만, 이 과정에 대한 완전한 이해는 아직 도달하지 못했다.

인간유래 줄기세포와 관련된 윤리적 문제

재생 의학에 대한 가능성에 따라, 임상적으로 적용 가능한 줄기세포를 얻는 데 도움이 될 수 있는 모든 원천을 탐구하는 것은 도덕적으로 설득력이 있어 보인다. 그러나 배아 파괴 및 세포 재프로그래밍과 같은 일부 줄기세포 조작은 깊은 윤리적 우려를 불러일으켰다.

현재까지, hESC는 인간 배아를 파괴하지 않고는 얻을 수 없다. 이러한 사실은 hESC의 적용을 극도로 문제가 되게 만든다. 이 논쟁을 마무리 짓는 가장 유망한 희망은 인간 배아를 파괴하지 않고서도 연구 및 치료 목적에 적합한 ESC를 생산할 수 있는 과학적 기술을 개발하는 것일 수 있다. 이를 위해 hESC의 특성을 모방하도록 체세포를 재프로그래밍하여 hiPSC를 생성했다. 그러나 이것 또한 몇 가지 윤리적 문제를 야기한다. 특히 hiPSC의 유도 과정에서 비정상적인 재프로그래밍이 발생하고, 줄기세포 치료 과정에서 줄기세포가 종양을 생성할 가능성이 높다. 또한, hiPSC는 인간을 복제하거나, 인간의 생식세포를 생산하거나, 인간 배아를 만드는 데 사용되어서는 안 된다. BMSC 및 ADSC와 같은 성체줄기세포는 이러한 윤리적 문제를 일으키지 않고 얻을 수 있으므로, 연구자들의 관심이 더 높아지고 있다.

재생의학에서 줄기세포의 응용

줄기세포 생물학, 발달 생물학 및 줄기세포 처리 기술(줄기세포의 분리, 확장, 계대 배양, 동결 보존과 이식을 포함)의 진화는 자연적 또는 유도된 재생 능력을 기반으로 하는 재생의학으로 발전되었다. 메이슨(Mason)과 던힐(Dunnill)이 명확히 정의한 바와 같이, "재생의학은 인간의 세포, 조직 또는 기관을 대체하거나 재생하여 정상적인 기능을 회복하거나 재수립한다."

의학은 급성의 손상과 전염병을 성공적으로 치료해 왔다. 그러나 고령화 인구 증가와 노인성 퇴행성 질환 및 장애의 만연으로 인해 만성 질환이 전 세계 인구에 부담이 되었기 때문에, 장기적으로 건강한 삶을 촉진하고 만성 질환과 관련된 사회 경제적 부담을 줄일 수 있는 차세대 해결책 개발이 시급하다. 이러한 맥락에서, 유기체 자체의 재생 반응이 충분하지 않은 상태에서 중상 또는 만성 질환으로 고통받는 환자의 특정 조직 및/또는 장기의 기능적 회복을 다루는 재생의학은 훌륭한 해결책을 제공한다.

다중 모드의 재생 방법은 건강한 조직의 이식을 통합하고, 신체가 손상된 조직에서 재생적 자가 치유 반응을 실행하도록 자극하며, 조직 공학을 사용하여 새로운 조직을 제조한다. 줄기세포와 파생된 생성물은 재생 요법에 사용되는 특이적으로 활성화된 성분으로, 재생 요법에서 그들의 능력을 활용하여 신생 조직을 형성하고/또는 내인성 수리 기전을 촉진한다(그림 13-12, 표 13-2).

뼈와 치아

뼈는 신체를 지지하고, 운동을 허용하며, 내부 장기를 보호하는 단단한 기관이다. 뼈는 또한 칼슘과 인의 주요 저장소 역할을 하며, 골수와 함께 혈액세포를 생성한다. 뼈는 재생 능력과 자가 회복 능력이 있다. 그러나 이러한 재생 능력은 임계 크기 이상의 뼈 손상이나 복잡한 외상, 염증 및 수술 후 종양 제거와 같은 특정 질병 상태의 존재로 인해 손상되거나 소실될 수 있다. 골(뼈) 손상에 대한 전통적인 복구 기술은 자가골, 동종골 또는 이종골 이식을 사용하여 수행되지만, 그 양이나 공여자의 접근성 및 다양한 시술 후 합병증(출혈, 통증, 감각 저하, 감각 과민, 감염)을 포함한 여러 요인에 의해 제한된다. 빠른 증식과 다분화 잠재력을 가지고 있고, 다양한 원천(source)에서 얻을 수 있는 성체줄기세포는 기존의 뼈 이식의 여러 단점을 극복하고 뼈 재생 분야에서 가장 유망한 재료가 될 수 있음이 입증되었다.

줄기세포 기반의 뼈 복원의 핵심 요소는 다양한 골세포로 분화하여 복잡한 뼈 조직을 구성할 수 있는 종자세포(seed cell), 골 형성 및 혈관 형성에 필수적인 성장인자, 그리고 발

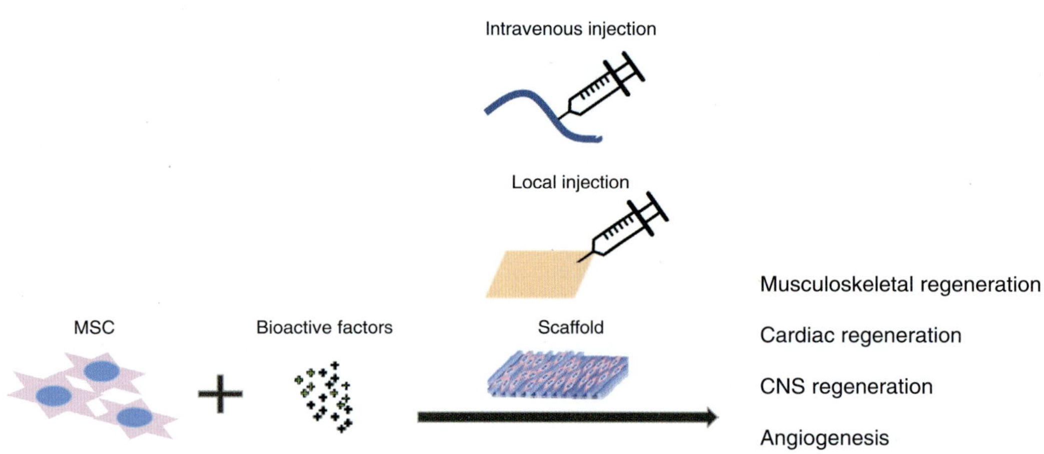

그림 13-12. MSC 전달 및 재생 의학의 전략. 재생 의학의 다양한 환경에서 MSC 전달 방법에는 정맥 주사, 국소 주사 및 지지체-보조 줄기세포 패치 등의 세 가지 주요 전략이 있다.

표 13-2. 재생 의학에서의 줄기세포 응용에 대한 임상 시험

	Disease	Treatment Strategy
Bone and teeth	Knee osteoarthritis, cartilage degeneration	Bone marrow-derived mesenchymal stem cells, adiposederived mesenchymal stem cells, placenta-derived mesenchymal stem cells
	Multiple myeloma	Peripheral blood stem cells, umbilical cord blood stem cells
	Chronic paraplegia	Bone marrow stromal cells
	Osteosarcoma	Peripheral blood stem cells
	High-risk Ewing's tumors	Hematopoietic stem cells, peripheral blood stem cells
	Rheumatoid arthritis	Umbilical cord blood mesenchymal stem cells
	Spinal cord injury	Spinal cord-derived neural stem cells
	Osteochondral fracture of talus	Mesenchymal stem cells derived from the umbilical cord
	Primary myelofibrosis, secondary myelofibrosis	Hematopoietic stem cells
	Chronic periodontitis	Gingiva mesenchymal stem cells

표 13-2. 재생 의학에서의 줄기세포 응용에 대한 임상 시험

	Disease	Treatment Strategy
Heart	Ischemic cardiomyopathy, myocardial infarction, heart failure	Bone marrow-derived stem cells, umbilical cord blood stem cells
	Dilated cardiomyopathy, left ventricular dysfunction	Bone marrow-derived stem cells, adipose-derived stromal cells
	Refractory angina	Bone marrow-derived mononuclear cells
	Chest pain	Peripheral blood stem cells
Lung	Chronic obstructive pulmonary disease, pulmonary fibrosis, interstitial lung disease	Stem cells from venous, adipose, or bone marrow
	Idiopathic pulmonary fibrosis	Placental mesenchymal stem cells
	Acute respiratory distress syndrome	Bone marrow-derived mesenchymal stem cells
	Bronchiolitis obliterans	Hematopoietic stem cells
	Bronchopulmonary dysplasia	Umbilical cord mesenchymal stem cells
	Pulmonary hypertension	Adipose-derived mesenchymal stem cells
Central nervous system	Supratentorial primitive neuroectodermal tumors, high-risk medulloblastoma, neuroblastoma, cerebral adrenoleukodystrophy	Hematopoietic stem cells, peripheral blood stem cells
	Neurological disorders, stroke, traumatic brain injury, CADASIL, chronic traumatic encephalopathy, cerebral infarction, cerebral ischemia, cerebral stroke, cerebral hemorrhage, cerebral palsy, Parkinson's disease, multisystem degeneration, multiple system atrophy, progressive supranuclear palsy, amyotrophic lateral sclerosis, neuropathy, diabetic neuropathies	Bone marrow-derived stem cells
	Alzheimer's autism, cognitive impairment	Bone marrow-derived stem cells
Blood	Thrombocytopenia	Umbilical cord-derived mesenchymal stem cells
	Fanconi anemia	Bone marrow hematopoietic stem cells
	Hematologic cancer, including chronic myeloproliferative disorders, leukemia, lymphoma, multiple myeloma, plasma cell neoplasm, myelodysplastic syndromes, myelodysplastic/myeloproliferative neoplasms, refractory multiple myeloma	Peripheral blood stem cells, umbilical cord blood stem cells, hematopoietic stem cells
	Sickle cell disease	Hematopoietic stem cells
	Alpha-thalassemia	Utero hematopoietic stem cells
	Beta-thalassemia	Hematopoietic stem cells
	Severe aplastic anemia	Peripheral and cord blood stem cells
Liver	Hepatic veno-occlusive disease	Hematopoietic stem cells
	Liver cirrhosis	Umbilical cord-derived mesenchymal stem cells, bone marrow-derived mesenchymal stem cells
	Hepatitis B	Umbilical cord mesenchymal stem cells
	Acute-on-chronic liver failure	Bone marrow-derived mesenchymal stem cells
Metabolism	Type 1 diabetes	Stem cells from human exfoliated teeth, umbilical cord blood-derived multipotent stem cells
	Type 2 diabetes	Intrapancreatic autologous stem cells, stem cells from human exfoliated teeth
	Inborn errors of metabolism, including adrenoleukodystrophy, metachromatic leukodystrophy, globoid cell leukodystrophy, Gaucher's disease, fucosidosis, Wolman disease, Niemann-Pick disease, Batten disease, GM1 gangliosidosis, Tay-Sachs disease, Sandhoff disease	Hematopoietic stem cells
	Systemic amyloidosis	Hematopoietic stem cells
Muscle	Amyotrophic lateral sclerosis	Bone marrow-derived stem cells
	Crohn's anal fistula	Adipose tissue-derived stem cells
	Intractable common extensor tendon injury	Adipose-derived mesenchymal stem cells
	Duchenne muscular dystrophy	Bone marrow-derived stem cells

표 13-2. 재생 의학에서의 줄기세포 응용에 대한 임상 시험

	Disease	Treatment Strategy
Others	Kidney cancer, renal cell carcinoma	Hematopoietic stem cells
	Chronic renal failure	Adipose tissue-derived mesenchymal stem cells
	Melanoma	Autologous CD34$^+$ stem cells
	Extragonadal germ cell tumor, ovarian cancer, testicular germ cell tumor	Peripheral blood stem cells
	Oral mucositis	Hematopoietic stem cells
	Systemic lupus erythematosus	Hematopoietic stem cells
	Breast cancer	Hematopoietic stem cells
	Breast cancer-related lymphedema	Adipose tissue-derived mesenchymal stem cells
	Vocal fold scarring	Bone marrow-derived stem cells
	Dry eye, ocular inflammation, ocular surface disease, ocular discomfort, blepharitis	Topical cadaveric-derived corneal epithelial stem cells
	Extraocular retinoblastoma, optic neuropathies, age-related macular degeneration, retinitis pigmentosa, Stargardt disease, optic neuropathy, nonarteritic ischemic optic neuropathy, optic atrophy, optic nerve disease, glaucoma, Leber hereditary optic neuropathy, blindness, night vision loss, partial vision loss, low vision, retinopathy, maculopathy, macular degeneration, retina atrophy, central retinal vein occlusion	Bone marrow-derived stem cells
	Corneal scars and opacities	Limbus-derived stem cells
	Crohn's disease	Mesenchymal stem cells
	Skin scars, cutis laxa	Adipose-derived mesenchymal stem cells
	Multiple sclerosis	Hematopoietic stem cells, neural stem cells
	Thin endometrium, intrauterine adhesion	Umbilical cord mesenchymal stem cells
	Uterine scar	Umbilical cord mesenchymal stem cells
	Diabetic foot ulcer	Adipose-derived mesenchymal stem cells, bone marrowderived stem cells
	Nonobstructive azoospermia male infertility	Bone marrow-derived mesenchymal stem cells
	Devic's disease	Hematopoietic stem cells
	Ulcerative colitis	Adipose mesenchymal stem cells
	Aneurysmal bone cysts	Bone marrow-derived mesenchymal stem cells
	Myelodysplastic syndrome	Peripheral and cord blood stem cells
	Lower extremity ischemia, leg ulcer, gangrene	Bone marrow-derived stem cells
	Premature ovarian failure	Bone marrow-derived stem cells
	Hormone deficiency	Adipose-derived mesenchymal stem cells
	Aging frailty	Longeveron mesenchymal stem cells

달 중인 조직에 대한 구조적, 물리적 지지 역할을 하면서 특정 뼈 장애 하에서 세포 행동을 유지하는 지지체(scaffold) 등 3가지이다. BMSC는 뼈, 연골, 근육, 인대, 힘줄 및 기질을 포함한 여러 중간엽 계통을 따라 분화될 수 있으므로, 뼈 질환 치료에 가장 일반적으로 사용되는 종자세포이다. 또한 ADSC는 원천의 광범위성, 추출의 편리성, 빠른 증식 및 다분화 잠재력에 의해 현재 뼈 조직 복구에서 많은 관심을 끌고 있다. 성장인자는 전체 재생 과정에서 필수적인 종자세포의 증식, 조직 계통으로의 분화 및 단백질 합성에서 중요한 조절 역할을 한다. 다양한 성장인자의 조합에 의한 효과는 종종 줄기세포 분화에서 단일 성장인자의 효과보다 더 좋다. 예를 들어, 큰 크기의 뼈 결손이나 골절에서는 뼈 결손의 큰 변동성으로 인해 종자세포를 지지하기 위한 지지체가 필요하다. 지지체의 재료는 일반적으로 다공성 3D 구조로서, 새로 재생된 뼈 조직에 충분한 공간과 물리적 지지를 제공하고, 세포 간 상호작용 및 신호전달을 매개하는 ECM 역할을 한다.

뼈의 구조가 매우 복잡하고 뼈의 신진대사가 활발하므로, 뼈 재생에서 줄기세포를 적용하는 전략은 다양하다. 일반적으로 종양 제거로 인한 뼈 손상 부위에 BMSC를 국소적으로 주입하는 것은 뼈 손상에 대한 초기 줄기세포 치료요법으로 1990년 이후 적용되었다. 그 이후 골괴사(osteonecrosis), 골절, 골관절염(osteoarthritis)과 같은 다른 뼈 질환으로 연구가 확장되었다. 연구에 따르면, 대퇴골 두부 괴사(femoral head necrosis)를 치료하기 위한 코어 감압(core decompression)과 결

합된 줄기세포 이식은 코어 감압 단독보다 더 효과적이다. 또한 중증 하지 분쇄 골절(lower extremity comminuted fracture)의 치료를 위한 골수 이식은 환자의 임상적 골절의 성공적인 치유를 보여주었다. 발목관절 골절 치료에 대한 임상시험에서 골수줄기세포와 외부 고정장치를 병용한 환자군은 고정장치만 단독으로 시행한 대조군에 비해 치유시간이 짧았다. 골관절염은 관절 연골과 그 주변 조직의 만성적인 손상이다. 줄기세포를 관절에 직접 주입하는 것과 줄기세포가 탑재된 지지체를 이식하는 것은 골관절염에 대한 줄기세포 기반 치료의 두 가지 주요 방법이다. 연구에 따르면, BMSC를 환자의 무릎 관절에 주입하면 무릎 골관절염의 통증을 효과적으로 완화하고 무릎 관절 기능을 향상시키는 것으로 나타났다. ADSC는 연골 복구에도 널리 사용되었다. 예를 들어, 무릎 골관절염으로 고통받는 환자에게 자가 ADSC를 주사하면 12주 치료 후 반월판(meniscus)의 두께가 증가한다.

뼈 재생을 촉진하는 BMSC의 변형도 보고되었다. 예를 들어, 실리카가 피복된 칼슘 수산화인회석(Calcium Hydroxyapatite, HASi)-토끼 BMSC 구조에 재조합 '인간 뼈형성 단백질 2'(human bone morphogenetic protein 2)를 첨가하면 큰 임계 크기 결함을 가진 토끼에서 뼈 치유 및 재생을 촉진하는 것으로 나타났다.

치아는 특별한 뼈 조직으로 여겨진다. 치과 분야에서, 줄기세포 기반 치료의 적용은 뼈 재생과 유사하여 손상된 부위에 성장인자뿐만 아니라 종자세포를 넣어준다. 현재 구강 분야에서 가장 널리 적용되고 있는 줄기세포는 치아줄기세포(dental stem cell, DSC)이다. DSC는 자가 재생 능력과 다분화 잠재력을 가진 MSC 유사 집단이다. 치수줄기세포(dental pulp stem cell, DPSC)는 최초로 분리되고 특성이 규명된 DSC이다. 나중에 다른 유형의 DSC가 발견되었는데, 여기에는 발치된 인간 유치의 줄기세포, 치주 인대 줄기세포, 치과 여포 전구체 세포(dental follicle precursor cell, DFPC), 정단 유두의 줄기세포(stem cells from apical papilla, SCAP) 및 인간 치근단 낭종-중간엽줄기세포(human periapical cyst-mesenchymal stem cell) 등이 포함된다. 이러한 DSC는 손상된 부위에 충분한 종자세포를 제공하고, 손상된 치아 조직의 재생 및 국소 면역 조절을 촉진하기 위해 이용될 수 있는 증식 능력 및 분화 다중 효능을 보유한다.

치아 재생을 위한 줄기세포 기반 치료에는 뼈 재건, 치아 뿌리 형성, 상아질-펄프 재생, 치주 재생 및 신경 조직 재생이 포함된다. 예를 들어, SCAP는 합성 지지체에 파종되고 면역 결핍 마우스에 이식될 때 골/치성 분화 및 뼈 형성을 위한 줄기세포 원천으로 사용될 수 있다. DFPC는 상아질-펄프-유사 조직 및 백악(cementum)-치주 복합체가 있는 뿌리-유사 조직으로 발달할 수 있으며, 이는 자연적인 생물학적 지지체 역할을 하는 상아질 기질을 보조한다.

심장

포유동물의 심장은 재생 능력이 제한된 최종 분화 기관으로 작용한다. 대부분의 성숙한 심근세포(cardiomyocyte)는 증식 능력을 상실하고 유사분열을 겪는다. 특히, 성인 인간의 심장은 연간 1% 미만의 심근세포 재생률로 최소한의 재생 능력을 가지고 있다. 심근경색(myocardial infarction)과 같은 심장 손상으로 인한 심근세포의 손실은 일반적으로 흉터 조직으로 대체되어 심장 기능의 손상을 일으키는데, 이는 돌이킬 수 없고, 결국 심부전으로 발전하게 된다. 현재 심장 재생을 위한 효과적인 치료법은 없다. 잠재적인 해결책의 하나로 줄기세포 치료는 수십 년 전에 심장 질환에 적용되었으며, 동물 모델에서 심장 질환의 심근 복구 및 재생에 유용한 것으로 입증되었다.

손상된 심장 조직에 줄기세포를 전달하는 전략은 다양하다. 가장 널리 사용되는 첫 번째 전달 전략은 적용하기 쉽고 침습성이 적은 정맥 주사(시스템 주사라고도 함)이다. 그러나 단점 또한 명백하다. 주입된 줄기세포는 심장 조직으로 귀소되는 세포가 거의 없고, 전신에 널리 분포되어 있다. 증거에 따르면, 90% 이상의 세포가 이식 후 1시간 이내에 배출된다. 줄기세포는 심장 조직에 머무르지 않고, 간, 폐, 비장에 축적되어 전신에 독성을 유발한다. 이러한 단점을 극복하기 위해 국소 주사가 대안으로 등장했다. 줄기세포를 손상된 조직에 직접 주입하여 국소 농도를 향상시키는 것이다. 이 주사는 일반적으로 손상된 부위 또는 그 근처의 여러 지점에서 이루어지지만, 전신주사에 비해 국소주사의 치료 효능 향상에 대한 의견 일치는 이루어지지 않았다.

줄기세포의 국소 농도를 더욱 높이기 위해, 몇 가지 접근법이 전임상 연구에서 시험되고 있다. 예를 들어, 줄기세포는 자기장에 반응하여 세포를 관심 영역으로 안내하는 자성 물질로 캡슐화될 수 있다. 초음파 매개 전달 시스템은 국소적으로 줄기세포의 보유를 개선하는 방법으로도 사용된다. 줄기세포는 가스로 채워진 미세 기포에 부착되며, 미세 기포는 음향 방사력(acoustic radiation force)에 매우 취약하여 초음파를 통해 관심 영역에서 방출될 수 있다. 그러나 이러한 방법이 어느 정도 효과가 있는지는 여전히 더 많은 시험이 필요하다.

생체 재료는 이식 중 및 이식 후 손상으로부터 세포를 보호하기 위한 목적으로 줄기세포와 함께 사용된다. 현재 사용되는 재료는 생체 재료와 합성 생체 재료를 포함한다. 생체 재료에는 생분해성 폴리펩티드(벌레 및 곤충에서 추출한 실크 피브로인), 다당류 기반 재료(갑각류 껍질에서 추출한 키토산, 갈조류에서 추출한 알지네이트, 홍조류에서 추출한 아가로스, 히알루론산, 콜라겐), 혈장에서 추출한 피브린 등이 있다. 합성 생체 재료에는 세포 접착 리간드(주사 가능한 나노매트릭스 겔) 및 기타 폴리머 기반 재료를 포함하는 펩티드 양친매성 물질이 포함된다. 지지체와 줄기세포로 만들어진 조직 패치(tissue patch)는 거친 조직 환경에서 생착된 세포의 사멸을 예방하기 위해 동물 연구에도 적용된다. 현재 조직 패치 접근 방식에는 하이드로겔 기반의 공학적 심장 조직, 지지체가 없는 세포 시트 및 복잡한 ECM 구조를 가진 3D 인쇄 심장 조직이 포함된다. 일반적으로 사용되는 지지체 재료는 콜라겐 I, 마트리겔(Matrigel), 피브린과 같은 ECM과 히알루론산 기반 하이드로겔과 같은 기타 천연 생체 재료이다(임상 사례 13-1).

임상 증례 13-1 울혈성 심부전

타일러(Tyler) 씨는 고혈압, 고지혈증, 비만 등의 병력이 있는 72세의 백인 남성이다. 타일러 씨는 패스트푸드 먹는 것을 정말 좋아하고 점심으로 햄버거와 딸기 밀크 쉐이크와 함께 감자튀김을 정기적으로 먹어왔다. 그는 감자튀김에 소금을 추가하는 것을 좋아하는데, 감자튀김에 눈가루가 묻어 있는 것처럼 보이게 하는 것을 좋기 때문이다. 그는 운동을 위해 매일 반 블록씩 걸었지만, 최근 발목이 붓고 가벼운 호흡 곤란이 증가하는 것을 알아차렸다. 타일러 씨는 "물약(water pill)"을 처방받았지만, 소변을 보기 위해 밤에 침대에서 일어나야 했기 때문에 복용을 중단했다. 그의 "물약"을 중단한 이후로 그는 침대에 편안히 눕는 것이 점점 더 어려워지는 것을 알아차렸다.

울혈성 심부전(Congestive Heart Failure)의 세포 생물학, 진단 그리고 치료

주치의의 진료 당시, 그의 혈압은 150/95mmHg이었고, 체질량지수는 32kg/m^{2}였습니다. 신체 검사에서 주치의는 그의 폐 기저부 양쪽에서 수포음(rale)를 들었고 그의 하지에서 1+의 함몰부종(pitting edema)을 관찰했지만 심장 잡음은 듣지 못했다. 타일러 씨의 병력과 증상을 고려하여, 의사는 흉부 엑스레이를 찍도록 지시했는데, 가벼운 폐부종과 약간 커진 심장이 드러났다. 이러한 결과를 얻은 후, 의사는 이어서 심장 초음파 검사를 지시했고, 좌심실 방출 비율 35%, 좌심실 전벽의 수축력 감소(global hypokinesia), 폐동맥 수축기압 38mmHg을 나타냈지만 판막 이상은 없었다. 의사는 타일러 씨에게 감소된 박출 비율을 가진 수축성 심부전(HFREF)이 있다고 말하고 음식에 소금을 뿌리는 것을 중단하고 체중을 줄이도록 조언했다. 의사는 또한 라식스(Lasix)를 매일 40mg씩 처방했고 로사르탄(losartan)은 50mg을 처방했다. 타일러 씨는 이 약들을 먹고 음식에 소금을 뿌리는 것을 중단했고, 그 결과, 그의 호흡 곤란과 운동을 위해 걷는 능력이 전보다 현저하게 향상된 것을 알아차렸다. 그는 또한 이틀에 한 번씩 패스트푸드점에서 식사하는 것을 중단하고 15파운드를 감량했다. 다음 번 주치의를 방문했을 때 타일러 씨의 혈압은 126/82mmHg로 떨어졌고, 폐 검사는 이제 정상이었고, BMI는 28kg/m^{2}로 떨어졌다. 주치의는 이러한 변화에 매우 기뻐했고 타일러 씨가 현재의 노력을 계속하도록 격려했다.

환자가 과부하 상태일 때 체액량(volume status) 평가와 적절한 이뇨제(Lasix) 사용을 결정하는 것은 HFrEF의 증상 관리에 있어 중요한 부분이다. 안지오텐신 수용체 차단제(로사르탄)와 같은 약물로 레닌-안지오텐신-알도스테론 시스템을 억제하면 생존을 개선하고 HFrEF 환자의 입원을 줄일 수 있다. 불행하게도, 그 후 2년 동안 타일러 씨는 입원과 함께 여러 차례의 HFrEF 증상이 재발했고, 심장 초음파상 그의 심박출 비율은 15%로 감소했다. 이 과정 동안 그는 이뇨제와 앤지오텐신 수용체 차단제를 사용한 치료에 점점 더 내성이 생겼다.

이 진행성 심부전으로 인해 타일러 씨의 치료법은 심장 이식에만 국한되었다. 줄기세포, 특히 MSC는 광범위한 활성을 가지고 있어서, 새로운 심부전 치료에 특히 흥미로운 후보가 된다. MSC는 심장 보호 인자를 분비함으로써 주변분비성 효과를 발휘할 수 있다. 이러한 분비된 인자들은 혈관신생 및 혈관 리모델링을 자극하고, 섬유화를 완화하며, 염증을 조절하고, 세포 분화와 생존을 조절하며, 상주하고 있는 줄기세포 또는 전구세포를 모집할 수 있다.

중추신경계

뇌실하 영역(subventricular zone)의 신경 전구세포(neural progenitor)가 평생 동안 증식하고, 분화하며, 새로운 기능적 뉴런이 된다는 실질적인 증거가 있다. 그러나 신경 발생 능력은 성인에서 급격히 감소하여 중년이 되면 매우 낮아진다. 허혈과 같은 부상은 뇌에서 신경줄기세포와 신경전구세포의 증식, 이동 및 분화를 자극할 수 있다. 불행히도, 내인성 신경 발생은 뇌졸중 및 연령 의존성 신경퇴행성 질환과 같은 주요 사건으로 인한 신경학적 손상을 복구하기에 충분한 세포를 공급하지 않는다. 따라서 줄기세포 이식은 이러한 질병에 대한 큰 활용 가능성을 가지고 있다.

뇌졸중(Stroke)은 영향을 받는 영역에 따라 뇌의 다른 부위에 손상을 입힌다. 뇌졸중에는 허혈성 뇌졸중과 출혈성 뇌졸중의 두 가지 주요 유형이 있다. 허혈성 뇌졸중(ischemic stroke)은 전체 뇌졸중의 80% 이상을 차지한다. 출혈성 뇌졸중(hemorrhagic stroke)은 전체 뇌졸중의 15%이며, 이는 뇌졸중 관련 사망의 40%를 차지한다. 뇌졸중에 따른 뇌조직의 급격한 손상에는 이질적인 뇌세포 유형의 파괴, 신경 연결과 혈관

시스템의 심각한 손상, 연쇄적 염증 반응 등이 포함된다. 혈전 용해 및/또는 혈전 절제술은 허혈성 뇌졸중에 대해 유일하게 검증된 치료 전략이지만, 초기 손상 후 4.5시간이라는 짧은 시간 동안에만 효과가 있다. 출혈성 뇌졸중의 급성 단계에서 출혈을 예방하거나 멈추기 위해 외과적 치료나 동맥류 치료를 적용할 수 있으며, 그런 다음 항염증 전략을 사용할 수 있다. 현재, 뇌졸중의 아급성 및 만성 단계에 대한 효과적인 치료법은 없다.

1984년에는 허혈성 뇌졸중 쥐 모델에서 최초의 줄기세포 이식이 뇌에서 수행되었다. 현재까지 신경을 복구하기 위한 줄기세포 기반의 치료는 뇌졸중 연구의 최우선 과제가 되었다. 뇌졸중 동물 모델을 사용한 연구에 따르면, 뇌에 이식된 줄기세포는 동물을 생존하게 할 뿐만 아니라 뇌 기능을 향상시키는 것으로 나타났다. 가능한 기전에는 세포 대체, 영양적 영향, 면역 조절 및 내인성 복구 과정의 향상이 포함된다.

신경퇴행성 질환은 중추신경계(CNS)의 개별 영역에서 뉴런의 점진적인 손실을 특징으로 하는 만성 진행성 질환 그룹이다. 이러한 신경퇴행성 질환에는 알츠하이머병(AD), 파킨슨병(PD), 근위축성 측삭경화증(ALS), 다발성 경화증, 헌팅턴병, 다발성 시스템 위축, 노화 관련 황반변성이 포함된다. 신경퇴행성 질환은 일반적으로 10년 이상 지속되며, 신경퇴행성 질환의 실제 발병은 임상적 징후보다 수년 앞서 나타날 수 있다. 신경퇴행성 질환의 만성 진행을 촉진하는 기전은 아직 밝혀지지 않았다. 현재의 치료법은 증상 완화에 더 가깝고, 잃어버린 세포의 재생이 부족하기 때문에, 무자비한 신경 퇴행 과정을 효과적으로 늦출 수 없다.

인간 환자를 위한 줄기세포 기반 이식 요법을 위해 체외에서 줄기세포에서 뉴런과 신경교세포가 성공적으로 배양되었다. 따라서 신경퇴행성 질환 치료에 대한 요구는 줄기세포 이식을 유망한 치료법이자 AD, PD 및 기타 신경퇴행성 질환에 대한 주된 기술로 만들었다. 줄기세포 치료의 동물 모델에서 얻은 충분한 증거는 줄기세포가 기존 신경망에 통합될 수 있음을 보여주었다. 또한, 다양한 신경영양 인자를 분비하여 신경가소성과 신경 발생을 조절하는데, 이는 뇌의 아세틸콜린 수치를 증가시켜서, 궁극적으로 동물 모델에서 기억력과 인지 기능을 향상시키는 것으로 보인다. 정맥 주입은 줄기세포의 가장 선호되는 전달 방법이며, MSC는 현재까지 가장 자주 사용되는 줄기세포 공급원이다(임상 사례 13-2).

임상 증례 13-2 알츠하이머 병

스미스(Smith) 부인은 올해 76세의 미망인으로 52세의 남편이 폐암으로 세상을 떠난 이후 3년째 혼자 살고 있다. 스미스 부인은 청구서 지불, 식료품 쇼핑, 그리고 자신과 이웃을 위한 식사 준비를 포함하여 자신의 일을 관리해왔다. 그녀의 아들은 주말마다 정기적으로 그녀를 방문했고 이웃과 이야기하는 동안 그의 어머니가 무언가를 더 자주 잊고 있다는 것을 인지하게 되었다. 스미스 여사는 아들과 함께 한국전쟁에 관한 특집을 보면서 미국이 한국에 군대를 보낸 것에 놀랐다고 말했다. 아들은 어머니가 한국에서 의료 부대의 간호사로 근무했고, 1년 동안 한국에서 지낸 것을 알고 있었기 때문에, 이것은 다소 놀라운 일이었다. 스미스 부인은 일반 식료품점으로 차를 몰고 가다가 길을 잃고 집으로 가는 길을 찾지 못해 혼란스러워지자 아들에게 전화를 걸었다. 이 시점에서 아들은 어머니로부터 차 열쇠를 빼앗고 어머니를 쇼핑에 데려가고 약속 장소로 데려다 주겠다고 제안했다. 아들은 항상 통화 중이라서 어머니와 통화하는 데 어려움을 겪고 있다는 것을 알아차리기 시작했다. 전화가 2시간 동안 통화 중이던 어느 토요일, 아들은 어머니의 집에 가서 어머니가 낯선 사람과 통화하는 것을 발견했고, 아들이 전화를 받자마자 전화는 끊겼다. 스미스 부인은 이 낯선 사람이 그녀가 소득세를 체납하고 있으며, 즉시 네브래스카의 사서함에 4천 달러를 우편으로 보내지 않으면 체포될 것이라고 말했다고 했다. 그녀는 방금 수표를 봉투에 넣고 우편으로 보내는 중이었다. 아들은 사기꾼이 어머니에게 연락할 수 없도록 전화번호를 비공개 번호로 변경했고, 사기꾼이 어머니의 예금을 모두 가져가는 것을 피하기 위해 어머니에게서 수표책을 가져갔다. 이 시점에서 아들은 어머니가 이미 소득세를 납부한 것과 같은 일들을 기억하는 데 어려움을 겪고 있다는 것과 어머니의 판단에 대해 걱정하게 되었고, 어머니 상태를 확인하기 위해 지역 기억 관리 센터에 예약했다.

알츠하이머 병에 대한 세포생물학, 진단 그리고 치료

기억 관리 센터의 평가에서 스미스 부인은 알츠하이머 발병 위험을 증가시키는 아포지단백 E(apoliprotein E)의 e4 대립유전자를 가지고 있는 것으로 밝혀졌다. 스미스 부인의 머리를 컴퓨터 단층 촬영한 결과 측두엽과 전두엽 피질의 위축이 있는 것이 드러났다. 간이 정신 상태 검사(mini-mental status examination)를 이용한 신경심리학적 검사에서는 치매 가능성이 있는 것으로 진단되었고 혈액 검사에서는 스미스 부인이 정상 갑상선 기능, 정상 B12 수치, 정상 신장 기능, 정상 헤마토크리트, 매독 음성 검사 결과를 받았다.

스미스 부인은 알츠하이머 치매 진단을 받았고, 그녀가 폐경 후 호르몬 대체 요법으로 일과성 열감에 대한 처방을 받았기 때문에, 의사는 치매 발병 위험을 증가시킬 수 있으므로 이 약을 중단했다. 그녀는 또한 아세틸콜린에스테라아제 억제제인 도네페질(donepezil)을 처방받았는데, 이 약이 그녀의 병의 진행을 늦출 수 있기를 바랐다. 불행하게도 Smith 부인은 자신의 일을 관리하는 데 점점 더 어려움을 겪었고 그녀의 아들은 그녀를 생활 보조 시설에 보내야 했다.

피부와 상처 치유

피부는 상처 치유로 알려진 부상 시 자가 치유 및 재생 능력을 갖고 있다. 상처 치유는 사이토카인, 성장인자, 케모카인의 방출을 포함하는 역동적이며 복잡한 과정이다. 상처 치유의 주요 단계는 지혈, 염증, 증식 및 성숙을 포함한다. 지혈은 부상 직후에 발생하고, 염증이 뒤따르며, 상처에서 병원균과 이물질을 제거하기 위한 어느 정도의 손상을 포함한다. 부상 후 약 3일 후에 증식이 시작된다. 주로 혈관신생, 육아 조직(granulation tissue) 형성, 콜라겐 침착, 상피 형성 등을 포함하며, 약 2-3주가 소요된다. 마지막 단계는 성숙으로, 이 과정에서 여러 콜라겐 종류가 정상으로 복원되고 상처 조직이 성숙해져서 완전한 가교와 다소 정상적인 구조로 회복된다. 혈관 네트워크도 빠르게 퇴행한다. 이 단계의 실패는 만성적이고 치유되지 않는 상처나 비정상적인 흉터의 형성으로 이어질 수 있다.

급성 부상은 일반적으로 치료 없이도 잘 치유된다. 그러나 넓은 부위의 화상과 같은 심각한 피부 손상의 경우에는 괴사 조직 제거 및 염증 억제뿐만 아니라 회복 치료가 필요하다. 예후가 좋을지 여부는 주로 부상 깊이와 부위에 따라 다르다. 당뇨병과 같은 다른 질병도 상처 치유 과정에 영향을 줄 수 있다. 이러한 심각한 상처의 치료는 급성이나 만성 여부와 무관하게 오랜 기간 지속되며 효과가 거의 없다. 이후 상처 치유치료에 줄기세포 치료가 도입되어 상처가 심한 동물 모델에서 긍정적인 영향을 보여주었다.

줄기세포를 적용하는 가장 간단한 방법은 피부에 세포를 분사하거나 진피에 세포를 직접 주입하는 것이다. 생지지체(bioscaffold) 기반 줄기세포 전달이 더 나은 치료 효과를 보였다. 이 기술은 줄기세포에 피부와 유사한 미세환경을 제공해서 줄기세포의 증식, 분화 및 **주변분비(paracrine)** 능력을 증가시켜 세포간 소통을 강화하고 상처 복구를 가속화할 수 있다. 지지체의 재료와 줄기세포의 전제조건은 다양하다. 예를 들어, 인공 피부와 결합된 줄기세포 시트를 사용한 연구는 줄기세포의 더 나은 생존율을 보여주었다. 성장인자 또는 혈소판이 풍부한 혈장을 포함하는 특수 배지로 줄기세포를 전처리하거나 유전자 변형을 통해 줄기세포의 증식 및 분화를 향상시켜서, 결국 상처 치유 과정을 유리하게 만들 수도 있다. 줄기세포 치료 기전에는 상주 세포 자극, 생체 분자 방출, 염증 조절 및 ECM 리모델링이 포함된다.

간

간세포는 강한 재생 능력을 가지고 있어 손상 후 간의 자가 복구가 가능하다. 그러나 심각한 손상이 회복 능력을 초과하거나 만성 간질환으로 인해 지속적인 손상을 입게 되면, 간 기능 부전이 발생하여 높은 이환율(morbidity)과 사망률을 초래한다. 만성 및 급성 간부전에 대한 가장 효과적인 치료 선택은 간 이식이다. 그러나 사용 가능한 기증 장기의 부족과 높은 수술 비용은 여전히 큰 단점이다. 줄기세포 치료는 간질환의 대체 치료법으로서 유망한 효과를 보여주었다.

동물 모델을 이용한 연구에서, 거의 모든 종류의 줄기세포가 간 질환 치료에 사용되었다. 간 전구세포, MSC 및 HSC가 널리 사용되고 있는데, 이 중 MSC 이식은 이미 간질환이 있는 환자에게 적용되고 있다. 줄기세포의 생존과 유지를 증가시키고 독성을 낮추기 위해 여러 가지 전략이 사용되어 왔다. 예를 들어, 임상 연구에 따르면 줄기세포 주입을 반복적으로 받은 환자는 단일 주입을 받은 환자에 비해 12개월의 추적 기간 동안 간 기능이 더 향상되었다.

간질환에 대한 줄기세포 기반 요법에 관하여 100건 이상의 임상시험이 있으며, 대부분이 1상과 2상 단계에 있다. 지방조직이나 골수에서 분리된 MSC는 가장 흔한 세포 공급원이며, 주요 투여 경로는 말초 혈액 주입이다.

신장

신장은 일생 동안 강력한 재생 능력을 가진 간과는 달리, 손상 후 재생 능력이 제한되는 심장과 더 유사하다. 대부분의 급성 신장질환은 빨리 발견하여 치료하면 종종 가역적이지만, 만성 신장질환의 진행은 심각한 말기 신장질환 및 신부전으로 이어진다. 신부전 환자에게 현재 사용할 수 있는 치료법은 투석과 신장 이식이다. 다른 장기 이식과 마찬가지로, 신장 이식은 기증자의 부족과 거부 반응을 예방하기 위한 면역억제제의 사용으로 인해 방해를 받는다. 그후 1950년대 후반에 치료적 대안으로 줄기세포 이식이 시작되었다.

MSC, ADSC, 신장 전구세포 등 다양한 유형의 줄기세포가 신부전 동물 모델에서 신장 복구를 촉진할 수 있다. 다른 유형과 비교하여, 특히 비신장 기원의 MSC는 이식을 위해 가장 많이 투여되는 유형이다. 자가 MSC는 동종 감작(allosensitization)의 위험이 낮기 때문에 선호되지만, 자가

MSC와 동종 MSC는 염증을 줄이고 내인성 회복를 촉진하기 위한 치료적 접근 방식으로서 잠재적인 이점을 가지고 있다. 동종 줄기세포를 사용할 때 MSC의 정체성과 품질은 안전성 확보를 위해 모든 파생물에 대하여 신중한 평가가 필요하다.

전임상 연구의 수에 비해 지금까지 수행된 임상시험은 거의 없다. 아직도 해결해야 할 불확실한 영향 요인들이 많이 존재한다. 예를 들어, 신장 질환의 치료에 가장 적합한 특정 조직이나, 장기 또는 개인 유래 MSC의 종정, 신장 기능 복원을 달성하기 위해 필요한 MSC 이식의 수, MSC를 사용할 수 있는 신장 질환의 진행 단계, 장기적인 효과, 이식 후 MSC의 안전성 등이 있다.

당뇨병

당뇨병은 혈액 내 높은 포도당 수준을 특징으로 하는 만성 대사 질환으로, 두 가지 주요 병인학적 범주인 제1형 당뇨병(type 1 diabetes mellitus, T1DM) 및 제2형 당뇨병(type 2 diabetes mellitus, T2DM)으로 나눌 수 있다. T1DM에서, 신체의 면역세포는 췌장 섬에서 인슐린을 생성하는 β 세포를 공격하고 손상시켜 인슐린 분비 결핍을 초래한다. T2DM은 인슐린 저항성과 부적절한 인슐린 분비 반응 및 기능의 조합으로 인해 더 널리 퍼진 일반적인 범주이다. T1DM 환자의 치료는 면역억제제의 사용이지만, 이는 β 세포의 기능을 복구하지는 않는다. T2DM으로 인한 고혈당증에 대한 현재 치료법은 환자의 혈당 수준을 제한적으로만 제어할 수 있는 인슐린으로 환자를 보충하는 것이다. T1DM 또는 T2DM 환자에 대한 현재의 모든 치료법은 손상된 β 세포를 재생/복구하지 않으며, 이는 당뇨병이 비가역적이어서 심각한 당뇨병 상태로 진행됨을 나타낸다. 질병의 말기에는 췌장 이식만이 효과적인 치료법이지만 기증자의 부족으로 한계가 있다. 당뇨병 치료에 줄기세포를 사용하는 것은 환자에게 새로운 희망이다.

다양한 유형의 줄기세포, 특히 MSC를 사용하여 동물에 대한 수많은 연구가 수행되었다. 동물 모델에서, 줄기세포 이식이 안전하고 효과적이라는 것을 보여주었다. 2007년에 T1DM에 대한 줄기세포 이식 치료를 평가하는 첫 번째 임상시험이 보고되었다. 줄기세포는 환자의 혈액 림프구와 공동 배양되는 것과 같이, 이식 전에 전처리될 수 있다. T1DM에 대한 임상시험의 수에 비해 T2DM에 대한 줄기세포 치료에서 수행된 임상시험이 적다. 대부분의 임상 시험은 무작위 배정이 아니며, 표본 크기가 상대적으로 작다. 당뇨병에 대한 줄기세포 치료에 대한 확고한 결론을 내리기 위해서는 추가적인 조사, 특히 많은 환자 표본 집단에 대한 무작위이고, 잘 계획된 이중 맹검 임상시험(double-blind clinical trial)을 수행해야 한다.

재생의학에서의 무세포 치료전략

재생의학에서 줄기세포의 주요 작용기전은 세포가 손상 부위로 귀소(homing)하고, 손상된 조직을 대체하거나 회복시키기 위해 여러 세포 유형으로 분화할 뿐만 아니라, 국부적 또는 전신적 생리학적 과정을 조절하는 생리활성 인자의 분비를 포함한다. 최근 연구에서는 MSC에 의해 생성된 생리활성 인자가 조직 복구 및 재생 조절에 미치는 영향에 더욱 주목하고 있다. 세포에서 세포외 공간으로 분비되는 이러한 인자와 분자를 '분비체'(secretome)라고 하며, 이는 수용성 단백질, 유리 핵산, 지질 및 세포외 소포로 구성된다. 세포외 소포는 세포자멸체(apoptotic body), 미세입자 및 엑소좀(exosome)으로 세분될 수 있다. BMSC, ADSC, DPSC를 포함한 MSC의 분비체는 여러 질병에 대한 무세포 치료전략으로 부상하고 있다. 연구에 사용되는 분비체의 두 가지 주요 형태는 조절 배지(conditioned media, CM)와 엑소좀/미세소포(microvesicle)를 포함한다.

CM은 세포에서 유래한 분비체와 소포체의 완전한 재생 환경을 나타낸다. 분비체의 수용성 성분은 원심분리, 여과, 고분자 침전, 이온교환 크로마토그래피 및 젤 여과 크로마토그래피(size-exclusion chromatography)에 의해 미세소포 분획으로부터 분리될 수 있다. 이 두 구성 요소는 모두 독립적으로 재생 및 복구를 촉발할 수 있을 뿐만 아니라, 생체 외 조직 공학 기관의 새로운 조직 생성을 중재할 수 있다. MSC 유래 CM은 수많은 동물 모델의 질병 치료에서 해당 MSC의 이식만큼 효과적이라는 것이 입증되었다.

엑소좀은 직경 40~150 nm, 밀도 1.09~1.18 g/mL를 특징으로 하는 지질막 결합 세포외 소포의 특정 부류로 정의된다. MSC가 다른 세포와 비교하여 엄청난 양의 엑소좀을 생성하고, MSC의 많은 재생 특성이 분비된 엑소좀을 통해 매개된다는 증거가 증가하고 있다. 엑소좀은 주로 식세포 작용, 세포막과의 융합, 수용체-리간드 상호작용을 통해 다른 세포에 의해 내재화될 수 있으며, 이를 통해 내용물을 세포질로 방출할 수 있다. MSC 유래 엑소좀과 미세소포를 사용한 치료는 임상적으로 관련된 장기 기능을 향상시키는 것으로 보고되었다.

ADSC 또는 BMSC의 분비체는 널리 연구되어 왔다. 그들은 유사한 분비 프로파일을 표시하므로, 여기에서는 ADSC의 분비를 예로 설명한다. ADSC의 분비체가 CNS, 면역계, 심장, 근육, 더 나아가 일반적인 세포 생존에 미치는 유익한 효과를 보여주는 많은 연구가 있다. ADSC의 분비 산물의 프로파일은 CM에서 100개 이상의 개별 단백질을 식별하는 질량 분석법으로 특징지어졌다. 이들 단백질 중 41%는 세포질 성분과 연관되어 있고, 15%는 분비 인자로 알려져 있으며, 11%는 핵에서, 4%는 소포체에서, 3%는 ECM에서, 4%는 미토콘드리아에서, 22%는 특정 세포 위치와 연결되어 있지 않다. 그들의 기능에는 세포 대사 조절, 세포 골격 유사, 세포 신호전달, 단백질 억제, 단백질 분해, 단백질 처리, 후견단백질(샤페론) 활성화, DNA 복구, ECM 형성, 철 저장, 구아노신 이인산 결합 단백질 활성 및 유사분열 등이 포함된다.

ADSC의 분비체의 프로파일은 다른 약제에 노출되어 조절될 수 있다. 예를 들어, 기본 섬유아세포 성장인자 또는 상피세포 성장인자에 노출된 ADSC는 조혈 및 혈관 형성 모두에 역할을 하는 사이토카인인 간세포 성장인자(HGF)의 방출이 상당히 증가했다. ADSC는 또한 지질다당류와 같은 염증 자극에 반응한다. 이러한 조건에서 ADSC는 조혈(과립구-대식세포 집락 자극 인자, granulocyte-macrophage colony stimulating factor, 및 IL-7) 및 염증성 사이토카인(IL-6, -8, -11 및 tumor necrosis factor-α)의 분비를 증가시켰다. 이러한 특성은 줄기세포의 분비를 재생의학을 위한 세포 기반 치료제를 개발하는 미래 접근법에서 잠재적으로 강력한 도구로 가능하게 한다(그림 13-13).

면역계의 조절

MSC는 면역 세포의 증식, 활성화 및 기능을 조절한다. 동물 모델에 대한 전임상 연구와 MSC를 포함하는 중재적 임상 연구(http://clinicaltrials.gov) 모두 선천성 면역과 후천성 면역 모두에 대한 억제 효과를 보여주었다. MSC는 일반적으로 주요 조직적합성 복합체-I(major histocompatibility complex-I, MHC-I)를 발현하지만, 세포 표면에서 MHC-II, CD40, CD80 및 CD86의 발현이 부족하므로, T-세포 인식을 벗어나 이식 숙주에 대한 면역 반응을 유도하지 못하는 경우가 많다. 따라서 가장 유망한 잠재적 응용 대상은 이식편 대 숙주 질환(graft versus host disease)의 치료뿐만 아니라, 전신 홍반성 루푸스(systemic lupus erythematosus), T1DM, 다발성 경화증(multiple sclerosis) 및 크론병(Crohn's disease) 같은 자가면역 및 염증성 질환의 치료를 포함한다.

중추신경계

CNS 재생을 위한 MSC의 가능한 유효성은 다양한 손상 및 변성 모델에서 입증되었다. 이러한 유익한 작용은 처음에는 신경 계통에 대한 MSC의 가능한 분화에 기인했다. 그러나 최근 몇 년 동안 이 주제에 대한 모든 노력에도 불구하고, 생체 내에서 MSC로부터 기능적 뉴런으로의 분화에 대한 결정적인 데이터는 아직 없다. 따라서 신경 재생에서 MSC의 역할과 관련된 가장 강력한 가능성은 주로 분비체를 통한 숙주세포에 가능한 영양 지원에 초점을 맞추고 있다.

ADSC의 분비체는 뇌 저산소성-허혈성 손상 쥐 모델에서 신경 보호 효과가 있는 것으로 나타났다. 이 연구에서 ADSC-CM 주입에 의한 치료는 해마와 피질의 부피 손실을 유의하게 보호했으며, 모리스 수중 미로(Morris water maze) 기능 실험에서 행동 및 학습 능력을 촉진했다. 특히 흥미로운 것은 주입된 CM의 단백질 성분에 의한 혈액-뇌 장벽(blood-brain barrier)의 침투 확인과 뇌의 영향을 받는 영역 내의 구조에 대한 주요 결합의 확인이다.

CNS에 대한 분비체의 유익한 효과에는 해당 부위의 염증 환경 조절, 재생 부위의 혈관 생성 증가, 수초(myelin sheath)의 두께 증가, 월러 변성 단계(Wallerian degeneration stage)의 조절, 섬유성 흉터(fibrotic scar) 감소 등이 있다. 하지만, 배양액에 존재하는 신경영양 인자에 대한 보다 심층적인 특성 규명에 대한 연구는 향후 적용을 위해 필수적이다.

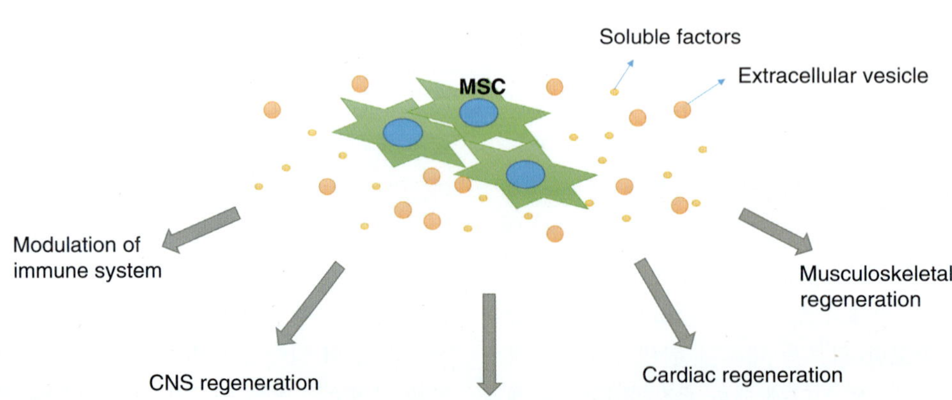

그림 13-13. MSC 분비체와 재생 의학. MSC 분비체의 광범위한 목록은 면역 조절, CNS 재생, 혈관 신생, 심장 재생, 근골격 재생 및 향후 적용을 포함한 재생의학을 위한 가능한 전략이 된다.

혈관 생성

새로운 혈관이 형성되는 과정인 혈관신생(angiogenesis)은 재생 의학의 모든 과정에서 중요한 사건이다. 다양한 연구에서 MSC 유래 분비체가 혈관신생의 주요 단계에 미치는 영향이 입증되었다. 예를 들어, 다양한 집단[예: 지방, 양수, 골수 및 와튼 젤리 제대 정맥(Wharton jelly umbilical vein)]의 MSC는 실험적으로 내피세포의 증식과 이동을 유도하여 관 형성을 촉진할 뿐만 아니라, 내피세포의 세포사멸을 방지한다. HGF, 혈관 상피 성장인자(vascular epithelial growth factor, VEGF), TGF-β, FGF-2, 태반 성장인자(placental growth factor), 팀프-1(tissue inhibitor of metalloproteinase-1), 안지오포이에틴(angiopoietin) 1 및 2를 비롯한 다수의 혈관신생 촉진인자 및 억제인자가 MSC 분비체에서 확인되었다. MSC-CM의 이러한 인자는 조화롭게 작용하여 혈관신생을 촉진하는 균형 잡힌 칵테일을 나타낼 수 있다.

또한 이러한 혈관신생 인자의 분비는 케모카인 및 저산소 조건에 따라 변형될 수 있다는 것이 여러 연구에서 입증되었다. 저산소 조건에서 배양했을 때, ADSC는 VEGF 분비를 5배 증가시킬 수 있는 것으로 나타났다. 저산소 조건에서 성장한 ADSC로부터 얻은 CM은 내피세포의 성장을 증가시키는 동시에 이 세포 집단의 세포사멸률을 감소시킬 수 있었다.

상처 치유는 새로운 혈관 형성이 매우 중요한 또 다른 과정이며, MSC-CM은 이러한 조건에서 잠재적인 유용성을 가지고 있다. 연구에 따르면, ADSC의 분비체는 섬유아세포의 증식/이동을 제어하고, 산화적 스트레스로부터 섬유아세포를 보호할 수 있으며, 이는 상처 치유에 필요한 시간에 충분히 영향을 미칠 수 있다. '인간 자궁경부 줄기세포'(human uterine cervical stem cell, hUCESC)-CM을 사용한 각막 상피 궤양 유도 후 안구건조증 동물 모델의 상피 치유에 대한 연구는 유망한 결과를 보여주었다. 손상 후, hUCESC-CM으로 처리된 안구건조증은 개선된 상피 재생을 보였다.

근골격 조직 재생

근골격계 질환에서 MSC 분비체의 치료 효과는 재생의학의 새로운 개척 영역이다. 근골격계 조직 재생에 있어 지난 10년 동안 40건 이상의 연구(체내 연구 12건, 임상 연구 1건 포함)가 여러 세포 유형의 CM 또는 세포외 소포를 검사했다. 생체 내 연구는 뼈 및 치주 결손, 관절염 및 근이영양증 병리학에서 CM을 활용하여 수행되었다. MSC의 CM은 새로운 뼈 형성, 상주 MSC의 골형성 분화, 혈관신생, 염증 억제, 관절염 지수 감소, 파골세포 형성 감소 및 연골 조직 형성을 유도한다. 치조골(alveolar bone) 재생이 필요한 환자에서 인간 MSC의 CM을 사용한 임상 연구가 있었다. 6개월의 추적 관찰 기간 동안 점진적인 뼈 형성이 관찰되었으며, 전신적 또는 국소적 합병증은 없었다. 관련된 가능한 인자는 PDGF 수용체 β, C3a, VEGF, 단핵구 화학 유인 단백질(monocyte chemoattractant protein)-1 및 -3, IL-3, IL-6, IGF(insulin-like growth factor)-1이 포함되며, 이는 세포의 이동, 증식, 골형성 분화 및 혈관신생을 담당한다.

심장 재생

심장 재생은 MSC가 적용되고 MSC 분비체 효과가 관찰된 또 다른 영역이었다. 사실, MSC를 심근경색/부전의 다른 동물 모델에 이식/주사한 후 MSC의 긍정적인 효과를 보고하는 많은 연구가 있었다. 다른 조직 허혈성 손상 모델에서 MSC를 적용한 것과 유사하게, 동물 모델에서 심장 재생의 개선은 혈관 생성 증가 및/또는 세포 보호 효과의 증가, 즉 세포자멸 감소에 기인한다. VEGF와 IGF-1이 이 현상에 기여하는 요인으로 확인되었다. 언급된 성장인자 외에도 다른 MSC 유래 단백질도 이러한 긍정적인 결과에 기여할 가능성이 있다. 그러나 이 추측을 검증하기 위해서는 추가적인 연구가 필요할 것이다.

장점과 질문

재생의학에서 MSC 유래 분비체와 같은 무세포 요법의 사용은 줄기세포 기반의 응용에 비해 많은 이점을 제공한다. (1) 분비체의 적용은 면역 적합성, 종양원성, 색전 형성 및 감염의 전파를 포함하여, 살아있고 증식하는 세포 집단의 이식과 잠재적으로 관련된 여러 안전 고려 사항을 해결한다. (2) MSC-유래 분비체는 기존의 약제와 유사한 방식으로 안전성, 용량 및 효능에 대해 평가할 수 있다. 분비체 효능의 손실 없이 장기간 동안 잠재적인 독성이 있을 수 있는 동결보존제를 사용하지 않고 보관할 수 있다. 생물학적 생성물은 원하는 세포 특이적 효과로 변형될 수 있다. (3) 배양된 줄기세포의 확장 및 유지에 소요되는 시간과 비용을 크게 줄일 수 있으며, 뇌허혈, 심근경색 또는 군사적 외상과 같은 급성 질환의 치료를 위해 기성품(off-the-shelf) 형태의 분비체 치료법을 즉시 사용할 수 있다.

현재 MSC의 분비체를 적용하기에 앞서 대답해야 할 질문이 여전히 많이 있다. 새로운 잠재적 요인을 발견할 가능성과 액체 크로마토그래피/질량 분석과 같은 편향되지 않은 글로벌 기술을 적용하여 분비체에 대한 더 나은 이해가 달성되어야 한다. 이러한 정보 외에도 세포의 계대 배양에 따라 분비체가 어떻게 변하는지에 대한 지속적인 연구를 수행하는 것이 좋다. 또한 MSC를 이식하는 것이 더 나은지 또는 CM을 이식하는 것이 바람직한지 여부는 불분명하다. 두 접근 방식 모두 표적 질병/손상에 따라 특정 병리에 가장 적합한 치료 가능성을 가질 수 있다. 인자의 장기간 방출이 필요한 경우, MSC 이식이 유용할 수 있다. 특정 사이토카인 또는 특정 성장인자의 방출 수준을 유도할 수 있도록 유전자 변형된 MSC 또는 배양 조건이 변형된 MSC의 사용은 고려할 가치가 있다. 또는 인자의 초기 증폭이 필요한 경우 MSC로부터 농축된 CM을 주입하는 것이 가장 논리적인 접근법이다.

또 다른 관련 주제는 MSC의 분비체가 조절될 수 있는 방법이다. MSC는 동적 환경에 민감하기 때문에 가능한 접근 방식은 생물 반응기(bioreactor)를 사용하는 것일 수 있다. 또 다른 가능성은 원하는 영양 인자의 발현을 구체적으로 유발하는 정의된 배지를 사용하는 것이다. 대안적으로는, 현탁-기반 생물반응기(suspension-based bioreactor) 시스템에서 그리고 가공된 생체물질 표면과 접촉하는 이들 세포의 성장도 가능한 방법일 수 있다. 이러한 접근 방식을 통해 합리적이고 증거 기반 방식으로, 더 넓은 범위의 재생의학 프로토콜로 MSC와 MSC 분비체의 적용을 확장하는 것이 가능할 것이다.

요약 및 전망

배아줄기는 배아 단계 초기에 하나의 수정란에서 시작하여 증식과 분화를 통해 우리 몸의 전체 기관계를 구성한다. 성체줄기세포는 적소로부터의 가동화, 증식을 위한 자기재생, 목적지로의 귀소, 장기계에 손상이 발생했을 때 표적 조직 계통 분화를 통해 일생 동안 장기계의 구조적 및 기능적 완전성을 유지한다. ESC는 태어날 때와 성인이 될 때 장기 시스템의 질을 결정한다고 추측할 수 있다. 줄기세포는 출생 후에도 우리의 건강 상태를 유지한다. 따라서 내인성 성체줄기세포의 질과 양이 우리의 건강한 수명을 결정한다. 이러한 이유로 현재 우리의 노력은 줄기세포에 의한 만성 질환의 치료에 더 중점을 두고 있지만, 미래의 줄기세포 연구 및 기술 개발의 초점은 건강한 장수 촉진으로 옮겨갈 것이다. 이러한 맥락에서 재생의학의 가장 도전적인 기술은 필요한 장기 시스템에 대한 줄기세포의 내재적 또는 외인성 가용성을 보장하는 방법이 될 것이다.

Suggested Readings

Golchin A, Farahany TZ. Biological products: cellular therapy and FDA approved products. Stem *Cell Rev Rep* 2019;15(2):166–175.

Harasymiak-Krzyz anowska I, Niedojadło A, Karwat J, Kotuła L, Gil-Kulik P, Sawiuk M, Kocki J. Adipose tissue-derived stem cells show considerable promise for regenerative medicine applications. *Cell Mol Biol Lett* 2013;18(4):479–493.

Kang YJ, Zheng L. Rejuvenation: an integrated approach to regenerative medicine. *Regen Med Res* 2013;1(1):1–8.

Khan FA, Almohazey D, Alomari M, Almofty SA. Isolation, culture, and functional characterization of human embryonic stem cells: current trends and challenges. *Stem Cells Int* 2018;2018:1429351. https://doi.org/10.1155/2018/1429351.

Robert L, Anthony A. Essentials of Stem Cell Biology. 3rd ed. Elsevier; 2005.

Salgado AJ, Gimble JM. Special section: the mesenchymal stemcell secretome in regenerative medicine. *Biochimie* 2013;95(12):2195–2464.

Scadden DT. The stem-cell niche as an entity of action. *Nature* 2006;441(7097):1075–1079.

Trávnícková M, Bacáková L. Application of adult mesenchymal stem cells in bone and vascular tissue engineering. *Physiol Res* 2018;67(6):831–850.

Walmsley GG, Ransom RC, Zielins ER, Leavitt T, Flacco JS, Hu MS, Lee AS, Longaker MT, Wan DC. Stem cells in bone regeneration. *Stem Cell Rev Rep* 2016;12(5):524–529.

Wright DE, Wagers AJ, Gulati AP, Johnson FL, Weissman IL. Physiological migration of hematopoietic stem and progenitor cells. Science 2001;294(5548):1933–1936.

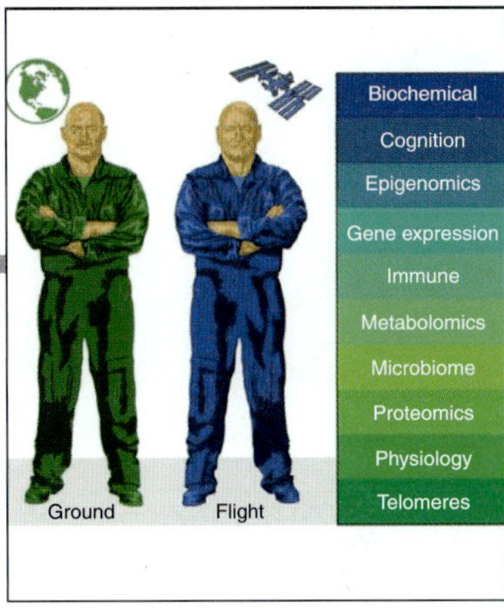

Chapter 14

오믹스, 정보학 및 정밀의학

서론

정밀의학 및 유전체에 의한 건강 관리의 속도는 계속해서 가속화되고 있다. 개인 간의 차이를 기반으로 한 임상 적용은 항암 치료, 항응고 요법 및 장기 이식에 매우 중요하다. 건강 관리의 원칙은 항상 질병이 아니라 환자를 치료하는 것이지만, 이러한 통합적이고 개인화된 접근 방식은 특히 빠르게 진행되고, 고비용의 의료체계에서 요구된다. 정밀 건강관리(precision health care)로 알려진 보다 개별화된 치료를 향한 노력에는 많은 뿌리가 있지만, 인간 유전체 프로젝트(Human Genome Project)는 주요 촉매제였다. 유전학, 유전체학, 분자 및 세포 생물학, 영상의 끊임없는 발전으로 인해서, DNA에서부터 바이오마커(생체표지자), 신체 및 뇌 구성, 환경 노출에 이르기까지 다양한 수준에서 개인의 차이를 정의하고 정량화할 수 있는 훨씬 더 나은 방법을 가지고 있다. 통계적 방법, 데이터베이스 시스템 및 계산 능력도 그에 상응하는 속도로 증가했다. 이질적인 임상 데이터는 이제 진단 및 치료의 의사 결정에서 계산 파트너가 되는 정교한 전자 건강 기록 체계에 일상적으로 통합된다. 이러한 새로운 유형의 동적이며 다원화된 데이터와 고전적 진단 방법의 수렴은 각 개인의 고유한 유전학, 생화학, 인구통계학적 특성, 병력 및 생활 방식을 더 많이 설명하는 방식으로 향상된 관리 및 치료를 제공하기 시작했다.

이 장에서 사용하는 **오믹스**(*omics*)라는 용어는 생물학적 조직의 다양한 수준 또는 규모에서 수집된 다양하고 종종 큰 데이터 집합을 가리킨다. 그 예로서 DNA 서열(유전체학, genomics), DNA 및 히스톤 변형(후성유전체학, epigenomics), RNA 발현(전사체학, transcriptomics), 단백질 및 펩티드 수준 및 분포(단백질체학, proteomics), 대사산물 농도(대사체학), 몸 전체의 미생물 군집(메타지노믹스, metagenomics, 15장 참조), 그리고 체중, 키, 혈압과 같은 고전적인 의료 데이터 유형의 방대한 집합(현상학, phenomics)과 환경 노출의 데이터(엑스포좀, exposome) 등이 있다. 단일 수준 스냅 사진과 비교할 때 이러한 데이터 유형의 동적인 축적은 개개인을 이해하고, 개인의 고유한 위험도, 그리고 질병 및 상태를 예방하고 치료하는 더 나은 방법을 훨씬 더 전체적으로 이해할 수 있는 잠재력을 가지고 있다. NASA의 쌍둥이 연구는 복잡한 다중 오믹스 데이터의 새로운 물결에 대한 미리보기이다(그림 14–1). 이 경우, 미세 중력의 궤도에서의 1년이 건강에 미치는 영향을 결정하기 위해 일란성 쌍둥이를 2년에 걸쳐 연구했다. 동일한 유형의 장기적인 다중 오믹스 데이터가 현재 당뇨병과 같은 일반적인 질병에 대한 치료를 세밀하게 조정하는 데 사용되고 있다. 우리는 일반적인 일률적 권장 사항을 넘어 구체적인 예측으로 이동하고 있다. 그러나 특정 권장 사항의 정확성을 확립하는 것은 여전히 주요 과제이다.

특히 환자의 유전자형을 기반으로 화학요법 약물에 대한 적절한 복용량을 선택하는 데 있어 주목할 만한 성공이 있었다. 예를 들어, 소아 백혈병 치료에 자주 사용되는 티오퓨린(thiopurine)의 용량은 이제 각 어린이의 TPMT 유전자 변이에 따라 설정된다. 그 유효 용량은 10배 이상 다양하다. 특정 백혈병 아형과 잘 정의된 유전자형-약물 상호작용을 기반으로 한 일련의 판단은, 지난 30년 동안 소아 백혈병 생존율이 65%에서 최대 90%로 눈에 띄게 개선된 가장 큰 단일 요인이다. 그러나 일반적으로 더 좋거나 또는 더 나쁜 결과를 초래

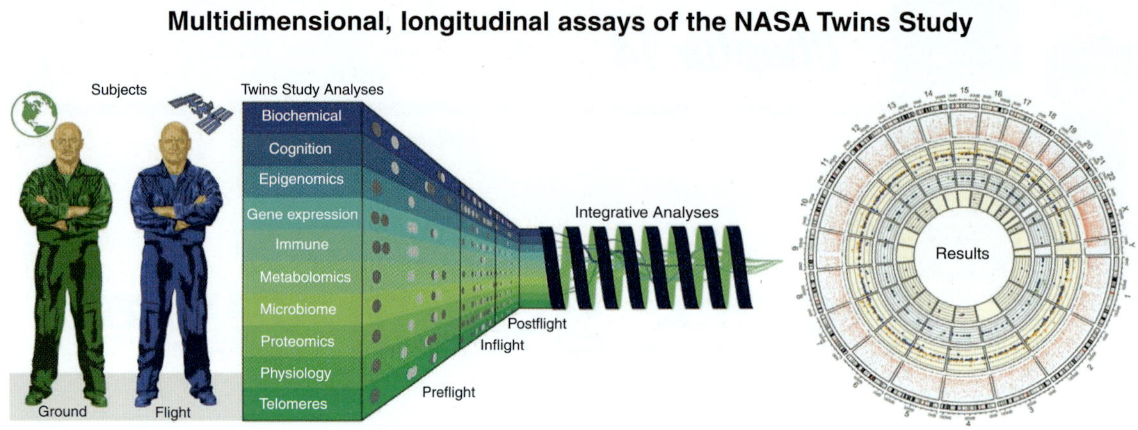

그림 14-1. 수직형 다중 오믹스 데이터 통합. 이 과정은 생물의학 연구와 임상 치료의 최전선에 있다. 왼쪽은 일란성 쌍둥이 켈리(Kelly) 형제이다. 초록색으로 표시된 마크(Mark)는 그의 형제이자 우주비행사인 스콧 켈리(Scott Kelly, 파란색)의 실험적 대조군 역할을 했다. 실험 설계 및 획득한 많은 데이터 유형이 그림 중앙에 나열되어 있다. 이 쌍둥이는 국제 우주 정거장에서 스콧이 340일을 체류하기 전, 도중, 그리고 그 이후에 최신 오믹스 방법을 사용하여 많은 동일한 시점에서 연구되었다. 맨 오른쪽에는 염색체 번호(3시 방향이 1번 염색체)에 따라 정렬된 데이터 유형의 원 그래프가 있다. 예를 들어, 빨간색으로 표시된 더 넓은 외부 밴드는 혈액 내 유전자 발현 수준을 요약한다. (*Garrett-Bakelman FE et al. The NASA Twins Study: a multidimensional analysis of a year-long human spaceflight.* Science *2019;364(6436). pii: eaau8650. PMID: 30975860.*에서)

하는 유전자 및 오믹스 데이터의 많은 계층 간의 복잡한 관계에 대한 충분한 이해를 갖고 있지 않다. 질병이나 상태가 복잡할수록, 그리고 환경적 요인에 의해 질병이 더 많이 조절될수록, 최상의 치료 방법을 예측하기가 더 어려워진다. 인간 유전체는 약 22,000쌍의 유전자와 수백만 개의 DNA 변이체로 구성되어 있지만, 이들 변이체의 대다수는 아직 진단, 치료 및 예후에 연결할 수 있는 알려진 기능이 없다. 우리는 이 정밀한 과정의 시작 단계에 있으며, 보다 더 개인화된 의료 서비스가 필요하다. 아무리 좋은 예측이라도 확률론적 특성을 감안할 때 지나친 약속은 심각한 위험이다. 인간은 날씨보다 훨씬 더 복잡하다. 이것은 임상적으로 유용한 예측이 일주일의 날씨를 예측하는 것보다 더 어렵다는 것을 반드시 의미하지는 않지만 겸손해야 함을 상기시켜준다.

유전체, 유전자 및 DNA 변이체

다양한 유형과 빈도의 유전적 변이가 질병의 위험, 진행 및 치료에 영향을 미친다는 상당한 증거가 있다. 우리는 종종 유전성이라 불리는 믿을 수 없을 정도로 단순하고 잘못 이해된 척도로 눈 색깔, 키, 질병 위험과 같은 특성에 대한 DNA 차이의 누적된 역할을 추정한다. 명확한 질병이나 장애로 이어지는 희귀한 유전자 변형과 돌연변이는 **유전 가능성**(*heritability*)이 거의 1(또는 100%)에 가깝다. 즉, 특정 환경에서 DNA 변이체(대립유전자)와 질병의 특성이나 발생은 강한 일치성을 갖는다. 대조적으로, 많은 발달적, 확률론적(무작위) 사건에 의해 조절되고, 환경 요인(혈압, 체중, 심혈관 및 폐 질환, 대사 장애, 약물 남용, 성격 특성)에 더 민감한 조건은 일반적으로 0.5 이하의 유전 가능성을 갖는다. 그러나 이러한 맥락에서 강조해야 할 핵심은 높은 유전성이 치료 선택권을 제한하지 않는다는 것이다. 사실, 적절한 치료는 잠재적으로 단일 유전자 멘델 돌연변이의 치료로 이어질 수 있다. 페닐케톤뇨증(phenylketonuria)은 PAH 유전자를 비활성화하고, 위험할 정도로 높은 수준의 아미노산 페닐알라닌 축적을 초래하는 멘델유전식 대사 돌연변이의 전형적인 예이다. 이 질환은 명목상 유전 가능성이 1에 가깝지만, 그럼에도 불구하고 식단에서 페닐알라닌을 제거함으로써 효과적으로 치료할 수 있다. 이것은 유전 가능성이 높은 특성에 대해서도 환경에 따른 유전자의 효과 또는 유전자 치료 효과의 중요한 역할을 강조한다. 즉, 효과적인 치료는 유전성을 능가한다. 그리고 우리는 이제 정확하게 표적화된 DNA 편집 방법, 특히 CRISPR-Cas9 유전자 편집의 변종을 사용하여 겸상적혈구 빈혈과 같은 심각한 유전 질환에 대한 DNA 서열을 복구하는 것이 실용화되고 있는 시대에 접어들고 있다. 심각한 윤리적 문제가 있지만, CFTR(낭포성 섬유증, cystic fibrosis)과 HTT(헌팅턴병, Huntington's disease) 같은 치명적인 돌연변이를 수정해야 하는 환자도 많이 있다.

인간 유전체는 약 65억 개 염기쌍의 DNA(각 부모로부터 32억 5000만 bp 유전), 22개의 상염색체, 염색체 X와 Y, 그리고 모계 유전 미토콘드리아 유전체로 구성된다. 핵 유전체의 약 5%는 mRNA, rRNA, tRNA 및 microRNA를 생성하는 유전자의 잘 정의된 엑손 및 인트론을 암호화하지만, 약 22,000개 단백질의 핵심 집단으로 번역되는 단백질 암호화 서열에 해당하는 것은 1.3%에 불과하다. 그러나 실제로는 세포 유형당 수십만 개의 주요 단백질 및 부수적 단백질 변이체(이른바 동위형)가 있다. 나머지 DNA 서열의 대부분은 비암호화 및 반복적인 핵산 서열(종종 불용 DNA, junk DNA라고 함)로 구성된다. 그러나 단백질을 암호화하지 않는 유전체의 중요한 부분은 유전자 발현을 조절하는 DNA의 중요한 확장 영역, 주로 인핸서(enhancer) 영역과 절연체(insulator)로 구성된다. 이 영역은 종종 단백질로 둘러싸여 있으며, 집합적으로 이러한 DNA-단백질 집합체는 서로 다른 조건에서 각 세포 유형에서 가장 활발하게 전사되거나 가장 엄격하게 억제되어야 하는 유전자의 하위 집합을 선택하는 복잡한 유전체-후성유전체 스위치 상자를 구성한다.

모계 염색체와 부계 염색체는 일반적으로 한 사람당 2백만~4백만 개의 DNA 부위에서 서로 다르며, 이는 대략 1,000 bp당 하나의 차이이다. 가장 일반적인 유형의 DNA 서열 변이는 하나의 뉴클레오티드가 다른 뉴클레오티드로 단순 치환되는 **'단일 뉴클레오티드 다형성'** 또는 *SNP(single nucleotide polymorphism)*이다. 대략 9천만 개의 SNP가 이미 인간 인구에서 규명되었지만, 10%만이 공통적이지만 각각의 인간 유전체는 또한 수십만 개의 작은 DNA 삽입과 결실(인델, indel), 하나 이상의 전체 복제 유전자를 포함할 수 있는 수천 개의 큰 복제 수 변이체(copy number variant), 그리고 다른 훨씬 큰 규모의 재배열(rearrangement), 역위(inversion), 손실(loss) 및 전체 염색체의 복제를 포함한다(그림 14-2). 마지막으로, 우리 모두는 일련의 유전적 문제의 궁극적인 원천이자, 진화적 변화의 핵심 원인 중의 하나인 소수의 자발적인 새로운 생식계열 변이체를 보유하고 있다. 사람 한 명당 100-200개 미만의 새로운 변종이 있을 것이다. 대부분은 중립적이며 검출 가능한 효과가 없지만, 10개 이하의 돌연변이는 RNA 발현 또는 단백질 서열에 영향을 미칠 수 있다. 마지막으로, 세포는 분열함에 따라 희귀한 체세포 돌연변이를 얻는다. 이러한 돌연변이는 유사분열의 빈도, 환경 노출 및 DNA 복구의 충실도의 함수로 축적된다. 이러한 것들은 암 생물학에서 특히 중요하다.

5% 이상의 빈도를 갖는 대부분의 DNA 변이체는 단독으로 질병 위험에 기여하지 않는다. 하지만, 개별적으로 약간의 영향을 미치는 많은 유전적 차이의 조합은 질병 위험의 현저한 차이에 기여할 수 있다. 가장 흔한 질병, 특히 많은 환경적 요인에 의해 공동으로 영향을 받는 질병은 100-1,000개의 흔한 DNA 변이에 의해 조절된다. 제2형 당뇨병은 소위 다유전성 질환(polygenic disorder)의 한 예이며, 그 심각성은 수백 가지의 일반적인 DNA 변이체, 그리고 식이요법 및 생활 습관에 의해 영향을 받는다. 많은 심혈관 질환, 신경 질환, 신장 질환에서도 마찬가지다. 많은 암이 체세포 돌연변이와 염색체 재배열에 의해 유발되지만, 종양 성장과 전이 속도는 일반적인 생식계열(Germ-line) 변이체의 유전에 의해 강력하게 조절된다. 모든 염색체에 걸친 유전자형에 대한 포괄적인 데이터가 주어지면, 질병의 가능성에 대한 대략적인 예측인 '누적 다유전자 위험도'(cumulative polygenic risk score)를 도출하기 위해서, 이러한 모든 일반적 DNA 변이의 효과를 요약하는 것이 가능하다.

DNA 차이와 질병 위험의 차이 사이의 인과 관계를 발견하는 두 가지 주요 접근 방식은 '가족 가계도 연구'(family-based linkage study)와 '유전체 수준 연관 연구'(genome-wide association study, GWAS)이다. 첫 번째 방법은 페닐케톤뇨증, 겸상 적혈구 빈혈, 백색증, 헌팅턴병과 같은 멘델식 질환(Mendelian disease)을 유발하는 돌연변이를 포함하는 염색체 영역을 찾기 위해 거의 한 세기 동안 사용되었다. 이러한 희귀 돌연변이 대립유전자는 큰 영향을 미치며, 유전자형을 아는 것이 위험에 대한 거의 완벽한 예측 인자이다. 질병을 예

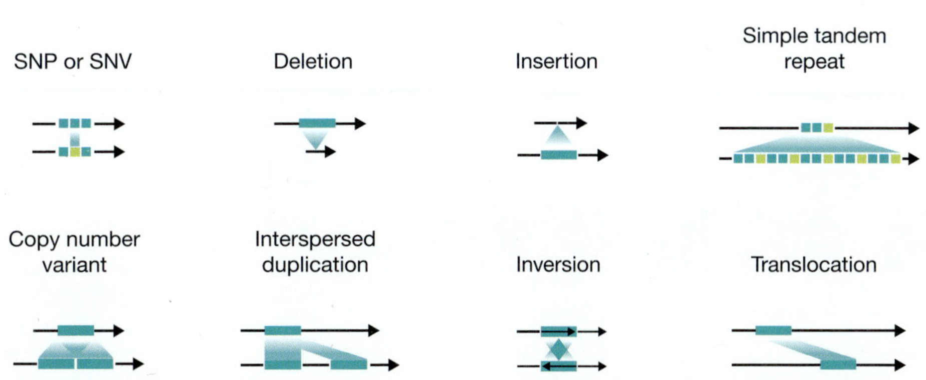

그림 14-2. DNA 염기서열 변이의 유형. 첫 번째 행에 강조 표시된 DNA 변이체는 단일 뉴클레오티드 다형성(또는 단일 뉴클레오티드 변이체)에서 최대 200개 뉴클레오티드의 차이, 예를 들어, 헌팅턴병을 유발하는 단순 직렬반복[tandem repeat, 미소부수체(microsatellite)라고도 함]까지이다. 변이 유형의 아래쪽 행은 일반적으로 반복적인 DNA 단편 및 전이 DNA 인자(때로는 전이 유전자, jumping gene이라고도 함)에서 역전, 복제, 전위 또는 결실에 이르기까지 훨씬 더 긴 DNA 분절(>200 nt)을 포함한다. 이러한 후자의 돌연변이 유형은 암세포에서 흔히 나타난다.

측하는 것이 가능할 수도 있지만, 이것이 기전이 알려져 있다는 의미는 아니다. 예를 들어, 헌팅턴병은 HTT 단백질의 첫 번째 엑손에서 긴 글루타민 아미노산 잔기로 번역되는 36개 이상의 CAG 코돈의 단순한 직렬 반복(그림 14-2, 오른쪽 상단)으로 인해 발생한다. 그러나 이 우성 돌연변이가 전뇌의 특정 부분에서 뉴런의 생존을 구체적으로 어떻게 방해하는지는 여전히 불분명하며, 효과적인 치료법은 아직 없다.

GWAS 방법(그림 14-3)은 현재 인간 유전학을 지배하고 있으며, 동일한 GWAS 기술은 이제 환자 치료를 개선하기 위한 효과적인 첫 번째 의례적 방법으로서 임상의 일부 영역에서 보편화되었다. 특히, 장과 간에서 주요 효소 및 운반체와 상호작용하는 것으로 알려진 약물의 초기 투여량 결정에 일반적으로 사용된다. 이 기술은 타액이나 혈액에서 DNA를 추출한 다음, 형광 DNA 단편을 작은 유리 조각(약 1 cm 가장자리)

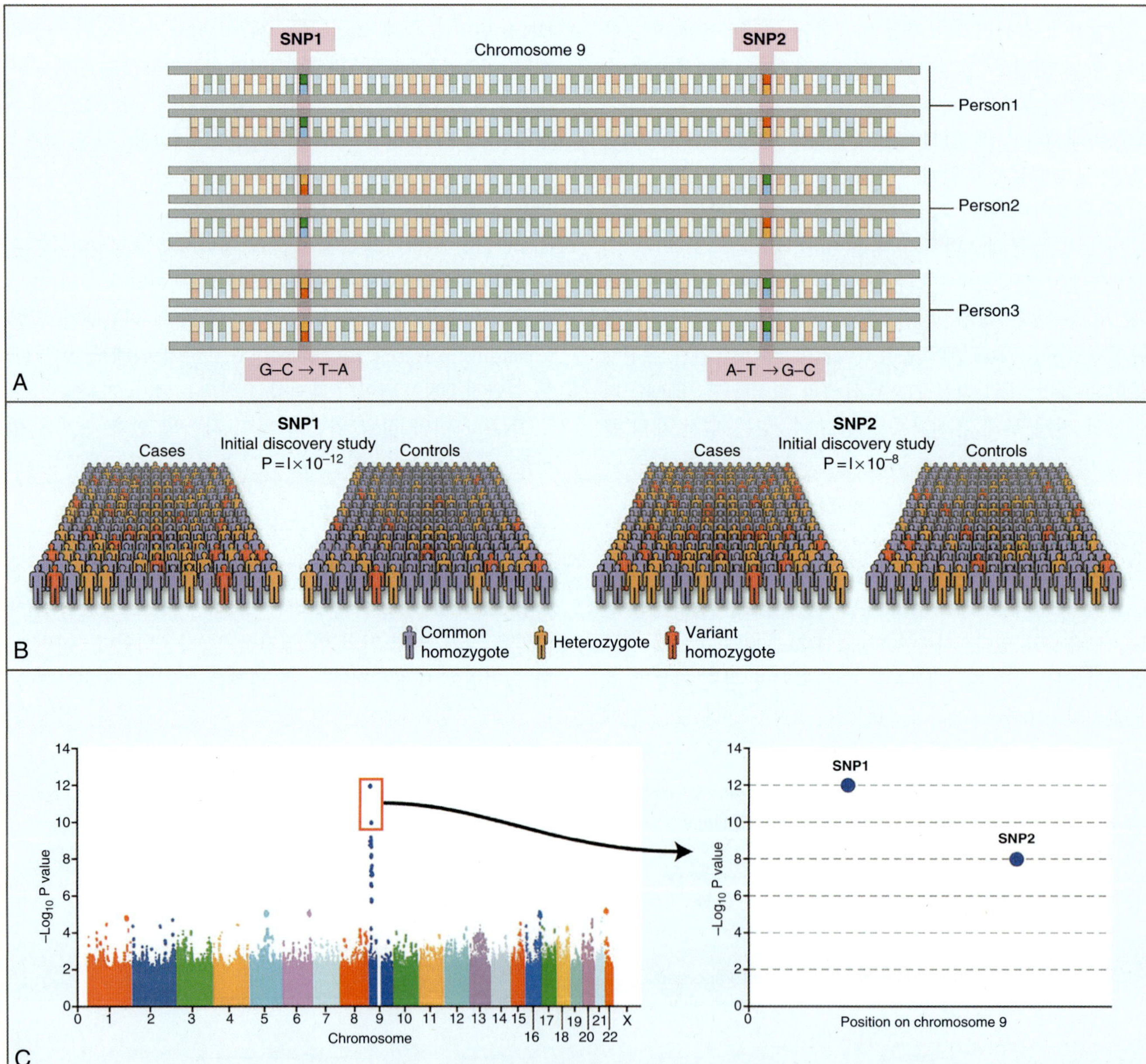

그림 14-3. 유전체-수준 연관 연구(GWAS). GWAS는 일반적으로 1,000명의 피험자 각각에 대해 100만 개 이상의 SNP가 유전형이 지정되는 사례 연구 설계를 기반으로 한다. (A)는 9번 염색체에 있는 3명의 피험자에 대한 DNA 서열과 유전형을 나타낸다. 2개의 강조 표시된 SNP는 모든 피험자의 유전형을 지정하는 데 사용된다. (B)에서 SNP와 사례 대 대조군 사이의 연결 강도는 확률로 계산된다. 이 예에서 SNP1과 SNP2는 질병과 연관되어 있으며, 가장 좋은 P 값은 10^{-12}와 10^{-8}이다. P 값은 종종 −log *P*—로 변환되는데, 이 경우는 각각 12와 8이다. (C)는 각 염색체가 사로 다른 색상으로 표시된 모든 유전자형 SNP에 대한 P 값을 보여준다. 이 결과는 9번 염색체의 작은 부분이 질병 위험에 인과적으로 기여한다는 것을 나타낸다. (*www.nejm.org/doi/full/10.1056/NEJMra0905980*에서.)

의 표면에 부착된 수백만 개의 상보적인 올리고뉴클레오타이드에 잡종화(hybridization)하는 것을 포함한다. 이 유리 마이크로어레이(microarray)의 수백만 좌표 각각에서 형광의 강도는 DNA 단편의 결합 친화도를 측정한 것이다. 그런 다음, 이 영상은 DNA 단편의 가능한 SNP 유전자형으로 변환된다. 많은 진료소, 병원, 회사 또는 소비자 직접 의뢰 유전자형 분석 서비스(direct-to-consumer genotyping service)는 현재 시료당 0.5~500만 개의 SNP 판독값을 생성하는 SNP 마이크로어레이 기술을 사용한다. 이는 65억 bp의 모든 염기서열을 분석하지 않고도 환자 유전체에 대한 매우 좋은 첫 번째 근사치를 도출하기에 충분하다. 염기서열 분석 비용이 저렴해짐에 따라, 현재 추세는 비용이 다소 비싸더라도 전체 엑솜(유전체의 모든 단백질 암호화 서열) 또는 전체 유전체(소위 전체 유전체 서열)의 염기서열을 분석하는 것이다. 염기서열 분석은 각 개인의 DNA 변이체에 대한 보다 완전한 개요를 제공할 수 있다.

SNP를 기반으로 하든 또는 유전체 서열을 기반으로 하든 GWAS 연구는 일반적으로 1,000에서 100만 피험자에 이르는 대규모 집단에 의존한다. 피험자는 질병이 있는 경우 또는 일치된 대조군으로 분류된다(그림 14-3, 중간). 각 DNA 변이체 또는 대립유전자 변이체의 상대 빈도는 사례와 대조군 간에 비교된다. 만약 하나 이상의 대립유전자가 대조군보다 훨씬 더 흔한 사례라면, 이러한 변이체와 염색체의 주변 영역은 질병 위험과 인과적으로 연계된다. 아마도 GWAS의 가장 중요한 단일 결과는 대부분의 일반적인 질병과 형질이 수백 개의 고유한 DNA 변이체에 의해 조절된다는 증거일 것이다. 이러한 변이체의 대부분은 유전자 사이의 커다란 **'유전자간 확장 영역'(intergenic stretch)**에 있으나, DNA 구조에 영향을 미치고, DNA와 단백질 복합체, 중합효소 및 보조인자의 상호작용에 영향을 줘서 유전자 발현에 영향을 미칠 가능성이 있다(그림 14-4).

염기서열 분석 기술의 엄청난 처리량에도 불구하고, 현재 기술은 이동성 유전인자(mobile element, 종종 바이러스 유전체로부터 파생)의 삽입 또는 삭제, 유전자 증폭, 반전 및 위치 변환(translocation)과 같은(그림 14-2, 맨 아래 줄) 일부 매우 중요하고 관련된 DNA 변이체를 해결하는 기술의 능력에는 한계가 있다. 이러한 변이체는 중요한 영향을 미칠 수 있으며, 한 번의 실험으로 최대 200 kb의 DNA 염기서열을 분석할 수 있는 새로운 긴 판독 기술은 곧 임상의에게 오믹스의 여러 단계 중 첫 단계에 대해 훨씬 더 완전한 이해를 제공할 것이다.

임상 증례 14-1 암 치료에서 표적 유전자 융합

게리 가드너(Gary Gardner)는 요통을 호소하여 처음으로 주치의를 찾은 55세 남성이다. 그는 처음에 요추 추간판 탈출증 진단을 받았지만, 통증은 왼쪽 옆구리 부위로 옮겨졌다. 응급실 방문 후 흉부 엑스레이를 촬영했고, 폐색전증이 우려되어 혈액/종양 전문의에게 의뢰했지만 소견이 불확실했다. 그는 심한 요통과 최근 식욕 부진을 계속 호소하고 있었다. 그는 혈액/종양 전문의에게 자신은 담배를 피운 적이 없었고, 이전의 음주도 부정했다. 그는 암의 가족력이 없었다. 검사에서 그는 숨이 차지 않았으나, T9-T12 척추에 압통이 있었다. 실험실 검사에서 분변 잠혈은 양성으로 나타났지만, 그 외에는 이렇다 할 소견이 없었다. 흉부의 컴퓨터 단층촬영(computed tomography, CT)에서 미량의 좌측 흉수 유출과 함께 식도벽이 두꺼워진 것이 관찰되었다. 간에 여러 병변이 있었고, 3.5 cm 오른쪽에는 부신 병변이 있었다. T10 척추에도 뼈 병변이 있었다. 뇌의 자기공명영상에서 왼쪽 두정엽에 4 mm 병변이 보였다. 간 생검을 수행했고, 그 결과 전이성 저분화상피암(metastatic poorly differentiated carcinoma)을 나타냈다. 광범위한 병리학적 검사에도 불구하고, 식도암, 폐암 또는 담도암과 일치하는 것으로 간주되었음에도 암의 위치나 기원을 확인할 수 없었다. 생검에서 남은 조직은 포괄적인 분자 검사를 위해 보내졌다. 간 RNA-염기서열분석(RNA-seq)을 기반으로 해서 NTRK1-IRF2BP2 유전자 융합이 확인되었다. 결과를 기다리던 동안 환자의 상태는 급격히 악화되었고, 결국 IV번 척수액의 손실과 심한 통증으로 입원하게 되었다. NTRK1-IRF2BP2 유전자 융합이 확인됐을 당시 환자는 입원하려던 참이었다. 병원에 있는 동안 환자를 위해 라로트렉티닙(Larotrectinib)이 긴급 주문되었다. 이틀 간의 경구 치료 후 가드너 씨는 상당히 호전되었고, 통증 조절이 여전히 필요했지만 퇴원할 수 있었다. 6주 후 CT 촬영을 반복한 결과에서 간, 식도 및 부신 병변의 거의 완전히 회복되었고, 뼈 병변의 부분적인 회복 및 뇌 병변의 완전한 회복을 보여주었다.

암에서 NTRK 융합의 세포생물학, 진단 그리고 치료

궁극적으로 암을 유발하는 대부분의 유전자는 모든 세포에서 비정상적이지 않다. 대신에, 이러한 유전자는 궁극적으로 암이 되는 세포에서만 돌연변이된다. 종양유전자(oncogenes)로 알려진 이러한 유전자는 다양한 방식으로 활성화될 수 있다. 유전자 내의 DNA는 DNA의 단일 지점에서 돌연변이가 발생하여 효과적인 음성 되먹임 조절이 없이 세포 분열과 성장을 자극하는 유전자가 생성될 수 있다. 또는 염색체 재배열로 알려진 과정에서 세포 분열 중에 유전자의 일부가 다른 유전자의 일부에 접합될 때 유전자가 발암성이 될 수 있다. 이로 인해 무차별적인 전사를 방지하는 유전자 부분이 손실되고 전사를

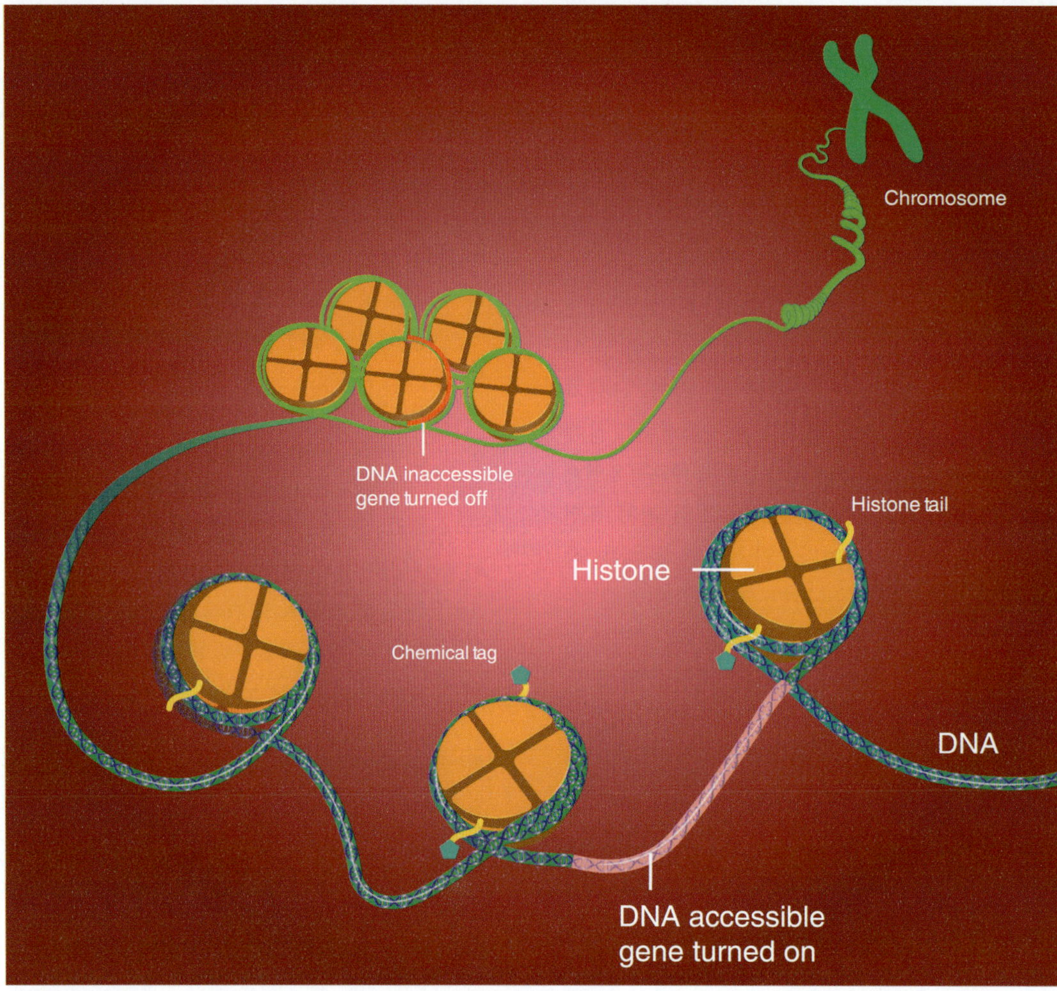

그림 14-4. 후성 유전학. 염색체는 DNA 복제와 특정 RNA 하위 집합의 생성을 모두 제어하는 복잡하고 역동적인 DNA-단백질 구조를 가지고 있다. 비암호화 DNA는 초록색으로 강조 표시되는 반면, 2개의 단백질 암호화 DNA 영역은 빨간색으로 표시된다. 아래로 향한 이러한 유전자 중 하나는 전사인자와 RNA 중합효소(표시되지 않음)에 의해 접근 가능하며 켜진 상태이다. DNA는 또한 히스톤 단백질 세트로 둘러싸여 있으며, 이 상태에서는 DNA가 전사될 수 없다. 히스톤 H3 단백질의 짧은 노란색 펩티드 꼬리는 인산화, 아세틸화, 메틸화, 글리코실화 또는 유비퀴틴화에 의해 여러 방식으로 변형될 수 있으며, 이는 차례로 염색질 구조와 역학을 변형시킨다. (*NIH Genome.gov* 웹사이트에서 가져옴).

활성화할 수 있는 다른 유전자 부분으로 대체되어, 이전에는 원종양유전자였던 것이 활성의 암 촉진 유전자로 바뀔 수 있다.

신경영양 수용체 티로신 키나아제(neurotrophic receptor tyrosine kinase) 유전자인 *NTRK1*, *NTRK2* 및 *NTRK3*(단백질 TRKA, TRKB 및 TRKC를 암호화함)은 적절하게 발현될 때 세포 분화를 초래하고 특정 유형의 신경 조직으로 분화하는 데 도움이 될 수 있다. 그러나 *NTRK* 유전자가 다른 염색체 영역과 비정상적으로 융합되면 항상 활성을 갖는 티로신 키나아제 수용체가 발현될 수 있다. 이러한 *NTRK* 융합 유전자는 거의 모든 암에서 발생할 수 있지만, 호발암에서는 매우 작은 비율($<1\%$)로 발견된다.

NTRK 융합 단백질에 의한 티로신 키나아제 수용체의 발현과 활성화는 또한 "종양유전자 중독(oncogene addiction)"으로 알려진 현상을 초래하는데, 이는 암이 융합 유전자 산물에 의해 생성된 비정상적인 경로를 통한 신호전달에 크게 의존한다는 것을 의미한다. 따라서 이러한 융합을 가진 종양은 이러한 경로의 표적 억제제에 매우 민감하다. 이러한 변형의 희귀성 때문에, 이 암에 대한 표적 제제를 개발하는 연구팀은 이러한 융합 중 하나라도 존재하는 한, 암 유형에 관계없이 환자를 임상시험에 등록해야 했다. 그 결과, FDA는 NTRK 융합이 있는 모든 유형의 암에서 소분자 티로신 키나아제 억제제인 라로트렉티닙(larotrectinib)을 2019년에 승인하였는데, 이는 암 치료에 대한 최초의 "암종불문 항암제(tumor agnostic)" 승인이었다. 임상시험에서는 최대 75%의 환자에서 이 경구 약물로에 따른 상당한 항암 반응이 나타났으며, 가드너 씨 경우와 마찬가지로 신속한 호전이 생겨날 수 있었다.

후성유전체학과 전사 조절

후성유전학(epigenetics)과 후성유전체학(epigenomics)은 유전자 발현에 영향을 미치는 DNA와 히스톤 구조의 장기적인 변화에 대한 연구를 말한다(그림 14-4). 주요 변형은 시토신 뉴클레오티드의 DNA 메틸화(methylation) 또는 히스톤 단백질의 아세틸화(acetylation)를 포함한다. 접두사 에피(*epi*, *on* 또는 *over*의 의미)는 이러한 후성유전적 효과가 DNA 서열을 변경하지 않음을 나타낸다. 후성유전학적 변형은 발달과 세포 분화 과정에서 매우 중요하며, 각 세포는 거의 정확하게 동일한 DNA 완전체를 상속하지만, 각 세포 유형은 궁극적으로 고유한 후성유전체와 고유한 유전자 발현 패턴을 갖게 된다. 성숙한 후에도 환경적 요인, 독성 물질, 약물, 스트레스 요인, 연령 등은 오래 지속되는 후성유전학적 변화를 일으킨다.

DNA 메틸화는 DNA에 메틸기를 추가하는 화학적 과정이다. 이것은 단백질이 특정 DNA 모티프에 결합하는 것을 강화하거나, 약화시키거나, 아니면 모두 차단함으로써 변경할 수 있다. 이는 차례로 세포 대사와 유전자 발현에 영향을 미칠 수 있다. 더 넓은 범위에서, DNA 메틸화는 유기체의 발달, 노화 그리고 질병 과정에 영향을 미칠 수 있다. DNA 메틸화는 전사 조절에서 잘 확립된 역할을 한다. 특정 전사인자는 CpG 메틸화에 민감하며, 비메틸화에 비해 메틸화될 때 선호하는 DNA 서열 모티프에 대한 결합이 감소한다. 메틸기의 추가는 DNA의 구조를 변경하고, 전사인자가 결합하는 것을 차단할 수 있다. 후성유전적 변화의 또 다른 유형은 히스톤 변형이다. 히스톤은 아세틸기 또는 메틸기의 화학적 첨가에 의해 변형될 수 있다. 히스톤에 대한 번역후 변형은 염색실 구소틀 변경하거나 히스톤 변형 인자를 모집하여 유전자 발현에 영향을 줄 수 있다.

시토신 메틸화와 다양한 히스톤 변형의 유전체 전체 지도는 이황산염(bisulfite) 변환과 결합된 현재의 염기서열 분석 기술로도 식별할 수 있다. 후성 유전적 변형은 정상적인 발달을 위해서도 필요하지만, 질병 상태에 기여할 수도 있다. 사이토신 메틸화는 유전자 발현 조절이나 이동성 원소 및 기타 "정크" 반복 서열의 침묵화(silencing)와 강하게 연관된 보존된 후성유전학적 표시이다. 태아 성장 제한, 태반 기능 장애 및 발달과 관련된 DNA 메틸화 같은 후성유전적 변형의 역할이 점점 더 연구되고 있다. 후성유전적 변화와 관련된 최초의 인간 질병은 암이었다. 대장암 환자의 병든 조직은 같은 환자의 건강한 조직보다 DNA 메틸화 강도가 적었다. 유전자의 메틸화는 일반적으로 전사의 시작을 차단하기 때문에, 메틸화의 손실은 발현을 잘못 조절하고 세포의 증식을 증가시킬 수 있다.

다양한 염기서열 기반 분석이 사용 가능하지만, 5-메틸시토신의 이황산염 전환은 DNA 메틸화 패턴을 분석하는 가장 유용한 전략이다. '로드맵 후성유전체학'(Roadmap Epigenomics)과 '국제 인간 후성유전체 컨소시엄'(International Human Epigenome Consortium)을 포함한 여러 대규모 컨소시엄이 인간 조직 및 세포 유형의 포괄적인 후성유전체 지도를 설정하기 위해 설립되었다. 이러한 컨소시엄에서 생성된 정보는 후성유전학 분야의 발전에 중요한 자원이 된다.

전사체와 RNA 세계

전사체(transcriptome)는 RNA 분자로 전사되는 유전 암호를 나타내며, 유전자형, 세포 기능, 정상 세포의 고차원적 표현형은 물론, 질병 위험 사이의 필수적인 연결 고리이다. 전사체가 어떻게 조절되는지 이해하는 것은 질병의 위험과 진행을 이해하는 데 중요한 첫 번째 단계이다. RNA-seq 기술의 발전은 많은 종류의 RNA 분자의 인상적인 다양성과 역학에 대한 보다 더 정확한 시각을 제공하고 있다. 전반적으로, RNA-seq은 차별적으로 발현된 유전자를 식별하고 발현의 차이와 전령 RNA(mRNA) 동위형 및 단일 유전자에서 생성될 수 있는 많은 mRNA 스플라이스 변이체를 감지하는 능력이 있다. 또한 단일 세포에서도 발달 과정이나 다양한 조건에서 유전자 발현 수준의 변화를 정확하게 정량화할 수 있다. 우리는 기본적이지만 동시에 모든 인간 세포 유형의 RNA 발현에 대한 매우 역동적인 도감(atlas)을 제작하기 시작했다.

기본 RNA-seq 작업의 흐름은 RNA 분리, mRNA 농축 또는 리보솜 RNA 제거로 시작하여, RNA를 상보적인 cDNA로 변환하고, 서열 분석 "라이브러리(library)"를 생성하여 분석 과정을 준비한 다음, 실제 cDNA 염기서열 분석을 시작한다. 시료는 일반적으로 약 100개의 뉴클레오타이드 길이인 2천만~1억 개의 cDNA 서열 정도까지 분석한다. 이러한 짧은 판독값은 컴퓨터로 인간 "대조군(reference)" 유전체를 배열하기에 충분하다.

차등적으로 발현되는 유전자의 분석은 여러 단계로 나눌 수 있다. 첫 번째 단계는 모든 조직에 대한 '표준 대조 전사체'(standard reference transcriptome, 기본적으로 엑손 및 인트론에 해당하는 유전체의 5%)를 사용하여 알려진 유전자에 해당하는 원래 RNA 분자의 수를 추정하는 것이다. 일단 전사체의 수를 세고 나면, 유전자의 길이와 생성된 cDNA 서열의 총 수(읽은 깊이, read depth)를 설명하기 위해 여과(filter)되고, 정규화(normalize)된다. 마지막 단계는 차별적으로 발현된 유의미한 유전자를 식별하기 위한 실험을 모델링하는 것이다. 각 단계에서 사용되는 계산 방식의 차이는 데이터에서 도출된 결론에 상당한 영향을 미칠 수 있으며, 기술적인 문제와 핵심 질문에 따라 계산 절차가 종종 수정된다.

RNA-seq의 최근 발전은 이제 단일 세포를 분리하고, 세포 수준에서 염기서열 분석이 가능하게 한다. 첫 번째 단계는 다양한 기계적 및 효소적 방법으로 수행할 수 있는 단일 세포 분리이다. 용해 후, 미세유동 장치(microfluidic device)는 단일 세포 현탁액을 비드가 혼성화된 올리고뉴클레오티드와 결합한 단일 방울로 만든다. 각 비드는 증폭 후 단일 mRNA를 식별하는 고유 표지자를 포함한다. 방울 환경에서 각 세포에 표지자가 지정되면 세포가 방출되고 염기서열 분석이 진행된다. 데이터 분석 중에 mRNA 전사체는 고유한 바코드를 기반으로 분리된다. 단일 세포 서열 분석은 세포 차이의 더 높은 해상도와 개별 세포의 기능에 대한 더 나은 이해를 보장한다. 또 다른 새로운 기술은 long-read direct RNA-seq이다. 현재까지 RNA-seq 방법은 서열 분석 전에 mRNA를 cDNA로 변환하는 것에 의존한다. 옥스포드 나노포어(Oxford Nanopore)는 최근 그들의 기술이 RNA를 변형 없이 직접 서열 분석하는 데 사용할 수 있음을 시연했다. 아직 초기 단계이지만, 이 접근 방식은 시료 준비 단계에서 도입된 편향을 제거하고 새로운 통찰력을 가능하게 하는 큰 잠재력을 가지고 있다.

RNA-seq는 처음부터 임상에 진입하는 데 어려움을 겪어왔다. 이는 부분적으로 재현 가능한 분석을 위한 생물정보학 도구의 합의 부족과 과잉 때문이다. 최근 연구에서는 잘못된 양성 결과를 줄이기 위해 두 가지 이상의 도구를 결합하는 것이 중요하다고 제안한다. RNA-seq 실험을 임상 환경에 쉽게 적용하려면, 기준 표준, 분석 최적화 및 임상 조건에 대한 재현성을 확립하기 위한 지속적인 노력이 필요하다.

프로테오믹스-오믹스 사업의 목적

세포, 조직 또는 유기체의 프로테옴을 이해하려면, 모든 단백질 구성요소의 정체성, 서열, 복제 수, 번역 후 수식 및 상호작용을 알아야 한다. 프로테오믹스(proteomics)라고 하는 단백질체(proteome, 프로테옴) 연구는 attomole 수준의 감도와 1 ppm의 정확도를 가진 정교한 질량 분석기가 필요하다. 단백질체는 유전체보다 훨씬 더 역동적이고 복잡하다. 왜냐하면, 부분적으로는 단백질 동위형이 mRNA의 대체 스플라이싱으로 인해 생성될 수 있고, 단백질은 동일하지 않은(nonsynonymous) 단일 뉴클레오티드 다형성에서 발생하는 단일 아미노산 다형성을 보유하고 있으며, 수많은 번역 후 수식을 겪기 때문이다. 또한 단백질-단백질 상호작용 및 번역 후 수식은 단백질의 특성, 기능 및 상호작용에 영향을 미치는 조절인자의 역할을 할 수 있어 세포 기능에 영향을 미칠 수 있다.

인간 단백질체에 대한 이해를 통합하기 위해, 2010년에 '인간 프로테옴 프로젝트'(Human Proteome Project)가 결성되어 현재 및 새로운 기술을 사용하여 전체 인간 프로테옴을 지도화하고 있다. 질량분석기(MS)의 계측과 단백질 네트워크 예측의 상당한 발전으로 인간 단백질 인터랙톰(interactome) 내에서 약 16,000개의 단백질과 이들의 결합 상대를 식별할 수 있었다(그림 14-5). 단백질체학과 인터랙톰의 조합은 질병 또는 질병 상태의 진행을 예측하는 후보 생체표지자를 식별하는 강력한 도구 세트였다. 암 진단에서 단백질체학 연구는 체액 시료를 사용하여 방광암, 췌장암, 난소암 및 간세포 암종에 대한 단백질 표지자를 식별했다.

대사체학 및 지질체학

대사체학(metabolomics)은 아미노산, 지방산, 탄수화물 또는 기타 세포 대사의 기능 생성물과 같은 여러 소분자 유형을 정량화한다. 지난 10년 동안 대사체학은 생체표지자 발견을 위한 잘 정립된 "오믹스(omics)" 접근 방식이 되었으며, 유전체학과 결합하여 내재적 외인성 요인에 대한 유기체의 생화학적 반응에 대한 통찰력을 제공했다. 예를 들어, 심혈관 질환이나 당뇨병에 대한 위험과 같은 다양한 질병에 대한 생체표지자의 발견 및 환경 오염 물질의 식별이 포함된다. 이는 비표적 접근 또는 표적 기반의 접근 방식을 통해 달성된다. MS는 질량 대 전하 비율(m/z)의 정확한 측정을 통해 화학 물질의 종류와 양을 결정할 수 있다. 기체 크로마토그래피-질량 분석 및 액체 크로마토그래피-질량 분석(GC-MS 또는 LC-MS)은 대사 프로파일링에 가장 일반적으로 사용되는 분석 플랫폼이다. 다른 기술을 사용할 수 있지만, GS-MS는 견고성, 재현성, 선택성 및 감도를 포함한 여러 이점을 제공하며, 중요하게는 잘 확립된 다양한 대사 라이브러리를 제공한다는 점이다. 작고 알려진 대사산물 그룹에만 초점을 맞춘 표적 대사체학의 경우에는 일반적으로 하나의 도구 플랫폼으로 충분하다. 그러나 목표가 포괄적인 데이터 세트를 수집하는 것이 목표인 비표적 대사체학의 경우, 주어진 시료에서 다양한 대사체 목록을 포착하기 위해 여러 가지 분석 기구뿐만 아니라 여러 가지 준비 프로토콜이 필요할 때도 있다. 더 작고 알려진 대사물 그룹에만 집중하는 표적 대사체학의 경우, 일반적으로 하나의 도구적 플랫폼으로 충분하다. 그러나 포괄적인 데이터 세트를 수집하는 것이 목표인 비대상 대사체학의 경우, 때때로 주어진 샘플에서 대사물의 다양한 레퍼토리를 포착하기 위해서는 여러 개의 분석 도구뿐만 아니라 여러 개의 준비 프로토콜이 필요하다.

대사체(metabolome)는 매우 복잡하며, 화학적 다양성 측면에서 매우 가변적인 수천 개의 대사산물을 포함한다. 대사산물

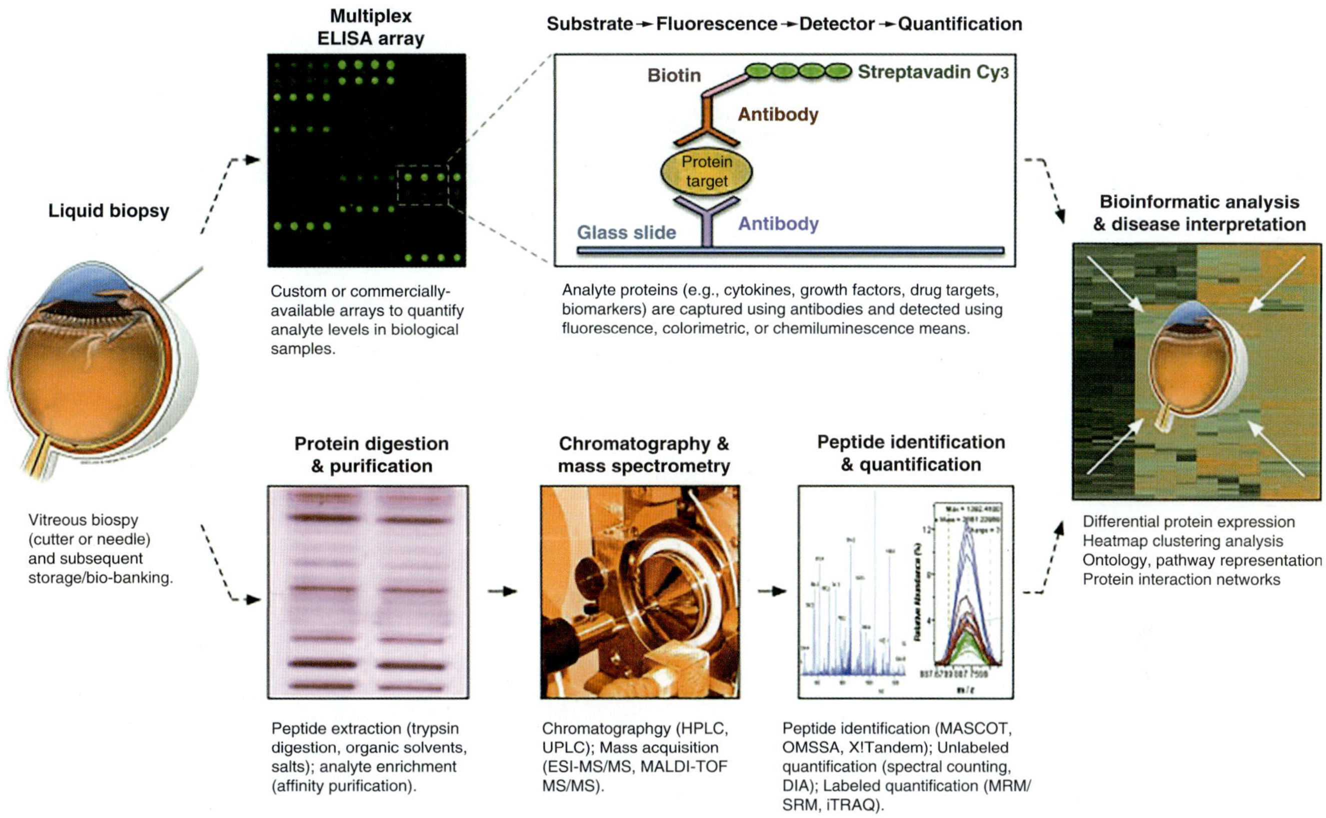

그림 14-5. 프로테오믹스 및 맞춤형 건강 관리. 프로테오믹스는 개별 인간 대상 체액의 단백질 함량에 대한 서열, 양 및 번역 후 수식의 변화를 관찰하기 위한 강력한 플랫폼을 제공한다. 혈장, 뇌척수액, 타액 또는 모든 조직의 다양한 체액으로 시작할 수 있으나 이에 국한되지는 않는다. 이 그림의 경우, 시작 물질은 액체 유리 액체 생검이다. 성공적인 분석의 핵심은 모든 표본을 동일한 방식으로 준비하고 보관하는 것이다. 시료는 관심 단백질(성장인자, 사이토카인, 생체표지자, 약물 표적 등)에 대한 특정 항체를 어레이에 고정된 ELISA 어레이(플랫폼 위)를 사용하여 분석할 수 있다. 이러한 항체는 관심 있는 단백질에 결합할 수 있고, 형광, 비색 또는 화학발광 검출에 의해 유리 액체 생검에서 이들을 정량화할 수 있다. 아래 플랫폼에서 유리 체액의 복잡한 단백질 세트는 초기에 모든 단백질 정제 단계에 의해 분리되고 농축된다. 이 그림에서 접근 방식은 SDS-PAGE이지만, 종종 다양한 HPLC 접근 방식이 사용된다. 개별 단백질 밴드는 1차원 SDS-PAGE(여기에 표시된) 또는 2차원 등전점 초점 SDS-PAGE에서 절단된다. 그런 다음, 종종 트립신을 사용하여 젤 내에서 분해가 수행된다. 트립신에 의해 생성된 펩티드는 추가로 농축되거나 HPLC 컬럼을 통해 직렬 질량 분석기에 직접 주입될 수 있다. 펩티드와 가스 입자의 충돌로 인해 유도된 분리는 트립신 펩티드의 서열을 결정할 수 있는 더 작은 전하 조각을 형성한다. 표지되지 않은(스펙트럼 계산 또는 데이터 독립적 수집) 또는 표지된(동위원소 코딩된 친화성 표지자, 상대 및 절대 정량화를 위한 동위원소 표지자, 다중 반응 모니터링) 접근 방식을 통해 펩티드를 정량화할 수 있다. 상위 또는 하위 플랫폼의 경우, 최종 단계는 히트 맵 분석에 의한 개별 단백질의 개인 간 차이, 중심성 측정에 의한 단백질 네트워크, 온톨로지 플랫폼에 의한 경로 결정을 허용하는 생물정보학 분석이다. (*PMID: 30271679*. https://www.ncbi.nlm.nih.gov/pmc/articles/PMC6159735/로부터)

과 신진대사는 안정성 측면에서 대사산물 농도가 크게 변하는 것으로 알려진 일정한 유동적을 갖는다. 또한 많은 2차 대사산물은 장기간 보관하거나 세포에서 제거되었을 때 산소의 존재하에서 불안정하여 분석에 상당한 어려움을 겪을 수 있다. 종합적으로, 이것은 대사체학 연구를 설정할 때 실험 설계의 중요성을 강조한다.

임상 환경에서, 대사체학은 많은 질병과 밀접하게 연관되어 있으며, 약물 반응을 분석하는 유용한 도구로 부상했다. 약물 대사는 인종, 연령, 성별, 체중, 식이요법 등을 포함한 많은 생리적 변수에 따라 달라지므로, 개인의 반응을 예측하기가 어렵다. 그러나 대사체학은 내내적, 외재적 요인의 누적을 측정하므로, 약물 반응을 직접 관찰하고 개인에 대한 약물 투여량을 조절하는 데 사용할 수 있다. 암에서 많은 종양은 뚜렷한 대사 표현형을 나타낸다. 세포 대사의 기본적인 측면은 비정상적인 성장과 증식을 지원하기 위해 암세포에서 재프로그래밍된다. 다양한 형태의 통계적 모델링을 활용해서, 연구자들은 대사체학을 사용하여 종양을 비암성 조직과 구별하고 종양 단계를 구별하는 대사 신호를 식별했다. 예를 들어, 콜린 및 관련 대사산물은 전립선암에서 상승하는 반면, 지질은 신장 종양에서 상승한다. 대사체학이 영향을 미친 또 다른 분야는 장기 이식 분야이다. 면역억제제 및 그 대사산물에 대한 신속한 MS 기반 관찰은 이식 후 면역억제제 투여량을 개별화하는 데 사용된다. 기술과 방법이 계속해서 더 빠르고, 더 민감하며, 더 신뢰할 수 있게 됨에 따라 대사체학은 환자 치료

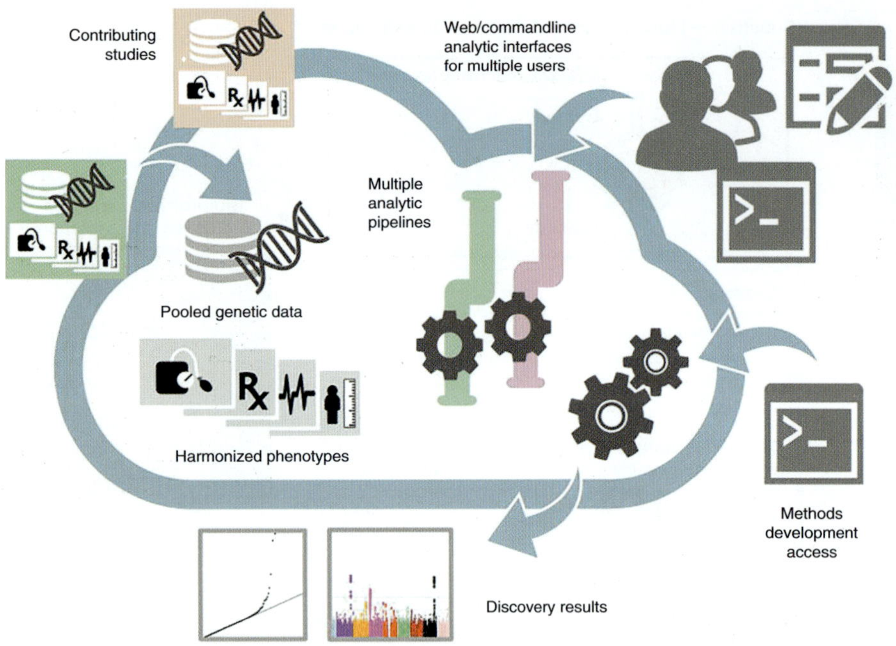

그림 14-6. 전자 웹 및 클라우드 기반 의료 데이터 분석 및 통합. 의료 서비스 제공을 위한 확장 가능하고 강력하며, 안전한 시스템을 개발하는 것이 중요하다. 주요 구성 요소 중 일부는 하늘색 데이터 및 분석 클라우드 내부와 주변에 설명되어 있다. 왼쪽 상단에는 개별 의료 데이터와 연구 및 시험의 주요 결과와 같은 일부 주요 데이터가 시스템에 입력된다. 오른쪽 상단은 환자와 임상의에서부터 의료 시스템 관리자에 이르기까지 이러한 데이터의 다양한 사용자가 강조 표시된다. 마지막으로, 그림의 중앙과 하단에는 데이터 세트를 더 나은 예방 및 치료로 변환하는 데 사용되는 몇 가지 기술 및 계산 접근 방식이 요약되어 있다. (*PMID: 29074945 and analysiscommons.com*으로부터.)

에 큰 영향을 미칠 수 있는 잠재력을 가지고 있다. 마찬가지로, 데이터 처리, 해석 및 품질 관리를 위한 소프트웨어 도구의 개발이 더욱 표준화되고 널리 보급되고 있는데, 이는 재현성과 환자 치료에 중요하다.

생물정보학과 시스템 생물학

발병 과정과 개인에 대한 최선의 치료 선택을 이해하기 위한 포괄적이고 전체적인 접근 방식에는 다양한 유형의 데이터가 필요하다(그림 14-6). 유전 데이터와 더 나아가 유전체 데이터를 효율적으로 생성될 수 있으며, 혈액, 생검, 소변, 대변 등의 다중의 오믹스 데이터와 영상 데이터 세트는 실용적이고 보편화되어 있다. DNA 데이터는 비교적 안정적이며, 암의 경우를 제외하고는 시간이 지남에 따라 추적할 필요가 없다. 그러나 다른 모든 계층의 데이터는 특정 조직 유형이나, 세포 유형, 그리고 시점에 따라 다르다. 이러한 수준은 역학이며, 물론 변화는 건강을 조절하는 많은 분자, 세포, 약물 및 심지어 서로 간의 상호작용에 대한 중요한 통찰력을 제공하는데, 이 전체를 인터렉톰(interactome)이라고 한다.

신뢰할 수 있는 통찰력과 예측을 생성하는 방식으로 인터랙톰 데이터의 생성은 초기 단계에 있으며, 이는 효모, 초파리, 마우스와 같은 모델 유기체에서도 마찬가지이다. 이것이 우리가 일반적으로 대부분의 만성 질환과 심지어 헌팅턴병과 같은 많은 단일 유전자 멘델 질환에 대해 효과적인 개입을 아직 하지 못하는 이유 중의 하나이다. 하나의 데이터 유형의 단일 스냅샷은 전체 생물학적 상호작용에 대한 제한적인 통찰력을 제공한다. 예를 들어, GWAS는 제2형 당뇨병과 관련된 수백 가지 변이를 확인했지만, 환경과 식단의 주요 역할을 고려할 때 이것만으로는 강력한 권장 사항을 제공하기에 충분하지 않다. 그러나 전체적인 인터렉톰은 진단과 치료를 모두 향상시킨다. 이는 각 개인에 대해, 건강할 때 기준 인터렉톰을 시작으로, 여러 시점에서 데이터를 수집할 수 있는 경우에 특히 그렇다. 풍부한 데이터 유형을 획득하는 것은 어렵고 비용이 많이 들지만, 최첨단 생물 의학 연구의 주요 부분이다. 제2형 당뇨병 위험과 조기 개입에 대한 Schüssler-Fiorenza, Snyder와 그 동료들의 연구(제안된 참고 자료 참조)는 인터렉톰 연구와 개별화된 건강 관리의 효과적인 임상 적용 사이의 접점에 대한 훌륭한 예 중의 하나이다.

시스템 생물학(systems biology)은 통계적 분석을 사용하여 질병 상태나 진행을 강조하는 개별적 개인 특성을 식별하는 것(때로는 생체표지자라고도 함)을 포함한다. 그러나 오믹스 기술 간의 고유한 데이터 차이로 인해 여러 플랫폼을 통합하는 것은 여전히 어려운 과제이다. 이는 개별 오믹스에 사용되는 다양한 분석 기구와 실험 설계가 측정의 가변성과 복잡성으로 인해 점점 더 어려워지는 영역인 비교나 통합을 반드시 허용하지는 않기 때문이다. 예를 들어, RNA-seq 발현 연구는 모든 데이터 세트에 동일한 유전체 버전, 전사체 해석 및 정량화 도구가 사용되는 경우에만 비교할 수 있다.

임상 증례 14-2 간 이식에서 암의 재발 및 유형

46세의 남성인 스미스(R.J. Smith)는 2007년에 사망한 기증자의 간 이식 수술을 받았다. 그는 C형 간염 바이러스(HCV) 감염과 초기 단계의 간세포암(HCC)과 관련된 소아-푸그 B형(Child-Pugh B) 간경화 진단을 받았다. 그의 알파-태아단백(alpha-fetoprotein, AFP) 혈청 수치는 21U/mL였다. 이식을 위해 7개월을 기다리는 동안, 그는 두 차례의 경동맥 화학색전술을 받았고 성공적으로 상태를 안정시켰다. 간 결절의 수술 전 생검은 없었고, 대신 방사선학적 기준에 의해 간세포암으로 진단되었다. 그의 이식 후 과정은 특별한 문제가 없었고, 스테로이드 없이 사이클로스포린(cyclosporine) 계열의 면역억제제가 사용되었다. 이식된 간에서 미세혈관 침윤을 동반한 캡슐화되고 중간 단계로 분화된(G2기) 간세포암이 발견되었다. 치료된 결절에는 괴사가 없었고, 혈전에서는 악성 세포가 발견되지 않았으며, 수술 중 주문맥에서도 검출되지 않았다.

HCV 이식형 간염은 6개월 후에 발생하였고, 그 결과 인터페론과 리바비린(ribavirin) 병합 치료가 시작되어, 5년 동안 여러 용량, 제형 및 일정 간격으로 지속되었다. 트랜스아미나제 및 HCV-RNA 혈청 수준의 주기적 상승은 잘 관리되었다. 이식 후 두 번째 해부터, 다중 생검에서 Ishak 지수는 경증 섬유증(F2)과 경증 내지 중증 지방증(steatosis)을 동반한 11−13으로 나타났다. 환자는 전체 추적 기간 동안 적절한 간 기능을 보였고, 문맥 고혈압의 징후는 보이지 않았다.

이식 9년 후, 배꼽 오른쪽에 하복부 피하조직에서 2 cm 크기의 고형 결절이 발견되었다. 이것은 외과적 수술로 제거되었고 G2 HCC였다. 2개월도 지나지 않아 CT 스캔을 통해 크기가 1 cm 미만인 다발성 및 양측 간 병변이 발견되었으나, 나머지 전이성 정밀 검사에서는 음성으로 나타났으며, AFP는 6.2U/mL로 유지되었다. 후속 개복술에서 복막 종양이 전이된 두 부위가 존재하는 것이 확인되었고, 이는 재발된 간내 간세포암의 결합 절제술에 의해 절제하는 초기 계획을 포기해야 한다는 것을 의미했다. 2017년 2월, 동맥 내 치료가 불가능한 간외 질환의 존재를 고려하여, 환자는 1등급 수족 독성(NCI-CTCAE v3.0)의 진단과 함께, 소라페닙(sorafenib, Nexavar-Bayer 400 mg BID 용량)을 투여받았다. 그리고 3개월 후 미만성 다결절 간내 HCC 성장으로 인한 종양의 진행이 판명되었다. 한편, 절제된 표본에서 간세포암에서 조절되지 않은 주요 경로의 활성화의 대리 표지자의 발현을 조사하였다.

재발 HCC의 세포생물학, 진단 그리고 치료

이식된 간(수혜자 간)의 종양 조직의 DNA와 기증자 간에서 파생된 새로운 종양 DNA는 모두에서 염기서열이 분석되었다. β-카테닌을 암화화하는 *CTNNB1* 유전자는 9년 간격으로 수집된 원발성 및 재발성 HCC 시료 모두에서 엑손 3(GGA → AGA G34R)에서 동일한 점 돌연변이를 보였다. HCC가 재발성인지 아니면 새로운 돌연변이에 의한 것인지를 확인하기 위해, 수여자와 기증자 간에 다른 DNA 변이체를 원발성 종양을 둘러싼 간경변 조직과 재발성 HCC에서 유전자형을 분석했다. 모든 유전자형은 평가된 표본이 동일한 개체에 속하는 것으로 확인되었다. 반대로, 수혜자의 "본래" 간의 비종양 조직과 기증자 간 시료 사이에 불일치가 있었다. *CTNNB1* 유전자의 엑손 3의 돌연변이와 면역염색에서 확인된 β-카테닌의 양성 반응은 Wnt 경로의 비정상적인 활성화에 기여했다. 이는 동일한 점 돌연변이를 확인하기 위해 원발성 및 재발성 종양 모두에서 유전체 서열의 유용성을 나타내는 다소 빈번한 조건이다. 암 세포의 파종은 이식 전에 경피적 종양 생검이 없었기 때문에 제외되었다. 이식 후 10년 이상 경과한 HCC의 재발은 매우 드물며, 이러한 사건의 발병기전은 장기간 잠복기를 가질 수 있는 간 줄기 세포와 관련될 수 있다. 그들의 면역 표현형의 특성 규명과 HCC 발달에서의 그들의 역할은 추가 연구가 뒷받침해야 한다.

유전자 의학: 전망과 윤리

DNA 염기서열 차이가 인간의 건강에 미치는 영향에 대한 지식의 급속한 확장에 직면하여, 상당한 논란에도 불구하고 개인 맞춤형 건강 관리의 옹호자들은 유전자형/표현형 관계의 발견을 생산하면서 임상 치료의 한계를 뛰어넘어, 개별 환자에 대한 더 정확한 치료를 위해 오믹스 데이터와 생체표지자의 적용을 추구하고 있다. 이러한 발전은 이러한 새로운 유형의 정보가 개인, 가족 및 사회에 미치는 영향에 대한 우려로 이어졌다. 종종 잘 이해되지 않거나 아직은 실행 가능하지 않은 정보의 활용과 관련된 윤리적 문제는 심각한 우려 사항이다. 예를 들어, 10대들이 50세가 되면 헌팅턴병의 고위험과 관련된 트리뉴클레오티드 확장이 있다는 것을 알 필요가 있을까? 미국 의학유전학과 유전체학 대학(American College of Medical Genetics and Genomics)은 유전체 연구 참가자에게 2차 결과를 반환하기 위한 지침을 개발했다. 가장 최근 목록에는 환자나 가족에게 데이터를 반환해야 하는 59개의 유전자 변이가 포함되어 있다.

미국에서는 GINA(Genetic Information Nondiscrimination Act)가 2008년에 제정되어 직장 내 유전적 차별을 방지하고 건강 보험을 통해 보호할 수 있게 되었다. GINA는 건강 보험사가 개인의 유전 정보를 기반으로하여, 건강 보험 정책에 대한 자격, 비용, 보장 범위 또는 혜택에 관한 결정을 내리는 것을 방지하고 있다. 또한, GINA는 참가자의 개인 정보를 보호하고 연구를 통해 얻은 유전 정보가 오용되지 않도록 보호하여 연구를 지원한다. 유전자 데이터는 때때로 공개적으로 사용 가능한 온라인 개인 데이터(아마도 좋은 사진만으로도 충분할 것이다.)와 결합되어 유전자형 파일을 특정 개인과 다시 연결할 수 있다. 유전체와 유전체 대 현상 관계에 대한 이해의 정교함이 향상됨에 따라 개인, 가족 및 오믹스의 광범위한 사회적 윤리적 영향에 대해 현명하게 대처해야 할 것이다.

요약

새로운 정량적 방법의 급속한 발전으로 인해 엄청난 양의 오믹스 데이터가 생성되고 있다. 현재 데이터 분석을 위한 보다 강력한 시스템이 개발되고 있지만, 건강 관리의 맥락에서 데이터를 생성 및 통합하고, 그 정보를 효과적인 예방과 최적의 치료로 변환하는 것은 여전히 주요한 과제이다. 많은 유형의 정량적인 시간적 계열의 데이터를 기술적 및 임상적 전문지식과 결합하려는 노력은 결코 쉽지 않다. 진정으로 개별화된 치료보다는 보편적이고 일률적인 해결책을 적용하는 것이 늘 편리할 것이다. 많은 데이터 유형의 생성과 예측의 정확성에 대한 정량적 측정기준의 추가적인 개선은 건강과 질병에 대한 더 깊은 이해와 더 나은 개별화된 예방 및 치료로 이어질 것이다.

Suggested Readings

Committee on a Framework for Developing a NewTaxonomyofDisease. Toward Precision Medicine: Building a Knowledge *Network for Biomedical Research and a New Taxonomy of Disease.* National Academics Press; 2011. www.nap.edu/read/13284/.

Deisseroth CA, Birgmeier J, Bodle EE, Kohler JN, Matalon DR, Nazarenko Y, Genetti CA, Brownstein CA, Schmitz-Abe K, Schoch K, Cope H, Signer R, Undiagnosed Diseases Network, Martinez-Agosto JA, Shashi V, Beggs AH, Wheeler MT, Bernstein JA, Bejerano G. ClinPhen extracts and prioritizes patient phenotypes directly from medical records to expedite genetic disease diagnosis. *Genet Med* 2019;21(7):1585–1593. https://doi.org/ 10.1038/s41436-018-0381-1. PubMed PMID:30514889. PubMed Central PMCID:PMC6551315.

Denny JC, Bastarache L, Roden DM. Phenome-Wide Association Studies as a tool to advance precision medicine. *Annu Rev Genomics Hum Genet* 2016;17:353–373. https://doi.org/10.1146/annurev-genom-090314-024956. Review. PMID:27147087. PMCID:PMC5480096.

Katada S, Imhof A, Sassone-Corsi P. Connecting threads: epigenetics and metabolism. *Cell* 2012;148(1–2):24–28. https://doi.org/10.1016/j.cell.2012.01.001. 22265398.

MacArthur DG, Manolio TA, Dimmock DP, Rehm HL, Shendure J, Abecasis GR, Adams DR, Altman RB, Antonarakis SE, Ashley EA, Barrett JC, Biesecker LG, Conrad DF, Cooper GM, Cox NJ, Daly MJ, Gerstein MB, Goldstein DB, Hirschhorn JN, Leal SM, Pennacchio LA, Stamatoyannopoulos JA, Sunyaev SR, Valle D, Voight BF, Winckler W, Gunter C. Guidelines for investigating causality of sequence variants in human disease. *Nature* 2014;508(7497):469–476. https://doi.org/10.1038/nature13127. PMID:24759409. PMCID:PMC4180223.

Mukerjee S. The Gene: *An Intimate History.* New York: Scribner; 2016.

Sch€ussler-Fiorenza Rose SM, Contrepois K, Moneghetti KJ, Zhou W, Mishra T, Mataraso S, Dagan-Rosenfeld O, Ganz AB, Dunn J, Hornburg D, Rego S, Perelman D, Ahadi S, Sailani MR, Zhou Y, Leopold SR, Chen J, Ashland M, Christle JW, Avina M, Limcaoco P, Ruiz C, Tan M, Butte AJ, Weinstock GM, Slavich GM, Sodergren E, McLaughlin TL, Haddad F, Snyder MP. A longitudinal big data approach for precision health. *Nat Med* 2019;25(5):792–804. https://doi.org/10.1038/s41591- 019-0414-6. PMID:31068711. PMCID:PMC6713274.

Willsey AJ, Morris MT, Wang S, Willsey HR, Sun N, Teerikorpi N, Baum TB, Cagney G, Bender KJ, Desai TA, Srivastava D, Davis GW, Doudna J, Chang E, Sohal V, Lowenstein DH, Li H, Agard D, Keiser MJ, Shoichet B, von Zastrow M, Mucke L, Finkbeiner S, Gan L, Sestan N, Ward ME, Huttenhain R, Nowakowski TJ, Bellen HJ, Frank LM, Khokha MK, Lifton RP, Kampmann M, Ideker T, State MW, Krogan NJ. The Psychiatric Cell Map Initiative: A convergent systems biological approach to illuminating key molecular pathways in neuropsychiatric disorders. *Cell* 2018;174(3):505–520. https://doi.org/10.1016/j.cell.2018. 06.016 Review. PMID:30053424. PMCID:PMC6247911.

Zeevi D, Korem T, Zmora N, Israeli D, Rothschild D, Weinberger A, Ben-Yacov O, Lador D, Avnit-Sagi T, Lotan-Pompan M, Suez J, Mahdi JA, Matot E, Malka G, Kosower N, Rein M, Zilberman-Schapira G, Dohnalová L, Pevsner-Fischer M, Bikovsky R, Halpern Z, Elinav E, Segal E. Personalized nutrition by prediction of glycemic responses. *Cell* 2015;163(5):1079–1094. https://doi.org/10.1016/j.cell.2015.11.001. 26590418.

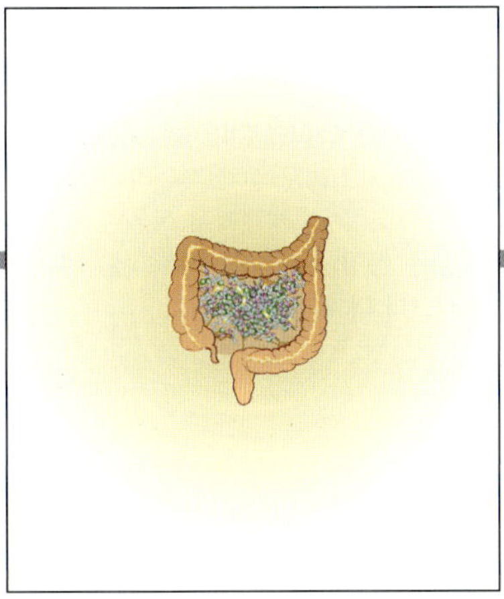

Chapter 15

마이크로바이옴

마이크로바이옴 소개

미생물은 인체 내부와 인체 표면을 포함하여 거의 모든 곳에서 발견될 수 있다(그림 15-1). 인체에서 가장 많은 미생물 군집은 위장관에 있다. 장내 미생물총(gut microbiota, 마이크로바이오타)으로 알려진 이 복잡한 생태계는 박테리아, 균류, 고세균, 기생충 및 바이러스를 포함한 다양한 미생물로 구성되어 있다. 특정 미생물군의 전체 유전 물질은 마이크로바이옴(microbiome, 미생물 군집)으로 알려져 있지만, 미생물군과 마이크로바이옴이라는 용어는 종종 같은 의미로 사용된다. 마이크로바이옴의 박테리아 분획인 박테리옴(bacteriome)이 가장 많이 연구되고 특성이 가장 잘 규명되었지만, 마이크로바이옴 내의 다른 구성 요소인, 특히 바이롬(virome) 및 마이코바이옴(mycobiome)에 대한 지식은 지난 몇 년 동안 꾸준히 증가해 왔다.

최근 몇 년 동안, 염기서열 분석 기술의 발전에 힘입어서 인간 마이크로바이옴 프로젝트(Human Microbiome Project)와 같은 여러 대규모 프로젝트에서 마이크로바이옴을 조사하고(Box 참조), 이러한 방법을 사용하여 마이크로바이옴 유전체 지도를 만들기 위한 프로토콜을 개발하는 데 큰 진전을 이루었다. 이러한 프로젝트가 마이크로바이옴 유전체에 대한 지식을 획득하는 주요 전략 중 하나는 수백에서 수천 명의 지원자로부터 여러 신체 부위의 미생물의 염기서열을 분석하는 것이다. 그런 다음, 참가자의 마이크로바이옴의 차이를 나이, BMI 또는 식단과 같은 참가자의 다른 데이터와 비교하고 상호 참조할 수 있다. 2000년대 중반부터, 이 분야는 마이크로바이옴에서 발견되는 메타지놈(metagenome, 군유전체)의 약 87%를 지도화하였다.

최근 추정치에 따르면, 평균적인 인간의 총박테리아 수는 약 3.0×10^{13}인데, 이는 신체의 인간 세포 추정치보다 약간 더 많다. 추정치에 따르면, 70 kg인 사람의 장내 미생물의 무게는 약 0.2 kg이다. 마이크로바이옴에서 발견되는 광범위한 분류학적 다양성 때문에 인간에서 발견되는 유전자의 99% 이상이 미생물 기원이다.

마이크로바이옴은 숙주와 지속적으로 소통하며, 숙주 건강에 필수적이다. 마이크로바이옴이 평생 동안 항상성을 유지하는 데 중요한 역할을 한다는 인식이 확산되고 있다. 게다가, 염증성 장 질환과 당뇨병을 포함한 여러 대규모 환자 집단이 특징지어짐으로써, 건강뿐만 아니라 질병에서도 마이크로바이옴을 지도화하여 사용 가능한 도구 세트를 크게 개선했다. 그러나 마이크로바이옴이 숙주에 영향을 미치는(그 반대의 경우도 마찬가지지만) 정확한 기전을 포함하여 많은 의문점이 풀리지 않은 채로 남아 있다. 게다가, 숙주 세포의 분자 표적과 소통할 수 있는 다양한 대사산물을 생산할 수 있는 마이크로바이오타(미생물총)의 대사 능력이 점점 더 강조되고 있다(그림 15-2).

마이크로바이옴의 형성

일반적으로, 인체는 유아가 산모의 질과 장내 마이크로 바이옴의 미생물 그리고 출생 시 접촉하게 되는 미생물에 의해 마이크로바이옴을 형성한다. 정상적인 발달 동안, 유아의 마이크로바이옴은 유아가 성장함에 따라 함께 발달한다. 모유에 풍부한 '인간 모유 올리고당'(Human milk oligosaccharide, HMO)과 이후 고형 음식이 마이크로바이옴 발달을 선택적으로 형성한다.

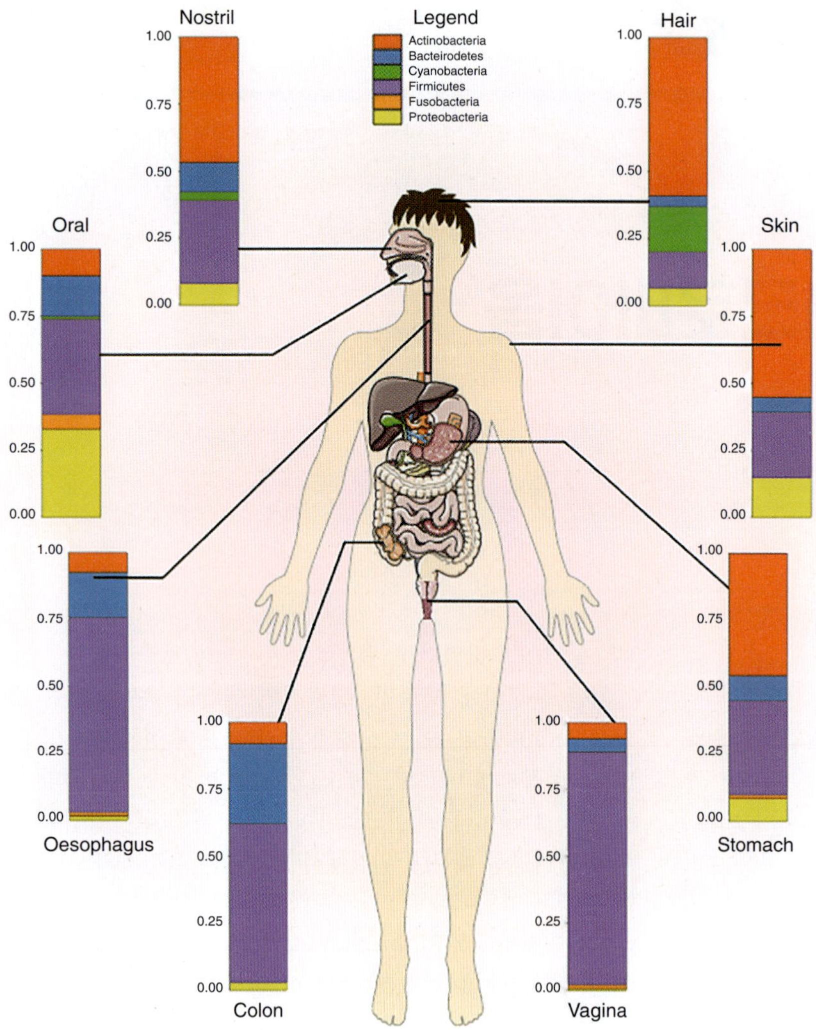

그림 15-1. 인간 마이크로바이옴 생물지리학. 마이크로바이오타 조성은 신체 부위마다 다르다. 일반적으로, 서로 다른 개체에서 동일한 위치의 미생물 조성은 동일한 개체의 서로 다른 위치의 미생물 조성보다 더 유사하다.

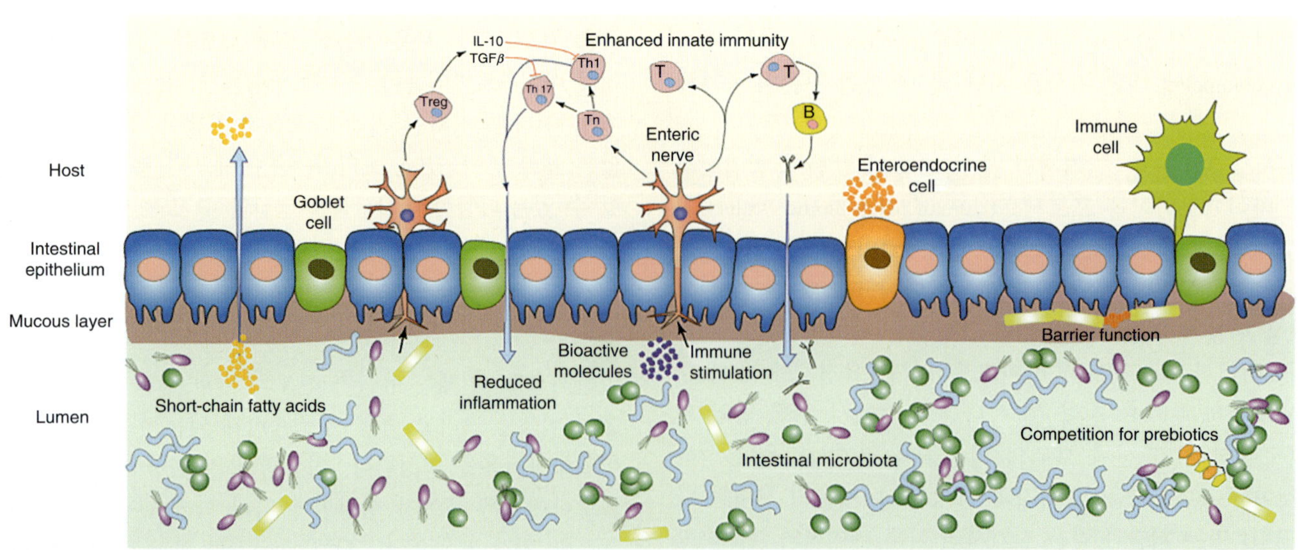

그림 15-2. 숙주와 장내 마이크로바이옴 사이의 상호 소통. 장내 미생물은 대사산물 생성, 면역 체계 조절, 장 투과성 변경 등 다양한 방식으로 숙주와 소통하는 것으로 알려져 있다. 반면, 숙주는 식이요법 및 면역 조절을 통한 장 내장 환경의 변화를 포함하여 다양한 방식으로 장내 마이크로바이옴에 영향을 미친다.

마이크로바이옴 접근 방법

차세대 염기서열 분석

장내 미생물의 구성은 대변 시료나 생검에서 평가할 수 있다(그림 15-3). 오늘날, 마이크로바이옴을 정량화하는 두 가지 주요 방법이 있다. 16S 리보솜 RNA(또는 간단히 16S) 염기서열 분석과 전체 유전체 샷건(WGS, whole genome shotgun) 염기서열 분석이 이에 해당한다. 전자는 모든 박테리아에서만 발견되는 고도로 보존된 16S 리보솜 RNA 소단위를 증폭하고 염기서열을 분석하는 것을 포함한다. 16S 리보솜 소단위는 매우 잘 보존되어 있기에 지문 서열의 역할을 할 수 있으므로, 이를 16S 서열 데이터베이스와 비교하고 분류학적 분류를 정확하게 지정할 수 있다. 대조적으로, WGS는 일반적으로 증폭 단계를 수반하지 않는다. 시료의 모든 DNA는 종종 미리 배열된 미생물 참조 유전체의 도움을 받아 배열되고 컴퓨터로 확인된다. WGS의 주요 장점은 박테리아의 대사 능력을 확인할 수 있는 균주 수준까지 차이를 설명할 수 있다는 것이다. 다음 표에서 두 방법을 비교하였다.

	16S Ribosomal RNA Sequencing	WGS Sequencing
Amplification step	Yes	No
Access to metabolic profile	No; only through computational inference	Yes
Resolution	Generally genus level	Strain level
Cost	Relatively cheaper	Relatively more expensive
Target material	Only bacteria	Any microbe, even host material

생물정보학 도구

과학 문헌에서 종종 평가되는 마이크로바이옴의 두 가지 주요 특징은 특정 미생물의 상대적인 풍부함과 미생물군의 다양성(diversity)이다. 생태학은 알파-다양성과 베타-다양성이라는 대략 두 가지 유형의 다양성 메트릭스(metrics, 측정 기준)를 구분한다.

알파-다양성 지표는 단일 마이크로바이오타에서 다양성의 정도를 의미한다. 예를 들어, 클로스트리디움 디피실레 감염 환자의 마이

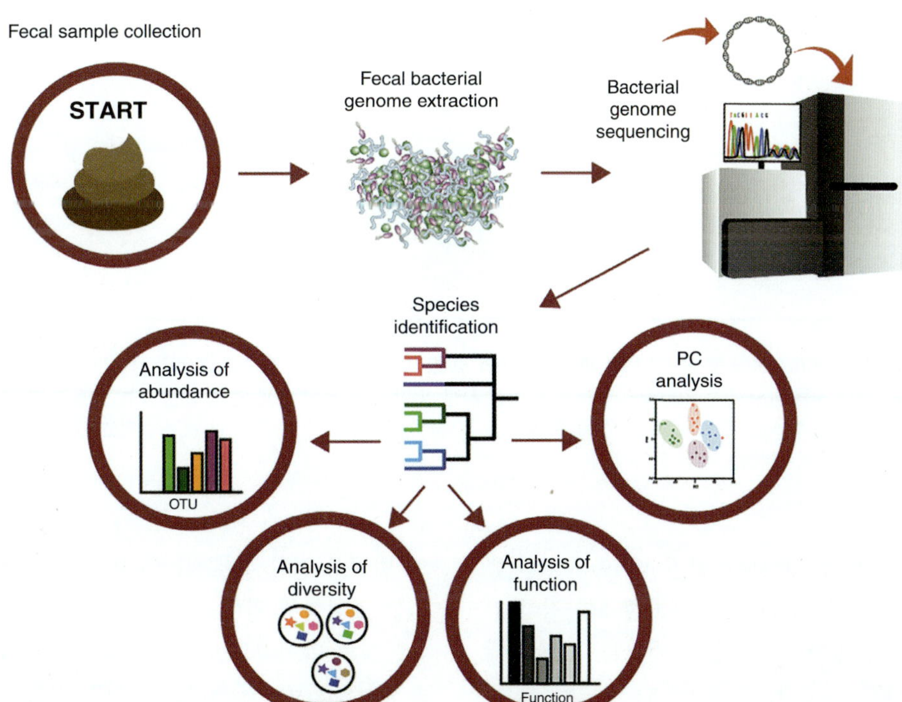

그림 15-3. 대변에서 통계로. 대변 표본에서 유전 물질을 추출하고 염기서열분석을 위해 준비한다. 디지털화된 유전자 서열은 품질을 위해 선별되고 데이터베이스와 비교되어 서열이 속하는 미생물을 식별한다. 여기에서 주성분 분석을 포함하여 다양한 다변량 통계 분석을 수행하여 표본을 특성화하고 다른 표본과 비교할 수 있다.

크로바이오타는 단일 병원성 박테리아로 거의 완전하게 자랄 수 있는 상태인 경우에 비교적 낮은 알파 다양성을 가질 것이다. 성인의 경우 알파-다양성이 낮을수록 염증과 질병과 관련이 있다고 생각되지만, 특정 식단은 알파-다양성을 무해한 방식으로 낮출 수 있다.

베타-다양성 지표는 두 마이크로바이오타 간의 차이 정도를 나타낸다. 일반 집단의 마이크로바이옴에는 많은 차이가 있다. 마이크로바이오타의 상태를 평가하는 일반적인 방법은 베타 다양성이 가장 낮은 미생물군의 상태, 즉 서로 더 유사한 마이크로바이오타의 상태를 비교하는 것이다. 일반적으로 건강한 인간 사이의 베타 다양성은 시간이 지남에 따라 단일 인간 마이크로바이옴의 베타 다양성보다 높다.

특정 미생물 또는 미생물 집단은 숙주 유기체에서 중요한 대사 기능을 수행하는 것으로 생각된다. 이 개념은 생태 길드(ecological guild)로 알려져 있는데, 이는 분류학적으로 관련이 없지만 생태계 내에서 특정 기능을 수행하는 기능적으로 유사한 유기체를 의미한다. 길드의 역할을 수행하는 특정 박테리아는 숙주의 지리적 위치에 따라 다를 수 있지만, 이들이 마이크로바이옴과 숙주에 미치는 영향은 비슷할 것이다. 마이크로바이옴과 건강과의 관계를 조사하기 위한 일반적인 접근법의 개요는 그림 15-4에 나와 있다.

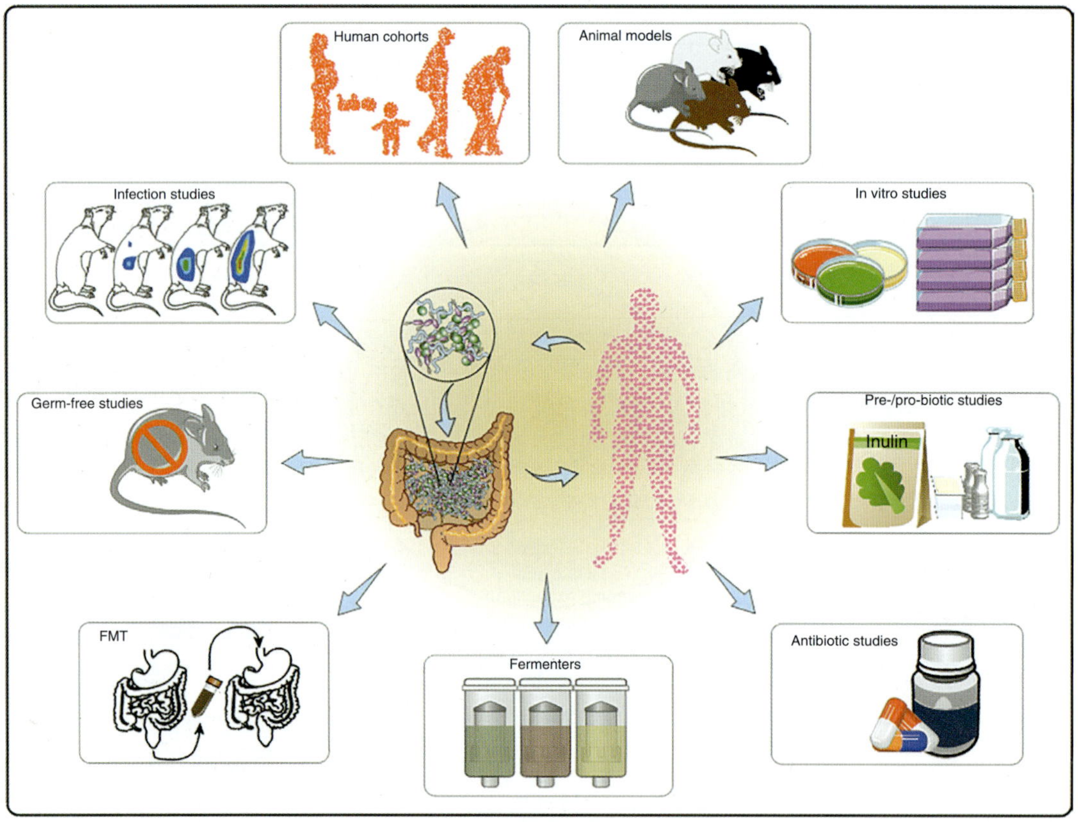

그림 15-4. 마이크로바이옴을 조사하기 위한 과학적 도구와 모델. 마이크로바이옴과 숙주 사이의 상호작용을 조사하는 방법에 대한 개요. 현재 사용할 수 있는 기술의 예에는 인간 임상 시험, 일반 또는 무균 동물 연구, 인간 또는 동물에 FMT 연구, 항생제 연구, 프리바이오틱스, 프로바이오틱스, 신바이오틱스를 투여하는 중개 연구 및 그 효과 연구 그리고 그로부터 얻은 정보를 보충하기 위해 설계된 실험실 실험 등이 있다

원핵생물과 고세균은 진핵생물보다 훨씬 더 오래 존재했기 때문에, 진핵생물은 미생물이 없는 세상에 존재한 적이 없다는 점은 주목할 가치가 있다. 이로 인해 인간을 "통생명체(holobiont)"로 개념화하게 되었다. 통생명체란 숙주와 시간, 위치, 기능에 따라 변할 수 있는 관련 미생물로 구성된 역동적인 생태계이다. 총체적으로, 통생명체의 숙주 및 미생물 게놈을 홀로게놈(hologenome)이라고 하며, 숙주 및/또는 미생물의 변화로 인한 홀로게놈의 변이는 자연 선택의 대상이 될 수 있는 표현형에 영향을 미칠 수 있다.

때때로 마이크로바이옴과 숙주 건강의 맥락에서, **장내 세균총 불균형**(*dysbiosis*)이라는 용어가 사용된다. 장내 세균총 불균형은 마이크로바이옴의 건강하지 않은 상태를 말하며, 널리 사용되는 용어이지만 과학적 맥락에서 문제가 될 수 있다. 마이크로바이옴의 건강하지 않은 상태는 우리가 건강한 마이크로바이옴이 어떻게 생겼는지 또는 그것이 존재한다는 것을 알고 있음을 시사한다. 실제로, 마이크로바이옴 사이에는 상당한 차이가 있으며, 핵심적 정상 마이크로바이옴의 존재에 대한 합의가 없다. 또한, 마이크로바이옴은 완벽하게 안정적인 상태에 있음에도 여전히 숙주에게 건강 문제를 일으키거나, 매우 불안정함에도 숙주에게 건강 문제를 일으키지 않기도 한다.

마이크로바이옴에 영향을 미치는 주요 요인

마이크로바이옴의 구성은 자체 구성 및 환경을 포함한 많은 요인에 의해 영향을 받는다(그림 15-5). 인간의 장내 마이크로바이옴의 다양성은 생활방식, 연령, 생물지리학적 상태에 따라 크게 다르다. 일반적으로, 가장 높은 미생물 다양성은 서구 사회와의 접촉이 적은 토착 부족에서 찾을 수 있다. 반대로, 가장 낮은 다양성은 일반적으로 소금, 가공 설탕, 포화지방이 많이 함유된 질 낮은 식단을 가진 개인에게서 찾을 수 있다.

식단

건강한 장내 마이크로바이옴을 형성하는 가장 중요한 요소는 식단이다. 식단은 마이크로바이옴의 구성과 알파-다양성을 모두 빠르게 변화시킬 수 있다. 예를 들어, 동물성 식단에서 식물성 식단으로 전환하는 사람은 24시간 이내에 구성에 큰 변화를 보일 것이다. 기존 식단으로 돌아가면 마이크로바이옴은 원래 구성으로 돌아가는 경향이 있다. 베타-다양성 측면에서, 동일한 식단을 가진 건강한 성인은 서로 비교적 가까운 경향이 있어 구성적으로 더 유사하다는 것을 알 수 있다. 마이크로바이옴 구성에 미치는 영향과 관련하여 서양식 식단과 지중해식 식단의 두 가지 식단이 종종 논의된다. 서양식 식단은 설탕, 소금, 지방이 풍부한 식단을 말하는데, 일반적으로 건강에 해로운 생활 방식의 주요 원인으로 간주된다. 마이크로바이오타의 측면에서, 서구식 식단은 **박테로이데테스**(*Bacteroidetes*) 감소, **프로테오박테리아**(*Proteobacteria*)와 **피르미쿠테스**(**후벽균**, *Firmicutes*)의 증가, 숙주의 전신 염증 증가와 관련이 있다. 이에 반해서, 지중해식 식단은 통곡물, 콩류, 견과류, 야채 및 적당한 양의 생선이 풍부한 식단을 말한다. 이러한 식단은 심혈관 질환과 우울증의 위험을 줄이는 건강상의 이점이 있는 것으로 나타났다. 마이크로바이오타의 관점에서, 프로테오박테리아와 피르미쿠테스의 감소, 박테로이데테스의 증가, 일반적인 항염증 효과 등 서양의 식단과는 정반대이다. 폴리페놀 같은 식이 성분과 이눌린, 프락토올리고당, 갈락토올리고당 같은 식이섬유는 마이크로바이옴의 조성에 중대한 영향을 미치는데, 일반적으로 마이크로바이옴을 촉매하는 대사 능력을 가진 미생물에게 유리하게 변화시킨다. 발효 식품은 미생물군의 구성을 높이는 또 다른 식이 전략이다. 한편, 유화제와 감미료를 포함한 가공식품의 많은 성분은 동물 모델의 미생물 구성에 부정적인 영향을 미치는 것으로 나타났다(그림 15-6).

치료 약물

다양한 종류의 약물 중에서, 항생제는 마이크로바이옴을 직접 겨냥하는 가장 명확하고 효과적인 방법을 나타낸다. 항생제 사용은, 특히 디피실(*C. difficile*) 감염 동안 사용하는 항생제 칵테일은 마이크로바이옴을 거의 완전히 제거할 수 있다. 항생제 외에도 다양한 종류의 약물이 마이크로바이옴에 영향을 미친다. 특히, 양성자 펌프 억제제(PPI, proton pump inhibitor)

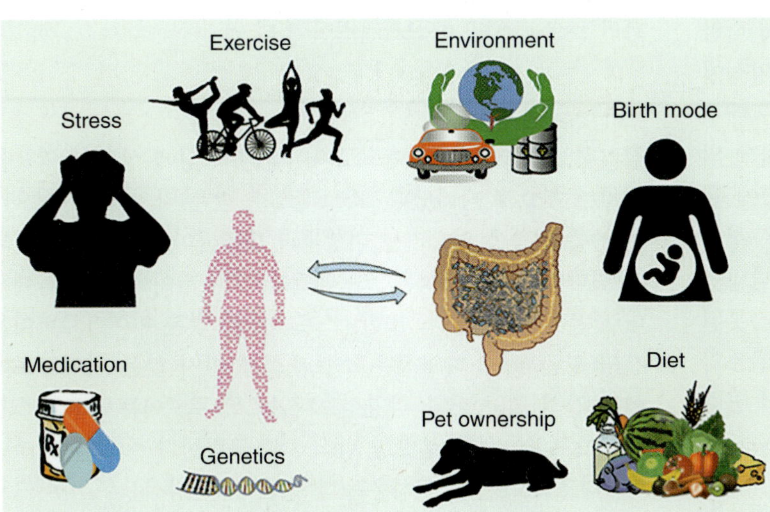

그림 15-5. 마이크로바이옴의 구성에 영향을 미치는 요인. 환경적 요인부터 유전학까지 다양한 요인이 마이크로바이옴에 영향을 미치는 것으로 알려져 있다. 가장 관련성이 높은 항목이 여기에 표시된다.

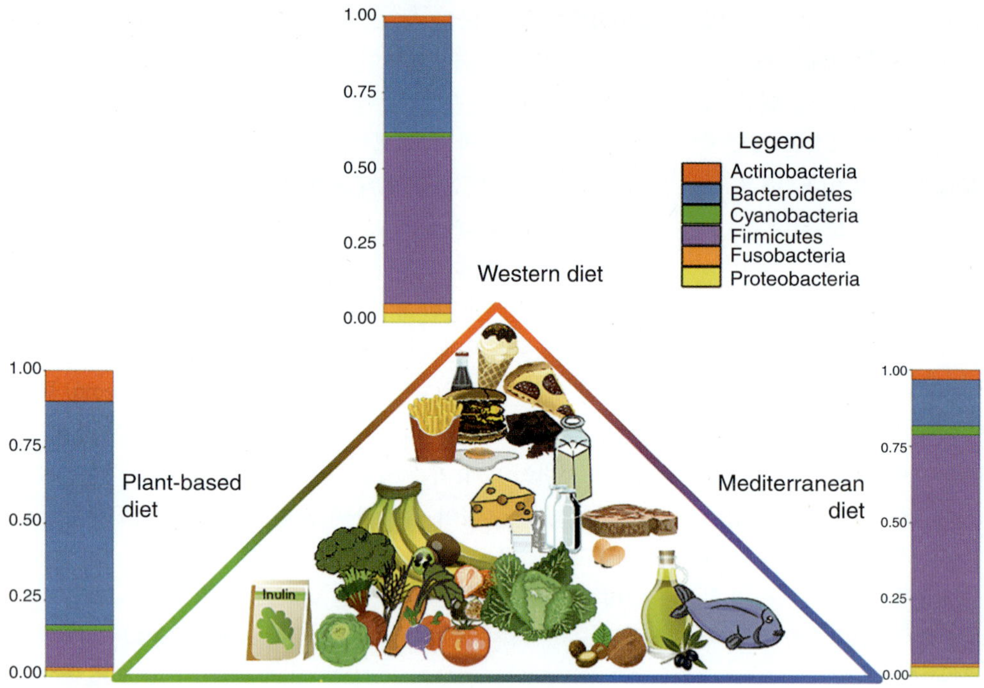

그림 15-6. 다양한 식단이 장내 마이크로바이옴의 구성에 미치는 영향. 식단에서 섭취하는 주요 음식의 종류에 따라 장내 마이크로바이옴의 상대적 풍부도가 크게 다른 것으로 나타났다. 생선과 기름은 피르미쿠테스의 상대적 풍부함과 관련이 있는 반면, 식물성 식품은 박테로이데테스를 상대적으로 풍부하게 만든다.

는 마이크로바이옴에 지대한 영향을 미친다. 이는 부분적으로 PPI가 위의 산도를 감소시켜서 위의 선택성을 변경하고 더 많은 미생물이 장으로 들어갈 수 있도록 하는 부가적인 효과가 있기 때문이다. 다른 많은 약물이 마이크로바이옴에 영향을 미친다. 이것은 종종 이러한 약물이 항균 활성을 나타내거나, 특성 미생물에 의해 대사되어 이점을 제공하여 풍부함을 증가시킬 수 있기 때문이다. 이것의 중요한 결과로서, 마이크로바이옴은 약물의 농도와 반감기를 잠재적으로 변화시키면서 약물의 약리학을 변화시킬 수 있는 잠재력을 가지고 있다.

삶의 단계

마이크로바이옴의 구성과 알파-다양성은 숙주의 나이에 따라 달라진다. 건강한 신생아의 마이크로바이옴은 알파-다양성이 낮으며, 대부분 락토바실러스 및 비피도박테리움 같은 매우 특정된 미생물만을 포함하고 있다. HMO는 이들 미생물에 의해 우선적으로 대사되며, 결과적으로 유아 관련 미생물에 유리한 강력한 선택 과정을 초래한다. 최대 알파-다양성은 청소년기와 젊은 성인기에 도달한다. 노화 과정에서 알파-다양성은 다시 떨어진다. 예를 들어, 건강하지 못한 노화는 잘못된 식단, 스트레스 및 질병과 함께 알파 다양성의 급격한 감소와 전염증성 관련 미생물의 증가 및 지속적인 낮은 수준의 염증과 관련된다. 이와 함께, 이 과정은 **염증노화**(*inflammaging*)로 알려져 있다.

운동

운동은 마이크로바이옴에 영향을 미치는 것으로 나타났으며, 적당한 수준의 운동은 알파-다양성과 아커만시아(*Akkermansia*) 속과 같은 항염증 미생물의 풍부함을 모두 증가시킨다. 운동선수와 비운동선수는 식단과 생활 방식이 종종 다르기 때문에, 마이크로바이옴에서 관찰된 차이의 정확한 동인을 구별하는 것은 종종 문제가 된다. 예를 들어, 아일랜드 럭비팀의 연구에서, 그들의 마이크로바이옴은 더 높은 단백질과 크레아틴 키나아제 소비와 상관관계가 있는 더 높은 알파-다양성을 나타냈으며, 이는 동물성 단백질이 많이 함유된 식단으로 설명할 수 있다. 또한, 항염증 특성은 규칙적인 운동의 알려진 효과인 스트레스 감소와도 관련이 있다.

스트레스

심리적 스트레스는 마이크로바이옴의 구성에 상당한 영향을 미치는 것으로 나타났다. 스트레스를 받은 마이크로바이오타는 종종 염증을 일으키는 미생물과 병원균이 풍부하게 포함되어 있다. 알파-다양성은 스트레스를 받는 마이크로바이옴에서 더 낮은 경향이 있다. 또한, 스트레스를 받은 마이크로바이옴 간의 평균 베타-다양성은 스트레스를 받지 않은 마이크로바이옴 간의 평균 베타-다양성보다 높으므로, 이는 스트레스가 마이크로바이옴을 무방향 방식으로 교란한다는 것을 나타낸다. 대조적으로, 식이섬유는 방향성 있는 방식으로 마이크로바이옴에 영향을 미치는 경향이 있으며, 유사한 방식으로 마이크로바이옴에 영향을 미친다.

유전학

마이크로바이옴 데이터가 있는 대규모 인간 집단이 여러 개 있고, 그중 일부는 인간 유전체 데이터도 가지고 있지만, 마이크로바이옴과 숙주 유전체 사이의 일반적인 관계를 설명하는 것은 매우 어렵다. 그럼에도 불구하고, 인간 숙주 유전체는 매우 구체적인 방식으로 마이크로바이옴의 구성에 영향을 미치는 것으로 나타났다. 예를 들어, 젖당 대사와 관련된 속인 비피도박테리움은 일반적으로 젖당비내성(lactose intolerance)을 유발하는 유전자형인 인간 **젖당분해효소 비지속 유전자형**(**human lactase nonpersister genotype**)을 가진 개인에게 더 만연하다. 마이크로바이옴에 대한 유전적 영향의 또 다른 예는 특정 대사 장애의 경우에서 볼 수 있는데, 이 경우 대사성 장내 환경이 변경되고, 결과적으로 마이크로바이옴이 변경된다. 인간 연구보다 유전적 요인을 더 쉽게 제어할 수 있는 마우스에서 장내 마이크로바이옴 구성은 조사된 마우스의 계통과 관련이 있다.

마이크로바이옴 표적 치료법

마이크로바이옴은 많은 질병(그림 15-7 및 표 15-1) 및 장애에서 변경되고, 또한 쉽게 변경 가능하기 때문에 유망한 치료 표적이다. 그 결과, 마이크로바이옴을 표적으로 하는 몇 가지 접근법이 개발되었다.

프로바이오틱스와 프리바이오틱스

프리바이오틱스(prebiotics)와 프로바이오틱스(probiotics)는 가장 많이 연구된 마이크로바이옴 기반 치료 전략 중 두 가지이다. 프리바이오틱스는 숙주의 마이크로바이옴에 유익한 영향을 미치는 섬유질과 같이 인간이 소화할 수 없는 식품으로 정의된다. 반면에 프로바이오틱스는 적절한 양을 섭취했을 때 숙주에게 건강상의 이점을 주는 살아 있는 미생물이다. 프리바이오틱스와 프로바이오틱스가 함께 투여될 때(이는 점점 더 많이 발생하고 있음) "**공생생물**(**synbiotic**)"이라는 용어가 사용된다. 일부 **신바이오틱스**는 개별적으로 프로바이오틱 및 프리바이오틱 성분보다 더 효과적인 것으로 나타났다. 정신 건강을 개선하기 위해 특별히 고안된 마이크로바이옴 개입은 **사이코바이오틱스**(**psychobiotics**)로 만들어졌다. 사이코바이오틱스는

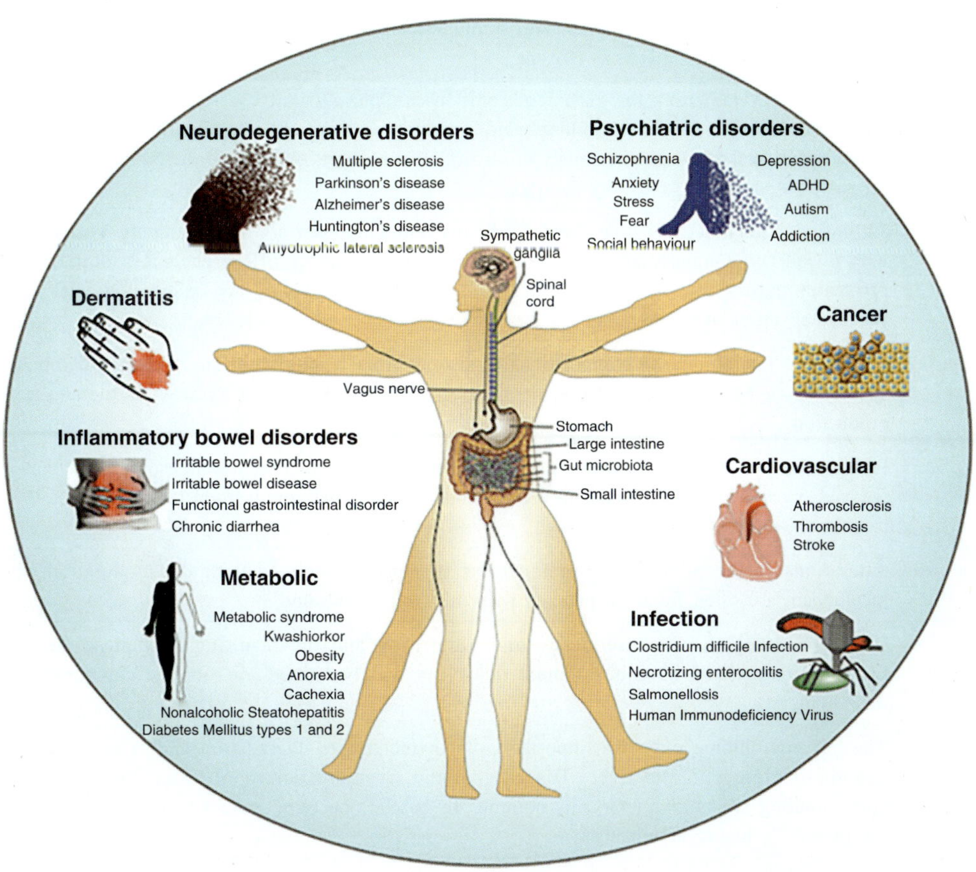

그림 15-7. 마이크로바이옴은 다양한 장애와 관련이 있다. 많은 최근의 연구는 피부, 대사, 심혈관 질환뿐만 아니라 암, 감염, 신경 퇴행성 및 정신 질환을 포함한 많은 질병에서 마이크로바이옴의 역할에 대한 증거를 발견했다.

표 15-1. 마이크로바이옴과 장애

Disease		Evidence
Gastrointestinal disorders	Inflammatory bowel disease (IBD)	The microbiome signature in IBD is well characterized in humans and involves a lower alpha-diversity and a deficiency in short-chain fatty acid producers in the gut mucosa. Degree of compositional change over time in the microbiome, or volatility, is higher in IBD than in healthy controls
	Irritable bowel syndrome (IBS)	IBS is linked to a wide array of microbiome alterations. Alpha-diversity tends to be lower and volatility tends to be higher, reflecting the unstable state of the IBS gut.
Immune and inflammatory system	Allergies	Early life microbiome alterations, for example, as a result of antibiotics exposure or a cesarean section, have been associated with the development of allergies.
	Multiple sclerosis (MS)	The MS microbiome differs from that of healthy controls. This difference is associated with an altered gut immune system. Mice that underwent fecal microbiota transplantation (FMT) from MS patients started exhibiting autoimmune encephalomyelitis, a main symptom of MS.
	Rheumatoid arthritis (RA)	Certain rare microbes were found to be associated with the onset of RA.
	Psoriasis	Psoriasis patients have a lower alpha-diversity than controls.
Cancer		Both proinflammatory carcinogenic as well as antiinflammatory microbes with tumor suppressor properties are known. While most strongly associated with colon cancer, most types of cancer are associated with the microbiome. Some tumors host their own microbiome. Certain microbiota are known to affect immunotherapeutic efficacy (see Clinical Case 15–2).
Infection	*Clostridium difficile* infection (CDI)	CDI is characterized by a vast overgrowth of *C. difficile* in the gut microbiome. This condition can be treated by FMT to reinstate a stable microbial ecosystem in the gut.
	Necrotizing enterocolitis (NEC)	NEC is a disease of preterm infants and has a high morbidity and mortality rate. There have been reports of proteobacteria overgrowth in patients.
	Salmonellosis	Certain commensal microbiota are known to be protective against salmonellosis, stopping its colonization in the gut. In patents with salmonellosis, the gut microbiome composition and motility are drastically altered as a result.
	Human immunodeficiency virus (HIV)	Following HIV infection, the gut microbiome loses alpha-diversity. A microbiome signature, previously associated with a proinflammatory phenotype, has been identified in patients. Rare elite controllers, who spontaneously control HIV infection, display no differences in their microbiome compared to healthy controls.
Metabolic disorders	Type 1 diabetes mellitus (T1DM)	Antiinflammatory bacteria like *Bifidobacterium* and *Lactobacillus* are negatively associated with β-cell autoimmunity and are found in lower abundance in T1DM patients. Conversely, proinflammatory microbes, like *Bacteroides* and *Clostridium*, are associated with an accelerated onset of disease.
	Type 2 diabetes mellitus (T2DM)	The T2DM microbiome is compositionally distinct from healthy controls. Several microbial species have been found to have an effect of insulin sensitivity by way of metabolite production.
	Obesity	In humans, the obese microbiome has a distinct signature. In rodent studies, high fat diet-induced obesity is always linked to a clear shift in microbial composition compared to controls.
	Metabolic syndrome	Alterations in the microbiome in functions typically associated with the modulation of metabolism are often found in patients with metabolic syndrome.
	Kwashiorkor	In a twin study, as a consequence of malnutrition and the resulting host physiology, kwashiorkor patients have been found to have a widely altered microbiome compared to their twin.
	Nonalcoholic steatohepatitis (NASH)	The gut microbiome plays an important role in metabolite degradation and is in constant communication with the liver. Diseases of the liver are commonly associated with a corresponding signature in the microbiome. In NASH, bacteria known to produce alcohol are present in higher abundances.

표 15-1. 마이크로바이옴과 장애

Disease		Evidence
Cardiovascular disorders	Atherosclerosis, thrombosis	In patients with atherosclerosis a depletion of short-chain fatty acids has been found. The gut microbiome modulates platelet activation, which in turn impacts arterial thrombosis development.
	Stroke	Ischemic stroke can trigger an altered microbiome composition. Higher abundance of short-chain fatty acid producing bacteria has been associated with an improved recovery rate after the stroke.
Neurodegenerative, neurodevelopmental, and psychiatric disorders	Major depressive disorder (MDD)	MDD and quality of life have been linked to specific functional modules and compositional states of the gut microbiome. Furthermore, depressive-like mood has been transferred to rodents by way of FMT from depressed patients.
	Alzheimer's disease (AD)	The AD microbiome sports more pathogenic microbes and has a generally lower alpha-diversity. In germ-free and antibiotic-treated mouse models of AD, the hallmark amyloid plaques fail to accumulate.
	Parkinson's disease (PD)	The PD microbiome composition is altered compared to healthy controls. In addition, vagotomy, the removal of the nervus vagus, which represents one of the routes of communication between the gut and brain, has been shown to be protective against PD.
	Autism spectrum disorder (ASD)	The microbiome is altered in ASD, having a lower alpha-diversity and a higher proportion of proinflammatory microbes. In addition, gut motility is often altered in ASD.
	Schizophrenia	The abundance of *Lactobacillus* and *Bifidobacterium*, two microbial genera that are generally associated with health, have shown to be altered in patients with schizophrenia and to be predictive of the severity of symptoms after the first episode.
	Amyotrophic lateral sclerosis (ALS)	In a mouse model that is genetically susceptible to ALS, germ-free and antibiotic-treated mice succumbed to the disease much faster than their counterparts with an unaltered microbiome.
	Epilepsy	The ketogenic (very low carbohydrate) diet is commonly used as a treatment to control epilepsy. In a mouse model of epilepsy, the beneficial effects of the ketogenic diet were lost in germ-free and antibiotics-treated mice.

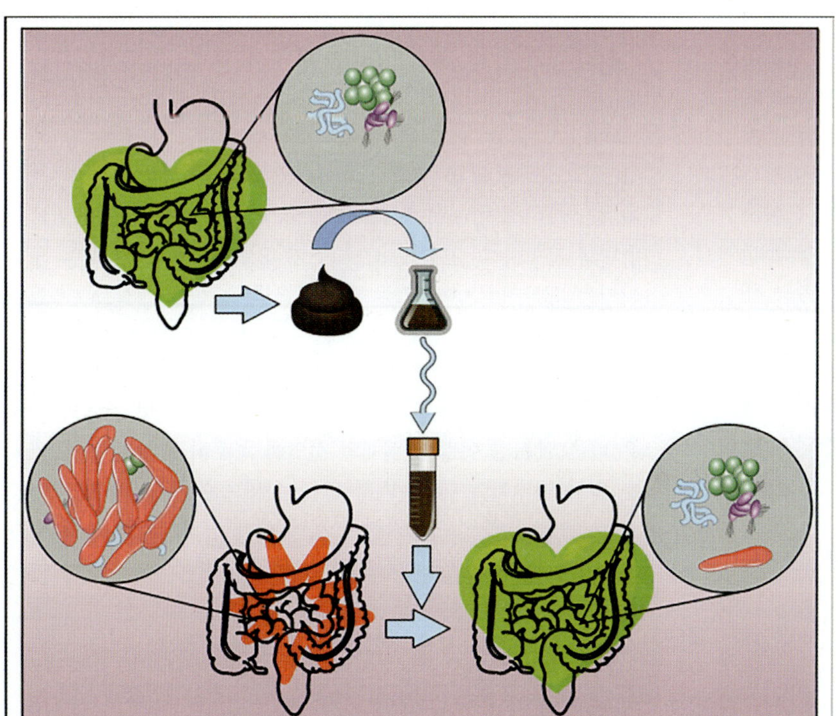

그림 15-8. 치료요법으로서의 분변 미생물 이식(FMT). 건강한 기증자의 대변을 채취하여 안전을 위해 선별한다. 그런 다음, FMT는 때때로 오래된 미생물을 씻어내기 위해 항생제 처리를 한 후에 환자에게 투여된다. FMT는 건강한 기증자의 것과 유사한 마이크로바이옴을 형성함으로써 숙주의 건강을 회복시킨다.

반드시 임상 대상자를 대상으로 할 필요는 없지만, 일반 용도로도 사용될 수 있다는 점에 유의해야 한다. 실제로, 특정 프로바이오틱스가 행동에 미치는 유익한 효과를 보고하는 연구가 증가하고 있다.

분변 마이크로바이오타 이식

치료적 중재로서의 분변 미생물 이식(fecal microbiota transplantation, FMT)의 개념은 서양 의학을 혼란스럽게 하고 있다(그림 15-8). 이 절차는 선택된 기증자의 분변 마이크로바이오타를 수용자의 위장관으로 도입하는 것을 포함하며, 이는 수용자의 마이크로바이옴을 기증자의 마이크로바이옴과 더 유사하게 만드는 것을 목표로 한다. 시료는 일반적으로 비위관이나 캡슐로 전달되지만, 관장을 하는 경우도 드물지 않다. FMT는 기증자 마이크로바이옴에 더 가까운 베타-다양성을 통해 마이크로바이옴을 안정적이고 건강한 상태로 복원하는 데 매우 효과적인 것으로 나타났다. 어떤 경우에는 자가 FMT를 사용할 수 있으며, 이 경우에는 아마도 집중적인 항생제 처방 전에 기증자로부터 기증자 시료를 수집 사용할 수 있다. FMT의 중요한 부분은 기증자 시료의 품질을 보장하는 것이다. 예를 들어, 시료에는 병원체가 없어야 한다(임상 사례 15-1 참조).

임상 증례 15-1 클로스트리디오이데스 디피실 장염

마지 스미스(Margie Smith)는 56세의 아시아 여성으로, 최근 상기도 감염 진단을 받았지만, 그녀가 여행을 계획하고 있고 증상이 악화되는 것을 원하지 않았으므로, 의사는 아목시실린(amoxicillin)을 투여할 것을 권고했다. 그녀의 증상이 세균성이라는 증거가 거의 없음에도 불구하고, 의사는 마지못해 마지에게 7일 동안의 항생제를 처방했다. 그녀는 기분이 좋아져서 다음 주 샌프란시스코에서 열리는 고등학교 동창회에 참석하기 위해 여행을 떠났고, 그곳에서 그녀는 기라델리(Ghirardelli) 초콜릿 공장을 견학한 후, 2파운드의 다양한 다크 초콜릿 세트를 샀다. 집으로 돌아온 지 2주 후, 스미스 씨는 3주 동안 계속되는 가벼운 물 설사와 미열이 매일 4-7번 나타나기 시작했다. 처음에 그녀는 과량의 초콜릿으로 인해 설사가 발생했다고 느꼈지만, 초콜릿을 먹지 않아도 증상이 해결되지 않아 의사의 진찰을 받았다.

클로스트리디오이데스 디피실 장염(*C. difficile* Colitis)의 세포생물학, 진단 그리고 치료

그녀의 신체 검사에서 100°F의 미열과 정상적인 장음과 함께 복부의 경미한 압통이 발견되었다. 그녀의 전체 혈구 수는 약간 증가한 백혈구 수와 정상적인 신장 기능을 보였다. 그녀는 대변의 잠혈 반응 결과에서 음성이었다. 의사는 스미스 씨가 최근 항생제 사용으로 디피실 장염처럼 항생제에 의해 유발된 설사 상태일 수 있다고 의심하고서, 그녀의 설사 대변 시료를 채취하여 *C.* 디피실 독소 A와 독소 B에 대한 효소 면역 분석을 위해 보냈다. 그녀의 병의 경미한 특성 때문에, 의사는 스미스 씨가 *C.* 디피실로 인한 위막성 대장염이 있다고 생각하지 않았으므로, 그녀의 복부에 대한 컴퓨터 단층 촬영(CT) 스캔을 주문하지는 않았다. 그는 경험적으로 그녀에게 메트로니다졸(metronidazole) 500 mg을 10일 동안 하루에 3번 복용하도록 처방하고, 이 약과 함께 알코올 음료를 마시지 말라고 조언했다. 메트로니다졸을 복용한지 4일 후, 스미스 씨의 증상은 현저하게 개선되었고, 더 이상 발열이나 설사를 하지 않았다. 의사는 그녀에게 전화를 걸어 그녀의 대변 검사에서 *C.* 디피실에 양성이고 대장염이 재발할 수 있으며 다발성 재발에 대한 대체요법은 대변 이식이라고 조언했다. 스미스 씨는 대변 이식에 대한 생각에 다소 소름이 돋았고, 메트로니다졸을 복용한 후 프로바이오틱스가 함유된 일반의약품 보충제를 포함하여 프로바이오틱스가 많이 함유된 식단을 시작했다. 그녀는 다시는 바이러스성 상기도 감염에 항생제를 요구하지 않겠다고 맹세했다.

C. 디피실은 주요 병원체이며, 감염 위험을 줄이기 위해 보편적인 예방 조치를 취하는 것이 좋다. *C.* 디피실 대장염은 원인이 되는 항생제를 최대한 빨리 중단하여 관리하는 경우가 많은데, 이는 질병의 재발에 영향을 미칠 수 있다. 디페녹실레이트(diphenoxylate)와 아트로핀(atropine)과 같은 지사제는 *C.* 디피실 대장염에서 증상의 지속 기간과 중증도를 증가시킬 수 있으므로 사용해서는 안 된다. 경미한 *C.* 디피실 대장염의 경우, 1차 치료는 10-14일 동안 경구용 메트로니다졸 500 mg TID이다. 심한 경우에는 10-14일 동안 경구용 반코마이신(vancomycin) 125 mg QID를 사용할 수 있다. 재발은 사례의 20% 이상에서 발생하는데, 일반적으로 치료 중단 후 3일에서 3주 사이에 발생한다. 첫 번째 재발의 관리는 질병의 초기 발병과 동일하다. 프로바이오틱스가 유익한지 여부에 대한 데이터는 제한적이지만, 일부 환자의 설사 증상을 개선할 수 있다. 대변 이식은 건강한 기증자로부터 90% 이상의 효능률로 *C.* 디피실 환자에게 대변(및 이에 따른 미생물군)을 옮기는 새로운 치료법이다. 대변 이식을 위한 시료는 HIV 및 간염과 같은 다른 알려진 인간 병원체의 전염을 허용하지 않기 위해 매우 잘 선별되어야 한다. 비록 그것이 새로운 치료법처럼 보이고, 사람들이 약으로 생각하는 것에 대해 규제자와 실무자 모두에게 도전이 있지만, 실제로는 고대 중국으로까지 거슬러 올라간다. 이것은 생명을 구하기 위해 마이크로바이옴을 어떻게 활용할 수 있는지에 대한 가장 좋은 예이다.

임상 증례 15-2 흑색종과 장내 미생물 불균형 영향

얼 해거드(Earl Haggard)는 10년 전 방광 수술 후 만성 요로 감염의 병력이 있는 아칸소주 출신의 63세 백인 농부이다. 그는 왼손에서 청흑색 병변이 커짐에 따라 처음으로 피부과를 찾았다. 그는 항상 그 위치에 점이 있었지만, 지난 2년 동안 경계가 흐릿해지고, 색은 갈색이 옅어지고 더 불그스름한 주황색으로 변하며, 혹과 일부 피부가 벗겨지고 진물이 나는 등 점이 더 커지고 있다고 말했다. 그는 또한 최근에 점점 숨이 가빠지고, 가끔 기침이 나며, 피가 섞인 가래가 몇 번 나왔다고 말했다.

신체검사 결과, 왼쪽 손목 등에 5×4 cm 크기의 궤양성의 불규칙한 적갈색 병변이 발견되었다. 그는 손목과 팔뚝을 따라가는 것처럼 보이는 이를 둘러싼 여러 개의 작은 위성 병변을 가지고 있었다. 왼쪽 겨드랑이에 충만감이 있고 림프절이 만져지며, 오른쪽 중간 폐장에서 약간의 쌕쌕거림이 있었다.

피부과 전문의는 손 병변의 면도 생검을 수행하여 궤양을 동반한 악성 흑색종과 함께 깊은 가장자리에서 최소 4 mm의 두께의 종양이 존재하는 것을 확인했다. 해거드 씨는 외과 종양 전문의에게 보내졌고, 겨드랑이의 림프절을 다시 촉진한 후, 가장 큰 림프절에서 심근침 생검을 수행했는데, 이 역시 흑색종으로 밝혀졌다. 림프절 절제를 준비하기 위해 외과 종양 전문의는 흉부, 복부 및 골반의 CT 스캔을 지시했다. CT 결과, 왼쪽 겨드랑이에 비대해진 수많은 림프절과 기관지에 약간 닿는 폐 오른쪽 중엽에서 4 cm 크기의 큰 병변이 나타났다. 중재적 방사선과에서 이 병변을 생검했는데, 이 역시 흑색종으로 밝혀졌다. 종양에 대한 유전자 검사에서는 V600에서 BRAF 유전자의 돌연변이가 밝혀졌다. 실험실 검사에서는 젖산 탈수소효소 수치가 정상 상한치의 2배에 달하는 것으로 나타났다.

해거드 씨는 전이성 흑색종을 치료하기 위해 면역 요법을 시행할 준비를 하고 있는 종양학자에게 보내졌다. 병력을 조사한 결과에서, 해거드 씨는 수년 동안 요로감염으로 인해 정기적인 항생제 치료를 받았으며, 활동성 감염 시 넓은 범위의 만성 항생제를 복용한 것으로 나타났다. 그는 최근 1주일간의 요통으로 시프로플록사신(ciprofloxacin)과 메트로니다졸(metronidazole)을 2주간 투여받았다. 의료 종양 전문의는 그에게 면역 요법으로 시작할지 아니면, BRAF 돌연변이를 표적으로 하는 치료법을 시작할지를 두고서 고민했다.

흑색종과 장내 미생물 불균형 영향의 세포생물학, 진단 그리고 치료

흑색종(melanoma)은 피부의 색소를 생성하는 세포의 암이다. 피부암의 가장 위험한 형태인 이 암은 매년 약 90,000명의 미국인에게 발생하며, 미국에서 매년 거의 10,000명이 사망한다. 평생 동안의 태양 노출이 그 기여 요인이다. 흑색종의 병기는 원발성 병변의 침윤 깊이, 궤양의 존재 유무, 림프절 침범, 이동 중 또는 위성 병변의 존재, 먼 장기로의 전이에 따라 결정된다. 해거드 씨와 같은 IV기(전이성) 흑색종은 치료가 불가능한 것으로 간주되지만, 2010년 이후로 수명을 5년 이상 연장할 수 있는 많은 치료법이 승인되었다.

흑색종의 약 40–50%는 BRAF 유전자가 600번 위치에서 돌연변이를 보인다. 연구에 따르면, BRAF 억제제와 MEK 억제제의 조합을 사용한 표적 치료는 이러한 환자에서 75%의 높은 반응률을 나타낼 수 있다. 그러나 이 반응은 면역 요법에서 나타나는 반응보다 덜 지속되는 경향이 있다. 그러나 면역 요법은 흑색종 환자의 대체 치료법이다. BRAF 돌연변이 흑색종 환자가 초기 치료로 표적 치료를 시작해야 하는지 아니면 면역 요법을 시작해야 하는지에 대한 합의는 아직 없다.

흑색종은 다른 많은 암과 달리 정상적인 숙주 면역체계의 회피에 크게 의존한다. 이는 주로 CD-4 및 CD-8 T-세포 등 체액 면역계의 활성화를 저해하는 종양 세포(예: PD-L1)에 다양한 인자를 발현시킴으로써 가능하다. 면역체계가 이질적인 것으로 간주하는 항원을 표시함에도 불구하고, 이러한 "검문지점" 항원은 면역체계가 활성화되는 것을 막는다. 따라서 흑색종은 면역 반응성이라고도 생각된다. 면역계가 종양 회피에도 불구하고 활성화될 수 있다면, 종종 세포 독성 약물을 사용하지 않고서 종양을 제거할 수 있다. 현재, 흑색종의 가장 흔한 치료법은 면역 검문지점 억제제를 포함한다. 여기에는 억제 기전을 억제하는 CTLA-4 또는 PD-1에 대한 단일클론 항체가 포함되며, 종양 항원에 의한 면역계의 정상적으로 활성화된다.

암을 죽이기 위해 숙주의 면역계에 의존하는 것은 많은 불확실성을 수반한다. 각 숙주는 외래 항원에 대한 민감도가 다르고, 자기와 비자기를 구별하는 능력이 약간 다르며, 기준선 활성화의 상태가 다른, 다른 면역계를 가지고 있다. 기준선의 숙주 면역계의 활성이 결정되는 주요 기전 중 하나는 숙주 마이크로바이옴과의 상호작용으로 인한 것이 점점 분명해지고 있다.

마이크로바이옴은 인체에 서식하는 모든 상응하는 생명체의 총체를 의미한다. 인간은 일반적으로 인간의 세포와 동일한 수의 미생물과 함께 살고 있다. 이 미생물의 압도적 다수는 인간 숙주와 공생한다. 어떤 경우에는 감염성 병원체에 의한 비정상적인 증식 또는 콜로니 형성이 질병으로 이어지는 기생 관계로 이어질 수 있다. 인간의 상재 미생물은 궁극적으로 면역 반응성과 면역 표적화에 영향을 미치는 화학 신호를 교환함으로써 면역계와 "교차 소통"한다. 이러한 관계는 아직 밝혀지지 않았지만, 마이크로바이옴이 Toll-like 수용체의 활성화에 관여하는 것으로 밝혀졌으며, 이는 면역계가 암과 같은 외래 항원을 보다 더 잘 인식하도록 할 수 있다.

마이크로바이옴의 조절 부전이 면역 요법의 결과에 어떠한 영향을 미칠 수 있다는 것은 일반적으로 마이크로바이옴의 고갈을 초래하는 항생제와 면역 요법을 받는 환자의 치료 결과 사이의 관계를 조사하는 연구에 의해 제안되었다. 일부 연구에 따르면, 면역 요법을 시작하기 30일 전에 항생제를 투여받은 환자는 결과가 더 나빴고 면역 요법에 반응할 가능성이 적었다. 마이크로바이옴 고갈과의 인과관계는 분명하지 않지만, 이 연관성은 설득력이 있으며, 마이크로바이옴과 면역 요법제의 효능 간의 상호작용에 대한 많은 연구가 진행 중이다. 또한 마이크로바이옴이 다양한 약물의 효능에 영향을 미칠 수 있고, 다양한 약물이 미생물군의 조성에 영향을 미칠 수 있음을 보여주는 연구가 증가하고 있다.

해거드 씨는 BRAF 돌연변이를 갖고 있고, 직전에 항생제를 투여받은 환자에서 볼 수 있는 면역 요법의 악화와 관련이 있다는 점을 감안할 때, 의료 종양 전문의는 다브라페닙(dabrafenib) 및 트라메티닙(trametinib, BRAF 및 MEK 억제제)으로 치료를 시작하기로 결정했다. 해거드 씨는 부분적인 호전을 얻었으며, 10개월 후에도 암의 진행이 보이지 않았다.

요약

우리가 미생물의 세계에 살고 있다는 사실과, 인간의 건강과 질병의 모든 측면이 특히 수명 전반에 걸쳐 취약한 시기에 마이크로바이옴의 변화에 의해 영향을 받을 수 있다는 사실은 항상 기억할 가치가 있다.

마이크로바이옴 분야는 지난 수십 년 동안 엄청나게 발전했지만, 어떤 면에서는 아직 초기 단계이다. 종종, 숙주에 대한 영향의 맥락에서 미생물 구성의 특정한 변화를 해석하는 것은 어렵다. 유사하게, 마이크로바이옴 분야에서 원인과 결과를 구별하는 것은 어려울 수 있다. 예를 들어, 비만이 마이크로바이옴을 변화시키는가 아니면 마이크로바이옴의 특정 상태가 비만을 유발하는가? 적어도 어떤 경우에는 실제로 양방향으로 진행되는 것으로 생각된다. 표현형은 마이크로바이옴의 상태를 유도하고, 마이크로바이옴 상태는 표현형을 유도한다. 마이크로바이옴이 다양한 질병 상태를 관리 및 치료하고(임상 사례 15-1 참조), 약물의 효능을 개선하는 데 활용할 수 있다는 인식이 확산되고 있다(임상 사례 15-2 참조).

Suggested Readings

Cryan JF, et al. The microbiota-gut-brain axis. *Physiol Rev* 2019;99(4): 1877–2013.

Gilbert JA, Blaser MJ, Caporaso JG, Jansson JK, Lynch SV, Knight R. Current understanding of the human microbiome. *Nat Med* 2018;25(4):392–400.

Helmink BA, Khan MAW, Hermann A, Gopalakrishnan V, Wargo JA. The microbiome, cancer, and cancer therapy. *Nat Med* 2019;25(3): 377–388.

Huttenhower C, et al. Structure, function and diversity of the healthy human microbiome. *Nature* 2012;486(7402):207.

Lynch SV, Pedersen O. The human intestinal microbiome in health and disease. *N Engl J Med* 2016;375(24):2369–2379.

Pasolli E, et al. Extensive unexplored human microbiome diversity revealed by over 150,000 genomes from metagenomes spanning age, geography, and lifestyle. *Cell* 2019;176(3):649–662.

Zmora N, Suez J, Elinav E. You are what you eat: diet, health and the gut microbiota. *Nat Rev Gastroenterol Hepatol* 2019;16(1):35–56.

후기

이 교과서가 최종 제작 단계에 있는 동안 우리 세계는 우리 대부분이 평생 경험했던 것과는 다른 COVID-19 대유행에 직면해 있었습니다. 오늘(2020년 4월 21일) 기준으로 신종 중증급성호흡기증후군 코로나바이러스 2(SARS-COV-2)로 전 세계적으로 250만 명 이상이 감염된 것으로 확인되었으며, 코로나바이러스 질병 2019(COVID-19)로 17만 1천 명 이상이 사망했습니다. 바이러스에 대한 면역 반응으로 생성된 항체나 바이러스의 존재 여부를 검사하지 않은 무증상 환자와 중증도의 사례의 환자가 많기 때문에 확진자 수는 실제 수의 2% 미만일 것입니다.

SARS-COV-2는 코로나바이러스 계열의 다른 구성원과 마찬가지로 외피가 있는 단일가닥 RNA 바이러스입니다. 30 kb 유전체는 RNA 의존성 RNA 중합효소(RdRp), 단백질분해효소 및 네 가지 주요 구조적 단백질을 암호화합니다. 비리온은 선형 뉴클레오캡시드(N) 단백질로 RNA 유전체를 감싸고 있고, 외피에는 풍부한 막(M) 당단백질과 외피(E) 단백질이 포함되어 있습니다. 삼량체 스파이크(S) 단백질은 제2형 폐렴구 표면의 수용체와 결합합니다. 바이러스 S 단백질은 세포 표면의 안지오텐신 전환 효소 2(ACE2) 수용체와 상호작용한 후 세린 프로테아제 TMPRSS2에 의해 S 단백질이 선택적으로 절단됩니다. 이 과정은 수용체-매개 내포작용 동안 바이러스 및 숙주 세포막의 융합을 허용하는 프라이밍 단계라고 불립니다. 바이러스는 엔도좀 경로를 통해 숙주 세포로 들어가고, 후속 단계(번역, 선택적 단백질 분해, RdRp에 의한 복제, 골지 복합체에서 비리온 조립)에서 SARS-COV-2가 복제된 후 숙주 세포에서 방출됩니다. 우리 몸은 12장에서 설명한 선천성 면역 및 후전성 면역 반응을 통해 바이러스를 중화하려고 합니다. 심한 경우에는 염증성 사이토카인 생성이 증가하고 단핵구와 호중구가 폐로 이동하는 양이 증가합니다. 이것은 사이토카인 폭풍 증후군(cytokine storm syndrome)이라고 불리는 현상을 초래합니다.

바이러스 구조적 측면, 수용체 매개 내포작용을 통한 숙주 세포 유입 기전, ACE2 수용체와 그 신호 경로, 바이러스 복제의 전사 및 번역 측면, 그리고 바이러스에 대한 면역 반응 등의 모든 과정을 Goodman의 "의학 세포생물학"을 읽은 학생이라면 이해할 수 있을 것입니다.

코로나19 팬데믹은 인간의 공감과 협력을 크게 보여주었습니다. COVID-19 대유행은 COVID–19 환자들을 돌봐준 영웅들, 우리의 안전을 지켜주고 우리에게 음식과 다른 생활 필수품들을 공급해준 영웅들, 그리고 학계, 산업계, 정부 연구소에서 이 전염병을 종식시킬 치료법을 찾기 위해 쉬지 않고 일해온 영웅들이 있었습니다. 저는 이 책을 이 영웅들에게 바치고 싶지만, 치료법이 발견되기 전에 사랑하는 사람들을 잃은 모든 사람들에게 바치고 싶습니다. 저는 이 대유행이 끝난 후에도 이 전염병 동안 배운 교훈이 잊혀지지 않기를 간절히 바랍니다. 그렇게 함으로써, 우리는 더 유익하고 안전한 세상에서 살아가게 될 것입니다.

STEVEN R. GOODMAN, EDITOR

찾아보기

숫자

로마자

A

B

C

D

E

F

G

H

I

J

K

L

M

N

O

P

R

S

T

U

V

W

X

Z

ㄱ

ㄴ

ㄷ

ㄹ

ㅁ

ㅂ

ㅅ

ㅇ

ㅈ

ㅊ

ㅋ

ㅌ

ㅍ

ㅎ